의림개착

백 유 상
한의학 박사
경희대학교 한의과대학 졸업
현 경희대학교 한의과대학 원전학교실 교수
역서: 『입문상한론』
논문: 「辨證개념의 變遷에 대한 小考」 「內傷雜病개념 형성에 대한 考察」
「三陰三陽 開闔樞이론의 임상적 활용에 대한 考察」 등

정 혁 상
의과학 박사
경희대학교 한의과대학 졸업
현 경희대학교 한의과대학 해부학교실 교수
역서: 『인체해부학』 『인체해부학실습』 『임상해부학강의』 『Gray's 핵심해부학』

기획·진행 / 김 근 중

의림개착

초판 인쇄 / 2016년 3월 2일
초판 발행 / 2016년 3월 10일
저　　자 / 왕청임
역　　자 / 백유상·정혁상
펴 낸 이 / 김 근 중
펴 낸 곳 / 법인문화사
110-100 서울특별시 종로구 경교장1길 15 3층
전　　화 : 720-8004
팩시 밀리 : 736-2325
등록 번호 : 제2-459호(1988. 1. 22.)

ISBN 978-89-7896-184-4-93510
책값은 뒷표지에 표시되어 있습니다.
※ 낙장이나 파본은 교환해 드립니다.

http://www.bubinbooks.co.kr　E-mail:bubinbooks@bubinbooks.co.kr

이 도서의 국립중앙도서관 출판예정도서목록(CIP)은 서지정보유통지원시스템 홈페이지(http://seoji.nl.go.kr)와 국가자료공동목록시스템(http://www.nl.go.kr/kolisnet)에서 이용하실 수 있습니다.(CIP제어번호: CIP2016004638)

醫林改錯

王 清 任 지음

백 유 상
정 혁 상 옮김

법인문화사

일러두기

본서의 원문은 이점영(李占永)·악설련(岳雪蓮) 교주(校注)의 『의림개착(醫林改錯)』(中國中醫藥出版社, 1995년)을 주로 따랐는데, 이는 민간에서 유전되던 30여 종의 판본 중에서 선본(善本)인 청대(淸代) 도광(道光) 10년(1830)에 간행된 경도융복사삼괴당각본(京都隆福寺三槐堂刻本)(初刻本)을 저본으로 하고 1937년에 간행된 상해대동서국(上海大東書局) 『중국의학대성(中國醫學大成)』 연인본(鉛印本)으로써 교감한 것이다.

초각본(初刻本)에는 장서(張序)와 유서(劉序)가 없으나 상해대동서국본에 따라 추가하였으며, 원래 책 앞부분의 순서가 의림개착서(醫林改錯敍)(知非子序), 의림개착목록(醫林改錯目錄), 노인도(老人圖), 자서(自序) 등으로 되어 있었으나 본서에서는 장서(張序), 유서(劉序), 지비자서(知非子序), 자서(自序), 차례 등의 순서로 바꾸었다.

새로운 변혁을 꿈꾸며

청대(淸代) 학술사상의 전반적인 흐름은 실사구시(實事求是)를 바탕으로 한 고증학(考證學)이 유행한 것이었는데, 이는 물론 여러 차례 일어난 문자(文字)의 옥(獄)에서 알 수 있듯이 조금이라도 반청(反淸)과 관련된 자유로운 사상과 철학의 탐구를 철저히 제한하면서 객관적 사실 위주의 검증만을 추구하도록 몰아간 청조(淸朝)의 대(對) 학문 정책에도 그 원인이 있지만, 당시 지식인들이 이민족에게 나라를 빼앗긴 것에 대한 뼈저린 반성을 바탕으로 공리공론에서 벗어나 현실에 맞는 학문과 실천을 추구함으로써 현실을 변혁하고 궁극적으로 새로운 세상을 건설하려 했던 노력들이 그 근본 배경에 자리 잡고 있다고 할 수 있다.

당시 의학 분야의 발전도 이러한 당시의 시대변화와 그 궤를 같이 하고 있다고 할 수 있는데, 청대(淸代)의 주요 의가들은 이전의 명대(明代)에 크게 유행하였던 명문학설(命門學說)을 바탕으로 한 온보학파(溫補學派)의 의학이론으로는 현실에서 부딪히는 많은 어려운 질환들을 더 이상 치료할 수 없다고 보고 온병학(溫病學)을 새로운 시대의 의학으로서 전면에 내세우게 된다. 즉, 신간동기(腎間動氣)의 원기(元氣)를 회복하여 운행시키는 치법으로는 병세가 급하고 위험하게 나타나는 질환들, 특히 열성 전염병과 유사 병증에 제대로 대처할 수 없었던 것이다. 이에 온병학자(溫病學者)들은 고증을 통하여 생리·병리 방면에서 새로운 이론을 찾은 결과, 위기영기론(衛氣營氣論) 및 위기영혈변증(衛氣營血辨證), 삼초변증(三焦辨證) 등을 정립하였으며, 임상 현실에서 유효하게 사용 가능한 처방들을 개발해 내게 되었다. 온병학자들이 특히 명대의 의가들을 맹렬히 비판하고 상한학파(傷寒學派)와 대립하였던 것은, 이론적 모순으로 인한 충돌이라기보다 질병치료에 사용하는 처방과 본초가 서로 확연히 다르다는 점 때문에 나타난 것으로 보아야 한다.

왕청임(王淸任)은 비록 청대 의학의 주류에 속해 있지는 않았으나 스스로 과거로부터 답습된 의학 내용을 비판하면서 장부 해부를 통하여 의학 연구를 원점에서부터 다시 시작하려 하였으며, 새로 관찰된 지식들을 바탕으로 인체의 생리·병리 현상을 나름대로 이전과 다르게 해석하려 하였다. 뿐만 아니라 임상 실천을 통하여 자신의 이론을 검증하고 그 결과 원인이 주로 어혈인 병증들을 치료하는 새로운 처방들을 창립하게 된다. 이러한 그의 생각과 태도, 실천은 분명히 실사구시를 추구했던 청대의 고증학 조류와 맥락을 같이한다고 말할 수 있다.

단 이즈음에서, 당시 새로운 변혁을 꿈꾸었던 왕청임의 생각을 그대로 받아들이는 데에 그치지 않고, 역시 실사구시의 방식으로 그의 업적에 대한 공과(功過)를 간단히 짚어보고 넘어가는 것이 필요하다고 생각된다.

1. 해부학 연구에 대한 평가

(1) 『의림개착』 해부 기록의 의미

왕청임(王清任, 1768~1831)은 인체 가운데 장부를 중시하여, 과거에 장부를 잘못 기술한 것을 계속 답습하여 이론을 세웠기 때문에 병의 근본을 잃게 되었다(因前人創著醫書, 臟腑錯誤, 後人遵行立論, 病本先失.)라고 생각하였고, 스스로 해부를 통하여 장부를 직접 관찰하려고 노력하였다. 『의림개착(醫林改錯)』 중에는 왕청임 자신이 어떻게 해부를 시행하고 해부학적 지식을 습득하게 되었는지를 기술하고 있는데, 30세가 되던 1797년에 난주(灤州)의 도지진(稻地鎭)을 지날 때 버려진 소아의 시신 가운데 온전한 30여 구를 열흘 동안 관찰하였으며, 이후 심양(沈陽)과 북경(北京)에서 몇 차례 사형수의 장부를 보면서 장부에 대한 형상과 구조를 머릿속에 그려나갔고, 62세가 되던 1829년에는 강녕 포정사(江寧布政使)인 항경공(恒敬公)을 만나 그가 카슈가르(Kashgar) 지역을 다니다 병사들의 시신을 관찰했던 것을 전해 듣고 마침내 마지막 숙원이었던 격막(膈膜)에 대한 자신의 견해를 확정하였다.

근세 이전까지 한의학에서 해부학과 관련된 내용은 크게 세 가지로 나눌 수 있다. 첫째는 주요 의서에서 인체 구조를 설명하거나 골격·오장육부 등을 측량한 내용이며, 둘째는 본격적인 해부 시행을 통하여 관련 기록들을 남긴 경우이며, 셋째는 외과 분야에서 처치를 목적으로 시술한 내용들과 법의학 분야에서 검시를 한 기록 등 특수 분야의 기록들이다. 『의림개착』에 실린 해부 관련 기록은 바로 두 번째 부류에 해당한다. 『의림개착』 이전에 의학 활용을 목적으로 한 실제 해부의 기록으로는, 『한서(漢書)·왕망전(王莽傳)』의 해부 관련 기사, 북송 범진(范鎭)의 『동재기사(東齋記事)』에 보이는 구희범(歐希範)의 해부기록, 조공무(晁公武)의 『군재독서지(郡齋讀書志)』 후지(後志)의 「존진도(存眞圖)」 해제에 보이는 숭녕(崇寧) 연간의 해부기록 등이 대표적이다. 그러나 이상의 해부는 그 수가 적을 뿐만 아니라 관 주도로 이루어져서 의학계 내에서 자생적·주도적으로 시행된 것은 아니다. 기타 일부 의서에 장부도(臟腑圖)가 수록되어 있기는 하나 정밀한 해부를 통하여 작성되었는지가 분명하지 않다. 또한 청대에 서양해부학이 소개되어 그 내용이 『주제군징(主制群徵)』(아담 샬, 1629년), 『의학원시(醫學原始)』(王宏翰, 1688년), 『전체신론(全體新論)』(홉슨, 1851년) 등의 책에 수록되었으나 중국 내에서 직접 해부를 시행하여 관찰 기록한 것은 아니었으며, 일본의 경우도 야마와키 도요(山脇東洋)가 실제 해부를 하여 『장지(藏志)』(1759년)를 간행하기도 하였으나 난학(蘭學)이 들어오면서 해부학이 유행하게 된 역사적 배경에서 나온 것이다.

왕청임의 해부가 얼마나 정밀하고 전문적으로 이루어졌는지는 고증할 수 없으나 당시 전통의학을 배운 의사로서 직접 해부를 시도하였으며, 그 결과 한의학의 관점으로써 해부 지식을 해석하여 그로부터 다시 한의학의 생리·병리 체계를 도출하려 한 것에 중요한 의미가 있다.

(2) 과거 해부 기록과의 차이점

왕청임(王淸任)은 「의림개착장부기서(醫林改錯臟腑記敍)」에서 과거 의론에서 한 가지 장부에 대하여 여러 설명이 분분한 것이 잘못되었음을 조목조목 따졌다. 또한 기존의 해부학적 지식 중에서 장부를 도량형으로 측량한 기록이 진실인 것 같지만 실제 장부를 보지 않고 지어낸 근거 없는 것이다(其言彷佛似眞, 其實臟腑未見, 以無憑之談, 作欺人之事, 利己不過虛名, 損人却屬實禍.)라고 강하게 비판하였다. 그 이유는 각 장부의 외형과 내부를 자세히 관찰하지 못한 단순한 측량에 불과하며, 여러 난제들을 해결함으로써 그가 추구하였던 질병의 본질, 본원에 도달하려는 목적 달성에 전혀 도움이 되지 못한다고 본 것이다. 구체적으로는, 간(肝)과 신(腎)이 실질로 채워져 있기 때문에 각각 혈(血)과 정(精)을 저장할 수 없다고 본 것, 삼초(三焦)의 존재 자체를 부정한 것, 비(脾)를 pancreas로 파악한 것 등이 기존 한의학의 해부 관련 내용과 가장 차이나는 점이라 할 수 있다.

왕청임은 또한 해부를 통하여 발견한 인체구조물을 새롭게 명명하고, 관련 기능을 포괄하는 개념을 정립하였는데, 좌기문(左氣門)·우기문(右氣門)·위총관(衛總管)·영총관(榮總管)·기관(氣管)·혈관(血管)·기부(氣府)·혈부(血府)·진문(津門)·진관(津管)·총제(總提)·차식(遮食)·농관(瓏管)·출수도(出水道) 등이 그것이다.

좌우의 기문은 폐관(지금의 기관, trachea)과 위관(지금의 식도, esophagus) 양쪽 측면으로 나란히 내려오는 기관, 즉 기를 유통하는 관 또는 그 위쪽 입구를 말하는데, 지금의 좌우측 총경동맥(left and right common carotid artery)에 해당한다. 좌우의 기관은 폐관 앞에서 합해져서 심장으로 들어가고 심장에서는 다시 위총관과 영총관이 나와서 좌측으로 갔다가 아래로 내려가는데, 위총관은 하행대동맥(descending aorta), 영총관은 상대정맥(superior vena cava)과 하대정맥(inferior vena cava)으로 구성된 대정맥(vena cava)을 말한다. 기관과 혈관은 우리 몸 전체에 본포하며 각각 지금의 동맥·정맥에 해당한다. 기부는 하행대동맥에 연결된 상장간막동맥(superior mesenteric artery)을 위주로 한 장간막(mesentery)에 해당하고, 혈부는 횡격막(diaphragm) 또는 횡격막의 일부로서 가슴안의 아래쪽 피가 고이는 주머니 형태이며 양쪽 끝의 늑골횡격막오목(costodiaphragmatic recess)까지 포함한다.

진문과 진관은 왕청임이 위(胃)에서 분문(賁門)과 유문(幽門) 이외에 정즙(精汁)과 수액(水液)이 나오는 길로 표현하였는데, 현대 해부학에서는 이러한 별도의 통로가 존재하지 않는다. 가려진 부분과 진관의 갈래에 대한 이후 서술을 토대로 볼 때 이들은 위십이지장동맥(gastroduodenal artery)으로 추정된다. 총제(總提)는 위(胃)의 소만(lesser curvature) 윗부분에 위치하는 간위간막(hepatogastric ligament), 간십이지장인대(hepatoduodenal ligament)와 이를 둘러싸고 있는 지방을 포함한 결합조직 덩어리로 추정되며, 차식(遮食)은 위의 유문부에 있는 유문괄약근(pyloric sphincter)을 말한다. 농관(瓏管)은 췌장 안을 가로지르는 췌관(pancreatic duct)을 말하며, 출수도(出水道)는 이 췌관에 연결된 작은 관들로 게재관(intercalated ducts)을 말한다.

이와 같이 왕청임이 발견한 구조물들을 새롭게 명명한 이유는 우리 몸의 여러 생리적 기능을 기존의 그것과 다르게 설명하기 위해서였다. 왕청임의 설명을 종합하면 다음과 같다. 우리 몸은 주로 기와 혈에 의하여 움직이며, 그 가운데 기는 음식물에서 만들어지는 것이 아니라 천기가 유입된 것으로 좌기문(左氣門)·우기문(右氣門)으로 들어온다. 왕청임은 호흡이 폐와 무관하다(出氣, 入氣 …… 與肺毫無干涉.)고 보았고, 호흡할 때도 폐가 팽창 수축하는 것이 아니라 복부가 움직이면서 기부에 호흡을 통해 들어온 기가 모이는 것이다(氣在氣府, 有出有入, 出入者, 呼吸也.)라고 보았다. 이에 비하여 폐관(肺管)과 폐(肺)의 기능이 무엇인지는 분명히 설명하지 않았다. 위총관(衛總管)에는 원기(元氣)와 진액이 들어 있는데, 이로부터 전신으로 기와 진액을 운행시킨다. 이때의 진액은 아마도 진문을 통하여 걸러진 것이 위총관으로 흘러 들어가거나(其藥之氣, 卽藥之性, 由津管達衛總管……), 만약 기부의 소화 기능이 진액 흡수 작용을 한다면 이를 통하여 위총관과 연결되는 것으로 추정된다. 위총관 속의 진액이 어떻게 생성되고 유통되는지에 대한 분명한 설명은 없다. 또한 위총관은 아래로 정도(精道)로 이어지는데, 이때의 정(精)은 한의학의 정(精) 개념이 아니라 생식과 관련된 정액 개념에 가깝다. 왕청임은 신(腎)이 장정(藏精)하지 않는다고 보았고, 정(精)의 생성에 대해서도 자세하게 기술하지 않았다.

혈(血)의 생성은 골수(骨髓)·대변(大便)·소변(小便)의 생성과 관계된다. 음식물이 위관을 거쳐서 위로 들어오면 진문을 통해 걸러진 진액은 정즙(精汁)과 수액(水液)으로 나누어지고, 다시 정즙 가운데 맑은 것은 척추를 통하여 뇌로 가서 뇌수(腦髓)가 되고, 탁한 것은 혈부(血府)로 들어가 혈(血)이 되며, 수액은 비(脾)를 거쳐 방광(膀胱)으로 내려가 오줌이 된다. 소변이 소장(小腸)의 비별청탁(泌別淸濁)과 상관없이 비(脾)의 농관(瓏管)을 거쳐서 만들어지는 것이 특이하다. 대변은 위의 조박이 소장으로 내려가 원기(元氣)의 소화 작용을 받아서 만들어지며 대장으로 전해진 후 배설된다. 이때 소화 과정에서 단지 대변을 만들어내는 것이 아니라 어떠한 흡수, 예를 들면 진액의 흡수가 이루어진다고 본 것으로 추정된다.

그밖에 왕청임은 유산된 태아의 태반을 관찰하여 1개월 이내 유산된 경우 태반의 모습을 관찰할 수 없고 2개월 만에 유산된 경우 태반의 크기를 세 손가락 길이를 넘지 않는다 하였는데, 이러한 기술은 현대 발생학에서 만 2주가 경과할 시기에 태반의 막의 명칭이 붙기 시작하여 만 4주 정도의 시기에 모습을 갖추며 만 56일 경에 태아가 3cm 정도인 것과 유사하다. 태아에 대한 이러한 기술은 이전 한의학의 기록과 달리 사실적 관찰에 입각한 것이다.

2. 한의학 이론에 대한 새로운 해석

왕청임(王淸任)은 기존 의학이 과거의 내용을 답습하고 있다는 문제의식에서 출발하여, 실제 관찰과 분석을 통하여 시비를 가리고 새로운 의론을 제시하여 의학 발전에 기여하려는 목표를 가지고 있었다. 한편 변혁을 꿈꾸었지만 그것을 실행하는 방법론에서는 모든 것에 원초적인 의문을 제기하고 자기 자신이 내린 결론마저도 근거가 부족할 경우 조심스럽게 주장할 정도로 철저한 자세를 취하였다. 왕청임은 이미 「자서(自序)」에서 『의림개착』이 모든 의학 분야를 총괄하고 있는 전서(全書)가 아니라 단지 장부(臟腑)를 기록한 책이다(余著醫林改錯一書, 非治病全書, 乃記臟腑之書也.)라고 하였고, 「방서(方敍)」에서도 평소에 치료하였던 기허증(氣虛症)과 혈허증(血虛症)의 몇 가지를 원칙으로 제시한 것에 불과하며, 만약 나의 책을 전서(全書)로 여긴다면 그것이 나를 그르치게 하는 것이라 하면서 매우 신중한 입장을 보였다. 또한 「반신불수론서(半身不隨論敍)」에서는 처방이 효과가 있는 것은 반드시 직접 그 증상을 치료하여 여러 차례 효험을 보았기 때문이라고 하여 임상 실천을 중시하였으며, 한편으로 책 마지막 부분의 「변방효경착지원·논혈화위한지오(辨方效經錯之源·論血化爲汗之誤)」에서는 처방은 효과가 있으나 이론에 착오가 생기게 된 연유를 설명하여 이론의 중요성을 주장하기도 하였다. 왕청임이 이러한 자세를 가지고 새로운 지견을 제시한 것, 기존의 한의학 이론을 접목시킨 것, 기타 임상 치료에서 주목해야 할 것 등에 대하여 살펴보면 다음과 같다.

(1) 생리·병리 측면의 새로운 해석

왕청임이 해부를 통하여 발견한 인체구조들을 새롭게 명명하고 그 각각의 기능에 대하여 설명한 것을 살펴보면, 몇 가지 기존 한의학의 관점과 다른 특징들을 찾아볼 수 있다. 우선 우리 몸을 구성하고 있는 요소인 정기신혈(精氣神血)과 진액(津液)의 생성 변화 중에서, 기(氣)가 수곡(水穀)의 정미(精微)로부터 만들어지지 않고 주로 외부에서 천기(天氣)가 유입된 것으로 보았다. 이는 『영추(靈樞)·오미(五味)』에서 "수곡이 위(胃)에 들어간 다음에 그 중의 정미로운 부분은 먼저 위에서 전화(轉化)되어 나와 중초와 상초에 다다른 연후에 오장을 영양해 주는데, 오장을 영양하여 줄 때 영기와 위기는 두 줄기의 서로 다른 경로를 거치게 된다.(穀始入於胃, 其精微者, 先出於胃之兩焦, 以漑五藏, 別出兩行, 營衛之道.)"라고 하여 영기(營氣)·위기(衛氣)가 수곡의 정미에서부터 만들어진다는 것과 다소 차이가 있다. 혈(血)의 생성은 『내경(內經)』과 큰 차이를 보이지 않으며, 정(精)은 신(腎)에 갈무리되는 정(精)이 아니라 생식과 관련된 정액을 지칭할 뿐 별다른 생성과정을 설명하지는 않았다. 위(胃)의 진문(津門)에서 걸러지는 진액이 정즙(精汁)과 수액(水液)으로 나눠지는데, 그 가운데 정즙의 맑은 것이 척추로 가서 뇌수가 되어 뇌를 자양하고, 탁한 것이 혈부(血府)로 가서 혈(血)이 되며, 수액은 비(脾)를 거쳐 방광으로 가서 오줌이 된다고 하였다. 수곡(水穀)의 진액으로부터 뇌수가 생성된다는 것은 새로운 주장이며, 이는 신(神)의 활동과 관련이 있다. 위총관(衛總管)에 머무는 또 다른 진액은 그 생성 경로를 분명하게 설명하지 않았으나 역시 수곡에서 나온 진액이 진관(津管)이나 기부(氣府)를 통하여 공급되는 것으로 보인다. 또한 이상의 구성 요소의 생성은 질적인 변화보다는 간단한 추출과 이동에 의한다고 생각하였는데, 예를 들어 진문(津門)을 통하여 정즙과 수액이 추출될 때도 별다른 변화 없이 채로 걸러지듯 만들어지는 것이다(津門雖孔如箸大, 其處胃體甚濃, 四圍靠擠縮小, 所以水能出而食不能出.)라고 보았다.

왕청임은 또한 정신작용이 심(心)이 아니라 주로 뇌에서 이루어진다고 강조하였는데, 이러한 주장은 그가 『의림개착』에서 이미 밝힌 것과 같이 이전의 의가들이 일부 언급한 것이다.(李時珍曰, 腦爲元神之府.) 그러나 이를 더욱 발전시켜 인간의 정신활동을 영기(靈機, 일반 정신작용)와 기성(記性, 기억력)으로 크게 나누고, 이러한 기능이 모두 뇌에 있다(靈氣記性不在心在腦.)라고 하였다. 그 근거로 자신의 해부 결과 심장은 원기(元氣)와 진액의 저장에만 관련이 있으며, 반면 위(胃)로부터 나온 정즙(精汁)이 골수로 화생하여 척골을 통해 뇌로 공급되기 때문에 이를 바탕으로 영기(靈機)와 기성(記性)이 작용한다고 보았다. 또한 눈·귀·코가 뇌로 연결된 것이 이를 증명하며, 소아의 정신 발달과 노인의 기억력 감퇴를 관찰하거나, 간질 발작이나 뇌사상태 등 일부 질환에서도 간접적으로 이를 알 수 있다고 하였다.

또한 왕청임은 동맥과 정맥을 각각 기관(氣管)·혈관(血管)으로 보고 이것이 곧 경락이다(經絡是氣管血管.)라고 하였는데, 이는 맥(脈)·맥동(脈動) 중심의 초기 경락이론과 유사하다. 특히 기관의 기능을 중시하였는데, 이를 통하여 원기(元氣)가 선포되어 우리 몸의 모든 동작을 기(氣)가 일으킨다고 하였다. 이러한 측면에서 기관은 지금의 혈관뿐만 아니라 신경의 기능까지 포괄하고 있는 것으로 보인다. 또한 기관과 혈관으로 나누어 기혈(氣血)이 서로 섞이지 않는다고 본 것도 기존에 경락(經絡)을 통하여 기혈이 함께 순환한다고 한 것과 차이가 있다.

(2) 기존 한의학 이론과의 접목

왕청임은 자신이 새로 습득한 해부지식을 바탕으로 새로운 용어와 개념을 만들어 제시하였으나 동시에 기존 한의학의 이론을 계승하여 접목하려는 시도를 하였다. 그가 『의림개착』 중에서 『증치준승(證治準繩)』·『보제방(普濟方)』·『본초강목(本草綱目)』·『의종금감(醫宗金鑑)』·『온역론(溫疫論)』 등의 의서를 높게 평가한 것도 참고할 만하다.

우선 왕청임은 원기론(元氣論)을 바탕으로 기(氣)의 작용을 설명하였다. 이 원기(元氣)는 기부(氣府)와 소장의 사이에 갈무리되었다가 전신으로 퍼지는데, 도가의 영향을 받은 『난경(難經)』에서 언급한 원기(原氣)·명문(命門)·신간동기(腎間動氣) 등의 개념과 유사하다. 이 원기에 의하여 소화작용도 일어나며 인체의 모든 동작과 활동이 가능해진다. 이러한 원기론은 그가 해부를 통해 발견한 기부, 즉 하행대동맥에 연결된 상장간막동맥(superior mesenteric artery)을 위주로 한 장간막(mesentery)의 실제 기능이 무엇인지에서 출발한 것이 아니라 다분히 해당 위치에서 원기(元氣)가 생성되거나 저장될 것이라는 관념을 바탕으로 해석한 것이다. 그리고 『내경』에서 종기(宗氣)·위기(衛氣)·영기(營氣) 등으로 기(氣)를 분화하여 논한 것에 비하여 원기의 일원론(一元論)은 인체의 생리작용을 보다 단순화한 측면이 있다.

또한 음양론(陰陽論)을 바탕으로 기(氣)는 항상 움직이고 반면 혈(血)은 고요하며 정적이라고 생각하여 동맥을 기관(氣管)으로, 정맥을 혈관(血管)으로 보았다. 그 결과 동맥과 심장 속에는 혈이 없고(心無血說), 혈은 자체로 순환하지 않는다는 주장을 하게 되는데, 현대 해부학의 내용과 상당한 차이가 생기게 되었다. 그밖에 위총관(衛總管)을 중심으로 한 기관 속에 원기와 함께 진액이 들어있다는 것은 『소문(素問)·장기법시론(藏氣法時論)』에서 "빨리 매운 것을 먹어서 적셔 주고, 주리를 열리게 하여 진액을 이르게 하고 기를 통하게 해야 한다.(急食辛以潤之, 開腠理, 致津液, 通氣也.)"라고 한 것과 같이 기와 진액이 상호 운행하여 우리 몸을 자양하는 생리기능과 관련이 있으며, 기관이 피부로 통하고 공규가 있어서 땀이 난다(氣管通皮膚有孔竅, 故發汗.)라고 한 것은 망양증(亡陽證)에서와 같이 땀을 통하여 기(氣)가 밖으로 새어나간다는 병리적 설명과 관련이 있다.

그 밖에 비(脾)를 pancreas로 파악한 것도 한의학에서 비가 위와 더불어 소화기능에 관여한다는 것에 기반하여 관찰한 결과 위치상 가장 근접한 대상을 찾아낸 것이라 할 수 있다.

(3) 임상 치료 상의 주목할 점

왕청임은 외부에 표증(表症)이 없고 내부에 리증(裏症)이 없을 때 나타나는 증상은 모두 어혈증이다(査外無表症, 內無裏症, 所見之症, 皆是血瘀之症.)라고 하여 어혈(瘀血) 병리를 주창하였고, 심지어는 비증·딸꾹질 등도 어혈이 원인이라 하였다. 그런데 흔히 어혈을 없애는 치법이 정기(正氣)를 보하는 보법(補法)이 아니라 사법(瀉法)에 해당한다고 생각한다. 그러나 왕청임은 어혈뿐만 아니라 기허(氣虛)가 병을 일으킨다는 점을 강조하여 기를 보하는 치법을 함께 사용하였는데, 이는 기(氣)와 혈(血) 모두 허실이 있다는 병리관에서 출발한 것이다.(氣有虛實, 實者邪氣實, 虛者正氣虛…… 血有虧虛.) 특히 어혈이 생기는 원인으로도 원기가 허하여 혈관에 도달하지 못하면 혈관에 기가 부족해져서 정체되어 어혈이 된다(元氣旣虛, 必不能達於血管, 血管無氣 必停留而瘀.)라고 하였다. 이 때문에 자신이 만든 대부분의 처방에서 도인(桃仁)·홍화(紅花) 등의 어혈을 없애는 약물을 사용하면서 원기를 보하기 위한 목적으로 황기

(黃芪)·당삼(黨蔘)·인삼(人蔘)·부자(附子) 등을 사용하였다. 특히 황기의 사용이 두드러지는데, 보양환오탕(補陽還五湯)의 경우 하루에 8량까지 복용하도록 하였다.

왕청임이 새로 만든 어혈을 없애는 대표적인 처방으로는 상·중·하초(上中下焦)에 각각 사용하는 통규활혈탕(通竅活血湯)·혈부축어탕(血府逐瘀湯)·격하축어탕(膈下逐瘀湯) 등이 있고, 기타 소복축어탕(少腹逐瘀湯)·통경축어탕(通經逐瘀湯)·회염축어탕(會厭逐瘀湯)·해독활혈탕(解毒活血湯) 등이 있으며, 보법(補法)을 겸한 처방으로는 보양환오탕(補陽還五湯) 이외에 가보입소탕(可保立蘇湯)이 대표적이다. 이러한 어혈 치료 처방은 온병학(溫病學)에서 청열(淸熱)·양혈(凉血)의 효능을 가진 차가운 약물들을 다용했던 것과는 달리 순수하게 어혈만을 제거하고 정기(正氣)에 부담을 주지 않는 특징을 가지고 있다. 황기·도인·홍화로 간단히 구성된 황기도홍탕(黃芪桃紅湯)이 어혈을 없애면서도 정기를 보하는 왕청임의 입방(立方) 정신을 담은 가장 기본적인 처방이라 할 수 있다.

또한 왕청임은 여러 질병에 대하여 자신만의 독특한 해석으로 그 기전을 설명하였는데, 반신불수를 원기(元氣)가 손상되면서 한쪽으로만 쏠려서 나타나는 것이라 하였고, 소아추풍(小兒抽風)도 풍사(風邪)가 침입한 것이 아니라 기허(氣虛)로 인하여 나타나는 것이라 하였으며, 일반적인 변비도 기허로 인한 것이니 사하약(瀉下藥)을 써서는 안 된다고 주장하였다. 한편 외감(外感)에 대해서는 온병학(溫病學)에서 주장한 것과 같이 코와 입으로 들어오는 온독(瘟毒)의 병인을 강조하였는데, 토사(吐瀉)·전근(轉筋)·두(痘)의 사례 등도 온독으로 인하여 나타난다고 하였다. 또한 『상한론(傷寒論)』의 처방들이 효과가 있으나 육경(六經) 체계를 경락(經絡) 이론 상 모순이라 비판하고, 한사(寒邪)가 위총관(衛總管)을 통하여 좌우 기관(氣管)으로 침입하는 기전 등을 설명하였다.

종합해 보면, 왕청임은 당시 여러 분야에서 변혁을 추구하였던 시대 상황 속에서, 인체 구조를 눈으로 확인하는 해부라는 방법론을 사용하여 기존 한의학의 이론과 치법을 검증 평가하고 취사선택하였으며, 그것을 바탕으로 스스로 새로운 이론을 만들어내기도 하였다. 『의림개착』이 이후의 한의학 발전에 직접적으로 영향을 준 것은 크지 않아 보이지만, 왕청임을 비롯한 당대 여러 의가들의 객관성과 과학성을 추구하는 생각과 자세는 지금의 중의학(中醫學)을 형성하는 데에 중요한 토대가 되었다고 평가할 수 있다. 비록 현대 해부학과 비교하였을 때 사실과 다르게 해석한 내용이 일부 있지만, 임상 분야에서 어혈 병기를 강조하고 그에 맞는 유효한 치료 처방들을 창안해 낸 것은 의미가 있다.

역자 서문

그 범위가 넓던 좁던 변혁을 시도하는 자는 많은 어려움을 겪게 된다. 변혁을 이루어내는 것 자체도 쉽지 않을 뿐만 아니라 그 내용이 사실과 조금이라도 다를 경우 옛것을 고수하는 측과 새로운 것을 바라는 측 모두로부터 비난을 받기 쉽기 때문이다. 그래서 상당한 시간이 지난 후에야 비로소 당시 변혁의 시도에 대해 제대로 된 평가가 가능해지는 경우가 많다. 『의림개착(醫林改錯)』을 지은 왕청임(王清任, 1768~1831)도 바로 이러한 변혁가의 한 사람이라 할 수 있다.

그는 기존의 의학 가운데에 진실과 다른 것들이 섞여 있고 그로 인하여 의학이 발전하지 못하고 있다고 생각하여 사실에 입각한 탐구를 통하여 시비를 가려 취사선택하려고 하였다. 장부에 대한 올바른 인식이 새로운 의학 발전의 출발점이라 생각하고 직접 해부를 시행하여 관찰을 시도하였다. 나아가 해부를 통하여 습득한 지식을 바탕으로 새로운 생리·병리 체계를 주창하였는데, 좌기문(左氣門)·우기문(右氣門)·위총관(衛總管)·영총관(榮總管)·기관(氣管)·혈관(血管)·기부(氣府)·혈부(血府)·진문(津門)·진관(津管)·총제(總提)·차식(遮食)·농관(瓏管)·출수도(出水道) 등의 새로운 개념을 설정하고 그 기관들이 작용하는 기능들을 기존의 한의학 지식과 접목하여 설명하였다. 위총관(衛總管)·기관(氣管)을 통하여 원기(元氣)와 진액(津液)이 운행되는 과정, 원기(元氣)에 의하여 우리 몸이 작동하며 그것을 뇌가 총괄한다는 설, 음식물이 들어와 소화되면서 뇌수(腦髓)·혈(血)·수액(水液, 小便)·대변(大便) 등이 만들어지고 운행되는 과정 등을 자세히 설명하였다. 또한 임상적으로는 추풍(抽風)·반신불수(半身不隨)·두(痘) 등의 여러 주요 질환이 어혈(瘀血)로 인하여 발생한다는 어혈 병기(病機)를 강조하고, 어혈을 치료하는 통규활혈탕(通竅活血湯)·혈부축어탕(血府逐瘀湯)·격하축어탕(膈下逐瘀湯) 등의 대표적인 처방들을 창안하였다. 뿐만 아니라 어혈이 발생하는 배경에는 반드시 기허(氣虛)가 있다고 보고 황기(黃芪)·당삼(黨蔘)·인삼(人蔘)·부자(附子) 등의 보기약(補氣藥)을 함께 쓰는 보양환오탕(補陽還五湯)·가보입소탕(可保立蘇湯) 등을 사용하였다. 그가 관찰한 내용이 비록 현대 해부학과 차이가 나는 점도 있으나, 임상 분야에서 어혈 병기를 강조하고 그에 맞는 유효한 치료 처방들을 창안해 낸 것은 공로가 있다고 할 것이다.

또한 왕청임의 『의림개착』이 후대의 한의학 발전에 직접적으로 크게 영향을 주지는 않았으나, 당시 여러 분야에서 변혁을 추구했던 시대 상황 속에서 인체 구조를 해부를 통하여 직접 눈으로 확인하고 기존 한의학의 지식을 검증하여 취사선택하였으며, 그것을 바탕으로 스스로 새로운 이론을 만들어낸 그의 도전 정신과 실천은 시대를 막론하고 모든 의학자들이 가져야 할 중요한 덕목이라 생각된다.

마지막으로 출간에 기본적인 준비를 해주신 법인문화사 김근중 사장님과 직원 여러분께 감사드리며 본 출간이 향후 왕청임 연구에 조금이나마 도움이 되기를 기대한다.

2016년 2월 24일

백유상, 정혁상 씀

장윤파의 서문(張序)

醫, 仁術也. 乃或術而不仁, 則貪醫足以誤世. 或仁而無術, 則庸醫足以殺人. 古云不服藥爲中醫, 蓋誠慮乎醫之仁術難兼也. 至於稍讀方書, 卽行市道, 全無仁術, 奚以醫爲?

의학은 인술(仁術)이다. 이에 혹 기술은 있으나 어질지 못하면 탐의(貪醫, 욕심스런 의사)이니 세상을 잘못되게 할 수 있고, 혹 어질지만 기술이 없으면 용의(庸醫, 실력이 형편없는 의사)이니 사람을 죽일 수 있다. 옛말에 이르길, “약을 먹이지 않으면 중의(中醫, 중간치 의사)는 된다.”라고 하였으니, 이는 의학이 인(仁)과 술(術)을 겸하기 어렵다는 것을 깊이 생각한 것이 아니겠는가? 심지어 조금 의서를 읽고 곧 저자에 나가니, 전혀 인술이 없는데 어떻게 의사 노릇을 할 수 있겠는가?

余來粤數年, 目擊此輩甚衆, 輒有慨乎其中, 每遇救急良方, 不惜損資購送.

내가 광동에 온 지 몇 년 동안 이런 무리를 꽤나 여럿 보았는데, 문득 그런 가운데서도 개탄스러움이 있어 구급양방(救急良方)을 만나면 돈을 아끼지 않고 사서 보냈다.

今於癸丑四月, 適聞佛山友人有幼子患症, 醫以風藥投之, 竟至四肢抽搐, 口眼歪斜, 命垂旦夕, 忽得一良方, 一劑稍愈, 三服霍然. 又有人患半身不遂者十餘年, 得一良方, 行走如故.

지금 계축년 4월에 마침 불산(佛山) 친구의 어린 자식이 아프다는 것을 듣게 되었는데, 의사가 풍약(風藥)을 투여하여 끝내 사지가 뒤틀리고 입과 눈이 돌아가 목숨이 경각에 달리는 지경이 되었다가, 문득 한 양방(良方)을 얻어 한 제를 먹고 조금 나아졌고, 세 제를 먹고 확연히 좋아졌다고 한다. 또 10여 년이나 반신불수를 앓던 사람이 한 처방을 얻어 쓰고는 이전처럼 걷고 달리게 되었다고 한다.

余甚奇之. 再四訪求, 始知二方皆出自醫林改錯一書. 遍求得之, 歷試多驗. 因於公餘, 沈潛反覆, 頗悟其旨, 竊歎此書之作, 直翻千百年舊案, 正其謬誤, 決其瑕疵, 爲希世之寶也, 豈非術之精而仁之至哉!

내가 이것을 매우 기이하게 여겨 서너 차례 찾아가 구하여보고 비로소 두 처방①이 모두 『의림개착』이란 책에서 나왔음을 알았다. 두루 찾아 그것을 얻어 여러 차례 시험해보았더니 많은 징험이 있었다. 공무의 빈틈을 타서 깊이 생각하고 반복하는 가운데 그 뜻을 자못 깨닫게 되어 이 책이 지어진 것에 나도 모르게 감탄하였다. 곧 이 책은 천 수백 년 동안 전해져 오던 구안(舊案, 이전의 의안)을 뒤집어 그 오류를 바로잡고 그 잘못을 없앴으니 희대의 보물이다. 어찌 의술의 정밀함이며 인덕의 지극함이 아니겠는가?

余不忍秘藏 立刊佈以公於

이에 내가 차마 숨겨둘 수 없어서 곧바로 간행하여 세상에 공개함으로

① 가보입소탕(可保立蘇湯)과 보양환오탕(補陽還五湯)을 말한다.

世, 使今人得悉臟腑經絡之實, 而免受庸醫之誤, 亦不負王勳臣先生數十年濟世之苦心矣.

쓰 사람들로 하여금 장부경락의 실제를 알아 용의(庸醫)의 잘못된 치료를 받는 것에서 벗어나도록 할 뿐만 아니라, 또한 왕훈신(王勳臣) 선생이 수십 년 동안 세상을 건지려고 애쓴 노력을 저버리지 않게 하고자 한다.

願同志君子勿視爲尋常善書, 幸甚幸甚!

바라건대, 뜻을 함께 하는 군자들께서 그저 그런 정도의 좋은 책으로 보아 넘기지 않는다면 참으로 다행이겠다.

咸豊癸丑仲夏, 順天張潤坡識.

함풍(咸豊) 3년 계축(1853) 중하(仲夏)에
순천(順天) 장윤파(張潤坡) 적다.

유필영의 서문(劉序)

丁未之秋, 寄跡吳門, 適同鄉焦子文來, 手執臟腑全圖, 乃勳臣王先生醫林改錯之稿也. 臟腑圖, 漢魏以來, 醫家所習見, 何異乎爾? 異乎勳臣先生所繪之圖, 與古人殊也. 臟腑人人皆同, 勳臣背古人以傳圖, 得毋炫奇立異乎?

정미년(丁未年, 1847) 가을에 오씨(吳氏) 집안에 머물 때 마침 동향 초자문(焦子文)이 왔다. 손에 장부전도(臟腑全圖)를 쥐고 있었는데, 왕훈신(王勳臣) 선생의 『의림개착(醫林改錯)』이란 원고였다. 장부도는 한·위(漢魏) 이후부터 의사들이 익히 보아오던 것인데 무에 다를 것이 있겠는가? 훈신선생이 그린 그림이 옛 것과 다른데, 장부는 사람마다 다 같은 것을 훈신이 옛 사람을 등지고 그림을 전하니 기이함을 내세워 새로운 것을 주장하였단 말인가?

曰, 否, 不然也. 古人之圖傳其誤, 勳臣之圖傳其信. 天下物理之是非, 聞虛而見實, 寡見猶虛, 多見爲實. 古人竊諸刑餘之一犯, 勳臣得諸親見之百人, 集數十載之精神, 改正乎數千年之遺誤, 譬諸淸夜鐘鳴, 當頭棒喝, 夢夢者皆爲之喚醒焉.

대답건대, 아니다. 그렇지 않다. 옛사람의 그림은 그 잘못된 것을 전한 것이고, 훈신의 그림은 그 진실을 전한 것이다. 천하물리의 옳고 그름이란, 듣는 것은 허황되고 보는 것은 실재가 되는데, 적게 보게 되면 그것도 허황될 수 있으나 많이 보면 실재가 된다. 옛사람들의 장부도는 형을 당한 한 죄인만 몰래 보고 얻은 것이지만, 훈신은 직접 본 100명에게서 보고 얻은 것이며, 수십 년 동안 정신을 집중하여 수천 년 동안 전해진 잘못을 바르게 고친 것이다. 밝은 달밤의 종소리에 비유하자면, 그 종을 머리맡에 대고 두들겨 대서 꿈속에 빠져 있던 사람들이 모두 깨어나는 것과 같다.

醫書汗牛充棟, 豈盡可徵. 然非善讀書者, 獨具雙眼, 終爲古人所牢籠, 而潛受其欺. 孟子曰, 吾於武城取二三策. 武城, 周書也, 孟子, 周人也. 當代之書, 猶且不可盡信, 況遠者乎?

의서들이 수없이 많아 넘쳐 나는데 어찌 모두 검증할 수 있겠는가? 그러나 책을 잘 읽어 안목을 갖춘 사람이 아니면 마침내 고인들에게 얽혀 자신도 모르게 그 속임을 당하게 된다. 맹자가 이르길, "나는 「무성(武城)」에서 두세 가지만 취한다."①라고 했다. 「무성」은 『주서(周書)』의 편명이고, 맹자는 주나라 때 사람이다. 그 당시의 책도 오히려 다 믿을 수는 없다고 하였는데, 하물며 시대가 먼 것임에랴!

是書繪圖立說, 定方救逆, 理精識卓, 絕後空前, 可爲

이 책에서 그림을 그리고 의론을 세우며 방제를 정하고 역증을 구제함에 그 이치가 정확하고 학식이 뛰어나서 뒤따를 자가 없고 이전에도

① 『맹자(孟子)·진심장(盡心章)』에 "吾於武成, 取二三策而已矣."라고 하였다. 여기에서 무성(武城)의 '성(城)'은 '성(成)'의 잘못이다.

黃帝之功臣，卽可爲長沙之畏友. 抑又聞之，葉氏指南有久病入絡之說， 徐氏非之，不知入絡卽血瘀也. 今勳臣痛快言之，而指南入絡之說益明.

없었던 것이니, 참으로 황제의 공신이고 장사(長沙, 『상한잡병론』의 저자 張機를 말함)의 외우(畏友)가 될 만하다. 또한 듣건대, 섭씨(葉氏)의 『지남(指南)』①에 '구병입락(久病入絡, 오래된 병은 낙맥으로 들어간다)'의 설이 있는데, 서씨(徐氏, 徐靈胎)가 그것을 부정한 것은 입락(入絡)이 곧 어혈임을 알지 못한 것이다. 지금 왕훈신이 그것을 통쾌하게 말하니 『지남』의 입락설(入絡說)이 더욱 분명해졌다.

坊友汪子維之見而悅之，開雕梨棗，以公諸世，斯眞能刋錄善書者也. 是爲序.

방우(坊友, 동네 친구) 왕자유(汪子維)가 보고서 기뻐하여 이조(梨棗)②에 새겨 세상에 내놓으니, 참으로 좋은 책을 펴낼 수 있는 사람이다. 이로써 서문을 삼는다.

道光戊申中秋日上元，後學小窗氏劉必榮識.

도광(道光) 무신(戊申, 1848) 중추일 상원(上元)
후학 소창씨(小窗氏) 유필영(劉必榮)이 적다

---

① 지남(指南) : 섭천사(葉天士)의 『임증지남의안(臨證指南醫案)』을 말한다.
② 배나무와 대추나무는 글자를 새겨 펴내기에 좋은 나무들이다.

지비자의 서문(知非子序)①

余讀勳臣先生醫林改錯一書, 而嘆天下事, 有人力爲之者, 有天意成之者. 先生是書, 功莫大於圖繪臟腑諸形. 其所以能繪諸形者, 則由於親見. 其所以得親見者, 則由於稻地鎭之一遊也. 此豈非天假之緣, 而使數千載之誤, 由先生而正之哉!

내가 훈신(勳臣, 왕청임) 선생의 『의림개착(醫林改錯)』이란 책을 읽고, 천하의 일에는 사람의 힘으로 되는 것이 있고 하늘의 뜻으로 이루어지는 것이 있음에 감탄하였다. 선생의 이 책은 그 공이 장부의 여러 형태를 그린 것보다 큰 것이 없다. 그가 여러 가지 형태를 그릴 수 있었던 까닭은 직접 본 것에서 말미암았다. 그가 직접 볼 수 있었던 까닭은 도지진(稻地鎭)②에 한 번 머물렀던 데에 말미암았다. 이 어찌 하늘이 준 인연으로 수천 년의 잘못을 선생으로 말미암아 바로잡게 된 것이 아니겠는가?

惟膈膜一事, 留心三十年, 未能查驗的確, 又得恒敬公確示一切, 而後臟腑諸形, 得以昭晰無疑. 此非有天意玉成其間哉!

오직 격막(膈膜)의 한 가지는 30년 동안 마음에 담아두었으나 정확하게 검사하지 못했었는데, 또 항경공(恒敬公)③이 모든 것을 확실하게 보여준 뒤에 장부의 모든 형태가 분명해지고 의심이 없게 되었다. 이것이 하늘의 뜻이 있어서 그 틈을 완전무결하게 메워준 것이 아니겠는가?

至先生立方醫疾, 大抵皆以約治博. 上卷著五十種血瘀之症, 以三方治之. 下卷論半身不遂, 以一方治之. 竝審出未病以前四十種氣虛之形症, 非細心何能至此?

선생이 학설을 세우고 병을 치료한 경우는 대개 모두 간략함으로 광박함을 다스렸다. 상권에는 50가지의 혈어증을 기록하고 세 처방④으로 치료하였다. 하권은 반신불수를 논하고 한 처방⑤으로 치료하였다. 아울러 병이 나기 전의 40가지 기허(氣虛)의 형증(形症)을 살폈는데, 세심하지 않았다면 어떻게 여기까지 이르렀겠는가?

論吐瀉轉筋, 治分攻補兩途, 方由試驗中來. 論小兒

'토사전근(吐瀉轉筋)을 논함'에서 치료는 공보(攻補)의 두 방법으로 나누었으며, 처방은 시험으로부터 나왔다. '소아의 추풍(抽風)은 중풍(中

---

① 원래는 '의림개착서(醫林改錯敍)'로 되어 있는데, 앞의 장서(張序), 유서(劉序)의 형식에 맞추어 바꾸었다.
② 청나라 가경(嘉慶) 2년(1797) 왕청임이 30세 되던 해에 10여 년간 인체해부에 대하여 번뇌하고 고심하던 그에게 절호의 기회가 찾아왔다. 그 당시 왕청임은 난주(灤州)의 도지진(稻地鎭)에서 의업을 행하고 있을 때였다. 이 지역에 소아 온역(溫疫)이 창궐하여 매일 죽어가는 어린이들의 숫자는 헤아릴 수 없이 많았는데, 그 시체를 살펴보고 장부 그림을 그릴 수 있었던 것이다.
③ 항경공은 청나라 건륭제에서 도광제까지 무관을 지냈다. 당시에 강녕 포정사(江寧布政使)이었다.
④ 두면부 질환을 치료하는 통규활혈탕(通竅活血湯), 횡격막 이상의 질병을 치료하는 혈부축어탕(血府逐瘀湯), 횡격막 이하의 질병을 치료하는 격하축어탕(膈下逐瘀湯)을 말한다. 이 세 처방은 왕청임이 만든 활혈화어의 핵심 처방이다.
⑤ 보양환오탕(補陽還五湯)을 말한다. 이 처방은 중풍후유증 치료에 광범위하게 활용되는 것으로 "祛瘀重在補氣"라는 사상이 중요하다.

抽風非中風，以大補元氣一方治之. 以不能言之兒，查出二十種氣虛之形症，平素細心，不問可知. 論痘非胎毒，論痘漿非血化，以六方治古人不治之六十種逆痘，頗有效者.

先生之書，大抵補前人之未及，　而在氣虛血瘀之症爲多. 今特揭諸篇首.

知非子書.

風)이 아님을 논함'에서는 원기를 크게 보태는 한 가지 처방①으로 치료하였다. 말을 할 줄 모르는 아이로부터 20가지 기허의 형증을 조사해냈으니, 평소에 세심함을 묻지 않아도 알 수 있다. '천연두는 태독이 아님을 논함'과 '두장(痘漿, 천연두의 진물과 고름)은 피로 된 것이 아님을 논함'에서는 여섯 가지 처방②으로 옛 사람이 치료하지 못한 60가지의 역두(逆痘)를 치료하여 꽤나 효과가 있었다.

선생의 책은 대체로 이전 사람들이 언급하지 않았던 것을 보충한 것인데, 기허(氣虛)와 혈어(血瘀)의 증에 대한 것이 많다. 지금 특별히 앞의 편에 실어둔다.

지비자(知非子)가 쓰다.

---

① 가보입소탕(可保立蘇湯)을 말한다. 이것은 오래 앓아 기가 허해져 사지가 뒤틀리고 두 눈을 허여멀겋게 뜨고 입에서 침을 질질 흘리며 인사불성이 된 병증을 치료한다.

② 통경축어탕(通經逐瘀湯)·회염축어탕(會厭逐瘀湯)·지사조중탕(止瀉調中湯)·보원화체탕(保元化滯湯)·조양지양탕(助陽止痒湯)·족위화영탕(足衛和榮湯)을 말한다. 두진을 치료하는 여섯 가지 처방이다.

자서(自序)①

余著醫林改錯一書，非治病全書，乃記臟腑之書也．其中當尙有不實不盡之處，後人倘遇機會，親見臟腑，精察增補，抑又幸矣．

내가 지은 『의림개착(醫林改錯)』이란 책은 병을 치료하는 전서(全書)가 아니라 장부를 기록한 책이다. 책 속에는 아직 알차지 못하고 다하지 못한 곳이 있으니, 후인이 만약 기회가 되어 장부를 직접 보고 정밀하게 조사하여 증보한다면 또한 다행일 것이다.

記臟腑後，兼記數症，不過示人以規矩，令人知外感內傷，傷人何物，有餘不足，是何形狀．

장부를 적은 뒤에 아울러 몇 가지 병증을 기록하였으니, 이는 규구(規矩)를 보여 사람들로 하여금 외감내상(外感內傷)에서 사람을 해치는 것이 무엇이고, 유여하고 부족할 때는 어떤 형상(形狀)인지를 알게 하려는 데에 지나지 않는다.

至篇中文義多粗淺者，因業醫者學問有淺深也．前後語句多復重者，恐心粗者前後不互證也．如半身不遂內有四十種氣虧之症，小兒抽風門有二十種氣虧之症，如遇雜症，必於六十種內互考參觀，庶免謬誤．望閱是書者，須詳審焉．

편 속에 문의가 조잡하고 천근한 것이 많은데, 이는 의사를 직업으로 하는 사람으로 학문에 깊고 얕음이 있기 때문이다. 앞뒤의 어구에 중복된 것이 많은 것은 아마도 마음 씀이 허술하여 앞뒤로 서로 살피지 못한 탓일 것이다. 예컨대 '반신불수(半身不遂)' 안에 40가지 기휴증(氣虧症)이 있고, '소아추풍문(小兒抽風門)' 안에 20가지 기휴증이 있는데, 만약 잡증(雜症)을 만나면 반드시 60가지 안에서 서로 참고하여 살핀다면 오류를 면할 수 있을 것이다. 이 책을 보는 사람들은 자세히 살피시길 바란다.

玉田王淸任書．

옥전(玉田) 왕청임(王淸任)이 쓰다.

① 원래는 제목이 없으나 앞에 실려 있는 서문들의 형식에 맞추어 추가하였다.

차 례

상 권

하 권

상 권

의림개착 장부기서(醫林改錯臟腑記敍)

古人曰, 旣不能爲良相, 願爲良醫. 以良醫易而良相難. 余曰, 不然. 治國良相, 世代皆有, 著書良醫, 無一全人. 其所以無全人者, 因前人創著醫書, 臟腑錯誤, 後人遵行立論, 病本先失. 病本旣失, 縱有繡虎雕龍之筆, 裁雲補月之能, 病情與臟腑, 絶不相符. 此醫道無全人之由來也.

옛 사람이 말하였다. "뛰어난 재상이 되지 못한다면 좋은 의사가 되고자 한다. 좋은 의사는 쉽고 뛰어난 재상은 어렵기 때문이다."① 그러나 나는 말한다. "그렇지 않다. 나라를 다스리는 뛰어난 재상은 어느 시대에나 있었으나, 책을 지은 좋은 의사는 한 사람도 완전한 사람이 없었다. 완전한 사람이 없었던 까닭은 이전 사람이 처음으로 의서를 지으면서 장부에 착오가 생긴 것을 후대 사람이 그대로 따라 논의를 세워서 병본(病本, 병의 원인)을 먼저 잃었기 때문이다. 병본을 이미 잃었다면 설사 호랑이를 수놓고 용을 새긴 붓으로 구름을 마름질하고 달을 더하는 능력을 가졌더라도 병정(病情)이 장부와 절대로 서로 부합될 리 없다. 이것이 의도(醫道)에 완전한 사람이 없는 까닭이다."

夫業醫診病, 當先明臟腑. 嘗閱古人臟腑論及所繪之圖, 立言處處自相矛盾.

일반적으로 의학을 하는 자가 병을 진단함에는 마땅히 먼저 장부에 대해 분명하게 알아야 한다. 일찍이 옛 사람의 장부론과 그린 그림을 보니, 주장을 편 것이 곳곳이 스스로 서로 모순되었다.

如古人論脾胃: 脾屬土, 土主靜而不宜動, 脾動則不安. 旣云脾動不安, 何得下文又言脾聞聲則動, 動則磨胃化食, 脾不動, 則食不化? 論脾之動靜, 其錯誤如是.

예컨대, 고인이 비위(脾胃)를 논하면서 "비장은 토(土)에 속하므로 토는 고요함을 주관하여 움직여서는 안 된다. 비장이 움직이면 편안하지 않다."②라고 하여 이미 '비장이 움직이면 편안하지 않다'고 하고서 어떻게 아래 글에서 또 "비장이 소리를 들으면 움직이고, 움직이면 위장을 문질러 먹은 것을 소화시키며, 비장이 움직이지 않으면 먹은 것이 소화되지 않는다."③라고 말할 수 있는가? 비장의 동정(動靜)을 논함에 그 착오가 이와 같다.

其論肺: 虛如蜂窠, 下無透竅, 吸之則滿, 呼之則虛.

폐(肺)를 논하면서는 "벌집처럼 비고 아래에 터진 구멍이 없어 들이쉬면 차고 내쉬면 빈다."④고 하여 이미 '아래에 터진 구멍이 없다'고 하

---

① 송나라 때의 재상 범중엄(范仲淹)이 한 말이다.

② 원나라 이고(李杲; 東元)의 『비위론(脾胃論)』에 나오는 내용으로, "비장이라는 것은 음을 상징하는 토(陰土)이다. 지극한 음의 기운은 고요함을 주로 하여 움직이지 않는다.(夫脾者, 陰土也. 至陰之氣, 主靜而不動.)"라고 하였다. (溫長路 등 편저, 『醫林改錯識要』, 中醫古籍出版社, 2002년, 10쪽)

③ 『의종금감(醫宗金鑑)·자구심법요결(刺灸心法要訣)·비장경문(脾藏經文)』에 "경에 이르기를 '비장과 위장은 창고를 주관하는 기관으로 다섯 맛이 여기에서 나온다.' …… 소리를 들으면 움직이고, 움직이면 위를 문질러 주동적으로 음식을 소화시킨다.(經云, '脾胃者倉廩之官, 五味出焉.' …… 聞聲則動, 動則磨胃而主運化.)"라고 한 부분이 있다.

旣云下無透竅, 何得又云肺中有二十四孔, 行列分布, 以行諸臟之氣? 論肺之孔竅, 其錯誤又如是.

였는데, 어떻게 또 "폐 속에는 24개의 구멍이 있어서 열을 지어 분포하여 모든 장부의 기를 운행시킨다."①라고 말할 수 있는가? 폐의 구멍을 논함에 그 착오가 또한 이와 같다.

其論腎: 有兩枚, 卽腰子. 兩腎爲腎, 中間動氣爲命門. 旣云中間動氣爲命門, 何得又云左腎爲腎, 右腎爲命門, 兩腎一體, 如何兩立其名, 有何憑據? 若以中間動氣爲命門, 藏動氣者, 又何物也? 其論腎錯誤又如是.

신(腎)을 논하면서는 "2개가 있으니 곧 요자(腰子)②이다. 두 콩팥이 신장이고, 중간의 동기(動氣)는 명문(命門)③이 된다."라고 하여 이미 '중간의 동기는 명문이 된다'고 하였는데, 어떻게 또 "왼쪽 콩팥이 신(腎)이고 오른쪽 콩팥이 명문(命門)이다."④라고 말할 수 있는가? 그리고 두 콩팥이 한 몸체인데 어떻게 그 이름을 둘로 세웠으며, 어떤 근거가 있는 것인가? 만약 중간의 동기(動氣)가 명문이라면 동기를 담는 것은 또 어떤 것인가? 신장을 논함에 그 착오가 또한 이와 같다.

其論肝: 左右有兩經, 卽血管. 從兩脅肋起, 上貫頭目, 下由少腹環繞陰器, 至足大指而止. 旣云肝左右有兩經, 何得又云肝居於左, 左脅屬肝? 論肝分左右, 其錯

간(肝)을 논하면서는 "좌우에 두 경맥(곧 혈관이다)⑤이 양 옆구리에서 시작해 위로 머리와 눈을 뚫고 아래로 아랫배부터 성기를 휘돌고 엄지발가락에 이르러 멈춘다."⑥라고 하여 이미 '간의 좌우에 두 경맥이 있다'고 하였는데, 어떻게 또 "간이 왼쪽에 머물고 왼쪽 옆구리가 간에 속한다."⑦라고 말할 수 있는가? 간이 좌우로 나뉜다고 논함에 그 착오가 또한 이와 같다.

---

④ 조헌가(趙獻可)의 『의관(醫貫)·내경십이관론(內經十二官論)』에 "목구멍 아래에 있는 모든 폐는 두 개의 잎이 스스로 빛이 난다. …… 비어 있는 것이 마치 벌집과 같아서 아래로는 통하는 구멍이 없다. …… 폐 안으로는 맑고 탁한 기운이 왕래하면서 움직인다. 이것은 마치 사람의 몸이 풀무질을 하는 것과 비슷하다.(喉下總肺, 兩葉自瑩. …… 虛如蜂窠, 下無透竅. …… 內淸濁之氣交運. 人身之橐籥.)"라고 하였다. (『醫林改錯識要』 11쪽)

① 『동의보감(東醫寶鑑)·오장육부(五臟六腑)』에서 "폐의 형상은 사람의 어깨와 비슷한데, 두 개의 퍼진 잎과 여러 개의 작은 잎으로 되어 있고, 그 속에는 24개의 구멍이 줄을 지어 분포되어 있는데, 여기로 여러 장기의 청기(淸氣)와 탁기(濁氣)가 드나들고, 백(魄)을 저장하는 기능을 한다.(肺之形, 似人肩, 二布葉, 數小葉, 中有二十四孔, 行列以分布, 諸藏淸濁之氣, 主藏魄. 內經註)"라고 하였다.

② 신장(腎)의 속칭이다.

③ 명나라 손일규(孫一奎)의 『의지서여(醫旨緖餘)·명문도설(命門圖說)』에 "『영추』와 『소문』에서 두 개의 신장에 대하여 일찍이 나누어서 말한 적이 없으니, 그렇다면 나누어서 말한 사람은 진월인부터 시작한다. …… 진월인 또한 다음과 같이 말했다. '신장 사이에 기운을 움직이는 것은 사람의 생명이다. 이는 오장육부의 근본이고 십이경맥의 근간이며, 호흡하는 문(門)과 삼초의 근원이니, 명문의 뜻은 대개 여기에서 근본한다.' …… 명문은 곧 두 신장의 중간에서 움직이는 기운으로 물도 아니고 불도 아니다. …… 장부는 이와 연결되어 이루어진다.(靈·素, 兩腎未嘗有分言者, 然則分之者, 自秦越人始也. …… 越人亦曰, 腎間動氣者, 人之生命. 五臟六腑之本, 十二經脉之根, 呼吸之門, 三焦之原, 命門之義, 蓋本於此. …… 命門乃兩腎, 中間之動氣, 非水非火. …… 臟腑以繼而成.)"이라고 하였다. (『醫林改錯識要』 11쪽)

④ 진월인(秦越人)의 『난경(難經)·36난(三十六難)』에 "신장 두 개는 모두 신장이라고 할 수 없다. 그 왼쪽은 신장이고 오른쪽은 명문이다.(腎兩者, 非皆腎也. 其左者爲腎, 右者爲命門.)"라고 하였다. (『醫林改錯識要』 11쪽)

⑤ 간(肝)의 좌우양경(左右兩經)을 말하는데, 왕청임은 경락(經絡)을 혈관이라고 말하고 있다. (『醫林改錯識要』 11쪽)

⑥ 간경(肝經)의 유주(流注)노선이다. 유주방향에 상관없이 상하의 경로를 전체적으로 요약해서 기술한 것이다.

⑦ 간목(肝木)의 생발지기(生發之氣)를 말한다. 『소문(素問)·자금론(刺禁論)』에서는 "간은 왼쪽에서 생긴다.(肝生於左.)"라고 하였고, 활수(滑壽)의 『십사경발휘(十四經發揮)』에는 "간이라는 장(藏)은 …… 그 치료는 왼쪽에서 하고 그 장(藏)은 오른쪽 즉 옆구리 오른쪽 신장의 앞쪽에 있다.(肝之爲藏, …… 其治在左, 其藏在右脇右腎之前.)"라고 하였다. (『醫林改錯識要』 11쪽)

誤又如是.

其論心: 爲君主之官, 神明出焉. 意藏於心, 意是心之機, 意之所專曰志, 志之動變曰思, 以思謀遠曰慮, 用慮處物曰智, 五者皆藏於心. 旣藏於心, 何得又云脾藏意智, 腎主伎巧, 肝主謀慮, 膽主決斷? 據所論, 處處皆有靈機, 究竟未說明生靈機者何物, 藏靈機者何所, 若用靈機外有何神情. 其論心如此含混.

심(心)을 논하면서는 "군주의 관으로 신명(神明)이 나온다. 의(意)가 심장에 저장되어 있는데, 의는 심의 기틀이다. 의가 오로지 하는 바를 지(志)라고 하며, 지가 움직여 바뀌는 것을 사(思)라고 하며, 생각으로 멀리 꾀함을 려(慮)라고 하며, 려를 써서 사물에 처하는 것을 지(智)라고 한다. 이 다섯 가지는 모두 심장에 저장되어 있다."①라고 하여 이미 '심장에 저장되어 있다'고 하였는데, 어떻게 또 "비장이 의(意)·지(志)를 저장하고, 신장이 기교를 맡으며, 간이 모려(謀慮)를 맡고, 담이 결단(決斷)을 맡는다."②라고 말할 수 있는가? 논한 바에 따르면 곳곳에 모두 영기(靈機)③가 있는데, 궁극적으로 영기를 낳는 것이 무엇이고 영기를 저장하는 곳이 어디이며, 만약 영기를 쓸 때 밖에 어떤 신정(神情)이 있는지를 설명하지 않았다. 심을 논의한 것이 이처럼 모호하다.

其論胃: 主腐熟水穀, 又云脾動磨胃化食. 胃之上口名曰賁門, 飮食入胃, 精氣從賁門上輸於脾肺, 宣播於諸脈. 此段議論, 無情無理. 胃下口名曰幽門, 卽小腸上口.

위(胃)를 논하면서는 "수곡(水穀)을 부숙(腐熟, 위 속의 음식물을 소화·흡수가 용이한 상태로 만드는 것)시키는 것을 맡는다." 하고, 또 "비장이 움직여서 위(胃)를 문질러 먹은 것을 소화시킨다. 위의 위쪽 구멍을 분문(賁門)이라고 하는데, 음식이 위에 들어오면 정기는 분문에서 위의 비폐(脾肺)로 보내져 여러 경맥에 퍼진다."④라고 하였다. 이 단락의 의론은 정황이 없고 이치가 없다. 위의 아래 구멍은 유문(幽門)이라고 하는데, 곧 소장의 위쪽 구멍이다.

其論小腸: 爲受盛之官, 化物出焉. 言飮食入小腸化糞, 下至闌門, 卽小腸下口,

소장(小腸)을 논하면서는 "수성(受盛, 받아서 채움)하는 기관으로 소화된 것이 나온다."고 하며 "음식이 소장으로 들어가 똥이 되어 아래로 난문(闌門), 즉 소장의 아래 구멍에 이르러 청탁으로 나뉘어서 똥은

① 『동의보감(東醫寶鑑)·신(神)』에서 "『영추』에서는 '음양의 두 정(精)이 서로 결합하여 낳는 생명활동을 신(神)이라 하고, 신을 따라 왕래하는 것을 혼(魂)이라 하고, 정(精)과 아울러 출입하는 것을 백(魄)이라 하고, 심(心) 속에 인식되는 것을 의(意)라 하고, 인식된 것이 마음에 오래도록 남도록 하는 것을 지(志)라 하고, 사려(思慮)에 근거하여 사물에 대처하는 것을 지(智)라고 한다.(靈樞曰, 兩精相薄[搏]謂之神, 隨神往來謂之魂, 竝精出入謂之魄, 心有所憶謂之意, 意之所存謂之志, 因慮而處物謂之智也.)"라고 하였다.

② 『소문(素問)·영란비전론(靈蘭秘典論)』에서 "간은 장군의 직책을 맡고 있으니 꾀와 깊은 생각이 나온다. 담은 바로잡는 직책을 맡고 있으니 결단이 나온다. …… 콩팥은 일으켜 힘쓰는 직책을 맡고 있으니 기교가 나온다.(肝者, 將軍之官, 謀慮出焉. 膽者, 中正之官, 決斷出焉. …… 腎者, 作强之官, 伎巧出焉.)"라고 하였다.

③ 영(靈)은 신지정명(神之精明)을 말하고, 기(機)는 기교(奇巧)하고 오묘한 운용을 말한다. 즉 영기(靈機)는 인간의 복잡하고 오묘한 정신활동을 말한다.

④ 『유경도익(類經圖翼)·족태음비경(足太陰脾經)』에서 "소리를 들으면 움직이고, 움직이면 위를 문지르게 하여 운화시킨다.(聞聲則動, 動則磨胃而主運化.)"라고 하였다. 또한 『영추(靈樞)·영위생회(營衛生會)』에 "상초는 위(胃)의 윗구멍에서 나와 식도와 나란히 위로 올라가 횡격막을 뚫고 가슴 속에 퍼지고 겨드랑이로 달려가 수태음의 부분을 따라 행한다.(上焦出於胃上口, 竝咽以上, 貫膈而布胸中, 走腋, 循太陰之分而行.)"라고 하였다.

分別淸濁, 糞歸大腸, 自肛門出, 水歸膀胱爲尿. 如此論, 尿從糞中滲出, 其氣當臭, 嘗用童子小便, 竝問及自飮小便之人, 只言味鹹, 其氣不臭. 再者食與水合化爲糞, 糞必稀溏作瀉, 在雞鴨無小便則可, 在馬牛有小便則不可, 何況乎人? 看'小腸化食, 水自闌門出'一節, 眞是千古笑談.

대장으로 돌아가 항문으로 나가고, 물은 방광으로 돌아가 오줌이 된다."①고 말하였다. 이렇게 논한다면 오줌은 똥 가운데에서 스며 나와서 그 냄새가 마땅히 악취가 나야 할 것인데, 일찍이 어린 아이의 소변을 쓸 때 소변을 직접 마셔본 사람에게 물어보니 맛이 짜다고만 할 뿐 그 냄새는 고약하지 않다고 말하였다. 또한 음식과 물이 합하고 변화하여 똥이 되므로 똥은 반드시 묽어서 설사가 나야 할 터인데, 닭과 오리와 같은 경우는 소변이 없으므로 설사처럼 똥이 나올 수 있지만, 말과 소의 경우는 소변을 보므로 설사가 나서는 안 되는 것이며 하물며 사람에게 있어서이겠는가? '소장이 음식물을 소화시켜 물이 난문으로 나간다'는 한 구절을 보면, 참으로 천고에 웃음거리가 될 말이다.

其論心包絡: 細筋如絲, 與心肺相連者, 心包絡也. 又云心外黃脂是心包絡. 又云心下橫膜之上, 竪膜之下, 黃脂是心包絡. 又云膻中有名無形者, 乃心包絡也. 旣云有名無形, 何得又云手中指之經, 乃是手厥陰心包絡之經也? 論心包絡竟有如許之多, 究竟心包絡是何物, 何能有如許之多耶?

심포락(心包絡)을 논하면서는 "실처럼 가느다란 힘줄이 심폐와 이어진 것이 심포락이다."②라고 하고, 또 "심장 밖의 누런 기름이 심포락이다."③라고 하고, 또 "심장 아래 횡격막의 위, 드리운 막의 아래, 누런 기름이 심포락이다."④라고 하고, 또 "단중(膻中)이 이름은 있으나 형체가 없으니, 심포락이다."라고 하여 이미 '이름은 있으나 형체가 없다'고 하였는데, 어떻게 또 "가운데손가락의 경맥이 수궐음심포락의 경맥이다."라고 말할 수 있는가? 심포락이라고 논한 것이 결국 이렇게 많으니, 도대체 심포락이 무엇이고 어째서 이렇게 많게 되었는가?

其論三焦, 更爲可笑. 靈樞曰, 手少陰三焦主乎上, 足

삼초(三焦)를 논함은 더욱 가소롭다. 『영추(靈樞)』에서 "수소음삼초는 윗부분을 맡고, 족태양삼초는 아래를 맡는다."⑤라고 하여 이미 두 삼

① 『동의보감(東醫寶鑑)·소변(小便)』에서 "『난경』의 주해에서 말하길, 음식물은 소화되어 소장으로 받아들여졌다가 난문(闌門)에서 분별되어 수액은 방광의 상구(上口)로 삼투되어 들어가서 오줌이 된다고 하였다.(難經註曰, 水穀自小腸盛受, 於闌門以分別也, 其水則滲灌入於膀胱上口, 而爲溲便.)"라고 하였다.

② 심포락에 대한 이 논의는 『의학입문(醫學入門)·장부조분(臟腑條分)』에서 "그 퍼져 있는 기름의 바깥쪽에 가는 근막이 실처럼 심장과 폐와 서로 이어진 것이 포락이다.(其漫脂之外有細筋膜如絲, 與心肺相連者, 此胞絡也.)"라고 하였다. (『醫林改錯識要』 13쪽)

③ 『유경도익(類經圖翼)·수소음심경(手少陰心經)』에서 "심장 외부에는 적황색의 싸고 있는 기름이 있는데, 이것이 바로 심포락이다.(心外有赤黃裹脂, 是爲心包絡.)"라고 하였다. (『醫林改錯識要』 13쪽)

④ 『의지서여(醫旨緖餘)·십이경락장상견증(十二經絡臟象見證)』에서 "활백인이 말하기를, 심포는 일명 수심주라고 하는데, 장상으로 고증해보면 심장 아래 누런 막의 위와 드리운 막의 아래에서 누런 막으로 엉켜서 싸여 있는 것이 심장이고, 엉켜서 싸여 있는 막 밖에 실과 같은 가는 근막이 있어 심장과 연결된 것이 심포이다.(滑伯仁曰, 心包一名手心主, 以臟象校之, 在心下橫膜之上, 竪膜之下, 與橫膜相粘而黃脂漫裹者, 心也, 其漫脂之外, 有細筋膜如系, 與心肺相連者, 心包也.)"라고 하였다.

⑤ 왕호고(王好古)가 이고(李杲)의 학설을 기록한 『차사난지(此事難知)·문삼초유기(問三焦有幾)』에서 "수삼초는 주로 상을 담당하고 족삼초는 주로 하를 담당하여, 상중하 삼초가 하나의 기가 되어 온몸을 호위한다.(手三焦主持上也, 足三焦主持下也, 上中下三焦通為一氣, 衛於身也.)"라고 하였다. 왕청임이 수소음삼초(手少陰三焦)라고 한 것은 『차

太陽三焦主乎下，已是兩三焦矣. 難經三十一難論三焦: 上焦在胃之上，主內而不出. 中焦在胃中脘，主腐熟水穀. 下焦在臍下，主分別淸濁. 又云，三焦者，水穀之道路. 此論三焦是有形之物. 又云，兩腎中間動氣，是三焦之本. 此論三焦是無形之氣. 在難經一有形，一無形，又是兩三焦. 王叔和所謂有名無狀之三焦者，蓋由此也. 至陳無擇以臍下脂膜爲三焦，袁淳甫以人身著內一層形色最赤者爲三焦，虞天民指空腔子爲三焦，金一龍有前三焦後三焦之論. 論三焦者，不可以指屈. 有形無形，諸公尙無定準，何得云手無名指之經，是手少陽三焦之經也? 其中有自相矛盾者，有後人議駁而未當者. 總之，本源一錯，萬慮皆失.

초가 있다. 『난경(難經)·31난(三十一難)』에서는 삼초를 논하여 "상초는 위(胃)의 위에 있어서 받아들이는 것을 맡고 내보내지 않는다. 중초는 위(胃)의 중완(中脘)에 있어서 수곡의 부숙을 맡는다. 하초는 배꼽 아래에 있어서 청탁을 분별하는 것을 맡는다."라고 하고, 또 "삼초는 수곡의 길이다."라고 하였다. 이상은 삼초가 형체가 있는 사물이라고 논한 것이다. 또 "두 신장 사이의 움직이는 기가 삼초의 바탕이다."라고 하였는데, 이것은 삼초는 형체가 없는 기(氣)라고 논한 것이다. 이렇듯 『난경』에서 한편 유형이라 하였고, 한편 무형이라 하였으며, 또한 두 개의 삼초라고도 하였다. 왕숙화(王叔和)가 이른바 '이름은 있으나 형상이 없는 삼초'라는 것은 이로 말미암은 것이다. 심지어 진무택(陳無擇)①은 배꼽 아래의 기름 막을 삼초라고 하였고, 원순보(袁淳甫)②는 인체 안쪽에 붙어 있는 한 층으로 모양과 색깔이 가장 붉은 것이 삼초라고 하였으며, 우천민(虞天民)③은 빈 강자(腔子, 흉강)를 가리켜 삼초라고 하였고, 김일룡(金一龍)은 전삼초(前三焦)·후삼초(後三焦)가 있다는 주장을 폈다.④ 이처럼 삼초를 논의한 사람을 손으로 다 꼽을 수가 없다. 유형인지 무형인지에 대하여서도 아직까지 여러 사람들의 정해진 견해가 없는데, 어떻게 무명지의 경맥이 수소양삼초경(手少陽三焦經)이라고 말할 수 있겠는가? 그 가운데 스스로 모순된 것을 후인들이 논박하였으나 아직 온당치 않은 것이 있다. 결론적으로 말해 본원이 한 번 틀리면 모든 생각이 다 잘못되는 것이다.

余嘗有更正之心，而無臟腑可見自恨. 著書不明臟腑，豈不是癡人說夢? 治病不明臟腑，何異於盲子夜行? 雖

내가 일찍이 바로잡고자 하는 마음이 있었으나 볼 수 있는 장부가 없어 한스럽게 여기고 있었다. 책을 짓는데 장부를 정확하게 알지 못하면 미친 사람이 꿈을 말하는 것과 같지 않겠는가? 병을 치료하는데 장부를 제대로 알지 못하면 장님이 밤길을 가는 것과 무엇이 다르겠는

사난지·대접경종음인양(大接經從陰引陽)』에서 수소양삼초(手少陽三焦)를 잘못 적은 것을 그대로 인용한 것으로 보인다. 족삼초, 즉 족부 삼초경에 관한 내용은 이미 『영추(靈樞)·본수(本輸)』 등에서 삼초하수(三焦下腧), 태양지별(太陽之別) 등으로 언급되고 있다.

① 진무택(陳無擇) : 송나라의 의학자. 그의 『삼인극일병증방론(三因極一病證方論)』은 병인학(病因學) 방면에서 '삼인학설(三因學說, 內因·外因·不內外因)'을 제창하였다.

② 원순보(袁淳甫) : 원대 의가 원곤후(袁坤厚)로, 『난경본지(難經本旨)』를 지었다.

③ 우천민(虞天民) : 명대 의가 우단(虞摶, 1438~1517)으로, 만년에 『의학정전(醫學正傳)』을 지었다.

④ 장개빈(張介賓)의 『질의록(質疑錄)』에서 "김일룡에 이르러 수족의 삼초는 말하지 않고서 전삼초와 후삼초로 바꾸었으니, 더욱 망녕되고 지리멸렬해졌다.(至金一龍舍手足之三焦不言, 而易以前三焦, 後三焦, 尤誕妄而支離矣.)"라고 하였다. 김일룡(金一龍)은 명대의 의가로 추정된다.

竭思區畫, 無如之何!

가? 비록 온갖 생각을 다해 도모해보았으나 어찌할 수 없었다.

十年之久, 念不少忘. 至嘉慶二年丁巳, 余年三十, 四月初旬, 遊於灤州之稻地鎭. 其時彼處小兒, 正染瘟疹痢症, 十死八九. 無力之家, 多半用代席裹埋. 代席者, 代棺之席也. 彼處鄕風, 更不深埋, 意在犬食, 利於下胎不死. 故各義冢中, 破腹露臟之兒, 日有百餘. 余每日壓馬過其地, 初未嘗不掩鼻. 後因念及古人所以錯論臟腑, 皆由未嘗親見, 遂不避汚穢, 每日淸晨, 赴其義冢, 就群兒之露臟者細視之.

10년의 오랜 세월 동안 이 생각을 조금도 잊지 않았는데, 가경(嘉慶) 2년 정사년(丁巳年, 1797) 내 나이 30세 되던 해 4월 초순에 난주(灤州, 河北省)의 도지진(稻地鎭)을 여행하게 되었다. 그때 그곳의 아이들이 마침 온진리증(瘟疹痢症, 홍역으로 이질을 앓음)에 전염되어 열에 여덟아홉이 죽었다. 가난한 집안에서는 대부분 대석(代席)으로 싸서 묻었다. 대석이란 관을 대신한 돗자리이다. 그곳의 고을풍습이 또한 깊이 묻지 않았는데, 개들에게 먹여 다음에 가진 태아가 죽지 않게 하는데 도움이 되고자 한 것이다. 그러므로 각 의총(義冢, 연고 없는 무덤) 가운데 배가 갈라져 장기(臟器)가 드러난 아이가 하루에도 100여 명이나 되었다. 내가 날마다 말을 타고 그곳을 지나다닐 때, 처음에는 코를 막지 않은 적이 없었으나 나중에는 '옛 사람들이 장부를 잘못 논한 까닭은 모두 직접 보지 않았기 때문이라'는 데 생각이 미치어서 마침내 더러움을 피하지 않고 매일 아침에 일찍 그 무덤으로 달려가서 여러 아이들의 드러난 장부를 자세히 살펴보았다.

犬食之餘, 大約有腸胃者多, 有心肝者少. 互相參看, 十人之內, 看全不過三人. 連視十日, 大約看全不下三十餘人.

개가 먹다 남긴 것은 대부분 창자와 위(胃)가 있는 경우가 많고 심장과 간은 적었다. 서로 비교해 살펴보았는데, 열 사람 가운데 온전하게 본 것은 세 사람에 지나지 않았다. 10일을 잇달아 보아서 대략 온전하게 본 것이 서른 명 남짓 되었다.

始知醫書中所繪臟腑形圖, 與人之臟腑, 全不相合, 卽件數多寡, 亦不相符. 惟胸中膈膜一片, 其薄如紙, 最關緊要, 及余看時, 皆已破壞, 未能驗明在心下心上, 是斜是正, 最爲遺憾!

비로소 의서 가운데 그려진 장부의 형태 그림이 사람의 장부와 완전히 들어맞지 않고, 곧 건수의 많고 적음도 서로 들어맞지 않는다는 것을 알게 되었다. 오직 가슴의 격막(膈膜)만은 그것이 종이처럼 얇아 가장 긴요하였는데, 내가 보았을 때는 모두 이미 파괴되어 심장 아래인지 심장 위인지, 기울었는지 반듯한지를 분명하게 살필 수 없어서 가장 유감스러웠다.

至嘉慶四年六月, 余在奉天府, 有遼陽州一婦, 年二十六歲, 因瘋疾打死其夫與翁, 解省擬剮. 跟至西關, 忽然醒悟, 以彼非男子, 不忍近前. 片刻, 行刑者提其

가경 4년(1799) 6월, 내가 봉천부(奉天府, 지금의 沈陽)에 있었을 때 요양주(遼陽州)의 한 여인이 나이가 스물여섯이었는데, 풍질(瘋疾, 미친병)로 그의 남편과 시아버지를 때려죽여서 성으로 압송되어 과형(剮刑, 능지처참)이 확정되었다. 서관(西關)까지 따라갔다가 그가 남자가 아님을 갑자기 깨닫고는 차마 가까이 갈 수 없었다. 잠시 뒤에 형을 집행한 자가 그의 심장과 간·폐를 들고 앞을 지나가기에 자세히 살펴

心與肝肺, 從面前過, 細看與前次所看相同.

보니 이전에 보았던 것과 같았다.

後余在京時, 嘉慶庚辰年, 有打死其母之剮犯, 行刑於崇文門外吊橋之南, 却得近前, 及至其處, 雖見臟腑, 膈膜已破, 仍未得見.

뒤에 내가 서울에 있을 때인 가경 경진년(庚辰年, 1820)에 자신의 어머니를 때려죽인 과범(剮犯)이 있었는데, 숭문문(崇文門) 밖의 조교(弔橋) 남쪽에서 형을 집행하여 가까이 가볼 수 있었으므로 그곳에 가서 장부를 보았으나 격막은 이미 부서져 여전히 볼 수 없었다.

道光八年五月十四日, 剮逆犯張格爾, 及至其處, 不能近前. 自思一簣未成, 不能終止. 不意道光九年十二月十三日夜間, 有定安門大街, 板廠胡同恒宅, 請余看症. 因談及膈膜一事, 留心四十年, 未能審驗明確.

도광(道光) 8년(1829) 5월 14일에 반역죄인 장격이(張格爾)의 과형이 집행되어 그곳에 갔으나 가까이 갈 수 없었다. 스스로 생각하기를, 한 삼태기를 마저 쌓지 못하여 끝낼 수 없구나 싶었다. 그런데 뜻하지 않게 도광 9년 12월 13일 밤에 정안문(定安門) 대로의 판창(板廠)에 있는 호동항(胡同恒) 집에서 나를 청하여 증상을 보아달라고 하였다. 그로 인해 격막 한 가지 일은 40년 동안 마음에 두었으나 명확하게 살필 수가 없었다는 것에 이야기가 미치게 되었다.

內有江甯布政使恒敬公言, 伊曾鎭守哈密, 領兵於喀什噶爾, 所見誅戮逆尸甚多, 於膈膜一事, 知之最悉. 余聞言喜出望外, 卽拜叩而問之. 恒公鑒余苦衷, 細細說明形狀.

그 자리에 강녕 포정사(江甯布政使) 항경공(恒敬公)이 있었는데, 그가 일찍이 하미(哈密, 중국 신장 위구르 자치구 동부의 오아시스 도시)를 지킬 때 카슈가르(喀什噶爾)에서 병사를 거느리면서 사형 당한 역도들의 시신을 아주 많이 보아 격막의 경우 가장 잘 안다고 하였다. 내가 그 말을 듣고 뜻밖에 기쁨이 솟아나와 곧바로 절을 하고 물어보았다. 항공이 나의 고충을 헤아려 자세하게 형상을 설명해주었다.

余於臟腑一事, 訪驗四十二年, 方得的確, 繪成全圖. 意欲刊行於世, 惟恐後人未見臟腑, 議余故叛經文. 欲不刊行, 復慮後世業醫受禍相沿, 又不知幾千百年.

내가 장부에 관해서만 42년 동안 찾아다니며 징험하여 마침내 정확히 알게 되어 그림으로 그려 전도를 완성하였다. 이를 간행하여 세상에 내놓고자 하니 생각건대 후인들이 장부를 보지 못한 상태에서 나를 비난하여 고의로 경전을 어겼다고 할까 두렵고, 간행하지 않으려 하니 다시 후세의 의사들이 화를 받고도 서로 답습하게 될 것이 또 몇 천백 년이나 될까 염려스럽다.

細思黃帝慮生民疾苦, 平素以靈樞之言, 下問岐伯·鬼臾區, 故名素問. 二公如知之的確, 可對君言, 知之不確, 須待參考, 何得不知妄對, 遺禍後世. 繼而秦越人

자세히 생각해 보니, 황제가 백성들의 질고를 염려하여 평소에 『영추(靈樞)』의 말을 기백(岐伯)·귀유구(鬼臾區)에게 물었기 때문에 『소문(素問)』이라고 이름을 붙였다. 두 공이 만약 정확하게 알았다면 임금에게 말하였을 것인데, 정확하게 알지 못하여 참고를 기다리고자 한 것이니, 어찌 알지 못하면서 제멋대로 대답하여 후대에 화를 남길 수 있었겠는가? 이어서 진월인(秦越人, 편작)이 『난경(難經)』을 지었고,

著難經，張世賢割裂河圖洛書爲之圖注，謂心肝肺以分兩計之，每件重幾許，大小腸以尺寸①計之，每件長若干．胃大幾許，容穀幾斗幾升．其言彷彿似眞，其實臟腑未見，以無憑之談，作欺人之事，利己不過虛名，損人卻屬實禍．竊財猶謂之盜，偸名豈不爲賊？千百年後，豈無知者？

장세현(張世賢)②이 하도(河圖)와 낙서(洛書)를 쪼개 그림에 도주(圖注)를 붙이고 “심장·간·폐를 푼(分)과 냥(兩)으로 헤아려③ 매 건마다 무게가 얼마이고, 대·소장은 척(尺)과 촌(寸)으로 헤아려④ 매 건마다 길이가 어느 정도이고, 위(胃)의 크기는 얼마여서 곡(穀)을 몇 말 몇 되 담을 수 있다.⑤”라고 했다. 그 말이 참된 듯하나 사실상 장부를 보지 않고 근거 없는 말로 사람을 속이는 일을 저질렀으니, 자신을 이롭게 함은 허명에 지나지 않고, 사람을 상하게 함은 도리어 진짜 재앙에 속하게 되었다. 재물을 훔치더라도 도둑이라고 하는데, 이름을 훔쳤으니 어찌 도적이 되지 않겠는가? 천백 년 뒤에 어찌 아는 사람이 없겠는가?

今余刻此圖，竝非獨出己見，評論古人之短長，非欲後人知我，亦不避後人罪我．惟願醫林中人，一見此圖，胸中雪亮，眼底光明，臨症有所遵循，不致南轅北轍，出言含混，病或少失，是吾之厚望．幸仁人君子鑒而諒之!

지금 내가 이 그림을 판각한 것은 결코 독자적으로 자신의 견해에서 나온 것이 아니고, 고인들의 장단을 평론한 것은 후인들이 나를 알아주기를 바라서도 아니지만 또한 후인들이 나에게 죄주는 것을 피하지도 않는다. 오직 원하는 것은, 의업에 종사하는 사람들이 이 그림을 한 번 보고 가슴 속이 탁 트이고 눈이 밝아져, 임상에서 믿고 따를 것이 있어서 원하지 않는 엉뚱한 결과를 낳지 않으며, 말에 혼동이 없고 병에 실수가 적게 하는 것이다. 이것이 나의 간절한 소망이다. 인인(仁人)과 군자(君子)들께서는 살펴 헤아려 주시길 바란다.

時道光庚寅孟冬，直隸玉田縣王淸任書於京邸知一堂．

때는 도광(道光) 경인년(1830) 맹동에
직예(直隸) 옥전현(玉田縣) 왕청임(王淸任)이
경저(京邸) 지일당(知一堂)에서 쓰다.

---

① 寸 : 원래 ‘丈’으로 되어 있으나 상해대동서국본(上海大東書局本)에 따라 ‘寸’으로 고쳤다.

② 장세현(張世賢) : 자는 천성(天成)이고, 호는 정재(靜齋)이며, 명나라 영파부(寧波府) 사람이다.『도주팔십일난경(圖注八十一難經)』등의 책을 지었다.

③『난경·42난』에 “간의 무게는 4근 4냥으로 왼쪽으로 3엽, 오른쪽에 4엽……, 심장의 무게는 12냥이고 가운데 일곱 개의 구멍이 있고……, 폐는 무게가 3근 3냥으로 6엽…….(肝重四斤四兩, 左三葉, 右四葉, ……. 心重十二兩, 中有七孔三毛, ……. 肺重三斤三兩, 六葉…….)”이라고 했다.(『醫林改錯識要』17쪽)

④『난경·42난』에 “소장은 무게가 2근 14냥이고, 길이는 3장 6척, 넓이는 2.5촌, 직경은 8푼……, 대장은 무게가 2근 12냥, 길이는 2장 1척, 넓이는 4촌 직경은 1.5촌…….(小腸重二斤十四兩, 長三丈二尺, 廣二寸半, 徑八分分之少半, ……. 大腸重二斤十二兩, 長二丈一尺, 廣四寸, 徑一寸寸之小反, …….)”이라고 했다.(『醫林改錯識要』17쪽)

⑤『난경·42난』에 “위는 무게가 2근 2냥이고……, 가득차면 곡식이 2말, 물은 1말 5되를 수용한다.(胃重二斤二兩, ……, 盛穀二斗, 水一斗五升.)”라고 했다.

고인장부도(古人臟腑圖)①

옛사람들이 그린 장부의 그림은 아래와 같다.

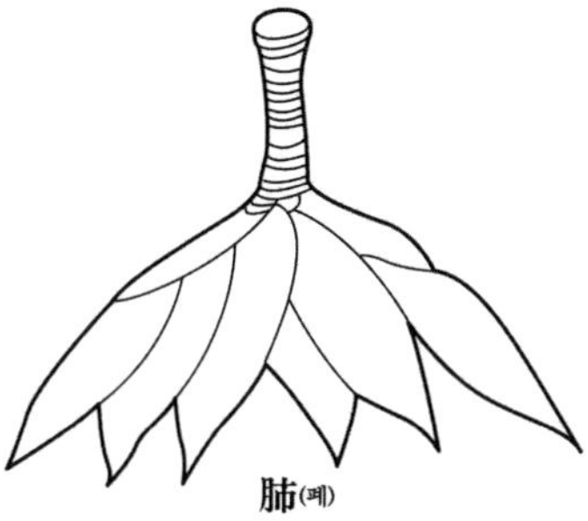

폐는 6개의 잎과 2개의 귀로 되어 있어 모두 8개의 잎이다.

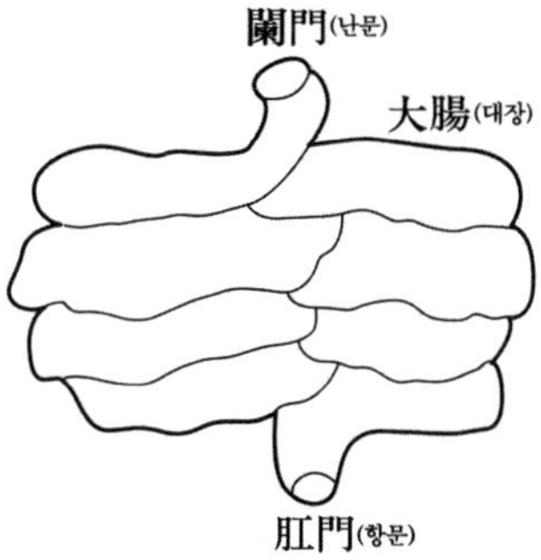

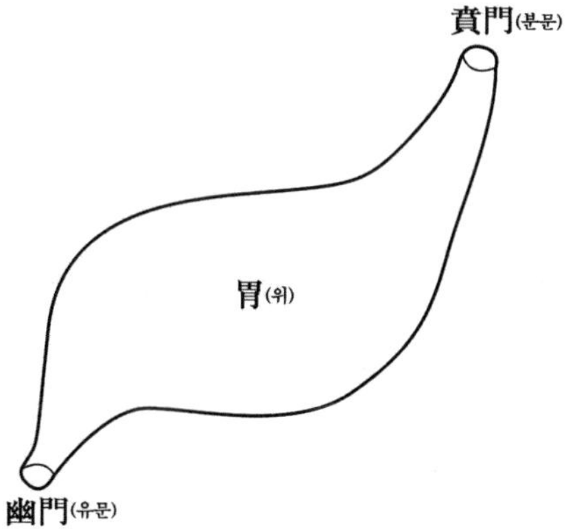

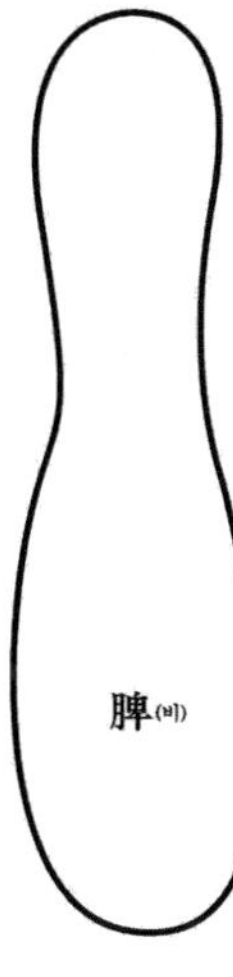

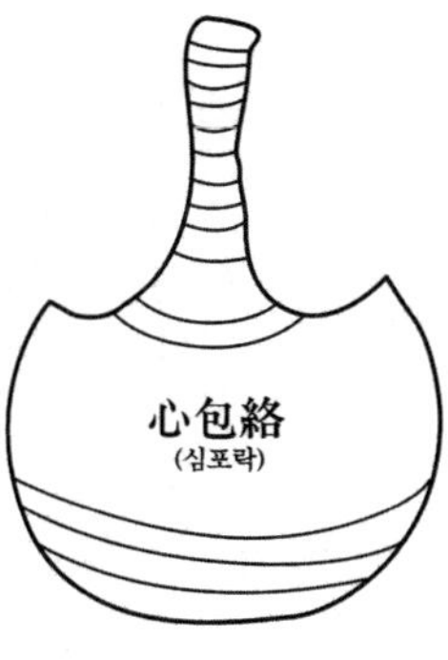

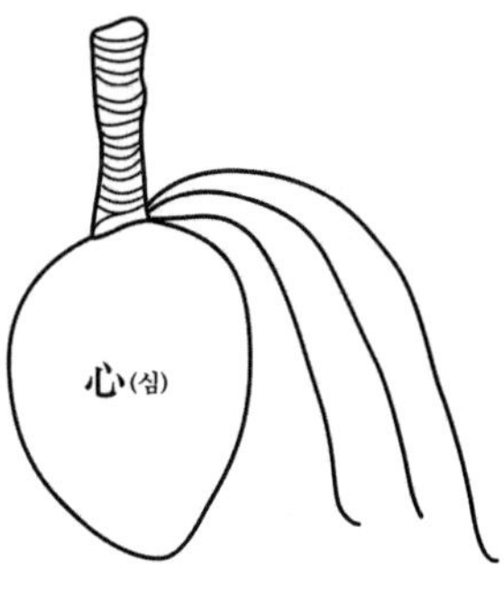

---

① 원래는 제목이 없으나 목록에 근거하여 추가하였다.

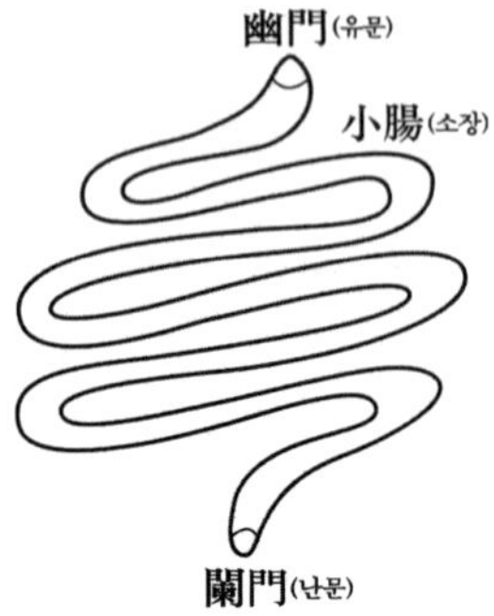

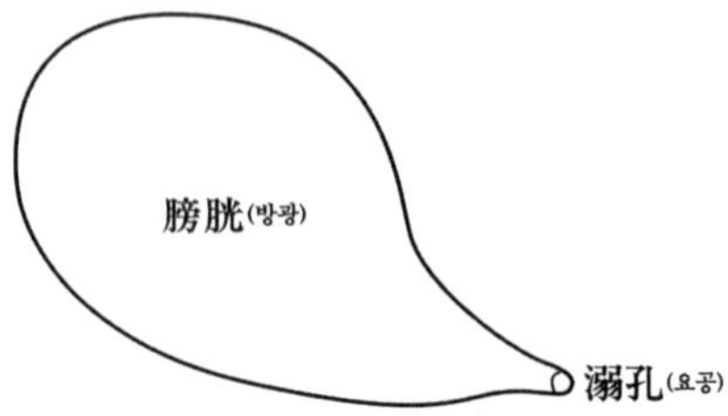

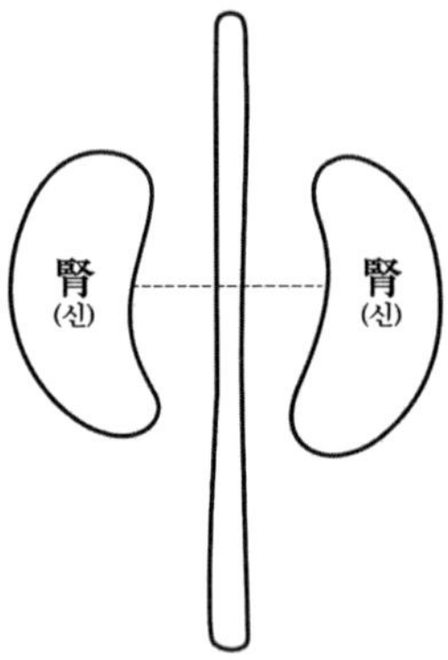

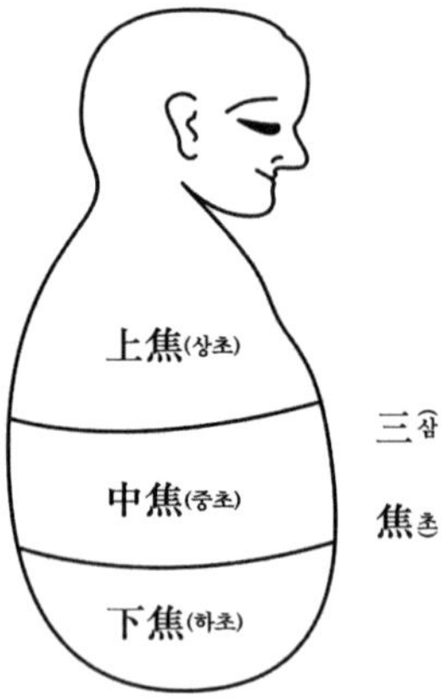

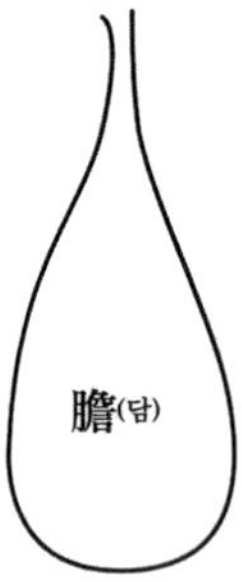

담은 간의 짧은 잎에 붙어 있다.

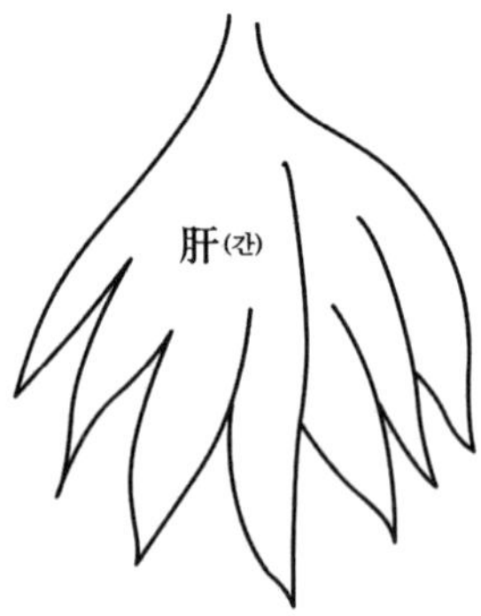

간은 왼쪽에 3개의 잎, 오른쪽에 4개의 잎, 모두 7개의 잎이 있다.

직접 보고 개정한 장부 그림(親見改正臟腑圖)①

내가 여러 장부의 모양을 직접 관찰하고 그린 그림은 아래와 같다. 모두 42폭의 그림이다.

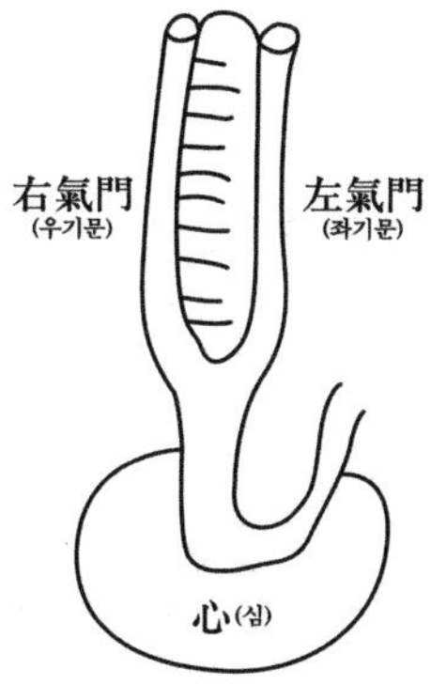

좌기문과 우기문 두 관은 가운데의 한 관으로 모여서 심으로 들어가고, 심에서 왼쪽으로 돌아 나와 가로질러 행하다가 뒤로 위총관(衛總管)에 닿는다. 심은 기관(氣管)의 아래 길게 뻗어 있고, 폐관(肺管)의 아래 있는 것이 아니다. 심은 폐엽(肺葉)의 윗 모서리와 나란하다.

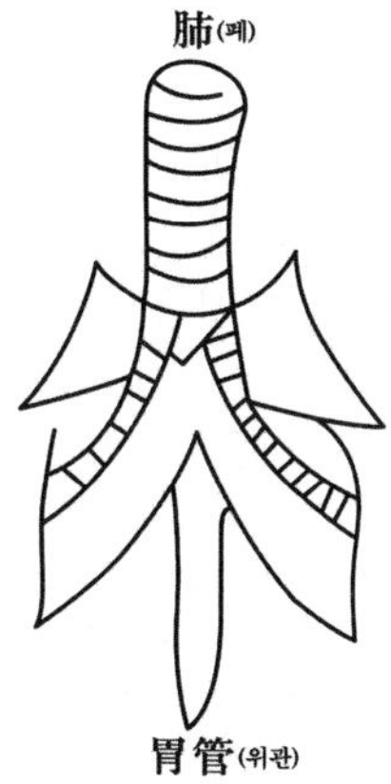

폐관(肺管)은 폐에 이르러 두 갈래로 갈라져서 폐의 두 잎으로 들어가고, 곧바로 바닥까지 관통하여 도달하는데, 모두 마디가 있다. 관 안에 있는 것은 모두 가볍게 떠 있는 흰 거품인데, 두부 거품과 같아서 형(形)은 있으나 체(體)가 없다. 두 큰 잎은 큰 면은 등쪽으로 향해 있고, 작은 면은 가슴으로 향해 있다. 위에 있는 네 개의 첨(尖)은 가슴을 향해 있고, 아래의 한 작은 조각도 가슴을 향해 있다. 폐의 외피에는 실제로 통하는 구멍이 없고, 또한 기를 운행시키는 24개의 구멍도 없다.

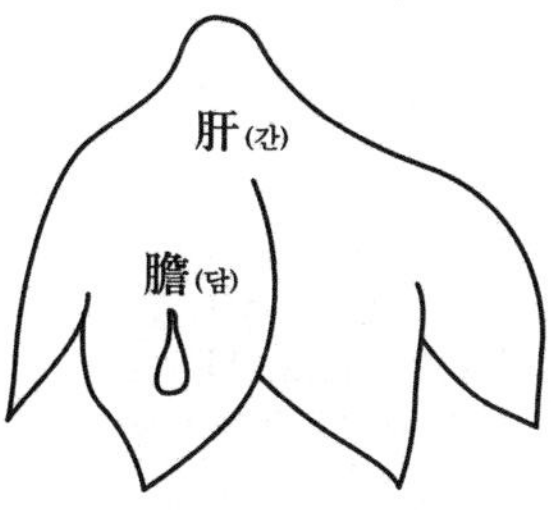

간은 4개의 잎이고, 담은 간의 오른쪽 두 번째 잎에 붙어 있다. 총제(總提)는 위(胃)의 위로 길게 뻗어 있고, 간은 또한 총제의 위로 길게 뻗어서 크게는 위쪽으로 향해 있고, 뒤로 등뼈에 이어지며, 간 덩어리(肝體)는 견실하여 장위(腸胃)나 방광(膀胱)에 비할 바가 아니니, 절대로 혈을 저장(藏血)할 수 없다.

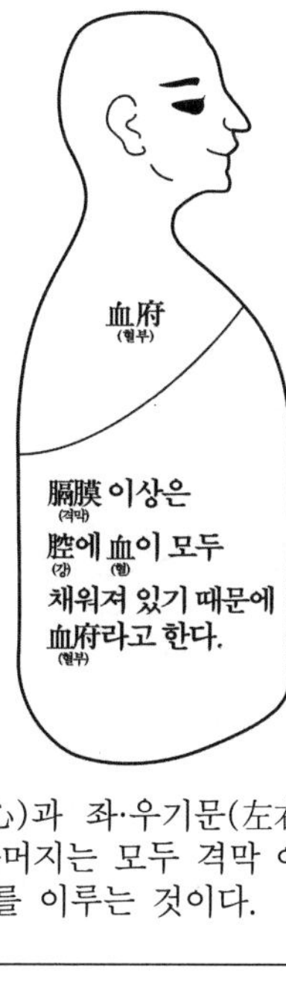

격막 위에는 폐(肺)·심(心)과 좌·우기문(左右氣門)만 있을 뿐이고, 그 외 다른 것은 없다. 그 나머지는 모두 격막 아래에 있다. 따라서 인체의 격막은 위와 아래의 경계를 이루는 것이다.

① 원래는 제목이 없으나 목록에 근거하여 추가하였다.

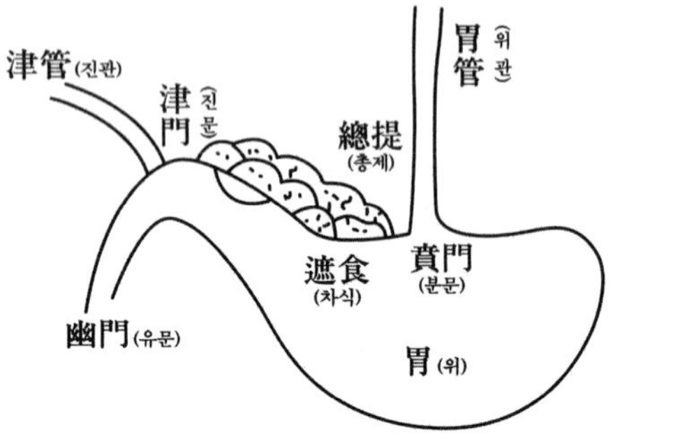

위부(胃府)의 체질(體質)은, 위쪽 구멍인 분문(賁門)은 위(胃)의 위쪽 한 가운데 있고, 아래쪽 구멍인 유문(幽門)도 위의 위쪽에 있으나 오른쪽으로 치우쳐 있다. 유문에서 왼쪽으로 1촌쯤 되는 곳을 진문(津門)이라고 한다. 위의 안쪽으로 진문의 왼쪽에는 대추처럼 돋아난 것이 있는데, 이것을 차식(遮食)이라고 한다. 위의 바깥으로 진문의 왼쪽은 총제(總提)라고 하는데, 간이 그 위에 이어져 있다.

위는 배에 있고, 평평하게 놓여서 길게 누워 있는데, 위쪽 구멍은 척추를 향해 있고, 아래쪽 구멍은 오른쪽으로 향해 있으며, 바닥은 배로 향하여 출수도(出水道)에 이어져 있다.

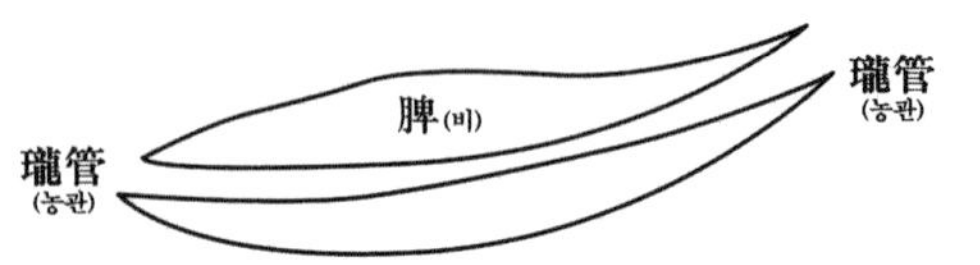

비(脾) 가운데에는 하나의 관이 있는데, 체상(體象)이 영롱(玲瓏)하고 물을 배출하기 쉽게 되어 있어서 농관(瓏管)이라고 한다.

비의 길이는 위(胃)와 대등하고, 비 중간의 한 관이 곧 농관이다. 따로 농관을 그린 것은 출수도(出水道)가 있기 때문에 사람들로 하여금 쉽게 판별하게 하기 위함이다.

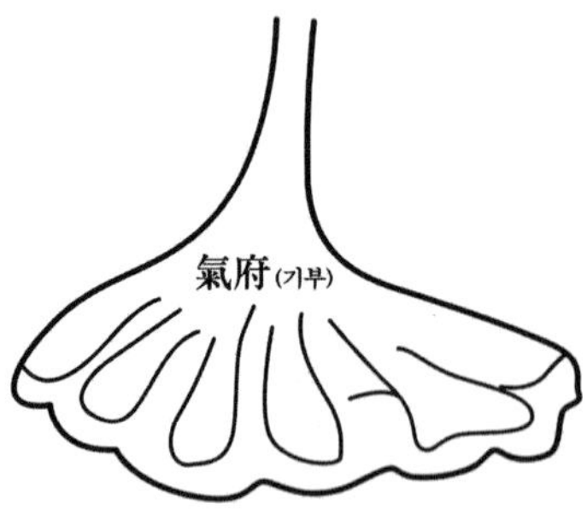

기부(氣府)는 속칭 계관유(雞冠油)이다. 아래 모서리는 소장(小腸)을 싸고 있으며, 기부의 안쪽과 소장의 바깥쪽은 원기(元氣)를 보존하는 곳이다. 원기가 음식물을 소화시키니, 인체 생명의 본원은 전적으로 여기에 있다. 이것이 소장에 이어지고, 밖에 기부가 있어서 그것을 싸고 있다.

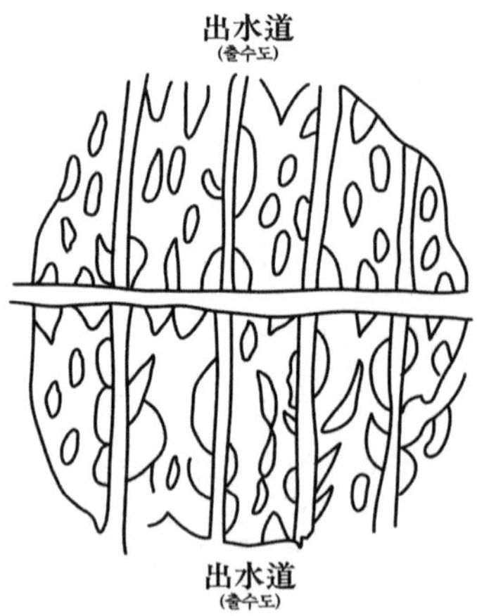

가운데가 농관(瓏管)이고, 물이 농관에서 양쪽의 출수도(出水道)로 나뉘어 흐르며, 출수도에서 스며나와 방광으로 스며들어 오줌이 된다. 출수도 가운데 혈관(血管)으로 돌아가는 것이 있고, 그 나머지는 모두 수관(水管)에 이어져 있다.

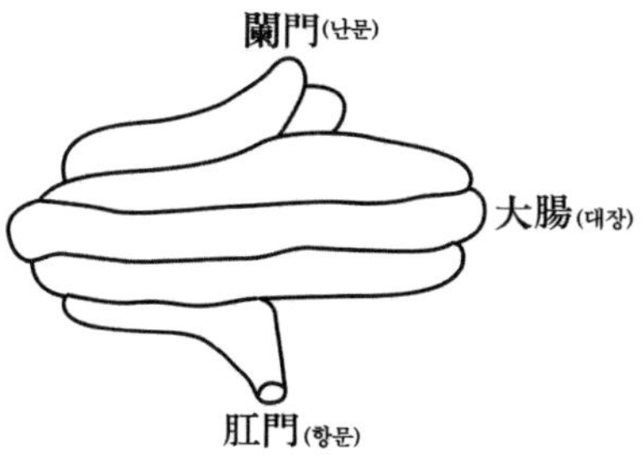

대장의 위쪽 구멍은 곧 소장의 아래 구멍으로, 난문(闌門)이라고 한다. 대장의 아래 구멍은 곧 항문(肛門)이다.

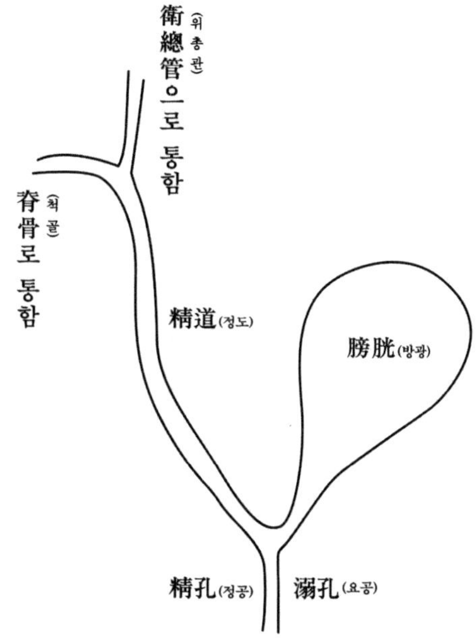

방광은 아래 구멍은 있으나 위의 구멍은 없는데, 아래 구멍은 옥경(玉莖)으로 모인다. 정도(精道)의 아래 구멍도 옥경으로 모인다. 정도를 여자의 경우는 자궁(子宮)이라고 한다.

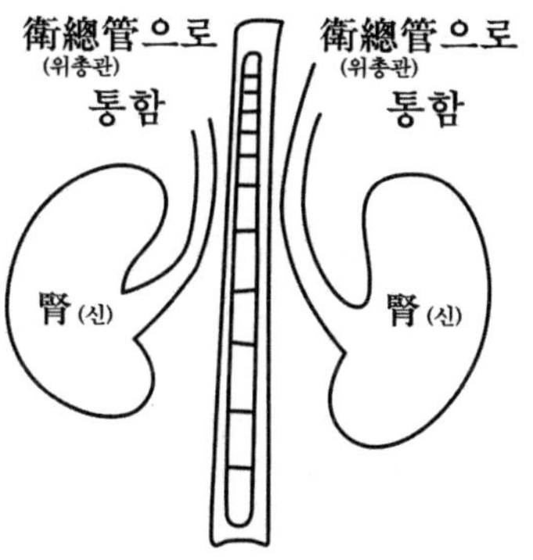

양쪽 신장의 오목한 곳에 기관(氣管)의 두 뿌리가 있어서 위총관(衛總管)으로 통한다. 양쪽 신장의 몸체는 견실하고, 안에 구멍이 없으니, 절대로 정을 저장(藏精)할 수 없다.

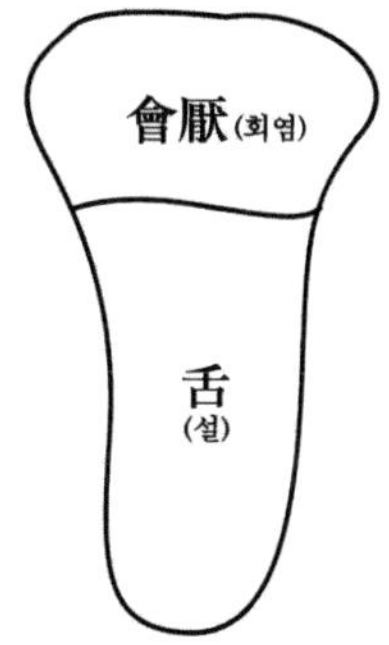

혀 뒤의 흰 부분을 회염(會厭)이라고 하는데, 곧 좌우의 기문(氣門)과 후문(喉門)을 가려서 덮는 것이다.

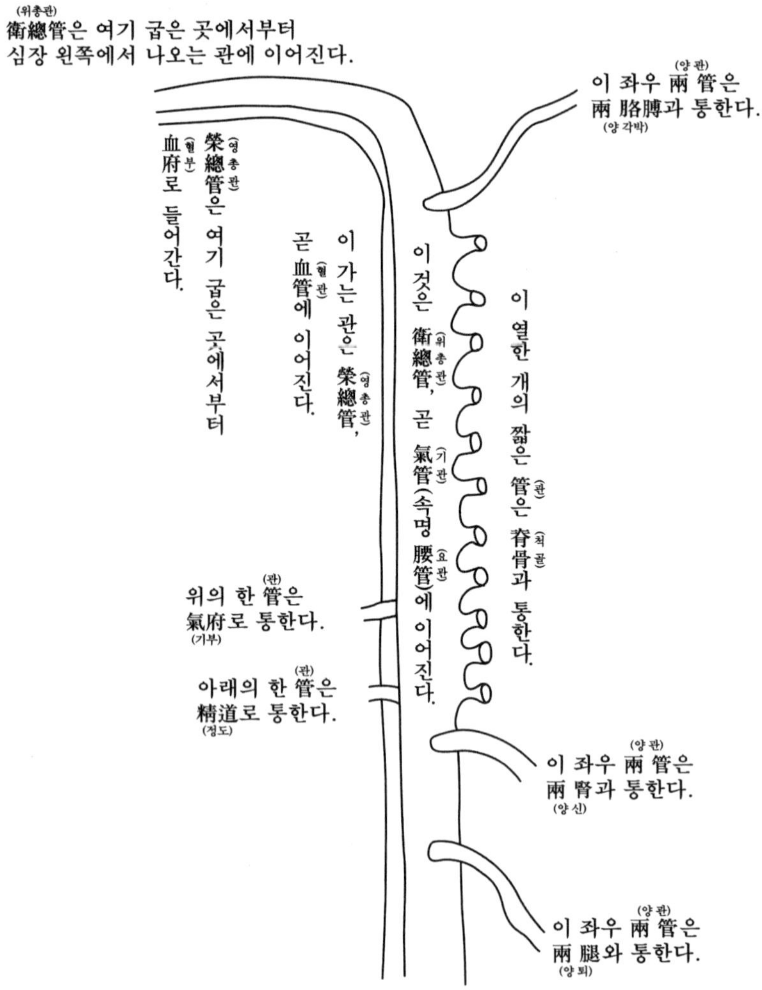

옛사람들이 말하기를, 경락(經絡)은 혈관(血管)으로, 모든 장부(臟腑)에서 바깥으로 향하여 길게 두 가닥이 뻗어 나오는데, 오직 방광(膀胱)만이 네 가닥이 뻗어 나올 뿐이라고 하였다. 내가 직접 100여 사람의 장부를 관찰하여 보았는데, 모두 밖으로 뻗어 나온 혈관의 모양이 없었다. 그러므로 그림 뒤에 적어서 기록한다.

회염·좌기문·우기문·위총관·영총관·기부·혈부기
(會厭·左氣門·右氣門·衛總管·榮總管·氣府·血府記)

欲知臟腑體質, 先明出氣入氣與進飮食之道路. 古人謂舌根後名曰喉. 喉者候也, 候氣之出入, 卽肺管上口是也. 喉之後名曰咽. 咽者嚥也, 嚥飮食入胃, 卽胃管上口是也.

장부의 체질을 알려면 먼저 기(숨)가 나오는 것(出氣)과 기(숨)가 들어가는 것(入氣) 및 음식이 들어가는 길을 잘 알아야 한다. 옛 사람들은 혀뿌리의 뒤를 후(喉)라고 하였다. 후(喉)는 살핀다(候)는 뜻으로, 기의 출입을 살피는데 곧 폐관(肺管)① 위쪽 구멍이 이것이다. 후(喉)의 뒤를 인(咽)이라고 한다. 인(咽)은 삼킨다(嚥)는 뜻으로, 음식을 삼켜 위(胃)로 들여보내는데 곧 위관(胃管)②의 위쪽 구멍이 이것이다.

謂咽以納食, 喉以納氣, 爲千古不易之定論. 自靈素至今四千年來, 無人知其錯而改正者. 如咽嚥飮食入胃, 人所共知.

인(咽)으로 음식을 받아들이고, 후(喉)로 공기를 받아들인다는 것은 천고에 바뀌지 않았던 정론이다. 『영추』와 『소문』으로부터 지금에 이르기까지 4000년③ 동안 그 잘못을 알아 바르게 고친 사람이 아무도 없었다. 인(咽)이 음식을 삼켜 위(胃)로 들여보내는 것은 사람들이 모두 아는 것이다.

惟喉候氣之出入一節, 殊欠明白. 不知肺兩葉大面向背, 上有四尖向胸, 下一小片亦向胸, 肺管下分爲兩杈, 入肺兩葉, 每杈分九中杈, 每中杈分九小杈, 每小杈長數小枝, 枝之盡頭處, 竝無孔竅, 其形彷佛麒麟菜, 肺外皮亦無孔竅, 其內所存, 皆輕浮白沫, 肺下實

그러나 '후(喉)가 기의 출입을 살핀다'는 구절은 아주 명백하지 못하다. 이는 아래와 같은 사실을 알지 못한 것이다. 곧, 폐의 두 잎이 큰 면은 등으로 향하여 있고, 위에 4개의 뾰족한 것④이 가슴을 향하여 있으며, 아래에 1개의 작은 조각⑤도 가슴을 향하여 있고, 폐관(肺管)의 아래는 2개의 가지⑥로 나뉘어 폐의 두 잎으로 들어가고, 모든 가지마다 9개의 중간 가지⑦로 나뉘고, 중간 가지마다 9개의 작은 가지⑧로 나뉘며, 작은 가지마다 몇 개의 작은 가지가 뻗어 있고, 가지가 끝난 마디에는 결코 구멍이 없으며, 그 모양이 기린채(麒麟菜, 돗나물)와 비슷하고, 폐 바깥 껍질에도 구멍이 없으며, 그 안에 있는 것은 모두

---

① 폐관(肺管)은 기관(trachea)을 말한다.
② 식도(esophagus)를 말한다.
③ 왕청임은 두 책에 기록된 내용의 작성연대를 일반적인 통설보다 높게 보고 있다.
④ 폐의 위 첨(尖)과 중간의 엽(葉) 사이 margin의 끝부분.
⑤ 폐의 하엽의 뾰족한 부분으로 양쪽에 한 개씩을 의미한다.
⑥ 주기관지(main bronchus)로 왼기관지와 오른기관지를 말한다.
⑦ 구역기관지(segmental bronchus)를 말한다.
⑧ 이후의 구역기관지와 세기관지(bronchiole)을 말한다.

無透竅，亦無行氣之二十四孔.

가볍게 떠 있는 흰 거품이고, 폐 아래에는 실제 뚫어진 구멍이 없으며, 또한 기를 운행시키는(行氣) 24개의 구멍도 없다.

先賢論吸氣則肺滿，呼氣則肺虛，此等錯誤，不必細辯. 人氣向裏吸，　則肚腹滿大，非肺滿大. 氣向外呼，則肚腹虛小，非肺虛小.

선현들이 '숨을 들이쉬면 폐가 가득차고, 숨을 내쉬면 폐가 빈다'고 논한 이런 잘못은 낱낱이 따질 필요가 없다. 사람이 숨을 안으로 들이쉬면 배가 가득하여 커지는 것이지 폐가 가득차서 커지는 것이 아니며, 숨을 밖으로 내쉬면 배가 비어서 작아지는 것이지 폐가 비어서 작아지는 것이 아니다.

出氣入氣，吐痰吐飮，唾津流涎，與肺毫無干涉. 肺管之後，胃管之前，左右兩邊凹處，有氣管兩根，其粗如筯，上口在會厭之下，左曰左氣門，右曰右氣門，痰飮津涎，由此氣管而出.

기를 내보내는 것(出氣), 기를 들이마시는 것(入氣), 담을 토하는 것(吐痰), 음을 토하는 것(吐飮), 침을 뱉는 것(唾津), 군침을 흘리는 것(流涎) 등은 폐와 전혀 관계가 없다. 폐관(肺管)의 뒤, 위관(胃管)의 앞, 좌우 양쪽 움푹 들어간 곳에 기관(氣管)①의 두 가닥이 있는데, 젓가락처럼 굵다. 위쪽 구멍은 회염(會厭)②의 아래에 있는데, 좌측은 좌기문(左氣門)③이라고 하고, 우측을 우기문(右氣門)④이라고 한다. 담음(痰飮)과 진연(津涎)은 이 기관을 따라 나온다.

古人誤以咳嗽喘急哮吼等症爲肺病者，因見其症自胸中來. 再者，臨症査有外感，用發散而愈；有燥痰，用淸凉而愈；有積熱，用攻下而愈；有氣虛，用補中而愈；有陰虧，用滋陰而愈；有瘀血，用逐瘀而愈；揚揚得意，立言著書，以爲肺病無疑.

옛 사람들이 해수(咳嗽)·천급(喘急)·효후(哮吼) 등의 병증을 폐병으로 잘못 본 것은 그 병증이 흉중으로부터 온 것이라고 보았기 때문이다. 실제로 임상에서 진단하여 외감이 있으면 발산(發散)시켜서 낫기도 하고, 조담(燥痰)이 있으면 청량(淸凉)시켜서 낫기도 하며, 적열(積熱)이 있으면 공하(攻下)시켜서 낫기도 하고, 기허(氣虛)하면 보중(補中)시켜서 낫기도 하며, 음(陰)이 부족하면 자음(滋陰)시켜서 낫기도 하고, 어혈(瘀血)이 있으면 축어(逐瘀)시켜서 낫기도 하였기 때문에 득의양양하여 주장을 펴고 책을 써서 폐병이라고 여겨 의심치 않았던 것이다.

不知左氣門右氣門兩管，由肺管兩旁下行，至肺管前面半截處，歸倂一根，如樹兩杈歸一本. 形粗如筯，下行入心，由心左轉出，粗如筆管，從心左後行，由肺管左邊，過肺入脊前，下行至尾

이는 아래와 같은 사실을 모른 것이다. 곧, 좌기문과 우기문의 두 관이 폐관의 양쪽에서부터 내려와 폐관 앞면의 절반쯤 되는 곳에 이르러 한 가닥으로 모이니, 마치 나무의 두 가지가 한 뿌리로 모이는 것과 같다. 형상이 젓가락처럼 굵고 아래로 가서 심장으로 들어갔다가 심장의 왼쪽으로부터 돌아 나오는데, 붓 자루처럼 굵은 것이 심장의 좌측으로부터 뒤로 가고 폐관 좌측을 거쳐서 폐를 지나 등뼈 앞으로 들어가서 아

① 기관(氣管)은 동맥(artery)을 말한다. 현대해부학의 기관(trachea)과 구별해야 한다.
② 회염(會厭)은 후두덮개(후두개, epiglottis)를 말한다. 회염은 폐관, 좌우기문의 위쪽 구멍을 덮고 있어, 음식이 지날 때 회염이 폐관과 좌우기문의 윗구멍을 덮어서 음식이 뒤쪽에 위치한 위관(胃管)으로 들어간다고 하였다.
③ 좌기문(左氣門)은 왼온목동맥(좌측총경동맥, left common carotid artery)을 말한다.
④ 우기문(右氣門)은 오른온목동맥(우측총경동맥, right common carotid artery)을 말한다.

骨, 名曰衛總管, 俗名腰管. 自腰以上①, 向腹長兩管, 粗如筯, 上一管通氣府, 俗名雞冠油, 如倒提雞冠花之狀.

래로 내려가 꼬리뼈에 이르니, 이를 위총관(衛總管)②이라고 하며, 속칭 요관(腰管)이라고 한다. 허리 이상 높이에서 배 쪽으로 향한 긴 두 개의 관이 있는데, 젓가락처럼 굵고, 위의 한 관③은 기부(氣府)④로 통하는데, 속칭 계관유(雞冠油)⑤라고 하여 마치 계관화(雞冠花, 맨드라미)를 거꾸로 든 모양과 같다.

氣府乃抱小腸之物, 小腸在氣府, 是橫長. 小腸外氣府內, 乃存元氣之所. 元氣卽火, 火卽元氣, 此火乃人生命之源. 食由胃入小腸, 全仗元氣蒸化. 元氣足, 則食易化, 元氣虛, 則食難化. 此記向腹之上一管. 下一管, 大約是通男子之精道, 女子之子宮. 獨此一管, 細

기부(氣府)는 곧 소장을 싸고 있는 것이니, 소장은 기부에 위치하여 옆으로 뻗어 있다. 소장의 밖, 기부의 안은 곧 원기(元氣)가 있는 곳이다. 원기는 곧 화(火)이고, 화가 곧 원기이니, 이 화는 사람 생명의 원천이다. 음식물은 위(胃)에서 소장으로 들어가 완전히 원기에 의해 쪄지니, 원기가 충분하면 음식물이 쉽게 소화되고, 원기가 허하면 음식물이 소화되기 어렵다. 이상은 배로 향하는 것 중 위쪽의 한 관을 기록한 것이다. 아래의 한 관⑥은 대략 남자의 정도(精道)⑦나 여자의 자궁(子宮)과 통한다. 다만 이 한 관은 자세히 찾아봐도 정확하게 찾아낼 수 없었기 때문에 의심스러우므로 훗날 의업에 종사하는 사람이 만약

---

① 上 : 상해대동서국본(上海大東書局本)에는 '下'로 되어 있다.

② 위총관(衛總管)은 가슴안(흉강)과 배안(복강)에 위치한 내림대동맥(하행대동맥, descending aorta)을 의미한다.

③ 위창자간막동맥(상장간막동맥, superior mesenteric artery)에 해당한다.

④ 기부(氣府)는 내림대동맥에 연결된 상장간막동맥을 위주로 한 창자간막(장간막, mesentery)에 해당한다. 내림대동맥인 위총관과 통하는 관이라는 표현을 현대해부학과 비교하면 소장 사이와 대장을 연결하는 창자간막에 해당한다. 전체적인 맥락으로 볼 때 복강내 장기(특히 소장과 대장)를 싸고 있는 복막을 포괄한다. 이후 총제(總提)의 서술내용에서 큰그물막(대망, greater omentum)의 가능성도 있지만, 위총관과 통하고 소장과의 연관성 두 가지 면에서 창자간막에 보다 가깝다. 장기를 싸는 복막 중 소장의 위치적 관계로 큰그물막과 장간막을 함께 지칭할 수도 있다. 『의림개착』에서는 사람이 호흡하여 기를 들이마셔 기부가 차면 배가 커진다고 하여, 흡입된 기가 동맥계통에 의해 기부에 연결된다고 보았고, 폐는 숨을 들이쉬고 내쉬는 호흡과 연관 짓지 않았다.

⑤ 계관유(雞冠油) : 실제상 소장을 싸고 있는 막을 가리킨다.

⑥ 생식샘동맥(성선동맥, gonadal artery)을 말하며, 남자에서는 고환동맥(testicular artery), 여자에서는 난소동맥(ovarian artery)이다.

⑦ 왕청임이 말한 정도(精道)는 정자를 포함한 정액이 지나가는 길로 본 것이다. 먼저 왕청임의 그림 중 방광 아랫부분을 보면, 정도가 방광에서 나오는 소변의 길과 만나 정공(精孔) 또는 요공(溺孔)을 통해 인체 바깥으로 나간다. 현대의 정액이 다니는 정관(vas deferens)과 비교해보면, 현대의 정관이 방광 아래에서 요도와 합쳐져 생식기를 통해 나간다는 점에서 왕청임이 도해한 방광 아랫부분은 현대해부학과 일치한다고 볼 수 있다. 하지만, 왕청임의 방광위치 윗부분의 그림을 보면 정도가 위총관으로부터 나온 기관과 통하며 또한 척골과 통한다. 이 중 정도가 위총관과 연결된 것은 현대해부학에서 샅굴위 골반안 부위에서 생식샘동맥과 직접 연결되지 않지만 함께 만나고 있는 구조와 유사하게 보인다. 그러나 정도가 척골과 통하는 관의 경우에는 현대해부학에서 정관이 척추 쪽으로 연결된 구조물이 없으며, 또한 생식샘 동맥에서 척추 쪽으로 연결된 구조물도 존재하지 않는다는 점에서 차이가 난다. 아마도 왕청임은 정액이 정즙(精汁)으로 만들어진 척수로부터 온 것이라 생각하여 척골에 통한다고 하였거나, 고환으로부터 연결되고 있는 것을 관찰하지 못했던 때문으로 판단된다. 실제 왕청임은 위총관에서 나온 아래의 한 관이 정도와 연결되는 것은 정확하게 찾아낼 수 없기에 의심스럽다고 하였는데, 현대 해부에서도 육안으로 찾기는 쉽지 않은 측면이 있다. 종합적으로 볼 때 왕청임이 말한 정도는 내림대동맥과 연결된 생식샘동맥과 정액이 다니는 정관의 개념이 혼재되어 있는 것으로 보인다. 한편, 왕청임은 정도를 여자의 경우는 자궁(子宮)이라고 하였는데, 여자의 경우 외부의 요공과 정공에 해당하는 그림이나 언급이 없으며, 정도가 남자와 마찬가지로 위로 위총관과 척골과 통하는지에 대한 설명이 없어 현대해부학적인 고증이 어렵다.

心査看，未能査驗的確，所以疑似， 以俟後之業醫者，倘遇機會，細心査看再補.

기회를 얻는다면 세심하게 살펴 다시 보충하기를 바란다.

衛總管對背心兩邊有兩管，粗如筯，向兩肩長. 對腰有兩管，通連兩腎. 腰下有兩管，通兩胯. 腰上對脊正中，有十一短管，連脊. 此管皆行氣行津液. 氣足火旺，將津液煎稠，稠者名曰痰. 氣虛火衰，不能煎熬津液，津液必稀，稀者名曰飮. 痰飮在管， 總以管中之氣上攻，上行過心， 由肺管前氣管中，出左右氣門.

위총관(衛總管)은 등을 마주하고 심장의 양쪽에 두 관이 있는데 젓가락처럼 굵으며, 양 어깨 쪽①으로 뻗어 있다. 허리를 마주하고 두 관②이 있는데, 두 신장에 통하여 이어져 있다. 허리 아래에 두 관③이 있는데, 두 다리에 이어져 있다. 허리 위로 등뼈 정중앙을 마주하고 11개의 짧은 관④이 있는데, 등뼈에 이어져 있다. 이 관은 모두 기를 운행시키고 진액을 운행시킨다. 기가 족하고 화기가 왕성하면 진액을 졸여 빽빽해지는데, 빽빽한 것을 담(痰)이라고 한다. 기가 허하고 화기가 쇠약하면 진액을 졸일 수 없어서 진액이 반드시 멀겋게 되는데, 진액이 멀건 것을 음(飮)이라고 한다. 담음(痰飮)이 관에 있으면 모두 관 속의 기로 인해 위로 치받쳐서 위쪽으로 올라가 심장을 지나 폐관 앞 기관 가운데를 거쳐서 좌·우기문으로 나간다.

痰飮津涎，本氣管中物，古人何以誤爲肺中物. 因不知肺管前有氣管相連而長，祇知痰飮津涎自胸中來，便疑爲肺中物，總是未親見臟腑之故.

담음(痰飮)과 진연(津涎)은 본래 기관(氣管) 속에 있는 것인데, 옛 사람들이 무엇 때문에 폐 속에 있는 것으로 잘못 생각하였는가? 그것은 폐관 앞에 기관이 서로 이어져 뻗어 있는 것을 알지 못하고, 단지 담음과 진연이 흉중에서 나오는 줄로만 알아서 폐 속에 있는 것이라고 여겼기 때문인데, 이는 모두 장부를 직접 보지 못한 까닭이다.

手握足步，頭轉身搖，用行舍藏，全憑此氣.

손이 쥐고 발이 걸으며, 머리가 돌아가고 몸이 흔들리며, 움직이고 가만히 있는 것은 완전히 이 기에 의존하고 있다.

人氣向裏吸，則氣府滿，氣府滿，則肚腹大. 氣向外呼，則氣府虛，氣府虛，則肚腹小. 衛總管行氣之府，其中無血. 若血歸氣府，血必隨氣而出， 上行則吐血衄血，下行則溺血便血.

사람이 기를 안으로 들이마시면 기부(氣府)가 차고, 기부가 차면 배가 커진다. 기를 밖으로 내쉬면 기부가 비고, 기부가 비면 배가 작아진다. 위총관(衛總管)은 기를 운행시키는 곳집으로 그 속에는 피가 없다.⑤ 만약 피가 기부로 모인다면 피가 반드시 기를 따라 나와서 위로 가면 토혈(吐血)·뉵혈(衄血)이 되고, 아래로 가면 요혈(尿血)·변혈(便血)이 될 것이다.

---

① 빗장밑동맥(쇄골하동맥, subclavian artery)에 해당한다.
② 콩팥동맥(신장동맥, renal artery)을 말한다.
③ 엉덩동맥(장골동맥, iliac artey)으로 다리 쪽으로 나가는 바깥엉덩동맥(외장골동맥, external iliac artery)으로 연결된다.
④ 갈비사이동맥(늑간동맥, intercostal arteries)에 해당한다.
⑤ 사후(死後)에 인체의 대동맥에는 혈(血)이 많지 않고 정맥에 많은데, 왕청임이 이를 오인(誤認)하였다. (『醫林改錯識要』 36쪽)

衛總管之前, 相連而長, 粗如筯, 名曰榮總管, 卽血管, 盛血, 與衛總管長短相等. 其內之血, 由血府灌漑. 血府卽人胸下膈膜一片, 其薄如紙, 最爲堅實, 前長與心口凹處齊, 從兩脅至腰上, 順長如坡, 前高後低. 低處如池, 池中存血, 卽精汁所化, 名曰血府. 精汁詳請津門條下. 前所言會厭, 卽舌後之白片, 乃遮蓋左右氣門喉門之物也.

위총관의 앞에 서로 이어져 길게 뻗어 있으며 젓가락처럼 굵은 것을 영총관(榮總管)①이라고 하는데, 곧 혈관(血管)이다. 이것에 피가 가득 차면 위총관의 길이와 같아진다. 그 안의 피는 혈부(血府)②로부터 관개(灌漑)된다. 혈부는 곧 사람의 가슴 아래 있는 한 조각의 격막(膈膜)이다. 종이처럼 얇으나 아주 단단하고 실하다. 앞으로 뻗은 것은 심장 구멍의 움푹 들어간 곳과 나란하고, 두 옆구리에서부터 허리 위까지 이르는데 언덕처럼 순탄하게 뻗어 있으며, 앞이 높고 뒤가 낮다. 낮은 곳은 못③과 같은데, 못 속에는 피가 있으니, 곧 정즙(精汁)이 변화된 것이며, 이곳을 혈부라고 한다. 정즙에 대한 것은 '진문(津門)' 조목에서 자세히 말하였다. 앞에서 말한 회염(會厭)은 곧 혀 뒤의 흰 부분으로, 좌·우기문(左右氣門)과 후문(喉門)을 가려서 덮는 것이다.

---

① 영총관(榮總管)은 가슴안과 배안에 위치한 대정맥(vena cava)으로 위대정맥(상대정맥, superior vena cava)과 아래대정맥(하대정맥, inferior vena cava)을 말한다.

② 혈부(血府)는 가로막(횡격막, diaphragm) 또는 가로막의 일부로서 가슴안의 아래쪽 피가 고이는 주머니 형태를 의미한다.

③ 못은 갈비가로막오목(늑골횡격막오목, costodiaphragmatic recess)을 말한다. 대정맥인 영총관의 피는 혈부로부터 관개되는데 가로막 바깥쪽에 위치한 오목한 곳을 못으로 부르고, 이 못 속에 피가 있다고 보았다. 흉강을 칼로 찌를 때 나오는 피는 가슴안의 혈부의 피라고 보고 있어 심장에는 혈이 없다고 설명한다.

진문·진관·차식·총제·농관·출수도기 (津門·津管·遮食·總提·瓏管·出水道記)

咽下胃之一物, 在禽名曰嗉, 在獸名曰肚, 在人名曰胃. 古人畫胃圖, 上口在胃上, 名曰賁門, 下口在胃下, 名曰幽門. 言胃上下兩門, 不知胃是三門. 畫胃竪長, 不知胃是横長. 不但横長, 在腹是平鋪臥長. 上口賁門向脊, 下低向腹. 下口幽門亦在胃上, 偏右脅向脊.

목구멍의 아래 위(胃)라는 것을 새의 경우는 모이주머니(嗉)라고 하고, 짐승의 경우는 밥통(肚)이라고 하며, 사람의 경우는 위(胃)라고 한다. 옛 사람들이 그린 위(胃)의 그림에 위쪽의 구멍은 위(胃)의 상부에 있는데 이름을 분문(賁門)이라고 하고, 아래쪽에 있는 구멍은 위(胃)의 하부에 있는데 이름을 유문(幽門)이라고 하였다. 위(胃)의 위아래에 있는 두 개의 문(門)을 말하여 위(胃)에 세 개의 문(門)이 있다는 것을 알지 못하였다. 위(胃)를 수직으로 길게 그려서 위가 옆으로 길다는 것을 알지 못하였다. 옆으로 길 뿐만 아니라 배에 있을 때는 편평하게 펴져 길게 누워 있다. 위쪽 구멍인 분문은 등뼈로 향하여 있고 아래 밑 부분은 배로 향하여 있다. 아래 구멍인 유문도 위(胃)의 위쪽에 있어 오른쪽 옆구리로 치우치고 등뼈로 향하여 있다.

幽門之左寸許, 另有一門, 名曰津門. 津門上有一管, 名曰津管, 是由胃出精汁水液之道路. 津管一物, 最難查看, 因上有總提遮蓋.

유문의 왼쪽 1촌쯤에 다시 하나의 문(門)이 있는데, 진문(津門)①이라고 한다. 진문 위에 관 하나가 있는데, 진관(津管)②이라고 한다. 이것은 위(胃)에서 정즙(精汁)과 수액(水液)이 나오는 길이다. 진관이라는 것은 가장 찾아보기 어려운데, 위에 총제(總提)③가 가려서 덮고 있기 때문이다.

總提, 俗名胰子, 其體長於賁門之右, 幽門之左, 正蓋津門. 總提下, 前連氣府提

총제는 속칭 이자(胰子)④인데, 그 몸체는 분문의 오른쪽, 유문의 왼쪽에 뻗어 있으며 바로 진문을 덮고 있다. 총제의 아래는 앞쪽으로 기부에 이어져 소장을 들고 있으며, 뒤쪽으로 대장에 이어져 들고 있다. 위

---

① 진문(津門)은 진관(津管)이 나오는 위(胃)의 유문(幽門)에서 왼쪽 1촌쯤 되는 곳을 말한다. → 진관(津管) 참조.

② 진관(津管)은 왕청임이 위(胃)에서 분문(賁門)과 유문(幽門) 이외에 정즙(精汁)과 수액(水液)이 나오는 길로 표현하였다. 현대 해부학에서는 위의 분문과 유문이외 별도의 문이 존재하지 않는다. 왕청임도 진관이 가장 찾아보기 어려우며 그 위에 총제(總提)가 가려서 덮고 있기 때문이라 하였다. 가려진 부분과 진관의 갈래에 대한 이후 서술을 토대로 볼 때 관찰한 구조물은 위샘창자동맥(위십이지장동맥, gastroduodenal artery)으로 추측된다.

③ 총제(總提)는 위(胃)의 작은굽이(소만, lesser curvature) 윗부분에 위치하는 간위인대(간위간막, hepatogastric ligament) 및 간샘창자인대(간십이지장인대, hepatoduodenal ligament)와 이를 둘러싸고 있는 지방을 포함한 결합조직 덩어리에 해당한다.

④ 총제(總提)는 위의 소만 윗부분의 인대와 지방을 포함하는 결합조직을 의미한다. 하지만 왕청임은 총제를 속칭 이자(胰子, pancreas)라고 부른다고 하여 혼동을 가져온다. → 비장(脾臟) 참조.

小腸, 後接提大腸. 在胃上, 後連肝, 肝連脊. 此是膈膜以下, 總提連貫胃肝大小腸之體質.

(胃)의 위쪽에 있으면서 뒤로는 간에 이어지고, 간은 등뼈에 이어진다. 이것은 격막(膈膜)의 아래로, 총제가 위(胃)와 간 그리고 대장·소장의 몸체에 이어져 통하는 것이다.

飮食入胃, 食留於胃, 精汁水液, 先由津門流出, 入津管. 津管寸許外, 分三杈. 精汁淸者, 入髓府化髓. 精汁濁者, 由上杈, 臥則入血府, 隨血化血. 其水液, 由下杈, 從肝之中間, 穿過入脾.

음식이 위(胃)로 들어가 음식이 위에 머물면 정즙(精汁)과 수액(水液)이 먼저 진문(津門)에서 흘러나와 진관(津管)으로 들어간다. 진관의 1촌쯤 밖에서 세 갈래①로 나뉘는데, 정즙의 맑은 것은 수부(髓府)로 들어가② 수(髓)로 되고, 정즙의 탁한 것은 위쪽 갈래로부터 누우면 혈부(血府)로 들어가③ 피를 따라서 피로 변한다. 그 수액은 아래쪽 갈래④로부터 간의 중간을 따라 비장(脾臟)⑤으로 뚫고 들어간다.

脾中間有一管, 體相玲瓏, 名曰瓏管. 水液由瓏管分流兩邊, 入出水道.

비장의 중간에 하나의 관이 있는데, 모양이 영롱하여 농관(瓏管)⑥이라고 한다. 수액은 농관에서 양쪽으로 나뉘어 흘러서 출수도(出水道)⑦로 들어간다.

出水道形如魚網, 俗名網油. 水液由出水道滲出, 沁入膀胱, 化而爲尿. 出水道, 出水一段, 體査最難. 自嘉慶二年看臟腑時, 出水道有滿水鈴鐺者, 有無水鈴鐺者, 於理不甚透徹. 以後診病, 査看久病壽終之人, 臨時有多飮水者, 有少飮水者, 有不飮水者, 故後其水

출수도는 모양이 그물과 같아서 속칭 망유(網油)라고 한다. 수액이 출수도로부터 스며나와 방광으로 스며들어가 변화되어 오줌이 된다. 출수도에서 물을 내보내는 부분은 실체를 찾기가 아주 어렵다. 가경(嘉慶) 2년부터 장부를 보았을 때 출수도에 물방울이 가득한 경우도 있었고 물방울이 없는 경우도 있어서 이치를 꿰뚫지 못하였었다. 이후에 환자를 진료하면서 오래 앓다가 죽는 사람들을 보니, 죽을 당시 물을 많이 마시는 사람이 있는가 하면 물을 조금 마시는 사람이 있기도 하고 물을 마시지 않는 사람도 있었으므로 후에 그 물이 여전히 배에 있었다. 이것과 앞에서 본 것으로 '출수도가 물을 내보낸다'는 구절을 참

---

① 진관의 1촌쯤 밖에서 세 갈래로 나눠지는 구조물을 말한다. 진관은 총제에 가려져 잘 보이지 않는다고 하였고 실제 총제부분을 정리할 때 보이는 구조물은 혈관(血管)과 담관(膽管)이 있다. 이 중 맑은 것은 척추 쪽으로 들어가 수(髓)가 된다고 하여 방향이 등 쪽으로 향하는 가지이며, 흐린 것은 위쪽 갈래로 혈부(血府)로 간다고 하여 가는 방향의 것을, 횡격막 방향으로 향하는 가지이며, 아래쪽을 향하여 가는 것 중 간(肝)의 중간을 따라 비장(脾臟)을 뚫고 들어가는 것을 말한다.

② 척추(脊椎) 쪽으로 또는 등 쪽으로 가는 가지로 온간동맥(총간동맥, common hepatic artery)에 해당된다.

③ 위쪽 방향으로 가는 고유간동맥(proper hepatic artery)에 해당된다.

④ 비장을 뚫고 들어가는 것은 온쓸개관(총담관, common bile duct)이지만, 진관의 1촌쯤 밖에서 간의 중간을 따라 비장으로 향하는 갈래는 온간관(총간관, common hepatic duct)에 해당된다.

⑤ 비장(脾臟)은 이자(췌장, pancreas)를 말한다. 왕청임(王淸任)은 이자(췌장)를 보고 비장이라 하였고, 위(胃)와 간(肝) 사이의 결합조직을 이자라고 하였다.

⑥ 농관(瓏管)은 이자관(췌관, pancreatic duct)을 말한다.

⑦ 출수도(出水道)는 이자(췌장, pancreas) 내부의 이자관에 연결된 작은 관들로 사이관(게재관, intercalated ducts)을 말한다. 출수도의 모양이 그물과 같아 망유(網油)라 하고, 수액이 출수도로부터 나와 방광으로 스며들어 변화하여 소변이 된다고 설명한다.

仍然在腹. 以此與前所看者, 參考與出水道出水一節, 雖然近理, 仍不敢爲定準. 後以畜較之, 遂喂遂殺之畜, 網油滿水鈴鐺, 三四日不喂之畜殺之, 無水鈴鐺, 則知出水道出水無疑.

고하여 보니, 비록 이치에 가깝기는 했지만 그래도 감히 확정하지는 못하였었다. 후에 가축으로 비교해보았는데, 먹이자마자 잡은 가축은 망유에 물방울이 차 있었고, 3~4일 동안 먹이지 않고 잡은 가축은 물방울이 없었다. 이로써 출수도가 물을 내보내는 것이 틀림없음을 알게 되었다.

前言飮食入胃, 食留於胃, 精汁水液, 自津門流出. 津門旣孔如筋大, 能向外流精汁水液, 稀粥豈不能流出? 津門雖孔如筋大, 其處胃體甚厚, 四圍靠擠縮小, 所以水能出, 而食不能出. 況胃之內, 津門之左, 一分遠, 有一疙瘩, 形如棗大, 名曰遮食, 乃攔食放水之物.

앞에서 '음식물이 위(胃)에 들어가면 음식물이 위에 머물고, 정즙과 수액이 진문(津門)으로부터 흘러나온다'고 하였다. 그런데 진문이 이미 젓가락처럼 구멍이 커서 정즙과 수액을 밖으로 흘려보낼 수 있다고 한다면 묽은 죽은 어째서 흘러나올 수 없는 것인가? 진문이 비록 젓가락처럼 구멍이 크다고 하더라도 그곳 위(胃)의 몸체가 아주 두꺼워서 사방으로 조여서 줄어들게 하기 때문에 물은 나갈 수 있으나 음식물은 나갈 수 없는 것이다. 게다가 위(胃)의 안과 진문의 왼쪽에서 1푼 떨어져 하나의 솟아난 돌기(屹塔)가 있어서 모양이 대추만 하는데, 이를 차식(遮食)①이라고 하니, 곧 음식물을 막고 물을 내보내는 것이다.

待精汁水液流盡, 食方腐熟, 漸入小腸, 化而爲糞. 小腸何以化食爲糞? 小腸外有氣府, 氣府抱小腸, 小腸外氣府內, 乃存元氣之所, 元氣化食. 此處與前氣府參看, 化糞入大腸, 自肛門出.

정즙과 수액이 다 흘러나가기를 기다렸다가 음식물이 비로소 부숙(腐熟)되어 점차 소장으로 들어가서 변화되어 똥이 된다. 소장은 어떻게 음식물을 변화시켜 똥으로 만드는가? 소장의 밖에는 기부(氣府)가 있고, 기부가 소장을 싸고 있는데, 소장의 바깥쪽과 기부의 안쪽은 곧 원기(元氣)를 보존하는 곳이어서 이 원기가 음식물을 소화시킨다. 이곳에서 앞의 기부와 연결시켜 볼 때, 소화된 똥이 대장으로 들어갔다가 항문으로 나온다.

此篇記精汁由胃出津門, 生精生血; 水液由瓏管出水道, 入膀胱爲尿; 食由胃入小腸, 元氣蒸化爲糞之原委也.

이 편에서는 정즙이 위(胃)로부터 진문으로 나와서 정(精)을 생성하고 피를 생성한다는 것, 수액이 농관과 출수도로부터 방광으로 들어가 오줌이 된다는 것, 음식물이 위(胃)로부터 소장으로 들어간다는 것, 원기가 찌고 변화시켜서 똥이 되는 것 등의 전체 과정을 기록하였다.

① 차식(遮食)은 위의 유문부에 존재하는 날문조임근(유문괄약근, pyloric sphincter)을 말한다. 위에 들어온 음식물을 차식이 막아 물을 진관으로 내보낸다고 보았다.

뇌수설(腦髓說)

靈機記性不在心在腦一段, 本不當說, 縱然能說, 必不能行. 欲不說, 有許多病, 人不知源. 思至此, 又不得不說. 不但醫書論病, 言靈機發於心, 卽儒家談道德言性理, 亦未有不言靈機在心者.

‘영기(靈機)①의 기성(記性, 기억작용)은 심장에 있지 않고 뇌에 있다’는 논의는 본래 말하지 말아야 할 것으로, 설사 말할 수는 있다고 하더라도 반드시 실험해 볼 수는 없는 것이다. 그래서 말하고 싶지 않다가도 ‘얼마나 많은 병에 대하여 사람들이 그 근원을 알지 못하는가?’하여 생각이 이에 이르니 또 말하지 않을 수 없다. 단지 의서에서 병을 논하면서 영기가 심장에서 일어난다고 말했을 뿐만 아니라 유가(儒家)에서도 도덕(道德)을 말하고 성리(性理)를 말하면서 또한 영기가 심장에 있다고 말하지 않는 경우가 없었다.

因始創之人, 不知心在胸中, 所辦何事, 不知咽喉兩傍, 有氣管兩根, 行至肺管前, 歸竝一根, 入心, 由心左轉出, 過肺入脊, 名曰衛總管, 前通氣府精道, 後通脊, 上通兩肩, 中通兩腎, 下通兩腿, 此管乃存元氣與津液之所.

처음 창시한 사람이 심(心)이 흉중에 있으면서 무슨 일을 하는지 알지 못하였기 때문에, 인후의 양쪽에 기관(氣管)의 두 뿌리가 있어 폐관(肺管) 앞에까지 가서 함께 한 뿌리로 모여 심장으로 들어가고, 심장 좌측으로 돌아 나와 폐를 지나서 등뼈로 들어가는 것을 위총관(衛總管)이라고 하여, 앞으로는 기부(氣府)·정도(精道)로 통하고, 뒤로는 등뼈로 통하며, 위로는 두 어깨로 통하고, 가운데로는 두 신(腎)으로 통하며, 아래로는 두 다리로 통하는데, 이 관이 곧 원기와 진액을 보존하는 곳이라는 것을 몰랐다.

氣之出入, 由心所過, 心乃出入氣之道路, 何能生靈機, 貯記性.

이렇게 기의 출입은 심장이 지나가는 곳에서 말미암으니, 심장은 곧 기가 출입하는 길인데, 어떻게 영기를 낳고 기성을 저장할 수 있겠는가?

靈機記性在腦者, 因飮食生氣血, 長肌肉, 精汁之凊者, 化而爲髓, 由脊骨上行入腦, 名曰腦髓, 盛腦髓者, 名曰髓海, 其上之骨, 名曰天靈蓋.

영기와 기성이 뇌에 있다는 것은, 음식이 기혈을 생성하여 기육(肌肉)을 길러주는 것에 기인하여, 정즙(精汁)의 맑은 것이 변화되어 수(髓)가 되니 척추를 따라 위로 가서 뇌에 들어가는 것을 뇌수(腦髓)②라고 하고, 뇌수를 채운 것을 수해(髓海)③라고 하며, 그 위의 뼈를 천령개(天靈蓋)④라고 한다.

---

① 영기(靈機)는 정신작용 (mental function, spirit)을 말한다.
② 뇌수(腦髓)는 큰구멍(대후두공, foramen magnum)을 통과하기 전의 척수(spinal cord)를 말한다.
③ 뇌를 말한다. 『영추(靈樞)·해론(海論)』에 “뇌는 수해이다.(腦爲髓海)”라고 하였다.
④ 천령개(天靈蓋)는 뇌를 덮고 있는 머리덮개뼈(두개관, calvaria)를 말한다.

兩耳通腦, 所聽之聲歸於腦. 腦氣虛, 腦縮小, 腦氣與耳竅之氣不接, 故耳虛聾. 耳竅通腦之道路中, 若有阻滯, 故耳實聾.

두 귀는 뇌로 통하기 때문에① 들은 소리는 뇌에 모인다. 뇌기(腦氣)가 허하면 뇌가 축소되어 뇌기가 귓구멍의 기와 닿지 않기 때문에 기가 허롱(虛聾, 허하여 귀가 들리지 않음)하게 된다. 귓구멍이 뇌로 통하는 길에 막힌 것이 있다면 그것 때문에 실롱(實聾, 사기가 차서 귀가 들리지 않음)하게 된다.

兩目卽腦汁所生, 兩目系如線長於腦, 所見之物歸於腦. 瞳人白色, 是腦汁下注, 名曰腦汁入目.

두 눈은 뇌즙이 낳은 것으로, 두 목계(目系)②는 실처럼 뇌에 길게 매여 있어서 보는 사물의 상이 뇌로 들어간다. 눈동자의 흰 색은 뇌즙이 아래로 흘러든 것이어서 뇌즙입목(腦汁入目, 뇌즙이 눈으로 들어갔다)이라고 한다.

鼻通於腦, 所聞香臭歸於腦. 腦受風熱, 腦汁從鼻流出, 涕濁氣臭, 名曰腦漏.

코는 뇌로 통하기 때문에③ 맡는 냄새가 뇌로 모인다. 뇌가 풍열(風熱)을 받으면 뇌즙이 코로 흘러나오는데, 콧물이 탁하고 냄새가 나는 것을 뇌루(腦漏)④라고 한다.

看小兒初生時, 腦未全, 顖門軟, 目不靈動, 耳不知聽, 鼻不知聞, 舌不言. 至週歲, 腦漸生, 顖門漸長, 耳稍知聽, 目稍有靈動, 鼻微知香臭, 舌能言一二字. 至三四歲, 腦髓漸滿, 顖門長全, 耳能聽, 目有靈動, 鼻知香臭, 言語成句. 所以小兒無記性者, 腦髓未滿, 高年無記性者, 腦髓漸空.

아이가 갓 태어났을 때를 살펴보면, 뇌가 아직 온전하지 않고 신문(顖門)이 연약하여 눈은 원활하게 움직이지 못하고 귀는 소리를 듣지 못하며 코는 냄새를 맡지 못하고 혀는 말을 하지 못한다. 1세가 되면 뇌가 점차 생기고 신문이 점차 자라나서 귀는 조금 들을 줄을 알고, 눈은 조금 원활하게 움직일 수 있으며, 코는 조금 냄새를 맡을 수 있고, 혀는 한두 마디를 말할 수 있게 된다. 3~4세에 이르면 뇌수가 점차 차고 신문이 완전히 자라나서 귀는 들을 수 있고, 눈은 원활하게 움직이며, 코는 냄새를 알고, 말은 구절을 이룬다. 그러므로 아이가 기성이 없는 것은 뇌수가 아직 차지 않아서이고, 늙은이가 기성이 없는 것은 뇌수가 점차 비어가기 때문이다.

李時珍曰, 腦爲元神之府.

이시진(李時珍)⑤이 말하길 "뇌(腦)는 원신(元神)의 곳집이다."⑥라고

---

① 속귀신경(청신경, acoustic nerve)을 통하여 연결되어 있음을 말한다. 속귀신경을 직접 관찰하여 서술한 것인지는 알 수 없다.

② 목계(目系)는 눈과 연결된 신경(특히 시신경)과 혈관을 총칭한다.

③ 후각신경(후신경, olfactory nerve)을 통하여 연결되어 있음을 말한다.

④ 뇌루(腦漏) : 부비동염을 말하는데, 일반적으로 축농증이라고 부른다. 부비동에 염증이 생기게 되면 이를 축농증 혹은 부비동염이라고 부르게 된다. 한의학적으로 비연(鼻淵)·뇌루(腦漏)·뇌사(腦砂) 등 다양한 이름으로 불렸다.

⑤ 이시진(李時珍, 1518~1593) : 자는 동벽(東璧), 호는 빈호산인(瀕湖山人)이다. 약초의 생산지로 유명한 기주(蘄州) 출신이다. 약물연구를 중시해 약물의 산지, 품종, 약명 및 치료작용 등을 27년 동안 연구하여 『본초강목(本草綱目)』을 지었다. 그 밖에 『빈호맥학(瀕湖脈學)』·『기경팔맥고(奇經八脈考)』 등을 지었다.

⑥ 『본초강목』에 나오는 내용이다. 원(元)은 으뜸이라는 뜻이고, 부(府)는 갈무리하는 장소라는 뜻이다. 원신(元神)은 신(腎)에 갈무리되는 원기(元氣)·원정(元精) 등에 대비되는 것으로 인간의 사유활동, 즉 영기(靈機)를 말한다. 신(神)은 신명(神明)으로 심(心)이 주(主)하므로 '원신(元神)'의 작용은 또한 심신합일(心腎合一)로 원기와 신명이 공동작용하여 나타나는 산물이라고도 할 수 있다.

金正希曰, 人之記性者, 皆在腦中. 汪訒庵曰, 今人每記億往事, 必閉目上瞪而思索之. 腦髓中一時無氣, 不但無靈機, 必死一時, 一刻無氣, 必死一刻.

했고, 김정희(金正希)①는 말하길 "사람의 기성은 모두 뇌 가운데에 있다."라고 했으며, 왕인암(王訒庵)②은 말하길 "지금 사람들이 지난 일을 기억할 때마다 눈을 감고 위를 쳐다보며 생각을 더듬는다."라고 했다. 뇌수 가운데 1시진(時辰) 동안 기가 없으면 영기가 없을 뿐만 아니라 반드시 1시진 동안 죽고, 1각(刻) 동안 기가 없으면 반드시 1각 동안 죽는다.③

試看癎症, 俗名羊羔風, 卽是元氣一時不能上轉入腦髓, 抽時正是活人死腦袋. 活人者, 腹中有氣, 四肢抽搐; 死腦袋者, 腦髓無氣, 耳聾眼天弔如死. 有先喊一聲而後抽者, 因腦先無氣, 胸中氣不知出入, 暴向外出也. 正抽時, 胸中有漉漉之聲者, 因津液在氣管, 腦無靈機之氣, 使津液吐嚥, 津液逗留在氣管, 故有此聲. 抽後頭疼昏睡者, 氣雖轉入於腦, 尙未足也.

간증(癎症), 속칭 양고풍(羊羔風)을 살펴보면, 이는 곧 원기가 잠깐 동안 뇌수로 옮겨 들어가지 못하는 것으로, 경련이 일 때는 바로 사람은 살아 있으나 뇌는 죽은 상태(活人死腦袋)이다. '사람은 살아 있다'는 것은 뱃속에 기가 있어서 팔다리를 벌벌 떠는 것이고, '뇌는 죽었다'는 것은 뇌수에 기가 없어서 귀가 안 들리고 눈은 죽은 것처럼 멀건이 위로 치켜뜨고 바라보는 것이다. 먼저 소리를 한 번 지른 다음에 경련이 이는 것은 뇌에 먼저 기가 없어져서 가슴속의 기가 출입할 줄을 몰라 갑자기 밖으로 소리를 내지르기 때문이다. 바로 경련이 일 때에 가슴속에 졸졸거리는 소리가 있는 것은 진액이 기관에 있으나 뇌에 영기의 기가 없어서 진액을 목구멍으로 토하게 하여 진액이 기관에 머물게 하기 때문에 이런 소리가 나는 것이다. 경련이 끝난 다음에 머리가 아프고 혼수상태가 되는 것은 기가 비록 뇌로 돌아들어갔으나 아직은 모자라기 때문이다.

小兒久病後元氣虛抽風, 大人暴得氣厥, 皆是腦中無氣, 故病人毫無知識.

어린이가 오래 앓은 뒤에 원기가 허해져 추풍(抽風, 경련)이 이는 것이나 어른이 갑자기 기궐(氣厥, 失神)④을 얻게 되는 것도 모두 뇌 가운데에 기가 없는 것이니 환자가 전혀 알아보지 못하는 것이다.

以此參考, 豈不是靈機在腦之證據乎?

이로써 따져보면 어찌 영기가 뇌 속에 있다는 증거가 아니겠는가?

---

① 김정희(金正希) : 이름이 성(聲)이고 자는 자준(子駿)으로, 명나라 안휘성(安輝省) 휴녕(休寧) 사람이다. 저서에 『상지당문고(尙志堂文稿)』가 있다.

② 왕인암(王訒庵) : 인암은 왕앙(汪昻, 1615~?)의 자이다. 청대(淸代)의 저명한 의가로, 안휘성 휴녕(休寧) 사람이다. 『의방집해(醫方集解)』·『소문영추유찬약주(素問靈樞類纂約注)』 등을 지었다.

③ 사일시(死一時)·사일각(死一刻): 여기서 사(死)는 혼미하여 알아보지 못하는 잠깐 동안의 의식상실을 말한다.

④ 기궐(氣厥): 기(氣)의 불통으로 인하여 갑자기 쓰러지고 인사불성하며 사지가 서늘해지는 병증을 말한다.

기혈합맥설(氣血合脈說)

氣府存氣, 血府存血. 衛總管由氣府行周身之氣, 故名衛總管. 榮總管由血府行周身之血, 故名榮總管.

기부(氣府)는 기를 보존하고, 혈부(血府)는 피를 보존한다. 위총관(衛總管)은 기부로부터 온몸의 기를 흐르게 하기 때문에 위총관이라고 한다. 영총관(榮總管)은 혈부로부터 온몸의 피를 흐르게 하기 때문에 영총관이라고 한다.

衛總管, 體厚形粗, 長在脊骨之前, 與脊骨相連, 散布頭面四肢, 近筋骨長, 卽周身氣管. 榮總管, 體薄形細, 長在衛總管之前, 與衛總管相連, 散布頭面四肢, 近皮肉長, 卽周身血管.

위총관은 체(體)가 두껍고 형(形)이 두꺼우며, 등뼈의 앞에 뻗어 있어서 등뼈와 서로 이어지고, 얼굴과 사지에 퍼져 있으며, 근골(筋骨)에 가까이 뻗어 있으니, 곧 전신의 기관(氣管)이다. 영총관은 체(體)가 얇고 형(形)이 가늘며, 위총관의 앞에 뻗어 있어서 위총관과 서로 이어지고, 얼굴과 사지에 퍼져 있으며, 피육(皮肉)에 가까이 뻗어 있으니, 곧 전신의 혈관(血管)이다.

氣在氣府, 有出有入, 出入者, 呼吸也. 目視耳聽, 頭轉身搖, 掌握足步, 靈機使氣之動轉也. 血自血府入榮總管, 由榮總管灌入周身血管, 滲於管外, 長肌肉也.

기는 기부(氣府)에 있고 출입이 있는데, 출입이란 곧 호흡이다. 눈이 보고 귀가 들으며, 머리가 돌아가고 몸이 흔들리며, 손이 쥐고 발이 걷는 것은 영기(靈機)가 기를 움직이고 돌게 하는 것이다. 피는 혈부(血府)에서 영총관으로 들어가고, 영총관으로부터 온몸의 혈관으로 흘러들어가며, 혈관 밖으로 스며나가 기육을 길러준다.

氣管近筋骨生, 內藏難見. 血管近皮肉長, 外露易見. 氣管行氣, 氣行則動. 血管盛血, 靜而不動. 頭面四肢, 按之跳動者, 皆是氣管, 竝非血管.

기관(氣管)①은 근골에 인접하여 생기므로 안에 숨어 있어서 보기 어렵다. 혈관(血管)은 피육(皮肉)에 인접하여 뻗어 있으므로 밖으로 드러나 보기 쉽다. 기관은 기를 운행시키고, 기가 운행하면 움직인다. 혈관은 피를 담고 있어서 고요하고 움직이지 않는다. 얼굴과 사지에서 눌러 보아 뛰고 움직이는 것은 모두 기관이지 결코 혈관이 아니다.

如兩眉棱骨後凹處, 俗名兩太陽, 是處肉少皮連骨, 按

예컨대 두 미릉골(眉稜骨)② 뒤 움푹 들어간 곳을 속칭 양 태양혈(太陽穴)③이라고 한다. 이곳은 살이 적어서 살갗이 뼈에 붙어 있으며 누

① 기관(氣管)은 동맥(動脈)을 말한다. 왕청임은 기(氣)가 다니는 통로를 동맥으로 인식하였다. 기관(氣管)과 혈관(血管)의 비교설명을 통해 기관은 보다 몸속 깊은 곳에 있는 동맥(動脈)으로, 혈관은 몸의 비교적 얕은 곳의 혈관으로 고요하고 움직임이 덜한 정맥(靜脈)으로 본 것이다. 위총관과 영총관은 각각 내림대동맥과 상하대정맥을 말한다.
② 미릉골(眉稜骨)은 이마뼈(전두골, frontal bone)를 말한다.
③ 태양혈(太陽穴)은 경외기혈(經外奇穴)로 눈썹 바깥쪽 끝과 목외자(目外眥)의 중점으로부터 1촌(寸) 뒤에 있다.

之跳動, 是通頭面之氣管. 兩足大指次指之端, 是處肉少皮連骨, 按之跳動, 是通兩足之氣管. 兩手腕橫紋高骨之上, 是處肉少皮連骨, 按之跳動, 是通兩手之氣管.

르면 뛰는데, 이것은 두면(頭面)과 통하는 기관이다.① 양쪽 둘째발가락 끝은 살이 적어서 살갗이 뼈에 붙어 있으므로 누르면 뛰는데, 이것은 두 발과 통하는 기관이다.② 두 손목 가로금의 튀어나온 뼈 위는 살이 적어서 살갗이 뼈에 붙어 있으며 누르면 뛰는데, 이것은 두 손과 통하는 기관이다.③

其管有粗有細, 有直有曲, 各人體質不同. 胳膊肘下近手腕肉厚, 氣管外露者短. 胳膊肘下近手腕肉薄, 氣管外露者長.

그 관(管)에는 굵은 것과 가느다란 것이 있으며, 곧은 것과 굽은 것이 있어서 사람들마다 기관의 체질이 다르다. 어깨·팔뚝·팔꿈치 아래로 손목에 가까울수록 살이 두꺼우면 기관이 밖으로 드러난 것이 짧고, 어깨·팔뚝·팔꿈치 아래로 손목에 가까이 갈수록 살이 얇으면 기관이 밖으로 드러난 것이 길다.

如外感中人, 風入氣管, 其管必粗, 按之出膚. 寒入氣管, 管中津液必凝, 凝則阻塞其氣, 按之跳動必慢. 火入氣管, 火氣上炙, 按之跳動必急.

예컨대 외감(外感)에 맞은 사람의 경우, 풍사(風邪)가 기관에 침입하면 기관이 반드시 굵어져서 눌러보면 살갗으로 나온다.④ 한사(寒邪)가 기관에 침입하면 기관 속의 진액이 반드시 엉기게 되고, 엉기면 그 기를 막으므로 눌러보면 뛰는 것이 반드시 완만하다.⑤ 화사(火邪)가 기관에 침입하면 화기가 위로 달구어서 눌러보면 뛰는 것이 반드시 급하다.⑥

人壯邪氣勝, 管中氣多, 按之必實大有力. 人弱正氣衰, 管中氣少, 按之必虛小無力.

사람이 건장하고 사기가 왕성하다면 관 속에는 기가 많으므로 눌러보면 반드시 실대(實大)하고 힘이 있다.⑦ 사람이 약하고 정기가 쇠하였다면 관 속의 기가 적으므로 눌러보면 반드시 허소(虛少)하고 힘이 없다.⑧

久病無生機之人, 元氣少, 僅止上行頭面兩手, 無氣下行, 故足面按之不動.

오래 앓아서 생기(生機)가 없는 사람은 원기가 적으므로 겨우 위로 얼굴과 두 손에 멈출 뿐이며, 아래로 내려갈 기가 없기 때문에 발등을 눌러도 뛰지 않는다.

若兩手腕氣管上, 按之似有似無, 或細小如絲, 或指下微微亂動, 或按之不動, 忽然一跳, 皆是氣將絶之時.

만약 두 손목의 기관 위를 눌러보아서 있는 듯 없는 듯 하거나, 혹은 실처럼 가늘고 작거나, 혹은 손가락 아래에 아주 약하면서 어지럽게 움직이거나, 혹은 눌러도 움직이지 않다가 갑자기 한 번 뛰는 것들은 모두 기가 끊어지려는 때이다.

---

① 관자부위의 얕은관자동맥(천측두동맥, superficial temporal artery)을 말한다.
② 발등의 발등동맥(족배동맥, dorsalis pedis arter)의 가지를 말한다.
③ 손목 앞쪽의 노동맥(요골동맥, radial artery)를 말한다.
④ 부맥(浮脈)의 맥상(脈象)을 말한다.
⑤ 긴(緊)하지만 눌렀을 때 완(緩)한 맥상(脈象)을 말한다.
⑥ 삭맥(數脈) 또는 현삭(弦數)한 맥상(脈象)을 말한다.
⑦ 실이유여(實而有餘)한 맥상(脈象)을 말한다.
⑧ 허이부족(虛而不足)한 맥상(脈象)을 말한다.

此段言人之氣管，生平有粗細曲直之不同. 管有短長者，因手腕之肉有薄厚也. 按之大小者，虛實也. 跳動之急慢者，寒火之分也.

이 단락에서는, 사람의 기관(氣管)은 살아가는 동안 조세(粗細, 굵거나 가늚)와 곡직(曲直, 굽거나 곧음)의 차이가 있다는 것을 말하였다. 기관에 장단(長短)이 있는 것은 손목의 살이 얇거나 두껍기 때문이다. 눌러보아 대소(大小)가 있는 것은 허실(虛實) 때문이다. 뛰는 것이 급하거나 완만한 것은 한사(寒邪)와 화사(火邪)로 나뉘기 때문이다.

前所言明明是脈，不言脈者，因前人不知有左氣門·右氣門·血府·氣府·衛總管·榮總管·津門·津管·總提·遮食·瓏管·出水道，在腹是何體質，有何用處.

앞에서 말한 것은 분명히 맥(脈)인데, 맥이라고 말하지 않은 것은 이전 사람들이 좌기문(左氣門)·우기문(右氣門)·혈부(血府)·기부(氣府)·위총관(衛總管)·영총관(榮總管)·진문(津門)·진관(津管)·총제(總提)·차식(遮食)·농관(瓏管)·출수도(出水道)가 배에 있어서 도대체 어떤 체질(體質)을 가지고 있고 어떤 쓰임이 있는지 몰랐기 때문이다.

論臟腑包絡，未定準是何物，論經絡三焦，未定準是何物，竝不能指明經絡是氣管血管.

장부(臟腑)와 포락(包絡)을 논하면서 이것이 어떤 것인지 확정짓지 않고, 경락(經絡)과 삼초(三焦)를 논하면서 이것이 어떤 것인지 기준을 정하지 않은 상태로는 결코 경락(經絡)이 기관(氣管)이고 혈관(血管)이라는 것을 밝힐 수 없었다.

論脈理，首句便言脈爲血府，百骸貫通. 言脈是血管，氣血在內流通，周而復始. 若以流通而論，此處血眞能向彼處流，彼處當有空隙之地，有空隙之地，則是血虛，無空隙之地，血流歸於何處?

맥리(脈理)를 논하면서 첫 구절에서 곧 "맥이 혈부이고, 온몸을 관통한다."라고 하고, "맥은 혈관이고, 기혈이 안에서 유통하여 다 돌고나면 다시 시작한다."라고 말하였다. 만약 유통한다는 것으로 논하여 본다면, 이곳의 피가 정말로 저곳으로 향해 흐른다고 할 때 저곳에 마땅히 빈 틈이 있어야 하는데, 빈 틈이 있다면 이는 혈허(血虛)이고, 빈 틈이 없다면 피가 흘러 어디로 모인다는 말인가?

古人竝不知脈是氣管，竟著出許多脈訣，立言雖多，論部位一人一樣，竝無相同者.

옛 사람들은 결코 맥(脈)이 기관(氣管)이라는 것을 알지 못한 채 마침내 수많은 맥결(脈訣)을 지어 내놓았으니, 주장을 세운 것이 비록 많다고 하더라도 논한 부위가 제각각이어서 결코 서로 같은 것이 없었다.

古人論脈二十七字，余不肯深說者，非謂古人無容足之地，恐後人對症無談脈之言. 診脈斷死生易，知病難.

옛 사람이 맥을 논한 27개 글자①에 대해 내가 깊이 말하고 싶지 않은 것은 옛 사람을 용납할 만한 것이 없다는 것이 아니라 후세 사람들이 증상에 대하여 맥을 논할 말이 없어질까 염려스러워서이다. 맥을 짚어보고 생사를 단정하기는 쉬우나 병을 알기는 어렵다.

治病之要訣，在明白氣血. 無論外感內傷，要知初病傷人何物. 不能傷臟腑，不能

병을 치료하는 요결은 기혈을 분명히 아는 데에 있다. 외감이나 내상을 따지지 않고 처음 병이 들어 사람의 무엇을 상하게 한 것인지 알아

① 『빈호맥학(瀕湖脈學)』 속의 27가지 맥상을 가리킨다.

傷筋骨, 不能傷皮肉, 所傷者無非氣血.

야 한다. 장부를 상하게 하지 않았고, 근골을 상하게 하지 않았고, 피육을 상하게 하지 않았다면 상한 것이 기혈이 아님이 없다.

氣有虛實, 實者邪氣實, 虛者正氣虛. 正氣虛, 當與半身不遂門四十種氣虛之症, 小兒抽風門二十種氣虛之症, 互相參考.

기에는 허실(虛實)이 있는데, 실한 것은 사기(邪氣)①가 실하다는 것이고, 허한 것은 정기(正氣)②가 허하다는 것이다. 정기가 허한 경우는 마땅히 '반신불수문(半身不遂門)'의 40가지 기허증③과 '소아추풍문(小兒抽風門)'의 20가지 기허증④을 서로 참고해보아야 한다.

血有虧瘀, 血虧必有虧血之因, 或因吐血衄血, 或溺血便血, 或破傷流血過多, 或崩漏產後傷血過多. 若血瘀, 有血瘀之症可査, 後有五十種血瘀症互相參考.

혈에는 휴(虧, 모자람)와 어(瘀, 막힘)가 있는데, 피가 모자라는 데에는 반드시 피를 모자라게 한 원인이 있으니, 혹 토혈(吐血)·뉵혈(衄血) 때문이거나, 혹 요혈(尿血)·변혈(便血) 때문이거나, 혹 파상풍으로 피를 너무 많이 흘렸거나, 혹 붕루(崩漏)⑤나 산후에 피를 너무 많이 쏟거나 했기 때문이다. 피가 막힌 경우는 피가 막힌 증상으로 살필 수 있으니, 뒤에 실려 있는 50가지 혈어증(血瘀症)⑥과 서로 비교해 보기 바란다.

惟血府之血, 瘀而不活, 最難分別. 後半日發燒, 前半夜更甚, 後半夜輕, 前半日不燒, 此是血府血瘀. 血瘀之輕者, 不分四段, 惟日落前後燒兩時, 再輕者, 或燒一時, 此內燒兼身熱而言. 若午後身凉發燒片刻, 乃氣虛參芪之症. 若天明身不熱, 發燒止一陣, 乃參附之症. 不可混含從事.

오직 혈부(血府)의 피가 엉겨서 흐르지 않는 것은 분별해내기가 아주 어렵다. 오후에 열이 나기 시작하여 자정 이전에 더욱 심해졌다가 자정 이후에는 가벼워지고 오전에 열이 나지 않는 것은 혈부의 피가 엉긴 것이다. 피가 엉긴 것이 가벼운 경우는 네 단계로 나뉘지 않고, 오직 해가 지기 전후에만 두어 시간 동안 열이 난다. 더욱 가벼운 경우는 혹 일시적인 열이 나기도 하는데, 이것은 속의 열과 신열(身熱)을 아울러 말한 것이다. 만약 오후에 몸이 서늘한데도 잠시 열이 나는 경우는 기허(氣虛)를 다스리는 삼기탕(蔘芪湯)⑦의 증이다. 만약 낮에 몸에 열이 나지 않고 열이 한 때에 그치면 삼부탕(蔘附湯)⑧의 증이다. 이를 혼동해서는 안 된다.

---

① 사기(邪氣) : 인체를 해쳐 병을 일으키는 요소들을 가리킨다. 예컨대 풍(風)·한(寒)·서(暑)·습(濕)·조(燥)·화(火)·역려(疫癘) 등이다.
② 정기(正氣) : 인체 생리활동 기능의 원동력으로 질병을 예방하고 치유하는 기를 말한다.
③ 「논반신불수(論半身不遂)」를 볼 것.
④ 「논추풍불시풍(論抽風不是風)」을 볼 것.
⑤ 붕루: 월경기가 아닌데 음도(陰道)에서 대량출혈이 발생하는 질환이다.
⑥ '방서(方敍)' 가운데 통규활혈탕(通竅活血湯) 등의 처방이 치료하는 병증들을 가리킨다.
⑦ 삼기탕(蔘芪湯)은 황기(黃芪) 7.5g, 창출(蒼朮) 3.75g, 신국(神麴) 5.3g, 인삼(人蔘)·진피(陳皮)·청피(青皮)·감초(甘草) 각 1.82g, 승마(升麻)·시호(柴胡)·황백(黃柏)·당귀(當歸) 각 1.2g으로 구성된다.
⑧ 삼부탕(蔘附湯)은 양이 허하여 저절로 땀이 나는 것을 멎게 한다. 인삼 20g, 부자(附子, 炮) 40g을 썰어서 3첩하고 생강 3편을 넣어 달인다.

심무혈설(心無血說)

余友薛文煌, 字朗齋, 通州人, 素知醫. 道光十年二月, 因赴山東, 來舍辭行, 閑談言及古人論生血之源, 有言心生血, 脾統血者, 有言脾生血, 心統血者, 不知宗誰.

내 친구 설문황(薛文煌)은 자가 낭재(朗齋)이고 통주(通州) 사람인데 평소 의술을 알았다. 도광(道光) 10년(1310) 2월 산동(山東)으로 부임하는 길에 나에게 인사차 찾아와서 한담하던 중, 옛 사람들이 피가 만들어지는 근원을 논한 것에 말이 미치게 되었는데, '심장이 피를 만들고,① 비장이 피를 거느린다.②'라고 한 것도 있고, '비장이 피를 만들고,③ 심장이 피를 거느린다.④'라고 한 것도 있어서 어느 것을 따라야 할지를 모르겠다고 하였다.

余曰, 皆不可宗. 血是精汁入血府所化, 心乃是出入氣之道路, 其中無血.

이에 내가 말하였다. "모두 따를 수 없네. 피는 정즙(精汁)이 혈부(血府)에 들어가 변화된 것이고, 심장은 기를 들어오고 나가게 하는 길이므로 그 속에는 피가 없네."

朗齋曰, 吾兄所言不實. 諸物心皆有血, 何獨人心無血?

낭재가 말하였다. "형께서 말하는 것은 사실과 다릅니다. 모든 동물의 심장에는 다 피가 있는데, 어째서 사람의 심장에만 피가 없겠습니까?"

余曰, 弟指何物心有血?

내가 말하였다. "아우는 어떤 것이 심장에 피가 있다고 하는가?"

曰, 古方有遂心丹治癲狂, 用甘遂末, 以猪心血和爲丸, 豈不是猪心有血之憑據?

말하였다. "고방에 수심단(遂心丹)⑤이 있어 전광증(癲狂證)⑥을 치료하였는데, 감수(甘遂) 가루를 돼지 심장의 피로 버무려 환을 만드니, 어찌 돼지의 심장에 피가 있다는 증거가 아니겠습니까?"

余曰, 此古人之錯. 非心內之血, 因刀刺破其心, 腔子內血流入於心. 看不刺破之心, 內竝無血, 余見多多.

내가 말하였다. "이것은 옛사람의 착오일세. 심장 안의 피가 아니라 칼날이 그 심장을 갈라서 강자(腔子, 흉강) 안의 피가 심장으로 흘러든 것이네. 갈라지지 않은 심장을 보면 안에 결코 피가 없다는 것을 내가

---

① 심생혈(心生血) : 전신의 혈액은 음식물의 정미로운 것이 변화하여 이루어진 것이다. 이 과정에 심기(心氣)의 온후(溫煦)와 기화(氣化) 작용이 관여하는 것을 '심생혈(心生血)'이라고 한다.

② 비통혈(脾統血) : 비장(脾腸)은 혈을 외부로 새지 않게 하고 정상궤도로 순환하게 한다. 이것을 비통혈(脾統血)이라고 한다.

③ 비생혈(脾生血) : 비장(脾)은 수곡(水穀)의 정미(精微)를 운화(運化)하여 기혈(氣血)을 만드는 근원이다. 그러므로 이를 '비생혈(脾生血)'이라고 한다.

④ 심통혈(心統血) : 심장(心)이 맥(脈)을 주관하고 맥(脈)은 혈(血)을 통제하는 까닭에 '심통혈(心統血)'이라고 한다.

⑤ 수심단(遂心丹) : 감수(甘遂) 가루 2돈을 돼지 염통피로 버무려 돼지 염통 안에 넣고 구워 익혀 가루로 만들고, 진사(辰砂) 1돈을 넣어 4개의 환을 만들어 1환씩 먹는다. 복용 후 대변으로 요물(要物)이 나오면 효과가 있고, 나오지 않는다면 다시 복용한다. (『本草綱目』)

⑥ 전광증(癲狂證) : 전증(癲症)과 광증(狂證)으로 나뉘며 정신이상증상을 말한다.

試看殺羊者, 割其頸項不刺心, 心內亦無血.

많이 보았네. 양 죽이는 것을 한번 보자면, 그 목을 자르고 심장을 찌르지 않아서 심장 안에도 또한 피가 없다네."①

又曰, 不刺心, 何死之速?

또 말하였다. "심장을 찌르지 않았는데, 어떻게 금방 죽게 됩니까?"

余曰, 滿腔血從刀口流, 所以先流者速. 繼而周身血退還腔子, 所以後流者遲. 血盡氣散, 故死之速. 如人鬪毆破傷, 流血過多, 氣散血亡, 漸至抽風, 古人立名曰破傷風, 用散風藥治死受傷者, 凶手擬抵, 治一個, 卽是死兩個. 若明白氣散血亡之義, 卽用黃芪半片, 黨參四兩, 大補其氣, 救一人, 豈不是救兩人.

내가 말하였다. "흉강(胸腔)을 채운 피가 칼로 찌른 구멍을 따라 흐르기 때문에 먼저 흐르는 것은 빠르고, 이어서 온몸에 퍼졌던 피가 도로 흉강으로 되돌아오기 때문에 뒤에 흐르는 것은 더디네. 피가 다해서 기가 흩어지기 때문에 죽는 것이 빠르네. 만약 사람이 싸우다가 상처가 나서 흘린 피가 너무 많으면 기가 흩어져서 피가 없어진 것으로 점차 추풍(抽風, 몸을 덜덜 떰)에 이르게 되는데, 옛사람들이 파상풍(破傷風)②이라 이름을 붙이고 산풍약(散風藥)을 써서 치료하다가 상처 입은 사람을 죽이면 살인범의 혐의를 받게 되니, 하나를 치료하려다가 곧 둘을 죽이는 것이네. 만약 기가 흩어져서 피가 없어지는 뜻을 제대로 알아 곧바로 황기(黃芪) 반 근과 당삼(黨蔘) 4냥을 써서 기를 크게 보해준다면 한 사람을 살리는 것이 어찌 두 사람을 살리는 것이 아니겠는가?"

朗齋點首而別.

이에 낭재가 머리를 끄덕이고 떠나갔다.

① 왕청임은 심장(心臟)에 피가 없다는 심무혈설(心無血說)을 주장하였다. 근거로서 자신이 갈라지지 않은 심장을 직접 보았고 그 안에는 피가 없다고 하였다. 피는 가슴 안 아랫부분의 혈부(血府)에 고여 있고, 칼에 찔릴 경우 밖으로 나오는 것이며, 만약 칼이 심장을 갈랐을 경우에는 가슴 안에 고여진 피가 갈라진 틈을 통해 심장으로 들어간 것이라고 하였다. 왕청임이 관찰한 심장은 사망 이후 시신(屍身)의 심장을 본 것이다.

② 파상풍(破傷風): 피육(皮肉)을 상처나게 다쳐 풍독(風毒)의 사기(邪氣)가 침입해 경련을 일으키는 병증이다.

방서(方敍)

余不論三焦者, 無其事也. 在外分頭面四肢, 周身血管. 在內分膈膜上下兩段, 膈膜以上, 心肺咽喉, 左右氣門, 其餘之物, 皆在膈膜以下.

내가 삼초(三焦)를 논하지 않는 것은 그런 것이 없기 때문이다. 밖으로는 두면·사지와 전신을 도는 혈관으로 나누며, 안으로는 격막(膈膜)의 상하 양단(兩段)으로 나누는데, 격막 위에는 심(心)·폐(肺)·인후(咽喉)·좌기문(左氣門)·우기문(右氣門)이 있고 그 외의 것들은 모두 격막 아래에 있다.

立通竅活血湯, 治頭面四肢, 周身血管, 血瘀之症. 立血府逐瘀湯, 治胸中血府血瘀之症. 立膈下逐瘀湯, 治肚腹血瘀之症.

통규활혈탕(通竅活血湯)을 세워 두면·사지와 전신을 도는 혈관의 혈어증을 치료하고, 혈부축어탕(血府逐瘀湯)을 세워 흉중의 혈부(血府) 혈어증을 치료하며, 격하축어탕(膈下逐瘀湯)을 세워 배의 혈어증을 치료한다.

病有千狀萬態, 不可以余爲全書. 査證有王肯堂證治準繩, 査方有周定王朱橚普濟方, 査藥有李時珍本草綱目, 三書可謂醫學之淵源. 可讀可記, 有國朝之醫宗金鑑, 理足方效, 有吳又可瘟疫論. 其餘名家, 雖未見臟腑, 而攻伐補瀉之方, 效者不少.

병에는 천만 가지 형태가 있어 내 것을 전서(全書)라고 할 수 없다. 병증을 살핌에는 왕긍당(王肯堂)의 『증치준승(證治準繩)』이 있고, 처방을 살핌에는 주정왕(周定王) 주숙(朱橚)의 『보제방(普濟方)』이 있으며, 약제를 살핌에는 이시진(李時珍)의 『본초강목(本草綱目)』이 있는데, 이 세 책은 의학의 원천이라고 할 만하다. 읽을 만하고 기억할 만한 것으로는 우리 왕조의 『의종금감(醫宗金鑑)』이 있고, 이론이 갖춰지고 처방이 유효한 것으로는 오우가(吳又可)의 『온역론(瘟疫論)』이 있다. 그 나머지 명가들은 비록 장부를 보지는 않았으나 공벌보사(攻伐補瀉)의 처방 중에 효과가 있는 것이 적지 않다.

余何敢云著書, 不過因著醫林改錯臟腑圖記後, 將平素所治氣虛血瘀之症, 記數條示人以規矩, 並非全書. 不善讀者, 以余之書爲全書, 非余誤人, 是誤余也.

내가 어찌 감히 책을 짓는다고 말하겠는가? '의림개착장부도기(醫林改錯臟腑圖記)'를 지은 뒤에 평소 치료한 기허(氣虛)와 혈어(血瘀)의 증상 중에 몇 조목을 적어 사람들에게 규구(規矩, 표준이 되는 규범)를 보여주려는 것에 불과할 뿐, 결코 전서(全書)가 아니다. 제대로 읽을 줄 모르는 사람이 나의 책을 전서라고 여긴다면 이는 내가 사람들에게 잘못을 저지르는 것이 아니고 그런 사람이 나에게 잘못을 저지르는 것이다.

통규활혈탕으로 치료하는 병(通竅活血湯所治之症目)

通竅活血湯所治之病, 開列於後.

통규활혈탕①으로 치료하는 병을 아래에 열거한다.

頭髮脫落

傷寒瘟病後頭髮脫落, 各醫書皆言傷血, 不知皮裏肉外血瘀, 阻塞血路, 新血不能養髮, 故髮脫落. 無病脫髮, 亦是血瘀. 用藥三付, 髮不脫, 十付必長新髮.

두발탈락

상한(傷寒)을 앓거나 온병(瘟病)을 앓은 뒤에 머리카락이 빠지는 것을 각 의서에서는 모두 상혈(傷血)이라고 하였는데, 이는 살갗의 안과 살의 밖에 피가 엉겨서 혈로(血路)를 막아 새 피가 머리카락을 기르지 못하기 때문에 머리카락이 빠진다는 것을 모른 것이다. 병이 없는데 머리카락이 빠지는 것②도 혈어(血瘀)이다. 약을 3첩 쓰면 머리카락이 빠지지 않고, 10첩이면 반드시 새 머리카락이 자란다.

眼疼白珠紅

眼疼白珠紅, 俗名暴發火眼. 血爲火燒, 凝於目珠, 故白珠紅色. 無論有雲翳無雲翳, 先將此藥吃一付, 後吃加味止痛沒藥散, 一日二付, 三兩日必痊愈.

안동백주홍

안동백주홍(眼疼白珠紅)은 속칭 폭발화안(暴發火眼)③이라고 한다. 이는 피가 타올라서 눈알에 엉겼기 때문에 흰자위가 붉게 되는 것이다. 운예(雲翳)가 있든 없든 따지지 않고 먼저 이 약 1첩을 먹고, 나중에 가미지통몰약산(加味止痛沒藥散)을 먹는데, 하루에 2첩을 먹으면 2~3일 만에 반드시 낫는다.

糟鼻子

色紅是瘀血. 無論三二十年, 此方服三付可見效, 二三十付可痊愈. 舍此之外, 竝無驗方.

조비자④

색깔이 붉은 것은 어혈이다. 20~30년이 된 경우라도 이 처방 3첩이면 효과를 볼 수 있고, 20~30첩이면 낫게 할 수 있다. 이것을 제외하고는 효과가 있는 처방이 없다.

---

① 통규활혈탕은 활혈화어(活血化瘀)하는 약과 통기개규(通氣開竅)하는 약을 서로 짝지은 것으로, 작용은 어혈을 풀고 구멍을 여는 데에 있다. 치료하는 두면과 사지의 14가지 어혈병증들은 오관과 피모 및 사지에 대한 질병들로 어혈로 논치하는 하나의 법문(法門)이다.

② 신허(腎虛)나 혈열(血熱)의 원인이 없는 상태에서 일어나는 모발탈락이다. (『醫林改錯識要』 67쪽)

③ 천행적안(天行赤眼) 또는 풍화안(風火眼)이라고 하며, 현대의 급성전염성 결막염을 말한다. (『醫林改錯識要』 67쪽)

④ 곧 주사비(酒皻鼻)로 속칭 홍비자(紅鼻子, 코주부)이다. 코끝이 붉게 되는 병을 가리킨다. 오래되면 코끝이 점차 커지고, 색깔이 빨갛게 변하고 가려우며, 표면이 울퉁불퉁해진다. 주로 습열(濕熱)로 인하여 생긴다.

耳聾年久

耳孔內小管通腦，管外有瘀血靠擠，管閉，故耳聾. 晚服此方，早服通氣散，一日兩付，三二十年耳聾可愈.

이롱연구(오래된 귀머거리)

귓구멍 안의 작은 관이 뇌로 통하는데, 관 밖에 어혈이 딱 막고 있으면 관이 닫히게 되기 때문에 귀가 먹는다. 저녁에 이 약을 먹고 아침에 통기산(通氣散)①을 먹는데, 하루에 2첩을 먹으면 20~30년 된 귀머거리도 낫는다.

白癜風

血瘀於皮裏，服三五付可不散漫，再服三十付可痊.

백전풍②(백납)

피가 피(皮) 속에 엉긴 것으로 3~5첩을 먹으면 번지지 않게 할 수 있고, 다시 30첩을 먹으면 나을 수 있다.

紫癜風

血瘀於膚裏，治法照白癜風，無不應手取效.

자전풍

피가 부(膚)에 엉긴 것으로 치료법을 백전풍에 따라 쓴다면 쓰자마자 낫지 않는 일이 없다.

紫印臉

臉如打傷血印，色紫成片，或滿臉皆紫，皆血瘀所致. 如三五年，十付可愈. 若十餘年，三二十付必愈.

자인검(색소침착증)

뺨을 맞아서 핏자국이 생기고 색깔이 붉게 조각을 이루었거나 뺨이 온통 붉게 되었다면 모두 혈어(血瘀)로 인한 것이다. 3~5년이 됐으면 10첩이면 나을 수 있고, 만약 10여 년이 됐으면 20~30첩이면 반드시 낫는다.

青記臉如墨

血瘀症，長於天庭者多，三十付可愈. 白癜·紫癜·紫印·青記，自古無良方者，不知病源也.

청기검여묵(뺨이 먹처럼 검푸르게 멍든 것)

혈어증(血瘀症)이 천정(天庭, 미간)으로 뻗은 것이 많을 경우는 30첩이면 나을 수 있다. 백전(白癜)·자전(紫癜)·자인(紫印)·청기(青記)에 대해 예로부터 좋은 처방이 없었던 것은 병의 원인을 몰랐기 때문이다.

牙疳

牙者骨之餘，養牙者血也. 傷寒·瘟疫·痘疹·痞塊，皆能燒血. 血瘀牙床紫，血死牙

아감(잇몸이 곪아서 농이 나오는 것)

치아는 뼈의 나머지이고, 치아를 기르는 것은 피다. 상한(傷寒)·온역(瘟疫)·두진(痘疹)·비괴(痞塊)는 모두 피를 태울 수 있다. 피가 엉기면 잇몸이 붉어지고, 피가 죽으면 잇몸이 검어진다. 피가 죽으면 치아가

---

① 통기산(通氣散) : 『기효양방(奇效良方)』 권58의 처방으로 회향(茴香)·목향(木香)·전갈(全蝎)·현호색(玄胡索)·진피(陳皮)·창포(菖蒲) 각 1돈, 강활(羌活)·강잠(僵蠶)·천궁(川芎)·선태(蟬蛻) 각 반 돈, 천산갑(穿山甲) 2돈, 감초(甘草) 1돈반을 곱게 갈아 1회에 3돈씩 먹는다. 때에 구애받지 않고 따듯한 술에 타서 먹는다.

② 전(癜)은 풍반(風斑)이 생기는 것이다. 흰 색이면 백전풍(白癜風)이라고 하고 붉은 색이면 자전풍(紫癜風)이라고 한다. 또한 출혈성 자반(紫斑)을 포함한다.

床黑. 血死牙脫, 人豈能活? 再用凉藥凝血, 是促其死也. 遇此症, 將此藥晩服一付, 早服血府逐瘀湯一付, 白日煎黃芪八錢, 徐徐服之, 一日服完. 一日三付, 三日可見效, 十日大見功, 一月可痊愈. 縱然牙脫五七個, 不穿腮者, 皆可活.

빠지니, 사람이 어떻게 살 수 있겠는가? 다시 양약(凉藥, 서늘한 성질의 약)을 써서 피를 엉기게 하면 이것은 죽음을 재촉하는 것이다. 이 병증을 만나면 이 약을 저녁에 1첩 먹고, 아침에 혈부축어탕(血府逐瘀湯) 1첩을 먹으며, 낮에 황기 8돈을 달여서 천천히 먹는데 하루에 다 먹는다. 1일에 3첩을 먹는데, 3일이면 효과를 볼 수 있고, 10일이면 크게 효험을 볼 수 있으며, 1달이면 완전히 낫는다. 설사 치아가 5~7개 빠졌더라도 뺨이 뚫리지 않은 경우라면 모두 살릴 수 있다.

出氣臭

血府血瘀, 血管血必瘀. 氣管與血管相連, 出氣, 安得不臭? 卽風從花裏過來香之義. 晩服此方, 早服血府逐瘀湯, 三五日必效. 無論何病, 聞出臭氣, 照此法治.

출기취(입 냄새)

혈부(血府)의 피가 엉기면 혈관(血管)의 피가 반드시 엉긴다. 기관(氣管)은 혈관과 서로 이어져 있는데 숨을 쉴 때 냄새가 어찌 고약하지 않을 수 있겠는가? 곧 바람이 꽃 속을 지나오면 꽃향기가 나는 것과 같은 의미이다. 저녁에 이 약을 먹고 아침에 혈부축어탕(血府逐瘀湯)을 먹으면 3~5일에 반드시 효과를 본다. 어떤 병이든 따지지 않고 악취가 나면 이 법에 따라 치료한다.

婦女乾勞

經血三四月不見, 或五六月不見, 咳嗽急喘, 飮食減少, 四肢無力, 午後發燒, 至晩尤甚, 將此方吃三付或六付, 至重者九付, 未有不痊愈者.

부녀건로①

월경이 3~4개월 동안 나오지 않거나 5~6개월 동안 나오지 않으며, 기침을 하고 숨을 헐떡거리며, 음식이 줄어들고 사지가 무력하며, 오후에 열이 나고 저녁이 되면 더욱 심한 경우에 이 약을 3첩이나 6첩을 먹는데, 아주 중증인 경우라도 9첩을 먹어서 낫지 않은 경우가 없었다.

男子勞病

初病, 四肢痠軟無力, 漸漸肌肉消瘦, 飮食減少, 面色黃白, 咳嗽吐沫, 心煩急躁, 午後潮熱, 天亮汗多, 延醫調治, 始而滋陰, 繼而補陽,

남자노병②

처음 병을 앓을 때 사지가 저리면서 힘이 없고, 점점 살이 말라 야위고 먹고 마시는 것이 줄어들며, 얼굴이 누르스름하고 기침을 하면 하얀 거품을 뱉으며, 가슴이 번거롭고 조급하며, 오후에 조열(潮熱)이 있고 아침에 땀이 많이 흘리는 경우, 의사를 불러다 치료하면 처음에는 자음(滋陰, 음액을 북돋음)하고 이어서 보양(補陽)하는데, 보하고도 효

① 부녀건혈로(婦女乾血勞)라고도 한다. 여성이 월경이 나오지 않아 신체가 쇠약해지고 피부가 까칠까칠해지며 안색이 검어지는 악성빈혈의 일종이다.

② 노채병(勞瘵病)이라고도 한다. 몸의 수분 또는 기와 혈의 부족으로 몸이 쇠약해진 틈을 타서 사기가 침입하여 생긴다. 허손으로 인한 여러 증상들이 나타나며 현대의 결핵병과 유사한 것으로 보고 있다.

補之不效, 則云虛不受補, 無可如何. 可笑著書者, 不分別因弱致病, 因病致弱. 果係傷寒瘟疫大病後, 氣血虛弱, 因虛弱而病, 自當補弱而病可痊. 本不弱而生病, 因病久致身弱, 自當去病, 病去而元氣自復. 查外無表症, 內無裏症, 所見之症, 皆是血瘀之症. 常治此症, 輕者九付可愈, 重者十八付可愈. 吃三付後, 如果氣弱, 每日煎黃芪八錢, 徐徐服之, 一日服完. 此攻補兼施之法. 若氣不甚弱, 黃芪不必用, 以待病去, 元氣自復.

과가 없으면 "허해서 보약을 받지 못하니 어떻게 할 수가 없다."라고 말한다. 가소롭게도 책을 짓는 사람이 약해서 병이 나는 것(因弱致病)과 병이 들어 약해지는 것(因病致弱)을 분별하지 못한 것이다. 과연 상한(傷寒)·온역(瘟疫)의 큰 병을 앓은 뒤에 기혈이 허약해지는데, 허약으로 말미암아 병이 난 것은 마땅히 약한 것을 보해주어야 병이 나을 수 있지만, 본래 약하지 않았으나 병이 난 것은 병이 오래되어 몸이 약해진 것이니 마땅히 병을 없애야 하니, 병이 없어지면 원기가 저절로 회복된다. 밖을 살펴봐도 표증(表證)이 없고 안을 살펴봐도 이증(裏證)이 없는데도 나타나는 증상은 모두 혈어(血瘀)의 증상이다. 늘 이러한 증상을 치료해보니, 가벼운 경우는 9첩이면 낫고, 심한 경우라도 18첩이면 낫게 할 수 있었다. 3첩을 먹은 뒤에 만약 기가 약하다면 날마다 황기 8돈을 달여 천천히 먹는데, 하루 만에 다 먹는다. 이것은 공법(攻法)과 보법(補法)을 겸하여 쓰는 방법이다. 만약 기가 그다지 심하게 약하지 않다면 황기를 반드시 쓸 필요는 없고, 병이 물러가기를 기다리면 원기는 저절로 회복된다.

交節病作

無論何病, 交節病作, 乃是瘀血. 何以知其是瘀血? 每見因血結吐血者, 交節亦發, 故知之. 服三付不發.

교절병작①(환절기 질환)

무슨 병이든 환절기에 병이 생기는 것은 어혈(瘀血)이다. 어떻게 그것이 어혈인지 아는가? 매번 어혈이 맺혀 피를 토하는 경우를 볼 때마다 환절기에 또한 발작을 하기 때문에 그것을 안다. 3첩을 먹으면 발작하지 않는다.

小兒疳證

疳病初起, 尿如米泔, 午後潮熱, 日久青筋暴露, 肚大堅硬, 面色青黃, 肌肉消瘦, 皮毛憔悴, 眼睛發睡. 古人以此症, 在大人爲勞病, 在

소아감증②

감병(疳病)이 처음 나타나면 오줌이 쌀뜨물 같고, 오후에 조열(潮熱)이 나며, 오래되면 파란 힘줄이 갑자기 드러나며, 배가 커지고 단단하며 딱딱하고, 얼굴이 푸른빛이 돌고 누르스름하며, 살이 빠지고 야위며, 피모가 초췌하며, 눈동자가 불거진다. 옛 사람들은 이 병이 어른에게 있어서는 노병(勞病)이고, 어린이에게 있어서는 감질(疳疾)이라고 했다.③

---

① 교절(交節)이란 1년 24절기가 있는데, 각 절기가 바뀌는 기간을 말한다.

② 어린이가 영양이 불량하거나 질병의 영향으로 비위가 손상되어 기액(氣液)이 소모되고 손상됨으로 인해 전신이 허약해져 수척하고 파리하며, 면색이 누르스름하고 꺼칠해지며, 헛배가 찬 듯하게 부풀면서 단단하고, 정맥이 겉으로 푸르게 노출되고 모발이 초췌하고, 눈빛이 힘이 없어지는 등의 만성적인 병증을 말한다.

③ 『의종금감(醫宗金鑑)·유과잡병심법요결(幼科雜病心法要訣)』에서 "성인은 15세 이상의 사람으로 병이 들면 노병(勞病)이라고 한다. 15세 이하의 사람이라면 모두 감질(疳疾)이라고 한다.(大人者, 十五歲以上也, 病則爲勞. 若十五歲以下者, 皆名爲疳.)"라고 하였다.

小兒爲疳疾.

照前症再添某病, 則曰某疳. 如脾疳, 疳瀉, 疳腫, 疳痢, 肝疳, 心疳, 疳渴, 肺疳, 腎疳, 疳熱, 腦疳, 眼疳, 鼻疳, 牙疳, 脊疳, 蛔疳, 無辜疳, 丁奚疳, 哺露疳, 分病十九條, 立五十方. 方內多有梔子·黃連·羚羊·石膏大寒之品.

이전의 감질에 다시 어떤 병이 더해지면 '어떤 감병(某疳)'이라고 불렀다.① 예컨대 비감(脾疳)·감사(疳瀉)·감종(疳腫)·감리(疳痢)·간감(肝疳)·심감(心疳)·감갈(疳渴)·폐감(肺疳)·신감(腎疳)·감열(疳熱)·뇌감(腦疳)·안감(眼疳)·비감(鼻疳)·아감(牙疳)·척감(脊疳)·회감(蛔疳)·무고감(無辜疳)·정해감(丁奚疳)·포로감(哺露疳)으로 병증을 19가지로 나누고, 50개 처방을 세웠다. 처방 속에는 치자(梔子)·황련(黃連)·영양각(羚羊角)·석고(石膏)처럼 크게 찬 약들이 많다.

因論病源, 係乳食過飽, 肥甘無節, 停滯中脘, 傳化遲滯, 腸胃漸傷, 則生積熱, 熱盛成疳, 則消耗氣血, 煎灼津液, 故用大寒以清積熱. 余初時對症用方, 無一效者.

병의 근원을 논한 것을 보니, 젖을 너무 배부르게 많이 먹고 기름진 것을 조절하지 않아 중완(中脘)에 정체되어서 전화(傳化)가 지체되어 장위(腸胃)가 점차 상하게 되면 적열(積熱)이 생기고, 열이 성하여 감증이 되면 기혈을 소모시키고 진액을 태우기 때문이니, 크게 찬 약을 써서 쌓인 열을 식힌다는 것이었다. 내가 처음 이 병을 대하여 처방을 써보았는데, 효과를 본 것이 하나도 없었다.

後細閱其論, 因飮食無節, 停滯中脘, 此論是停食, 不宜大寒之品. 以傳化遲滯, 腸胃漸傷, 則生積熱之句而論, 當是虛熱, 又不宜用大寒之品.

뒤에 자세히 그 논의를 살펴보니, '음식을 조절하지 않아서 중완에 정체되었다'라고 한 이 논의는 음식이 정체된 것(停食)이기 때문에 크게 찬(大寒) 약재는 알맞지 않다. '전화가 지체되어 장위가 점차 상하게 되면 적열이 생긴다'라고 한 구절을 가지고 논해본다면, 당연히 허열(虛熱)이기 때문에 또한 크게 찬 약재를 써서는 안 된다.

後遇此症, 細心審查, 午後潮熱, 至晩尤甚, 乃瘀血也. 青筋暴露, 非筋也, 現於皮膚者, 血管也. 血管青者, 內有瘀血也. 漸至肚大堅硬成塊, 皆瘀血凝結而成. 用通竅活血湯, 以通血管; 用血府逐瘀湯, 去午後潮熱; 用膈下逐瘀湯, 消化積塊. 三方輪服, 未有不愈者.

뒤에 이 질환을 만나 세심하게 살펴보니, 오후에 조열(潮熱)이 나다가 저녁이 되면 더욱 심해지니, 곧 어혈이다. 푸른 힘줄이 드러나는 것은 힘줄이 아니고, 피부에 나타나는 것은 혈관이다. 혈관이 푸른 것은 안에 어혈이 있기 때문이다. 점차 배가 커지고 딱딱하며 덩어리가 생기는 것은 모두 어혈이 응결되어 이루어진 것이다. 따라서 통규활혈탕(通竅活血湯)을 써서 혈관을 뚫어주고, 혈부축어탕(血府逐瘀湯)을 써서 오후의 조열을 없애주었으며, 격하축어탕(膈下逐瘀湯)을 써서 쌓인 덩어리를 삭여주었다. 세 처방을 돌려가며 쓰니 낫지 않은 것이 없었다.

① 병인병기(病因病機)로 명명한 경우, 열감(熱疳)·냉감(冷疳)·냉열감(冷熱疳)·포유감(哺乳疳)·회감(蛔疳)·비감(鼻疳)·안감(眼疳) 등등의 명칭이 있다. 증상으로 명명한 경우, 내감(內疳)·외감(外疳)·정해감(丁奚疳)·감적토(疳積吐)·감사(疳瀉)·감황(疳黃)·감리(疳痢) 등등의 명칭이 있다.

通竅活血湯

赤芍一錢, 川芎一錢, 桃仁三錢(研泥), 紅花三錢, 老葱三根(切碎), 鮮薑三錢(切碎), 紅棗七個(去核), 麝香五厘(絹包).

用黃酒半斤, 將前七味煎一鐘, 去渣, 將麝香入酒內, 再煎二沸, 臨臥服. 方內黃酒, 各處分量不同, 寧可多二兩, 不可少. 煎至一鐘, 酒亦無味, 雖不能飮酒之人, 亦可服. 方內麝香, 市井易於作假, 一錢眞, 可合一兩假, 人又不能辨. 此方麝香最要緊, 多費數文, 必買好的方妥, 若買當門子更佳. 大人一連三晩吃三付, 隔一日再吃三付. 若七八歲小兒, 兩晩吃一付. 三兩歲小兒, 三晩吃一付. 麝香可煎三次, 再換新的.

方歌

通竅全憑好麝香,
桃紅大棗老葱薑.
川芎黃酒赤芍藥,
表裏通經第一方.

통규활혈탕

적작약(赤芍藥) 1돈, 천궁(川芎) 1돈, 도인(桃仁) 3돈(진흙처럼 끈적이게 간다), 홍화(紅花) 3돈, 굵은 파 3뿌리(잘게 찧는다), 신선한 생강(鮮薑) 3돈(잘게 찧는다), 붉은 대추(紅棗) 7개(씨앗은 제거한다), 사향(麝香) 5리(비단으로 싼다).

황주(黃酒) 반 근으로 앞의 7가지 약재를 1종지(鐘)가 되도록 달여 찌꺼기는 버리고, 사향을 술 안에 넣고 2회 끓도록 다시 달여서 잠자기 전에 먹는다. 처방 속의 황주는 각 경우마다 분량이 같지 않지만 2냥보다 많게 쓸지언정 적게 써서는 안 된다. 1종지가 되도록 졸이면 술도 맛이 없어지므로 비록 술을 마시지 못하는 사람일지라도 먹을 수 있다. 처방 속의 사향은 시장에서 가짜를 팔기 쉬운데, 진짜 1돈에 가짜 1냥을 섞는 식으로 하여도 사람들이 또한 구분할 수 없다. 이 처방에서 사향이 가장 중요하므로 비싼 돈이 들더라도 반드시 좋은 것을 사야 타당하다. 만약 당문자(當門子)①를 산다면 더욱 좋다. 어른은 3일 밤을 계속해 3첩을 먹고, 하루를 걸러 다시 3첩을 먹는다. 만약 7~8세의 어린이라면 이틀 저녁에 1첩을 먹고, 2~3세 어린이라면 3일 저녁에 1첩을 먹는다. 사향은 3회를 달일 수 있고, 다음부터는 다시 새로운 것으로 바꾸어준다.

방가

통규활혈탕은 좋은 사향에 완전히 의지하고
도인·홍화와 대조·노총 그리고 생강,
천궁과 적작약을 황주로 달여 쓰니
표리의 경락을 뚫는 데에 제일 좋은 처방이로다

加味止痛沒藥散

治初起眼疼白珠紅, 後起雲翳.

沒藥三錢, 血竭三錢, 大黃

가미지통몰약산

처음에 안동백주홍(眼疼白珠紅)이 생겼다가 나중에 운예(雲翳)가 생긴 것 치료한다.

몰약(沒藥) 3돈, 혈갈(血竭) 3돈, 대황(大黃) 2돈, 박초(朴硝)② 2돈,

---

① 당문자(當門子) : 사향을 쪼개보면 속에 알맹이가 있는 것이 있는데, 이것을 당문자라고 한다. 자흑색으로 윤기가 있고 광택이 있다.

二錢, 朴硝二錢, 石決明三錢(煙煆).	석결명(石決明, 전복의 껍데기) 3돈(불에 달군 것).
爲末, 分四付, 早晩淸茶調服. 眼科外症千古一方.	가루를 내어 4첩으로 나누고, 아침저녁으로 맑은 차에 타서 먹는다. 안과의 외증에 쓸 수 있는 천고의 한 처방이다.
通氣散	**통기산**
治耳聾不聞雷聲. 余三十歲立此方.	귀가 멀어 우레 소리조차 듣지 못하는 것을 치료한다. 내가 30세에 이 처방을 만들었다.
柴胡一兩, 香附一兩, 川芎五錢.	시호(柴胡) 1냥, 향부자(香附子) 1냥, 천궁(川芎) 5돈.
爲末, 早晩開水冲服三錢.	가루를 내어 아침저녁으로 끓인 물에 3돈을 우려내서 먹는다.

② 박초(朴硝) : 망초(芒硝)보다 지방산의 순도가 낮은 유산나트륨. 피초(皮硝)라고도 하며 맛과 성질은 쓰고 짜며, 차다. 위경(胃經)과 대장경(大腸經)으로 들어가서 열을 내리고 대변을 잘 나오게 하며 굳은 것을 부드럽게 한다.

혈부축어탕으로 치료하는 병(血府逐瘀湯所治之症目)

血府逐瘀湯所治之病, 開列於後.

혈부축어탕①으로 치료하는 병증들은 아래와 같다.

頭痛

頭痛有外感, 必有發熱惡寒之表症, 發散可愈. 有積熱, 必舌乾口渴, 用承氣可愈. 有氣虛, 必似痛不痛, 用參芪可愈. 査患頭痛者, 無表症, 無裏症, 無氣虛痰飮等症, 忽犯忽好, 百方不效, 用此方一劑而愈.

두통

두통에 외감(外感)이 있으면 반드시 열이 나고 추위를 싫어하는 표증(表證)이 있는데, 발산약(發散藥)을 쓰면 나을 수 있다. 적열(積熱)이 있으면 반드시 혀가 마르고 목이 타는데, 승기탕(承氣湯)②을 쓰면 나을 수 있다. 기허(氣虛)가 있으면 반드시 아픈 듯하나 아프지 않은데, 삼기탕(蔘芪湯)을 쓰면 나을 수 있다. 두통을 앓는 사람을 살펴보아 표증이 없고 이증(裏證)도 없으며 기허(氣虛)·담음(痰飮) 등의 증상이 없는데, 갑자기 나빠지거나 갑자기 좋아지거나 하며 온갖 처방이 효과가 없으면 이 처방 1제를 쓰면 낫는다.

胸痛

胸疼在前面, 用木金散可愈. 後通背亦疼, 用瓜蔞薤白白酒湯可愈. 在傷寒, 用瓜蔞·陷胸·柴胡等, 皆可愈. 有忽然胸疼, 前方皆不應, 用此方一付, 疼立止.

흉통

흉통이 앞쪽에 있으면 목금산(木金散)③을 쓰면 나을 수 있다. 뒤로 등까지도 아프면 과루해백백주탕(瓜蔞薤白白酒湯)④을 쓰면 나을 수 있다. 『상한론(傷寒論)』에 과루탕(瓜蔞湯)⑤·함흉탕(陷胸湯)⑥·시호탕(柴胡湯)⑦ 등이 있는데, 모두 나을 수 있다. 갑자기 흉통이 있고 앞의 처방들이 모두 효과가 나지 않으면 이 처방 1첩을 쓰면 통증이 곧바로 멈춘다.

---

① 혈부축어탕은 활혈화어약(活血化瘀藥)과 행기약(行氣藥)을 서로 짝지은 방제로서 작용은 기를 흐르게 하고 엉긴 피를 푸는 데에 있다.

② 양명부실증(陽明腑實症)의 이급증(裏急症)을 치료한다. (『醫林改錯識要』 78쪽)

③ 목금산(木金散) : 『의종금감(醫宗金鑑)·잡병심법요결(雜病心法要訣)』에 나온 처방이다. 목향(木香)·울금(鬱金)으로 구성되고 기혈울체(氣血鬱滯)에 의한 흉통을 치료한다. "기울(氣鬱)하여 아픈 사람은 목향(木香)을 배로 하고, 혈진(血盡)하여 아픈 자는 울금(鬱金)을 배로 한다.(木金散卽木香·鬱金也. 屬氣鬱痛者, 以倍木香君之. 屬血鬱痛者, 以倍鬱金君之.)"라고 하였다.

④ 과루해백백주탕(瓜蔞薤白白酒湯) : 『금궤요략(金匱要略)』의 처방으로 흉비(胸痺)를 치료한다. 과루실(瓜樓實) 1매, 해백(薤白) 반 되, 백주(白酒) 7되로 구성된다. "주로 흉비를 치료하고,……흉부에 가득 있는 비증(痺證)을 치료하며 심지어 가슴의 통증이 등을 뚫은 것 같은 것을 치료한다.(主治胸痺……胸部滿痺, 甚至胸痛徹背.)"

⑤ 과루해백백주탕과 과루해백반하탕을 말한다.

⑥ 소함흉탕과 대함흉탕을 말한다.

⑦ 소시호탕과 대시호탕을 말한다.

胸不任物

江西巡撫阿霖公, 年七十四, 夜臥, 露胸可睡, 蓋一層布壓則不能睡, 已經七年. 召余診之, 此方五付痊愈.

흉불임물(가슴에 무엇을 올려놓지 못하는 것)

강서순무사(江西巡撫使) 아림공(阿霖公)이 나이가 74세인데도, 밤에 자면서 가슴을 드러내놓아야 잠을 잘 수 있고, 한 겹의 베라도 덮으면 잠을 잘 수 없게 된 것이 이미 7년이 지났다. 나를 부르기에 진찰해보고, 이 처방 5첩을 써서 나았다.

胸任重物

一女二十二歲, 夜臥, 令僕婦坐於胸方睡, 已經二年. 余亦用此方, 三付而愈. 設一齊問病源, 何以答之.

흉임중물(가슴에 무거운 것을 올려놓아야 하는 것)

22세의 어느 여인이 밤에 잠을 자려면 시녀를 시켜 가슴 위에 앉도록 해야 비로소 잠을 잘 수 있게 된 것이 이미 2년이 되었다. 내가 역시 이 처방 3첩을 써서 나았다. 설혹 통틀어 병의 근원을 묻는다면 어떻게 대답하겠는가?

天亮出汗

醒後出汗, 名曰自汗, 因出汗醒, 名曰盜汗, 盜散人之氣血. 此是千古不易之定論. 竟有用補氣固表滋陰降火, 服之不效, 而反加重者, 不知血瘀亦令人自汗盜汗. 用血府逐瘀湯, 一兩付而汗止.

천량출한(날이 밝으면 땀이 나는 것)

잠이 깬 뒤에 땀을 흘리면 자한(自汗)이라고 하고, 땀이 나서 잠을 깨면 도한(盜汗)이라고 하는데, 사람의 기혈을 훔쳐 흩어지게 하기 때문에 땀이 난다고 보는 이것은 천고에 바뀌지 않았던 정론이다. 그런데 보기(補氣)·고표(固表)·자음(滋陰)·강화(降火)하는 약들을 먹고도 효과가 나지 않고 도리어 더 악화되는 것은 혈어(血瘀) 역시 자한·도한을 나게 한다는 것을 알지 못한 것이다. 혈부축어탕(血府逐瘀湯) 한두 첩을 쓰면 땀이 그친다.

食自胸右下

食自胃管而下, 宜從正中. 食入咽, 有從胸右邊嚥下者. 胃管在肺管之後, 仍由肺葉之下轉入肺前, 由肺下至肺前, 出膈膜入腹. 肺管正中, 血府有瘀血, 將胃管擠靠於右. 輕則易治, 無礙飮食也. 重則難治, 擠靠胃管, 彎而細, 有礙飮食也. 此方可效, 痊愈難.

식자흉우하(음식물이 가슴 오른쪽으로 내려가는 것)

음식물은 위관(胃管)으로부터 내려가므로 마땅히 정중앙으로 내려가야 한다. 그런데 음식물이 목구멍으로 들어가서 가슴의 오른쪽으로 내려가는 경우가 있다. 위관은 폐관(肺管)의 뒤에 있다가 폐엽(肺葉)의 아래로부터 폐 앞으로 돌아 들어가는데, 폐 아래로부터 폐 앞에 이르며, 격막(膈膜)으로 나와 배에 들어가는 것이다. 폐관의 한가운데 부위에 해당하는 혈부(血府)에 어혈이 있으면 위관을 오른쪽으로 밀어붙인다. 가벼우면 쉽게 치료되고 먹고 마시는 데에 장애가 되지 않지만, 심하면 치료하기 어렵고 위관을 밀어붙여 위관이 굽고 가늘어지기 때문에 먹고 마시는 데에 장애가 된다. 이 처방이 효과가 있을 수 있으나 완전히 낫기는 어렵다.

心裏熱(名曰燈籠病)

身外凉, 心裏熱, 故名燈籠病, 內有血瘀. 認爲虛熱, 愈補愈瘀; 認爲實火, 愈凉愈凝. 三兩付血活熱退.

심리열(심장 속의 열증, 燈籠病)

몸 밖은 차고 심장 안은 뜨겁기 때문에 등롱병(燈籠病)이라고 하는데, 안에 어혈이 있다. 허열(虛熱)이라고 판단하여 보법(補法)을 쓰면 쓸수록 더욱 어혈이 생기고, 실화(實火)라고 판단하여 양법(凉法)을 쓰면 쓸수록 더욱 엉긴다. 2~3첩으로 피를 되살려주면 열이 물러난다.

瞀悶

卽小事不能開展, 卽是血瘀. 三付可好.

무민①(답답하여 정신이 흐릿해지는 병)

작은 일을 떨쳐버리지 못하여 생긴 것으로, 혈이 엉긴 것이다. 3첩이면 좋아진다.

急躁

平素和平, 有病急躁, 是血瘀. 一二付必好.

급조(조급증)

평소에는 화평하다가 병이 나면 조급해지는데, 이것은 혈이 엉긴 것이다. 1~2첩이면 반드시 좋아진다.

夜睡夢多

夜睡夢多, 是血瘀. 此方一兩付痊愈. 外無良方.

야수몽다

밤에 잠을 자며 꿈이 많은 것은 혈이 엉긴 것이다. 이 처방을 1~2첩 쓰면 낫는다. 이외에는 좋은 처방이 없다.

呃逆(俗名打咯忒)

因血府血瘀, 將通左氣門·右氣門歸竝心上一根氣管, 從外擠嚴, 吸氣不能下行, 隨上出, 故呃氣. 若血瘀甚, 氣管閉塞, 出入之氣不通, 悶絶而死. 古人不知病源, 以橘皮竹茹湯·承氣湯·都氣湯·丁香柿蒂湯·附子理中湯·

애역(딸꾹질, 打咯忒)

혈부(血府)에 피가 엉겨 좌기문(左氣門)과 우기문(右氣門)을 통해 함께 심장 위의 한 기관(氣管)으로 모이는데, 밖으로부터 바싹 밀어붙여 들이쉰 숨이 아래로 내려가지 못하고 위로 나오기 때문에 딸꾹질을 하는 것이다. 만약 피가 심하게 엉기면 기관이 막혀 출입하는 기가 통하지 않아서 답답해하다가 죽는다. 옛 사람들은 병의 원인을 알지 못하여 귤피죽여탕(橘皮竹茹湯)②·승기탕(承氣湯)③·도기탕(都氣湯)④·정향시체탕(丁香柿蒂湯)⑤·부자이중탕(附子理中湯)⑥·생강사심탕(生薑瀉心湯)⑦·

① 무(瞀)는 눈이 밝지 않은 모습이고, 민(悶)은 마음이 답답한 것으로, 무민은 머리가 흐릿하고 눈이 어지러우며 마음이 혼란스러운 것이다.

② 귤피죽여탕(橘皮竹茹湯) : 귤피 3돈, 인삼 2돈, 청죽여 4돈, 감초 1돈. ○ 위의 약들을 썰어서 1첩으로 하여 생강 5쪽, 대추 2알을 넣고 물에 달여 먹는다. 백출·지각을 가하여 쓰면 더욱 묘하다. (『동의보감』)

③ 조위승기탕(調胃承氣湯)을 말한다.
조위승기탕 : 대황 4돈, 망초 2돈, 감초 1돈. ○ 위의 약들을 썰어서 1첩으로 하여 쓰는데, 먼저 대황과 감초를 넣고 물이 절반이 되게 졸여 찌꺼기를 제거한 다음 망초를 넣고 다시 한 번 끓어오르게 달여서 따뜻하게 하여 먹는다. (『동의보감』)

④ 도기탕(都氣湯): 「의종망일편(醫宗亡佚編)」 숙지황 3돈, 산수유 4돈, 산약 4돈, 택사·복령·목단피 각 3돈, 오미자 2돈으로 구성된다. 신음이 허한 딸꾹질과 숨찬 것을 치료한다. (『醫林改錯識要』 79쪽)

生薑瀉心湯·代赭旋覆湯·大小陷胸等湯治之, 無一效者. 相傳咯忒傷寒, 咯忒溫病, 必死. 醫家因古無良法, 見此症則棄而不治. 無論傷寒瘟疫雜證, 一見呃逆, 速用此方, 無論輕重, 一付卽效. 此余之心法也.

대자선복탕(代赭旋覆湯)①·대함흉탕(大陷胸湯)②·소함흉탕(小陷胸湯)③ 등으로 이것을 치료하려 했으나 하나도 효과가 없었다. 그래서 각특상한(咯忒傷寒)④과 각특온병(咯忒溫病)⑤은 반드시 죽는다고들 했었다. 의사들이 옛부터 좋은 치료법이 없었기 때문에 이 병증을 보면 버려두고 치료하지 않았다. 상한이든 온역이든 잡증이든 따지지 않고 일단 애역이 나타났을 경우 빨리 이 처방을 쓴다면 경중을 가리지 않고 1첩이면 곧 효과를 본다. 이것은 나의 심법이다.

飮水卽嗆

飮水卽嗆, 乃會厭有血滯, 用此方極效. 古人評論全錯. 餘詳於痘症條.

음수즉창

물을 마시면 곧바로 사레가 드는 것은 회염(會厭, 후두개)에 피가 몰려 있는 것인데, 이 처방을 쓰면 매우 효과적이다. 옛 사람들의 평론은 완전히 틀린 것이다. 나머지는 '두증(痘症)'에 자세히 실려 있다.

不眠

夜不能睡, 用安神養血藥治之不效者, 此方若神.

불면

밤에 잠을 잘 수 없어 안신양혈약(安神養血藥)을 써서 치료하여도 효과가 없는 경우에 이 처방을 쓰면 신효하다.

小兒夜啼

何得白日不啼, 夜啼者, 血瘀也. 此方一兩付痊愈.

소아야제(어린아이가 밤에 우는 병)

어째서 낮에는 울지 않는데 밤에 우는가? 피가 엉겼기 때문이다. 이 처방 1~2첩이면 낫는다.

---

⑤ 정향시체탕(丁香柿蒂湯) : 정향·시체·인삼·백복령·귤피·양강·반하(법제한 것) 각각 5돈, 감초 2돈 반, 생강 7돈 반. ○ 위의 약들을 거칠게 가루내어 매번 3돈씩 물에 달여서 뜨거울 때 단번에 먹는다. (『동의보감』)

⑥ 부자이중탕(附子理中湯) : 부자(싸서 구운 것)·인삼·백출·건강(싸서 구운 것)·감초(볶은 것) 각각 1돈. ○ 위의 약들을 썰어서 1첩으로 하여 물에 달여 먹는다. (『동의보감』)

⑦ 생강사심탕(生薑瀉心湯) : 생강·반하 각각 2돈, 인삼·건강 각각 1돈 반, 황련·감초 각각 1돈, 황금 5푼. ○ 위의 약들을 썰어서 1첩으로 하여 대추 3알을 넣고 물에 달여 먹는다. (『동의보감』)

① 대자선복탕(代赭旋覆湯) : 선복화 3냥, 인삼 2냥, 생강 1냥, 구감초 3냥, 반하 반 되, 대추 12매. (『상한론』)

② 대함흉탕(大陷胸湯) : 대황 3돈, 망초 2돈, 감수가루 5푼. ○ 위의 약들을 썰어서 2첩으로 나누어 매번 1첩씩 쓰는데, 먼저 대황을 달여 10분의 6이 되면 망초를 넣고 다시 한두 번 끓어오르게 달여 찌꺼기를 제거하고 감수가루를 넣어 타 먹는다. (『동의보감』)

③ 소함흉탕(小陷胸湯) : 반하(법제한 것) 5돈, 황련 2돈 반, 과루(큰 것) 4분의 1. ○ 위의 약들을 썰어서 1첩으로 하는데, 먼저 물 2잔에 과루를 넣고 달여 1잔이 된 다음 반하와 황련을 넣고 달여 반 잔이 되면 찌꺼기를 제거하고 따뜻하게 하여 먹는다. (『동의보감』)

④ 상한 후기에 정기(正氣)를 크게 상하고 사기(邪氣)는 남아 있어서 딸꾹질이 함께 나타나는 증상. 위기(胃氣)가 쇠하여 패한 표현이다. (『醫林改錯識要』 80쪽)

⑤ 온병 후기에 음진(陰津)을 소모하고, 사열(邪熱)이 잠복하여 딸꾹질이 함께 나타나는 증상. 위기(胃氣)가 쇠하여 패한 증상이다. (『醫林改錯識要』 80쪽)

心跳心忙

心跳心忙，用歸脾安神等方不效，用此方百發百中.

심도심망

가슴이 뛰고 가슴이 답답하여 귀비탕(歸脾湯)①이나 안신(安神)하는 약(朱砂安神丸, 養血安神湯) 등을 써도 효과가 나지 않을 경우 이 처방을 쓰면 백발백중한다.

夜不安

夜不安者，將臥則起，坐未穩又欲睡，一夜無寧刻，重者滿床亂滾，此血府血瘀. 此方服十餘付，可除根.

야불안

밤에 불안하다는 것은 자려고 하면 일어나게 되고 일어나 앉았으면 평온하지 못하여 다시 잠을 자려 하면서 밤새도록 잠시도 편치 않으며, 심한 경우 온 침상을 어지럽게 굴러다니는 것인데, 이것은 혈부(血府)에 피가 엉긴 것이다. 이 처방을 10여 첩 쓰면 뿌리를 뽑을 수 있다.

俗言肝氣病

無故愛生氣，是血府血瘀，不可以氣治. 此方應手效.

속언간기병(가슴앓이)

까닭 없이 화를 잘 내는 것은 혈부(血府)에 피가 엉긴 것이니, 기(氣)로 보고 치료하여서는 안 된다. 이 처방을 쓰면 쓰자마자 효과가 있다.

乾嘔

無他症，惟乾嘔，血瘀之症. 用此方化血，而嘔立止.

건구(헛구역질)

다른 증상은 없고 오직 헛구역질만 하면 피가 엉긴 증상이다. 이 처방을 써서 피를 풀어주면 헛구역질이 곧바로 멈춘다.

晚發一陣熱

每晚內熱，兼皮膚熱一時，此方一付可愈，重者兩付.

만발일진열(해질녘에 한 차례 열이 나는 것)

매일 해질녘에 속에서 열이 나고 아울러 피부에도 열이 한 차례 나는 경우 이 처방을 1첩 쓰면 낫는데, 심하면 2첩을 쓴다.

血府逐瘀湯

當歸三錢，生地三錢，桃仁四錢，紅花三錢，枳殼二錢，赤芍二錢，柴胡一錢，甘草二錢②，桔梗一錢半，川芎一錢半，牛膝三錢.

水煎服.

혈부축어탕

당귀(當歸) 3돈, 생지황(生地黃) 3돈, 도인(桃仁) 4돈, 홍화(紅花) 3돈, 지각(枳殼) 2돈, 적작약(赤芍藥) 2돈, 시호(柴胡) 1돈, 감초(甘草) 2돈, 길경(桔梗) 1돈 반, 천궁(川芎) 1돈 반, 우슬(牛膝) 3돈.

물에 달여서 먹는다.

---

① 귀비탕(歸脾湯) : 당귀·용안육·산조인(볶은 것)·원지(법제한 것)·인삼·황기·백출·복신 각각 1돈, 목향 5푼, 감초 3푼. ○ 위의 약들을 썰어서 1첩으로 하여 생강 5쪽, 대추 2개를 넣고 물에 달여 먹는다. (『동의보감』)

② 二錢 : 상해대동서국본(上海大東書局本)에는 '一錢'으로 되어 있다.

方歌	방가
血府逐瘀赤芍桃,	혈부축어탕은 적작약과 도인
當歸生地草紅調.	당귀, 생지황, 감초, 홍화가
枳柴芎桔牛膝等,	지각, 시호, 천궁, 길경, 우슬과 어울려
血化下行不作勞.	어혈을 풀어 아래로 가게 하여 노증이 되지 않네

격하축어탕으로 치료하는 병(膈下逐瘀湯所治之症目)

膈下逐瘀湯所治之症, 開列於後.

격하축어탕①으로 치료하는 병증들을 아래에 열거한다.

積塊

적괴(복부의 단단한 덩어리)

積聚一症, 不必論古人立五積·六聚·七癥·八瘕之名, 亦不議駁其錯, 駁之未免過煩.

적취(積聚)라는 병증은 옛 사람들이 세운 오적(五積)②·육취(六聚)③·칠징(七癥)④·팔가(八瘕)⑤란 병명에 대해 논할 필요도 없고, 또한 그 잘못을 논박하지도 않을 것인데, 논박하자면 지나치게 번거로움을 벗어나지 못한다.

今請問在肚腹能結塊者是何物? 若在胃結者, 必食也. 在腸結者, 燥糞也. 積塊日久, 飮食仍然如故, 自然不在腸胃之內, 必在腸胃之外. 腸胃之外, 無論何處, 皆有氣血. 氣有氣管, 血有血管. 氣無形不能結塊, 結塊者, 必有形之血也.

물어보건대, 장부에서 덩어리가 지게 하는 것은 무엇인가? 만약 위(胃)에서 맺힌 것이라면 반드시 음식물이고, 장(腸)에서 맺힌 것이라면 마른 똥이다. 덩어리가 쌓인 지 여러 날 되었는데도 음식을 이전과 같이 그대로 먹는다면 자연히 장위(腸胃) 안에 있는 것이 아니고, 반드시 장위의 밖에 있는 것이다. 장위의 밖은 어디든 막론하고 모두 기혈(氣血)이 있다. 기에는 기관(氣管)이 있고 혈에는 혈관(血管)이 있다. 기는 형체가 없어서 덩어리로 뭉치지 못하므로 덩어리로 뭉치는 것은 반드시 형체가 있는 혈이다.

血受寒, 則凝結成塊, 血受熱, 則煎熬成塊. 竪血管凝結, 則成竪條, 橫血管凝結, 則成橫條, 橫竪血管皆凝結, 必接連成片, 片凝日久,

혈이 한사(寒邪)를 받으면 응결되어 덩어리가 지고, 혈이 열사(熱邪)를 받으면 졸여져서 덩어리가 된다. 세로 혈관이 응결되면 세로 줄이 되고, 가로 혈관이 응결되면 가로 줄이 되며, 가로와 세로의 혈관이 모두 응결되면 반드시 서로 연이어져 조각이 되는데, 조각이 엉겨 오래

---

① 격하축어탕은 활혈화어(活血化瘀)하는 약과 소간이기(疏肝理氣)하는 약을 짝지어 화어이기(化瘀理氣)하는 처방이다.

② 오적(五積) : 오장에 생긴 적(積)을 통틀어 이르는 말. 간적(肝積)·심적(心積)·비적(脾積)·폐적(肺積)·신적(腎積)이 이에 속한다.

③ 육취(六聚) : 적병은 음적(陰積)과 양적(陽積)으로 나눌 수 있는데, 양적을 곧 취(聚)라 한다. 육취는 곧 육부의 취를 말한다.

④ 칠징(七癥) : 병증명으로 복부에 덩어리가 맺혀 동통이 있고 딱딱하며 이동하지 않는다. 징에는 일곱 가지가 있는데, 교징(蛟癥)·용징(龍癥)·어징(魚癥)·별징(鱉癥)·달징(獺癥)·호징(狐癥)·사징(蛇癥)이다. (『동의보감』)

⑤ 팔가(八瘕) : 복부 내로 덩어리지고 동통이 있는데 심하게 단단하지는 않다. 이것을 누르면 움직이고 흩어졌다가 다시 모이는 것이 일정하지 않는 병증이다. 황가(黃瘕)·청가(青瘕)·조가(躁瘕)·혈가(血瘕)·지가(脂瘕)·호가(狐瘕)·사가(蛇瘕)·별가(鱉瘕)를 말한다. (『동의보감』)

厚而成塊.

되면 두꺼워져서 덩어리가 된다.

旣是血塊, 當發燒, 要知血府血瘀必發燒. 血府, 血之根本, 瘀則殞命. 肚腹血瘀, 不發燒. 肚腹, 血之梢末, 雖瘀不致傷生.

이미 피가 덩어리가 되었다면 당연히 열이 나므로 혈부(血府)에 피가 엉기면 반드시 열이 난다는 것을 알아야 한다. 혈부는 혈의 근본이므로 피가 엉기면 죽는다. 배에서는 피가 엉겨도 열이 나지 않는데, 배는 혈의 말초이므로 비록 피가 엉겨도 생명을 손상시키지 않는다.

無論積聚成塊, 在左肋·右肋·臍左·臍右·臍上·臍下, 或按之跳動, 皆以此方治之, 無不應手取效. 病輕者少服, 病重者多服, 總是病去藥止, 不可多服. 倘病人氣弱, 不任克消, 原方加黨參三五錢皆可, 不必拘泥.

적취가 덩어리가 되어 왼쪽 옆구리에 있든, 오른쪽 옆구리에 있든, 배꼽의 왼쪽에 있든, 배꼽의 오른쪽에 있든, 배꼽의 위쪽에 있든, 배꼽의 아래쪽에 있든 상관없이 눌러서 뛴다면 모두 이 처방으로 치료하는데, 손을 쓰자마자 낫지 않는 경우가 없다. 병이 가벼운 경우는 적게 먹고, 병이 무거운 경우는 많이 먹는데, 모두 병이 없어지면 복용을 멈추고 많이 먹어서는 안 된다. 만약 환자가 기가 약해 약을 소화시키는 것이 부담되면 원방에다 당삼(黨參) 3~5돈을 더하여도 괜찮은데, 틀에 메일 필요는 없다.

小兒痞塊

소아비괴①

小兒痞塊, 肚大青筋, 始終總是血瘀爲患. 此方與前通竅活血湯·血府逐瘀湯, 三方輪轉服之, 月餘, 未有不成功者.

소아비괴(小兒痞塊)는 배에 청근이 커지면 처음부터 끝까지 어혈이 걱정거리이다. 이 처방과 앞의 통규활혈탕(通竅活血湯)·혈부축어탕(血府逐瘀湯) 세 처방을 번갈아가며 복용하면 한 달여 만에 성공하지 못하는 경우가 없다.

痛不移處

통불이처(고정된 통증)

凡肚腹疼痛, 總不移動, 是血瘀. 用此方治之極效.

무릇 복부의 동통이 움직이지 않으면 이것은 혈이 엉긴 것이다. 이 처방을 써서 치료하면 매우 효과적이다.

臥則腹墜

와즉복추(누우면 배가 처지는 것)

病人夜臥, 腹中似有物, 左臥向左邊墜, 右臥向右邊墜, 此是內有血瘀. 以此方爲主, 有雜症, 兼以他藥.

환자가 밤에 누우면 뱃속에 덩어리가 있는 것 같이 왼쪽으로 누우면 왼쪽으로 배가 처지고, 오른쪽으로 누우면 오른쪽으로 처지는 것은 안에 혈이 엉겨 있는 것이다. 이 처방을 위주로 쓰고, 잡증이 있으면 다른 약을 아울러 쓴다.

---

① 소아비괴(小兒痞塊) : 복학(腹瘧)으로 비장 비대증에 해당한다. 왼쪽 갈비뼈 밑에 둔통이 있다. 혹은 전혀 통증이 없는 경우도 있다. 트림, 기억력감퇴가 생기며 야간에는 잠을 이루지 못하여 불면증이 심하고 낮에도 수마에 몰린다. 끈기가 없고, 피로를 느끼며, 소화기계통의 기능저하가 온다.

腎瀉

五更天泄三兩次，古人名曰腎泄．言是腎虛，用二神丸·四神丸等藥，治之不效，常有三五年不愈者．病不知源，是難事也．不知總提上有瘀血，臥則將津門擋嚴，水不能由津門出，由幽門入小腸，與糞合成一處，糞稀溏，故清晨瀉三五次．用此方逐總提上之瘀血，血活津門無擋，水出瀉止．三五付可痊愈．

신사(오경설사)

오경(五更, 새벽 3~5시)에 설사를 2~3차례 하는 것을 옛 사람들이 신설(腎泄)이라고 불렀다. 이것을 신허(腎虛)라고 하면서 이신환(二神丸)①·사신환(四神丸)② 등의 약을 써서 치료하여도 효과가 나지 않아 종종 3~5년이나 낫지 않는 경우가 있다. 병은 병의 근원을 알지 못하면 곤란한 일이다. 이것은 총제(總提) 위에 어혈이 있어서 누우면 진문(津門)을 굳게 닫아 물이 진문으로 나갈 수 없으므로 유문(幽門)을 통해 소장으로 들어가 똥과 한 곳에서 합쳐지기 때문에 똥이 묽어지므로 새벽에 3~5차례 설사를 하게 된다는 것을 모른 것이다. 이 처방을 써서 총제 위의 어혈을 몰아내게 되면 피가 돌아서 진문을 막지 않으므로 물이 나오고 설사가 멈춘다. 3~5첩이면 나을 수 있다.

久瀉

瀉肚日久，百方不效，是總提瘀血過多，亦用此方．

구사(오랜 설사)

설사가 오래되고 온갖 처방이 효과가 나지 않는 것은 총제(總提)에 어혈이 너무 심해서인데, 또한 이 처방을 쓴다.

膈下逐瘀湯

靈脂二錢(炒)，當歸三錢，川芎二錢，桃仁三錢(研泥)，丹皮二錢，赤芍二錢，烏藥二錢，玄胡一錢，甘草三錢，香附錢半，紅花三錢，枳殼錢半．

水煎服．

격하축어탕

오령지(五靈脂) 2돈(볶은 것), 당귀(當歸) 3돈, 천궁(川芎) 2돈, 도인(桃仁) 3돈(짓이긴 것), 목단피(牧丹皮) 2돈, 적작약(赤芍藥) 2돈, 오약(烏藥) 2돈, 현호색(玄胡索) 1돈, 감초(甘草) 3돈, 향부자 1돈 반, 홍화(紅花) 3돈, 지각(枳殼) 1돈 반.

물에 달여 먹는다.

方歌

膈下逐瘀桃牡丹，
赤芍烏藥玄胡甘．
歸芎靈脂紅花殼，
香附開鬱血亦安．

방가

격하축어탕은 도인·목단피
적작약·오약·현호색·감초요
당귀·천궁·오령지·홍화·지각에
향부자를 써서 울증을 없애고 피도 안정시키지

---

① 이신환(二神丸) : 파고지(볶은 것) 4냥, 육두구(생것) 2냥. ○ 위의 약들을 가루낸다. 그리고 과육이 많은 대추 49알과 생강 4냥을 잘게 썰어서 같이 푹 무르게 달인 다음 생강은 제거하고 대추살에 위의 약가루를 넣고 반죽해서 벽오동씨만 하게 환을 만든다. 빈속에 소금을 넣고 끓인 물로 30~50환씩 먹는다. (『동의보감』)

② 사신환(四神丸) : 파고지(술에 담갔다가 볶은 것) 4냥, 육두구(잿불에 묻어 구운 것)·오미자(볶은 것) 각각 2냥, 오수유(끓는 물에 우려 볶은 것) 1냥. ○ 위의 약들을 가루낸다. 그리고 생강 절편 8냥과 대추 100알을 함께 넣고 푹 무르게 달인 다음 생강은 제거하고 대추만을 취하여 위의 약을 반죽해서 벽오동씨만 하게 환을 만든다. 빈속에 소금을 넣고 끓인 물로 30~50환씩 먹는다. (『동의보감』)

하 권

반신불수론서(半身不遂論敍)

醫家立言著書, 心存濟世者, 乃良善之心也, 必須親治其症, 屢驗方法, 萬無一失, 方可傳與後人. 若一症不明, 留與後人再補, 斷不可徒取虛名, 恃才立論. 病未經見, 揣度立方, 倘病不知源, 方不對症, 是以活人之心, 遺作殺人之事, 可不畏歟?

의가가 주장을 펴고 책을 쓰면서 세상을 구제하겠다는 마음을 품는 것은 선량한 마음이지만, 반드시 그 병증을 직접 치료해보고 누차 처방법을 검증하여 만에 하나라도 실수가 없어야 비로소 후인에게 전해줄 수 있는 것이다. 만약 하나의 병증이라도 분명하지 않다면 후인들에게 남겨놓아 다시 보충하도록 하여야 하지, 결단코 괜히 허명을 취하거나 재주를 믿고 주장을 펴서는 안 된다. 병을 제대로 경험해 보지도 않고서 마음대로 헤아려 처방을 만들거나, 만약 병의 원인을 알지 못하여 처방이 병에 알맞지 않으면, 이것은 사람을 살리자는 마음으로 시작하여 사람을 죽이는 결과를 남기는 것이니, 두려워하지 않을 수 있겠는가?

如傷寒·瘟疫·雜症·婦科, 古人各有所長, 對症用方, 多半應手取效, 其中稍有偏見, 不過白玉微瑕. 惟半身不遂一症, 古之著書者, 雖有四百餘家, 於半身不遂立論者, 僅止數人. 數人中, 竝無一人說明病之本源. 病不知源, 立方安得無錯.

상한(傷寒)·온역(瘟疫)·잡증(雜症)·부과(婦科)의 경우는 옛 사람들이 각기 장점이 있었기 때문에 증상에 따라 처방을 내놓아 대부분 손을 쓰면 효과가 나타나므로 그 중에 조금 편견이 있다고 하더라도 백옥에 자그마한 티가 있는 정도에 불과할 뿐이다. 그러나 반신불수(半身不遂)라는 병증은, 옛날에 책을 지은이가 비록 400여 사람이나 되지만 반신불수에 대해 주장을 편 사람은 겨우 몇 사람에 지나지 않는다. 몇 사람 가운데서도 병의 본원을 설명한 사람은 전혀 없다. 병의 원인을 알지 못하는데 만든 처방이 어찌 틀리지 않겠는가?

余少時遇此症, 始遵靈樞·素問·仲景之論, 治之無功. 繼遵河間·東垣·丹溪之論, 投藥罔效. 輾轉躊躇, 幾至束手. 伏思張仲景論傷寒,

내가 젊었을 적에 이 병을 보고 처음에는『영추(靈樞)』·『소문(素問)』·장중경(張仲景)의 논의에 따라 치료하였으나 효과가 없었다. 이어서 유하간(劉河間)①·이동원(李東垣)②·주단계(朱丹溪)③의 의론을 따라 약을 썼으나 효과가 없었다. 그렇게 전전긍긍하다가 거의 속수무책에 이르렀다. 가만히 생각해보니, 장중경이 논한『상한론(傷寒論)』이나 오우

① 유하간(劉河間) : 금원사대가 중의 한 사람으로, 금나라의 유완소(劉完素)를 말한다. '주화론(主火論)'으로 화열(火熱)이 병(病)의 원인이 됨을 밝혔다. 후세에 '한량파(寒涼派)'라 한다.

② 이동원(李東垣) : 금원사대가 중의 한 사람으로, 원나라의 이고(李杲)를 말한다. "내상비위(內傷脾胃), 백병유생(百病由生)"이라고 하여 병을 치료할 때 감온(甘溫)으로 비기(脾氣)를 승발(升發)하여 제열(除熱)·승양산화(升陽散火)하는 방법을 활용하였다.

③ 주단계(朱丹溪) : 금원사대가 중의 한 사람으로, 원나라의 주진형(朱震亨)을 말한다. "양상유여(陽常有餘), 음상부족(陰常不足)", "기상유여(氣常有餘), 혈상부족(血常不足)"이라고 하여 치료에 '자음강화(滋陰降火)'를 중요시했다. 그래서 후세에 '자음파(滋陰派)'라고 불린다. 또한 잡병(雜病)의 원인으로 '육울(六鬱)'을 주장하였다.

吳又可著瘟疫, 皆獨出心裁, 竝未引古經一語.

가(吳又可)가 지은 『온역론(瘟疫論)』은 모두 자신의 독자적인 생각에서 나온 것이지 옛 경전을 인용한 말은 한 마디도 없었다.

余空有活人之心, 而無濟世之手. 凡遇是症, 必細心研究, 審氣血之榮枯, 辨經絡之通滯. 四十年來頗有所得, 欲公之天下, 以濟後人, 奈不敢以管見之學, 駁前人之論, 另立方法, 自取其罪. 友人曰, 眞胸有確見, 屢驗良方, 補前人之缺, 救後人之難, 不但有功於後世, 正是前代之勳臣, 又何罪之有? 余聞斯議, 不揣鄙陋, 將男婦小兒半身不遂, 癱腿痿症, 抽搐筋攣, 得病之源, 外現之症, 屢驗良方, 難治易治之形狀, 及前人所論脈理臟腑經絡之錯誤, 一一繪圖, 申明其說, 詳述前後, 以俟高明再加補助, 於醫道不無小補云爾.

나는 괜스레 사람을 살리려는 마음만 가졌을 뿐 세상을 구제할 재주는 없었다. 이 병증을 만날 적마다 반드시 세심하게 연구하여 기혈이 성한지 말랐는지를 살피고, 경락이 통하는지 막혔는지를 따졌다. 그렇게 40년 동안 하여 자못 얻은 바가 있어서 천하에 드러내어 후인들을 구제하고자 할 뿐이나, 어찌 감히 관견(管見, 좁은 소견)의 배움으로 전인(前人)들의 의론을 논박하고 따로 방법을 내세움으로써 스스로 그 죄를 얻으려 하겠는가? 이에 벗이 말하길, "참으로 가슴속에 확실한 견해가 있고 거듭 효과를 본 좋은 처방이라면 전인들이 빠트린 부분을 보충하고 후인들의 어려움을 구할 수 있을 터이니, 이는 후세에 공이 있을 뿐만 아니라 바로 전대의 훈신(勳臣)이기도 한데 또한 무슨 죄가 있다 하겠는가?"라고 하였다. 내가 이 의견을 듣고 나서 비루함을 헤아리지 않고 남자·여자·소아의 반신불수와 탄퇴위증(癱腿痿證)①·추축근련(抽搐筋攣, 근육이 떨리고 뒤틀리는 것) 등의 원인, 밖으로 나타나는 증상, 누차 경험한 양방, 치료가 어려운 것과 쉬운 것의 형상, 그리고 전인들이 논한 맥리(脈理)·장부(臟腑)·경락(經絡)의 착오에 대해 일일이 그림을 그리거나 그 설을 거듭 밝히고 전후를 상세히 서술하여 고명한 사람이 다시 보충해줄 것을 기다리니, 의도(醫道)에 작은 보탬이나마 없지 않을 것이다.

半身不遂論

반신불수론

半身不遂, 病本一體, 諸家立論, 竟不相同.

반신불수는 병의 뿌리는 하나인데, 제가들의 주장은 서로 일치하지 않는다.

始而靈樞經曰, 虛邪偏客於身半, 其入深者, 內居榮衛, 榮衛衰則眞氣去, 邪氣獨留, 發爲偏枯. 偏枯者, 半身不遂也. 素問曰, 風中五臟六腑之兪, 所中則爲偏風. 張仲景曰, 夫風之爲病,

처음 『영추(靈樞)』에서 "허사(虛邪)가 반신에 침입하여 체내에 깊이 들어와 안으로 영위(營衛)에 머물러 영위의 기가 시들게 되면 진기(眞氣)가 떠나고 사기(邪氣)만이 홀로 남아 편고(偏枯)가 된다."라고 하였는데, 편고란 반신불수이다. 『소문(素問)』에서는 "풍사가 오장육부의 수혈(兪穴)로부터 침입할 때 풍사에 맞은 쪽이 편풍(偏風)이 된다."라고 하였으며, 장중경(張仲景)은 "풍사가 병이 되면 사람으로 하여금

① 탄퇴위증(癱腿痿證) : 병증으로 위증(痿證)을 말한다. 지체(肢體)의 근맥이 이완되고 무력해져 시간이 경과하면 수의적인 운동이 불리해지고 살이 위축되는 병증이다. '위벽(痿躄)'이라고도 한다.

當令人半身不遂. 三書立論, 本源皆專主於風.

반신불수하게 만든다."라고 하였다. 세 책의 주장은 반신불수의 원인을 모두 풍사(風邪)에서 찾고 있다.

至劉河間出世, 見古人方論無功, 另出手眼云, 中風者, 非肝木之風內動, 亦非外中於風, 良由將息失宜, 內火暴甚, 水枯莫制, 心神昏昧, 卒倒無所知. 其論專主於火.

유하간(劉河間)이 세상에 나와 고인들의 방론(方論)이 효과가 없음을 보고 따로 관점을 내놓아 이르길, "중풍은 간목(肝木)의 풍(風)이 안에서 움직인 것이 아니고 또한 밖으로 풍사(風邪)에 맞은 것도 아니니, 실로 장식(將息, 양생)이 마땅함을 잃은 데 말미암아 내화(內火)가 갑자기 심해지고 수기(水氣)가 말라서 제재할 수 없게 되므로 심신(心神)이 혼미해지고 갑자기 쓰러져 아무것도 알아보지 못하게 되는 것이다."라고 하여 주로 화(火)에서 원인을 찾고 있다.

李東垣見河間方論矛盾, 又另立論曰, 中風者, 氣虛而風邪中之, 病在四旬以後, 壯盛希有, 肥白氣虛者, 間亦有之. 論中有中腑·中臟·中血脈·中經絡之分. 立法以本氣虛, 外受風邪, 是其本也.

이동원(李東垣)은 유하간의 방론에 모순이 있다는 것을 보고 다시 입론하여 말하기를, "중풍은 기가 허하여 풍사가 침입한 것으로, 병은 40세 이후에 주로 걸리고 건장한 사람에게는 드물지만 부옇게 살이 찌고 기가 허한 사람에게는 간혹 온다."라고 하였으며, 논의 가운데 중부(中腑, 육부에 맞음), 중장(中臟, 오장에 맞음), 중혈맥(中血脈, 혈맥에 맞음), 중경락(中經絡, 경락에 맞음)의 구분을 두었다. 본기(本氣)가 허하여 밖으로 풍사(風邪)를 받는다는 것을 그 병의 근본으로 보고 치법을 세웠다.

朱丹溪見東垣方症不符, 又分途立論, 言西北氣寒有中風, 東南氣濕非眞中風, 皆因氣血先虛, 濕生痰, 痰生熱, 熱生風也. 其論專主於痰, 濕痰是其本也.

주단계(朱丹溪)는 동원의 처방과 증상이 부합하지 않는다는 것을 보고 다시 다른 방향으로 논의를 세워 말하기를, "서북은 기후가 추워서 중풍(中風)이 있으나 동남은 기운이 습하여 진중풍(眞中風)①이 아닌데, 모두 기혈이 먼저 허해져 습이 담(痰)을 생하고, 담이 열(熱)을 생하며, 열이 풍(風)을 생한 것이다."라고 하여, 주로 담(痰)에 주목하여 습담(濕痰)이 그 병의 근본이라고 하였다.

王安道見丹溪論中, 有東南氣濕非眞中風一句, 便云, 靈樞·素問·仲景所言是眞中風, 河間·東垣·丹溪所言是類中風.

왕안도(王安道)②는 단계의 의론 가운데 '동남은 기운이 습하여 진중풍이 아니다'라고 말한 구절을 보고 곧 이르길, "『영추』·『소문』·장중경이 말한 것은 진중풍(眞中風)이고, 유하간·이동원·주단계가 말한 것은 유중풍(類中風)이다."라고 하였다.

---

① 진중풍(眞中風) : 진짜 중풍이란 말로 풍사가 원인이 된 것을 말한다. 감기증상과 같은 외감(外感)을 동반하며, 풍(風)의 깊이에 따라 중부(中腑)·중장(中臟)·중혈맥(中血脈)으로 나눈다. 이에 비하여 유중풍(類中風)은 안에서 생긴 풍으로 인한 것을 말한다.

② 왕안도(王安道) : 원대 의학가 왕리(王履, 1332~?)로 일찍이 주진형에게서 의학을 배웠다. 안도(安道)는 그의 자이다. 『표제원병식(標題原病式)』·『백병구현(百病鉤玄)』·『의운통(醫韻通)』·『의경소회집(醫經遡洄集)』 등 많은 저술이 있었으나 『의경소회집』만이 현재 전해진다.

虞天民言, 王安道分眞中風·類中風之說, 亦未全是. 四方病此者, 盡因氣濕痰火挾風而作, 何嘗見有眞中·類中之分?

우천민(虞天民)은 “왕안도가 진중풍과 유중풍을 나눈 학설은 또한 전부 옳지는 않다. 사방에서 이것을 앓는 사람은 모두 기(氣)·습(濕)·담(痰)·화(火)가 풍사를 끼고서 생기니, 어찌 일찍이 진중풍과 유중풍의 나뉨이 있음을 보았겠는가?”라고 하였다.

獨張景岳有高人之見, 論半身不遂大體屬氣虛, 易中風之名, 著非風之論, 惟引用內經厥逆, 竝辨論寒熱·血虛, 及十二經之見症, 與症不符, 其方不效者, 可惜先生於此症閱歷無多.

유독 장경악(張景岳)만은 고견이 있어서 반신불수는 대체로 기허(氣虛)에 속한다고 보았고, 중풍이란 이름을 바꾸어 비풍론(非風論)을 지었는데, 오직 『내경』의 궐역(厥逆)만을 인용하고, 아울러 한열(寒熱)·혈허(血虛) 및 12경에 나타난 병증을 변론하였다. 그러나 병증과 부합되지 않고 그 처방이 효과가 없는 것은 애석하게도 선생께서 이 병증에 대해 일일이 살펴본 것이 많지 않았기 때문이다.

其餘名家所論病因, 皆是因風·因火·因氣·因痰之論, 所立之方, 俱係散風·淸火·順氣·化痰之方.

그 나머지 명가들이 논한 병인(病因)은 모두 풍(風)에 원인이 있다거나, 화(火)에 원인이 있다거나, 기(氣)에 원인이 있다거나, 담(痰)에 원인이 있다는 것이고, 세운 처방도 모두 풍을 흩어준다(散風)거나, 화기를 식혀준다(淸火)거나, 기를 돌려준다(順氣)거나, 담을 삭여준다(化痰)는 것에 속한다.

有云氣血虛弱而中風邪者, 於散風淸火方中, 加以補氣養血之藥; 有云陰虛虧損而中風邪者, 於滋陰補腎藥內, 佐以順氣化痰之品. 或補多而攻少, 或補少而攻多, 自謂攻補兼施, 於心有得. 今人遵用, 仍然無效.

기혈이 허약하여 풍사에 맞은 경우는 산풍청화(散風淸火)하는 처방에 기혈을 보양하는(補氣養血) 약을 더하여 쓴다고 말하기도 하고, 음허휴손(陰虛虧損)하여 풍사에 맞은 경우는 자음보신(滋陰補腎)하는 약 속에 순기화담(順氣化痰)하는 약재를 보충하여 쓴다고 말하기도 하며, 혹 보하는 것을 많이 하고 치는 것을 적게 하라거나, 혹 보하는 것을 적게 하고 치는 것을 많이 하라거나 하여, 스스로 공보(攻補)를 아울러 시행하면서 마음에 체득한 것이 있는 듯이 말하므로 지금 사람들이 그에 따라서 쓰고 있으나 여전히 효과가 없다.

又不敢議論古人之非, 不曰古方不合今病, 便云古今元氣不同. 旣云方不合病, 元氣不同, 何得傷寒病, 麻黃·承氣·陷胸·柴胡, 應手取效,

또한 감히 고인의 잘못을 따질 수 없어서 차마 “고방이 지금의 병에 맞지 않는다.”라고는 말하지 못하고, 곧 “고금의 원기가 같지 않다.”라고 말한다. 이미 ‘옛 처방이 지금 병에 들어맞지 않아서 원기가 같지 않다’라고 한다면 어찌 상한병에 마황탕(麻黃湯)①·승기탕(承氣湯)②·함흉탕(陷胸湯)③·시호탕(柴胡湯)④은 쓰기만 하면 효과를 보이는데, 중

① 마황탕(麻黃湯) : 마황 3돈, 계지 2돈, 감초 6푼, 행인 10알. ○ 위의 약들을 썰어서 1첩으로 하여 생강 3쪽, 총백 2대를 넣고 물에 달여서 따뜻하게 하여 먹는다. 땀이 나면 다시 먹지 말아야 한다. (『동의보감』)
② 승기탕(承氣湯) : 대승기탕·소승기탕·조위승기탕을 말하는 것으로, 양명부실증(陽明腑實證)을 치료한다. (『동의보감』)
③ 함흉탕(陷胸湯) : 상한결흉증(傷寒結胸證)을 치료하는 처방으로 대함흉탕·소함흉탕·대함흉환을 말한다. (『동의보감』)

何得中風門, 愈風·導痰·秦艽·三化, 屢用無功? 總不思古人立方之本.

풍문의 유풍탕(愈風湯)①·도담탕(導痰湯)②·진교탕(秦艽湯)③·삼화탕(三化湯)④ 등은 후대의 처방인데, 여러 번 써도 효과가 없는 것인가? 이는 모두 고인이 처방을 세운 근본을 생각하지 않아서이다.

效與不效, 原有兩途. 其方效者, 必是親治其症, 屢驗之方. 其不效者, 多半病由議論, 方從揣度. 以議論揣度, 定論立方, 如何能明病之本源.

효과가 있고 없고는 원래 두 가지가 있다. 그 처방이 효과가 있는 것은 반드시 그 병증을 직접 치료하여 자주 효과를 본 처방이고, 효과가 없는 것은 대부분 병은 의론에만 말미암고 처방은 생각으로 헤아린 데서만 나왔기 때문이다. 의론과 헤아림에 따라 병에 대한 논의를 정하고 처방을 세우는데 어떻게 병의 본원을 밝힐 수 있겠는가?

因何半身不遂, 口眼歪斜? 因何語言蹇澀, 口角流涎? 因何大便乾燥, 小便頻數? 毫無定見. 古今混淆. 以一虧損五成元氣之病, 反用攻發克削之方, 安得不錯? 溯本窮源, 非錯於醫, 乃錯自著書者之手. 嗟呼! 此何等事, 而竟以意度, 想當然乎哉!

무엇 때문에 반신불수가 생기고 구안와사가 일어나는가? 무엇 때문에 말이 어둔해지고 입에서 침을 흘리는가? 무엇 때문에 대변이 마르고 소변이 잦은가? 이런 것에 대해 전혀 정해진 견해가 없어 예나 지금이나 혼동하고 있다. 일종의 절반(5할)의 원기를 휴손시켜 생긴 병인데 도리어 공발극삭(攻發克削)⑤하는 방제를 쓰니 어떻게 잘못이 아니겠는가? 근본 원원을 거슬러 올라가보면 의사에게 잘못이 있는 것이 아니라 책을 지은 사람의 손에서부터 잘못된 것이다. 아아! 이러한 일은 생각해보면 당연한 일이 아니겠는가?

半身不遂辨

반신불수변

或曰, 半身不遂, 古人風火濕痰之論, 諸家層次議駁, 有證據可憑乎?

어떤 이가 물었다. "반신불수에 대한 고인들의 풍(風)·화(火)·습(濕)·담(痰)에 관한 논의는 제가들이 갖가지로 논박하고 있는데, 믿을 만한 증거가 있는가?"

---

④ 시호탕(柴胡湯) : 소양병(少陽病)을 치료하는 소시호탕·대시호탕을 말한다.

① 유풍탕(愈風湯) : 강활유풍탕(羌活愈風湯)을 말한다.
강활유풍탕 : 창출·석고·생지황 각각 6푼, 강활·방풍·당귀·만형자·천궁·세신·황기·지각·인삼·마황·백지·감국·박하·구기자·시호·지모·지골피·독활·두충·진교·황금·백작약·감초 각각 4푼, 육계 2푼. ○ 위의 약들을 썰어서 1첩으로 하여 생강 3쪽을 넣고 물에 달여 아침저녁으로 먹는다. 혹은 이 약물로 빈속에 이삼단(二參丹)을 먹기도 하고, 잠잘 무렵에 사백단(四白丹)을 먹기도 한다. (『동의보감』)

② 도담탕(導痰湯) : 반하(생강즙에 법제한 것) 2돈, 천남성(싸서 구운 것)·귤홍·지각·적복령·감초 각각 1돈. ○ 위의 약들을 썰어서 1첩으로 하여 생강 5쪽과 함께 물에 달여 먹는다. (『동의보감』)

③ 진교탕(秦艽湯) : 대진교탕(大秦艽湯)을 말한다.
대진교탕 : 진교·석고 각각 1돈, 강활·독활·천궁·백지·생지황·숙지황·당귀·백작약·황금·백복령·방풍·백출·감초 각각 7푼, 세신 3푼. ○ 위의 약들을 썰어서 1첩으로 하여 물에 달여 아무 때나 먹는다. (『동의보감』)

④ 삼화탕(三化湯) : 후박·대황·지실·강활 각각 같은 양. ○ 위의 약들을 썰어서 1냥을 1첩으로 하여 물에 달여서 하루 두세 번 먹는데, 설사가 약간 나면 그만 쓴다. (『동의보감』)

⑤ 공발극삭(攻發克削) : 승기탕(承氣湯) 류로 공하(攻下)하고, 풍약(風藥) 등의 해표약(解表藥)으로 발산시켜 정기를 깎아내는 것을 말한다.

余曰, 卽以仲景傷寒論中風篇云, 中風則令人頭疼身痛, 發熱惡寒, 乾嘔自汗. 金匱要略論傷風則令人鼻塞噴嚏, 咳嗽聲重, 鼻流淸涕. 中風本門又云, 夫風之爲病, 當令人半身不遂. 今請問何等風, 何等中法, 令人頭疼身痛, 發熱惡寒, 乾嘔自汗? 何等風, 何等中法, 則令人鼻塞噴嚏, 咳嗽聲重, 鼻流淸涕? 何等風, 何等中法, 則令人半身不遂?

내가 대답하였다. "장중경(張仲景)의 『상한론(傷寒論)』 중풍편(中風篇)에 이르길, '풍사에 맞으면 머리가 아프고 몸이 아프며, 열이 나면서 오한이 들고, 헛구역질을 하고 식은땀이 난다.'라고 하였고, 『금궤요략(金匱要略)』에서는 '풍사에 상하면 코가 막히고 재채기를 하며, 기침이 나고 목소리가 탁하며, 말간 콧물을 흘린다.'라고 하였다. '중풍본문(中風本門)'에 또 이르길, '풍이 병을 일으키면 사람으로 하여금 반신불수하게 한다.'라고 하였다. 이제 묻건대, 어떤 풍이 어떻게 맞아야 사람으로 하여금 머리가 아프고 몸이 아프며, 열이 나면서 오한이 들고, 헛구역질을 하고 식은땀이 나게 하는가? 어떤 풍이 어떻게 맞으면 사람으로 하여금 코가 막히고 재채기를 하며, 기침이 나고 목소리가 탁하며, 말간 콧물을 흘리게 하는가? 어떤 풍이 어떻게 맞으면 사람으로 하여금 반신불수하게 하는가?

半身不遂若果是風, 風之中人, 必由皮膚入經絡, 亦必有由表入裏之症可査. 嘗治此症, 初得時, 竝無發熱惡寒, 頭疼身痛, 目痛鼻乾, 寒熱往來之表症. 旣無表症, 則知半身不遂, 非風邪所中.

반신불수가 과연 풍이라면 사람이 풍을 맞았을 경우 반드시 피부로부터 경락에 들어갈 것이고, 또한 반드시 겉에서 속으로 들어간 증상을 살필 수 있을 것이다. 일찍이 이 병증을 치료하였었는데, 처음 병이 났을 때는 결코 열이 나고 오한이 들거나, 머리가 아프고 몸이 아프거나, 눈이 아프고 코가 마르거나, 오한발열이 오락가락하는 표증이 없었다. 이렇게 표증이 없다면 반신불수가 풍사에 맞아서 생기는 것이 아니라는 것을 알 것이다.

再者, 衆人風火濕痰之論, 立說更爲含混. 如果是風火濕痰, 無論由外中, 由內發, 必歸經絡, 經絡所藏者, 無非氣血, 氣血若爲風火濕痰阻滯, 必有疼痛之症. 有疼痛之症, 乃是身痛之痺症, 非是半身不遂. 半身不遂, 無疼痛之症. 余平生治之最多, 從未見因身痛痺症而得半身不遂者. 由此思之, 又非風火濕痰所中.

그리고, 여러 사람들의 풍(風)·화(火)·습(濕)·담(痰)에 관한 논의는 주장의 근거가 더욱 혼란스럽다. 만약 풍·화·습·담이 원인이라면 밖에서 맞았든 안에서 일어났든 관계없이 반드시 경락으로 모여야 할 것이고, 경락에 담긴 것은 기혈이 아닌 것이 없으니, 기혈이 만약 풍·화·습·담에 의해 막힌다면 반드시 아픈 증상이 있을 것이고, 아픈 증상이 있다면 이것은 곧 몸이 아픈 비증(痺證)①이지 반신불수가 아니다. 반신불수는 아픈 증상이 없다. 내가 평생 치료한 병증 중에 가장 많았는데, 그 가운데 몸이 아픈 비증으로 인해 반신불수가 된 사람은 보지 못하였다. 이로써 생각해보건대, 반신불수는 또한 풍·화·습·담에 맞은 것이 아니다."

① 비증(痺證) : 인체에 풍(風)·한(寒)·습(濕)·열(熱) 등의 외부 사기가 침범하여 경락의 기혈(氣血) 운행이 원활하지 못하기 때문에 기육·근골·관절에 통증이나 감각의 저하 또는 굴신 등의 운동불리, 관절이 붓고 열이 나는 등의 증상을 발생하게 하는 것이다.

半身不遂本源

或曰，君言半身不遂，虧損元氣，是其本源．何以虧至五成方病？願聞其說．

余曰， 夫元氣藏於氣管之內，分布周身，左右各得其半．人行坐動轉，全仗元氣．若元氣足，則有力；元氣衰，則無力；元氣絕，則死矣．

若十分元氣， 虧二成剩八成，每半身仍有四成，則無病．若虧五成剩五成，每半身只剩二成半，此時雖未病半身不遂， 已有氣虧之症，因不疼不癢，人自不覺．

若元氣一虧， 經絡自然空虛．有空虛之隙，難免其氣向一邊歸倂．如右半身二成半，歸倂於左，則右半身無氣；左半身二成半，歸倂於右，則左半身無氣．無氣則不能動，不能動，名曰半身不遂．不遂者，不遂人用也．

如睡時氣之歸倂，人不能知覺， 不過是醒則不能翻身．惟睡醒時氣之歸倂，自覺受病之半身，向不病之半身流動， 比水流波浪之聲尤甚；坐時歸倂，身必歪倒；行走時歸倂，半身無氣，所以跌仆．人便云因跌仆得半身不遂，殊不知非因跌仆得半身不遂， 實因氣虧得半身不遂，以致跌仆．

반신불수본원

어떤 이가 말하였다. “당신께서 반신불수는 원기(元氣)를 휴손(虧損)시킨 것이 그 원인이라고 하였는데, 어째서 휴손이 절반(5할)에 이르러야 병이 되는지, 그 설명을 듣고자 합니다.”

내가 말하였다. “일반적으로 원기는 기관(氣管) 안에 담겼다가 온 몸에 펴지는데, 좌우로 각각 반씩 나뉘어 갖는다. 사람의 모든 움직임은 전부 원기에 의지한다. 만약 원기가 넉넉하면 힘이 있고, 원기가 쇠하면 힘이 없으며, 원기가 끊어지면 죽는다.

만약 10할의 원기 중에서 2할이 휴손되고 8할이 온전하다면 양쪽 반신에 각각 4할이 있게 되니 병이 없다. 만약 5할이 휴손되고 5할이 온전하다면 양쪽 반신에 각각 2할 5푼씩만 남게 되니 이때는 비록 반신불수를 앓지는 않는다고 하더라도 이미 기가 손상된 증상이 있게 되지만, 아프지 않고 가렵지 않기 때문에 사람이 스스로 느끼지 못할 뿐이다.

만약 원기가 한번 손상되면 경락이 자연히 비게 되고, 빈 틈이 있게 되면 그 기가 한쪽으로 몰리는 것을 면하기 어렵다. 만약 오른쪽 반신의 2할 5푼이 왼쪽으로 몰리게 되면 오른쪽 반신에 기가 없어지고, 왼쪽 반신의 2할 5푼이 오른쪽으로 몰리게 되면 왼쪽 반신에 기가 없어진다. 기가 없어지면 움직일 수 없게 되는데, 움직일 수 없는 것을 반신불수(半身不遂)라고 한다. 불수(不遂)란 사람의 뜻대로 쓸 수 없다는 것이다.

예컨대, 자는 도중에 기가 한 곳으로 몰리게 되면 사람이 지각할 수 없고 깨어났을 때 몸을 돌리지 못하는 정도일 뿐이다. 그러나 잠에서 깨어날 때 기가 한 곳으로 몰리게 되면 병이 든 반신에서 병이 들지 않은 반신으로 흘러 움직이는 것을 자각하게 되는데, 비유하자면 물이 흐를 때 물결소리가 더욱 심해지는 것과 같다. 앉아 있을 때 기가 한 곳으로 몰리게 되면 몸이 반드시 기울어 넘어진다. 걷거나 달릴 때 기가 한 곳으로 몰리게 되면 반신에 기가 없어지기 때문에 넘어진다. 이런 경우 사람들이 곧 ‘넘어져서 반신불수가 되었다’고 말하지만, 이것은 넘어져서 반신불수가 된 것이 아니라 실제로는 기가 휴손되어 반신이 불수하게 되었으므로 넘어지게 되었다는 것을 영 모르고 하는 말이다.”

口眼歪斜辨

或曰, 半身不遂, 旣然無風, 如何口眼歪斜?

余曰, 古人立歪斜之名, 總是臨症不細心審査之故. 口眼歪斜, 竝非歪斜. 因受病之半臉無氣, 無氣則半臉縮小; 一眼無氣力, 不能圓睜, 小眼角下抽; 口半邊無氣力, 不能開, 嘴角上抽. 上下相湊, 乍看似歪斜, 其實竝非左右之歪斜.

嘗治此症, 凡病左半身不遂者, 歪斜多半在右; 病右半身不遂者, 歪斜多半在左. 此理令人不解, 又無書籍可考, 何者? 人左半身經絡, 上頭面, 從右行; 右半身經絡, 上頭面, 從左行, 有左右交互之義. 余亦不敢爲定論, 以待高明細心審査再補.

又曰, 口眼歪斜, 盡屬半臉無氣乎?

余曰, 前論指兼半身不遂而言. 若壯盛人, 無半身不遂, 忽然口眼歪斜, 乃受風邪阻滯經絡之症. 經絡爲風邪所阻滯, 氣必不上達, 氣不上達頭面, 亦能病口眼歪斜, 用通經絡散風之劑, 一藥而愈, 又非治半身不遂方之所能爲也.

구안와사변

어떤 이가 물었다. "반신불수에 이미 풍사가 없다고 한다면 어떻게 구완와사가 생기는가?"

내가 대답하였다. "옛 사람이 와사(歪斜)란 명칭을 세운 것은 모두 임상에서 세심하게 살피지 못한 때문이다. 구안와사는 결코 돌아간 것이 아니다. 그것은 병이 난 반쪽 뺨에 기가 없어졌기 때문으로, 기가 없어지면 반쪽 뺨이 오그라들고, 한쪽 눈에 기력이 없어지면 눈동자를 동그랗게 뜰 수가 없고 소안각(小眼角, 바깥눈초리)이 아래로 밀리며, 입의 반쪽에 기력이 없어져 벌릴 수 없고 입 꼬리가 위로 밀린다. 상하로 서로 몰리는 것이 언뜻 봐서 와사 같으나 실제는 결코 좌우로 돌아가는 와사가 아니다.

일찍이 이 병증을 치료해보니, 왼쪽 반신불수를 앓는 경우는 와사가 대부분 오른쪽에 있고, 오른쪽 반신불수를 앓는 경우는 와사가 대부분 왼쪽에 있었다. 이런 이치를 사람들이 이해하지 못하고 또 살필 만한 서적도 없는 것은 왜인가? 사람의 좌반신의 경락은 두면으로 올라가면서 오른쪽으로 가고, 우반신의 경락은 두면으로 올라가면서 왼쪽으로 가기 때문에 좌우교차의 뜻이 있다. 그러나 나도 또한 감히 논의를 확정할 수 없으니, 고명한 사람이 세심하게 살펴 다시 보충하기를 기다린다."

또 말하였다. "구안와사는 모두 반쪽 뺨에 기가 없는 것에 속하는가?"

내가 대답하였다. "앞에서 논한 것은 반신불수를 겸한 경우를 가리켜 말한 것이다. 만약 장성한 사람이 반신불수가 없는데 갑자기 구안와사가 일어났다면 이는 풍사(風邪)가 들어와 경락을 막고 있는 증상이다. 경락이 풍사에 의해 막히게 되면 기가 반드시 위로 도달하지 못하게 되는데, 기가 위로 두면에 도달하지 못하는 것도 구안와사를 앓게 만든다. 이때는 경락을 뚫고 풍사를 흩트리는 약을 한 번 쓰면 낫는데, 또한 반신불수를 치료하는 처방으로 될 수 있는 것이 아니다."

辨口角流涎非痰飮

구각유연은 담음이 아님을 밝힘

或曰, 口角所流, 非痰飮乎?

어떤 이가 물었다. "입가로 침을 흘리는 것은 담음(痰飮)이 아닙니까?"

余曰, 嘗治此症, 見所流盡是清水, 竝非稠痰, 明明氣虛不固津液. 不明此理, 試看小兒氣不足時, 流涎者十有八九, 高年人氣衰時, 流涎者十有二三, 再以他症互相參看, 流涎者屬氣虛無疑.

내가 대답하였다. "일찍이 이 병증을 치료하여 살펴보니, 흘리는 것이 모두 말간 물이고 결코 빽빽한 담(稠痰)이 아니었으니, 분명 기가 허하여 진액을 단단하게 붙잡지 못한 것이다. 이 이치를 잘 모르겠거든 어린이가 기가 부족할 때 침을 흘리는 경우가 10에 8~9이고, 노인이 기가 쇠하였을 때 침을 흘리는 경우가 10에 2~3인 것을 한 번 보라. 그리고 다른 증상과 서로 참고해 살펴보면 침을 흘리는 것이 기허(氣虛)에 속한다는 것은 틀림없다."

辨大便乾燥非風火

대변건조는 풍·화가 아님을 밝힘

或曰, 患半身不遂, 兼大便乾燥, 古人名曰風燥, 言其病有風有火, 有是理乎?

어떤 이가 물었다. "반신불수를 앓으면서 아울러 대변이 메마르는 것을 옛 사람이 풍조(風燥)라고 부르며, 그 병의 원인을 풍(風)이라고도 하고 화(火)라고도 하는데, 이런 이치가 있습니까?"

余曰, 若是風火, 用散風清火潤燥攻下藥, 大便一行, 風散火淸, 自當不燥. 嘗見治此症者, 誤用下藥, 下後乾燥更甚. 總不思平素出大恭時, 竝非大恭順穀道自流, 乃用氣力催大恭下行. 既得半身不遂之後, 無氣力使手足動, 無氣力使舌言, 如何有氣力到下部催大恭下行. 以此推之, 非風火也, 乃無氣力催大恭下行. 大恭在大腸, 日久不行, 自乾燥也.

내가 대답하였다. "만약 풍(風)과 화(火)가 원인이라면 풍을 흩고 화를 식히며(散風淸火) 굳은 것을 적시고 설사시키는(潤燥攻下) 약을 써서 대변이 한 번 나오게 하면 풍이 흩어지고 화가 식어서 자연히 메마르지 않게 되어야 할 것이다. 일찍이 이 병증을 치료하는 사람을 보니, 설사시키는 약(下藥)을 잘못 써서 설사를 한 뒤에 마르는 것이 더욱 심해졌다. 이는 평소 대변을 볼 때 결코 대변이 항문을 따라 저절로 흐르는 것이 아니라 기력을 써서 대변을 밀어 나오도록 한다는 것을 생각하지 못한 것이다. 이미 반신불수를 얻은 뒤여서 기력이 없어 손발을 움직일 수도 없고 기력이 없어 혀로 말을 할 수도 없는데, 무슨 기력이 있어서 아래까지 대변을 밀어 보낼 수 있단 말인가? 이로써 미루어보면 풍과 화 때문이 아니고 기력이 없어서 대변을 아래로 내려가게 하지 못하며, 대변이 대장에 있으면서 여러 날 빠져나가지 못해서 저절로 메마른 것이다."

辨小便頻數遺尿不禁

소변빈삭과 유뇨불금을 밝힘

或曰, 小便頻數·遺尿不禁, 有火有虛, 有分別乎?

어떤 이가 물었다. "소변을 자주 보고, 오줌을 흘리는 것은 화(火) 때문인 경우가 있고 허(虛) 때문인 경우가 있는데, 분별할 수 있습니까?"

余曰, 有溺時玉莖內疼痛,

내가 대답하였다. "오줌을 눌 때 음경 안이 아프고 오줌이 한 방울 한

尿一點一滴而出, 兼之色紅, 乃是火症. 若高年人, 或虛弱人, 尿長而痛, 其色淸白, 乃屬氣虛. 溺孔開張, 尿流而不知, 名曰遺尿. 不禁者, 尿欲出而人禁止不溺, 尿仍自出. 此專指小便自病而言.

방울 떨어져 나오면서 아울러 색깔이 붉으면 화증(火症)이다. 만약 나이가 많은 사람이거나 허약한 사람인 경우 오줌이 오래 나오고 아프면서 색깔이 묽고 희면 기허(氣虛)에 속한다. 오줌 구멍이 열려서 오줌이 흐르는데도 알지 못하는 것을 유뇨(遺尿)라고 한다. 불금(不禁)이란 소변이 나오려고 할 때 사람이 막고 오줌을 누지 않으려고 하나 오줌이 그냥 저절로 나오는 것이다. 이것은 전적으로 소변 자체의 병을 가리켜 말한 것이다.

若半身不遂, 兼小便頻數, 遺尿不禁, 絶無玉莖疼痛之苦, 此是氣虛不固提也.

만약 반신불수에다 소변빈삭과 유뇨불금이 겸하여 생겼다면 절대로 음경이 아픈 고통이 없다. 이것은 기가 허하여 단단하게 붙들어주지 못하는 것이다."

辨語言蹇澁非痰火

언어건삽은 담화가 아님을 밝힘

或曰, 說話不眞, 古名語言蹇澁. 前人論舌之本有痰有火, 此理想來不錯.

어떤 이가 물었다. "말을 하는데 제대로 되지 않는 것을 옛날에 언어건삽(言語蹇澁)이라고 했는데, 이전 사람들은 혀의 뿌리에 담(痰)이 있고 화(火)가 있다고 하였으니, 이 이치는 틀리지 않은 것 같습니다."

余曰, 非痰火也. 舌中原有兩管, 內通腦氣, 卽氣管也, 以容氣之往來, 使舌動轉能言. 今半身無氣, 已不能動, 舌亦半邊無氣, 亦不能全動, 故說話不眞.

내가 대답하였다. "담화(痰火)가 아니다. 혀에는 원래 두 개의 관①이 있어서 안으로 뇌기(腦氣)와 통하는데, 곧 기관(氣管)이다. 이곳으로 기가 왕래할 수 있어서 혀를 움직이고 굴려서 말을 할 수 있다. 지금 반신에 기가 없어서 이미 움직일 수 없다면 혀도 반쪽에 기가 없어져 역시 완전하게 움직일 수 없기 때문에 말을 하는데 제대로 되지 않는 것이다.

試看小兒氣不足不能行走時, 高年人氣衰時, 說話俱不眞, 是其證也.

시험 삼아 어린아이가 기가 부족하여 걷지 못할 때와 나이 많은 사람이 기가 쇠하였을 때를 살펴보면 말을 하는데 모두 제대로 되지 않는 것이 그 증거이다."

辨口噤咬牙

구금과 교아를 밝힘

或曰, 旣無風火, 如何口噤咬牙?

어떤 이가 물었다. "이미 풍화(風火)가 없는데 어째서 입을 악다물고(口噤) 이빨을 가는(咬牙) 것입니까?"

余曰, 口噤自是口噤, 咬牙自是咬牙, 古人以口噤·咬

내가 대답하였다. "구금(口噤)은 그대로 구금이고 교아(咬牙)는 그대로 교아인데, 옛 사람들이 구금과 교아를 하나의 증상으로 뒤섞었으니,

① 혀에 분포하는 혀동맥(설동맥, lingual artery)을 말한다. 두 개의 관이 기가 왕래하는 기관(氣管)으로 뇌기(腦氣)와 통한다고 서술되어 있다. 『의림개착』에서 기가 다니는 통로인 기관은 현대의 동맥(artery)를 의미하는 바, 혀동맥을 지칭하는 것으로 보인다.

牙混成一症，何臨症粗心之甚．口噤是虛，咬牙是實．口噤是牙緊不開，咬牙是叩齒有聲．在傷寒·瘟疫·雜症·婦科，有虛症口噤者，有實症咬牙者．

어찌 증상을 대하는 마음이 이다지도 소홀한가! 구금은 허증이고, 교아는 실증이다. 구금은 입을 악다물고 벌리지 못하는 것이고, 교아는 이를 갈아 소리가 나는 것이다. 상한(傷寒)·온역(瘟疫)·잡증(雜症)·부과(婦科)에는 허증구금(虛症口噤)도 있고, 실증교아(實症咬牙)도 있다.

獨半身不遂，有口噤，絶無咬牙；亦有口噤太甚，下牙裏收，其聲如銼，似咬牙，實非咬牙，亦虛症也．

유독 반신불수만은 구금은 있으나 절대 교아는 없다. 또한 구금이 너무 심하여 아랫니가 안으로 파고들면서 그 소리가 줄로 가는 것과 같기 때문에 교아와 비슷하지만 실제로는 교아가 아니며, 또한 허증이다.

如無半身不遂，又無他症相兼，忽然口噤不開，乃風邪阻滯經絡，氣不上達之所致，用疎通經絡之劑卽愈．

만약 반신불수가 없고 또한 다른 증상이 겸하여 나타나는 것도 없는데 갑자기 입을 악다물고 벌리지 못하는 것이라면 풍사(風邪)가 경락(經絡)을 막아서 기가 위로 이르지 못한 까닭이다. 이때는 경락을 소통시키는 약제를 쓰면 곧 낫는다."

記未病以前之形狀

아직 병이 되기 이전의 형상을 기록함

或曰，元氣既虧之後，未得半身不遂以前，有虛症可查乎?

어떤 이가 물었다. "원기가 이미 줄어든 이후, 아직 반신불수는 되기 이전에 알아볼 만한 허증(虛症)이 있습니까?"

余生平治之最多，知之最悉．每治此症，愈後問及未病以前之形狀．

내가 평생토록 치료한 중에 가장 많아서 가장 자세히 안다. 이 병증을 치료할 때마다 나은 뒤에 아직 반신불수의 병이 되기 이전의 형상에 대하여 물어보았다.

有云偶而一陣頭暈者，有頭無故一陣發沈者，

어떤 사람은 우연히 한 차례 머리가 어지러웠다고 하였다. 어떤 사람은 머리가 까닭 없이 한 차례 무거워졌다고 하였다.

有耳內無故一陣風響者，有耳內無故一陣蟬鳴者，

어떤 사람은 귓속에서 까닭 없이 한 차례 바람소리가 났다고 하였다. 어떤 사람은 귓속에서 까닭 없이 한 차례 매미울음소리가 났다고 하였다.

有下眼皮長跳動者，有一隻眼漸漸小者，有無故一陣眼睛發直者，有眼前長見旋風者，

어떤 사람은 아래 눈꺼풀이 오랫동안 떨렸다고 하였다. 어떤 사람은 한쪽 눈이 점점 작아졌다고 하였다. 어떤 사람은 까닭 없이 한 차례 눈동자가 꼿꼿해졌다고 하였다. 어떤 사람은 눈앞에 오랫동안 회오리바람이 보였다고 하였다.

有長向鼻中攢冷氣者，有上嘴脣一陣跳動者，有上下嘴脣相湊發緊者，有睡臥口流

어떤 사람은 오랫동안 콧속으로 냉기가 통하였다고 하였다. 어떤 사람은 윗입술이 한 차례 떨렸다고 하였다. 어떤 사람은 위아래 입술이 서로 몰리며 땅겼다고 하였다. 어떤 사람은 자면서 입에서 거품 침이 나

涎沫者,

왔었다고 하였다.

有平素聰明忽然無記性者, 有忽然說話少頭無尾·語無倫次者, 有無故一陣氣喘者,

어떤 사람은 평소에 총명했으나 갑자기 기억이 없어졌다고 하였다. 어떤 사람은 갑자기 말하는 것이 두서가 없어졌고 말에 조리가 없어졌다고 하였다. 어떤 사람은 까닭 없이 한 차례 숨이 찼었다고 하였다.

有一手長戰者, 有兩手長戰者, 有手無名指每日有一時屈而不伸者, 有手大指無故自動者,

어떤 사람은 한 손이 오랫동안 떨렸었다고 하였다. 어떤 사람은 두 손이 오랫동안 떨렸었다고 하였다. 어떤 사람은 무명지가 날마다 한 번 굽혀져 펴지지 않았었다고 하였다. 어떤 사람은 엄지손가락이 까닭 없이 저절로 움직였었다고 하였다.

有胳膊無故發麻者, 有腿無故發麻者, 有肌肉無故跳動者,

어떤 사람은 팔이 까닭 없이 뻣뻣했었다고 하였다. 어떤 사람은 다리가 까닭 없이 뻣뻣했었다고 하였다. 어떤 사람은 살이 까닭 없이 떨렸었다고 하였다.

有手指甲縫一陣陣出冷氣者, 有脚指甲縫一陣陣出冷氣者, 有兩腿膝縫出冷氣者,

어떤 사람은 손톱마디에 한 차례 냉기가 나왔었다고 하였다. 어떤 사람은 발톱마디에 한 차례 냉기가 나왔었다고 하였다. 어떤 사람은 두 다리와 무릎마디에 냉기가 나왔었다고 하였다.

有脚孤拐骨一陣發軟·向外稜倒者, 有腿無故抽筋者, 有脚指無故抽筋者, 有行走兩腿如拌蒜者,

어떤 사람은 복사뼈가 한 차례 물러져 바깥 모서리 쪽으로 젖혀졌었다고 하였다. 어떤 사람은 다리에 까닭 없이 쥐가 났었다고 하였다. 어떤 사람은 발가락에 까닭 없이 쥐가 났었다고 하였다. 어떤 사람은 걷거나 달릴 때 두 다리가 꼬였었다고 하였다.

有心口一陣氣堵者, 有心口一陣發空氣不接者, 有心口一陣發忙者,

어떤 사람은 명치가 한 차례 숨이 막혔었다고 하였다. 어떤 사람은 명치가 한 차례 텅 비어 숨이 이어지지 않았다고 하였다. 어떤 사람은 명치가 한 차례 두근거렸었다고 하였다.

有頭項無故一陣發直者, 有睡臥自覺身子沈者.

어떤 사람은 머리와 목이 까닭 없이 한 차례 뻣뻣해졌었다고 하였다. 어떤 사람은 잠을 자면서 몸이 가라앉음을 느꼈다고 하였다.

皆是元氣漸虧之症, 因不痛不癢, 無寒無熱, 無礙飮食起居, 人最易於疎忽.

이상은 모두 원기가 점차 줄어드는 증상들인데, 아프지 않고 가렵지 않으며, 시리지 않고 뜨겁지 않으며, 먹거나 움직이는 데 장애가 되지 않기 때문에 사람들이 아주 소홀하기 쉬운 것이다.

論小兒半身不遂

소아의 반신불수를 논함

或曰, 小兒亦有半身不遂者?

어떤 이가 물었다. "어린이도 또한 반신불수가 있습니까?"

余曰, 小兒自周歲至童年皆有, 突然患此症者少, 多半

내가 대답하였다. "어린이도 돌부터 동년(童年, 5~6세경)에 이르기까지 모두 있다. 그러나 갑자기 이 병을 앓는 경우는 적고, 대부분 상한

由傷寒·瘟疫·痘疹·吐泄等症. 病後元氣漸虧, 面色青白, 漸漸手足不動, 甚至手足筋攣, 周身如泥塑, 皆是氣不達於四肢. 古人以風治, 是於此症閱歷無多.

(傷寒)·온역(瘟疫)·두진(痘疹)·토사(吐瀉) 등의 병으로 말미암아 생긴다. 이상의 병을 앓은 뒤에 원기가 점차 줄어들어 낯빛이 창백해지고, 점점 수족을 움직이지 못하며, 심지어 손발이 뒤틀리면서 온몸이 진흙상처럼 뻣뻣해지는데, 이것은 모두 기가 사지에 도달하지 못하여 그런 것이다. 옛 사람들은 풍으로 치료하였으나 이것은 이 병을 일일이 많이 보지 않았기 때문이다."

탄위론(癱痿論)

或曰, 元氣歸倂左右, 病半身不遂, 有歸倂上下之症乎?

어떤 이가 물었다. “원기가 좌우 어느 한쪽으로 몰리면 반신불수를 앓는데, 상하로 몰리는 병증이 있습니까?”

余曰, 元氣虧五成, 下剩五成, 週流一身, 必見氣虧諸態. 若忽然歸倂於上半身, 不能行於下, 則病兩腿癱痿.

내가 대답하였다. “원기가 5할이 휴손(虧損)되고 5할이 남으면 일신을 흘러다닐 때 반드시 기가 모자라는 여러 가지 상태를 드러낸다. 만약 갑자기 상반신으로 몰려 아래로 내려가지 못하면 두 다리의 탄위(癱痿, 마비)를 앓는다.

奈古人論痿症之源, 因足陽明胃經濕熱, 上蒸於肺, 肺熱葉焦, 皮毛憔悴, 發爲痿症, 槪用清凉攻下之方?

그런데 어찌 옛 사람들은 위증(痿症)의 원인을 논하면서 족양명위경의 습열이 위로 폐를 쪄서 폐가 뜨겁고 폐엽이 타므로 피모가 초췌해져 위증이 발생한다고 하면서, 청량공하(清凉攻下)①하는 방제를 썼단 말인가?

余論以清凉攻下之藥, 治濕熱腿疼痺症則可, 治痿症則不相宜.

나는 논하건대, 청량공하하는 약으로는 습열로 인하여 다리가 아픈 비증(痺症)을 치료하는 것은 옳으나 위증(痿症)을 치료하는 것은 알맞지 않다고 본다.

豈知痺症疼痛日久, 能令腿癱, 癱後仍然腿疼. 痿症是忽然兩腿不動, 始終無疼痛之苦. 倘標本不清, 虛實溷淆, 豈不遺禍後人.

비증에도 통증이 오래되면 다리를 마비시키는데, 마비된 뒤에도 여전히 다리가 아픈 줄을 어떻게 알겠는가? 위증은 갑자기 두 다리를 움직이지 못하고 처음부터 끝까지 통증은 없다. 만약 표본을 제대로 알지 못하고 허실을 혼동한다면 어찌 후인들에게 재앙을 남기지 않겠는가?

補陽還五湯

보양환오탕②

此方治半身不遂, 口眼歪斜, 語言蹇澀, 口角流涎, 大便乾燥, 小便頻數, 遺尿不禁.

이 처방은 반신불수, 구안와사, 말을 제대로 못하는 것, 입가로 침이 흐르는 것, 대변이 마르는 것, 소변이 잦은 것, 오줌을 자기도 모르게 흘리는 것과 참지 못하는 것 등을 치료한다.

---

① 차갑고 서늘한 성질의 약으로 기운을 내려 대소변을 나오게 하는 치료법을 말한다.

② 보양환오탕(補陽還五湯) : 이 처방은 치료 목적의 뜻으로 이름을 삼았다. 왕청임의 말을 근거로 보면, 황기(黃芪)를 많이 써서 기를 더하니 보양(補陽)이고, 잃은 5할의 기를 되돌리는 것이 환오(還五)이기 때문에 보양환오탕이라고 이름을 지은 것이다. 이 처방은 보기약(補氣藥)과 활혈화어약(活血化瘀藥)을 짝지은 것인데, 기허로 인한 혈어를 치료하는 대표방이다.

黃芪四兩(生)， 歸尾二錢，赤芍一錢半， 地龍一錢(去土)，川芎一錢，桃仁一錢，紅花一錢.

황기(黃芪) 4냥(날 것)①, 당귀미(當歸尾) 2돈, 적작약(赤芍藥) 1돈 반, 지룡(地龍, 지렁이) 1돈(흙을 제거한 것), 천궁(川芎) 1돈, 도인(桃仁) 1돈, 홍화(紅花) 1돈.

水煎服.

물에 달여 먹는다.

初得半身不遂，依本方加防風一錢， 服四五劑後去之. 如患者先有入耳之言，畏懼黃芪，只得遷就人情，用一二兩，以後漸加至四兩，至微效時，日服兩劑，豈不是八兩. 兩劑服五六日，每日仍服一劑.

처음 반신불수가 되었을 때는 이 처방에 방풍(防風) 1돈을 더하여 4~5제를 복용시키고 뒤에 다시 뺀다. 환자가 이전에 들은 말이 있어서 황기를 두려워하면 어쩔 수 없이 그 마음에 따라 1~2냥을 쓰다가 이후에 점차 4냥까지 늘리는데, 약간 효과가 나면 하루 2제를 먹이니 어찌 이것도 8냥이 아니겠는가? 2제씩 5~6일 동안 먹이고 나서는 날마다 이어서 1제를 먹인다.

如已病三兩個月，前醫遵古方用寒凉藥過多，加附子四五錢；如用散風藥過多，加黨參四五錢，若未服，則不必加.

만약 이미 2~3개월을 앓고 있고, 이전 의사가 고방을 따라 한량한 약을 너무 많이 썼다면 부자 4~5돈을 가하여 쓴다. 만약 산풍약(散風藥)을 너무 많이 썼다면 당삼(黨蔘) 4~5돈을 가하여 쓰는데, 만약 아직 산풍약을 먹지 않았다면 가할 필요가 없다.

此法雖良善之方，然病久氣太虧， 肩膀脫落二三指縫，胳膊曲而搬不直，脚孤拐骨向外倒，啞不能言一字，皆不能愈之症，雖不能愈，常服可保病不加重.

이 치료법이 좋은 처방이기는 하나 병이 오래되고 기가 너무 소모되어서 어깨관절이 2~3손가락마디 정도 벌어지고 팔이 굽어 다시 펴지지 않으며, 복사뼈가 바깥으로 젖혀지고 말을 한 마디도 할 수 없다면 모두 낫게 할 수 없는 증상이다. 비록 나을 수 없다고 하더라도 이 약을 늘 복용하면 병이 가중되지 않는다.

若服此方愈後， 藥不可斷. 或隔三五日吃一付，或七八日吃一付，不吃，恐將來得氣厥之症. 方內黃芪不論何處所産，藥力總是一樣，皆可用.

만약 이 약을 먹고 나은 뒤라도 약을 끊어서는 안 된다. 3~5일 만에 1첩을 먹거나, 7~8일 만에 1첩을 먹거나, 먹지 않으면 기궐증(氣厥證)에 걸릴 염려가 있다. 처방 속의 황기는 어느 곳에서 생산된 것이든 상관없이 약효가 똑같으니 모두 쓸 수 있다.

方歌

補陽還五赤芍芎，
歸尾通經佐地龍.

방가

보양환오탕은 적작약·천궁과
당귀미는 통경하여 지룡을 돕지

① 황기를 구우면 약성이 감윤하여 유체되어 중초를 막을 수 있다. 이를 피하여 오히려 말리지 않은 날 것을 쓰면 약력이 전일하고 약효가 빠르다.

四兩黃芪爲主藥,	4냥 황기는 주약이 되고
血中瘀滯用桃紅.	혈 속의 어체에는 도인과 홍화를 쓴다네

온독토사전근설(瘟毒吐瀉轉筋說)

上吐下瀉轉筋一症，古人立名曰霍亂. 宋朝太醫院立方，名曰局方，立藿香正氣散以治之. 以邪氣傷正氣之病，反用攻伐正氣之藥，豈不愧太醫之名.

위로 토하고 아래로 설사하며 힘줄이 뒤틀리는 증상을 옛 사람들은 곽란(霍亂)이라고 하였다. 송조(宋朝) 태의원(太醫院)에서 만든 처방을 국방(局方)이라고 하는데, 곽향정기산(藿香正氣散)①을 만들어 그것을 치료하였다. 사기(邪氣)가 정기(正氣)를 상하게 한 병에 도리어 정기를 치는 약을 썼으니, 어찌 태의원이라는 이름에 부끄럽지 않겠는가?

至我朝道光元年， 歲次辛巳，瘟毒流行，病吐瀉轉筋者數省，京都尤甚，傷人過多. 貧不能葬埋者，國家發帑施棺，月餘之間，費數十萬金. 彼時業醫者，有用參朮薑附見效者， 便言陰寒; 有用芩連梔柏見效者，則云毒火.

청조(淸朝) 도광(道光) 원년 신사년(辛巳年, 1821)에 온독(瘟毒)이 크게 유행하여 토사(吐瀉)·전근(轉筋)을 앓는 곳이 여러 성(省)이었는데, 경도(京都)가 더욱 심하여 상한 사람이 아주 많았다. 가난하여 매장하지 못하는 사람들에게는 나라에서 내탕금(內帑金)을 내어 관을 마련해 주었는데, 한 달 남짓한 동안에 수십만 금의 경비가 들었다. 당시 의사들 중에서 인삼(人蔘)·백출(白朮)·생강(生薑)·부자(附子)를 써서 효과를 본 경우는 음한(陰寒)이라고 말하고, 황금(黃芩)·황련(黃連)·치자(梔子)·황백(黃柏)②을 써서 효과를 본 경우는 독화(毒火)라고 말하였다.

余曰，非也. 不分男婦老少，衆人同病，乃瘟毒也.

내가 말하였다. "아니다. 남녀노소를 가리지 않고 많은 사람들이 같이 앓는 것은 온독(瘟毒)③이다."

或曰， 既是瘟毒， 薑附熱，芩連凉，皆有見效者，何也?

어떤 이가 물었다. "온독이라고 한다면 생강과 부자는 뜨겁고 황금과 황련은 서늘한데, 모두 효과가 나는 것은 어째서입니까?"

余曰，芩連效在初病，人壯毒勝時，薑附效在毒敗，人弱氣衰時.

내가 대답하였다. "황금과 황련이 효과를 내는 것은 병의 초기에 사람이 건장하고 병독이 왕성할 때이며, 생강과 부자가 효과를 내는 것은 병독이 풀리고 사람이 약해져 기가 쇠하였을 때이다."

又曰 有芩連薑附服之不效，

또 물었다. "황금·황련·생강·부자를 먹었는데 효과가 나지 않고 도리어

① 곽향정기산(藿香正氣散) : 곽향 1돈 반, 자소엽 1돈, 백지·대복피·백복령·후박·백출·진피·반하(법제한 것)·길경·감초(볶은 것) 각각 5푼. ○ 위의 약들을 썰어서 1첩으로 하여 생강 3쪽, 대추 2알을 넣고 물에 달여 먹는다. (『동의보감』)

② 황련해독탕(黃連解毒湯)을 말한다.
황련해독탕 : 황련·황금·황백·치자 각각 1돈 2푼 반. ○ 위의 약들을 썰어서 1첩으로 하여 물에 달여 먹는다. (『동의보감』)

③ 온독(瘟毒) : 전염성이 있고 증상이 극렬한 역독(疫毒)을 말한다. 여기에서의 온(瘟)은 유행성 전염병을 말하는 것이고, 독(毒)은 극렬한 사기를 말한다.

而反有害者, 何也?

해가 되는 것은 왜입니까?"

余曰, 試看針刺而愈者, 所流盡是黑紫血, 豈不是瘟毒燒煉. 瘟毒自口鼻入氣管, 由氣管達於血管, 將氣血凝結, 壅塞津門, 水不得出, 故上吐下瀉. 初得, 用針刺其胳膊肘裏彎處血管, 流紫黑血, 毒隨血出而愈.

내가 대답하였다. "침으로 찔러서 낫는 경우를 보자면, 흐르는 것이 모두 검붉은 피였는데, 어찌 온독이 태우고 졸여서 그런 것이 아니겠는가? 온독이 입이나 코로부터 기관(氣管)에 들어가서 기관을 거쳐 혈관(血管)에 도달한 다음 기혈을 응결시켜 진문(津門)을 가로막으므로 물이 나올 수 없기 때문에 위로 토하고 아래로 설사하는 것이다. 처음 걸렸을 때 침으로 겨드랑이와 팔뚝의 굽은 곳의 혈관을 찔러 검붉은 피가 흐르면 독이 피를 따라 나와서 낫는다."

或曰, 所刺是何穴, 請明白指示.

어떤 사람이 말하였다. "찌르는 곳이 어떤 혈인지 명백히 알려주십시오."

余曰, 余雖善針, 不必論, 是穴名曰尺澤. 人氣管周身貫通, 血管周身亦貫通. 尺澤左右四五根血管, 刺之皆出血, 皆可愈, 尺澤上下刺之亦可愈.

내가 말하였다. "내가 비록 침을 잘 놓으나 논할 필요 없이 이 혈의 이름은 척택(尺澤)①이다. 사람의 기관(氣管)은 온몸을 관통하고, 혈관(血管)도 온몸을 관통한다. 척택의 좌우에 4~5개의 혈관이 있는데 찌르면 모두 피가 나고 병이 나을 수 있으며, 척택의 위아래를 찔러도 또한 나을 수 있다.

總之, 用針所刺而愈, 皆風火氣有餘之症; 不足之症, 愈針愈壞. 此針灸家隱諱而不肯言也. 倉卒之時, 用針刺, 取其捷便也. 一面針刺, 一面以解毒活血湯治之, 活其血, 解其毒, 未有不一藥而愈者.

결론적으로 침을 놓아서 낫는 것은 모두 풍(風)·화(火)·기(氣)가 유여한 증이고, 부족한 증은 침을 놓을수록 악화된다. 이것이 침구가들이 숨기고 말하려 하지 않는 점이다. 또한 갑작스러울 때에 침을 쓰는데, 그것이 빠르고 편하기 때문이다. 한편으로 침을 쓰고 한편으로 해독활혈탕(解毒活血湯)으로 치료하여 그 피를 살려주고 그 독을 풀어주면 한 번 약을 써서 낫지 않는 경우가 없다.

但此症得之最速, 傷元氣最快, 一半日可傷生. 若吐瀉一兩時後, 或半日後, 一見腿抽, 便是腿上氣少; 一見胳膊抽, 便是胳膊上氣少. 如見眼胞塌陷, 汗出如水, 肢冷如冰, 謾言凉藥有害,

단, 이 병은 걸리는 것이 아주 빠르고 원기를 해치는 것이 아주 빨라서 반나절이면 생명을 해칠 수도 있다. 만약 토사를 한두 시간 한 뒤나 혹은 반나절 한 뒤에 일단 다리가 땅기는 것이 나타나면 곧 다리의 기가 적은 것이고, 일단 팔이 땅기는 것이 나타나면 팔의 기가 적은 것이다. 만약 눈꺼풀이 처져서 꺼지거나, 물이 흐르듯 땀을 흘리며, 사지가 얼음처럼 차가우면 양약(凉藥, 찬 성질의 약재)이 해롭다는 것은

① 척택(尺澤) : 수태음폐경(手太陰肺經)의 합혈(合穴)이다. 척택(尺澤, LU5)은 팔꿈치 앞쪽 면, 팔오금주름(cubital crease) 위, 위팔두갈래근힘줄(상완이두근건, tendon of biceps brachii muscle)의 가쪽 오목한 곳을 말한다. 팔꿈치를 굽힌 상태에서 팔오금주름 위의 곡지(曲池, LI11)와 곡택(曲澤 PC3) 사이에 위치한다.

卽余所立解毒活血湯, 亦有過無功. 此時無論舌乾口燥, 大渴飮冷, 一時飮水數碗, 放心用薑附回陽湯, 一付可奪命. 此法非淺醫所能知也.

말할 것도 없고, 내가 만든 해독활혈탕도 허물만 있고 공이 없는 것이 된다. 이때에는 혀와 입이 마르고 크게 목이 타서 차가운 물을 마시는데 한 번에 여러 대접을 마신다 하더라도 마음 놓고 강부회양탕(薑附回陽湯, 急救回陽湯)을 쓰는데, 1첩이면 목숨을 살릴 수 있다. 이 방법은 수준 낮은 의사들이 알 수 있는 바가 아니다."

解毒活血湯

해독활혈탕

連翹二錢, 葛根二錢, 柴胡三錢, 當歸二錢, 生地五錢, 赤芍三錢, 桃仁八錢(研), 紅花五錢, 枳殼一錢, 甘草二錢.

연교(連翹) 2돈, 갈근(葛根) 2돈, 시호(柴胡) 3돈, 당귀(當歸) 2돈, 생지황(生地黃) 5돈, 적작약(赤芍藥) 3돈, 도인(桃仁) 8돈(간 것), 홍화(紅花) 5돈, 지각(枳殼) 1돈, 감초(甘草) 2돈.

水煎服.

물로 달여 먹는다.

方歌

解毒活血連翹桃,
紅花歸殼葛赤芍.
柴胡甘草同生地,
吐瀉良方用水熬.

방가

해독활혈탕은 연교와 도인
홍화·당귀·지각·갈근과 적작약
시호·감초 그리고 생지황이네
토사를 치료하는 양방으로 물로 달이지

此方謂初得吐瀉而言, 若見汗多, 肢冷, 眼塌, 不可用.

이 처방은 처음 토사에 걸린 경우를 두고 한 말이다. 만약 땀이 많이 나고, 팔다리가 싸늘해지며, 눈꺼풀이 꺼진 경우에는 쓸 수 없다.

急救回陽湯

급구회양탕

若吐瀉一見轉筋·身凉·汗多, 非此方不可. 莫畏病人大渴飮冷不敢用.

만약 토사하면서 일단 힘줄이 뒤틀리고, 몸이 싸늘해지며, 땀이 많이 나면 이 처방이 아니고서는 치료할 수 없다. 환자가 몹시 목이 타서 찬 물을 마시면 감히 쓸 수 없는 것이 아닌가 하고 걱정하지 말라.

黨參八錢, 附子八錢(大片), 乾薑四錢, 白朮四錢, 甘草三錢, 桃仁二錢(研), 紅花二錢.

당삼(黨蔘) 8돈, 부자(附子) 8돈(큰 조각), 건강(乾薑) 4돈, 백출(白朮) 4돈, 감초(甘草) 3돈, 도인(桃仁) 2돈(간 것), 홍화(紅花) 2돈.

水煎服.

물로 달여 먹는다.

方歌

急救回陽參附薑,
溫中朮草桃紅方.

방가

급구회양탕은 당삼·부자·건강과
속을 따듯하게 하는 백출·감초·도인·홍화로 구성되지

見眞膽雄能奪命, 雖有桃紅氣無傷.	참됨을 본 담 큰 사람이 목숨을 건지지 비록 도인·홍화가 있어도 기가 손상되지 않는다오
解毒活血湯與急救回陽湯, 兩方界限分淸, 未有不應手而愈者, 愼之愼之.	해독활혈탕과 급구회양탕은 두 처방의 경계가 확실하여 손을 쓰는 대로 낫지 않은 경우는 아직 없었다. 삼가고 삼가라!

소아추풍은 풍병이 아님을 논함(論小兒抽風不是風)

夫抽風一症, 今人治之不效者, 非今人錯治, 乃古方誤人. 古人不止論病立方誤人, 立病名曰抽風, 風之一字, 尤其誤人.

일반적으로 추풍(抽風)①이라는 병을 지금 사람들이 치료하여도 낫지 않는 것은, 지금 사람들이 잘못 치료한 것이 아니라 곧 고방이 사람을 그릇된 길로 이끈 것이다. 고인들이 병을 논하고 처방을 세워 사람을 그릇된 길로 이끌었을 뿐만 아니라, 병명을 '추풍(抽風)'이라고 지어 '풍(風)'이란 한 글자가 더욱 사람을 그릇된 길로 이끌었다.

又因此症多半由傷寒瘟病, 或痘疹·吐泄等症, 病久而抽, 則名曰慢驚風, 慢驚風三字, 相連立名, 更爲可笑. 不但文義不通, 亦未細察病源.

또 이 병이 대부분 상한(傷寒)·온병(溫病)이나 두진(痘疹)·토사(吐瀉) 등의 병증에 말미암아 병이 오래되면 경련이 나는 것을 만경풍(慢驚風)이라고 이름 붙였는데, '만경풍(慢驚風)' 세 글자를 서로 이어서 병명을 만들었으니 더욱 가소롭다. 뜻이 통하지 않을 뿐만 아니라 또한 병의 근원을 자세히 살피지 않은 것이다.

若眞是風, 風之中人, 必由皮膚入經絡, 亦必有由表入裏之症可查. 旣查無外感之表症, 古人何得著書立方, 總言是風.

만약 정말로 풍이라면, 풍사가 사람에게 침입하게 되면 반드시 피부를 거쳐서 경락으로 들어갈 것이고, 또한 반드시 겉에서 속으로 들어가는 증상을 찾아볼 수 있을 것이다. 그런데 이미 외감의 표증이 없는데도 옛 사람들은 어떻게 책을 쓰고 처방을 만들며 묶어서 풍이라고 말하였는가?

其所以言風者, 因見其病發作之時, 項背反張, 兩目天弔, 口噤不開, 口流涎沫, 咽喉痰聲, 昏沈不省人事, 以爲中風無疑.

풍이라고 말한 까닭은 그 병이 발작하였을 때 목과 등이 뒤로 젖혀지고, 두 눈을 치뜨며, 입을 악다물고 벌리지 못하며, 입에서 침이 흘러내리고, 목구멍에서 가래소리가 나며, 정신이 어두워 인사불성이 되기 때문에 중풍이 틀림없다고 여긴 것이다.

殊不知項背反張, 四肢抽搐, 手足握固, 乃氣虛不固肢體也; 兩目天弔, 口噤不開, 乃氣虛不上升也; 口流涎沫, 乃氣虛不固津液也;

이는, 목과 등이 뒤로 젖혀지고 사지가 경련이 일며 손발을 꽉 움켜쥐는 것은 기가 허하여 팔다리를 단단히 지탱하지 못하는 것이고, 두 눈을 치뜨고 입을 악다물고 벌리지 못하는 것은 기가 허하여 위로 올라가지 못하는 것이며, 입에서 침이 흘러내리는 것은 기가 허하여 진액을 단단하게 붙잡지 못하는 것이고, 목구멍에서 가래 끓는 소리가 나

① 추풍(抽風)은 사지경련, 양목상시(兩目上視), 각궁반장(角弓反張) 등의 증상이 나타나는 것을 말한다. 또 경풍(驚風)·경풍(痙風)·계종(瘛瘲)·경궐(驚厥) 등의 이명이 있다. 소아에게 일어나는 것을 경풍(驚風)이라고 하고, 경풍에는 급경풍(急驚風)과 만경풍(慢驚風)의 구별이 있다.

咽喉往來痰聲, 非痰也, 乃氣虛不歸原也.

는 것은 담(痰) 때문이 아니고 기가 허하여 본원으로 돌아가지 못하는 것이라는 것을 전혀 몰라서이다.

如不明此理, 試看高年人, 久病壽終時, 或項强身重, 或露睛天弔, 或牙緊流涎, 或痰聲拽鋸, 或冷汗淋漓, 一派氣脫之症, 明明顯露. 以抽風之兩目天弔, 口噤流涎, 痰聲拽鋸, 互相參看, 則抽風之症, 氣虛無疑. 元氣旣虛, 必不能達於血管, 血管無氣, 必停留而瘀. 以一氣虛血瘀之症, 反用散風淸火之方, 安得不錯?

만약 이 이치를 모르겠거든 나이가 많은 사람이 오래 앓다가 숨이 끊어질 때를 한 번 보라. 그때 혹 목이 뻣뻣해지고 몸이 무거워지기도 하며, 혹 눈동자를 뒤집고 멀거니 바라보기도 하고, 혹 이빨을 꽉 깨물고 침을 흘리기도 하고, 혹 가래 끓는 소리가 그렁그렁 나기도 하고, 혹 식은땀이 송글송글 맺히기도 하여 한 줄기 기가 빠져나간 증상이 분명하게 드러난다. 이상의 증상을 추풍일 때 두 눈을 멀거니 치켜뜨고 있는 것, 입을 악다물고 침을 흘리는 것, 그렁그렁 가래 끓는 소리가 나는 것과 서로 비교해 보면 추풍증은 기허가 틀림없다. 원기가 이미 허해졌다면 반드시 혈관에 도달하지 못할 것이고, 혈관에 기가 없다면 반드시 정체되어 이혈이 될 것이다. 기가 허한 혈어증에 도리어 산풍청화(散風淸火, 풍기를 흩고 화기를 식힘)하는 처방을 쓴다면 어찌 틀리지 않겠는가?

服散風藥, 無風服之則散氣; 服淸火藥, 無火服之則血凝; 再服攻伐克消之方, 氣散血亡, 豈能望生? 遡本窮源, 非死於醫, 乃死於著書者之手.

풍기를 흩어지게 하는 약을 풍이 없는데도 먹게 되면 기를 흩트리고, 화기를 식히는 약을 화가 없는데도 먹게 되면 혈이 엉긴다. 여기다 공벌(攻伐)하여 쓸어 내보내는 약까지 먹게 되면 기가 흩어지고 혈이 없어지니, 어찌 살기를 바랄 수 있겠는가? 근본적인 원인을 따지면 의사의 손에 죽는 것이 아니라 책을 지은 사람의 손에 죽는 것이다.

每見業小兒科閱歷多者, 絶不誤人, 因抽風古方不效, 見抽風則棄而不治. 亦有高手, 看小兒現在之症, 知將來必抽風, 雖無方調治, 亦必告知病家, 此病恐將來抽風. 何以知其將來必抽風? 凡將欲抽風之前, 必先見抽風之症.

소아과를 업으로 하여 경력이 많은 사람을 볼 적마다 그들은 절대로 사람을 잘못 치료하지 않는데, 추풍에 쓰는 고방이 효과가 없으므로 추풍을 보면 내버려두고 치료하지 않는다. 또한 고수들은 어린이의 현재 병을 보고 장래에 반드시 추풍이 있을 것임을 알아서 비록 조치할 방도는 없더라도 또한 반드시 그 집에 알려주어 이 병은 앞으로 추풍이 될 것이라고 말해준다. 어떻게 앞으로 반드시 추풍이 일어날 것을 아는가? 그것은 추풍이 일어나려고 하기 전에 반드시 먼저 추풍의 증상이 나타나기 때문이다.

如見頂門下陷, 昏睡露睛, 口中搖舌, 不能啼哭, 哭無眼淚, 鼻孔煽動, 咽喉痰聲, 頭低不抬, 口噤無聲, 四肢氷冷, 口吐白沫, 胸高如碗,

예컨대 정수리가 밑으로 꺼진다든가, 깊은 잠에 빠지고 눈동자를 드러낸다든가, 입속에서 혀를 놀린다든가, 울지 못한다든가, 울면서 눈물을 흘리지 않는다든가, 콧구멍을 씰룩거린다든가, 목구멍에서 가래 끓는 소리가 난다든가, 머리를 아래로 떨어뜨리고 들지 못한다든가, 입을 악

喘急氣促, 面色青白, 汗出如水, 不能裹乳, 大便綠色, 腹內空鳴, 下泄上嗽, 肌肉跳動, 俱是抽風之兆.

다물고 말을 못한다든가, 팔다리가 얼음처럼 차다든가, 입에서 흰 거품을 토한다든가, 가슴이 주발처럼 부풀어 오른다든가, 숨을 헐떡거리고 숨소리가 얕다든가, 얼굴빛이 창백하다든가, 땀을 물처럼 흘린다든가, 젖을 빨지 못한다든가, 대변이 녹색이든가, 뱃속에서 꾸르륵 소리가 나든가, 아래로 설사하고 위로 기침을 한다든가, 살이 떨린다든가 하는 것 등은 모두 추풍의 조짐이다.

前二十症, 不必全見, 但見一二症, 則知將來必抽. 其中有可治者, 有不可治者, 竝所用之方, 皆開列於後.

앞의 20가지 증상이 반드시 모두 나타날 필요는 없고 단지 한두 증상만 나타나면 앞으로 반드시 추풍이 나타난다는 것을 알 수 있다. 그 중에 고칠 수 있는 것도 있고, 고칠 수 없는 것도 있는데, 쓰이는 처방들을 아울러 뒤에 열거해 두었다.

若露睛天弔, 不食不哭, 痰鳴氣喘, 病雖沈重, 乃可治之症. 若天庭灰色, 腎子上縮, 或脈微細, 或脈全無, 外形雖輕, 乃不治之症.

만약 눈동자가 드러나고 멀거니 바라보거나, 먹지 못하고 울지 못하거나, 가래가 끓는 소리가 나고 숨을 헐떡거린다면 병이 비록 심하더라도 고칠 수 있는 증상이다. 만약 천정(天庭, 양미간)이 회색이고, 불알이 위로 움츠려들었는데, 맥이 미세하거나, 맥이 전혀 없으면 겉으로 드러나는 것은 비록 가볍더라도 고칠 수 없는 증상이다.

可保立蘇湯

가보입소탕

此方治小兒因傷寒溫疫, 或痘疹吐瀉等症, 病久氣虛, 四肢抽搐, 項背後反, 兩目天弔, 口流涎沫, 昏沈不省人事, 皆效.

이 처방은 어린이가 상한(傷寒)·온역(溫疫)이나 두진(痘疹)·토사(吐瀉) 등을 오래 앓아서 기가 허해져 사지가 뒤틀리고, 목과 등이 뒤로 젖혀지며, 두 눈을 멀거니 뜨고, 입가에 침을 흘리며, 정신이 없고 인사불성인 것을 치료하는 데 모두 효과가 있다.

黃芪一兩五錢①(生), 黨參三錢, 白朮二錢, 甘草二錢, 當歸二錢, 白芍二錢, 棗仁三錢(炒), 山萸一錢, 枸杞子二錢, 故紙一錢, 核桃一個(連皮打碎).

황기(黃芪) 1냥 5돈(날것), 당삼(黨蔘) 3돈, 백출(白朮) 2돈, 감초(甘草) 2돈, 당귀(當歸) 2돈, 백작약(白芍藥) 2돈, 산조인(酸棗仁) 3돈(볶은 것), 산수유(山茱萸) 1돈, 구기자(枸杞子) 2돈, 파고지(破故紙) 1돈, 핵도(核桃) 1개(껍질째 부숨).

水煎服.

물에 달여 먹는다.

此方分量, 指四歲小兒而言. 若兩歲, 分量可以減半; 若一歲, 分量可用三分之一;

이 처방의 분량은 4세 어린이를 기준으로 한 것이다. 2세면 분량을 반으로 줄일 수 있고, 만약 1세면 1/3로 줄일 수 있다. 만약 생후 2~3개

① 一兩五錢 : 상해대동서국본(上海大東書局本)에는 '二兩五錢'으로 되어 있다.

若兩三個月, 分量可用四分之一. 又不必拘於付數.

월이면 분량을 1/4을 쓸 수 있다. 또한 첩 수에 구애되지 않아도 된다.

余治此症, 一日之間, 常有用兩三付者. 服至不抽, 必告知病家, 不可因不抽, 遂不服藥, 必多服數付, 氣足方妥.

내가 이 병을 치료하였었는데, 하루 사이에 늘 2~3첩을 쓴 경우가 있었다. 먹이고 경련이 일지 않으면 반드시 환자의 집에 알려주되, 경련이 일지 않는다고 하여 마침내 약을 먹이지 않아서는 안 되고, 반드시 몇 첩을 더 먹여서 기가 충족되어야 한다고 하였다.

方歌

可保立蘇故紙棗,
朮歸芍藥參芪草.
山萸枸杞水煎服,
一個核桃帶殼搗.

방가

가보입소탕은 파고지와 산조인
백출·당귀·작약·당삼·황기·감초며
산수유·구기자를 물에 달여 먹이네
핵도 하나도 껍질째 찧어 넣지

천연두는 태독①이 아님을 논함(論痘非胎毒)

夫小兒痘疹, 自漢至今, 著書立方者, 不可勝數. 大抵不過分順險逆, 辨別輕重死生, 竝無一人說明痘之本源. 所以後人有遵保元湯, 用黃芪·人參者; 有遵歸宗湯, 用大黃·石膏者; 有遵解毒湯, 用犀角·黃連者. 痘本一體, 用藥竟不相同.

소아의 두진(痘疹)②에 대하여 한대(漢代)로부터 지금에 이르기까지 책을 쓰고 처방을 세운 사람들은 이루 헤아릴 수 없이 많다. 대개 순증(順症)③·험증(險症)④·역증(逆症)⑤으로 나누고, 경중과 생사를 분별하였을 뿐, 천연두의 본원을 논한 사람은 아무도 없었다. 따라서 후대에 보원탕(保元湯)⑥을 따라 황기와 인삼을 쓴 사람도 있었고, 귀종탕(歸宗湯)⑦을 따라 대황과 석고를 쓴 사람도 있었으며, 해독탕(解毒湯)⑧을 따라 서각과 황련을 쓴 사람도 있었다. 천연두는 본래 한 가지 증상인데, 쓴 약들이 이처럼 같지 않았다.

遇順險之痘, 查小兒壯弱, 分別補瀉清涼, 用之皆可望生. 惟一見逆症, 遂無方調治, 卽云天數當然, 此不知痘之本源故也.

순증과 험증의 천연두는 소아가 튼튼한지 허약한지를 살펴서 보·사(補瀉)와 청·량(清涼)을 분별하여 쓰면 모두 살릴 수 있다. 오직 역증만 보이면 조치할 수 있는 처방이 없으므로 '천수(天數)가 당연히 그런 것이다'라고 한다면 이것은 천연두의 본원을 알지 못한 까닭이다.

或曰, 古人若不知痘之本源, 如何見逆痘便知幾天死?

어떤 이가 물었다. "옛 사람들이 천연두의 본원을 알지 못하였었다면 어떻게 역증의 천연두를 보고 며칠 만에 죽을지를 알았겠습니까?"

---

① 태독(胎毒) : 병인(病因)의 하나. 태아기에 모체로부터 독화(毒火)를 받아 출생 후 두진(痘疹)이나 창독(瘡毒) 등을 발생하는 병의 원인을 말한다.

② 두진(痘疹) : 두창(痘瘡), 즉 천연두를 말한다.

③ 순증(順症) : 발열이 3일 정도 지나 발진의 싹이 보이고, 열은 줄어들면서 몸은 화(和)해진다. 갈증과 번거로움도 없고, 두진(痘疹)의 과립이 회소하며, 먼저 두면에서 나와 온 몸으로 퍼져간다. 안색이 홍윤(紅潤)하고 두정(頭頂)이 뾰족하고 둥글다. 예후가 양호하다.

④ 험증(險症) : 두가 먼저 그 형태를 갖추고, 몸에 열이 나며, 두진이 조밀하고, 경계가 불분명하며, 그 색이 붉지만 어둡고, 혹은 두진이 피부에 숨어서 나오지 않고 정신이 권태롭다. 두독(痘毒)이 내(內)를 공격하여 여러 위험한 증상을 만든다. 예후가 불량하다.

⑤ 역증(逆症) : 발열이 있은 지 하루 또는 반나절 만에 두창의 싹이 보이고, 한꺼번에 솟으며, 점이 불분명하고, 납작하게 찌부러져 일어나지 않아 나오지만 곧 숨는다. 두색(痘色)은 자흑색이고 마르고 윤택하지 않다. 예후가 불량하다.

⑥ 보원탕(保元湯) : 인삼 2돈, 황기·감초 각각 1돈. ○ 위의 약들을 썰어서 1첩으로 하여 생강 1쪽을 넣고 물에 달여 먹인다. (『동의보감』)

⑦ 귀종탕(歸宗湯) : 『의종금감(醫宗金鑑)·두진심법요결(痘疹心法要訣)』 권56의 처방으로 대황(大黃)·생지황(生地黃)·적작약(赤芍藥)·산사(山楂)·청피(青皮)·목통(木通)·형개수(荊芥穗)·초우방자(炒牛蒡子)로 구성되고, 등심초(燈心草)를 더하여 물로 달여 먹는다.

⑧ 해독탕(解毒湯) : 『잡병원류서촉(雜病源流犀燭)』의 서각해독탕(犀角解毒湯)을 말한다. 서각(犀角)·연교(連翹)·길경(桔梗)·생지황(生地黃)·당귀(當歸)·박하(薄荷)·방풍(防風)·황금(黃芩)·감초(甘草)·적작약(赤芍藥)·우방자(牛蒡子)·형개수(荊芥穗)로 구성된다. 두진(痘疹)이 나온 후 1일이 지나 다시 들어가면서 독사(毒邪)가 내함(內陷)한 것을 치료한다.

余曰, 此非古人知痘之本源也. 因看痘多, 知某日見苗, 某日何形, 某日何色, 某日何症, 治之不效, 至某日必死. 古人知逆痘幾天死者, 蓋由此也. 如知痘之本源, 豈無方調治?

내가 대답하였다. "이것은 옛 사람들이 천연두의 본원을 알아서 그런 것이 아니다. 천연두를 본 것이 많았기 때문에 어느 날에 싹이 나타나고, 어느 날에 어떤 형태이며, 어느 날에 어떤 색깔이고, 어느 날에 어떤 증상이며, 그것을 치료하여 효과가 없으면 어느 날에 이르면 반드시 죽는지를 안 것이다. 옛 사람들이 역증의 천연두를 앓으면 며칠 만에 죽는지를 안 것은 대개 이에 말미암은 것이다. 만약 천연두의 본원을 알았다면 어찌 조치할 처방이 없었겠는가?"

或曰, 如君所言, 痘之逆症有救乎?

어떤 사람이 물었다. "그대의 말대로라면 천연두의 역증(逆症)도 구할 수 있다는 말입니까?"

余曰, 痘之險症, 隨手而愈, 不足論. 至於逆症, 皆有本源, 辨明本源, 豈不可救?

내가 대답하였다. "천연두의 험증(險症)은 손을 쓰는 대로 나으니, 논할 것이 없다. 역증의 경우라도 모두 본원이 있으니, 본원을 밝게 알면 어찌 구할 수 없겠는가?

如余所治, 悶痘不出, 周身攢簇, 細密如蠶殼, 平板如蛇皮, 不熱即出, 見點紫黑, 周身細密無縫, 紫白灰色相間, 蒙頭鎖口, 鎖項托腮, 皮肉不腫, 通身水泡, 不起脹行漿, 不化膿結痂, 見點後抽風不止, 九竅流血鮮紅, 咳嗽聲啞, 飲水即嗆, 六七天作癢, 抓破無血, 七八日泄肚, 胃口不開, 至危之時, 頭不能抬, 足歪不正, 兩目天弔, 項背後反等逆症. 初見之時, 辨明虛實, 皆可望生.

내가 치료한 민두(悶痘)① 불출(不出)의 경우, 온 몸에 오돌오돌 두진이 솟아 누에고치의 껍질처럼 촘촘하고 뱀 껍질처럼 편평하면서 열이 나지 않고 솟아나 검붉은 점이 나타나서 온 몸에 아주 빽빽한데, 자색·백색·회색이 섞여 있다. 머리를 뒤덮고 입을 두르며, 목을 휘감고 뺨에 많이 난다. 살갗과 살이 붓지 않고, 온몸에 물집이 생기나 부어올라 진물이 흐르지는 않아 고름이 생기거나 딱지가 앉지는 않는다. 반점이 나타난 뒤 몸이 쉬지 않고 떨리고, 구규(九竅)에서 선홍빛의 피가 흐르며, 기침을 하면서 목이 쉬고 물을 마시면 곧 사레가 든다. 6~7일이 되면 가려운데, 긁어서 헐어도 피가 나지 않는다. 7~8일이 되면 설사를 하고, 식욕이 없다. 위태로운 때에 이르면 머리를 들지 못하고, 발이 휘어져 바르지 못하며, 두 눈은 멀거니 뜨고, 목과 등이 뒤로 젖혀지는 등의 역증이 나타난다. 처음 나타났을 때 허실을 가리면 모두 살릴 수도 있다.

明此理者, 知余補前人之未及, 救今人之疑難; 不明此理者, 妄加評論, 以余言爲狂妄, 而不知非狂也, 知痘之本源也. 不似諸家議論,

이 이치를 안 사람은 내가 이전 사람들이 미치지 못한 것을 보충하고, 지금 사람들이 의심스러워하고 어려워하는 것을 해결하였다는 것을 알 것이다. 이 이치를 알지 못하는 사람은 함부로 평가를 내려서 내 말을 미친 것이라고만 여기고, 미친 것이 아니라 천연두의 본원을 알았음을

① 민두(悶痘) : 역독(疫毒)이 안으로 꺼져 두진(痘疹)이 나와야 하나 나오지 않고 고열이 나고 정신이 혼미하며 혼란스러워 편안하지 않은 것을 말한다.

出痘總是胎毒. 諸書又曰, 自漢以前無出痘者. 旣云胎毒, 漢以前人獨非父母所生, 此論最爲可笑.

모를 것이다. 이는 제가들의 의론이 '천연두가 나타나는 것은 모두 태독이다'라고 한 것과 같지 않다. 제가의 책에서 또 "한(漢) 이전에는 천연두가 없었다."라고 말한 것을 보면, 이미 천연두가 모두 태독 때문이라고 말하였는데 그렇다면 한 이전 사람들은 부모가 낳은 것이 아니란 말인가? 이 주장은 참으로 우습다.

若依古人之論, 有謂胎毒藏於臟腑, 而何以未出痘以前, 臟腑安然無病? 有謂胎毒藏於肌肉, 而何以未出痘以前, 皮膚更不生瘡?

만약 고인의 주장대로 태독이 장부에 감춰졌다고 한다면 어째서 천연두가 나타나기 이전에 장부는 편안히 병이 없을 수 있었겠는가? 태독이 기부(肌膚)에 감춰졌다고 한다면 어째서 천연두가 나타나기 이전에 피부에 부스럼이 생기지 않을 수 있었겠는가?

又有謂胎毒藏於骨髓, 或因驚恐跌仆, 或因傷食感冒, 觸動其毒, 發爲天花. 信如斯言, 因驚恐跌仆, 傷食感冒, 觸動而發, 則是自不小心. 伏思出花正盛時, 非止一人出花, 少則一方, 多則數省, 莫非數省之人, 同時皆不小心? 此論更爲無理.

또 태독이 골수에 감춰져 있다가 혹 놀라 넘어지거나 혹 음식에 상하거나 감기로 인해 그 독을 촉발하여 천연두로 나타난다고 주장하는 경우가 있는데, 진실로 이 말과 같이 놀라서 넘어지거나 음식에 상하거나 감기로 인해 촉발되어 나타나는 것이라면 이것은 스스로 조심하지 않아서 생겼다는 것이다. 천연두가 한창 성할 때를 가만히 생각해보면, 한 사람의 천연두에 그치지 않고, 적게는 한 지역 많게는 여러 성(省)에 나타나니, 여러 성의 사람들이 동시에 모두 조심하지 않아서 생겨났다는 말인가? 이 주장은 더욱 이치가 없다.

再見世上種痘之醫, 少種之痘, 無論多少, 無一不順. 若是胎毒, 毒必有輕重, 毒重者痘必險, 何以能無一不順? 由此思之, 如何胎毒二字, 牢不可破. 殊不知痘非胎毒, 乃胞胎內血中之濁氣也.

다시 세상의 종두(種痘)하는 의사들을 보면, 조금 심어진 우두는 다소를 막론하고 순증이 아님이 없다. 만약 태독(胎毒)이라면 독에는 반드시 경중이 있을 것이고, 독이 심한 경우에는 천연두가 반드시 험할 터인데 어찌 순하지 않는 것이 하나도 없을 수 있겠는가? 이로써 생각해 보면, 어찌 '태독(胎毒)'이란 두 글자에 꽉 매여 부수지 못하는가? 이는, 천연두는 태독이 아니고, 곧 포태(胞胎) 안 피 속의 탁기(濁氣)라는 것을 전혀 모른 것이다.

兒在母腹, 始因一點眞精凝結成胎, 以後, 生長臟腑肢體, 全賴母血而成, 胞胎內血中濁氣, 降生後仍藏榮血之中, 遇天行觸濁氣之瘟疫, 由口鼻而入氣管, 由氣

아이가 어머니 뱃속에 있을 때, 처음에는 하나의 작은 진정(眞精)①이 응결되어 태를 이루고, 이후에 장부와 지체가 생장하는 것은 모두 어머니의 피에 의지하여 이루어진다. 그런데 포태 안 피 속의 탁기가 태어난 뒤에도 여전히 영혈(榮血) 속에 숨어 있다가 천행(天行, 유행병)을 만나 탁기의 온역(瘟疫)에 감촉되면 입과 코를 통해 기관(氣管)에 들어오고, 기관으로부터 혈관(血管)에 이르러 피 속의 탁기를 몰아내

① 진정(眞精)은 수정란(fertilized egg)을 말한다.

管達於血管，將血中濁氣逐之自皮膚而出，色紅似花，故名天花，形圓如豆，故名曰痘.

피부로 나가게 한다. 그 색깔이 꽃처럼 붉기 때문에 천화(天花)라고 하고, 모양이 콩처럼 둥글기 때문에 두(痘)라고 한다.

總之，受瘟疫輕，瘟毒隨花而出，出花必順；受瘟疫重，瘟毒在內逗遛，不能隨花而出，出花必險；受瘟疫至重，瘟毒在內燒煉其血，血受燒煉，其血必凝，血凝色必紫，血死色必黑，痘之紫黑，是其證也.

결론적으로 온역에 가볍게 걸리면 온독이 열꽃을 따라 나오며, 피는 열꽃이 반드시 순조롭다. 온역에 심하게 걸리면 온독이 안에 머물고 열꽃을 따라 나올 수 없으며, 피는 열꽃이 반드시 험하다. 온역에 아주 심하게 걸리면 온독이 안에 있으면서 그 피를 태워 졸이게 되는데, 피가 태워져 졸여지면 그 피가 반드시 엉기고, 피가 엉기면 그 색이 반드시 진하게 붉어지며, 피가 죽으면 색깔이 반드시 검어지는데, 천연두의 열꽃이 진하게 붉고 검은 빛깔이 그 증거이다.

死血阻塞道路，瘟疫之毒，外不得由皮膚而出，必內攻臟腑，臟腑受毒火煎熬，隨變生各臟逆症. 正對痘科書中所言，某經逆痘，不知非某經逆痘也，乃某經所受之瘟毒也.

죽은피가 길을 가로막으면 온역의 독이 밖으로 피부를 거쳐 나오지 못하므로 반드시 안으로 장부를 공격하게 되고, 장부가 독화(毒火)의 졸임을 받으면 그 변동에 따라서 각 장부의 역증을 발생시킨다. 바로 두과서(痘科書)에서 말한 '어느 경(經)의 역증'이라는 것에 해당되는데, 이는 어느 경의 역증이 아니라 어느 경이 받은 온독이라는 것을 알지 못한 것이다.

痘之順逆，在受瘟疫之輕重. 治痘之緊要，全在除瘟毒之方法. 瘟毒不除，花雖少而必死. 瘟毒若除，花雖多不致傷生. 痘科書中，但論治胎毒，而不知治瘟毒，縱知治瘟毒，而不知瘟毒巢穴在血.

천연두의 순증과 역증은 받은 온역의 경중에 달려 있다. 천연두를 치료하는 핵심은 전적으로 온독을 제거하는 방법에 달려 있다. 온독이 제거되지 않으면 열꽃이 비록 적다고 하더라도 반드시 죽고, 온독이 제거되면 열꽃이 비록 많더라도 목숨을 잃는 데에 이르지 않는다. 두과 책에서는 태독을 치료하는 것만 논하였을 뿐 온독을 치료하는 것을 알지 못하였으며, 설사 온독을 치료할 줄 알았다 하더라도 온독의 소혈(巢穴, 소굴)이 피에 있다는 것을 알지 못하였다.

若辨明瘟毒輕重，血之通滯，氣之虛實，立救逆痘於反掌之間. 此所謂知其要者，一言而終耳.

만약 온독이 가벼운지 심한지, 피가 통하는지 막혔는지, 기가 허한지 실한지를 분명히 판별할 줄 안다면 역증의 천연두를 구하는 것은 손바닥을 뒤집는 것처럼 쉽다. 이것이 바로 이른바 그 핵심을 아는 사람은 한 마디로 끝난다는 것이다.

論痘漿不是血化

두장은 피가 변화된 게 아님을 논함

痘出時是紅色，五六天後忽變清漿，次變白漿，次變混

발진이 처음 돋을 때에는 붉은색이다가 5~6일 뒤에는 갑자기 청장(淸醬, 맑은 진물)으로 바뀌고, 그 다음에는 백장(白醬, 흰 진물)으로 바

漿, 次變黃膿, 終而結痂. 古人謂痘漿總是血化, 若是血化, 紅血必能變白色. 今請以血一盞試之, 或以礬淸, 或以火熬, 能使之變淸水·白漿·混漿·黃膿乎?

뀌고, 그 다음에는 혼장(混醬, 흐린 진물)으로 바뀌고, 그 다음에는 황농(黃膿, 누런 고름)으로 바뀌었다가 마지막에는 딱지가 앉는다. 옛 사람들은 두장(痘漿)①이 모두 피가 변화된 것이라고 하였는데, 만약 피가 변화된 것이라면 붉은 피는 반드시 흰색으로 바뀔 것이다. 지금 피 한 잔으로 시험하여 백반으로 맑게 하거나 불로 졸이거나 해보면 그것을 말간 물·흰 진물·흐린 진물·누런 고름으로 변화시킬 수 있는가?

痘本血管內血中濁氣, 遇天行逐濁氣之瘟疫, 自口鼻而入於氣管, 達於血管, 將血管中濁氣與血, 竝氣管中津液, 逐之自毛孔而出, 所以形圓, 色紅.

발진은 본래 혈관 안 피 속의 탁기인데, 유행병을 만나면 탁기의 온역(瘟疫)을 몰아 입이나 코를 통하여 기관으로 들어가고 혈관에 도달하게 되는데, 혈관 속 탁기와 피 그리고 기관 가운데의 진액을 몰아내 모공(毛孔)으로 나가게 하기 때문에 그 모양이 둥글고 색깔이 붉다.

五六天後, 痘中之血, 仍退還血管, 痘內止存濁氣津液, 津液淸, 名曰淸漿. 淸漿爲瘟毒燒煉, 稠而色白, 故名白漿. 白漿再煉, 更稠而混, 故名混漿. 混漿再煉, 稠如瘡膿, 故名黃膿. 將黃膿煉乾而結痂.

5~6일 뒤에 발진 속의 피가 그대로 혈관으로 도로 돌아가서 발진 안에 탁기와 진액만 남게 되면 진액이 맑기 때문에 청장(淸醬)이라고 한다. 청장이 온독(瘟毒)에 의해 졸여지면 빽빽하고 색깔이 희어지기 때문에 백장(白醬)이라고 한다. 백장을 다시 졸이면 더욱 빽빽해져 흐려지므로 혼장(混醬)이라고 한다. 혼장을 다시 졸이면 상처의 고름처럼 빽빽해지기 때문에 황농(黃膿)이라고 한다. 황농을 졸여 마르게 되면 딱지가 앉는다.

痘不行漿, 皆因血不退還血管. 血不退還血管, 皆因血管內有瘟毒燒煉, 血凝阻塞血之道路. 若通血管之瘀滯, 何患漿之不行?

발진에서 진물이 흐르지 않는 것은 모두 피가 혈관으로 물러가지 않은 탓이다. 피가 혈관으로 물러가지 않는 것은 모두 혈관 안의 온독이 태워 졸여서 피가 엉겨 피의 길을 막기 때문이다. 만약 혈관의 어체(瘀滯)를 뚫어준다면 어찌 진물이 나지 않을 걱정을 하겠는가?

論出痘飮水卽嗆

발진이 났을 때 물을 마시면 사레가 드는 것을 논함

出痘有四五天·七八天, 飮水卽嗆者, 古人論毒火壅於咽喉, 列於不治之症, 總是不明咽喉左右氣門之體質.

발진이 돋은 지 4~5일이나 7~8일에 물을 마시면 곧바로 사레가 드는 것을 고인들은 독화(毒火)가 인후(咽喉)를 막은 것이라고 하고 불치증에 열거하였는데, 이는 모두 인후와 좌·우기문(左右氣門)의 실체와 본질을 제대로 알지 못하였기 때문이다.

舌後爲喉, 卽肺管. 喉後爲咽, 卽胃管. 咽前喉後, 兩

혀의 뒤가 후(喉), 곧 폐관(肺管)이고, 후의 뒤가 인(咽), 곧 위관(胃管)이다. 인(咽)의 앞 후(喉)의 뒤로 양옆 오목한 곳에 기관의 두 가

① 두장(痘漿) : 천연두의 수포에서 나오는 진물과 고름을 말한다.

邊凹處, 有氣管兩根, 名左氣門·右氣門. 舌根有一白片, 其厚如錢, 名曰會厭, 正蓋肺管·左右氣門上口. 人嚥飮食, 必以舌尖抵上腭, 使會厭將肺管與左右氣門蓋嚴, 飮食方可過肺管·左右氣門, 入後之胃管.

닥이 있어서 좌기문(左氣門)·우기문(右氣門)이라고 한다. 혀뿌리에는 하나의 흰 조각이 있어서 그 두께가 동전과 같은데, 회염(會厭)이라고 한다. 이것이 바로 폐관과 좌·우기문의 위쪽 구멍을 덮고 있다. 사람이 음식을 삼키면 반드시 혀끝을 상악에 대서 회염이 폐관과 좌·우기문을 단단히 덮게 해주어야 음식이 비로소 폐관과 좌·우기문을 지나 뒤의 위관으로 들어간다.

試看人吃飯, 飮食將入嗓至喉, 未入咽時, 或忽然冷笑, 氣暴上衝, 會厭一開, 或一粒米, 一滴水, 入左右氣門, 立刻由鼻嗆出, 是其證也.

다음과 같은 상황을 한 번 보라. 사람이 밥을 먹어서 음식이 목구멍(嗓)으로 들어가 후(喉)에 이르는데, 아직 인(咽)에는 이르지 않았을 때에 갑자기 웃기게 되면 기가 갑자기 위로 치받쳐서 회염(會厭)이 일단 열려서 쌀알이나 물방울이 좌·우기문으로 들어가게 되면 곧바로 코로 뿜어져 나온다. 이것이 그 증거이다.

今瘟毒燒煉會厭, 血凝, 不能蓋嚴氣門, 故飮水滲入卽嗆. 食不嗆者, 因微微小縫, 能滲水而食不能入, 故不嗆. 化開會厭中瘀血, 其嗆立止.

지금 온독(瘟毒)이 회염을 태워 졸이면 피가 엉겨 기문을 단단히 덮을 수 없기 때문에 마신 물이 스며들게 되면 곧 사레가 드는 것이다. 그런데 음식을 먹었을 때 사레가 들지 않는 것은 가느다란 작은 틈으로 물은 스며드나 음식물은 들어올 수 없기 때문에 사레가 들지 않는 것이다. 회염 속의 어혈을 풀어주면 그 사레는 곧바로 멈춘다.

論七八天痘瘡作癢

7·8일 째 두창으로 가려운 것을 논함

痘瘡作癢者, 當先分明皮膚. 皮是皮, 膚是膚, 皮膚不分, 如何能明痘瘡作癢之本源? 如人湯燙火燒, 隨起一泡, 其薄如紙, 卽是膚, 膚裏肉外厚者是皮.

두창(痘瘡)으로 가려운 것은 먼저 피부에 대하여 알아야 한다. 피(皮)는 피 자체이고 부(膚)는 부 자체인데, 피와 부를 나누지 않으면 어떻게 두창으로 가려운 것의 근본 원인을 알 수 있겠는가? 예컨대 사람이 뜨거운 물이나 불에 데면 곧이어 수포가 생겨 그 얇기가 종이와 같은데, 이것이 곧 부(膚)이고, 부의 안 살(肉)의 바깥에 두꺼운 것이 피(皮)이다.

痘至六七天, 瘟毒濁氣津液, 盡歸於皮之外, 膚之內. 痘窠之中, 正氣虛, 不能達痘中行漿化膿結痂, 以致瘟毒外不得出膚, 內不得入皮, 毒在皮外膚裏, 故作癢.

천연두에 걸려 6~7일이 되면 온독(瘟毒)·탁기(濁氣)·진액(津液)이 모두 피(皮)의 바깥, 부(膚)의 안으로 모인다. 반진 속(痘窠)의 정기(正氣)가 허하여 반진 속에서 진물이 흐르거나 고름이 잡히거나 딱지가 앉도록 하지 못하여서, 온독이 밖으로 부(膚)를 빠져나가지 못하고 안으로 피(皮)를 뚫고 들어가지도 못하게 되면 온독이 피(皮)의 바깥, 부(膚)의 안쪽에 있기 때문에 가려운 것이다.

醫家遵素問諸瘡痛癢皆屬於火之句，隨用清凉之品，克伐生氣，不但作癢不止，胃氣轉傷. 有專用補氣者，氣愈補而血愈瘀，血瘀，氣更不能外達於皮膚. 此時用補氣破血之劑，通開血道，氣直達於皮膚，未有不一藥而癢卽止者.

의가들이 『소문(素問)』의 "모든 부스럼이 아프고 가려운 것은 다 화(火)에 속한다."라는 구절에 따라 청량(淸凉)한 약물을 써서 생기(生氣)를 치는데, 이렇게 하면 가려움이 멎지 않을 뿐만 아니라 위기(胃氣)가 도리어 손상된다. 또 전적으로 보기법(補氣法)만을 사용하는 사람이 있는데, 기를 보할수록 피는 더욱 엉기고, 피가 엉기면 기가 다시는 밖으로 피부에 이를 수 없다. 이때 기를 보하며 어혈을 부수는(補氣破血) 약제를 써서 혈도(血道)를 뚫어주면 기가 곧바로 피부에 이르게 되므로 한 번 약을 써서 가려움이 즉시 멈추지 않는 경우가 없다.

通經逐瘀湯

통경축어탕

此方無論痘形攢簇，蒙頭覆釜，周身細碎成片，或夾疹夾瘢，浮衣水泡，其色或紫，或暗，或黑，其症或乾嘔煩躁，晝夜不眠，逆形逆症，皆是瘀血凝滯於血管，竝宜用此方治之. 其方中藥性，不大寒大熱，不大攻大下，眞是良方也.

이 처방은 두진(痘疹)의 모양이 오돌오돌 돋아서 가마솥을 엎어 놓은 듯 머리를 꽉 덮어씌웠거나, 온 몸에 잘게 부서져 조각을 이루었거나, 진(疹)과 반(瘢)을 겸하였거나, 수포가 생기는데 그 색이 붉거나 어둡거나 검거나 하고, 그 증상이 헛구역질을 하거나 번조하거나, 밤낮으로 잠을 자지 못하거나, 역형(逆形)이나 역증(逆症)을 띠든지를 따질 것 없이 모두 어혈이 혈관에 응체된 것인데, 모두 이 처방을 써서 치료하여야 한다. 처방 속의 약성은 너무 차거나 너무 뜨겁지 않고, 크게 공벌(攻伐)하거나 크게 사하(瀉下)시키지 않으니, 참으로 좋은 처방이다.

桃仁八錢(研)，紅花四錢，赤芍三錢，山甲四錢(炒)，皀刺六錢，連翹三錢(去心)，地龍三錢(去心[土])，柴胡一錢，麝香三厘(絹包).

도인(桃仁) 8돈(간 것), 홍화(紅花) 4돈, 적작약(赤芍藥) 3돈, 천산갑(穿山甲) 4돈(볶은 것), 조각자(皁角刺) 6돈, 연교(連翹) 3돈(속심을 제거한 것), 지룡(地龍) 3돈(흙을 제거한 것), 시호(柴胡) 1돈, 사향(麝香) 3리(厘)(명주로 쌈).

水煎服.

물로 달여서 먹는다.

大便乾燥，加大黃二錢，便利去之. 五六日後，見淸漿白漿，將麝香去之，加黃芪五錢，將山甲·皀刺減半. 至七八日後，桃仁·紅花亦減半，黃芪可用八錢. 此方指四五歲而言. 若一二歲，分量可減半，若八九歲，分量可加一半.

대변이 건조하면 대황(大黃) 2돈을 더하고 대변이 잘 나오면 뺀다. 5~6일 뒤에 청장(淸漿)·백장(白漿)이 나타나면 사향을 빼고 황기(黃芪) 5돈을 더하며 천산갑과 조각자를 반으로 줄인다. 7~8일 후에는 도인과 홍화도 반으로 줄이고, 황기는 8돈을 써도 된다. 이 처방은 4~5세를 기준으로 한 것이다. 만약 1~2세이면 분량을 반으로 줄이고, 8~9세이면 1배 반으로 늘일 수 있다.

方歌
通經甲皂麝香龍,
逐瘀赤芍桃與紅.
連翹柴胡毒可解,
便乾微用大黃攻.

방가
통경(通經)은 천산갑·조각자·사향과 지룡이고
축어(逐瘀)는 적작약·도인과 홍화로구나
연교와 시호로 독이 풀릴 수 있고
대변이 마르면 대황을 조금 써서 친다네

會厭逐瘀湯

회염축어탕

此方治痘五六天後, 飮水卽嗆.

이 처방은 천연두에 걸린 5~6일 뒤에 물을 마시면 사레가 드는 것을 치료한다.

桃仁五錢(硏), 紅花五錢, 甘草三錢①, 桔梗三錢, 生地四錢, 當歸二錢, 玄參一錢, 柴胡一錢, 枳殼二錢, 赤芍二錢.

도인(桃仁) 5돈(간 것), 홍화(紅花) 5돈, 감초(甘草) 3돈, 길경(桔梗) 3돈, 생지황(生地黃) 4돈, 당귀(當歸) 2돈, 현삼(玄蔘) 1돈, 시호(柴胡) 1돈, 지각(枳殼) 2돈, 적작약(赤芍藥) 2돈.

水煎服.

물로 달여 먹는다.

此方指五六天後嗆水而言. 若痘後抽風兼飮水卽嗆者, 乃氣虛不能使會厭蓋嚴氣管, 照抽風方治之.

이 처방은 5~6일 뒤에 물을 마시면 사레가 드는 경우를 두고 말한 것이다. 만약 천연두를 앓은 뒤에 몸을 떨고 아울러 물을 마시면 곧 사레가 드는 경우는 기가 허하여 회염(會厭)으로 하여금 기관을 단단히 덮을 수 없게 만든 것인데, 이런 경우에는 추풍방(抽風方)②에 비추어 치료한다.

方歌
會厭逐瘀是病源,
桃紅甘桔地歸玄.
柴胡枳殼赤芍藥,
水嗆血凝立可痊.

방가
회염축어탕은 병의 근원을 치료한다오
도인·홍화·감초·길경·생지황·당귀·현삼과
시호·지각·적작약이로다
수창(水嗆)과 혈응(血凝)이 곧바로 나을 수 있네

止瀉調中湯

지사조중탕

治痘六七日後泄瀉不止. 或十餘日後泄瀉, 皆治之.

천연두를 앓은 지 6~7일 뒤에 설사가 그치지 않거나, 10여 일 뒤에도 설사하는 것을 모두 치료한다.

黃芪八錢, 黨參三錢, 甘草二錢, 白朮二錢, 當歸二錢,

황기(黃芪) 8돈, 당삼(黨蔘) 3돈, 감초(甘草) 2돈, 백출(白朮) 2돈, 당귀(當歸) 2돈, 백작약(白芍藥) 2돈, 천궁(川芎) 1돈, 홍화(紅花) 3돈,

---

① 三錢 : 상해대동서국본(上海大東書局本)에는 '二錢'으로 되어 있다.
② 추풍방(抽風方) : 가보입소탕(可保立蘇湯)을 말한다.

白芍二錢, 川芎一錢, 紅花三錢, 附子一錢(製), 良薑五分, 官桂五分(去粗皮).

부자(附子) 1돈(법제한 것), 양강(良薑) 5푼, 관계(官桂) 5푼(겉껍질을 제거한 것).

水煎服.

물로 달여 먹는다.

此方指痘六七天後泄瀉而言. 痘後抽風兼泄瀉者, 亦效. 不是初出痘泄瀉之方.

이 처방은 천연두를 앓은 지 6~7일 뒤에 설사하는 경우를 두고 말한 것이다. 천연두를 앓은 뒤에 몸을 덜덜 떨면서 설사하는 경우에도 또한 효과적이다. 처음 발진이 나오면서 설사하는 것을 치료하는 처방이 아니다.

方歌

止瀉調中參草芪,
朮歸芍藥芎紅隨.
附子良薑桂少用,
氣虛泄瀉總相宜.

방가

지사조중탕은 당삼·감초·황기에
백출·당귀·백작약·천궁·홍화가 뒤따르지
부자·양강·관계는 조금만 쓴다오
기허설사에도 모두 알맞다네

保元化滯湯

보원화체탕

治痘五六日後痢疾, 或白或紅, 紅白相雜, 皆治.

천연두를 앓은 지 5~6일 뒤에 이질에 걸려 희거나, 붉거나, 분홍색이 나는 것을 모두 치료한다.

黃芪一兩(煎湯冲), 滑石一兩(末).

황기(黃芪) 1냥(달여서 타먹는 데 쓴다), 활석(滑石) 1냥(가루).

晩服加白砂糖五錢更妙.

저녁에 먹으려면 백설탕 5돈을 더하면 더욱 좋다.

此方乃余之心法, 不獨治小兒痘症痢疾, 大人初痢·久痢, 皆有奇效. 然大人初痢, 滑石用一兩五錢, 白糖一兩, 不必用黃芪. 久痢加黃芪, 滑石仍用一兩五錢.

이 처방은 나의 심법(心法)으로 어린이의 두증이질(痘症痢疾)을 치료할 뿐만 아니라 어른의 갓 생긴 이질이나 오래된 이질에도 모두 뛰어난 효과가 있다. 그러나 어른의 갓 생긴 이질에는 활석 1냥 5돈, 백설탕 1냥을 쓰고, 황기를 반드시 쓸 필요는 없다. 오래된 이질에는 황기를 더하고, 활석은 그대로 1냥 5돈을 쓴다.

方歌

保元化滯補攻方,
一兩黃芪煎作湯.
爲末滑石須一兩,
冲服痢止氣無傷.

방가

보원화체탕은 보하며 치는 처방이지
1냥의 황기는 달여서 탕으로 만들고
가루로 된 활석은 1냥이 필요하지
타서 먹으면 이질이 멈추고 기는 다치지 않네.

助陽止癢湯

조양지양탕

治痘六七日後, 作癢不止, 抓破無血. 兼治失音聲啞.

천연두를 앓은 지 6~7일 뒤에 가려움이 멈추지 않아 긁어서 터져도 피가 나지 않는 것을 치료한다. 아울러 목소리가 안 나오는 것과 목이 쉰 것을 치료한다.

黃芪一兩, 桃仁二錢(硏), 紅花二錢, 皂刺一錢, 赤芍一錢, 山甲一錢(炒).

황기(黃芪) 1냥, 도인(桃仁) 2돈(간 것), 홍화(紅花) 2돈, 조각자(皂角刺) 1돈, 적작약(赤芍藥) 1돈, 천산갑(穿山甲) 1돈(볶은 것).

水煎服.

물로 달여 먹는다.

此方治痘後六七日, 作癢甚者, 抓破無血. 不是治初出痘一二日作癢之方.

이 처방은 천연두를 치료한 뒤 6~7일에 가려움증이 더욱 심해져 긁어 터져도 피가 나지 않는 것을 치료한다. 처음 발진이 돋은 지 1~2일에 가려운 것을 치료하는 처방이 아니다.

方歌

助陽止癢芪桃紅,
皂刺赤芍山甲同.
聲啞失音同一治,
表虛因裏氣不行.

방가

조양지양탕은 황기와 도인 그리고 홍화에
조각자·적작약·천산갑을 함께 쓰지
목이 쉰 것과 말이 안 나오는 것도 같이 치료하는데
속에서 기가 돌지 않아서 생긴 표허(表虛)라오

足衛和榮湯

족위화영탕

治痘後抽風, 兩眼天弔, 項背反張, 口噤不開, 口流涎沫, 昏沈不省人事, 周身潰爛, 膿水直流, 皆治之.

천연두를 앓은 뒤에 몸이 덜덜 떨리고, 두 눈을 치켜뜨고 고개와 등이 뒤로 젖혀지며, 입을 악다물고 벌리지 못하면서 입에서 침과 거품을 흘리며, 정신이 어두워 인사불성이 되고, 온몸이 문드러져 고름이 줄줄 흐르는 것들을 모두 치료한다.

黃芪一兩, 甘草二錢, 白朮二錢, 黨參三錢, 白芍二錢, 當歸一錢, 棗仁二錢, 桃仁一錢五分(硏), 紅花一錢五分.

황기(黃芪) 1냥, 감초(甘草) 2돈, 백출(白朮) 2돈, 당삼(黨蔘) 3돈, 백작약(白芍藥) 2돈, 당귀(當歸) 1돈, 산조인(酸棗仁) 2돈, 도인(桃仁) 1돈 5푼(간 것), 홍화(紅花) 1돈 5푼.

水煎服.

물에 달여 먹는다.

此方專治痘後抽風, 及周身潰爛, 若因傷寒瘟疫雜症, 疾久氣虛抽風, 抽風門另有專方.

이 처방은 천연두를 앓은 뒤에 몸을 덜덜 떠는 것과 온몸이 짓무른 것을 전적으로 치료한다. 만약 상한(傷寒)·온역(瘟疫)·잡증(雜症)으로 오래 앓아서 기가 허해져 생긴 추풍(抽風)이라면 「추풍문(抽風門)」에 따로 전문적인 처방이 실려 있다.

方歌	방가
足衛和榮芪草朮,	족위화영탕은 황기·감초·백출에
參芍歸棗桃紅扶.	당삼·백작약·당귀·산조인·도인·홍화가 돕지
抽風風字前人誤,	추풍의 풍이란 글자는 앞사람들이 잘못 안 것인데
服此還陽命可蘇.	이것을 먹어 양기를 되돌리면 목숨이 깨어나지

소복축어탕설(少腹逐瘀湯說)

此方治少復積塊疼痛, 或有積塊不疼痛, 或疼痛而無積塊, 或少腹脹滿, 或經血見時, 先腰痠少腹脹, 或經血一月見三五次, 接連不斷, 斷而又來, 其色或黯, 或黑, 或塊, 或崩漏, 兼少腹疼痛, 或粉紅兼白帶, 皆能治之, 效不可盡述.

이 소복축어탕①은 아랫배에 덩어리가 쌓여 아픈 것을 치료한다. 그리고 혹 덩어리가 있어도 아프지 않은 것, 혹 아프지만 덩어리가 없기도 한 것, 혹 아랫배가 부풀어 오른 것, 혹 월경이 나올 때에 먼저 허리가 시큰거리고 아랫배가 부풀어 오르는 것, 혹 월경이 한 달에 3~5차례나 나오며 이어져 끊어지지 않기도 하고 끊어졌다가 또 나오기도 하며 그 색깔이 어둡거나 검으며, 덩어리가 지거나 혹 붕루(崩漏)②가 일어나고 겸하여 아랫배가 아프기도 한 것, 혹 분홍(粉紅, 赤帶)에 백대(白帶)③를 겸하기도 한 것 등을 모두 치료할 수 있는데, 효과를 이루 말할 수 없다.

更出奇者, 此方種子如神. 每經初見之日吃起, 一連吃五付, 不過四月必成胎. 必須男女年歲與月合成陽數方生子. 如男女兩人, 一單歲, 一雙歲, 必擇雙月方生子. 如兩單歲, 或兩雙歲, 必擇單月方生子. 擇月不可以初一爲定準, 以交節爲定準. 要知偶有經過二十日結胎者, 切記準日期. 倘月份不對生女, 莫謂余方不驗. 余用此方, 效不可以指屈.

더욱 특이한 것은 이 처방이 임신을 하게 하는 데 아주 신효하다는 것이다. 매번 월경이 처음 나오는 날 먹기 시작하여 잇달아 5첩을 먹으면 4개월이 안 되어서 반드시 임신이 이루어진다. 반드시 남녀의 나이와 달을 합해 양수라야 아들을 낳는다. 예컨대 남녀 두 사람이 하나는 홀수 나이이고 하나는 짝수 나이라면 반드시 짝수 달을 택하여야 아들을 낳는다. 그리고 둘 다 홀수 나이이거나 둘 다 짝수 나이이면 반드시 홀수 달을 택하여야 아들을 낳는다. 달을 택하는 것은 초하루를 기준으로 삼아서는 안 되고 절기가 바뀌는 날을 기준으로 삼아야 한다. 알아야 할 것은, 우연히 20일이 지나 임신이 된 경우는 절대로 일기(日期)를 따라서 계산해야 함을 기억하는 것이다. 만약 월분(月份, 1달의 기간 단위)이 맞지 않으면 딸을 낳는데, 내 처방이 틀렸다고 말하지 말라. 내가 이 처방을 써서 얻은 효과는 손으로 꼽을 수 없다.

---

① 소복축어탕은 활혈화어약(活血化瘀藥)과 온양이기약(溫陽理氣藥)을 서로 짝지어 만든 방제로서, 경락을 따듯하게 하여 엉긴 피를 풀어주는 작용을 가져 아랫배에 한사가 뭉쳐 피가 엉긴 것을 치료하는 대표방이다.

② 붕루(崩漏) : 출혈량이 많고 그 형세가 사나와 마치 산이 무너지는 것과 같은 경우를 붕(崩)이라고 하고, 출혈량이 적고 나오는 것이 반복되고 멈추지 않는 것이 마치 물이 새는 것과 같은 경우를 루(漏)라고 한다. 둘은 비록 구별되지만 출혈이 많기도 하고 적기도 하며 병이 지속되고 낫지 않는 것을 합하여 붕루(崩漏)라고 부른다. 자궁출혈의 범칭이다.

③ 백대(白帶) : 여자의 음도(陰道) 내에 있는 소량의 백색 또는 투명한 무취의 점성이 있는 액체를 말한다. 월경의 전후나 중간 또는 임신기간 중에는 양이 증가하여 음호(陰戶)를 윤택하게 해 외사(外邪)를 방어한다. 이는 생리적인 백대이다. 만약 백대하의 양이 현저하게 늘거나 색이나 질(質)이 이상하다면 병리적인 백대이다.

道光癸未年, 直隸布政使素納公, 年六十, 因無子甚憂, 商之於余. 余曰, 此易事耳. 至六月, 令其如君服此方, 每月五付, 至九月懷孕, 至次年甲申六月二十二日生少君, 今七歲矣.

도광(道光) 계미년(癸未年, 1823)에 직예 포정사(直隸布政使) 소납공(素納公)이 나이 60이었는데, 아들이 없어 매우 근심하며 내게 상의하였다. 내가 말하길 "이것은 쉬운 일입니다."하고, 6월에 이르러 그의 아내에게 이 약을 먹게 하였는데, 달마다 5첩을 먹게 하니 9월에 이르러 임신을 하고, 다음해 갑신년 6월 22일에 아들을 낳아 지금 일곱 살이다.

此方更有險而不險①之妙. 孕婦體壯氣足, 飲食不減, 竝無傷損. 三個月前後, 無故小産, 常有連傷數胎②者, 醫書頗多, 仍然議論滋陰養血, 健脾養胃, 安胎保胎, 效方甚少.

이 처방은 더구나 위험하나 위험하지 않게 쓸 수 있는 신묘함이 있다. 임신부가 몸이 건장하고 기가 넉넉하며 음식이 줄지 않으면 결코 손상됨이 없다. 3개월 전후에 까닭 없이 소산(小産, 유산)하고, 늘 연달아 여러 번 유산하는 경우를 의서에 꽤나 많이 다루고 있지만, 여전히 자음양혈(滋陰養血)·건비양위(健脾養胃)·안태보태(安胎保胎)를 주장하여 효과 있는 처방이 매우 적다.

不知子宮內, 先有瘀血占其地, 胎至三月再長, 其內無容身之地, 胎病靠擠, 血不能入胎胞, 從傍流而下, 故先見血. 血旣不入胎胞, 胎無血養, 故小産.

이는, 자궁 안에 먼저 어혈이 그 자리를 차지하고 있는데 임신 3개월이 되어 태아가 다시 자라나게 되면 그 안에 몸을 둘 곳이 없으므로 태아가 꽉 조이게 되어 피가 태포(胎胞)에 들어올 수 없고, 옆으로 흘러서 빠지기 때문에 먼저 피가 보이는 것이며, 피가 이미 태포에 들어갈 수 없게 되었다면 태아가 피의 자양을 받을 수 없기 때문에 유산이 된다는 것을 모른 것이다.

如曾經三月前後小産, 或連傷三五胎, 今又懷胎, 至兩個月前後, 將此方服三五付, 或七八付, 將子宮內瘀血化淨, 小兒身長有容身之地, 斷不致再小産. 若已經小産, 將此方服三五付, 以後成胎, 可保無事.

만약 전에 임신 3개월 전후에 유산을 한 경험이 있거나 혹 연달아 3~5번 유산하였는데, 지금 또 임신하여 2개월 전후가 되었다면 이 처방을 3~5첩이나 7~8첩을 복용하여서 자궁 안의 어혈을 깨끗하게 풀어주어 태아의 몸이 자라더라도 몸을 둘 곳이 있게 해준다면 절대로 다시는 유산하는 일이 없을 것이다. 만약 이미 유산했다면 이 약을 3~5첩을 복용한 뒤에 임신하게 되면 아무 일 없이 태아를 지킬 수 있을 것이다.

此方去疾·種子·安胎, 盡善盡美, 眞良善方也.

이 처방은 병을 없애고, 아이를 가지게 하며, 태아를 안정시키는 데에 티 없이 좋고 아름다운 것이니, 참으로 좋은 처방이다.

---

① 유험이불험(有險而不險) : 임신기간에 활혈화어(活血化瘀)하는 약물은 유산의 위험이 있어 '위험(危險)'하지만, 병이 있어서 쓰되 마땅히 쓴다면 병은 없어지고 태(胎)는 상하지 않으므로 '불험(不險)'하다는 것이다. (『醫林改錯識要』 143쪽)

② 연상수태(連傷數胎) : 즉 활태(滑胎)로 유산이 연속하여 발생하는 것을 뜻한다.

少腹逐瘀湯

小茴香七粒(炒), 乾薑二分(炒), 玄胡一錢, 沒藥二錢(研), 當歸三錢, 川芎一錢, 官桂一錢, 赤芍二錢, 蒲黃三錢(生), 靈脂二錢(炒).

水煎服.

方歌

少腹茴香與炒薑,
玄胡靈脂沒芎當.
蒲黃官桂赤芍藥,
種子安胎第一方.

소복축어탕

소회향(小茴香) 7알(볶은 것), 건강(乾薑) 2푼(볶은 것), 현호색(玄胡索) 1돈, 몰약(沒藥) 2돈(간 것), 당귀(當歸) 3돈, 천궁(川芎) 1돈, 관계(官桂) 1돈, 적작약(赤芍藥) 2돈, 포황(蒲黃) 3돈(날 것), 오령지(五靈脂) 2돈(볶은 것).

물로 달여서 먹는다.

방가

소복축어탕은 회향과 볶은 건강
현호색·오령지·몰약·천궁·당귀에다
포황·관계·적작약이니
임신과 안태의 제일 처방이로다

회태설(懷胎說)

(難產과 胎衣不下方을 아울러 적음)

古人論胎在子宮, 分經輪養. 一月肝經養, 二月膽經養, 三月心經養, 四月三焦養, 五月脾經養, 六月胃經養, 七月肺經養, 八月大腸養, 九月腎經養. 若依其論, 胎至兩月, 自當肝經交代, 膽經接班, 此論實在無情無理.

고인들은 논하기를, 태아는 자궁에 있고 경락이 나뉘어 돌아가며 기르는데,① 1개월에는 간경(肝經)이 기르고, 2개월에는 담경(膽經)이 기르며, 3개월에는 심경(心經)이 기르고, 4개월에는 삼초경(三焦經)이 기르며, 5개월에는 비경(脾經)이 기르고, 6개월에는 위경(胃經)이 기르며, 7개월에는 폐경(肺經)이 기르고, 8개월에는 대장경(大腸經)이 기르며, 9개월에는 신경(腎經)이 기른다고 하였다. 만약 이 이론에 따른다면 태아가 2개월에 이르면 간경에서 교대되어 담경이 이어받아야 하는데, 이 이론은 실제 그런 일도 없고 그런 이치도 없다.

兒在母腹, 全賴母血而成, 一言可了, 何必圖取虛名, 故作欺人之論. 又如子啼門云, 兒在母腹, 口含臍帶疙瘩, 吮血養生. 請問初結胎無口時, 又以何物吮血養生? 旣不明白, 何不歸而謀諸婦, 訪問收生婆, 訪問的確再下筆, 斷不致遺笑後人.

아이가 어머니 뱃속에서는 완전히 어머니의 피에 의지하여 이루어진다는 한 마디면 되었을 터인데, 어째서 허명을 얻으려고 사람을 속이는 주장을 폈단 말인가? 또 '자제문(子啼②門)' 같은 데서는 "아이가 어머니 뱃속에 있을 때는 입으로 제대흘탑(臍帶疙瘩, 탯줄덩어리)을 물고 피를 빨아서 길러진다."라고 하였다. 그렇다면 물어보건대, 처음 태(胎)가 맺혀 입이 없었을 때는 또 무엇으로 피를 빨아서 길러지는가? 이미 확실하지 않았다면 어찌 여러 부인들에게 가서 상의하고 산파들을 찾아가 물어보지 않았는가? 찾아가 물어보고 확실하게 안 다음 붓을 들어 기록하였더라면 결단코 후인들의 웃음거리가 되지는 않았을 것이다.

豈知結胎一月之內, 竝無胎衣. 一月後兩月內, 始生胎衣, 胎衣旣成, 兒體已定. 胎衣分兩段, 一段厚, 是雙

그들이 어찌 아래와 같은 사실을 알았겠는가? 태가 맺힌 1개월 이내에는 결코 태의(胎衣)③가 없다. 1개월 뒤 2개월 안에 비로소 태의가 생기는데,④ 태의가 이미 이루어졌다면 태아 몸은 이미 정해졌다. 태의는 두 단으로 나뉘는데, 하나는 두꺼우면서 쌍층(雙層)⑤으로 되어 그 안

---

① 분경윤양설(分經輪養說) : 한의학 장부경락이론에 따라 태아가 엄마 뱃속에 있는 9개월 동안 달의 순서에 따라 간·담·심·삼초·비·위·폐·대장·신 등의 경락이 돌아가면서 기른다는 것이다. 소원방(巢元方)의 『제병원후론(諸病源候論)』에 자세하다.

② 자제(子啼) : 임산부의 뱃속에서 종소리와 같은 소리가 나는 병증이다.

③ 태의(胎衣)는 태반(placenta)을 말한다.

④ 유산된 태아의 태반을 살펴보고 말한 것이다.

⑤ 쌍층(雙層)은 바닥탈락막(기저탈락막, decidua basalis)과 융모융모막(융모융모막, villous chorion)을 말한다. 현대 해부학에서 바닥탈락막과 융모융모막을 합쳐서 태반이라 부른다.

層，其內盛血，一段薄，是單層，其內存胎. 厚薄之間，夾縫中長一管， 名曰臍帶，下連兒臍. 母血入胎衣內盛血處，轉入臍帶，長臟腑肢體，周身齊長，竝非先長某臟，後長某腑.

에 피가 채워지고, 하나는 얇으면서 단층(單層)①으로 되어 그 안에 태아가 있게 된다. 두꺼운 것과 얇은 것 사이는 좁은 틈 사이로 하나의 관으로 뻗어 있는데, 이를 제대(臍帶)②라고 하며 아래로 아이의 배꼽에 이어져 있다. 어머니의 피가 태의 안의 피를 담고 있는 곳으로 들어간 다음 탯줄로 옮겨 들어가서 장부와 지체를 길러 온몸이 가지런히 자라는 것이지, 결코 어떤 장(臟)을 먼저 기르고 어떤 부(腑)를 나중에 기르는 것이 아니다.

一月小産者，竝無胎衣；兩月小産者，有胎衣，形如稱錘，上小下大，不過三指長短；三月小産者，耳目口鼻具備，惟手足有拳不分指.

1개월 만에 유산된 경우는 결코 태의가 없다. 2개월 만에 유산된 경우는 태의가 있는데, 모양이 저울추처럼 위가 작고 아래가 크며 세 손가락 길이를 넘지 않는다. 3개월 만에 유산된 경우는 이목구비가 모두 갖추어져 있으나 오직 손발만은 주먹은 있지만 손발가락은 나뉘지 않은 상태이다.③

至月足臨生時， 兒蹬破胎衣，頭轉向下而生，胎衣隨胎而下，胎衣上之血，隨胎衣而下，此其常也.

달이 차서 태어날 때쯤에는 태아가 손발로 태의를 쳐서 깨뜨리고 머리를 아래로 돌려 태어나며, 태의는 태아를 따라 빠져 나오고, 태의의 피는 태의를 따라 흘러나오는데, 이것이 정상적인 상태이다.

最關緊要是難産. 古人原有開骨散，服之有效者，有不效者， 其方總論活血開骨，不重用力勞乏. 余每用開骨散，重加黃芪，不過一時胎卽下.

가장 중요한 관건은 난산(難産)이다. 옛 사람들이 원래부터 개골산(開骨散)④을 썼는데, 먹어서 효과가 있는 경우도 있고 효과가 없는 경우도 있다. 그 처방은 활혈개골(活血開骨)하는 치법으로, 힘을 많이 써서 기력을 다하지 않게 한다. 나는 개골산을 쓸 때마다 황기를 배로 더하여 쓰는데, 한 시진(時辰)이 지나지 않아 태의가 곧 나온다.

至胎衣不下，古人原有沒竭散，始而用之，有效，有不效，繼而加倍用之，胎衣立

태의가 나오지 않을 경우, 옛 사람들이 원래부터 몰갈산(沒竭散)⑤을 썼는데, 처음에 그것을 써보니 효과가 있기도 하고 없기도 하였으므로 이어서 두 배로 늘려 써보니 태의가 곧바로 나왔다. 약미(藥味)도 중

---

① 단층(斷層)은 태아와 양수를 감싸는 양막(amnionic membrane)으로 보인다.
② 제대(臍帶)는 탯줄(umbilical cord)을 말한다.
③ 태반은 수정란의 착상과 함께 발달하는데, 현대 발생학에서 만 2주가 경과할 시기에 태반의 막의 명칭이 붙기 시작하며 만 4주 정도의 시기에 모습을 갖추기 시작한다. 왕청임(王清任)은 유산된 태아의 태반을 관찰하여 1개월 이내 유산된 경우 태반의 모습을 관찰할 수 없었다고 설명한 것이다. 2개월 만에 유산된 경우 태반의 크기를 세 손가락 길이를 넘지 않는다 하였는데, 만 56일 경의 태아는 3cm 정도로 태아와 태반의 크기를 포괄한 것으로 보인다. 일반적으로 만 8주까지는 손발가락이 나뉘지 않으며, 만 9주에서 12주에 이목구비의 형태가 갖추어지는데, 『의림개착』의 3개월 만에 유산된 경우와 대체적으로 부합한다고 볼 수 있다.
④ 개골산(開骨散) : 출산시 하복부의 치골결합을 열어서 산도를 열어준다는 의미를 가진 처방이다. 이 처방의 다른 이름은 불수산(佛手散)인데, 부처님 손처럼 부드럽게 아기를 낳도록 도와준다는 뜻을 가졌다.
⑤ 몰갈산(沒竭散) : 탈명산(奪命散), 탈명몰갈산(奪命沒竭散), 혈갈산(血竭散)이라고도 한다. 산후 혈훈복통(血暈腹痛)을 치료한다.

下. 藥味要緊, 分量更要緊.

요하지만 분량은 더욱 중요하다.

古開骨散

고개골산

治難產.

난산(難産)을 치료한다.

當歸一兩, 川芎五錢, 龜板八錢, 血餘一團(燒衣). 加黃芪四兩(生).

당귀(當歸) 1냥, 천궁(川芎) 5돈, 귀판(龜板) 8돈, 혈여(血餘) 1단(불에 태운 재). 황기(黃芪) 4냥(날 것)을 더한다.

水煎服.

물로 달여 먹는다.

古沒竭散

고몰갈산

治胎衣不下.

태반이 나오지 않는 것을 치료한다.

沒藥三錢, 血竭三錢.

몰약(沒藥) 3돈, 혈갈(血竭) 3돈.

爲末, 滾水調服.

가루로 만들어 펄펄 끓인 물에 타서 먹는다.

黃芪桃紅湯

황기도홍탕

治產後抽風, 兩目天弔, 口角流涎, 項背反張, 昏沈不省人事.

산후에 경련이 일고, 두 눈을 위로 치켜뜨며, 입가로 침을 흘리고, 목과 등이 뒤로 젖혀지며, 정신을 잃어 인사불성이 된 것을 치료한다.

黃芪八兩(生), 桃仁三錢(研), 紅花二錢.

황기(黃芪) 8냥(생것), 도인(桃仁) 3돈(간 것), 홍화(紅花) 2돈.

水煎服.

물로 달여 먹는다.

婦科以濟陰綱目爲最, 醫宗金鑑擇其方論, 纂爲歌訣, 令人易讀易記. 惟抽風一症, 方不效, 余已補之.

부인과는『제음강목(濟陰綱目)』이 가장 뛰어나고,『의종금감(醫宗金鑑)』은 그 방론(方論)을 가려 가결(歌訣)로 만들어서 사람들이 쉽게 읽고 기억하도록 하였다. 오직 추풍(抽風) 하나만은 처방이 효과가 없으므로 내가 이미 그것을 보충하였다.

古下瘀血湯

고하어혈탕

治血鼓. 何以知是血鼓? 腹皮上有青筋, 是血鼓腹大.

혈고(血鼓)①를 치료한다. 어떻게 혈고인지 아는가? 뱃가죽 위에 청근(靑筋, 腹壁靜脈)이 있으면 혈고로 배가 커진 것이다.

桃仁八錢, 大黃五分, 蟅蟲

도인(桃仁) 8돈, 대황(大黃) 5푼, 자충(蟅蟲) 3마리, 감수(甘遂) 5푼

---

① 고창(鼓脹)의 하나로 단복창(單腹脹)이라고도 한다. 증상으로 옆구리가 그득하고 아랫배가 창만(脹滿)하며 몸에 실핏줄이 나타나고 번조(煩躁)하며 소변이 붉고 대변이 검으며 배에 푸른 힘줄이 나타난다. 문맥성간경변, 혈흡충성간경화 및 복강에 종류(腫瘤)가 있으면서 복수(腹水)가 있는 병증에서 볼 수 있다.

三個, 甘遂五分(爲末冲服, 或八分).

(가루로 만들어 타서 먹는다. 혹은 8푼).

水煎服. 與前膈下逐瘀湯, 輪流服之方妥①.

물에 달여 먹는다. 앞의 격하축어탕(膈下逐瘀湯)과 번갈아 먹어야 좋다.

抽葫蘆酒

추호로주

治腹大周身腫.

배가 불러 오르고 온몸이 부은 것을 치료한다.

自抽乾葫蘆, 焙爲末, 黃酒調服三錢. 若葫蘆大, 以黃酒入內煮一時, 服酒頗效. 取其自抽之義.

저절로 터진 마른 호로(葫蘆, 표주박)를 불에 쬐어 가루로 만든 다음 황주(黃酒)②에 3돈을 타서 먹는다. 만약 표주박이 크면 황주를 속에다 넣고 1시진 동안 삶아서 술을 마시면 아주 좋다. 스스로 터진다는 뜻을 취한 것이다.

蜜葱猪膽湯

밀총서남탕

治通身腫, 肚腹不大.

온몸이 부었으나 배는 불러 오르지 않은 것을 치료한다.

猪膽一個(取汁), 白蜜四兩③(兩味調和一處), 葱頭四個(帶白一寸), 黃酒半斤.

저담(猪膽) 1개(즙을 취함), 백밀(白蜜) 4냥(두 가지 약을 한데 섞는다), 총두(葱頭) 4개(흰 부분을 1치 남긴 것), 황주(黃酒) 반근.

用酒煎葱兩三沸, 將酒冲入蜜膽內, 服之立效.

황주로 파를 2~3차례 끓여 술을 백밀과 저담 속에 붓고, 그것을 먹으면 곧바로 효과가 난다.

刺猬皮散

자위피산

治遺精. 夢而後遺, 不夢而遺, 虛實皆效.

유정(遺精)을 치료한다. 꿈을 꾼 다음에 흐르는 것이나, 꿈을 꾸지 않고서 흐르는 것이나 허실(虛實)의 모두에 효과가 있다.

刺猬皮一個, 瓦上焙乾爲末, 黃酒調, 早④服. 實在效, 眞難吃.

자위피(刺猬皮) 1개를 기와 위에다 놓고 불에 쬐어 말려서 가루로 낸 다음 황주에 타서 아침에 먹는다. 실제로 효과가 있으나 먹기가 힘들다.

---

① 方妥 : 상해대동서국본(上海大東書局本)에는 '安'으로 되어 있다.
② 황주(黃酒) : 누룩과 차조 또는 찰수수 등의 원료로 만든 담갈색 또는 흑갈색의 중국 술. 약을 마실 때 사용하는 약주의 한 가지이다.
③ 四兩 : 상해대동서국본에는 '四兩四錢'으로 되어 있다.
④ 早 : 원래는 '蚤'로 되어 있는데, 다른 부분에 맞추어 '早'로 바꾸었다.

小茴香酒

治白濁, 俗名騙白, 又名下淋. 精道受風, 湯藥全不效.

小茴香一兩(炒黃), 爲粗末, 黃酒半斤燒滾, 沖, 停一刻, 去渣, 服酒.

소회향주

백탁(白濁)①을 치료하는데, 속칭은 편백(騙白)이며, 또한 하림(下淋)이라고도 한다. 정도(精道)가 풍사를 맞았다면 탕약은 전혀 효과가 나지 않는다.

소회향(小茴香) 1냥을 누렇게 볶아 거친 가루로 만들고, 황주(黃酒) 반 근을 뜨겁게 한 다음 타서 1각(刻, 15분)을 멈추었다가 찌꺼기는 버리고 술을 먹는다.

① 백탁(白濁) : 병증명으로 두 가지가 있다. 하나는 소변이 혼탁하여 백색으로 보이는데, 아프지는 않다. 이것이 뇨탁(尿濁)이다. 두 번째는 요공으로 백색의 탁한 것이 흐르는데 소변은 맑다. 이것이 바로 '정탁(精濁)'이다. 여기서는 두 번째의 정탁을 말한다. (『醫林改錯識要』 152쪽)

마비 증세에는 어혈이 있다는 설(痺症有瘀血說)

凡肩痛, 臂痛, 腰疼, 腿疼, 或周身疼痛, 總名曰痺症. 明知受風寒, 用溫熱發散藥不愈, 明知有濕熱, 用利濕降火藥無功, 久而肌肉消瘦, 議論陰虧, 隨用滋陰藥, 又不效, 至此便云, 病在皮脈, 易於爲功, 病在筋骨, 實難見效.

모든 견통(肩痛)·비통(臂痛)·요동(腰疼)·퇴동(腿疼)이나 전신동통을 묶어서 비증(痺症)①이라고 한다. 풍한(風寒)의 사기를 받은 줄 분명히 알고 온열발산(溫熱發散, 따뜻하게 하여 발산시킴)하는 약을 써도 낫지 않고, 습열(濕熱)이 있다는 것을 분명히 알고 이습강화(利濕降火, 습사를 빼내고 화기를 내림)하는 약을 써도 효과가 없으며, 오래되어 살이 빠지고 야윌 경우 음휴(陰虧)라고 주장하면서 뒤이어 자음약(滋陰藥)을 써도 또 효과가 나지 않으면 이 지경에 이르러서 문득 "병이 피맥(皮脈)에 있으면 효과를 거두기 쉬우나 병이 근골(筋骨)에 있으면 실로 효과를 보기 어렵다."라고 말한다.

因不思風寒濕熱入皮膚, 何處作痛. 入於氣管, 痛必流走, 入於血管, 痛不移處.

이상은 풍한(風寒)과 습열(濕熱)이 피부에 침입하면 어느 곳이 아픈지를 생각하지 않은 탓이다. 기관(氣管)에 들어오면 통증이 반드시 유주(流走)하고, 혈관(血管)에 들어오면 통증이 자리를 옮기지 않는다.

如論虛弱, 是因病而致虛, 非因虛而致病. 總滋陰, 外受之邪, 歸於何處? 總逐風寒, 去濕熱, 已凝之血, 更不能活. 如水遇風寒, 凝結成冰, 冰成, 風寒已散. 明此義, 治痺症何難.

만약 허약(虛弱)을 논한다면, 이것은 병 때문에 허약하게 된 것이지 허해서 병이 된 것이 아니다. 그런데 모조리 자음(滋陰)하게 되면 밖에서 받은 사기가 어느 곳으로 모이겠는가? 또한 모조리 풍한을 쫓아내고 습열을 몰아냈다 하더라도 이미 엉긴 피가 다시 살아날 수 없다. 마치 물이 풍한을 만나면 응결되어 얼음이 얼고, 얼음이 얼면 풍한은 이미 흩어진 것과 같다. 이 뜻을 안다면 비증을 치료하는 것이 어찌 어렵겠는가?

古方頗多, 如古方治之不效, 用:

고방이 아주 많으나 고방대로 치료하여도 효과가 없다면 아래와 같은 처방을 쓴다.

身痛逐瘀湯

신통축어탕

秦艽一錢, 川芎二錢, 桃仁

진교(秦艽) 1돈, 천궁(川芎) 2돈, 도인(桃仁) 3돈, 홍화(紅花) 3돈, 감

① 비증(痺症) : 피육·근골·관절 등에 발생하는 산통(痠痛)·마목(痲木)·관절종대(關節腫大)·작통(灼痛)·굴신불리(屈伸不利) 등의 증상이 주된 병증이다. 비(痺)는 막혔다는 것으로 통하지 못한다는 뜻이다. 『소문·비론(痺論)』에 "풍·한·습의 세 기가 뒤섞여 이르면 합하여 비증이 된다.(風寒濕三氣雜至, 合而爲痺也.)"라고 했다. 옛날에 한비(寒痺)·열비(熱痺)·습비(濕痺)·행비(行痺)·착비(著痺)·통비(痛痺)·근비(筋痺)·골비(骨痺)·육비(肉痺) 등의 구분이 있었다.

三錢, 紅花三錢, 甘草二錢, 羌活一錢, 沒藥二錢, 當歸三錢, 靈脂二錢(炒), 香附一錢, 牛膝三錢, 地龍二錢(去土).

초(甘草) 2돈, 강활(羌活) 1돈, 몰약(沒藥) 2돈, 당귀(當歸) 3돈, 오령지(五靈脂) 2돈(볶은 것), 향부자(香附子) 1돈, 우슬(牛膝) 3돈, 지룡(地龍) 2돈(흙을 제거한 것).

若微熱, 加蒼朮·黃柏; 若虛弱, 量加黃芪一二兩.

만약 미열이 나면 창출(蒼朮)·황백(黃柏)을 더하고, 허약하면 황기(黃芪) 1~2돈을 적당히 더하여 쓴다.

方歌

身痛逐瘀膝地龍,

羌秦香附草歸芎.

黃芪蒼柏量加減,

要緊五靈桃沒紅.

방가

신통축어탕은 우슬과 지룡에다

강활·진교·향부자·감초·당귀·천궁도 있네

황기와 창출·황백은 헤아려 가감하고

오령지와 도인, 몰약과 홍화가 중요하다네

硇砂丸

요사환

治瘰癧鼠瘡, 滿項滿胸, 破爛流膿, 無不應手取效.

나력(瘰癧)①, 곧 서창(鼠瘡)이 목에 가득하고 가슴에 가득하여 짓물러 터져서 고름이 흐르는 것을 치료하는데, 쓰자마자 효과가 나지 않는 일이 없다.

硇砂二錢(研細), 皂角子一百個, 乾醋一斤(前二味入醋內浸三日).

요사(硇砂)② 2돈(곱게 간 것), 조각자(皁角子) 100개, 건초(乾醋, 쌀식초, 苦酒) 1근(앞의 두 가지 약을 식초에 넣어 3일 동안 담가 놓는다).

入砂鍋內熬之, 將乾, 將鍋底硇砂拌於皂子上, 候乾, 以微火焙乾, 或以爐台上炕之. 每晚嚼五粒或八粒, 一日早晚或吃兩次, 以滾白水送. 然乾則皂子過硬, 爲末服亦可.

사기 솥에 넣고 졸여서 마르려고 할 때 뚝배기 밑의 요사를 조각자 위에 버무려 다시 마르기를 기다렸다가 은근한 불로 쬐어 말리거나 화로 위에다 말린다. 저녁마다 5알에서 8알씩 먹지만 하루에 아침저녁으로 두 번 먹기도 하는데, 끓인 맹물로 먹는다. 그러나 말리면 조각자가 지나치게 딱딱해지므로 가루로 만들어 먹어도 된다.

方內硇砂有紅白二種, 余所用是紅色者. 未知白色硇

처방 속에서 요사는 붉은 것과 흰 것의 두 가지가 있는데, 내가 쓴 것은 붉은 색이다. 흰색 요사의 작용이 어떤지는 알지 못한다. 요사의 붉

① 나력(瘰癧) : 일반적으로 경부임파선종대가 오래 가도 없어지지 않는 것을 나력(연주창)이라고 한다. 『외과대성(外科大成)·나력(瘰癧)』에 "목 앞쪽 목 옆에 뭉쳐 있는 것으로, 작은 것을 나(瘰)라고 하고 큰 것을 력(癧)이라고 한다. 구슬처럼 이어진 것이 나력(瘰癧)이다."라고 했다.

② 소금과 비슷한 광물인 백노사(白硇砂)와 자노사(紫硇砂)를 말한다. 백노사의 주성분은 염화암모늄이며, 자노사의 주성분은 염화나트륨이다. 맛과 성질은 맛이 시고 짜며, 독성이 강하다. 적취(積聚)를 없애고 어혈(瘀血)을 깨뜨리며, 통증을 그치고 기(氣)를 내리며, 악육(惡肉)을 제거하고 기육(肌肉)을 재생한다.

砂, 功效若何. 磠砂紅色者, 出庫車北山洞中, 夏令從洞中出火, 人不能近前, 冬令回民赤身近洞取之. 本草言西域鹽鹵熬成者, 誤也.

은 것은 고차북산(庫車北山, 쿠차의 馬鬃山, 合黎山) 동굴에서 나는 것인데, 여름에는 굴속에서 불이 나와 사람들이 가까이 갈 수 없고, 겨울에 회민(回民, 회족 사람)이 알몸으로 굴 가까이 가서 채취한다. 『본초』에서 서역의 염로(鹽鹵, 소금개펄)를 졸여 얻은 것이라고 한 것은 잘못이다.

癲狂夢醒湯

전광몽성탕

癲狂一症, 哭笑不休, 詈罵歌唱, 不避親疏, 許多惡態, 乃氣血凝滯, 腦氣與臟腑氣不接, 如同作夢一樣.

전광(癲狂)①이라는 병증은 울고 웃기를 멈추지 않으며, 욕설을 하고 노래를 하는데 친소(親疎)를 가리지 않으며, 온갖 나쁜 짓을 하는데, 이것은 곧 기혈이 막혀서 뇌기(腦氣)와 장부기(臟腑氣)가 이어지지 않은 것이니, 꿈을 꾸는 것과 같다.

桃仁八錢, 柴胡三錢, 香附二錢, 木通三錢, 赤芍三錢, 半夏二錢, 腹皮三錢, 青皮二錢, 陳皮三錢, 桑皮三錢, 蘇子四錢(研), 甘草五錢.

도인(桃仁) 8돈, 시호(柴胡) 3돈, 향부자(香附子) 2돈, 목통(木通) 3돈, 적작약(赤芍藥) 3돈, 반하(半夏) 2돈, 대복피(大腹皮) 3돈, 청피(青皮) 2돈, 진피(陳皮) 3돈, 상피(桑皮) 3돈, 소자(蘇子) 4돈(간 것), 감초(甘草) 5돈.

水煎服.

물에 달여 먹는다.

方歌
癲狂夢醒桃仁功,
香附青柴半木通.
陳腹赤桑蘇子炒,
倍加甘草緩其中.

방가
전광몽성탕은 도인의 공로에다
향부자·청피·시호·반하·목통이오
진피·대복피·적작약·상피에 볶은 소자이네
감초를 배로 넣어 중초를 느슨하게 하누나

龍馬自來丹

용마자래단

馬錢子八兩, 地龍八條(去土, 焙乾, 爲末) 香油一斤.

마전자(馬錢子) 8냥, 지룡(地龍) 8마리(흙을 제거하고 쬐어 말려 가루로 냄), 참기름(香油) 1근.

將香油入鍋內熬滾, 入馬前子炸之, 待馬前子微有響爆之聲, 拿一個用刀切兩半, 看其內以紫紅色爲度. 研爲細末, 再入前地龍末, 和均, 麵糊爲丸, 綠豆大. 每付吃

참기름을 솥에 넣어 졸이고 마전자를 넣어 볶는데, 마전자에서 터지는 소리가 좀 나면 한 개를 칼로 두 쪽으로 갈라보아 그 안이 자홍색을 띨 정도로 볶는다. 이것을 갈아서 고운 가루로 만든 다음, 다시 앞의 지룡가루를 넣어 섞어서 밀가루 풀로 개어 환을 녹두알 크기로 만든다. 한 번에 3~4푼을 먹는데, 잠자기 전에 소금물로 먹는다. 5~6세의 어린이는 한 번에 2푼을 먹이는데, 붉은 설탕물로 먹인다. 만약 환으

① 전광(癲狂) : 정신이상, 신경착란의 질병이다. 허증(虛證)의 음전(陰癲)과 실증(實證)의 양광(陽狂)으로 구분된다.

三四分, 臨臥服, 鹽水送. 若五六歲小兒, 服二分, 紅糖水送. 如不爲丸, 麵子亦可服. 如吃齋人, 去地龍亦可.

로 만들지 않으려면 국수로 해서 먹을 수도 있다. 경건하게 음식을 먹는 사람의 경우는 지룡을 빼도 괜찮다.

治癎症, 俗名羊羔風. 每晚先服黃芪赤風湯一付, 臨臥服丸藥一付. 吃一月後, 不必服湯藥, 淨吃丸藥, 久而自愈. 愈後將丸藥再吃一二年, 可保除根. 病源記前腦髓說中.

간증(癎症), 속칭 양고풍(羊羔風)을 치료한다. 저녁마다 먼저 황기적풍탕(黃芪赤風湯) 1첩을 먹고, 잠 잘 때에 환약 1첩을 먹는다. 한 달을 먹은 뒤에는 탕약을 먹을 필요 없이 환약을 맑은 물로 먹는데, 오래되면 저절로 낫는다. 나은 뒤에 환약을 다시 1~2년 동안 먹으면 확실히 뿌리를 뽑을 수 있다. 병의 원인은 앞의 「뇌수설(腦髓說)」에 적어 두었다.

黃芪赤風湯

황기적풍탕

黃芪二兩(生), 赤芍一錢, 防風一錢.

황기(黃芪) 2냥(날 것), 적작약(赤芍藥) 1돈, 방풍(防風) 1돈.

水煎服. 小兒減半.

물로 달여 먹는다. 어린이는 반으로 줄인다.

治癱腿多用, 一分服後以腿自動爲準, 不可再多. 如治諸瘡諸病, 或因病虛弱, 服之皆效. 無病服之, 不生疾病. 總書數篇, 不能言盡其妙. 此方治諸病皆效者, 能使周身之氣通而不滯, 血活而不瘀, 氣通血活, 何患疾病不除.

탄퇴(癱腿)①를 치료할 때 많이 쓰는데, 복용한 뒤에 다리가 스스로 움직이는 것을 기준으로 하여 다시 많이 써서는 안 된다. 제창(諸瘡)·제병(諸病)을 치료하거나, 병으로 인해 허약한 경우에도 먹으면 모두 효과가 있다. 병이 없는데 먹으면 질병이 생기지 않는다. 다 쓰려면 몇 편을 쓰더라도 그 신묘함을 다 말할 수 없다. 이 처방이 온갖 병을 치료하는 데 모두 효과가 있는 것은 온 몸의 기를 통하게 하여 막히지 않도록 하고, 피를 살려 엉기지 않게 할 수 있기 때문인데, 기가 통하고 피가 활발하다면 질병이 없어지지 않을까 어찌 걱정하겠는가?

黃芪防風湯

황기방풍탕

治脫肛, 不論十年八年, 皆有奇效.

탈항(脫肛)을 치료하는데, 10년이 되었든 8년이 되었든 따지지 않고 모두 탁월한 효과가 있다.

黃芪四兩(生), 防風一錢.

황기(黃芪) 4냥(날 것), 방풍(防風) 1돈.

水煎服. 小兒減半.

물로 달여 먹는다. 어린이는 반으로 줄인다.

---

① 탄퇴(癱腿) : 하지가 위약(痿弱)하고 무력하며 수의적인 운동을 하지 못하는 것으로, 양쪽 하지가 감각이 무디고 무감각한 것이다.

黃芪甘草湯

황기감초탕

治老年人溺尿, 玉莖痛如刀割, 不論年月深久, 立效.

노인이 오줌을 눌 때 음경이 칼로 베듯이 아픈 것을 치료하는데, 세월이 오래된 것을 따지지 않고 곧바로 효과가 난다.

黃芪四兩(生), 甘草八錢.

황기(黃芪) 4냥(날 것), 감초(甘草) 8돈.

水煎服. 病重一日兩付.

물에 달여 먹는다. 병이 심하면 하루에 2첩을 먹는다.

木耳散

목이산

治潰爛諸瘡, 效不可言. 不可輕視此方.

짓무른 여러 종기를 치료하는데, 효과를 다 말할 수 없다. 이 처방을 경시해서는 안 된다.

木耳一兩(焙乾, 硏末), 白砂糖一兩(和勻).

목이(木耳) 1냥(불에 쬐어 말려 가루로 간다), 백사탕(白砂糖) 1냥(골고루 섞는다).

以溫水浸如湖, 敷之縛之.

따뜻한 물에 담가서 풀처럼 되면 그것을 붙이고 묶어준다.

此方與刺猬皮治遺精, 抽葫蘆治鼓症, 義同. 明此義, 方可以學醫.

이 처방과 자위피산(刺猬皮散)은 유정을 치료하고, 추호로주(抽葫蘆酒)는 고창증(鼓脹症)을 치료하는데, 뜻이 같다. 이 뜻을 알면 의학을 배울 만하다.

玉龍膏(卽勝玉膏)

옥룡고(곧 승옥고)

治跌打損傷, 貼之頗效.

질타손상(跌打損傷)을 치료하는데, 붙이면 매우 효과가 있다.

香油一斤, 白蘞·升麻·當歸·川芎·連翹·銀花·甲片·川烏·象皮各四錢, 乳香一錢半(末), 沒藥一錢半(末), 輕粉三錢(末), 冰片三分(末), 麝香三分(末), 白占二兩.

향유(香油) 1근, 백렴(白蘞)·승마(升麻)·당귀(當歸)·천궁(川芎)·연교(連翹)·금은화(金銀花)·귀갑편(龜甲片)·천오(川烏)·상피(象皮) 각 4돈, 유향(乳香) 1돈 반(가루), 몰약(沒藥) 1돈 반(가루), 경분(輕粉) 3돈(가루), 빙편(冰片) 3푼(가루), 사향(麝香) 3푼(가루), 백점(白占)① 2냥.

將前九味藥, 入油內炸枯色, 去渣, 入官粉三盒, 離火, 再入乳·沒·粉·片·麝, 攪均, 再將白占投入於內, 攤貼之. 此膏去官粉, 卽糕子

앞의 아홉 가지 약재를 향유 속에 넣고 누렇게 볶아서 찌꺼기는 버리고 관분(官粉)② 3합(盒)을 넣은 다음, 불을 빼고 다시 유향·몰약·경분·빙편·사향을 넣고 고루 섞는다. 다시 백점을 안에 넣고, 펴서 붙인다. 이 고약에서 관분을 빼면 곧 고자약(糕子藥, 떡 형태의 약)인데,

---

① 백점(白占) : 곧 백랍(白蠟)이다. 익기보중(益氣補中, 기를 더하고 중기를 보탬)하고, 생기지통(生肌止痛, 살을 돋게 하고 통증을 멈춤)한다.

② 납(鉛)을 가공하여 만든 염기성 탄산연(炭酸鉛). 맛과 성질은 맵고 달며 차고 독성이 있다. 적(積)을 없애고 살충해독하며 새살이 돋아나게 하는 효능이 있어서, 감적(疳積), 기생충에 의한 복통, 징가(癥瘕), 학질(瘧疾), 개선(疥癬), 옹저(癰疽), 궤양(潰瘍), 구창(口瘡), 단독(丹毒), 화상(火傷) 등의 치료에 쓰인다.

藥, 貼破爛諸瘡, 其效如神.	짓무른 온갖 종기에 붙이면 그 효과가 신묘하다.
木耳散·玉龍膏, 潰爛諸瘡可靠之良方也, 不可輕視.	목이산과 옥룡고는 짓무른 모든 종기에 믿을 만한 좋은 처방이니, 경시해서는 안 된다.

처방은 효과가 있으나 경락이론은 잘못된 근원을 변별하고, 피가 변화하여 땀이 된다는 것의 잘못을 논함
(辨方效經錯之源, 論血化爲汗之誤)

胞姪作礪來京, 見臟腑圖記問曰, 伯父所繪之圖, 經絡是氣管, 皆本於衛總管, 由衛總管散布周身, 是周身經絡通連, 竝非各臟腑長兩經. 姪思古人若不明經絡, 何以張仲景著傷寒, 按足六經之現症, 立一百一十三方, 分三百九十七法, 其方效者頗多, 姪不解其理.

조카 작려(作礪)가 서울에 와서 「장부도기(臟腑圖記)」를 보고 물었다. “큰 아버님께서 그리신 그림에, 경락(經絡)은 기관(氣管)으로 모두 위총관(衛總管)에 뿌리를 두고 위총관에서 온몸으로 퍼져 있어서 전신의 경락이 통하여 이어져 있으니, 결코 각 장부에서 좌우 양쪽의 경락으로 뻗은 것이 아닙니다. 제가 생각하기에, 고인들이 경락을 제대로 알지 못하였다면 어떻게 장중경(張仲景)이 『상한론(傷寒論)』을 지으면서 족6경(足六經)에 나타나는 증상에 따라 113가지 처방을 세우고 397가지 법으로 나누었겠습니까? 그 처방에 효과가 있는 것이 아주 많으니, 저는 그 이치를 모르겠습니다.”

余曰, 爾看其首篇, 細心硏究, 便知其方效論錯之理. 如首篇論足太陽膀胱經, 爲寒邪所傷, 則令人頭疼身痛項强, 發熱惡寒, 乾嘔無汗, 用麻黃湯治之. 若諸症如前而有汗, 是傷風, 用桂枝湯治之. 所論是足太陽經, 足太陽專通兩足, 而不通兩手. 其論傳經, 傳足六經, 不傳手六經.

내가 대답하였다. “네가 그 첫 편을 보고 자세히 연구하여보면 그 방효론착(方效論錯, 처방은 효과가 있으나 그 이론이 잘못된 것)의 이치를 알 것이다. 예컨대 첫 편에서 논하기를, 족태양방광경이 한사(寒邪)에 상하면 사람이 머리가 욱씬하며 몸이 아프고 목이 뻣뻣해지며, 열이 나고 오한이 들며, 헛구역질을 하고 땀을 흘리지 않게 되는데, 마황탕(麻黃湯)①을 써서 치료한다고 하였다. 만약 여러 증상이 앞과 같으나 땀이 나면 이것은 상풍(傷風)이므로 계지탕(桂枝湯)②을 써서 치료한다고 하였다. 이에서 논한 것은 족태양경인데 족태양경은 전적으로 두 발에 통하고 두 손에는 통하지 않는다. 그렇다면 그가 논한 전경(傳經)③은 족6경(足六經)으로 옮기고, 수6경(手六經)으로는 옮기지 않는 것이다.

爾看初得傷寒, 頭疼, 身痛, 項强, 發熱惡寒, 未有兩胳

네가 한 번 봐라. 처음 상한(傷寒)에 걸리면 머리가 욱씬하고 몸이 아프며 목이 뻣뻣하면서 발열오한하는데, 두 팔과 두 손만이 아프지 않

---

① 마황탕(麻黃湯) : 마황 3돈, 계지 2돈, 감초 6푼, 행인 10알, 생강 3쪽, 총백 2대로 구성됨.
② 계지탕(桂枝湯) : 계피 3돈, 백작약 2돈, 감초 1돈, 생각 3쪽, 대추 2알로 구성됨.
③ 전경(傳經) : 상한병의 변화 양상으로서, 삼음삼양(三陰三陽)의 육경(六經) 순서로 병이 옮겨가는 것을 말한다.

膊兩手不疼痛發熱惡寒者, 用麻黃湯, 亦未有周身皆愈, 而獨不愈兩胳膊兩手者, 豈不是方雖效, 而論經絡實錯之明證?

고 발열오한하는 경우는 없고, 마황탕을 써서 온몸이 모두 나았으나 오직 두 팔과 두 손만이 낫지 않는 경우도 또한 없다. 그런데 이것이 어찌 처방은 비록 효과가 있으나 경락을 논한 이론은 실제로 잘못되었다는 명백한 증거가 아니겠느냐?

若仲景以前, 有人親見臟腑, 著明經絡貫通, 仲景著傷寒, 必言外感寒邪入周身之經絡, 用麻黃湯發散周身之寒邪, 一言可了.

만약 장중경 이전에 장부를 직접 본 사람이 있어서 경락이 관통한다는 것을 분명하게 밝혔다면 중경이 『상한론』을 지으면서 반드시 밖에서 감촉한 한사(寒邪)가 전신의 경락에 들어왔으면 마황탕을 써서 전신의 한사를 발산시킨다고 말하여 전경을 논하지 않고 한 마디 말로 마쳤을 것이다.

論有汗是傷風, 以桂枝湯治之. 以桂枝·白芍·甘草三味, 然從未見治愈一人. 桂枝湯所以不見效者, 因頭疼·身痛·發熱·有汗, 非傷風症也, 乃吳又可所論之瘟疫也.

땀을 흘리면 상풍(傷風)이고 계지탕(桂枝湯)으로 치료한다고 논하였으나 계지(桂枝)·백작약(白芍藥)·감초(甘草)의 세 가지 약으로써 그렇게 한 사람도 치료한 것을 보지 못하였다. 계지탕이 효과를 보지 못하는 것은 머리와 몸이 아프고 열이 나며 땀을 흘리는 것은 상풍증(傷風證)이 아니라 오우가(吳又可)가 논한 온역(瘟疫)이기 때문이다."

又問, 寒邪在表, 自當見頭疼·身痛·發熱·惡寒·無汗之表症, 初得傷寒, 尙未傳裏, 如何卽有作嘔之裏症? 仲景著論, 王叔和等數十人註釋, 竝未說明表症作嘔之所以然. 姪實不能明白, 求伯父明白指示.

또 물었다. "한사가 체표(體表)에 있으면 마땅히 머리가 욱씬하고 몸이 아프며, 열이 나고 오한이 들며, 땀이 나지 않는 표증(表證)이 나타나야 합니다. 상한에 처음 걸려서 아직 속으로 옮겨지지 않았는데, 어째서 구역질을 하는 이증(裏證)이 있는 것입니까? 장중경이 논을 짓고 왕숙화(王叔和)① 등 수십 인이 주석하였으나 결코 표증에서 구역질을 하는 까닭을 설명해놓지 않았습니다. 저는 실로 분명히 알지 못하겠사오니, 큰 아버님께서 명백하게 알려주십시오."

余始看爾不過有讀書之志, 而無業醫之才, 今據爾此問, 尙有思路, 將來不致粗心, 輕忽人命. 爾問寒邪在表, 如何有作嘔之裏症, 余詳細告汝.

"내가 처음 너를 보고 공부하려는 뜻만 있고 의사로서의 재주는 없다고 여겼었는데, 지금 너의 이 질문에 근거하여보면 그래도 생각할 줄을 알아 앞으로 마음을 경솔하게 써서 사람의 목숨을 소홀히 하는 데는 이르지 않을 듯하다. 네가 질문한 '한사가 겉에 있는데 어떻게 구역질과 같은 이증(裏症)이 일어나겠는가'라는 것에 대하여 내가 너에게 상세히 알려주겠다.

寒邪始入毛孔, 由毛孔入皮

한사가 모공(毛孔)에 처음 들어오면 모공에서 피부(皮膚)로 들어가고,

① 왕숙화(王叔和) : 3세기경 서진(西晋)의 의학자. 태의령(太醫令)을 역임하였고, 맥학(脈學)을 깊이 연구하여 『맥경(脈經)』 10권을 편성하였다. 또한 장중경(張仲景)의 『상한잡병론(傷寒雜病論)』을 정리하여 후대의 『상한론』 연구에 지대한 공을 남겼다.

腐, 由皮腐入孫絡, 由孫絡入陽絡, 由陽絡入經, 由經入衛總管, 由衛總管橫行入心, 由心上行入左右氣管, 由左右氣管上攻左右氣門, 故作嘔. 此表症所以作嘔之本源也.

피부에서 손락(孫絡)①으로 들어가며, 손락에서 양락(陽絡)②으로 들어가고, 양락에서 경(經)으로 들어가며, 경에서 위총관(衛總管)으로 들어가고, 위총관으로부터 옆으로 가서 심장(心臟)에 들어가며, 심장에서 위로 올라가 좌·우 기관(氣管)으로 들어가고, 좌·우 기관에서 위로 좌·우 기문(氣門)을 공격하기 때문에 구역질을 한다. 이것이 표증이 구역질을 일으키는 원인이다.

用麻黃湯服之入胃, 其藥汁由津門流出入津管, 過肝入脾中之瓏管, 從出水道滲出, 沁入膀胱爲尿.

마황탕(麻黃湯)을 먹어서 위(胃)로 들어오면 그 약즙이 진문(津門)으로부터 흘러나와 진관(津管)으로 들어가고, 간(肝)을 지나 비(脾) 가운데의 농관(瓏管)으로 들어가며, 출수도(出水道)를 따라 스며나와서 방광(膀胱)으로 스며들어가 오줌이 된다.

其藥之氣, 卽藥之性, 由津管達衛總管, 由衛總管達經, 由經達絡, 由絡達孫絡, 由孫絡達皮膚, 由皮膚達毛孔, 將寒邪逐之自毛孔而出, 故發汗, 邪隨汗出, 汗出邪散, 故嘔卽止.

그 약의 기운, 곧 약의 성질은 진관으로부터 위총관(衛總管)에 이르고, 위총관으로부터 경(經)에 이르며, 경으로부터 낙맥(絡脈)에 이르고, 낙맥으로부터 손락(孫絡)에 이르며, 손락으로부터 피부에 이르고, 피부로부터 모공에 이르러, 한사(寒邪)를 모공으로부터 쫓아내기 때문에 땀이 나며, 사기가 땀을 따라 나가므로 땀을 내서 사기가 흩어지기 때문에 구역질이 곧 멈추는 것이다.

此周身經絡, 內外貫通, 用麻黃湯發散表邪, 隨汗而出之次第也.

이것이 전신의 경락이 내외로 관통하여 마황탕을 써서 표사(表邪)를 발산시키면 땀을 따라 나가게 되는 차례이다."

又問, 仲景論目痛·鼻乾·不得眠, 是足陽明胃經之表症, 以葛根湯治之. 其方內有葛根, 仍有麻黃, 此理不甚明白.

또 물었다. "장중경이 눈이 아프고, 코가 마르며, 잠을 못 자는 것은 족양명위경의 표증이라고 논하고 갈근탕(葛根湯)③으로 치료하였습니다. 그 처방 안에는 갈근(葛根)이 있는데, 그대로 마황(麻黃)이 있으니, 그 이치가 심히 명백하지 않습니다."

余曰, 寒邪由表入經絡, 正氣將寒邪化而爲熱, 故名曰邪熱. 邪熱上攻頭頂, 腦爲邪熱所擾, 故不得眠. 目係通於腦, 邪熱由腦入目, 故目痛. 鼻通於腦, 邪熱由腦

내가 대답하였다. "한사(寒邪)가 체표로부터 경락에 들어오면 정기(正氣)가 한사를 변화시켜 열로 만들기 때문에 사열(邪熱)이라고 한다. 사열이 위로 머리꼭대기를 공격하여 뇌가 사열에 의해 흔들리기 때문에 잠을 자지 못하는 것이다. 목계(目系)는 뇌로 통하는데, 사열이 뇌에서 눈으로 들어가기 때문에 눈이 아픈 것이다. 코도 뇌로 통하는데,

---

① 손락(孫絡) : 손맥(孫脈)을 말하는 것으로 낙맥(絡脈)의 가늘고 작은 가지이다.
② 양락(陽絡) : 수족삼양경에서 분출하는 낙맥(絡脈)으로 전신의 체표에 분포한다.
③ 갈근탕(葛根湯) : 갈근 4냥, 마황 3냥, 계지 2냥, 생강 3냥, 감초 2냥, 작약 2냥, 대추 12알로 구성된다.

入鼻, 故鼻乾. 明是邪熱上攻之火症, 竝非足陽明胃經之表寒, 用葛根而愈者, 莫謂葛根是溫散之品, 葛根乃淸散之藥也. 其方內用麻黃者, 發散在表未化之寒邪也. 此又是方效, 經絡錯之明證.

사열이 뇌에서 코로 들어가기 때문에 코가 마르는 것이다. 이것은 분명 사열이 위로 공격한 화증(火症)이지, 결코 족양명위경의 표한(表寒)이 아닌데도 갈근탕을 써서 낫는 것은, 갈근탕이 온산(溫散)하는 약물이라 말할 수 없고 갈근은 청산(淸散)하는 약인 것이다. 단 그 처방 속에 마황을 쓴 것은 체표에 있으면서 아직 사열로 바뀌지 않은 한사를 발산하는 것이다. 이것이 또한 처방은 효과가 있으나 경락을 잘못 논한 명백한 증거이다."

又問, 仲景論胸脅痛·耳聾·口苦·寒熱往來而嘔, 其症在半表半裏, 是足少陽膽經之症, 用小柴胡湯治之. 其方神效. 姪思此症, 若不在膽經, 其方又神效, 若在膽經, 膽又居膈膜之下, 其痛又在胸脅, 此一段姪又不明白.

또 물었다. "장중경이 논하기를, 가슴과 옆구리가 아프고, 귀가 안 들리며, 입맛이 쓰고, 오한발열이 오락가락하면서 구역질을 하여 그 병증이 반표반리(半表半裏)에 있는 것은 족소양담경의 병증이고 소시호탕(小柴胡湯)①을 써서 치료한다고 하였는데, 그 처방이 신효합니다. 제가 이 병증을 생각해보건대, 만약 담경에 있지 않아도 처방이 또한 신효한지, 만약 담경에 있다면 담(膽)이 또 격막 아래에 있는데도 그 통증이 또 가슴과 옆구리에 있다고 하였으니, 이 부분을 제가 또 잘 모르겠습니다."

余曰, 爾看臟腑圖. 膈膜以上之血府便明白. 邪熱入於血府, 攻擊其血, 故胸脅作痛; 邪向血內攻, 血向外抗拒, 一攻一拒, 故寒熱往來; 熱灼左右氣門, 氣上下不通, 故嘔而口苦; 邪熱上攻, 故耳聾·目眩. 柴胡能解血府之熱, 熱解汗自出, 邪隨汗解, 故效甚速. 此亦是方效, 論經錯之明證. 至傳變多端, 總不外表裏虛實.

내가 대답하였다. "너는 「장부도」를 보거라. 격막의 위가 혈부(血府)임은 곧 명백하다. 사열(邪熱)이 혈부에 들어와 그 혈을 치기 때문에 가슴과 옆구리가 아픈 것이다. 사열이 혈을 안으로 향해 공격하고 혈은 밖으로 향해 항거하여, 한 번 공격하고 한 번 항거하기 때문에 오한발열이 오락가락하는 것이다. 사열이 좌우의 기문(氣門)을 태워 기가 상하로 통하지 못하기 때문에 구역질이 나고 입맛이 쓴 것이다. 사열이 위로 공격하기 때문에 귀가 안 들리고 눈이 어질어질한 것이다. 시호(柴胡)는 혈부의 열을 풀 수 있으므로 열이 풀리면 땀이 절로 나는데, 사열이 땀을 따라 풀리기 때문에 효과가 아주 빠른 것이다. 이것 또한 처방은 효과가 있으나 경맥을 논한 것에 착오가 있는 명백한 증거이다. 전변(傳變)이 다양하지만 모두 표리허실(表裏虛實)을 벗어나지 않는다.

爾若明傷寒, 須看吳又可之瘟疫. 若見書少, 必有偏寒偏熱之弊.

네가 만약 상한을 명백히 알려고 한다면 모름지기 오우가(吳又可)의 『온역론(瘟疫論)』을 보아야 한다. 만약 읽은 책이 적다면 반드시 한(寒)에 치우치거나 열(熱)에 치우치는 폐단이 있게 된다.

---

① 소시호탕(小柴胡湯) : 시호 3돈, 황금 2돈, 인삼·반하 각각 1돈, 감초 5푼, 생강 3쪽, 대추 2알로 구성된다.

昨晚爾當客問, 古人言汗在皮膚是血, 發於皮膚外是汗, 言汗卽血化, 此理爾不解. 彼時不告汝者, 非謂爾當客多言, 因客粗知醫, 竝非名手, 故不當客告汝.

어제 저녁 네가 손님 앞에서 옛 사람이 말한 '땀이 피부에 있으면 혈이고, 피부 밖으로 나오면 땀이다'라고 한 것을 물으면서 땀은 곧 피가 변화된 것이라고 말하였으나, 너는 이상의 이치를 이해하지 못한 것이다. 그때 너에게 알려주지 않은 것은 네가 손님 앞에서 말을 많이 한다고 여겨서가 아니라, 손님이 의학을 잘 몰라 결코 명수가 아니었기 때문에 손님 앞에서 너에게 알려주지 않은 것이다.

汗卽血化, 此丹溪朱震亨之論, 張景岳雖議駁其非, 究竟不能指實出汗之本源. 古人立論之錯, 錯在不知人氣血是兩管, 氣管通皮膚有孔竅, 故發汗; 血管通皮膚無孔竅, 故不發汗.

'땀은 곧 피가 변화된 것'이라는 것은 단계(丹溪) 주진형(朱震亨)의 주장①이다. 장경악(張景岳)이 비록 그 잘못을 반박하였지만 결국 땀이 나는 근본적 원인을 낱낱이 밝히지는 못하였다. 옛 사람들의 이론의 착오는 그 잘못이, 사람의 기와 혈이 두 개의 관(管)인데 기관(氣管)은 피부로 통하여 구멍이 나있기 때문에 땀이 나는 것이고, 혈관(血管)도 피부로 통하나 구멍이 없기 때문에 땀이 나지 않는다는 것을 모른 데에 있다.

何以知血管通皮膚無孔竅? 爾看生瘡破流黃水者, 其毒由氣管而來, 每日常流黃水, 其皮膚不紅; 瘡毒若在血管, 初起皮膚必紅, 必待皮膚潰爛, 所流必是膿血. 爾再看瘟毒·發瘢·出疹·小兒出痘, 色雖紅而不流血, 豈不是血管通皮膚無孔竅之明證乎?

어떻게 혈관이 피부로 통하지만 구멍이 없다는 것을 알 수 있는가? 너는 상처가 터져 누런 진물이 흐르는 것을 보라. 그 독이 기관에서부터 흘러나오므로 날마다 항상 누런 진물이 흐르는데도 그 피부가 붉지 않은 것이다. 상처의 독이 만약 혈관에 있는 것이라면 처음 생겼을 때 피부가 반드시 붉어야 하며, 피부가 짓물러 터진 다음이라야 흐르는 것은 반드시 피고름일 것이다. 너는 다시 온독(瘟毒)·발반(發瘢)·출진(出疹)·소아출두(小兒出痘)를 보라. 색깔이 비록 붉으나 피는 흐르지 않으니, 어찌 이것이 혈관이 피부로 통하지만 구멍이 없다는 명백한 증거가 아니겠느냐?"

姪作礪來京, 因閑談問余, 彼時是書業已刻成, 故書於卷末以記之.

조카 작려가 서울에 와서 한담을 나누며 나에게 물었는데, 그때 이 책이 이미 판각되었기 때문에 권말에 적어 기록한 것이다.

---

① 『단계심법(丹溪心法)·자한(自汗)』에서 "또한 말하기를, 심이 갈무리한 것이 안에 있으면 혈이 되고 밖으로 나오면 땀이 된다.(又云心之所藏, 在內者爲血, 發外者爲汗.)"라고 하였다.

색 인

특별부록1

의학입문 장부편

명·이 천 편저
진 주 표 역해

臟 腑

臟腑總論

장부총론(臟腑總論)

先儒嘆世人務窮天地萬物之理, 不知一身五臟六腑毛髮筋骨之所存, 况醫者乎?

옛 선현(先儒)들은 탄식하시길, 세상 사람들이 천지(天地)와 만물의 이치는 궁구하는데 힘쓰지만 자기 자신의 오장육부(五臟六腑)와 터럭·머리카락·힘줄·뼈가 어떻게 되어 있는지는 모른다 하셨다. 하물며 의사임에야 (몰라서 되겠는가)?

➡ **李梴**은 어떤 편을 시작할 때마다 유학을 말하면서 의사를 오시하는 식으로 표현하고 있다. 어떻게 유학자가 사람의 오장육부를 논하면서 피가 어떻게 순환한다는 식의 이론을 궁구할 수 있겠는가? 유학자가 의학을 공부하면 학문이 세밀해지니 득이라 하겠지만, 환자를 치료하는 의사는 원래 정밀한 **醫論**과 임상기술을 겸비해야 하는 법이니, 유학자의 오만으로 들어간 내용은 결국 사람을 잡게 되는 결과로 돌아오게 된다. 의술을 배우고 시술하는 이들은 항상 오만에 대한 대가를 치르게 됨을 명심하기 바란다.

■ **醫當識五臟六腑** ○ 先儒嘆, 世人務窮天地萬物之理, 不知我之一身, 五藏六腑毛髮筋骨之所存, 況醫者乎. 『入門』

의사라면 마땅히 오장육부를 알아야 한다[**醫當識五臟六腑**] ○ 옛 선현들이 탄식하기를 "세상 사람들이 천지 만물의 이치를 궁구(窮究)하는 데는 힘을 쏟고 있으나 자기 몸에 있는 오장·육부·모발(毛髮)·근골(筋骨)에 대해서는 잘 모르고 있다. 그런데 하물며 의사란 자가 몰라서야 되겠는가?"라고 하였다. 『입문』(「臟腑·臟腑總論」) (신편p.543 /신p.388)

臟者, 藏(平)①也, 藏諸神而精氣[神]②流通也. 腑者, 府庫也, 出納(水穀糟粕)③轉輸之謂也. 臟腑, 兄弟也, 同氣而異形耳. 素問曰, 五臟者, 藏精氣而不瀉, 故滿而不能實. 六腑者, 傳化物而不藏, 故實而不能滿. 所以然者, 水穀入口, 則胃實而腸虛. 食下, 則腸實而胃虛. 故曰實而不能滿, 滿而不能實也.

장(臟)은 '갈무리한다(藏)'는 뜻으로, 신(神)을 갈무리하기에 정신(精神)이 유통(流通)되는 곳이다. 부(腑)는 '곳집(府庫, 궁정의 문서나 재물을 두는 곳)'이라는 뜻이니, 수곡(水穀)을 출납(出納)하고 조박(糟粕, 음식이 脾胃를 지나면서 腐熟·消磨의 과정을 거친 것)을 이동시킨다(轉輸)는 것을 말한다. 장부(臟腑)는 형제(兄弟)와 같아서 일기(一氣)에서 나누어진 동기(同氣)로서 모양이 다른 것(異形)일 따름이다. 『소문(素問)·오장별론(五藏別論)』에서는 "오장(五臟)은 정기(精氣)를 갈무리하여 덜어냄이 없게 하는데(不瀉), 충만시키려 해도(滿) 결코 가득 채울(實) 수는 없다. 육부(六腑)는 수곡(物)을 전화(傳化)시키되 담고 있지는 않으니(不藏), 가득 채우더라도(實) 충만케 유지할 수 없다(不能滿). 그렇게 되는 것은, 수곡(水穀)이 입으로 들어오면 위(胃)가 가득 차지만(實) 장(腸)을 비우게(虛) 되고, 음식이 내려가면 장(腸)은 가득 차지만(實) 위(胃)는 비워지기(虛) 때문이다. 그래서, (육부는) 가득 채워도 충만해지지 않고(實而不能滿), (오장은) 충만케 하여도 가득 채울 수 없다고(滿而不能實) 하는 것이다."라고 하였다.

➡ **實**은 '집안에 재화가 가득 차다'는 뜻이고, **滿**도 '물이 가득 차다'는 뜻이니, 결국 같은 뜻이다. **精**은 **五臟**이 갈무리하나 아무리 채워도 **五臟**에서 소모하는 이상 채울 수 없는 부족함이 있고, **水穀**은 **六腑**에서 이동(**傳導**)시키는 이상 머무르지 못하기에 채워도 나가기 마련이라는 뜻이다. 즉, 사람은 **物**을 받아들여 **精**과 **氣**를 추려내고 찌꺼기는 내보내는 식으로 사는데, **五臟六腑**는 무엇을 담고 있느냐에 차이가 나는 것일 뿐이니 **兄弟**이며 **同氣異形**이라 한 것이다. **臟腑**의 구분은 **藏精**과 **傳化物**이다.

➡ 『**華陀內照圖**』와 『**圖書編**』, 권68에 의하면, "**喉嚨** 이하는 **六臟**이라 하니 **手足三陰**이며, **咽喉** 이하는 **六腑**라 하니 **手足三陽**이다. 대개 **諸臟**은 **陰**에 속하여 **裏**가 되며, **諸腑**는 **陽**에 속하여 **表**가 된다."라 하였는데, 이 말이 『**入門**』 **臟腑總論** 첫 문장 앞에 원래 있어야할 말이다.

---

① 平 : 『華陀內照圖』와 明·章潢이 지은 『圖書編』, 권68에 의하면 없는 글자이며, 문의상으로도 이어지지 않으므로 생략함이 옳다고 보아 생략한다.

② 神 : 『華陀內照圖』와 『圖書編』에 의거하여 고쳤다.

③ 水穀糟粕 : 『華陀內照圖』와 『圖書編』에 의거하여 삽입하였다.

아래의 그림은 『華陀內照圖』에 나오는 그림이다. (※이하 「臟腑」편에 실린 『華陀內照圖』의 그림은 그 원형을 쉬 볼 수 없는 것들이라 원래의 그림과 재작업한 그림을 동시에 싣는다.)

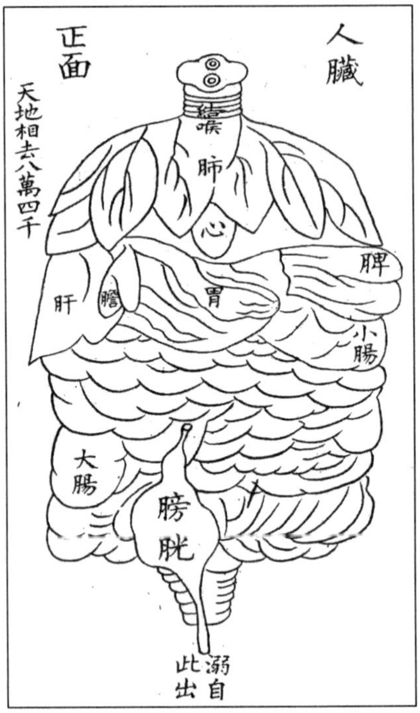

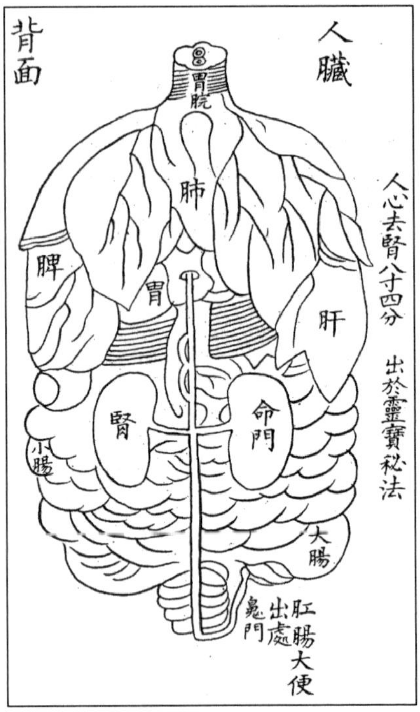

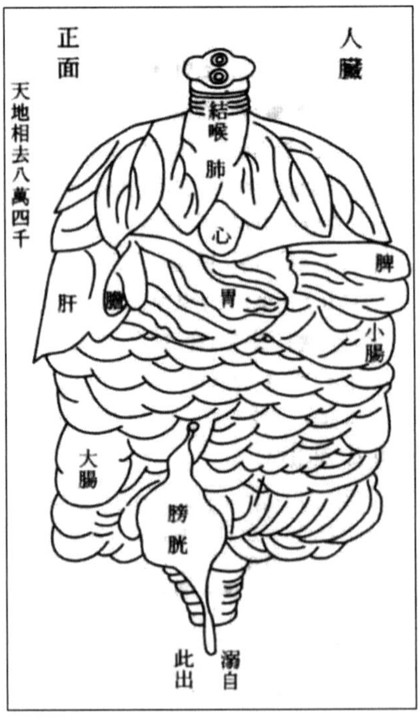

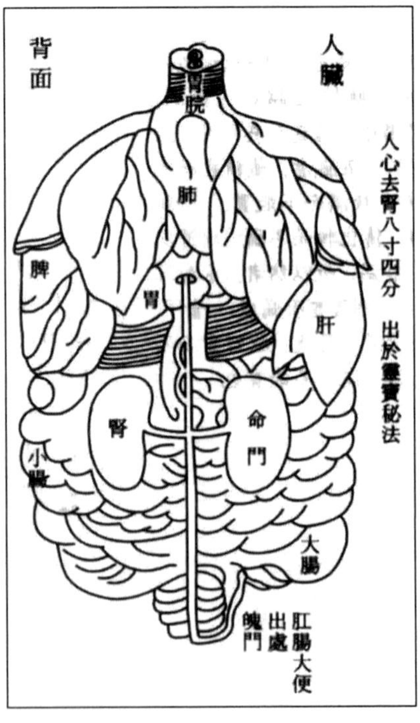

難經曰, 呼出心與肺, 吸入腎與肝. 呼吸之間, 脾受穀味. 言心肺在上爲陽, 肝腎在下爲陰, 脾居中州, 而播

『난경(難經)·4난(四難)』에서 이르기를, "날숨(呼)은 심(心)과 폐(肺)에 의해 나가고(出), 들숨(吸)은 신(腎)과 간(肝)에 의해 들어온다(入). 날숨과 들숨의 사이에 비(脾)가 음식의 오미(五味)를 받아들인다(受)." 하였으니, 심(心)·폐(肺)는 위(上)에 있어 양(陽)이 되고, 간(肝)·신(腎)은 아래(下)에 있어 음(陰)이 되며, 비(脾)는 중앙(中

數四臟，以爲一身之運斡也．又曰，五臟六腑皆相近，而心肺獨與大腸小腸相遠者何也？經言，心榮肺衛，通行陽氣，故居在上．大小腸傳陰氣而下，故居在下，所以相去而遠也．觀素·難所論臟腑，分陰分陽，而脾胃其中之太極矣乎！

州，九州의 중앙)에 있으면서 네 장(臟)으로 (수곡의 精微를) 퍼뜨려서(播敷) 온몸(一身)을 운행(運斡)케 한다고 말한 것이다. 또한 (『난경·35난(難)』에서) 말하길, "오장육부(五臟六腑)는 다들 서로 가까이 인접하여 있는데, 심(心)·폐(肺)는 유독 대장(大腸)·소장(小腸)과 더불어 서로 멀리 떨어져 있는 것은 왜 그렇습니까? 경문(經文)에 이르길, 심(心)은 영혈(營血), 폐(肺)는 위기(衛氣)를 주관하여 양기(陽氣)를 두루 운행토록(通行) 하니 상부에 있는 것이고, 대장(大腸)·소장(小腸)은 음기(陰氣)를 이동시켜(傳導) 내려 보내니 하부에 있는 것이다. 그래서 서로 떨어져 멀리 있는 것이다." 라고 하였다. 『소문(素問)』과 『난경(難經)』에서 장부(臟腑)에 관해 논하면서 음양(陰陽)을 구분한 것을 보니, 비위(脾胃)는 중앙에 위치한 태극(太極)이라 할진저!

- 臟腑의 位置에 관한 설명이다.
- '心肺在上', '肝腎在下', '脾居中州'는 『仁齋直指方』, 권1, 五臟所主論에 나온다.
- '心榮肺衛, 通行陽氣'와 비슷하게 '心榮肺衛, 通行經絡'으로 나오는 곳은 滑壽의 『難經本義·32難』이다.

至於氣血多少，體用上下，亦不可以不知．詩曰，多氣多血經須記，手經大腸足經胃．多氣少血①有六經，三焦膽腎心脾肺．多血少氣心胞絡，膀胱小腸肝所②異．病值氣血少者補之，多者損之．此事難知曰，天六腑氣表，其體在上，其用在下．膽胃膀胱大腸小腸．地五臟血裏，其體在下，其用在上．耳目口鼻③．言陰陽互相爲用，則天氣左旋而下降，地氣右旋而上升，氣血和，表裏靜，上下通，如天地之泰然，人身其小天地乎！氣屬陽，象天左旋．血屬陰，象地右旋．血從氣行，其體靜而不動，故氣血如磨形，上轉而西，下安不動．雖云不動，自有東行之意，以其上動下靜，不得不爾也．

기혈(氣血)의 많고 적음(多少), 체용(體用)의 상하(上下)에 대한 것 역시 몰라서는 안 될 것이다. (『徐氏鍼灸大全』에 실린) 시(詩)로써 이르자면, "기가 많고 혈도 많은 경맥을 암기할지니, 수양명대장경(手陽明大腸經)과 족양명위경(足陽明胃經)이라. 기가 많고 혈이 적은 경맥은 6개이니, 소양경(少陽經) 삼초(三焦)·담(膽)과, 소음경(少陰經) 신(腎)·심(心), 태음경(太陰經) 비(脾)·폐(肺)니라. 혈은 많고 기는 적은 경맥은 궐음경(厥陰經) 심포락(心包絡)과, 태양경(太陽經) 방광(膀胱)·소장(小腸), 궐음경(厥陰經) 간(肝)으로서 각각 다르네."라고 하였다. 병이 기혈이 적은 경맥에 있으면 보(補)하고, 기혈이 많은 경맥에 있으면 덜어낸다. 『차사난지(此事難知)』(권1, 氣血之體)에서 이르길, "하늘(天)에 속한 육부(六腑)는 기(氣)에 속하고 표(表)에 해당되니, 체(體)는 상부에 있고 용(用)은 하부 담(膽)·위(胃)·방광(膀胱)·대장(大腸)·소장(小腸)이다. 에 있다. 땅(地)에 속한 오장(五臟)은 혈(血)에 속하고 리(裏)에 해당되니, 체(體)는 하부에 있고 용(用)은 상부 귀(耳)·눈(目)·입(口)·코(鼻)와 혀(舌). 에 있다."고 하였으니, 음양(陰陽)은 서로(互相) 용(用)이 되니, 천기(天氣)는 왼쪽으로 돌면서 내려오고(左旋而降下), 지기(地氣)는 오른쪽으로 돌면서 상승(右旋而上升)한다. 기(氣)와 혈(血)이 조화를 이루면(和) 표(表)와 리(裏)가 안정되어(靜) 상부(上)와 하부(下)가 두루 통하게 되니(通), 마치 천지(天地)가 화평한(泰然) 것과 같다. (그러니) 사람의 몸(人身)은 소우주(小天地)인저! 기(氣)는 양(陽)에 속하고, 하늘(天)을 상징하여(象) 왼쪽으로 돌며(左旋), 혈(血)은 음(陰)에 속하고, 땅(地)을 상징하여 오른쪽으로 돈다(右旋). 혈(血)은 기(氣)를 따라 운행되니(行), 체(體)는 고요하고(靜) 요동치 않는다(不動). 그러므로, 기(氣)와 혈(血)은 마치 맷돌과 같아서, 상부는 돌면서 서쪽으로 가지만 하부는 안정되어 돌지 않는 것과 같다. (하부는) 비록 돌지 않는다고는 하지만, 저절로 동쪽으로 돈다는(東行) 의미가 생긴다. 그러기에 상부는 돌고 하부는 가만히 있다는 것은(上動下靜), 부득불 그렇게 말한 것이다.(『此事難知·卷一·氣血之體』)

- 臟腑의 氣血에 관한 설명이다. 『周易·謙卦·彖辭』에 "謙은 亨하니 君子有終이니라. 彖曰 謙亨은 天道下濟而光明하고 地道卑而上行이라 天道는 虧盈而益謙하고 地道는 變盈而流謙하고 鬼神은 害盈而福謙하고 人道는 惡盈而好謙하나니 謙은 尊而光하고 卑而不可踰니 君子之終也라."라고 한 내용이 '天道上升, 地道下降'의 기초 이론이 되니 참고 바란다.
- 臟腑의 氣血多少는 『素問·血氣形志』를 기준으로 한 것이고, 『靈樞·九鍼論』이나 『靈樞·五音五味』는 위의 내용과 다르니 주의하라.

以聲色臭味常變言之，肝主色，應春，物皆有色，五色皆肝

소리(聲)·색(色)·냄새(臭)·맛(味)의 평상(常)·변화(變)로 말하자면, 간(肝)은 색(色)을 주관하니, 봄(春)에 상응한다. 만물(物)에 모두 색이 감도는 때이므로, 오색(五色)이 모두 간(肝)의 변화(變

---

① 多氣少血 : 『徐氏鍼灸大全』, 권1에는 '少血多氣'로 되어 있으니 참고하라.
② 所 : 『徐氏鍼灸大全』에는 원래 '膽'자이나, 『鍼灸大成』, 권5, 十二經氣血多少歌에 의거하여 '所'자로 고쳤다. 膽은 원래 多氣少血이고 2번 들어가기 때문이다.
③ 耳目口鼻 : 『此事難知』에는 '兩目兩耳鼻口舌'이라 되어 있다.

變化，然不特臟病徵於面也．經言小腸謂赤腸，大腸謂白腸，膽謂青腸，胃謂黃腸，膀胱謂黑腸，言腑病當與色相合也．又言赤脈·青脈·黃脈·白脈·黑脈者，言脈與色亦當相合也．觀色爲醫家大務如此．自入爲青，入心爲赤，入脾爲黃，入肺爲白，入腎爲黑．假如中風，肝爲心邪，則知色當赤也．心主臭，應夏，火能焦物，五臭皆心所主．自入爲焦臭，入肝爲臊臭，入脾爲香臭，入肺爲腥臭，入腎爲腐臭．假如心經傷暑，則知其症當惡臭也．脾主味，應季夏，味自土生，行五味以養五臟者，脾所主也．自入爲甘，入肝爲酸，入心爲苦，入肺爲辛，入腎爲鹹．假如飮食勞倦，以致脾邪入心，則知當喜苦味也．肺主聲，應秋，金之有聲也，五聲皆肺所發．自入爲悲，卽哭也，金氣肅殺凄慘．入肝爲呼，金勝肝，故發爲呼．入心爲言，火剋金，故述爲言．入脾爲歌，母見子則樂而歌．入腎爲呻，子見母則嬌而呻吟．假如傷寒肺邪入心，則知當譫言妄語也．腎主液，應冬，水性濡潤，五液皆出於腎，分灌五臟．自入爲唾，腎主骨，則腎之液從齒中而生．入肝爲泣，入心爲汗，入脾爲涎，入肺爲涕．假如中濕，爲腎邪入心，則知當汗出不可止也．

化)로 인한 것이다. 그러나, 오장병(臟病)만 얼굴에 드러나는 것은 아니다. 『경(經)』(『難經·35難』)에서 이르기를, 소장(小腸)은 적장(赤腸), 대장(大腸)은 백장(白腸), 담(膽)은 청장(靑腸), 위(胃)는 황장(黃腸), 방광(膀胱)은 흑장(黑腸)이라 하였으니, 육부병(腑病)도 당연히 얼굴색과 서로 부합함을 말한 바가 있다. 또한 (『소문(素問)·오장생성(五藏生成)』에서) 적맥(赤脈)·청맥(靑脈)·황맥(黃脈)·백맥(白脈)·흑맥(黑脈)이라 언급한 바 있으니, 맥(脈)과 색(色)이 역시 당연히 서로 부합한다는 것을 말한 것이다. 얼굴색(色)을 살피는(觀) 것에 의사(醫家)가 크게 힘써야 하는 이유는 이와 같다. 간(肝) 자체에 들어가는 것은 푸른(靑) 색이고, 심(心)에 들어가는 것은 붉은(赤) 색이며, 비(脾)에 들어가는 것은 누런(黃) 색이고, 폐(肺)에 들어가는 것은 흰(白) 색이며, 신(腎)에 들어가는 것은 검은(黑) 색이다. 가령 중풍(中風)이 들어 간(肝)에 심장의 사기(心邪)가 들면, 색깔(色)이 붉게 될 것을 알 수 있다. 심(心)은 냄새(臭)를 주관하니, 여름(夏)에 상응한다. 화(火)는 사물을 태울 수 있으니 오취(五臭)는 모두 심(心)이 주관하는 바가 된다. 심(心) 자체에 들어가는 것은 탄내(焦臭)이고, 간(肝)에 들어가는 것은 누린내(臊臭)이며, 비(脾)에 들어가는 것은 향내(香臭)이고, 폐(肺)에 들어가는 것은 비린내(腥臭)이며, 신(腎)에 들어가는 것은 썩은내(腐臭)이다. 가령 심경(心經)이 더위에 상하면(傷暑) 병증으로 악취가 날 것임을 알 수 있다. 비(脾)는 오미(五味)를 주관하니, 여름의 마지막 달(季夏, 음력 6월)에 상응한다. 오미(五味)는 흙(土)에서 생겨나고, 오미(五味)를 운행시켜 오장(五臟)을 기르는 것은 비(脾)가 주관하는 바이다. 비(脾) 자체에 들어가는 것은 단맛(甘)이고, 간(肝)에 들어가는 것은 신맛(酸)이며, 심(心)에 들어가는 것은 쓴맛(苦)이고, 폐(肺)에 들어가는 것은 매운맛(辛)이며, 신(腎)에 들어가는 것은 짠맛(鹹)이다. 가령 음식으로 상하거나 힘들게 일하여 노곤해져 비장의 사기(脾邪)가 심장에 들어가면 쓴맛을 좋아하게 될 것을 알 수 있다. 폐(肺)는 소리(聲)를 주관하니, 가을(秋)에 상응한다. 금(金)에서 소리가 나니, 오성(五聲)은 다 폐(肺)에서 나온다. 폐(肺) 자체에 들어가는 것은 슬퍼하는(悲) 소리이고, 곧 곡소리(哭)를 말하며, 금기(金氣)가 오그라들게 하여 죽게 하니(肅殺) 슬프고 참혹한(悽慘) 바를 뜻한다. 간(肝)에 들어가는 것은 호통치는 소리(呼)이며, 금(金)이 간(肝)을 제압하여 나오는 소리가 부르짖는(呼) 소리인 것이다. 심(心)에 들어가는 것은 말소리(言)이고, 화(火)가 금(金)을 극(剋)하여서 지어내는(述) 것이 말소리(言)이다. 비(脾)에 들어가는 것은 노랫소리(歌)이며, 어미(母, 여기서는 土)가 자식(子, 여기서는 金)을 보니 즐거워(樂) 노래하는(歌) 것이다. 신(腎)으로 들어가는 것은 웅얼거리는(呻) 소리이다. 자식(子, 여기서는 水)이 어미(母, 여기서는 金)를 만나면 귀여움을 떨며(嬌) 웅얼거리는(呻吟) 것이다. 가령 상한(傷寒)으로 폐의 사기(肺邪)가 심(心)으로 들어가면, 잠잘 때 끙끙거리고(譫言) 헛소리(妄言)를 할 것임을 알 수 있다. 신(腎)은 진액(液)을 주관하니, 겨울(冬)에 상응하는데, 물(水)의 성질은 적시어 윤택케(濡潤) 하는 것이니, 오액(五液)은 다 신(腎)에서 나와 오장(五臟)에 나누어져 흘러 들어간다(灌). 신(腎) 자체에 들어가는 것은 침(唾)이고, 신(腎)은 뼈(骨)를 주관하니, 신(腎)의 진액(液)은 치아(齒) 속에서 생겨난다. 간(肝)에 들어가는 것은 눈물(泣)이며, 심(心)에 들어가는 것은 땀(汗)이고, 비(脾)에 들어가는 것은 군침(涎)이며, 폐(肺)에 들어가는 것은 콧물(涕)이다. 가령 중습(中濕)에 신장의 사기(腎邪)가 심(心)에 들어가면 땀이 흘러 멎지 않게 될 것임을 알 수 있다.

➡ **五臟**에 따라 나타나는 **聲色臭味**의 **常變**을 나타내었다.

以主病要略言之，三陰之脈榮於臟，三陽之脈榮於腑，陰陽和而無關格之患．惟五臟不和，則氣滯而爲九竅不通．六腑不和，則榮聚而爲癰疽．

(五臟六腑에 따른) 주요 병증(主病)을 요약하여 개략적으로 말하자면, 삼음맥(三陰脈)은 장(臟)을 오가며(榮), 삼양맥(三陽脈)은 부(腑)를 오가니, 음양(陰陽)이 화평하면(和) 관격(關格)의 병환이 생기지 않는다. 다만 (『難經·37難』에 따르면) 오장(五臟)이 화평치 않으면(不和) 기운이 잘 통하지 않아 구규(九竅)가 통하지 않는 바가 생기고, 육부(六腑)가 화평치 않으면 영혈(營血)이 뭉쳐(聚) 종기(癰疽)가 생긴다.

九竅，耳目口鼻爲陽七竅，大小便爲陰二竅．蓋肝氣通於目，目和則知白黑．心氣通於舌，

구규(九竅)는 귀(耳)·눈(目)·입(口)·코(鼻)에 나 있는 양칠규(陽七竅)와, 대·소변(大小便)이 나오는 음이규(陰二竅)를 말한다. 대개 간(肝)의 기운은 눈(目)에 통하니, 눈이 화평하면 흑백을 가릴 수 있다. 심(心)의 기운은 혀(舌)에 통하니, 혀가 화평하면 오미(五

舌和則知五味. 脾氣通於口, 口和則知穀味. 肺氣通於鼻, 鼻和則知香臭. 腎氣通於耳, 耳和則知五音. 五臟不和, 則榮衛不通, 邪氣不得外泄, 故九竅壅滯. 九竅旣滯, 則六腑陽氣亦不得通和於內. 內外不通, 故留結爲癰疽瘡瘍.

味)를 가릴 수 있다. 비(脾)의 기운은 입(口)으로 통하니, 입이 화평하면 음식의 맛(穀味)을 가릴 수 있다. 폐(肺)의 기운은 코(鼻)로 통하니, 코가 화평하면 향기와 냄새(香臭)를 가릴 수 있다. 신(腎)의 기운은 귀(耳)로 통하니, 귀가 화평하면 오음(五音)을 가릴 수 있다. (『難經·37難』에 따르면) 오장(五臟)이 화평치 않으면 영위(榮衛)가 통하지 않아 사기(邪氣)가 밖으로 배출되지 못하니, 구규(九竅)가 막히는(壅滯) 것이다. 구규(九竅)가 이미 잘 통하지 않으면 육부(六腑)의 양기(陽氣) 또한 잘 통하지 않게 되어 내부가 화평할 수 없게 된다. 내부와 외부(內外)가 통하지 않게 되면 (氣血이) 머물러 뭉치게(留結) 되므로 종기(癰疽)나 부스럼과 멍울(瘡瘍)이 생긴다.

➡ 臟腑主病 중 癰疽에 관해 말하였다. 五臟과 七竅의 기운이 통한다는 내용, 六腑가 不和하면 癰疽가 생긴다는 내용, 陰脈·陽脈의 不和로 關格이 생긴다는 내용은 『靈樞·脈度』에 나오니 참고하라.

蓋邪在六腑, 則陽脈不和, 而氣留在內, 則陽氣太盛, 而陰氣不得相榮於下, 故曰關. 凡外感是動氣病, 而下竅不利者, 皆關之類也. 邪在五臟, 則陰脈不和, 而血留在內, 則陰氣太盛, 而陽氣不得相榮於上, 故曰格. 凡雜病由血所生, 而上竅不利者, 皆格之類也.

대개 사기(邪)가 육부(六腑)에 있으면 양맥(陽脈)이 화평치 못하게 되어 기(氣)가 내부에 머무르게 되니, 양기(陽氣)가 너무 성(盛)해져 음기(陰氣)가 하부에서 서로 왕래하지 못하게 되므로 관(關)이라 한다. 무릇 외감(外感)이나 시동(是動)의 기병(氣病)으로 하규(下竅)가 잘 통하지 않는 것은 다 관(關)의 종류이다. 사기가 오장(五臟)에 있으면 음맥(陰脈)이 화평치 못하게 되어 혈(血)이 내부에 머무르게 되니, 음기(陰氣)가 너무 성해져 양기(陽氣)가 상부에서 서로 왕래하지 못하게 되므로 격(格)이라 한다. 무릇 잡병(雜病)에 혈(血)의 소생(所生)으로서, 상규(上竅)가 잘 통하지 않는 것은 다 격(格)의 종류이다.

➡ 『靈樞·脈度』의 關格의 개념과 『難經·37難』의 關格은 개념이 거꾸로 되어 있는데, 『難經』의 錯簡으로 본다. 關은 陰이 치성하여 陽을 밀어내는 것이니 하부의 병이고, 格은 陽이 치성하여 陰을 밀어내는 것이니 상부의 병이다.

➡ 본 내용을 잘 살펴보면, 是動病·所生病에 관하여 腑病(陽脈의 병)·臟病(陰脈의 病)으로 구분한 것이나 마찬가지이다. 이러한 이론은 古今에 없었던 엉터리가 아닌가 한다. 위의 내용에서 是動·所生은 빼야 마땅하다.

經言是動者, 氣也. 所生者, 血也. 邪在氣, 氣爲是動. 邪在血, 血爲所生. 蓋氣先中於邪, 則留止不行, 而爲邪所動. 氣旣受邪, 必傳與血, 則血壅不行, 而不能潤澤經絡. 病所由生, 是知氣先病而血後病也. 但外感從氣而入, 雜病從血而出, 此又東垣獨得之見. 丹溪嘗分爲十二經歌括, 今悉纂於後條分, 故不重錄.

『경(經)』(『難經·32難』)에서 말하길, "시동(是動)은 기(氣)에 속하고, 소생(所生)은 혈(血)에 속하는 것이니, 사기(邪)가 기분(氣分)에 있으면 기(氣)에서 요동치는(是動) 것이고, 사기가 혈분(血分)에 있으면 혈에서 생겨나는(所生) 것이다."라고 하였다. 대개 기(氣)가 먼저 사기(邪氣)에 적중되는데, 그러면 머물러 운행되지 않고 사기에 요동치게 된다. 기(氣)가 사기를 받으면 반드시 혈(血)에 전해지게 되는데, 혈이 막혀서 운행되지 않고 경락(經絡)을 윤택(潤澤)하게 하지 못하게 된다. (이로써) 병(病)이 생겨남에 있어서 '기(氣)가 먼저 병든 다음에 혈(血)이 나중에 병이 든다'는 말을 이해할 수 있다. 다만, 외감(外感)은 기(氣)로부터 들어오고, 잡병(雜病)은 혈(血)로부터 나타나니, 이는 동원(東垣)만이 얻은 소견이다. 단계(丹溪)가 일찍이 십이경(十二經)으로 구분하여 가괄(歌括)을 지었는데, 지금 모두 뒤에 나오는 조분(條分, 臟腑條分을 뜻한다)에 모아 두었으니, (여기서) 중복하여 수록하지 않는다.

➡ 李東垣의 제자인 王好古가 지은 『此事難知』, 권2에 "傷寒은 氣로부터 入하니 故로 仲景은 弦脈을 陰으로 여겨 艮에서부터 內로 가되 外로부터 入하니 太陽에서 시작하며 位는 東北에 있다. 雜病은 血에서부터 出하니 故로 叔和는 弦脈을 陽으로 여겨 巽에서부터 外로 가되 內로부터 出하니 少陽에서 시작하며 位는 東南에 있다(傷寒從氣而入, 故仲景以弦脈爲陰, 自艮而之內, 從外入, 先太陽也, 位在東北. 雜病從血而出, 故叔和以弦脈爲陽, 自巽而之外, 從內出, 先少陽也, 位在東南)."이라 한 바가 있다. 後天八卦의 배치로 보면 艮方은 東北이고, 巽方은 東南이다. 『此事難知』를 참고하면, 張仲景은 太陽·陽明·少陽의 순서로 병이 傳變한다 하였으니 무형의 風寒이 유형적으로 전해지는 것이며 밖에서 안으로 전해진다는 말이고, 『難經·7難』에서는 少陽·陽明·太陽의 순서로 말하니 유형적인 것에서 무형적인 것으로 전해지고 내부에서 외부로 진행하는 것이니 雜病을 말한 것이라 하였다. 太陽·少陽의 명칭을 붙이는 것이 이해가 어려운데, 역자가 『此事難知』의 그림을 보고 생각해본 결과, 東西를 기준으로 하여 弦脈을 陽脈이라 한 것은 巽方을 보는 것이니 점차 陽이 자라나오는 것을 뜻하므로 少陽이라 한 것이고, 弦脈을 陰脈이라 한 것은 艮方을 보는 것이니 陽이 쇠퇴하여 들어가는 것을 뜻하므로 太陽이라 한 것으로 본다. 이 부분은 『難經·7難』에 관한 四大家의 注釋으로 볼 수 있다.

陰陽俱甚，陰中無陽，陽中無陰，陰陽相離，使榮衛否塞，氣血不相營運，此則五臟六腑皆受邪也，故曰關格. 關格者，不得盡其命而死. 關格，其百病之關鍵矣乎!

음(陰)과 양(陽)이 각기 모두 심해져서 음(陰) 중에 양(陽)이 없거나 양(陽) 중에 음(陰)이 없는 상태가 되어 음(陰)과 양(陽)이 서로 떨어지면(離), 영위(榮衛)가 막혀서(否塞) 기혈(氣血)이 서로 오가며 운행되지 않으니, 이는 곧 오장육부(五臟六腑)가 모두 사기(邪氣)를 받은 것으로 보아 관격(關格)이라 말하는 것이다. 관격(關格)은 수명을 다하지 못하고 죽게 되는지라, 관격(關格)은 백병(百病)의 관건(關鍵)인저!

➡ 臟腑主病 중 關格에 관해 말하였다.

病有咳嗽泄痛瘖瘧者，何也? 人與天地相參，故五臟各以時感於寒則受病，微則爲咳，甚則爲泄爲痛. 春則肝先受之，夏則心先受之，餘倣此. 瘖者，間日一發. 瘧者，一日一發. 臟腑之瘧各不同，當隨所狀而刺之. 刺法見後.

병이 들어 기침(咳嗽)을 하거나, 설사가 나거나, 배가 아프거나, 학질(瘖瘧)이 나는 것은 왜인가? (『소문(素問)·해론(咳論)』에 따르면) 사람과 천지(天地)는 서로 관여하는 법이니(相參), 오장(五臟)이 각각의 시절(時節)에 한사(寒邪)에 감촉(感觸)되어 병이 듦에 있어서, 미미하면 기침(咳)을 하고, 심하면 설사(泄)나 복통(痛)이 생긴다. 봄(春)에는 간(肝)이 먼저 (사기를) 받고, 여름이면 심(心)이 먼저 받는데, 나머지도 이와 같다. '해(瘖)'는 하루를 걸러 발작하는 것(間日一發, 하루거리)을 말하고, '학(瘧)'은 매일 한 번씩 발작하는 것(一日一發)을 말한다. 장부(臟腑)에 따른 학질(瘧)의 양상은 각각 다르니, 증상에 따라 침자(鍼刺)해야 한다. 자법(刺法)은 뒤에 나오니 참고하라.

➡ 臟腑主病 중 咳嗽·泄痛·瘧疾에 관해 말하였다. 『素問·刺瘧』에는 六經瘧, 五臟瘧의 증상에 관하여 나와 있으니 참고하라. 여기서 중요한 것은 時節에 따라 왕성해지는 六氣로 인해 불균형이 초래되면 이에 영향을 받는 臟腑에 병이 생긴다는 것이니, 이 부분이 臟腑에 있어 六氣의 영향을 강조하는 도입 부분이다.

病有積聚者，何也? 積者，五臟所生，其始發有常處，其痛不離其部，或上或下，或左或右. 聚者，六腑所成，其始發無根本，其痛無常處. 上下往來不定. 積者陰氣，聚者陽氣，故不同也.

병이 들어 적취(積聚)가 생기는 것은 왜인가? (『難經·55難』에 따르면) '적(積)'은 오장(五臟)에서 비롯하여 생겨나는(生) 것인데, 초기부터 일정한 부위에서 발작하여 통증이 그 부위를 떠나지를 않으며, 간혹 그 위나 아래, 왼쪽이나 오른쪽으로 (통증이) 오기도 한다. '취(聚)'는 육부(六腑)에서 형성되는(成) 것으로, 초기부터 근원(根本)이 되는 위치가 없고, 통증도 일정한 위치에서 나지 않는다. 위나 아래로 오락가락하고 정해진 곳이 없다. 적(積)은 음기(陰氣)가 그렇다는 뜻이고, 취(聚)는 양기(陽氣)가 그렇다는 뜻이니, (둘은) 차이가 있다.

➡ 臟腑主病 중 積聚에 관해 말하였다.

凡陽病欲得寒冷，又欲見人者，屬腑. 陰病欲得溫熱，又欲閉戶獨處，惡聞人聲者，屬臟.

무릇 양(陽)이 병들면 차갑고 시원한(寒冷) 것을 원하고 사람을 곁에 두고 보려 하는데, 부(腑)의 병이라 배속한다. 음(陰)이 병들면 따뜻하고 뜨거운(溫熱) 것을 원하고, 문을 닫고 홀로 지내려고 하며 사람의 말소리를 듣기를 싫어하는데, 장(臟)의 병이라 배속한다.

➡ 臟病과 腑病의 차이를 구분하는 방법을 말하였다.

然臟病所以難治者，傳其所勝也. 假令心病傳肺，肺傳肝，肝傳脾，脾傳腎，腎傳心，一臟不再傳，故言七傳者死. 腑病所以易治者，傳其所生也. 假令心病傳脾，脾傳肺，肺傳腎，腎傳肝，肝傳心，是子母相傳，周而復始，如環無端，故言生也. 經曰，邪氣之客於身也，以勝相加，至其己所生而愈，至其己所不勝而甚，

(『難經·53難』에 의하면) 오장병(臟病)이 치료가 어려운 이유는 자기가 제압하는 것(其所勝)으로 전변(傳)하기 때문이다. 가령 심(心)의 병이 폐(肺)로 전해지고, 폐(肺)의 병이 간(肝)으로 전해지며, 간(肝)의 병이 비(脾)로 전해지고, 비(脾)의 병이 신(腎)으로 전해지며, 신(腎)의 병이 심(心)으로 전해지는 것처럼, 하나의 장(臟)이 다시 병을 다른 장으로 전변치(再傳) 못하는 경우가 있게 되므로, 상극(相剋)으로 전변하면(七傳, 次傳, 순서대로 전변) 죽는다고 말하는 것이다. 육부병(腑病)이 치료가 쉽다는 것은, 자기가 길러주는 것(其所生)으로 전변하기 때문이다. 가령 심(心)의 병이 비(脾)로 전해지고, 비(脾)의 병이 폐(肺)로 전해지며, 폐(肺)의 병이 신(腎)으로 전해지고, 신(腎)의 병이 간(肝)으로 전해지며, 간(肝)의 병이 심(心)으로 전해지는 것처럼 자식(子)과 어미(母)로 서로 전변하면(相傳), 돌고 다시 시작하여 고리처럼 이음새가 없기에 살게 된다고 말하는 것이다. 『경(經)』(『素問·藏氣法時論』)에

至於所生已而持, 自得其位而起.

이르길, "사기(邪氣)가 몸에 들어왔을 때(客), (오장이) 제압되는(勝) 정도에 따라(相) (병세가) 더해지니(加), (자기가) 기르는 때에 나으며(愈), (자기가) 제압치 못할 때 심(甚)해지고, (자기를) 길러주는 때에 유지되며(持), 자기가 왕성해지는 때가 되면 나아지기 시작한다(起)."라고 하였다.

➡ 『難經·53難』에 따르면, **相剋傳變**을 '**七傳**'이라 하고, **相生傳變**을 '**間藏**'이라 말하였다. **相剋** 순서로 오행을 배열한 다음 하나씩 건너뛰면 **相生** 순서가 되기에 이렇게 말한 것이다. 아래의 내용은 『**素問·藏氣法時論**』의 내용으로서 이어지는 대목에 해당한다.

病在肝, 愈於夏. 夏不愈, 甚於秋. 秋不死, 持於冬, 起於春, 禁當風. 肝病者, 愈在丙丁. 丙丁不愈, 加於庚辛. 庚辛不死, 持於壬癸, 起於甲乙. 肝病者, 平旦慧爽, 下晡甚, 夜半靜退.

병이 간(肝)에 있으면 여름(夏)에 낫고(愈), 여름에 낫지 않으면 가을(秋)에 심(甚)해지며, 가을에 죽지 않으면 겨울(冬)에는 유지되고(持), 봄이 되면 나아지기 시작하니(起), 바람을 쏘이는 것을 금해야 한다. 간(肝)에 병이 있으면 병(丙)·정(丁)일 때 나아지고(愈), 병(丙)·정(丁)일 때 낫지 않으면 경(庚)·신(辛)일 때 더해지며(加), 경(庚)·신(辛)일 때 죽지 않으면 임(壬)·계(癸)일 때는 유지되고(持), 갑(甲)·을(乙)일 때 나아지기 시작한다(起). 간에 병이 들면 새벽(平旦, 寅時, 오전 3~5시)에는 제정신이 들고 상쾌하며(慧爽), 해질녘(下晡, 申時, 오후 3~5시)에는 심(甚)해지며, 한밤중(夜半, 子時, 오후 11~오전 1시)에는 병세가 안정되고 잠잠해진다(靜退).

○ 病在心, 愈於長夏. 長夏不愈, 甚於冬. 冬不死, 持於春, 起於夏, 禁溫食·熱衣. 心病者, 愈在戊己. 戊己不愈, 加於壬癸. 壬癸不死, 持於甲乙, 起於丙丁. 心病者, 日中慧, 夜半甚, 平旦靜.

○ 병이 심(心)에 있으면 음력 6월(長夏)에 낫고, 음력 6월에 낫지 않으면 겨울(冬)에 심(甚)해지며, 겨울에 죽지 않으면 봄(春)에는 유지되고(持), 여름(夏)이 되면 나아지기 시작하니(起), 속을 데우는 음식(溫食)과 옷을 덥게 입는 것(熱衣)을 금해야 한다. 심(心)에 병이 있으면, 무(戊)·기(己)일 때 나아지고(愈), 무(戊)·기(己)일 때 낫지 않으면 임(壬)·계(癸)일 때 더해지며(加), 임(壬)·계(癸)일 때 죽지 않으면 갑(甲)·을(乙)일 때 유지되며(持), 병(丙)·정(丁)일 때 나아지기 시작한다(起). 심(心)에 병이 들면 한낮(日中, 午時, 오전 11~오후 1시)에 제정신이 들고(慧), 한밤중(夜半, 子時, 오후 11~오전 1시)에 심(甚)해지며, 새벽(平旦, 寅時, 오전 3~5시)에는 병세가 안정된다(靜).

○ 病在脾, 愈於秋. 秋不愈, 甚於春, 春不死, 持於夏, 起於長夏, 禁溫食·飽食·濕地·濡衣. 脾病者, 愈在庚辛. 庚辛不愈, 加於甲乙. 甲乙不死, 持於丙丁, 起於戊己. 脾病者, 日晡慧, 日出甚, 下晡①靜.

○ 병이 비(脾)에 있으면 가을(秋)에 낫고(愈), 가을에 낫지 않으면 봄(春)에 심해지며(甚), 봄에 죽지 않으면 여름(夏)에는 유지되고(持), 음력 6월(長夏)에는 나아지기 시작하니(起), 속을 데우는 음식(溫食)을 먹거나 배부르게 먹는 것(飽食)을 금하고 축축한 땅(濕地)을 피하며 젖은 옷(濡衣)을 입지 말아야 한다. 비(脾)에 병이 있으면 경(庚)·신(辛)에 낫고(愈), 경(庚)·신(辛)일 때 낫지 않으면 갑(甲)·을(乙)일 때 심해지며, 갑(甲)·을(乙)일 때 죽지 않으면 병(丙)·정(丁)일 때 유지되며(持), 무(戊)·기(己)일 때 낫기 시작한다(起). 비(脾)에 병이 들면 해질녘(日晡, 申時, 오후 3~5시)에는 제정신이 들고(慧), 해가 뜨고 난 뒤(日出, 卯時, 오전 5~7시)에는 심해지며(甚), 한낮(日中, 午時, 오전 11시~오후 1시)에는 병세가 안정된다(靜).

○ 病在肺, 愈於冬. 冬不愈, 甚於夏. 夏不死, 持於長夏, 起於秋, 禁寒飮食·寒衣. 肺病者, 愈在壬癸. 壬癸不愈, 加於丙丁. 丙丁不死, 持於戊己, 起於庚辛. 肺病者, 下晡慧, 日中甚, 夜半②靜.

○ 병이 폐(肺)에 있으면 겨울(冬)에 낫고(愈), 겨울에 낫지 않으면 여름(夏)에 심(甚)해지며, 여름에 죽지 않으면 음력 6월(長夏)에는 유지되고(持), 가을(秋)에는 낫기 시작하니(起), 속을 차게 하는 음식(寒飮食)이나 옷을 춥게 입는 것(寒衣)을 금한다. 폐(肺)에 병이 들면 임(壬)·계(癸)일 때 낫고, 임(壬)·계(癸)일 때 낫지 않으면 병(丙)·정(丁)일 때 더해지며(加), 병(丙)·정(丁)일 때 죽지 않으면 무(戊)·기(己)일 때는 유지되고(持), 경(庚)·신(辛)일 때는 낫기 시작한다(起). 폐(肺)에 병이 들면 해질녘(下晡, 申時)에는 제정신이 나고(慧), 한낮(日中, 午時)에는 심(甚)해지며, 한낮이 좀 지나면(日昳, 未時, 오후 1시~3시) 병세가 안정된다(靜).

○ 病在腎, 愈在春. 春不愈, 甚於長夏. 長夏不死, 持於秋,

○ 병이 신(腎)에 있으면 봄(春)에 낫고(愈), 봄에 낫지 않으면 음력 6월(長夏)에 심해지며, 음력 6월에 죽지 않으면 가을(秋)에는 유지되고(持), 겨울(冬)에는 낫기 시작하

---

① 下晡 : 申時를 뜻하나, 여기서는 '日中'이라야 뜻이 통한다.
② 夜半 : 여기서는 未時인 '日昳', '日昃'으로 써야 문의가 통한다.

起於冬， 禁犯焠㶿·熱食·溫炙衣. 腎病者，愈在甲乙. 甲乙不愈，甚於戊己. 戊己不死，持於庚辛，起於壬癸. 腎病者，夜半慧，四季甚，下晡靜.

니(起), 구워서 태운 음식(焠㶿), 뜨거운 음식(熱食), 따뜻하거나 덥게 옷을 입는 것(溫炙衣)을 금해야 한다. 신(腎)에 병이 들면 갑(甲)·을(乙)일 때 낫고(愈), 갑(甲)·을(乙)일 때 낫지 않으면 무(戊)·기(己)일 때 심해지며, 무(戊)·기(己)일 때 죽지 않으면 경(庚)·신(辛)일 때 유지되며(持), 임(壬)·계(癸)일 때 낫기 시작한다(起). 신(腎)에 병이 있으면 한밤중(夜半)에는 제정신이 나고(慧), 진술축미의 시간(辰戌丑未時, 四季, 오전 7~9시, 오후 7~9시, 오전 1~3시, 오후 1~3시)에 심(甚)해지며, 해질녘(下晡, 申時, 오후 3~5시)에는 병세가 안정된다(靜).(『素問·藏氣法時論』)

必先定五臟之脈，乃可言間甚時，死生之期也.

(『素問·藏氣法時論』에) 반드시 오장(五臟)의 맥을 보아 규정한 다음에야, 나아지고(間) 심해지는 때와 생사 여부를 말할 수 있다고 하였다.

必先知經脈，然後知病脈.

반드시 (어느) 경맥(經脈)인지를 알고 나서야 병과 맥의 (성쇠를) 알 수 있다.

➡ 五臟病의 傳變과 盛衰에 법칙이 있음을 말하였다. '愈甚持起'는 병의 盛衰를 설명하는 말인데, 肝病의 盛衰를 이루는 관건이 되는 것은 金氣의 盛衰이니, 이것이 여기서 가장 중요한 내용이다. 肝病이 여름에 낫는 것은 木生火라서 그런 것이 아니고, 火剋金으로 인한 것이다. 肝病은 겨울이 되면 金生水로 기운이 누설되고 水生木으로 肝이 도움을 받기에 양쪽의 氣勢가 팽팽히 維持되니, 이것이 '持'의 뜻이다. 이것이 봄이 오면 肝의 기세가 차오르기에 金氣를 이겨내기 시작하므로 '起'라고 표현한 것이다. 진단에 있어서 邪氣와 正氣의 盛衰를 보고 氣勢를 가늠할 수 있으면 豫候를 알 수 있다. 이 부분은 병의 예후를 판단하는 방법을 설명한 것이다. '勝'은 두 세력이 충돌하여 밀고 당기는 와중에 판가름이 나는 것이니, '우세하다', '기승을 부리다'와 같이 해석한다.

➡ 十二時의 명칭은 『左傳』, 昭公五年의 注釋에 나오는 것으로, 『素問·金匱眞言論』, 『素問·藏氣法時論』, 『靈樞·順氣一日分爲四時』, 『靈樞·營衛生會』와 참고하여 정리하면 다음과 같다.

時		異名	五更
子	오후 11~오전 1시	夜半	三更
丑	오전 1시~3시	鷄鳴	四更
寅	오전 3~5시	平旦	五更
卯	오전 5~7시	日出	
辰	오전 7~9시	食時	
巳	오전 9~11시	隅中	
午	오전 11시~오후 1시	日中	
未	오후 1~3시	日昳, 日昃	
申	오후 3~5시	日晡, 晡時, 下晡, 日西	
酉	오후 5~7시	日入	
戌	오후 7~9시	黃昏, 合夜	一更
亥	오후 9~11시	人定	二更

自其補瀉言之，外感內傷，病有虛·實·賊·微·正五邪之分. 從後來者爲虛邪，從前來者爲實邪，從所不勝來者爲賊邪，從所勝來者爲微邪， 自病爲正邪. 假令心病，傷暑得之爲正邪，中風得之爲虛邪，飮食勞倦得之爲實邪， 傷寒得之爲微邪，中濕得之爲賊邪，是之謂五邪也. 憂愁思慮則傷心，形寒飮冷則傷肺，怒氣逆上而不下則傷肝，飮食勞倦則傷脾，久坐濕地，强力入水則傷腎，是正經自病也. 虛則補其母，實則瀉其子. 假如

보사(補瀉)에 관하여 말하자면, 외감(外感)·내상(內傷)으로 병이 듦에 있어 (『難經·50難』에 의하면) 허(虛)·실(實)·적(賊)·미(微)·정(正)과 같이 5사(五邪)의 구분이 있다. (五行相生의 순서에서) 자기를 생(生)하는 것(從後來者)이 병들어 속발(續發)하면 허사(虛邪)라 하고, 자기가 생(生)하는 것(從前來者)이 병들어 속발하면 실사(實邪)라 하며, 자기가 이기지 못하는 것(從所不勝來者)이 병들어 속발하면 적사(賊邪)라 하고, 자기가 이기는 것(從所勝來者)이 병들어 속발하면 미사(微邪)라 하며, 자기 자신이 병이 든 원인이 되면(自病) 정사(正邪)라 한다. 가령 심(心)이 병들었을 때, 더위 먹어(傷暑) 생긴 것이면 정사(正邪)가 되고, 중풍(中風)으로 생긴 것이면 허사(虛邪)가 되며, 음식(飮食)이나 노권(勞倦)으로 생긴 것이면 실사(實邪)가 되고, 상한(傷寒)으로 생긴 것이면 미사(微邪)가 되며, 중습(中濕)으로 생긴 것이면 적사(賊邪)되니, 이것을 오사(五邪)라 한다. (『難經·49難』에 의하면) 근심(憂愁)하고 골똘히 생각하면(思慮) 심(心)을 상하고, 추위를 타면서(形寒) 찬 것을 마시면(飮冷) 폐(肺)를 상하며, 화를 내어 기운이 위로 거슬러 오르고 내려오지 않으면 간(肝)을 상하고, 음식(飮食)이나 노권(勞倦)으로는 비(脾)를 상하며, 축축한 곳에 오래 앉아 있거나 무리를 하거나 물에 들어가 있으면 신(腎)을 상하니, 이것이 정경(正經) 자체

肝乃心之母，心虛當補肝. 脾乃心之子，心實當瀉脾. 餘經臟倣之，是以五補五瀉爲方之祖與.

의 병(自病)이다. (『難經·69難』에 의하면) 허(虛)하면 어미(母)를 보(補)하고, 실(實)하면 자식(子)를 사(瀉)한다. 예를 들어, 간(肝)은 심(心)의 어미(母)이니, 심(心)이 허(虛)하면 간(肝)을 보(補)해야 하고, 비(脾)는 심(心)의 자식(子)이니, 심(心)이 실(實)하면 비(脾)를 사(瀉)해야 한다. 다른 경락(經)이나 오장(臟)도 이와 같이 한다. 이것이 오장(五臟)을 보사(補瀉)하는 방법의 시조(始祖)가 아니겠는가?

➡ 『難經·69難』에는 '虛則補其母, 實則瀉其子'가 있지만, 『難經·75難』에 "子能令母實, 母能令子虛." 가 나온다. 陳無擇의 『三因極一病證方論』, 권8, 內所因論에는 이를 해석하기를, "만약 자식과 부모가 감응한다고 치면, 어미가 허하면 자식이 허해질 수 있고 자식이 실하면 어미가 실해질 수 있다. 경문에 말하길 실하면 어미를 사하고 허하면 자식을 보하라고 하였다. 예를 들어 간이 실하면 신을 사하고 간이 허하면 심을 보한다(若其子母相感, 則母虛能令子虛, 子實能令母實. 經曰, 實則瀉其母, 虛則補其子. 如肝實則瀉腎, 肝虛則補心)."고 하였다. '虛則補其子, 實則瀉其母'의 방법을 말하는 것이다. 五行의 虛實補瀉에, 木이 허하면 水를 補하는 방법도 있지만, 火를 補하는 방법도 있다는 것이니, 반드시 염두에 두어야 할 내용이다.

心虛, 朱砂安神丸. 肝腎虛, 腎氣丸. 脾虛, 益黃散. 肺虛, 阿膠散. 心熱, 單瀉心湯·導赤散. 肝熱, 瀉靑丸. 脾熱, 瀉黃散. 肺熱, 瀉白散. 腎熱, 瀉腎湯. 後之補瀉方, 皆推此.

심(心)이 허(虛)하면 주사안신환(朱砂安神丸)을 쓰고, 간(肝)·신(腎)이 허하면 신기환(腎氣丸)(☞六味地黃丸)을 쓰며, 비(脾)가 허하면 익황산(益黃散)을 쓰고, 폐(肺)가 허하면 아교산(阿膠散)을 쓴다. 심(心)에 열이 있으면 단사심탕(單瀉心湯)·도적산(導赤散)을 쓰고, 간(肝)에 열이 있으면 사청환(瀉靑丸)을 쓰며, 비(脾)에 열이 있으면 사황산(瀉黃散)을 쓰고, 폐(肺)에 열이 있으면 사백산(瀉白散)을 쓰며, 신(腎)에 열이 있으면 사신탕(瀉腎湯)을 쓴다. 후세에 보사(補瀉)하는 처방들은 모두 이를 유추한 것들이다.

➡ 五臟에 들어온 邪氣를 五邪로 구분하고, 어떤 病因으로 五臟이 상하는지 서술하며, 이에 따라 五臟補瀉의 治法을 세우는 것을 예를 들어 설명하였다.

➡ 小註의 내용은 張元素의 『醫學啓源』을 기초로 한 것이기는 하나, 朱砂安神丸은 李東垣에 와서야 만들어진 처방인데 心熱을 치료하는 약이기에 맞지 않고, 원문에 따라 錢氏安神丸이라 하여야 한다. 錢乙이나 張元素는 腎을 瀉하는 처방을 따로 정하지 않아 瀉腎湯은 나오지 않는데, 孫思邈의 『千金要方』, 권59에 나오는 처방을 10분의 1로 줄인 처방이다. 그래서, 瀉腎湯은 李梴이 삽입한 내용으로 추정한다. 五邪의 이론에 따라 五臟補瀉 처방을 배속한 것은 『濟生拔粹』에 실린 『醫學發明』(節本)에 나오는데, 아래에 소개한다.

	肝	心	脾	肺	腎
虛邪	桂枝附子湯	小柴胡湯	大黃黃連解毒湯	枳實理中丸	酸棗仁湯
實邪	芎黃湯	梔豉湯	調胃承氣湯	八味丸	大承氣湯
正邪	羌活湯	小承氣湯	桂枝加芍藥湯	諸嗽藥	天麻丸
微邪	四逆湯	白虎湯	朮附湯	養氣血	猪苓湯
賊邪	桂枝加瓜蔞湯	黃連附子瀉心湯	小柴胡湯	桃仁承氣湯	牡蠣澤瀉湯

抑又聞腑有六，臟有六·有九者，何謂也? 腑有六者，謂三焦爲外腑也. 上焦者，在心下胃上口，主內而不出，其治在膻中. 中焦者，在胃中脘，不上不下，主腐熟水穀，其治在臍兩傍. 下焦者，在臍下，當膀胱上口，主分別清濁，出而不內，以傳道也，其治在臍下一寸，故曰三焦. 是腑之所以有六也. 臟亦有六者，謂腎有兩臟. 左爲腎，右爲命門. 命門者，精神之所舍也，男以藏精，女以繫胞，其氣與腎相通，故言臟亦有

문득(抑) 또한 부(腑)는 6개가 있고, 장(臟)은 6개, 또는 9개가 있다고 들었는데, 무슨 말인가? (『難經·38難』에 의하면) 부(腑)에 6개가 있다는 것은 삼초(三焦)를 외부(外腑)로 보아 그렇게 말하는 것이다. (『難經·31難』에 의하면) 상초(上焦)는 명치(心下)에 있는 위장의 윗구멍(胃上口)에 있으며, 들이는 것을 주로 하고 내보내지 않는데(內而不出), 그를 다스리는 것은 단중(膻中)에서 한다. 중초(中焦)는 위(胃)의 중완(中脘)에 있어 그보다 위나 아래가 아니며, 수곡(水穀)을 썩혀 익히는(腐熟) 것을 주로 하고, 그를 다스리는 것은 배꼽 양쪽 부위에서 한다. 하초(下焦)는 배꼽 아래의 방광(膀胱) 윗구멍(上口)에 있으며, 청탁(清濁)을 분별(分別)하는 것(小腸의 기능)을 주로 하고, 배출시키며 들이지 않아(出而不內) 이끌어 내려 보내는데(傳道, 大腸의 기능), 그를 다스리는 것은 배꼽 밑 1치(곧 음교혈(陰交穴)을 말한다)에서 한다. 이로써 삼초(三焦)라고 하는 것이며, 이로써 부(腑)가 6개가 있다고 하는 것이다. (『難經·39難』에 의하면) 장(臟)에도 6개가 있다는 것은, 신(腎)에 2개의 장(臟)이 있는 것으로 삼아 그렇게 말한 것이다. 왼쪽의 것은 신(腎), 오른쪽의 것은 명문(命門)이라 한다. 명문(命門)은 정신(精神)이 깃드는 집(舍)이니, 남자는 명문으로써 정(精)을 갈무리하도록(藏) 하고, 여자는 명문으로써 자궁(胞)에 이어지도록 한다

六也.

(繫). 그 기운이 신(腎)과 서로 통하므로, 장(臟)에도 6개가 있다고 말하는 것이다.

- 三焦의 募穴은 石門으로서 배꼽 밑 2치이다. 본 내용은 원래 異見이 있어 왔다.
- 『難經·36難』에 의하면, 腎에 2개가 있는데, 둘 다 腎인 것은 아니고 왼쪽은 腎, 오른쪽은 命門이라고 설명하였다.
- 左腎右命門說로 인해서 대부분의 의학자들은 左腎水, 右命門火를 左右 兩腎을 갈라서 眞水·眞火로 誤認하는 경우가 많은데, 그렇게 되면 평생 精氣神 이론을 헛되이 이해할 수밖에 없다. 陳士鐸의 『外經』에서는 이러한 내용을 명쾌하게 풀이하고 있는데, 有形의 火와 有形의 水는 일반적으로 말하는 心火·腎水이되, 無形의 水와 無形의 火는 先天의 眞水·眞火이며, 命門水·命門火라고 한다. 命門水·命門火는 항상 같이 常存하나, 그 위치는 『素問·刺禁論』에서 '七節之傍, 中有小心'이라 한 것처럼 小心에도 있다고 하였다. 楊上善의 『太素』에서 腎間動氣가 命門이라고 한 바처럼 兩腎의 중앙에도 있으며, 『靈樞·根結』에서 '命門者, 目也'라고 한 것처럼 눈의 중앙(본인 의견)에도 있으며, 『入門』의 「소아」의 그림에서도 얼굴의 중앙이 命門을 살피는 부위라고 하였다. 또한, 『外經』의 命門眞火篇에서도 '命門水火雖不全屬於腎, 亦不全離乎腎也.'라고 하고, 『素問·靈蘭秘典論』의 '主不明則十二官危'에서 '主'가 '命門'이라 한 바가 있다. 따라서, 命門은 몸의 정중앙을 따라 몇 개의 특정 부위에 根源을 두고서 지나가는 脈으로서, 無形이며, 先天之精인 無形의 眞水·眞火가 흐르는 곳이다. 命門은 六臟六腑에 모두 작용하여 氣化를 生하는 역할을 하는데, 水火가 共存하므로 五行生剋을 조정하고, 命門은 心腎相交를 主宰하므로 後天의 水火의 生化를 主宰한다. 李梴은 유학자적 입장에서 心을 主宰로 생각하나, 『外經』에 의하면 사람의 생성에 있어 命門이 생긴 다음에 心이 생기고, 命門의 主宰는 心腎에 모두 통한 다음에 이루어지는 것이라 하였다. 결론적으로, 水火는 上下 개념이니 左右 개념으로 이해할 것이 아니며, 左腎右命門說은 無形의 先天水火의 左轉上升, 右旋下降으로써 해석할 내용이지 글자 그대로 해석해서는 안된다. (여기서 左右가 바뀌는 것은 前後의 차이이다) 命門水·命門火는 六臟六腑의 개념과는 별도로 보아야 한다. 역자는 道家 및 티베트·인도의학의 긴밀한 이해를 통해 '五臟系', '丹田', '四海', '氣街' 등에 관한 연구가 더욱 진행되어야 命門에 관한 인식이 명확해지리라고 본다.
- 『入門』에서는 李梴이 心包를 命門이라고 삽입하였는데, 이는 『丹溪脈訣指掌』(『中國醫籍大辭典』, p.200에서는 成書 시기가 1248년으로 되어 있다. 丹溪가 있기 전이며, 李東垣 관련저작으로 보기도 한다)에 나오는 내용으로, 『此事難知·問三焦有機』에서 '包絡亦有三焦之稱, 爲命門之火'라는 내용이 있으니 일맥상통한다. 이는 뒤에서 더 자세히 설명하겠으나, 李梴을 비롯하여 모두 틀린 내용이다.

華氏謂自喉嚨以下六臟, 以[喉]①應天氣, 肺之系也. 自咽門已下六腑, 以[喉]②應地氣, 胃之系也. 前喉內氣, 後咽內食, 有謂三管[竅]③者非.

화타(華佗)가 (『華陀內照圖』에서) 말하길, "후롱(喉嚨) 아래로 6장(六臟)이 있고, 기도(喉, 息道)는 천기(天氣)에 응하며 폐계(肺系)라 한다. 식도(咽門) 아래로 육부(六腑)가 있고, 식도(咽, 食道)는 지기(地氣)에 응하며 위계(胃系)라 한다. 전자인 기도(喉)는 기운을 들이고(內氣), 후자인 식도(咽)는 음식을 들인다(內食). 목구멍(喉中)에 3규(三竅)가 있다고 하는 말은 틀렸다."라고 하였다.

- 『華陀內照圖』에서 宋景이 그린 그림에서 希範이 喉中에 三竅가 있다고 한 말은 틀렸다고 언급하였다.

臟有九者, 神藏五. 肝藏魂, 心藏神, 脾藏意, 肺藏魄, 腎藏精與志, 以其皆神氣居之, 故曰神藏五也. 形藏四. 一頭角, 二耳目, 三口齒, 四胸中. 以其如器外張, 虛而不屈伸, 以藏於物, 故曰形藏四. 合之則爲九臟矣. 或疑氣衝爲腑, 古人議論最活. 他如內經又言

장(臟)에 9개가 있는데, 신(神)을 갈무리하는 것은 5개이다. (『難經·34難』에 의하면) 간(肝)은 혼(魂)을 갈무리하고, 심(心)은 신(神)을 갈무리하며, 비(脾)는 의(意)를 갈무리하고, 폐(肺)는 백(魄)을 갈무리하며, 신(腎)은 정(精)과 지(志)를 갈무리한다. 그들에 모두 신기(神氣)가 기거하니, 신(神)을 갈무리하는 것은 5개라고 말한다. 형(形)을 갈무리하는 장(藏)은 4개이니, (王冰의 注釋에 의하면) 첫째는 이마(頭角), 둘째는 귀와 눈(耳目), 셋째는 입과 치아(口齒), 넷째는 가슴(胸中)이다. 기능을 가진 것(器)으로서 겉으로 드러나면 허(虛)해져서 굴신(屈伸)치 못하기에 어딘가에 갈무리하니, 형(形)을 갈무리하는 것은 4개라고 말한다. 합쳐서 9장(九臟)이 된다. 간혹 기충(氣衝)이 부(腑)가 아닌가 하여 옛사람들이 토론한 바가 아주 활발하였다. 그 외에 『내경(內經)·오장별론(五藏別論)』에서는 또한 말하길, "뇌(腦)·수(髓)·골(骨)·맥

---

① 喉 : 『華陀內照圖』에 의거하여 고쳤다.
② 咽 : 『華陀內照圖』에 의거하여 고쳤다.
③ 竅 : 『華陀內照圖』에 의거하여 고쳤다.

腦·髓·骨·脈·膽·女子胞六者, 名曰奇恒之府. 胃·大小腸·三焦·膀胱五者, 名曰傳化之府, 此皆不能久留輸瀉者. 魄門亦爲五臟使, 水穀不得久藏.

(脈)·담(膽)·여자포(女子胞)의 6개를 이름하여 기항지부(奇恒之府)라 한다. 위(胃)·대장(大腸)·소장(小腸)·삼초(三焦)·방광(膀胱)의 5개를 이름하여 전화지부(傳化之府)라 하는데, 이들은 모두 오래도록 머물게 하지 못하고 옮겨서 덜어내는(輸瀉) 특징이 있다. 백문(魄門, 肛門)도 역시 오장(五臟)의 부림(使)을 받기는 하나, 수곡(水穀)은 오래도록 머물게 하지 못한다."라고 하였다.

- 『難經·31難』에 '三焦, 其府在氣街.'이라 하였는데, 氣街가 氣衝이 아닌가 하여 많은 논란이 있었다. 氣衝 자체는 六腑의 기능을 하지 않으므로 말이 되지 않으며, 氣街는 복부에서 배꼽 양측에 衝脈과 만나는 부분에 있다고 『靈樞·衛氣』에 나와 있으니 참고하라.
- 奇恒之府도 輸瀉하는 것이라 볼 수 없으니, 傳化之腑만의 특색이므로 구분하여야 한다. 五臟의 특징을 가지고 있으면 '藏精氣而不瀉'하지만 오래도록 머물게 하지 못하는 것이 魄門이라 하였는데, 이는 魄門에서 精氣를 흡수하는 것이 있음을 말한 것이니, '五臟使'라고 막연하게 생각해서는 안될 것이다. 역자의 소견으로는 奇恒之府는 기능상 後天之精이 有形的으로 쌓이는 곳으로 이해하고 있다.

又頭者, 精明之府, 頭傾視深, 精神將奪矣. 背者, 胸中之府, 背曲肩垂, 府將壞矣. 腰者, 腎之府, 轉搖不能, 腎將憊矣. 膝者, 筋之府, 屈伸不能, 行則僂俯, 筋將憊矣. 骨者, 髓之府, 不能久立, 行則振掉, 骨將憊矣. 得强則生, 失强則死.

또한 (『素問·脈要精微論』에 따르면) 머리(頭)는 정명을 담는 곳(精明之府)이니 머리를 옆으로 기울이고 멍하게 쳐다보고 있으면(頭傾視深) 정신(精神)이 빼앗긴 것이다. 등(背)은 가슴의 기운을 담는 곳(胸中之府)이니 등이 구부러져 어깨를 축 늘어뜨리고 있으면(背曲肩垂) 담고 있는 형체가 무너진(壞) 것이다. 허리(腰)는 신정(腎精)을 담는 곳(腎之府)이니 좌우로 돌리지 못하면(轉搖不能) 신(腎)이 피곤해진 것이다. 무릎(膝)은 힘줄이 모인 곳(筋之府)이니 굽혔다 펴지 못하고(屈伸不能) 걸을 때 구부정하면(行則僂俯) 힘줄(筋)이 피곤해진 것이다. 뼈(骨)는 골수를 담는 곳(髓之府)이니 오래 서 있지 못하고(不能久立) 걸을 때 후들거리면(行則振掉) 뼈(骨)가 피곤해진 것이다. (대저 오장(五藏)은 몸을 강하게 하는 것이니) 강해지면 살고 강하지 못하면 죽는다.

- "夫五藏者, 身之强也."의 다음에 이어지는 문장들이다. 五臟의 精을 받아 강해지는 것들이니, 精이 비게 되면 약해진다. 따라서, 약해지면 精이 없어진 것으로 판단하라는 뜻이다. 精이 있으면 能하고, 없으면 不能한 부분이니 진단의 표준이 된다.
- 將은 '장차 ~하려고 하다'라는 뜻도 있지만 '갈 장(去)'으로서 '이미 ~하였다'는 뜻도 있다. 여기서는 '이미 ~해진 상태'를 말하므로 해석에 유의해야 한다.
- 이 문단은 五臟精을 담는 府로서 肢體의 부위를 든 것이다.

是臟腑之散殊如此, 然豈無其要乎! 經曰, 凡十一臟皆取決於膽. 蓋風寒在下, 燥熱在上, 濕氣居中, 火獨遊行其間, 以主榮衛而不息, 火衰則爲寒濕, 火盛則爲燥熱, 故曰中正之官, 決斷出焉. 噫! 鼠膽隨人神所在, 象膽隨斗柄所指, 物亦且然, 而況於人乎! 人之所以靈於物者, 心乎, 神乎! 至尊至貴, 至淸至淨, 其十二官之主乎! 故曰, 心靜則萬病息, 心動則萬病生.①

이는 장부(臟腑)의 각양각색(散殊)으로서 이와 같은데, 어찌 요강(要綱)이 되는 바가 없을 수 있겠는가? 『경(經)』(『素問·六節藏象論』)에 이르길, "무릇 11개의 장(臟)은 모두 담(膽)에 달려 있다(取決)."라고 하였다. (『素問·五運行大論』에 의하면) 대개 풍(風)·한(寒)은 아래에 있고, 조(燥)·열(熱)은 위에 있으며, 습기(濕氣)는 중앙에 있으되, 화(火)는 유독 그 사이를 돌아다닌다(遊行). (육기(六氣)는) 영위(榮衛)를 주관(主)하여 쉼없이 돌게 하니(不息), 화(火)가 쇠(衰)하면 한(寒)·습(濕)이 되고, 화(火)가 성(盛)하면 조(燥)·열(熱)이 된다. 그래서, (『素問·靈蘭秘典論』에서) "중정의 관직(中正之官)을 맡아 결단(決斷)이 나온다."고 한 것이다. 아! 쥐의 쓸개(鼠膽)는 사람이 정신을 두는 곳을 향해 옮겨다니고, 코끼리의 담(象膽)은 두병(斗柄)이 가리키는 방향으로 옮겨다닌다고 한다. 물성(物性)도 또한 그러하거늘, 하물며 사람임에야! 사람이 만물에 있어 신령한(靈) 바는 심(心)이고 신(神)인저! 지극히 존귀하고 지극히 청정(淸淨)하니, 십이관(十二官)의 주재(主宰)인저! 그래서, (『仁齋直指方』, 권3, 羌活愈風湯에서) 말하길, "마음이 안정되면 만병이 없어지고, 마음이 요동치면 만병이 생겨난다."고 하였다.

① "心靜則萬病息, 心動則萬病生.": 『仁齋直指方』, 권8, 羌活愈風湯에는 "心亂則百病生, 靜則萬病息."이라 하였다.

◘ 위에서 말한 바와 같이, 『入門』에서 李梴은 "凡十一臟皆取決於膽"에서 膽을 心에 따라 司令하는 것으로 보고, 주재자를 心으로 보았으며, 그 이유는 神靈함에 두었다. 이것이 바로 유학의 心學으로 醫學을 해석한 결과이다. 營衛를 주관하는 것은 본디 心肺인데, 여기서는 六氣를 끌어들여 주재자로 삼았으며, 六氣를 전체적으로 조정하는 것이 火이며, 火는 心에 따라 盛衰가 조정되어 六氣를 결단한다는 식의 주장을 하였다. 여기서 지적하고자 하는 것은 火가 衰하면 濕이 된다는 말은 火를 熱로 해석했기 때문이라는 것이다. 아울러, 뒤에 나오는 神明之心의 내용이 心學의 내용이니 참고하기 바란다.

◘ 『入門』에서 '凡十一臟皆取決於膽'을 예문으로 삼은 것은 잘못이다. 人慾에 치우치지 않은 神明인 精明은 淸靜한 상태라야 발현되며, 이러한 때라야 心腎交濟가 이루어져 神明이 天地와 合一하여 人身을 그에 적응시키게 된다. 心이라는 것이 이러한 뜻으로 쓰인 바, 六氣를 주재하는 방식을 이렇게 무리한 내용을 끌어들여 설명하는 것은 무리라는 것이다. 李東垣은 '凡十一臟皆取決於膽'에서 風藥을 써서 人身에 生發之氣를 일으켜 四時에 응하는 樞機를 돌리는 것을 用藥의 근본으로 하였으니, 여기서 말하는 내용과는 전혀 다른 해석인 것이다. 적어도 '心者, 君主之官也, 神明出焉'을 예문으로 삼았다면 그럴듯한 논리를 전개할 수 있었을 것이다. 이는 臟腑條分 첫줄에서 확인할 수 있다.

◘ **呻** ○ 腎病好呻吟, 呻吟者, 痛聲也. 『入門』

신음소리[**呻**] ○ 신(腎)의 병인 경우에 신음소리를 잘 내는데, 신음소리는 아파하는 소리이다. 『입문』(「臟腑·臟腑總論」) (신편p.461 /신p.347)

• **膽** ○ 鼠膽隨人神所在. 一云, 每月初生有之, 初三日前則可得. 『入門』

모서담(**牡鼠膽**, **숫쥐쓸개**) ○ 쥐 쓸개는 인신(人神)에 따라 커졌다 작아졌다 한다. 일설에는 매달 초순에 있다고도 하고, 초 3일 전에 얻을 수 있다고도 한다. 『입문』(「臟腑·臟腑總論」) (신편p.3406 /신p.1893)

■ **臟又有九** ○ 內經曰, 神藏五, 形藏四, 合爲九藏. 肝藏魂, 心藏神, 脾藏意, 肺藏魄, 腎藏志, 是謂神藏五也. 一頭角, 二耳目, 三口齒, 四胸中. 以其如器外張, 虛而不屈, 以藏於物, 故曰形藏四也.

장에는 또한 아홉 가지가 있다[**臟又有九**] ○ 『내경(內經)』(『素問·三部九候論 20』)에서는 "신장(神藏)이 다섯이고, 형장(形藏)이 넷으로 합하면 아홉 장(藏)이 된다"라고 하였다. 간(肝)은 혼(魂)을 저장하고, 심(心)은 신(神)을 저장하고, 비(脾)는 의(意)를 저장하고, 폐(肺)는 백(魄)을 저장하고, 신(腎)은 지(志)를 저장하는데, 이것을 두고 신장(神藏)이 다섯이라고 하는 것이다. '첫째 머리, 둘째 귀와 눈, 셋째 입과 이빨, 넷째 가슴속'은 그릇처럼 겉이 둘러싸여 있고, 속은 비어 있으나 우그러들지 않기 때문에 물건을 간직할 수 있으므로 형장(形藏)이 넷이라고 하는 것이다. (신편p.545 /신p.389)

◉ "肝藏魂……"은 『醫學入門·臟腑總論』에 나오는 내용이다.

臟腑條分

心君臟也,
神明居焉.

(심군장야, 신명거언)

心者, 一身之主①, 君主之官. 有血肉之心, 形如未開蓮花, 居肺下肝上是也. 有神明之心, 神者, 氣血所化生之本也, 萬物由之盛長, 不著色象, 謂有何有, 謂無復存, 主宰萬事萬物, 虛靈不昧者是也, 然形神亦恒相因. 赤色·小理者, 心小, 心小則安, 邪弗能傷, 易傷以憂. 粗理者, 心大, 心大則憂不能傷, 易傷於邪. 無髑骬者, 心高, 心高則滿于肺中, 悗而善忘, 難開以言. 髑骬小短舉者, 心下, 心下則藏外, 易傷於寒, 易恐以言. 髑骬長者, 心堅, 心堅則藏安守固. 髑骬弱小以薄者, 心脆, 心脆則善病

장부조분(臟腑條分)

▶심(心)은 임금(君)에 해당하는 장(臟)으로서,
신명(神明)이 깃들어 있다.

(『朱子語類』, 권8에 의하면) "심(心)은 일신(一身)의 주재자(主)이다."라고 하였으니, (『素問·靈蘭秘典論』에 따라) 군주지관(君主之官)이라 한다. 피와 살로 구성된 심(血肉之心, 『性理大全』 등에서 언급됨)은, (『圖書編』, 권69, 五臟六腑之位에 의하면) 아직 피지 않은 연꽃 모양으로서(形如未開蓮花), (『圖書編』, 권69, 心臟圖說에 의하면) 폐(肺)의 아래이자 간(肝)의 위에 있다고 한 것에 해당한다. 신명이 통하는 심(神明之心)이 있으니, 신(神)은 기혈(氣血)이 화생(化生)하는 근본(本)이니, 만물이 그로 말미암아 성장(盛長)한다. 색깔이나 상징이 드러나는 바는 없어서, 있는 듯해도 어디 있느냐고 말하게 되고, 없는 듯해도 다시금 있는 것 같다고 말하게 된다. 온갖 일이나 사물을 주재(主宰)하고, 형체는 없으나 작용은 어둡지 않다는(虛靈不昧) 바에 해당한다. 그리고, 형(形)과 신(神)은 늘 서로 연계가 되는데, (『靈樞·本藏』에 의하면) 붉은 색을 띠면서 주리(腠理)가 고우면 심(心)이 작고(小), 심(心)이 작으면 안정되니(安), 사기(邪)가 상(傷)하게 하지 못하기는 하나 근심(憂)을 하면 쉽게 상한다. 주리가 성글면 심(心)이 크니(大), 심(心)이 크면 근심(憂)으로 상하지 않지만 사기(邪氣)에 쉽게 상한다. 갈우(髑骬)가 없으면 심(心)이 높이(高) 있고, 심(心)이 높이 있으면 폐(肺)를 그득하게(滿) 하니, 흐릿하여(悗) 잘 잊어버려서(善忘) 입을 열어 말하기 어려운(難開以言) 바가 있다. 갈우(髑骬)가 작고(小) 짧으며(短) 들려(舉)

---

① 一身之主 : 『普濟方』, 권1, 五臟像位에도 나온다.

消癉熱中. 髃骬直下不擧者, 心端正, 心端正則和利難傷. 髃骬倚一方者, 心偏傾, 心偏傾則操持不一, 無守司也. 凡心之病, 皆因憂愁思慮, 而後邪得以入之. 此聖人所以無心病也.

있으면 심(心)이 아래(下)에 있으니, 심(心)이 아래에 있으면 심장이 외부로 드러나 추위(寒)에 상하기 쉽고 말을 머뭇거리기 쉽다(易恐以言). 갈우(髃骬)가 길면(長) 심(心)이 견고한(堅) 것이니, 심(心)이 견고하면 장(藏)이 안정되어(安) (정기를) 견고하게 지킬(守固) 수 있다. 갈우(髃骬)가 약(弱)하고 작으며(小) 얇으면(薄) 심(心)이 무른(脆) 것인데, 심(心)이 무르면 소갈(消癉)이나 열이 오르는(熱中) 병이 잦다. 갈우(髃骬)가 아래로 뻗었으되 들리지 않으면(直下不擧) 심(心)이 똑바른(端正) 것이니, 심(心)이 똑바르면 (기운이) 화평하게 잘 통하므로(和利) 상하기 어렵다. 갈우(髃骬)가 한쪽으로 기울어져 있으면 심(心)이 치우쳐 기울어진(偏傾) 것이니, 치우쳐 기울어지면 절개(操持)가 오롯하지 않고(不一), 맡은 바를 (제대로) 수행하는 일이 없다(無守司也). 무릇 심(心)이 병드는 바는 모두 근심(憂愁)과 깊은 생각(思慮)으로 인한 다음에 사기(邪氣)가 이로써 들어오기 때문이다. 이것이 성인(聖人)이 심병(心病)이 없는 이유이다.

➡ 李梴은 儒家의 心에 관한 이론을 제일 앞부분에 삽입하였다. 우선 결론을 말하자면, 醫學에서 心은 一身之主가 아니다. 神明이 一身의 主宰이다. 유학의 心學이 醫學과 일맥상통하는 부분은 있지만 그 개념은 心으로 부합하는 것이 아니라 命門의 개념에 부합한다는 것이다. 이것이 의학과 유학의 차이라고 감히 단언한다. 道心을 추구하고 人心(人欲)을 배제하는 식으로 中庸을 지키려는 방식이 儒學의 대체적인 常論인데, 道心은 결국 心腎交濟로 精氣神이 안정된 상태에서 얻어지는 경지이기에, 心腎을 交濟시키는 역할을 하는 命門의 개념으로 대응시키는 것이다. 命門이 十二官을 주관하는 것이지, 心이 十二官을 주관하는 것이 아니다. 마치 天子가 나라를 다스리되 民心을 무시하면 一國이 위태롭듯, 心腎不交의 상태에서 道心을 얻어 天道를 행한다는 것은 불가하다. 李梴은 책 앞부분에서 水火旣濟의 그림을 실어 그 취지를 어느 정도 이해하는 것으로 생각되기는 한다. 문제는 儒學의 이론을 여과없이 醫書에 실었다는 것이다. 儒學에서는 人欲을 가라앉혀 心을 天道와 부합하려 하기에 人欲을 배제하려는 입장에 있다. 그러나, 醫學은 聖人을 치료하는 것이 아니라 병자를 치료하는 것이기에, 人欲을 배제하고서 心만으로 神靈을 通하겠다는 방식은 의미가 없다. 비록 心에서 神明이 出한다고는 하지만 頭(腦)가 精明之府이기에, 心은 발현처일 뿐이다. 神明之府는 陰陽이 和平하게 變化하는 과정에 담겨 있다는 것이 『素問·陰陽應象大論』의 취지이다. 한편, 李梴은 『入門』에서 丹溪의 학설을 가장 높이 평가하고 있다. 그런데, 朱熹 - 何基 - 王柏 - 金履祥 - 許謙(이상 4명은 金華四先生이라 한다) - 朱丹溪로 이어지는 師承관계를 감안하면 朱丹溪가 知母·黃柏을 쓰는 바는 분명 色慾을 가라앉히는 의미이고, 張元素가 滋腎丸(知母·黃柏·肉桂)에 肉桂를 쓴 의미는 무시하고 배제해버린 것이다. 지모·황백의 20분의 1에 해당하는 육계는 새어나간 精氣를 제자리로 돌려서 다시 쓰려는 引導의 역할을 하는데, 丹溪는 이마저도 허락지 않는다. 사람이 식욕도 색욕도 없으면 사람일 수 없듯이, 살아 있는 사람을 두고서 적정한 수준의 색욕마저 치고서 건강을 담보하겠다는 생각은 비인간적인 것이다. 따라서, 儒學의 心學을 곧이곧대로 醫學에 적용하게 되면 비틀어진 醫學이 될 수밖에 없다. 命門이 主宰한다는 설은 溫補學派 趙獻可의 『醫貫』, 陳士鐸의 『外經』에 나와 있다.

➡ 갈우(髃骬)는 원래 흉골을 지칭하고 검상돌기(心蔽骨)는 따로 지칭한다. 여기서는 검상돌기만의 의미로도 쓰인 것이 있으니 문의에 맞게 해석해야 한다.

■ 心部位 ○ 心居肺下肝上. 『入門』

심장의 부위[心部位] ○ 심장은 폐장의 아래, 간장의 위에 있다. 『입문』(「臟腑·臟腑條分·心」) (신편p.562 /신p.400)

칠규삼모
七竅三毛,
성응형혹태두
星應熒惑台斗.

(『難經·42難』에 의하면) **칠규(七竅)와 삼모(三毛)가 있고,**

별은 형혹성(熒惑星, 화성)과 삼태성(三台星, 紫微宮 주위에 있는 3쌍의 별들), 북두칠성(北斗七星)이 응한다.

熒惑, 南岳火星. 七孔以應北斗七星, 三毛以應三台, 故此心至誠, 則帝宰無所不應之, 此上智聰明之人也. 中智五竅①二毛, 下智三竅一毛, 常人二竅無毛②, 愚人一竅, 下

형혹성(熒惑星)은 남악(南岳) 화성(火星)이다. 7개의 구멍(七孔)은 북두칠성(北斗七星)에 응하고, 3개의 터럭(三毛)은 삼태성(三台星, 上台·中台·下台)에 응하니, 이러한 심(心)을 가진 이는 지극정성(至誠)이기에 하늘(帝宰)이 응하시지 않는 바가 없다. 이러한 사람은 매우 지혜로워(上智) 총명한 사람에 해당한다. 중간 정도 지혜로운 사람(中智)은 5개의 구멍(五竅)과 2개의 터럭(二毛)이 있고, 그보다 낮은 정도로 지혜로운 사람(下智)

---

① 竅 : 『普濟方』, 권1, 五臟像位에는 '孔'으로 되어 있고, 나머지도 마찬가지다.
② 常人二竅無毛 : 『普濟方』, 권1, 五臟像位에는 나오지 않는 부분이다.

愚一小竅, 無竅則神無出入之門. ○ 心應南方熒惑星, 肝應東方歲星, 脾應中岳鎭星, 肺應西方太白星, 腎應北方辰星.

은 3개의 구멍(三竅)과 1개의 터럭(一毛)이 있다. 보통 사람(常人)은 2개의 구멍(二竅)은 있으되 터럭은 없고(無毛), 어리석은 사람(愚人)은 1개의 구멍(一竅)이 있으며, 그보다 어리석은 사람(下愚)은 1개의 작은 구멍(一小竅)이 있다. 구멍이 없는 사람은 신(神)이 출입(出入)할 문(門)이 없는 것으로 본다. ○ (『素問·金匱眞言論』에 의하면) 심(心)은 남방(南方)의 형혹성(熒惑星, 火星)에 응하고, 간(肝)은 동방(東方)의 세성(歲星, 木星)에 응하며, 비(脾)는 중악(中岳)의 진성(鎭星, 土星)에 응하고, 폐(肺)는 서방(西方)의 태백성(太白星, 金星)에 응하며, 신(腎)은 북방(北方)의 진성(辰星, 水星)에 응한다.

■ 心形象 ○ 心有七孔三毛, 七孔以應北斗七星, 三毛以應三台, 故心至誠則天無不應也. 『入門』

심장의 형상[心形象] ○ 심장에는 7개의 구멍과 3가닥의 털이 있는데, 7개의 구멍은 북두칠성에 응하고, 3가닥의 털은 삼태성(三台星)에 응하기 때문에 마음이 지극히 정성스러우면 하늘이 응하지 않을 수 없다. 『입문』(「臟腑·臟腑條分·心」) (신편p.562 /신p.400)

◉ 帝宰를 『寶鑑』에서 天으로 고쳤다. 上天이라고 해석할 수도 있다.

十有二兩,
系通肺葉關元.

(무게는) 12냥이고,
심계(心系)는 폐엽(肺葉)과 관원(關元)에 통한다.

心重十二兩, 不論大小皆然, 以同身寸法秤量故也. 五臟系通於心, 心通五臟系, 心之系與五臟之系相連, 輸其血氣, 滲灌骨髓, 故五臟有病, 先干於心. 其系上系於肺, 其別者自肺兩葉之中, 向後通脊者腎, 自腎而之於膀胱, 與膀胱膜絡並行而之溲溺處, 乃關元下極部分.

(『難經·42難』에 의하면) 심(心)의 무게는 12냥인데, 어른이나 아이나 막론하고 모두 그러하니, 동신촌법(同身寸法, 사람의 키를 모두 7척5촌으로 본다)으로 무게를 계산한 것이기 때문이다. (『華陀內照圖』에 의하면) 오장계(五臟系)는 심(心)에 통하고 심(心)은 오장계(五臟系)로 통하여서, 심계(心系)와 오장계(五臟系)는 서로 이어져 혈기(血氣)를 운반하여(輸) 골수(骨髓)에 스며 적시어(滲灌) 준다. 그러므로, 오장(五臟)에 병이 생길 때는 우선 심(心)에서 막아야(干)하는 것이다. 심계(心系)는 위로 폐(肺)에 이어지고, 그와 별도로 나가는 것은 폐(肺)의 양엽(兩葉) 사이에서부터 뒤쪽의 척추를 통과하는 것이 신(腎)까지 가고, 신(腎)에서 방광(膀胱)으로 간 다음, 방광(膀胱)의 막락(膜絡)과 병행(並行)하여 소변(溲溺)이 나오는 곳으로 가니, 여기가 관원(關元)으로서 아래의 끝부분이다.

▶ 아래의 그림은 『華陀內照圖』에 나오는 그림이다.

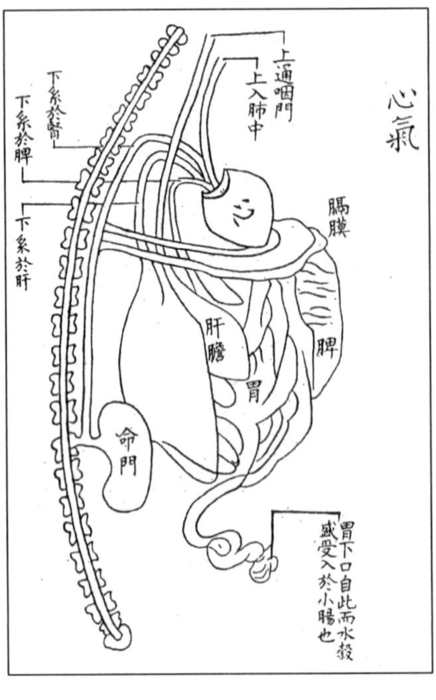

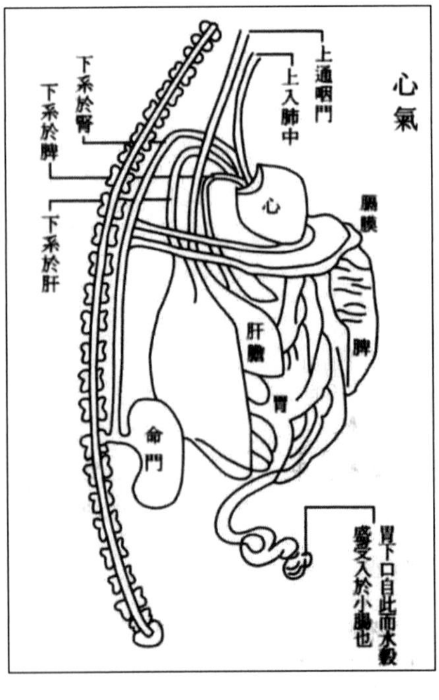

■ 心部位 ○ 五藏系通於心, 心通五藏系. 心之系, 與五藏之系相連, 故五藏有病先干於心. 其系上系於肺, 其別者自肺兩葉之中, 向後通脊者腎, 自腎而之於膀胱, 與膀胱膜絡並行而之溲尿處, 乃下極部分也. 『入門』

심장의 부위[心部位] ○ 오장계(五臟系)가 모두 심장으로 이어져 있어서 심장은 오장과 통하게 된다. 심계(心系) 또한 오장과 서로 연결되어 있기 때문에 오장에 병이 생기면 먼저 심장을 범한다. 심계(心系)는 위로 폐와 연결되고, 그 중 한 가닥은 양 폐엽(肺葉)의 가운데로부터 뒤로 가서 척추를 통한 것이 신(腎)으로 가고, 신으로부터 방광으로 가서 방광막(膀胱膜)의 낙맥(絡脈)과 같이 요도 부위까지 가는데, 이곳이 아래의 끝 부분이다. 『입문』(「臟腑·臟腑條分·心」) (신편p.562 /신p.400)

◉ 『寶鑑』에서 인용한 부분은 『華陀內照圖』에서 인용한 부분과 같다.

內主血而外應舌, 盛則榮髮華面.

안으로는 혈(血)을 주관하고, 밖으로는 혀(舌)에 응하며, (기혈이) 충만해지면 머리카락이 풍성해지고 얼굴이 펴지게 된다.

人身動則血行於諸經, 靜則血藏於肝臟. 故肝爲血海, 心乃內運行之, 是心主血也. ○ 舌者心之苗, 故外應舌. 舌和則知五味. ○ 髮者血之苗, 血盛則髮潤. ○ 心榮色, 其華在面.

사람의 몸(人身)이 요동치면(動) 혈(血)이 경락(經絡)으로 주행하고, 안정되면(靜) 혈(血)이 간장(肝臟)에 갈무리된다. 그래서, 간(肝)은 혈해(血海)인 것이다. 심(心)은 안에서(內) 이를 운행(運行)시키기에 이것이 심(心)이 혈(血)을 주관하는 것이 된다(心主血). ○ 혀(舌)는 심(心)의 싹(苗)과 같으니, 외부로 혀(舌)에 응한다고 한다. (『難經·37難』에 의하면) 혀(舌)가 화평(和)하면 오미(五味)를 인지한다. ○ 머리카락(髮)은 혈(血)의 싹(苗)과 같으니, 혈(血)이 가득 차면(盛) 머리카락(髮)이 윤택해진다(潤). ○ 심(心)은 색(色)이 피어나도록(榮) 하니, (『素問·六節藏象論』에 의하면) 그 영화로운(華) 바는 얼굴(面)에 드러난다.

◘ 肝病虛實 ○ 人動則血運於諸經, 靜則血歸於肝藏, 肝主血海故也. 『入門』

간병의 허실[肝病虛實] ○ 사람이 움직이면 피는 여러 경맥으로 운행하고, 움직이지 않으면 피는 간으로 돌아가는데, 이것은 간이 혈해(血海)의 노릇을 하기 때문이다. 『입문』(「臟腑·臟腑條分·心」) (신편p.556 /신p.396)

■ 舌屬心 ○ 舌者心之苗也. 『入門』

혀는 심에 속한다[舌屬心] ○ 혀는 심(心)의 싹이다. 『입문』(「臟腑·臟腑條分·心」) (신편p.1083 /신p.677)

■ 髮者血之餘 ○ 血盛則髮潤, 血衰則髮衰, 血熱則髮黃, 血敗則髮白. 『入門』

머리털은 혈의 나머지다[髮者血之餘] ○ 혈(血)이 성(盛)하면 머리털이 윤기가 나고, 혈(血)이 부족하면 머리털이 윤기가 없으며, 혈이 열을 받으면 머리털이 누렇게 되고, 혈이 상하면 머리털이 희어진다. 『입문』(「臟腑·臟腑條分·心」) (신편p.1456 /신p.862)

◉ '髮者血之餘' 항목은 『入門』에서 인용했다고 하는데, 내용이 다 있지는 않다.

所惡熱而所喜靜, 衰則懶語錯言.

뜨거운 것을 싫어하는 바가 있고, 안정된 것을 좋아하는 바가 있으며, 쇠약해지면 말이 어눌하고 단어가 어긋난다.

心本熱, 虛則寒耳. 心惡熱, 肝惡風, 脾惡濕, 肺惡寒, 腎惡燥. ○ 心靜則安, 心動則躁, 延年不老, 心靜而已. ○ 人年六十, 則心氣衰而言多錯忘.

(『儒門事親』, 권13, 劉河間先生三消論에 의하면) 심(心)은 본디 뜨거우니(熱), 허(虛)하면 차가워지는(寒) 것이다. (『素問·宣明五氣』에 의하면) 심(心)은 뜨거운(熱) 것을 싫어하고, 간(肝)은 요동치는(風) 것을 싫어하며, 비(脾)는 습기(濕)를 싫어하고, 폐(肺)는 차가움(寒)을 싫어하며, 신(腎)은 마르는(燥) 것을 싫어한다. ○ 마음(心)이 고요하면(靜) 안정되고, 마음이 요동치면 조급해지니(躁), 수명을 늘이고 늙지 않으려면 마음(心)을 고요하게 가지는 수밖에 없다. ○ 사람이 60세가 되면 심기(心氣)가 쇠약해져 말을 틀리게 하거나 잊어버리는 경우가 많다.

➡ 『素問·宣明五氣』의 "心惡熱, 肝惡風, 脾惡濕, 肺惡寒, 腎惡燥."에서 보면, '肺惡寒, 腎惡燥'가 서로 바뀌어야 한다는 것을 짐작할 수 있을 것이다. 『儒門事親』, 권13, 劉河間先生三消論에 의하면, "대개 폐는 본디 서늘하니, 허해지면 따뜻해진다. 심은 본디 뜨거우니, 허해지면 차가워진다. 간은 본디 따뜻하니 허해지면 서늘해진다. 비는 본디 습하니, 허해지면 마른다. 신은 본디 차가우니 허해지면 뜨거워진다(蓋肺本清, 虛則溫. 心本熱, 虛則寒. 肝本溫, 虛則清. 脾本濕, 虛則燥. 腎本寒, 虛則熱)"고 하였다. 이는 劉河間이 『素問』의 내용 중 '腎惡燥'를 바로잡은 것이라 봐야 할 것이다.

➡ 마음을 안정시키면 수명이 늘어난다는 말은 병이 났을 때 더더욱 지켜야 할 말이다. 병이 나서 짜증을 부리거나, 사사건건 조금이라도 미우면 미워하고, 조금이라도 화나면 화를 내며, 조금이라도 웃기면 웃으며, 조금이라도 슬프면 슬퍼하면 의사가 할 일이 없다. 하지 말라는 것이 아니라 약간만 그런 일이 있어도 마음을 쥐어짜내면 마음이 지쳐버리니 병이 낫는 데에 굉장한 불이익을 자초하게 된다는 것이다.

丙丁傷風，
癲癎嗜臥脈痿.

병(丙)·정(丁)일에 풍(風)에 상하면,
전간(癲癎)이나, 자꾸 자리에 누우려 하거나, 맥위(脈痿)가 생긴다.

丙丁日傷於風者, 爲心風. 其狀多汗惡風, 脣焦赤, 剝皮, 甚則言不可快, 嗜臥而爲癲癎神亂, 善怒赫人. ○ 心之風爲行痹, 五痹以夏遇之, 則爲脈痹, 膝腕樞紐如拆, 脛筋縱緩, 不能任用於地. 或疑下體肝腎所主, 孰不知心火內燔, 陰上隔陽, 下不守位, 肝腎亦隨火炎而筋脈上逆也. ○ 又心痹則脈不通利, 心下鼓滿, 喜噫之以出其氣, 上氣喘急, 嗌乾, 氣逆則生恐懼. ○ 或問丙丁傷風不亦泥歟? 曰, 此陰陽自然之妙也. 春甲乙傷風爲肝風, 秋庚辛爲肺風, 冬壬癸爲腎風, 四季戊己爲脾胃風. 推之南風舍於心, 則爲心風, 東肝·西肺·北腎, 皆此義也.

(『素問·風論』에 따르면) 병(丙)·정(丁)일에 풍(風)에 상하면 심풍(心風)이 된다. 그 증상으로는, 땀이 많이 나고 찬 기운을 타며(多汗惡風), (王冰注에 따르면) 입술이 타고 붉어지며 껍질이 벗겨지고(脣焦赤剝皮), 심하면 말을 잘 못하게 되며, 자꾸 드러누우려 하고(嗜臥), 전간(癲癎)이 나거나 정신이 혼란해지기도(神亂) 하며, 남에게 과도하게 화를 잘낸다(善怒赫人). ○ 심(心)에 풍(風)이 들면 (삼비(三痹) 중에서) 행비(行痹)가 되고, 오비(五痹) 중에서는 여름(夏)에 마침 생기면 맥비(脈痹)가 된다. (『素問·痿論』에 의하면) (심위(心痿)의 증상으로) 무릎·손목 관절이 쪼개지는 듯하고(膝腕樞紐如拆), 정강이의 힘줄이 늘어져 땅을 디디지 못한다(脛筋縱緩, 不能任用於地). 혹은 하체(下體)가 간(肝)·신(腎)이 주관하는 바가 아니냐고 하기도 하지만, (王冰注와 같이) 심화(心火)가 내부에서 타오를 때(內燔) 음(陰)이 올라가(上) 양(陽)을 막게(隔) 되면 아랫쪽의 기운이 제자리를 지키지 못하게 되니(下不守位), 간(肝)·신(腎)도 화(火)를 따라 타올라서(炎) 근맥(筋脈)이 거슬러 오르게(上逆) 되는 것을 누가 모르겠는가? ○ 또한 (王冰注에 의하면) 심비(心痹)일 때는 맥(脈)이 잘 통하지 못하기에 명치(心下)가 북처럼 그득하여(鼓滿) 자주 트림(噫)을 해서 공기를 배출시키고, 기운이 치솟거나(上氣) 숨을 헐떡거리며(喘急) 목구멍이 건조해지며(嗌乾), 기가 거슬러 오르면(氣逆) 두려움(恐懼)이 생긴다. ○ 혹자가 묻기를, "병(丙)·정(丁)일에 풍(風)에 상하는 것이 또한 구애되는 것입니까?"하였다. 대답하기를, "이는 음양(陰陽) 자연(自然)의 묘리인 것이다. 봄(春)이나 갑(甲)·을(乙)일에 풍(風)에 상하면 간풍(肝風)이고, 가을(秋)이나 경(庚)·신(辛)일이면 폐풍(肺風)이며, 겨울(冬)이나 임(壬)·계(癸)일이면 신풍(腎風)이고, 사계(四季)나 무(戊)·기(己)일이면 비위풍(脾胃風)이다. 이를 미루어서 남풍(南風)이 심(心)에 머무르면 심풍(心風)이라 하고, 동쪽은 간풍(肝風), 서쪽은 폐풍(肺風), 북쪽은 신풍(腎風)이라 하는 것은 다 이러한 뜻이다.

▶ 痹證은 風寒濕이 결합하여 생긴 것인데, 風이 심하면 行痹가 된다고 하였으니 여기서는 적절치 않으나, 다리가 휘청거리는 것으로 보아 行痹를 여기에 배속한 것으로 보인다. 『素問·痹論』에 나오는 내용에 『素問·痿論』의 내용을 같이 서술하는 것은 잘못이다.

庚辛滯氣，
伏梁縈痛生煩.

경(庚)·신(辛)일에 심기(心氣)가 막히게 되면
복량(伏梁)이 얽혀 아프고 답답하게 된다.

腎病傳心, 心當傳肺, 肺秋旺, 旺者不受邪, 心復欲還腎, 腎不肯受, 故留結爲積, 故知伏梁以秋庚辛日得之. 其積形有似手臂, 而在臍畔縈係, 伏而不動, 如屋之棟梁然. 久不愈, 令人心煩而悶, 或夜眠不安.

(『難經·56難』에 의하면) 신(腎)이 병들면 심(心)으로 전해지는데, 심(心)은 당연히 폐(肺)로 전하게 된다. 폐(肺)는 가을(秋)에 왕성(旺)해지니, 왕성할(旺) 때는 사기(邪氣)를 받지 않기에 심(心)은 다시 신(腎)으로 돌려보내려고 하지만 신(腎)이 받으려 하지 않는다. 그래서, 머물러 뭉치게 되면 덩어리(積)가 된다. 따라서, 복량(伏梁)은 가을(秋)이나 경(庚)·신(辛)일에 얻게 된다. 그 덩어리의 모양은 팔뚝(手臂) 같고, 배꼽 주변에 얽혀 걸려 있으므로 엎드린 듯(伏) 움직이지 않으며 가옥의 들보(棟梁)처럼 생겼다. 오래도록 낫지 않으면 명치가 답답하고(心煩而悶), 간혹 밤에 잠을 잘 때 편치 못하게 된다.

熱則火炎，
喜笑而口糜，
目黃咽瘡，
甚則狂渴無汗流衄.

심(心)에 열이 생기면 화(火)가 타오르게 되니,
자주 웃으며 입속이 문드러지고(口糜),
눈이 누렇게 되며(目黃) 목구멍이 헐고(咽瘡),
심해지면 사리분별을 못하며(狂) 입에는 갈증이 나고 땀이 나지 않으며(無汗) 코피가 흐르게 된다.

笑者, 火之象也. 心實則笑, 心虛則悲. 口糜者, 口瘡糜爛也. 目黃者, 濕熱薰蒸也. 咽瘡者,

웃음(笑)은 화(火)를 상징(象)한다. (『甲乙經』, 권1, 精神五臟論에 따르면) 심실증(心實證)이면 웃고(笑), 심허증(心虛證)이면 슬프다(悲). 입속이 문드러진다는(口糜) 것은 입속이 헐어 문드러진다는(口瘡糜爛) 뜻이다. 눈이 누렇게(目黃) 되는 것은 습열(濕熱)이 올라오기(薰

手少陰之正，別入於淵腋兩筋之間，屬於心，上走咽嚨，出於面，合目內眥，此爲四合也．譫語發狂，熱則神昏而亂．渴者，火盛則腎液乾而咽路焦．汗爲心液，熱則無汗，得汗則腎水平而皮潤，火不受剋矣．血乃心主，熱逼上行，虛則爲衄，爲唾．凡熱者頤必先赤，當預防之．

蒸) 때문이다. 목구멍이 허는(咽瘡) 것은 (『靈樞·經別』에 이르기를) 수소음(手少陰)의 정경(正經)에서 경별(經別)이 연액(淵腋)의 두 힘줄 사이(兩筋之間)로 들어가 심(心)에 엮어지며(屬), 위로는 목구멍(咽嚨)으로 주행하여 얼굴(面)로 나와 안쪽 눈가(目內眥)에서 합쳐지기 때문이니, 이는 네 번째 배합(四合, 手太陽과의 배합)인 것이다. 잘 때 끙끙거리고(譫語) (깨어서는) 발광(發狂)하는 것은 열(熱)이 올라 정신이 혼미하여 어지러운(神昏而亂) 것이다. 갈증(渴)이 나는 것은 화(火)가 치성(盛)하면 신(腎)의 진액이 말라 목구멍의 통로가 타기 때문이다. 땀(汗)은 심(心)의 진액(液)이니, 열을 받아 땀이 나지 않는 것이다. 땀을 내면 신수(腎水)가 평정하여(平) 피부가 윤택해지며 화(火)도 극(剋)을 받지 않는다. 혈(血)은 심(心)이 주관하는 바이니, 열(熱)이 핍박하여 상행(上行)하는데, 허(虛)하면 코피(衄)가 나거나 피를 뱉어내게(唾) 된다. 무릇 열(熱)이 나면 턱(頤)이 반드시 먼저 붉어지니, 응당 예방해야 할 것이다.

➡ 『素問·刺熱』에 보면, "腎熱病者, 頤先赤", "心熱病者, 顔先赤"이므로, 『入門』에서 턱이 붉어진다는 말은 틀린 것이다. 心熱이라면 응당 目赤이라야 하지 目黃이라 쓴 것은 틀렸다. 『入門』의 五臟六腑 病證分類는 분류만 『華陀內照圖』에서 차용하였을 뿐이지 내용은 전혀 다르다.

➡ 『素問·調經論』에 "神有餘則笑不休, 神不足則悲"라고 한 것을 『甲乙經』에서 心實·心虛로 고친 것이다.

口糜 ○ 口糜者, 口瘡糜爛也. 『入門』
구미(口糜) ○ '구미(口糜)'란 입안이 허는 것이다. 『입문』(「臟腑·臟腑條分·心」) (신편p.1091 /신p.680)

虛則神昏，
夢飛而健忘，
驚悸不樂，
甚則胸腹腰脇痛牽．

심(心)이 허(虛)하면 정신이 혼미해지고,
꿈에서는 날아다니며, 건망증이 생기고,
놀란 듯이 가슴이 두근거리고 마음이 즐겁지 않으며,
심해지면 흉복부에서 허리와 옆구리까지 아프고 땅기게 된다.

心實則夢可憂·可驚·可恠之事，虛則魂夢飛揚．氣逆於心，則夢丘山烟火，健忘失記，驚悸不安，心內懊憹不樂，皆心血少也．○ 胸腹腰脇相引痛者，手心主厥陰之脈，從胸中出，屬心胞，下鬲歷絡三焦．其支別者，循胸出脇，心系下鬲絡小腸，故病如是也．

심실증(心實證)이면 근심이 되거나 놀라거나 괴이하게 여길 만한 일을 꿈꾸게 된다. 심허증(心虛證)이면 꿈을 꾸면서 혼(魂)이 날아오르게(飛揚) 된다. 기운이 심(心)으로 거슬러 오르면 (『素問·淫邪發夢』과 같이) 언덕과 산에 연기가 나고 불이 나는 꿈을 꾸며(夢丘山烟火), 건망증이 나서 기억한 것을 잊어버리고(健忘失記), 놀란 듯이 두근거려 안정되지 않으며(驚悸不安), 가슴속이 답답하고 괴로우며 즐겁지 않으니(心內懊憹不樂), 모두가 심혈(心血)이 적어서 그런 것이다. ○ 가슴(胸)·배(腹)·허리(腰)·옆구리(脇)가 서로 땅기면서 아프다는 것은, (『靈樞·經脈』에 의하면) 수심주궐음맥(手心主厥陰脈)은 가슴 중앙(胸中)에서 나와(出) 심포(心胞)와 엮어진(屬) 다음, 횡격막(鬲) 아래로 해서 삼초(三焦)를 지나면서 이어지고(歷絡), 그 지맥(支脈)과 경별(經別)은 가슴(胸)을 따라 옆구리(脇)로 나오며, 심계(心系)가 횡격막(鬲) 아래로 내려와 소장(小腸)으로 이어지기에(絡), 병이 그와 같은 것이다.

■ **魂魄爲夢** ○ 心實則夢可憂可驚可怪之事, 虛則魂魄飛揚, 紛紜多夢. 宜別離散·益氣安神湯. 『入門』
혼백이 꿈이 된다[**魂魄爲夢**] ○ 심(心)이 실(實)하면 근심하거나 놀라거나 괴상한 꿈을 꿀 수 있고, 허(虛)하면 혼백이 들떠 어지러이 많은 꿈을 꾼다. 이때는 별리산(別離散)·익기안신탕(益氣安神湯)을 쓴다. 『입문』(「臟腑·臟腑條分·心」) (신편p.422 /신p.326)

◉ 『寶鑑』에서는 '魂夢'을 '魂魄'으로 바꾸었다.

心病證 ○ 健忘失記, 驚悸不安, 心內懊憹不樂, 皆心血少也. 『入門』
심병의 증상[**心病證**] ○ 잘 잊어버리고 기억해 두지 못하며, 가슴이 두근거리고 불안하며, 가슴속이 몹시 답답하고 즐겁지 않은 것은 다 심혈(心血)이 부족하기 때문이다. 『입문』(「臟腑·臟腑條分·心」) (신편p.565 /신p.402)

血滯經閉可治，

혈(血)이 잘 흐르지 않아 월경이 막히면(經閉) 심(心)을 치료하는 방법이 있고,

女子不月，多因勞極驚悸，暴憂思慮，以致心氣不足，而後血滯

여자(女子)가 월경을 하지 않는 경우는, 무리해서 일하거나(勞極) 놀라서 가슴이 두근거리거나(驚悸) 갑자기 근심이 생기거나(暴憂) 골똘히 생각에 잠겨(思慮) 심기(心氣)가

不行, 不治其血, 而通其心可也.

부족해지고, 그런 다음에 혈(血)이 체하여 돌지 않는 것이다. 그래서 혈(血)을 치료하지 않고 심기(心氣)를 통하게 하면 나을 것이다.

냉 담 진 통 난 원

冷痰眞痛難援.

싸늘해지며 담(痰)이 막히면 진심통(眞心痛)으로서 구하기 어렵다.

冷證卽眞心痛. 手足俱冷, 痰壅, 乃水剋火, 必死. ○ 已上風·氣·血·熱·冷·虛, 纂華氏·丹溪之法. 有非本臟病而兼見者, 何故? 蓋五臟病邪自相互入, 卽如心風證, 爲癎者, 肝風入心也. 爲頭重嘔吐者, 脾風入心也. 爲咳嗽唾衄血者, 肺風入心也. 爲眼旋生花者, 腎風入心也. 心氣證, 爲脇痛伏梁者, 肝氣入心也. 爲背膊妨悶者, 脾氣入心也. 爲胸背痛短氣夜臥不安者, 肺氣入心也. 爲痃癖面黃者, 腎氣入心也. 心熱證, 爲舌乾少睡者, 肝熱入心也. 爲目黃惡心者, 脾熱入心也. 爲咳逆喘氣生瘡者, 肺熱入心也. 爲癲狂骨煩者, 腎熱入心也. 心冷證, 爲吐酸手足冷心痛者, 肝腎冷入心, 不治. 爲痰冷吐瀉者, 脾冷入心也. 爲悲思不樂者, 肺冷入心也. 心虛證, 爲驚悸不欲聞人語者, 肝虛入心也. 爲食了旋飢, 心中往往多熱嗜臥者, 脾虛入心也. 爲悲思鼻塞驚怖者, 肺虛入心也. 爲四肢無力多汗者, 腎虛入心也. 擧此心臟爲例, 餘可類推.

냉증(冷證)이라 하면 곧 진심통(眞心痛)을 말한다. (『靈樞·厥病』에 따르면) 손발이 다 싸늘하고(手足俱冷), 담(痰)이 막혀오니(壅), 이는 수극화(水剋火)로서, 반드시 죽는다. ○ 이상과 같이 풍(風)·기(氣)·혈(血)·열(熱)·냉(冷)·허(虛)의 구분법은 화타(華陀)·단계(丹溪)의 방법이다. 본장(本臟)의 병(病)이 아니면서 겸하여 나타나는 증상은 무슨 연유인가? 대개 오장병(五臟病)에서 사기(邪)는 본래 서로 섞여서(相互) 들어오는 법이다. 즉, 심풍증(心風證)에 있어서 간질(癎)은 간풍(肝風)이 심(心)에 들어온 것이고, 머리가 무겁고(頭重) 구토(嘔吐)가 나는 것은 비풍(脾風)이 심(心)에 들어온 것이며, 기침(咳嗽)이나 피를 뱉어내거나(唾血) 코피(衄血)가 나는 것은 폐풍(肺風)이 심(心)에 들어온 것이며, 눈이 핑핑 돌면서 별꽃이 보이는 것(眼旋生花)은 신풍(腎風)이 심(心)에 들어온 것이다. 심기증(心氣證)에 있어서 옆구리가 아프고(脇痛) 복량(伏梁)이 생기는 것은 간기(肝氣)가 심(心)으로 들어간 것이고, 등과 어깻죽지가 불편하고 답답한 것(背膊妨悶)은 비기(脾氣)가 심(心)으로 들어간 것이며, 가슴과 등이 아프고(胸背痛) 숨이 가쁘며(短氣) 밤에 누우면 편안치 않은 것(夜臥不安)은 폐기(肺氣)가 심(心)으로 들어간 것이고, 현벽(痃癖)이 생기고 얼굴이 누래지는 것(面黃)은 신기(腎氣)가 심(心)에 들어간 것이다. 심열증(心熱證)에 있어서 혀가 마르고(舌乾) 잠이 적은 것(少睡)은 간열(肝熱)이 심(心)에 들어간 것이고, 눈이 누렇게 되고(目黃) 속이 메슥거리는 것(惡心)은 비열(脾熱)이 심(心)에 들어간 것이며, 기침을 하고(咳逆) 숨을 헐떡거리며(喘氣) 목구멍이 허는 것(生瘡)은 폐열(肺熱)이 심(心)에 들어간 것이고, 전광(癲狂)이 생기고 뼛속이 뜨거워지는 것(骨煩)은 신열(腎熱)이 심(心)에 들어간 것이다. 심냉증(心冷證)에 있어서 신물을 토해내고(吐酸) 손발이 싸늘하며(手足冷) 명치가 아픈 것(心痛)은 간(肝)·신(腎)의 냉기(冷)가 심(心)으로 들어간 것으로 불치증이고, 차가운 담을 토해내며(痰冷) 토하고 설사하는 것(吐瀉)은 비(脾)의 냉기(冷)가 심(心)에 들어간 것이고, 우울하고 골똘히 생각하며 즐겁지 않은 것(悲思不樂)은 폐(肺)의 냉기(冷)가 심(心)으로 들어간 것이다. 심허증(心虛證)에 있어서 놀란 듯이 가슴이 두근거리고(驚悸) 사람들의 말을 듣기 싫어하는 것(不欲聞人語)은 간허(肝虛)하여 심(心)으로 들어간 것이고, 식사 후에 돌아서자마자 배가 고프거나(爲食了旋飢) 명치가 왕왕 뜨거워지고(心中往往多熱) 자꾸 누우려 하는 것(嗜臥)은 비허(脾虛)하여 심(心)으로 들어간 것이며, 자주 슬프고 생각에 빠지며(悲思) 코가 막히고(鼻塞) 놀라거나 두려워하는 것(驚怖)은 폐허(肺虛)하여 심(心)으로 들어온 것이고, 팔다리에 힘이 없고(四肢無力) 땀이 많이 나는 것(多汗)은 신허(腎虛)하여 심(心)으로 들어간 것이다. 이와 같이 심장(心臟)에 관하여 예로 들었으니, 나머지는 유추(類推)할 수 있을 것이다.

- 화타와 단계의 방법이라고 하는데, 丹溪쪽으로는 『丹溪摘玄』에 나온다. 그러나, 여기에 나온 것처럼 자세한 것이 아니라 中風 부분만 일부 나올 뿐이다. 따라서, 丹溪가 언급되는 것은 전혀 말이 되지 않는다. 『丹溪摘玄』은 대략 明·萬曆(1573~1620년)에 만들어진 것으로 추정되므로, 『入門』이 1580년에 완성되었으니, 『丹溪摘玄』은 적어도 1573~1580년에 만들어졌다고 봐야 할 것이다. 『丹溪摘玄』은 丹溪의 門人들이 만든 것으로 추정되는 서적이다.

- 『華陀內照圖』에 나오는 분류는 心으로 전해지는 것이 4개, 肝으로 1개, 脾로 3개, 肺로 3개, 腎으로 1개가 전해지는 것만 나오기에, 그 내용으로써 『入門』의 내용을 유추하는 것은 불가하다. 『華陀內照圖』의 분류는 맞지만 내용은 다르니, 李梴은 『華陀內照圖』를 보고 다시 五臟病證을 분류한 것으로 보인다.

- 이곳은 분류에 관하여 李梴이 설명한 내용이다. 예를 들어, 心風證에 肝風·脾風·肺風·腎風의 증상이 섞여서 나타난다는 말은 굳이 틀린 것은 아니다. 어떤 병이라도 하나가 병들면 나머지 五臟六腑와의 밸런스가 깨지게 되므로 부차적인 증상이 나타나는 것은 당연한 일이다. 그러나, 이렇게 五臟六腑에 각각 6개 조목으로 구분하고 거기다가 轉移로 5개 조목을 구분하면 330개의 분류가 되어 결국 조문을 그대로 외울 수밖에 없다. 그리고, 心風證에 肝風·脾風·肺風·腎風

등등이 섞여 있더라도 처방은 心風에 맞추라는 것이 李梴이 주장하는 바이나, 이러한 이론은 없지는 않으나 비현실적이다. 輕重이 없기 때문이다. 心風證에 膽火가 나타나지 않으면 風火의 陰陽離隔이 설명되지 않으며, 風勝濕으로 인해 相剋을 받는 五臟인 肺에서 燥證이 나타나야 한다. 가슴 앞의 병은 허리 뒤와 병증이 반대로 나타나 共存해야 하는데(李東垣), 그러한 언급도 없다. 心에 風이 나타나면 風氣가 오장육부에 미치게 되는 것은 사실이나, 모든 六臟六腑에서 風이 주체적인 위세를 떨치게 되는 것이 아니라, 사람은 살아 있기 때문에 이를 낫게 하기 위해 火氣가 강해지는 곳이 생기기 마련이다. 李梴이 말하는 五臟病證에는 이러한 원리가 없고, 자잘한 병증까지 합쳐서 분류하는 바람에 병을 분별해내지 못하며, 결과적으로 處方을 만들 수가 없다. 그야말로 분류를 위한 분류일 뿐, 실질적으로는 전혀 의미없는 허망한 내용이다. 『入門』의 五臟辨證 분류에 관해서는 虛實을 따져보길 바란다.

涼以犀角生地牛黃,
溫則當歸芍藥吳萸肉桂蒼朮白朮.
瀉以黃連苦參秦艽,
補則遠志菖蒲茯神兎絲子天門冬麥門冬.

시원하게(涼) 할 때는 서각(犀角)·생지(生地)·우황(牛黃)을 쓰고,

따뜻하게 할 때는 당귀(當歸)·작약(芍藥)·오수유(吳茱萸)·육계(肉桂)·창출(蒼朮)·백출(白朮)을 쓴다.

덜어낼 때는 황련(黃連)·고삼(苦參)·진교(秦艽)를 쓰고,

보할 때는 원지(遠志)·석창포(石菖蒲)·복신(茯神)·토사자(菟絲子)·천문동(天門冬)·맥문동(麥門冬)을 쓴다.

➡ 心病 用藥法은 다음과 같이 정리된다.

心	用藥
涼	犀角·生地·牛黃
溫	當歸·芍藥·吳茱萸·肉桂·蒼朮·白朮
瀉	黃連·苦參·秦艽
補	遠志·石菖蒲·茯神·菟絲子·天門冬·麥門冬

編註藥性, 補用酸棗仁·天竺黃·金銀屑·麥門冬·遠志·山藥·紅花·川芎·羚羊角·當歸, 瀉用枳實·葶藶·苦參·貝母·半夏·杏仁·鬱金·玄胡索·前胡·黃連·木香, 溫用石菖蒲·藿香·蘇子, 涼以竹葉·丹砂·礬石·玄明粉·牛黃·珍珠·麥門冬·鬱金·黃連·知母·貝母·連翹·蘆根·柴胡. ○ 內照, 又分風·氣·熱·冷·虛用藥. 大概風宜涼藥爲主, 兼以溫瀉. 氣宜溫瀉並用. 熱則純用瀉藥. 冷則純用熱藥. 虛則純用補藥. 各臟皆然.

『편주약성(編註藥性)』에 따르면, 보(補)할 때는 산조인(酸棗仁)·천축황(天竺黃)·금은설(金銀屑)·맥문동(麥門冬)·원지(遠志)·산약(山藥)·홍화(紅花)·천궁(川芎)·영양각(羚羊角)·당귀(當歸)를 쓰고, 사(瀉)할 때는 지실(枳實)·정력(葶藶)·고삼(苦參)·패모(貝母)·반하(半夏)·행인(杏仁)·울금(鬱金)·현호색(玄胡索)·전호(前胡)·황련(黃連)·목향(木香)을 쓰며, 따뜻하게(溫) 할 때는 석창포(石菖蒲)·곽향(藿香)·소자(蘇子)를 쓰고, 시원하게(涼)할 때는 죽엽(竹葉)·단사(丹砂)·반석(礬石)·현명분(玄明粉)·우황(牛黃)·진주(珍珠)·맥문동(麥門冬)·울금(鬱金)·황련(黃連)·지모(知母)·패모(貝母)·연교(連翹)·노근(蘆根)·시호(柴胡)를 쓴다고 하였다. ○ 『화타내조도(華陀內照圖)』에서도 풍(風)·기(氣)·열(熱)·냉(冷)·허(虛)로 구분하여 약을 쓴다고 하였다. 대개 심풍(心風)에는 시원한(涼) 약을 위주로 쓰고 따뜻한(溫) 약과 덜어내는(瀉) 약을 겸하도록 하며, 심기증(心氣證)에는 따뜻한(溫) 약과 덜어내는(瀉) 약을 병용하고, 심열(心熱)에는 덜어내는(瀉) 약만 쓰며, 심랭(心冷)에는 뜨거운(熱) 약만 쓰고, 심허(心虛)에는 보태어주는(補) 약만 쓴다고 하였다. 나머지 장(臟)도 다 그러하다.

➡ 劉全備의 『編註藥性』의 내용을 다시금 정리하면 다음과 같다.

心	用藥
補	酸棗仁·天竺黃·金銀屑·麥門冬·遠志·山藥·紅花·川芎·羚羊角·當歸
瀉	枳實·葶藶·苦參·貝母·半夏·杏仁·鬱金·玄胡索·前胡·黃連·木香
溫	石菖蒲·藿香·蘇子
涼	竹葉·丹砂·礬石·玄明粉·牛黃·珍珠·麥門冬·鬱金·黃連·知母·貝母·連翹·蘆根·柴胡

吁! 黍羊韭李,
每食宜設.

아! 기장·양고기·부추·자두는

매번 먹을 때마다 갖추어야 할 것이다.

其穀黍, 其畜羊, 心病宜食酸,

(『素問·金匱眞言論』에 따르면) 곡식으로는 기장에 해당하고, 가축으로는 양에 해당한다. (『素

小豆·犬肉·李·韭皆酸.

問·藏氣法時論』에 따르면) 심병(心病)에는 신맛(酸味)를 써야 하니, 적소두(赤小豆)·개고기(犬肉)·자두(李)·부추(韭)는 다 신맛이다.

早夜懽樂,
夏氣常存.

밤이 줄어드니 기뻐하는 중에
여름의 기운이 상존한다.

夏三月, 天地氣交, 夜臥早起, 無厭於日, 使志無怒, 長養之道也.

(『素問·四氣調神大論』에 따르면) 여름 석 달은 천지(天地)의 기운이 교제하는 때이니, 밤이면 자고 일찍 일어나서 해가 일찍 나는 것을 싫어하지 말 것이며, 뜻을 두어 화를 내지 않는 것을 기르는(長) 도리로써 양생(養)할지어다.

여름은 해가 길고 밤이 짧으니, 해가 떠서 더워지는 가운데 잠을 이루려 하는 것은 좋지 않다는 것이며, 해가 지고서도 더우니 일찍 잠을 이루려 하는 것이 좋지 않다는 뜻이다.

小腸上接胃口,
受盛其糟粕傳化.
下達膀胱廣腸大腸,
泌別其清濁宣通.

▶소장(小腸)은 위로는 위의 아랫구멍(胃口)과 이어지며,
조박(糟粕)을 받아 채우고서(受盛) 이동시키면서(傳) 변화시킨다(化).
아래로는 방광(膀胱)·대장(廣腸, 원래 肛門을 말하나 여기서는 大腸)에 도달하니,
청탁(清濁)을 스며드는 방식으로 구분하여(泌別) 분포하여 통하도록(宣通) 한다.

小腸者, 受盛之官, 化物出焉. 凡胃中腐熟水穀, 其滓穢自胃之下口, 傳入於小腸上口, 自小腸下口, 泌別清濁①, 水入膀胱上口, 滓穢入大腸上口.

(『素問·靈蘭秘典論』에 따르면) 소장(小腸)은 받아서 채우는 수성지관(受盛之官)으로서 음식물을 변화시키는(化物) 바가 나타난다. 무릇 위(胃)에서 수곡(水穀)을 썩히고 숙성시키는데(腐熟), 그 찌꺼기(滓穢)는 위(胃)의 아랫구멍(下口)으로 하여 소장(小腸)의 윗구멍(上口)으로 이동하여 들어간다. 소장(小腸)의 아랫구멍(下口)에서는 청탁(清濁)이 스며드는 방식으로 구분되니(泌別), 물(水)은 방광(膀胱)의 윗구멍(上口)으로 들어가고 찌꺼기(滓穢)는 대장(大腸)의 윗구멍(上口)으로 들어간다.

■ 小腸傳受 ○ 凡胃中腐熟水穀, 其滓穢, 自胃之下口傳入於小腸上口, 自小腸下口, 泌別清濁, 水液入膀胱上口, 滓穢入大腸上口. 難經曰, 小腸大腸會, 謂之闌門. 言由關闌分隔也. 『入門』

소장이 전하고 받는 것[小腸傳受] ○ 위(胃)에서 음식물을 썩히고 익히면 그 찌꺼기가 위의 하구(下口)에서 소장의 상구(上口)로 들어가고, 소장의 하구에서 청탁(清濁)이 구별되어 수액(水液)은 방광의 상구로 들어가고, 찌꺼기는 대장의 상구로 들어간다. 『난경(難經)』(「44難」)에서는 "소장과 대장이 만나는 곳을 난문(闌門)이라 한다"라고 하였다. 이것은 이곳을 관문(關門)으로 하여 나누어지는 것을 말한 것이다. 『입문』(「臟腑·臟腑條分·小腸」) (신편p.613 /신p.432)

◉ 『寶鑑』의 "難經曰, 小腸大腸會, 謂之闌門. 言由關闌分隔也."는 『入門』에 나오지 않는다. 『難經·44難』의 말이며, 마지막의 "言由關闌分隔也."는 『難經』에 나오지 않는다.

居臍上
而長三丈二尺,
脈紆則結.
曲左廻疊積十六曲十六
而大二寸有四,
形小難容.

(『靈樞·腸胃』에 따르면) 소장은 배꼽 위에 있으면서,
길이는 3장2척인데,
맥이 구불구불하면 뭉친 것이다.
굽이(曲)는 왼쪽으로 돌면서 16굽이가 중첩된다. 16개이고,
크기는 2치4푼인데,
모양이 작으면 많이 담기가 어렵다.

胃之下口, 乃小腸之上口, 臍上一寸水分穴, 則小腸下口, 受穀二斗四升, 水六升三合, 合之大半. 但腸有厚薄大小之分, 從脈知之, 諸陽經脈皆紆曲, 小腸氣結. 皮厚者, 脈厚. 脈厚者, 小腸厚. 皮薄者, 脈薄. 脈薄者, 小腸薄. 皮緩者,

(『難經本義·44難』에 따르면) 위(胃)의 아랫구멍(下口)은 곧 소장(小腸)의 윗구멍(上口)이니, 배꼽 위 1치에 있는 수분혈(水分穴)이 곧 소장(小腸)의 아랫구멍(下口)이다. (『靈樞·平人絶穀』에 따르면) 곡식(穀)은 2말4되(二斗四升)가 들어가고, 물(水)은 6되3⅔홉(六升三合合之大半)이 들어간다. 다만, 장(腸)은 두께(厚薄)와 크기(大小)의 차이가 있으니, 맥(脈)으로 알 수 있다. (『靈樞·本藏』에 따르면) 제반 양경맥(陽經脈)이 다 구불구불(紆曲)하면 소장(小腸)의 기(氣)가 뭉친(結) 것이다. 피부(皮)가 두꺼우면(厚) 맥(脈)이 두꺼운 것이니, 맥이 두꺼우면 소장(小腸)이 두꺼운 것이다. 피부가 얇으면(薄) 맥이 얇은 것이니, 맥이 얇으면

① 清濁 : 『圖書編』, 권68에 따르면 '而'자로 되어 있다.

脈緩. 脈緩者, 小腸大而長. 皮薄而脈衝小者, 小腸小而短. 小短者, 則所容差小.

소장이 얇은 것이다. 피부가 늘어진(緩) 것은 맥이 늘어진 것이니, 맥이 늘어지면 소장(小腸)이 크고(大) 긴(長) 것이다. 피부가 얇고 맥이 세고(衝) 작으면(小) 소장(小腸)이 작고(小) 짧은(短) 것이다. 소장이 작고 짧으면 담을 수 있는 정도가 유달리 작은 것이다.

- 胃와 小腸이 만나는 곳은 幽門, 小腸과 大腸이 만나는 곳은 闌門이라 한다.
- 『靈樞·本藏』에 보면 본 내용 앞에 '心應脈'이라 되어 있고, 外候를 알 수 있는 부위는 나오지 않는다.
- 아래의 그림은 『華陀內照圖』에 나온다. 원 그림의 '分水'는 '水分'이라야 하므로 고쳤다.

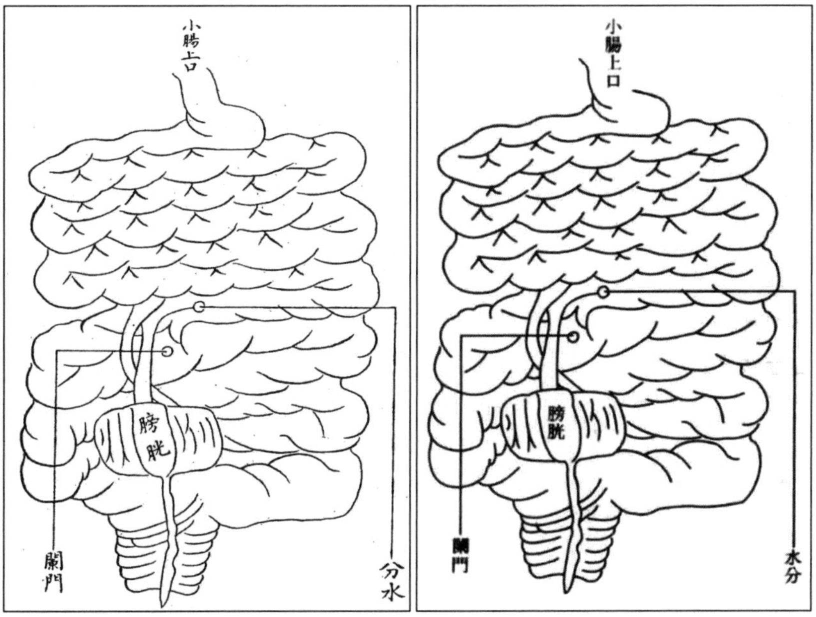

■ 小腸部位 ○ 胃之下口, 卽小腸上口, 名曰幽門. 臍上一寸, 水分穴, 卽小腸下口也. 『入門』

소장의 부위[小腸部位] ○ 위(胃)의 아래 끝은 바로 소장의 위 끝에 해당되는데, 이곳을 유문(幽門)이라고 한다. 배꼽에서 위로 1치 되는 곳이 수분혈(水分穴)인데, 바로 소장의 아래 끝에 해당된다. 『입문』(「臟腑·臟腑條分·小腸」) (신편p.613 /신p.432)

機發心極,

작용(機)을 발(發)하는 것은 심(心)을 극점(極點)으로 삼고,

小腸與心相應, 所以臍輪能知冷煖. 常人二便由心所主, 病則不能從令.

소장(小腸)과 심(心)은 서로 응하므로, 배꼽 주위(臍輪)로 차갑고 따뜻한지를 알 수 있다. 보통 사람(常人)에 있어서 대소변(二便)은 심(心)이 주관(主)하는 바이나, 병이 들면 그 명령을 따르지 못하게 된다.

- 腎開竅於二陰이므로, 大小便은 우선적으로 腎이 주관한다. 복진에 있어서는 배꼽 주변을 小腸 진단 부위로 본다.

候在人中.

외후(外候)는 인중(人中)에서 본다.

人配天地爲三才. 以面部言之, 鼻之下, 口之上, 爲中, 以配人, 得陰陽交泰, 其位居中, 故曰人中. 虛者, 脣靑下白.

사람(人)에 천(天)·지(地)를 배합하여 삼재(三才)라 한다. 얼굴 부위로서 말하자면, 코(鼻)의 아래이자 입(口)의 위이니 가운데(中)라 하는 것이고, 사람(人)과 짝이 되어 음양(陰陽)이 교류하여 화평해지고(交泰), 위치는 그 가운데에 있으므로 인중(人中)이라 한다. 인중이 빈약(虛)하면 입술이 퍼렇고(脣靑) 설사에 곱이 나온다(下白).

- 『靈樞·師傳』에 "脣厚, 人中長, 以候小腸"이라 하였으니, 입술의 두께와 인중의 길이로써 소장을 살핀다.

臍疞痛而成痢成疝者, 屬氣.

배꼽 부위가 갑자기 아프고서 이질(痢疾)이나 산통(疝痛)이 생기는 것은 소장기증(小腸氣證)에 속한다.

臍下疞痛, 赤白痢, 小腸疝氣, 連腰脊, 控睾丸而疼, 皆心氣入小腸也.

배꼽 아래가 갑자기 아프고(臍下疞痛), 적백리(赤白痢)가 생기며, 소장산기(小腸疝氣)가 생겨 허리와 등뼈(腰脊)로 이어지며 고환(睾丸)이 땅기며 아픈 것은 다 심기(心氣)가 소장(小腸)으로 들어가 생긴 것이다.

◆ 癀疝 ○ 臍下疞痛連腰脊, 控睾丸而痛者, 謂之小腸氣. 『入門』
퇴산(癀疝) ○ 배꼽 아래가 갑자기 몹시 아프면서 허리에까지 뻗치고 고환이 땅기면서 아픈 것을 '소장기(小腸氣)'라고 한다. 『입문』(「雜病分類·濕類·疝氣」) (신편p.1478 /신p.875)

腸激鳴而爲淋爲秘者, 屬風.

장에서 물이 부딪혀 소리가 나며 임증(淋證)이 되거나 잘 나오지 않는 것은 소장풍증(小腸風證)에 속한다.

腸鳴作聲, 或時激痛, 小便五種淋瀝, 或秘澁, 以致肚腹脹急, 皆心風入小腸也.

(『華陀內照圖』에 의하면) 장에서 소리가 나고 때로는 격심하게 아프며(腸鳴作聲, 或時激痛), 소변이 5가지로 임증(淋證)이 생기거나 잘 나오지 않아 배가 불러오르고 땅기게 되니(小便五種淋瀝, 或秘澁, 以致肚腹脹急), 모두 심풍(心風)이 소장(小腸)으로 들어간 것이다.

熱入口渴生瘡, 火逆嘔脹有異.

열이 (소장으로) 들어가면 입이 마르고(口渴) 헌데가 생기는데, 화가 거슬러 올라(火逆) 생긴 구역질이나 배가 불러오르는 것과는 차이가 있다.

心熱入小腸者, 血熱煩悶作渴, 或虛火反逆入胃而爲嘔噦, 小便不通. 中滿腹硬脹急不作渴者, 未可以淡滲也, 古方滋腎丸最宜.

심열(心熱)이 소장(小腸)으로 들어가면 (『華陀內照圖』에 따르면) 혈열(血熱)로 가슴이 답답하고(煩悶) 갈증이 난다. 간혹 허화(虛火)가 도리어 거슬러올라 위(胃)로 들어가면 구역질이나 딸꾹질(嘔噦)이 생기고 소변이 통하지 않는다(小便不通). 뱃속이 그득하고 배가 단단하고 불러오르며 땅기는데(中滿腹硬脹急) 갈증이 없는 경우에는 아직 담담한 맛으로 스며 나오게 하는(淡滲) 약을 쓸 때가 아니니, 고방(古方) 자신환(滋腎丸)이 가장 적당하다.

虛陷遺精懊憹, 隱曲帶濁相同.

소장이 허해서 내려앉은 경우에는 정액이 새나가고(遺精) 가슴이 괴롭고 답답하며, 발기가 되지 않거나 대하(帶下)가 생기거나 소변이 탁해지는 경우도 이와 같은 이유에서 생긴다.

心虛入小腸者, 神魂恍惚, 狂亂, 夢中遺精, 男子赤白濁, 婦人赤白帶, 或陰中瘡瘍, 隱曲不利, 皆宜淸上固下, 未可以大寒大熱峻攻也.

심허(心虛)로 인해 소장(小腸)으로 들어가면 (『華陀內照圖』에 따르면) 정신이 멍하고(神魂恍惚) 광증이 나거나 착란이(狂亂) 생긴다. 꿈을 꾸다 정액이 흘러나오기도 하며(夢中遺精), 남자는 소변에 피가 나오거나 탁한 것이 나오기도 하며(赤白濁), 여자는 대하가 나오고 피가 섞여 나오기도 한다(赤白帶). 간혹 음부가 헐고 부스럼이 생기기도 하며(陰中瘡瘍), 발기가 잘 안되기도 하니(隱曲不利), 모두가 위로는 열을 내려주고 아래로는 견고하게 잡아주어야 할 것이지(淸上固下), 아직 아주 차갑거나 뜨거운 약으로 강하게 칠(峻攻) 단계는 아니다.

冷凝水穀不化,

찬 기운이 응체되면 (『華陀內照圖』에 따르면) 물과 음식물이 삭지 않고,

寒入下焦腸痛.

찬 기운이 하초(下焦)로 들어가면 배가 아프게 된다(腸痛).

血滯肩頷腫紅.

소장에 혈(血)이 체하면 어깨와 턱이 벌겋게 붓는다.

氣熱反上, 則爲頭疼·咽痛·頷腫不可顧, 肩如拔, 臑似折. 血熱反上, 則爲耳聾·目黃·顋頰腫痛.

기분(氣分)에 열이 생겨 위로 거슬러 오르면 머리가 아프고(頭疼), 목구멍이 아프며(咽痛), 턱이 부어 고개를 돌리지 못하고(頷腫不可顧), 어깨는 빠질 듯이 팔은 부러질 듯이 아프다(肩如拔, 臑似折). 혈분(血分)에 열이 생겨 위로 거슬러 오르면, 귀가 들리지 않고(耳聾), 눈이 누렇게 되며(目黃) 뺨이 붓고 아프다(顋頰腫痛).

補以牡蠣石斛,
溫則巴戟小茴角茴烏藥.
凉以茅根通草天花粉·黃芩,
瀉則海金砂荔核白葱續隨子·紫蘇.
降火邪二便自順,
灸水分一陽遂充.

보할 때는 모려(牡蠣)·석곡(石斛)을 쓰고,
따뜻하게 할 때는 파극(巴戟)·소회향(小茴香, 八角茴香)·오약(烏藥)을 쓰며,
시원하게 할 때는 백모근(白茅根)·통초(通草)·천화분(天花粉)·황금(黃芩)을 쓰고,
덜어낼 때는 해금사(海金砂)·여지핵(荔枝核)·총백(葱白)·속수자(續隨子)·자소자(紫蘇子)를 쓴다.
화사(火邪)를 내려주면 대소변이 자연히 순조롭게 되니,
수분혈(水分穴)에 뜸을 뜨면 일양(一陽)이 마침내 충만해지리라.

◘ 小腸 用藥法을 정리하면 다음과 같다.

小腸	用藥
補	牡蠣·石斛
瀉	海金沙·荔枝核·葱白·續隨子·紫蘇子
溫	巴戟·小茴香(八角茴香)·烏藥
凉	白茅根·通草·天花粉·黃芩

肝者, 將軍之官,
謀慮出焉.

▶(『素問·靈蘭秘典論』에 따르면) 간(肝)은 장군(將軍)의 직책을 수행하니
꾀(謀慮)가 드러난다.

勇而能斷, 故曰將軍. 潛發未明, 故謀慮出焉.

(王冰注에 의하면) 용감하면서도 과단성이 있으므로 장군(將軍)이라 부른다. 잠잠한 가운데 발동하되 겉으로 드러나지 않으니, 꾀(謀慮)가 드러난다고 한 것이다.

罷極之本,
魂所居也.

(『素問·六節藏象論』에 따르면) 간(肝)은 녹초가 된 것을 쉬게 하는 근본이며,
혼이 기거하는 곳이다.

人身運動, 皆筋力所爲, 肝養筋, 故曰罷極之本. 肝藏魂, 魂者, 神明之輔弼, 故又曰肝爲宰相.

사람의 몸을 움직이는(運動) 것은 다 근력(筋力)으로써 그렇게 하는 것이다. 간(肝)은 힘줄을 길러주니(養筋), 녹초가 된 것을 쉬게 하는(罷極) 근본(本)이라 하는 것이다. 간(肝)은 혼(魂)을 갈무리하고 있는데, (『難經本義·34難』에 따르면) 혼(魂)은 신명(神明)을 보필(輔弼)하는 역할을 하니, 또한 간(肝)을 재상(宰相)이라고도 하는 것이다.

兩分七葉,
色象春木繁榮.

간은 2부분으로 나뉘고 7엽으로 되어 있으며,
색깔은 봄에 나무가 무성한 것을 상징한다.

肝有二大葉, 一小葉, 左三右四, 共七葉, 分兩行, 如木甲柝之多葉也. 叔和云, 實夢山林樹, 虛看細草芒.

간(肝)은 2개의 대엽(大葉)이며, 일일이 소엽(小葉)으로 되어 있다. 왼쪽에 3개, 오른쪽에 4개가 있어 모두 7엽으로 구성되어 있고, 두 갈래로 나누어진다. 마치 나뭇가지의 껍질이 터진 듯이 잎사귀가 무성한 모양이다. 왕숙화(王叔和)가 이르기를, "실(實)하면 산속 숲의 나무들을 꿈꾸고, 허(虛)하면 가느다란 풀들의 까끄라기를 본다."고 하였다.

■ **肝形象** ○ 肝有二大葉, 七小葉, 左三葉, 右四葉, 分兩如木甲拆之多葉也.『入門』
간의 형상[肝形象] ○ 간은 2개의 큰 엽과 7개의 작은 엽으로 되어 있는데, 왼쪽에 3개의 엽, 오른쪽에 4개의 엽이 양쪽으로 갈라져 있어 마치 나무의 씨가 싹이 터서 여러 조각으로 된 듯하다.『입문』(「臟腑·臟腑條分·肝」) (신편p.553 /신p.394)

◉ 『寶鑑』에서는 '一'을 '七'로 바꾸어 해석하였다. '行"자도 없었는데, 문의에 적합하다.

四斤四兩,
沈重庚金吸射.

간(肝)의 무게는 4근4냥이며,
물에 가라앉는 것은 경금(庚金)의 기운을 흡취한 것이 맞다.

肝重四斤四兩. 難曰, 肝得水而沈, 木得水而浮, 肺得水而浮, 金得水而沈. 其意何也?

(『難經·42難』에 따르면) 간(肝)은 무게가 4근4냥이다. 『난경(難經)·33난(難)』에서 이르길, "간(肝)은 물에 넣으면 가라앉는데, 나무(木)는 물에 넣으면 뜬다. 폐(肺)는 물에 넣으면 뜨는데, 금(金)은 물에 넣으면 가라앉는다. 이는 무슨 의미인가? 간(肝)은 순수하게

肝非純木, 乙與庚合而吸其微陰之氣, 其意樂金, 故令肝得水而沈也. 肺非純金, 辛與丙合而就火, 其意樂火, 故令肺得水而浮也. 肺熟而復沈, 肝熟而復浮者, 何也? 故辛當歸庚, 乙當歸甲也.

목(木)의 성질을 가진 것이 아니라 을목(乙木)과 경금(庚金)이 합쳐진 것이니, 미약한 음기(陰氣)를 빨아들인 것이기에 은근히 금(金)을 좋아하므로, 간(肝)을 물에 넣으면 가라앉는 것이다. 폐(肺)도 순수한 금(金)의 성질을 가진 것이 아니라 신금(辛金)과 병화(丙火)가 합쳐진 것이니, 화(火)에 가까워진 바가 있어서 은근히 화(火)를 좋아하므로, 폐(肺)를 물에 넣으면 뜨는 것이다. 폐(肺)를 익히면 다시 가라앉고 간(肝)을 익히면 다시 뜨는 것은 왜 그런가? 신금(辛金)이 경금(庚金)의 성질로 바뀌고, 을목(乙木)이 갑목(甲木)의 성질로 바뀌기 때문이다."라고 하였다.

연 격 막 이 형 유 연 견

連膈膜而形有軟堅,

간(肝)은 횡격막(膈膜)과 이어지며 그 형체에 있어 무르거나 견고한 차이가 있고,

肝之系者, 自膈下著右脇肋, 上貫膈入肺中, 與膈膜相連也. 筋脈皆肝所主. 如靑色小理者, 肝小, 肝小則臟安無脇下之病. 粗理者, 肝大, 肝大則逼胃迫咽, 苦膈中且脇下痛. 廣胸反骹者, 肝高, 肝高則上支賁, 切脇悗, 爲息賁. 合脇兎骹者, 肝下, 肝下則逼胃脇下空, 易受邪. 胸脇好者, 肝堅, 肝堅則臟安難傷. 脇骨弱者, 肝脆, 肝脆則善病消癉易傷. 膺腹好相得者, 肝端正, 肝端正則和利難傷. 脇骨偏擧者, 肝偏傾, 肝偏傾則脇下痛也.

(『華陀內照圖』에 의하면) 간계(肝系)는 횡격막(膈)의 아래 오른쪽 옆구리 늑골에 붙어서 올라가 횡격막을 뚫고 폐 속(肺中)으로 들어가며 횡격막(膈膜)과 서로 이어진다. (『素問·宣明五氣』에 의하면) 근맥(筋脈)은 모두 간(肝)이 주관하는 바이다. (『靈樞·本藏』에 의하면) 푸른 빛이 돌며 주리(腠理)가 고우면 간(肝)이 작은 것인데, 간(肝)이 작으면 장(臟)이 안정되어 옆구리 밑에 병나는 바가 없다. 주리가 성글면 간(肝)이 큰(大) 것인데, 간(肝)이 크면 위(胃)와 위완부(咽, 胃脘)를 압박하기에 횡격막 중앙이 불편하고(苦) 옆구리 밑이 아프게 된다. 가슴이 넓고 명치 주위의 옆구리가 위로 오목하면(廣胸反骹) 간(肝)이 높게(高) 치우친 것인데, 간(肝)이 높게 치우치면 위쪽이 팽팽히 부풀고(上支賁) 옆구리가 옆으로 퍼지게 되니(切脇悗), 숨쉬는 것에 압박을 받게 된다(息賁). 양 옆구리가 안쪽을 향해 볼록하면(合脇兎骹) 간(肝)이 아래(下)로 치우친 것인데, 간(肝)이 아래로 치우치면 (옆으로는) 위(胃)를 압박하되 옆구리 밑은 비게(空) 되니 사기(邪氣)를 쉽게 받게 된다. 가슴과 옆구리가 튼튼하면 간(肝)이 견고한(堅) 것이니, 간(肝)이 견고하면 장(臟)이 안정되어 상하는 일이 드물다. 갈비뼈가 약하면 간(肝)이 무른(脆) 것이니, 간(肝)이 무르면 소갈(消癉)의 병을 얻기 쉬우며 상하기 쉽다. 가슴(膺)과 배가 튼튼하되 비율이 잘 맞으면(相得) 간(肝)이 똑바른(端正) 것이니, 간(肝)이 똑바르면 기혈이 온화하게 잘 통하여(和利) 상하는 일이 드물다. 갈비뼈(脇骨)가 치우치고(偏) 들리면(擧) 간(肝)이 치우쳐진(偏傾) 것이니, 간(肝)이 치우쳐지면 옆구리 밑이 아프게(脇下痛) 된다.

■ 肝部位 ○ 肝之系者, 自膈下着左脇肋, 上貫膈, 入肺中, 與膈膜相連也. 『入門』
간의 부위[肝部位] ○ 간계(肝系)는 횡격막 아래에서부터 왼쪽 갈비뼈로 붙어 있고, 위로는 횡경막을 뚫고 올라가 폐 속으로 들어가서 횡격막과 서로 연결되어 있다. 『입문』(「臟腑·臟腑條分·肝」) (신편p.553 /신 p.394)

◉ 『華陀內照圖』·『入門』과 달리 『寶鑑』에서는 '左'로 바꾸었다.

명 혈 해 이 귀 어 모 야

名血海而歸於暮夜.

(간은) 혈해(血海)라고 부르며, 저녁이나 밤이 되면 혈(血)이 돌아와 모이는 곳이다.

肝藏血, 故名血海. 血海有餘則常想其身大. 不足則常想其身狹小. 晝則運行, 眼受血能視, 足受血能步, 掌受血能握, 指受血能攝, 夜臥則血歸於肝. 如有謀慮不決, 肝虛爲他臟移熱, 則妄行於口鼻, 或爲便溺, 乃肝不藏血也. 又思色不遂, 意淫於外, 入房太甚, 宗筋弛縱, 發爲筋痿, 及爲白淫. 故經曰, 筋痿者, 生於肝, 使內也. 又轉筋, 亦肝所主也.

(『素問·調經論』에서) 간(肝)은 혈(血)을 갈무리하니(藏血) 혈해(血海)라고 부른다. (『靈樞·海論』에 따르면) 혈해(血海)가 넉넉하면(有餘) 늘 자신이 대단하다고 생각하고, 부족하면 늘 자신이 보잘것없다고 생각한다. 낮에 운행(運行)하면서 눈(眼)이 혈(血)을 받으면 볼(視) 수 있고, 다리(足)가 혈을 받으면 걸을(步) 수 있으며, 손(掌)이 혈을 받으면 쥘(握) 수 있고, 손가락(指)이 혈을 받으면 잡을(攝) 수 있으며, 밤이 되어 누우면(臥) 혈(血)은 간(肝)으로 돌아간다. 만약 계책(謀慮)을 내다가 결론을 내리지 못하거나, 간(肝)이 허(虛)하여 다른 장(臟)에서 열(熱)이 전이되면, 입과 코에 열이 마구 돌아다니며, 간혹 대소변으로 열이 가기도 하니, 간(肝)이 혈을 갈무리하지 못하여 생기는 것이다. 또한, (『素問·痿論』에 따르면) 여색(女色)을 생각하여 이루지 못하면 생각(意)이 외부로 넘쳐나며(淫), 그로 인해 성생활(入)이 과도해지면 종근(宗筋)이 늘어져서(弛縱) 근위(筋痿)가 되거나 백음(白淫)이 생긴다. 그래서, 『경(經)』에서 "근위(筋痿)는 간(肝)에서 생겨나니, 내부에서 부려서 생긴 것(使內)이다."라고 하였다. 또한, 힘줄이 뒤틀리는 것(轉筋)은 역시 간(肝)이 주관하는 바이다.

◘ 『靈樞·海論』에서는 衝脈을 血海로 규정하고 있다.

풍 동 근 맥 권 축
風動筋脈踡縮,
거 만 불 편 옹 저
胠滿不便癰疽.

간(肝)에 풍(風)이 요동치면 근맥(筋脈)이 오그라들고,
겨드랑이가 그득하여 불편하고 종기(癰疽)가 생긴다.

肝之合, 筋也, 凡外瘡發於筋脈者, 皆肝所主也. 經曰, 脾移寒於肝, 癰腫筋攣.

(『素問·五臟生成』에 따르면) 간(肝)이 화합(合)하는 것은 힘줄(筋)이다. 무릇 겉에서 헐게 되는 것(外瘡)이라도 근맥(筋脈)에서 생기는 것은 다 간(肝)이 주관하는 바이다. 『소문(素問)·기궐론(氣厥論)』에서 말하길, "비(脾)가 한(寒)을 간(肝)에 전하게 되면 종기(癰腫)가 생기고 힘줄이 뒤틀린다(筋攣)."고 하였다.

기 역 두 정 현 통
氣逆頭頂眩痛,
적 비 배 복 협 하
積肥杯覆脇罅.

기운이 거슬러 오르면 머리 꼭대기가 아프고 어지러우며,
쌓인 덩어리를 비기(肥氣)라 하고 잔을 엎어 놓은 듯한데 옆구리 밑 틈새에 생긴다.

有所大怒, 氣上而不下. 氣逆於上, 則頭痛眩暈. 積於脇, 則爲肥氣, 突出如肉肥盛之狀也. 難曰, 肝之積名肥氣, 在左脇下如覆杯, 有頭足, 久不愈, 令人咳逆痎瘧, 連歲不已, 以季夏戊己日得之. 何以言之? 肺病傳肝, 肝當傳脾, 脾季夏適旺, 旺者不肯受邪. 肝復欲還於肺, 肺不肯受, 故留結爲積. 小兒多有此病.

(『靈樞·邪氣藏府病形』에 의하면) 크게 화를 내면 기운이 치솟았다가 내려오지 않으니, 기운이 거슬러 오르게 되면 두통(頭痛)과 현훈(眩暈)이 생기며, 옆구리에 쌓이게 되면 비기(肥氣)가 되니, 살이 쪄서 그득한 한 것처럼 돌출된 모양이다. 『난경(難經)·56난(難)』에 이르기를, "간적(肝積)을 비기(肥氣)라고 하는데, 왼쪽 옆구리 밑에 술잔을 엎어놓은 듯 하면서 머리와 다리가 있는 형상이다. 오래도록 낫지 않으면 기침(咳逆)과 학질(痎瘧)이 생겨서 몇 년이 지나도 없어지지 않는다. 늦여름(季夏)이나 무(戊)·기(己)일에 생긴다. 왜 그렇게 말하는 것인가? 폐병(肺病)이 간(肝)으로 전해지면 간(肝)은 비(脾)로 전해주려 하는데, 비(脾)는 늦여름(季夏)에 마침 왕성해지며, 왕성한 때에는 사기(邪氣)를 받으려 하지 않는다. 간(肝)이 다시 폐(肺)로 전해주려 하여도 폐(肺)도 받으려 하지 않으니, 머물러 뭉치게 되어 덩어리가 되는 것이다."라고 하였다. 어린이(小兒)에게도 이러한 병이 많다.

열 쟁 목 적 경 광
熱爭目赤驚狂,
협 동 지 조 위 산 퇴
脇疼肢躁爲疝癩.

간(肝)에 열이 들어 다투게 되면 눈이 충혈되고 놀라거나 미친 소리를 하고,
옆구리가 아프며 팔다리를 안절부절 못하고 퇴산(癩疝)이 생긴다.

經絡雖已受熱, 本臟猶未受邪, 曰爭. 肝血熱則目赤腫, 虛則眼前生花. 肝性靜, 熱則狂言多驚駭, 四肢躁擾, 臥不得安. 肝熱鬱則脇痛. 小腹牽莖囊痛者, 名癩疝. 肝經濕熱, 爲疝之本也.

경락(經絡)에 비록 이미 열이 들었더라도 본장(本臟)이 아직 사기(邪氣)를 받은 것이 아니기에 '다툰다(爭)'고 한 것이다. 간혈(肝血)에 열(熱)이 들면 눈이 충혈되면서 붓고(目赤腫), 허(虛)하면 눈앞에 별꽃이 보인다(眼前生花). 간(肝)의 성품(性)은 고요하나(靜), 열(熱)이 생기면 미친 소리를 하고(狂言) 자주 놀라며(多驚駭) 팔다리를 안절부절 못하고 움직이며(四肢躁擾) 누워서도 안정치 못한다(臥不得安). 간(肝)에 열(熱)이 울체되면 옆구리가 아프게 된다(脇痛). 아랫배가 땅기고 음경과 음낭이 아픈 것(小腹牽莖囊痛)을 퇴산(癩疝)이라 한다. 간경(肝經)의 습열(濕熱)이 산통(疝)의 근원(本)이다.

■ **目者肝之竅** ○ 肝藏血, 熱則目赤腫, 虛則眼前生花. 詳見眼花. 赤腫, 宜地黃粥. 『入門』
눈은 간의 상태가 나타나는 구멍이다[**目者肝之竅**] ○ 간은 혈을 저장하므로 그곳에 열이 있으면 눈에 핏발이 서고 붓는다. 간이 허하면 눈앞에 안화(眼花)가 나타난다. (자세한 것은 '眼花'條를 보라.) 눈에 핏발이 서고 부은 경우에는 지황죽(地黃粥)을 쓴다. 『입문』(「雜病分類·風類·眼」) (신편p.948 /신p.606)

◉ 『**寶鑑**』에서 '**地黃粥**'을 첨가하였다.

◘ **脇痛有五** ○ 肝熱鬱, 則脇必痛. 『入門』
협통에는 다섯 가지가 있다[**脇痛有五**] ○ 간열(肝熱)이 몰리면 옆구리가 반드시 아프다. 『입문』(「臟腑·臟腑條分·肝」) (신편p.1325 /신p.791)

◉ 『**寶鑑**』에서 '必'자를 첨가하였다.

허 즉 관 절 불 리
虛則關節不利,
요 연 각 약 다 구 파
腰連脚弱多懼怕.

간(肝)이 허(虛)하면 관절이 불편하고
허리에서 다리까지가 약해지며, 두려워하는 일이 많다.

血虛則週身關節不利, 甚則筋骨踡痿. 血枯則腰疼脚弱, 挾濕熱者, 膝脛痿痹. 血不足則

혈(血)이 허(虛)해지면 온몸의 관절이 불편하고, 심하면 힘줄과 뼈가 오그라들고 힘이 없어진다(筋骨踡痿). 혈(血)이 마르면(枯) 허리가 아프고(腰疼) 다리가 약해진다(脚弱). 습열(濕熱)이 더해지면 무릎과 정강이가 힘이 없고 저리게 된다(膝脛痿痹). 혈(血)이 부

多懼, 有餘則多怒.

족하면 두려운 일이 많고, 여유가 있으면 화내는 일이 많다.

血枯食至聞腥,

간(肝)의 혈(血)이 마르면 식사할 때 비린내가 나고,

有病胸脇支滿者, 妨於食, 食[病]①至則先聞腥臊臭氣, 唾出淸液. 先唾血, 四肢淸, 目眩, 時時前後泄血, 病名血枯. 此得之年少時大脫血, 若醉入房中, 氣竭, 肝傷, 故月事衰少不來也.

(『素問·腹中論』에 의하면) 병(病)으로 흉협부가 팽팽하게 그득한 경우(胸脇支滿)에는 음식을 먹는 데 방해가 있으며, 병이 이 정도가 되면 우선 비리거나 누린 냄새를 느끼고(聞腥臊臭氣), 맑은 진액을 뱉어낸다(唾出淸液). 우선 피를 뱉어내고서(唾血) 팔다리가 식으며(四肢淸) 눈이 어지럽고(目眩) 때때로 대소변에 피가 나오니(前後泄血) 이러한 병(病)을 혈고(血枯)라 한다. 이는 소년시절에 크게 피를 흘렸거나, 취하여서 성생활을 하여 기운이 고갈되고 간(肝)이 상함으로써, 월경으로 나올 피가 쇠잔하고 적어져서 오지 않는 것이다.

痰冷遺溺吐瀉.

간(肝)에 찬 기운이 들면 담이 생기고 소변을 흘리며 토하거나 설사한다.

冷則痰起, 胸滿吐淸水, 惡食鮮菜, 甚則遺溺不禁, 或爲洞瀉. 凡冷證皆難治.

간(肝)에 찬 기운(冷)이 들면 담(痰)이 일어나니(起), 가슴이 그득해져서 맑은 물을 토해내고(胸滿吐淸水), 신선한 나물을 먹기 싫어하며(惡食鮮菜), 심하면 소변을 흘려서 가리지 못하고(遺溺不禁), 간혹 설사(洞瀉)가 난다. 무릇 냉증(冷證)은 다 치료가 어렵다.

補以木瓜阿膠,

보할 때는 모과(木瓜)·아교(阿膠)를 쓰고,

川芎·黃芪·人參·沙參·薏苡仁·五加皮·酸棗仁·芡實·胡黃連·草龍膽.

천궁(川芎)·황기(黃芪)·인삼(人參)·사삼(沙參)·의이인(薏苡仁)·오가피(五加皮)·산조인(酸棗仁)·검실(芡實)·호황련(胡黃連)·초용담(草龍膽)을 쓴다.

瀉必靑皮芍藥柴胡.

덜어낼 때는 청피(靑皮)·작약(芍藥)·시호(柴胡)를 써야 한다.

前胡·靑黛·橘葉·犀角·萎蕤·款冬花·吳萸·秦皮.

전호(前胡)·청대(靑黛)·귤엽(橘葉)·서각(犀角)·위유(萎蕤)·관동화(款冬花)·오수유(吳茱萸)·진피(秦皮)를 쓴다.

凉以鱉甲菊花,

시원하게 할 때는 별갑(鱉甲)·국화(菊花)를 쓰고,

草決明·車前子·三稜·蕪荑.

초결명(草決明)·차전자(車前子)·삼릉(三稜)·무이(蕪荑)를 쓴다.

溫必木香肉桂半夏.

따뜻하게 할 때는 목향(木香)·육계(肉桂)·반하(半夏)를 쓴다.

肉豆蔲·陳皮·檳榔·蓽撥.

육두구(肉豆蔲)·진피(陳皮)·빈랑(檳榔)·필발(蓽撥)을 쓴다.

➡ 肝病 用藥法은 다음과 같이 정리된다.

肝	用藥
補	木瓜·阿膠·川芎·黃芪·人參·沙參·薏苡仁·五加皮·酸棗仁·芡實·胡黃連·草龍膽
瀉	靑皮·芍藥·柴胡·前胡·靑黛·橘葉·犀角·萎蕤·款冬花·吳茱萸·秦皮
溫	木香·肉桂·半夏·肉豆蔲·陳皮·檳榔·蓽撥
凉	鱉甲·菊花·草決明·車前子·三稜·蕪荑

縱怒過勞病之源,
被髮飡麻勿任霸.

화내고 과로하여 병이 생기면
옷과 머리를 느슨하게 풀고 삼을 먹을 것이며 함부로 고집을 부려서는 안된다.

春三月, 宜夜臥早起, 被髮緩形, 生而勿殺, 賞而勿罰, 此春氣之應, 養生之道也. 逆之則

(『素問·四氣調神大論』에서 이르길) 봄(春) 3달간에는 밤에 눕고 일찍 일어나며(夜臥早起), 옷과 머리를 느슨하게 할 것이며(被髮緩形), 살리는 일을 많이 하고 죽이지 말 것이며(生而勿殺), 상을 많이 주고 벌주지 말 것이니(賞而勿罰), 이것이 봄기운(春氣)에 응하여 살

① 病 : 『素問·腹中論』에 의거하여 고쳤다.

傷肝. 廩者, 東方所用之粮也, 肝病宜食廩與粳米·牛肉·棗·葵, 味皆甘也. 不拘何月得病, 宜體春氣以養之.

리는 도리로써 양생(養生)하는 법이다. 이를 거스르면 간(肝)을 상한다. 삼(廩)은 동쪽 지방(東方)에서는 양식으로 쓰이는데, (『靈樞·五味』에서 이르길) 간병(肝病)에는 삼(廩)과 쌀(粳米)·소고기(牛肉)·대추(棗)·아욱(葵)을 먹어야 하니, 맛이 모두 단 것들이다. 몇 월에 병이 들었는지에 구애되지 말고, 봄기운(春氣)을 체득케 하여 양생(養)토록 한다.

異哉膽也!
無出入竅,
而附於肝之葉間.
水色金精,
名清淨府,
而避乎胃之私汚.

▶다르구나, 담(膽)이여!
들고 나는 구멍이 없으며,
간엽(肝葉) 사이에 붙어 있도다.
수(水)의 색(色)이면서 금정(金精)을 담고 있으니,
청정지부(清淨之府)라 하며
위(胃)의 지나친 더러움을 피하네.

膽者, 金之精, 水之色, 其色玄, 其形如懸瓠, 其神爲龜蛇, 無出入竅, 附肝之短葉間, 不同六腑傳化, 而爲清淨之府.

담(膽)은 금(金)의 정(精)을 담고 있으며, 수(水)의 색(色)을 가지고 있으니, 색(色)은 검다(玄). 모양은 박이 매달린 것(懸瓠)과 같다. 담(膽)의 신(神)은 귀사(龜蛇)이다. 들고 나는 구멍이 없으며, 간(肝)의 짧은 엽(葉) 사이에 붙어 있다. 육부(六腑)가 음식물을 이동시키며 삭이는 식의 전화(傳化)와는 다르니, 청정지부(清淨之府)라 한다.

➡ 膽에 金精을 담고 있다는 내용은 『醫方類聚』, 권5에 『五臟六腑圖』 중 膽臟圖의 그림에 '金之精, 水之氣'라고 적혀 있는 데에서 찾아볼 수 있다.

■ 膽形象 ○ 其色玄, 其形如懸瓠, 附肝之短葉間. 重二兩 作三兩. 三銖, 盛精汁三合, 無出入竅. 『入門』
담의 형상[膽形象] ○ 그 색은 검고 그 모양은 달려 있는 박과 같은데, 간의 짧은 엽(葉) 사이에 붙어 있다. 무게는 2냥(兩) 3냥이라고 한 곳도 있다. 3수(銖)이며, 정즙(精汁) 3홉을 담고 있고, 드나드는 구멍은 없다. 『입문』(「臟腑·臟腑條分·膽」) (신편p.600 /신p.424)

藏精汁三合而驗五爪青紅,

정미로운 즙액을 3홉 담고 있으며, 손발톱이 푸르거나 붉어지는 것으로 상태를 증험할 수 있고,

肝雖應爪而膽合於肝, 故爪厚色黃者, 膽厚. 爪薄色紅者, 膽薄. 爪堅色青者, 膽急. 爪濡色赤者, 膽緩. 爪直色白無約者, 膽直. 爪惡色黑多紋者, 膽結.

간(肝)이 비록 손발톱(爪)에 응(應)하기는 하나 담(膽)이 간(肝)에 부합(合)하기 때문이다. 그래서, (『靈樞·本藏』에 따르면) 손발톱이 두껍고 누런 색이면(爪厚色黃) 담(膽)이 두꺼운(厚) 것이고, 손발톱이 얇고 색이 붉으면(爪薄色紅) 담(膽)이 엷은(薄) 것이다. 손발톱이 단단하고 푸른 색이면(爪堅色青) 담(膽)이 팽팽한(急) 것이고, 손발톱이 축축하고 붉은 색이면(爪濡色赤) 담(膽)이 느슨한(緩) 것이다. 손발톱이 융기하고 흰 색이며 무늬가 없으면(爪直色白無約) 담(膽)이 서 있는(直) 것이고, 손발톱이 좋지 않고 검은 색이며 무늬가 많으면(爪惡色黑多紋) 담(膽)이 뭉친(結) 것이다.

行榮衛而重三兩零數.

영위(營衛)를 주행시키며, 무게는 3냥 얼마이다.

榮衛雖主於肺, 而其流行則又主於膽也, 故膽氣始於子云. 膽重三兩三銖, 三銖是今之一錢二分半也.

영위(榮衛)는 비록 폐(肺)에서 주관을 받지만, 주행(流行)에 있어서는 또한 담(膽)의 주관을 받으니, 담기(膽氣)는 자시(子時)에 시작하는 것이다. (『難經·42難』에 따르면) 담(膽)의 무게는 3냥3수(三兩三銖)인데, 3수(三銖)는 지금의 1돈2푼반(一錢二分半)이다.

氣痛心脇膊項不便,
或髮燥體枯面塵.

담(膽)의 기(氣)가 막히면 심흉부, 옆구리, 어깻죽지가 아프고, 목덜미가 불편하며,
간혹 머리카락이 마르고 몸이 마르며 얼굴에 먼지가 묻은 것처럼 보이게 된다.

足少陽之正, 繞髀入毛際, 合于厥陰. 別者入季脇之間, 循胸裏, 屬膽, 散之上肝, 貫心, 以上挾咽, 出頤頷中, 散于面, 繫目系, 合少陽于外眥, 故氣病如是. 不便者, 肝循陰器, 上

(『靈樞·經別』에 따르면) 족소양(足少陽)의 정맥(正)은 고관절을 감고서(繞髀) 음모가 난 부위로 들어가(入毛際) 궐음(厥陰)과 합쳐진다. 경별(別)은 계협(季脇) 부위로 들어가서 가슴의 안쪽으로 주행하고(循胸裏), 담(膽)에 엮어진(屬膽) 다음, 간(肝)으로 퍼졌다가 심(心)으로 올라가 관통하고(散之上肝, 貫心), 목구멍을 끼고 올라가서(以上挾咽) 턱관절로 나와(出頤頷中), 얼굴에 퍼지고(散于面) 목계(目系)와 이어져서(繫目系) 소양(少陽)과 바

貫膈絡, 故兩胠滿不得小便也. 髮燥者, 膽有怒火也. 膽合膀胱, 上榮毛髮, 風氣盛則焦燥. 汁竭則枯, 身體面色蒙塵者, 氣滯則榮衛道澁也.

같 눈가(外眥)에서 합쳐지니, 기병(氣病)이 이와 같이 나타나는 것이다. 소변을 보지 못하는 것(不便)은 (『靈樞·經脈』에 따르면) 간(肝)이 생식기를 타고서(循陰器) 올라가 횡격막을 관통하며(上貫膈) 담(膽)에 이어지기(絡) 때문에, 양쪽 겨드랑이가 그득해지고(兩胠滿) 소변을 보지 못하는 것이다. 머리카락이 마르는 것(髮燥)은 담(膽)에 화를 내서 생긴 화(怒火)가 있기 때문이다. 담(膽)은 방광(膀胱)과 부합하니, 위로는 터럭과 머리카락이 무성해지는데(上榮毛髮), 풍기(風氣)가 그득해지면(盛) 타서 마른다(焦燥). 담즙이 고갈되면(汁竭) 진액이 마르니(枯), 몸과 얼굴의 색이 먼지를 뒤집어 쓴 것처럼 되는 이유는(身體面色蒙塵) 기운이 잘 돌지 않아 영위(榮衛)의 통로가 잘 돌지 않기 때문이다.

◘ **鬚髮黃落** ○ 髮燥者, 膽有怒火也. 膽合膀胱, 上榮毛髮. 風氣盛則焦燥, 汁竭則枯也. 『入門』
수염과 머리털이 누렇게 되면서 빠지는 것[**鬚髮黃落**] ○ 머리털이 마르는 것은 담(膽)에 노화(怒火)가 생겼기 때문이다. 담(膽)은 방광(膀胱)과 배합되어 위에 있는 머리털을 영양해준다. 풍기(風氣)가 성하면 머리털이 마르고, 수기[汁]가 고갈되어도 마른다. 『입문』(「臟腑·臟腑條分·膽」) (신편p.1464 /신p.866)

風攻頭眉耳目多傾,
或癲癎吐沫口苦.

풍사(風邪)가 공격하면 머리와 눈썹, 귀와 눈에 문제가 생기고,
간혹 전간(癲癎)이 생기고 거품을 토해내며 입이 쓰게 된다.

少陽脈上抵頭角, 下耳後, 循頸, 風邪上攻, 則頭痛眉傾, 耳暴聾, 目銳眥腫赤. 風甚則瘈瘲癲癎, 輕則常吐黃水, 口爲之苦.

(『靈樞·經脈』에 따르면) 소양맥(少陽脈)은 이마 모서리(頭角)로 올라갔다가 귀 뒤쪽으로 내려와(下耳後), 목의 옆을 타고 순행하니(循頸), 풍사(風邪)가 올라와 치게 되면(上攻) 두통이 생기고 눈썹이 치올라간 듯이 보이며(頭痛眉傾) 귀가 갑자기 들리지 않고(耳暴聾), 바깥쪽 눈가가 벌겋게 붓는다(目銳眥腫赤). 풍(風)이 심해지면 경련(瘈瘲)과 전간(癲癎)이 생기고, 가벼우면 늘 누런 물을 뱉어내고(常吐黃水) 입이 쓰다(口苦).

熱壅鼻淵咽腫,
食㑊痿躄難行.

담(膽)에 열이 들어차면 축농증(鼻淵)이 생기고 목구멍이 부으며,
몸이 마르고(食㑊) 다리가 힘이 없어서 걸어 다니기 어렵게 된다.

膽候咽門, 故熱壅則生瘡腫痛. 食㑊者, 胃移熱於膽, 食入移易而過, 不生肌膚. 㑊者, 易也. 痿躄坐不能起者, 熱則筋縮, 足少陽之別曰光明, 去踝上五寸, 故主之.

담(膽)은 목구멍(咽門)에서 살필 수 있으니, 열(熱)이 들어차면 목구멍이 헐고 부으며 아프다(生瘡腫痛). 식역(食㑊)이라는 것은 (『素問·氣厥論』에 의하면) 위(胃)가 담(膽)에 열을 전해주어 생기는 것이다. 음식이 들어가면 쉽게 이동하여 지나가 버리고서 살(肌膚)이 차오르지 않는 것이다. '역(㑊)'은 '쉽다(易)'라는 뜻이다. 다리에 힘이 없어(痿躄) 앉으면 일어나지 못하는 것(坐不能起)은 담(膽)에 열이 들어 힘줄이 오그라들었기(筋縮) 때문이다. 족소양(足少陽)의 별락(別絡)은 '광명(光明)'이니, 바깥복사뼈 위로 5치에 있는데, 이를 주관한다.

虛怯昏淚不眠,
善恐如人將捕.

담(膽)이 허해서 겁약하면 정신이 아득하고 눈물이 나며 잠을 이루지 못하며,
자주 누가 잡으러오는 듯이 두려워한다.

人數謀慮不決, 故膽氣虛而溢爲淚. 淚者, 類也. 膽受水氣, 與坎同位, 眼亦水也. 人心悲則淚出者, 水得火而煎陰, 必從陽, 故悲則淚出. 老人膽汁慳, 哭則無淚, 笑則有淚, 火盛水虧也, 故膽熱者亦流淚. 熱則多眠, 虛則不眠, 獨臥神無所附, 尤生驚畏, 善太息, 恐如人將捕, 或夢細草.

(『素問·氣厥論』에 의하면) 사람이 자주 계책을 생각하되 결단을 내리지 못하면(謀慮不決), 담기(膽氣)가 허(虛)해져서 넘치게(溢) 되니 눈물(淚)이 난다. '누(淚)'는 '여럿(類)'이라는 뜻이다. 담(膽)이 수기(水氣)를 받으므로, 감괘(坎卦)와 같은 자리(同位)이니, 눈(眼)도 역시 수(水)에 배속된다. 사람 마음이 슬프면(心悲) 눈물이 나는 것은, 수(水)가 화(火)를 얻어 음(陰)이 끓는(煎) 것인데, 반드시 양(陽) 부위에서 나오므로(從陽), 슬프면 눈물이 나는 것이다. 노인이 되면 담즙(膽汁)을 아끼게(慳) 되니, 곡(哭)을 하여도 눈물이 나지 않는데, 웃으면 눈물이 나는 것은 화(火)가 그득하고 수(水)가 모자라기 때문이다. 그러니, 담(膽)에 열(熱)이 있어도 눈물이 흐른다(流淚). 담(膽)에 열(熱)이 있으면 잠을 많이 자고(多眠), 허(虛)하면 잠이 오지 않는데(不眠), 홀로 누우면(獨臥) 정신(神)이 붙어 있을 곳이 없기 때문이다. 심해지면 놀라고 두려우며(驚畏), 자주 한숨을 쉬고(善太息), 누가 잡으러오는 듯이 두려워하고(恐如人將捕), 간혹 가느다란 풀들(細草)을 꿈에서 본다.

◆ 泣 ○ 老人膽汁慳, 哭則無涙, 笑則有涙, 火盛水虧也. 故膽熱者亦流涙. 『入門』

눈물[泣] ○ 노인은 담즙(膽汁)이 부족하기 때문에 울 때는 눈물이 나오지 않다가 웃을 때는 도리어 눈물이 나오는데, 이것은 화(火)가 성(盛)하고 수(水)가 모자라기 때문이다. 그러므로 담(膽)에 열이 있어도 역시 눈물이 나온다. 『입문』(「臟腑·臟腑條分·膽」) (신편p.486 /신p.360)

◘ 膽病虛實 ○ 膽虛則恐畏不能獨臥, 膽實則怒. ○ 膽實則怒而勇敢, 膽虛則善恐而不敢也. ○ 膽虛則不眠, 膽實則多睡. 『入門』

담병의 허실[膽病虛實] ○ 담(膽)이 허(虛)하면 무서워서 혼자 자지 못하고, 담(膽)이 실(實)하면 성을 잘 낸다. ○ 담이 실하면 성을 잘 내고 용감하지만, 담이 허하면 무서움을 잘 타고 용감하지 못하다. ○ 담이 허하면 잠을 잘 자지 못하고, 담이 실하면 잠을 많이 잔다. 『입문』(「臟腑·臟腑條分·膽」) (신편p.601 /신p.425)

冷不食菜或吐酸水, 痛悶左邊五肋之中. 血瘀生癭, 馬刀兩腋缺盆皆膽之路.

담(膽)에 찬 기운이 들면 나물을 먹지 못하고, 간혹 신물을 토하며, 왼쪽 5번째 늑골 속이 아프고 답답하다. 혈(血)이 뭉치면 영류(癭瘤)가 생기고 마도창(馬刀瘡)이 생기는데, 양쪽 겨드랑이와 결분(缺盆)은 담경(膽經)이 지나가는 통로이기 때문이다.

補以胡黃連草龍膽木通, 瀉必青皮柴胡黃連. 溫以橘半生薑橘皮·半夏·川芎, 凉必黃連竹茹柴胡.

보할 때는 호황련(胡黃連)·초용담(草龍膽)·목통(木通)을 쓰고, 덜어낼 때는 반드시 청피(青皮)·시호(柴胡)·황련(黃連)을 쓴다. 따뜻하게 할 때는 귤피(橘皮)·반하(半夏)·생강(生薑)·천궁(川芎)을 쓰고, 시원하게 할 때는 반드시 황련(黃連)·죽여(竹茹)·시호(柴胡)를 쓴다.

◘ 膽의 用藥法을 정리하면 아래와 같다.

膽	用藥
補	胡黃連·草龍膽·木通
瀉	青皮·柴胡·黃連
溫	橘皮·半夏·生薑·川芎
凉	黃連·竹茹·柴胡

◘ 膽病證 ○ 痛悶左邊, 五肋之中血瘀, 生癭馬刀. 又, 膽候咽門, 故熱壅則生瘡腫痛. 『入門』

담병의 증상[膽病證] ○ 좌측에 통증과 답답한 느낌이 있고, 5번 갈비뼈 부위에 어혈이 맺히고 영(癭)이나 마도(馬刀)가 생긴다. 그리고 담병의 증상은 목구멍에 나타나기 때문에 담에 열이 몰리면 목구멍에 창양(瘡瘍)이 생기고 붓고 아프다. 『입문』(「臟腑·臟腑條分·膽」) (신편p.601 /신p.424)

■ 膽部位 ○ 膽主腋. 兩腋缺盆皆膽之路. 『入門』

담의 부위[膽部位] ○ 담은 겨드랑이를 주관한다. 양쪽 겨드랑이와 결분(缺盆)은 모두 담경(膽經)이 지나는 길이다. 『입문』(「臟腑·臟腑條分·膽」) (신편p.600 /신p.424)

公直果斷自降衷,

공변되고 마음이 곧으며 과단성이 있어서 저절로 중정(中正)의 덕이 내려와 깃들며,

膽生於金, 金主武, 故爲中正之官, 決斷出焉. 人稟剛正果斷, 直而無疑無私者, 膽氣正也.

담(膽)은 금(金)에서 생겨나니, 금(金)은 주로 무관(武)에 해당하니, 중정지관(中正之官)으로서 결단(決斷)이 나타나는 것이다. 사람의 품성이 굳세고 바르며(剛正) 과단성(果斷)이 있고, 직설적이며 의심도 삿된 것도 없으면(直而無疑無私) 담기(膽氣)가 바른(正) 것이다.

■ 膽主決斷 ○ 膽生於金, 金主武, 故爲中正之官, 決斷出焉. 人稟剛正果斷, 直而無疑無私者, 膽之氣正也. 『入門』

담은 결단하는 것을 주관한다[膽主決斷] ○ 담은 금(金)에서 생기고, 금은 굳센 기상을 주관하므로 담은 '중정지관(中正之官)'이 되어 결단(決斷)할 수 있는 능력이 이에서 나온다.(『素問·靈蘭秘典論 08』) 인품이 강직하고 과단성이 있으며, 곧아서 의심이 없고 사심이 없는 것은 담의 기가 온전하기 때문이다. 『입문』(「臟腑·臟腑條分·膽」) (신편p.600 /신p.424)

壯膽安神資藥餌.

담(膽)을 튼튼히 하고 정신을 안정시키려면 약으로 도울 수 있다.

所稟怯者, 參棗丸·朱雀丸亦可資助, 以全膽氣.

품성이 겁약(怯)하면 삼조환(參棗丸)·주작환(朱雀丸)이 도움이 될 것이니 담기(膽氣)를 보전하기 때문이다.

비진황정
脾鎭黃庭,
마수곡이양사장
磨水穀以養四臟.

▶비(脾)는 황정(黃庭)에 눌러앉아 있으며,
수곡(水穀)을 삭이고 갈아(消磨) 나머지 4개의 장(臟)을 기른다.

黃, 脾色. 庭, 中也. 脾居中脘一寸二分, 上去心三寸六分, 下去腎三寸六分. 中間一寸二分, 名曰黃庭. 在天爲太陽, 在地爲太陰, 在人爲中黃祖氣. 脾氣壯, 則能磨消水穀, 以榮養四臟.

'황(黃)'은 비(脾)의 색(色)이고, '정(庭)'은 중앙(中)을 뜻한다. 비(脾)는 중완(中脘) 1치2푼을 차지하고 있는데, 위로는 심(心)에서 3치6푼 떨어져 있고, 아래로는 신(腎)에서 3치6푼 떨어져 있는데, 가운데 1치2푼을 황정(黃庭)이라 하는 것이다. 하늘(天)에는 태양(太陽)이 있고, 땅(地)에는 태음(太陰)이 있으니, 사람(人)에게는 중황(中黃, 中宮)의 조기(祖氣, 太一의 氣運)가 있다. 비기(脾氣)가 튼튼하면(壯) 수곡(水穀)을 삭이고 갈아(消磨) 4장(四臟)을 기른다(營養).

➡ 中黃은 黃中太一之景이니 天心이라고도 하고 祖土라고도 한다.(『中華道敎大辭典』, p.1148)

■ 脾部位 ○ 脾居中脘一寸二分, 上去心三寸六分, 下去腎三寸六分. 中間一寸二分, 名曰黃庭. 在天爲太陽, 在地爲太陰, 在人爲中黃祖氣. 道家以脾爲黃庭, 黃者中央之色, 庭者四方之中也. 脾居一身之中央, 故曰黃庭. 『入門』

비장의 부위[脾部位] ○ 비장은 중완보다는 1치 2푼 위에 있고, 위로는 심장과 3치 6푼 떨어져 있으며, 아래로는 신장과 3치 6푼 떨어져 있다. 그 사이의 1치 2푼을 황정(黃庭)이라고 한다. 곧, 이것이 하늘에서는 태양(太陽)이고, 땅에서는 태음(太陰)이며, 사람에게서는 중황조기(中黃祖氣)가 되는 것이다. 도가(道家)는 비장(脾臟)을 황정(黃庭)이라고 하였는데, 황(黃)은 중앙의 색이고, 정(庭)은 사방의 가운데이다. 이처럼 비장은 일신의 중앙에 자리잡고 있기 때문에 황정이라고 하는 것이다. 『입문』(「臟腑·臟腑條分·脾」) (신편p.572 /신p.406)

◉ 『寶鑑』의 "道家以脾爲黃庭, 黃者中央之色, 庭者四方之中也. 脾居一身之中央, 故曰黃庭."은 『雲笈七籤』, 권11에서 『黃庭內景經』을 解題한 부분에서 일부 인용한 것으로 보인다.

직겸간의
職兼諫議,
각생경이보심군
却生硬以輔心君.

직책으로는 간의대부(諫議大夫)를 겸직하니,
날것과 단단한 음식을 물리쳐서 심(心) 군주(君主)를 보필한다.

脾本倉廩之官, 五味出焉. 飮食人之大欲, 凡生冷堅硬之物, 心所欲食, 而脾不能化則不敢食, 故又名諫議大夫. 誤食者, 留而傷質, 甚於傷氣也.

(『素問·靈蘭秘典論』에 이르길) 비(脾)는 본디 재화를 출납하는 창름지관(倉廩之官)이니 오미(五味)가 나타난다. 음식(飮食)은 사람의 큰 욕심(大欲)이니, 무릇 날것, 찬 것, 단단한 음식들은 마음(心)으로는 먹고 싶더라도 비(脾)가 삭이지(化) 못하기에 감히 먹을 수 없다. 그래서, 간의대부(諫議大夫)라고도 한다. 음식을 잘못 먹어서 속에 머무르면 질(質)을 상하고, 더 심해지면 기(氣)를 상한다.

➡ 『素問·刺法論』에 "脾爲諫議之官, 知周出焉, 可刺脾之源."이라고 하였다. '두루 식견을 갖추는 것'이 脾의 德이며 그로 인해 황제의 顧問이 되는 것이다.

■ 脾傷證 ○ 脾爲諫議大夫, 盖飮食人之大慾, 心所欲食, 而脾不能化則不敢食, 故名爲諫議也. 『入門』

비장이 상한 증상[脾傷證] ○ 비장은 간의대부(諫議大夫)와 같은 역할을 하는 곳인 바, 먹고 마시는 것은 사람의 큰 욕망 중 하나로서 마음속에 먹고 싶은 것이 있다 하더라도 비장이 소화시키지 못하면 감히 먹을 수 없으므로 간의(諫議)라고 이름 붙인 것이다. 『입문』(「臟腑·臟腑條分·脾」) (신편p.574 /신p.407)

중리오기
中理五氣,
운포어체면
運布於體面.

중앙에서 오행(五行)의 기운을 다스리고,
몸통과 얼굴에 그를 운행하여 퍼뜨린다.

脾居於中, 和合四象, 中理五氣, 運布水穀精微, 以潤肌體而面肉滑澤. 脾壯則臀肉肥滿, 脾絶則臀之大肉去矣.

비(脾)는 중앙(中)에 있으면서, 사상(四象)이 화합(化合)하며, 중앙(中)에서 오기(五氣)를 다스린다. 수곡정미(水穀精微)를 운행시켜 분포시키니, 몸의 살(肌體)이 윤택해지고 얼굴살이 반지르르하게 윤이 난다(面肉滑澤). 비(脾)가 튼튼하면(壯) 엉덩이 살(臀肉)이 쪄서 충만하고(肥滿), 비(脾)의 정기(精氣)가 끊어지면(絶) 엉덩이의 큰 살들(臀之大肉)이 없어진다(去).

상응양미
上應兩眉,
영통호구순
榮通乎口脣.

위로는 양미간(兩眉間)에 응하고
영화로움은 입과 입술에 통하여 나타난다.

脾神上通兩眉間, 明堂穴內一

비(脾)의 신(神)은 위로 양미간(兩眉間)에 통하니, 명당혈(明堂穴) 내측 1치이다. 비(脾)

寸. 脾裹血, 主藏榮, 上通於口而知五味, 其華在脣. 黃色·小理者, 脾小, 脾小則臟安難傷於邪. 粗理者, 脾大, 脾大則苦湊䏚而痛不能疾行. 揭脣者, 脾高, 脾高則䏚引季脇而痛. 脣下縱者, 脾下, 脾下則下加於大腸臟苦受邪. 脣堅者, 脾堅, 脾堅則臟安難傷. 脣大而不堅者, 脾脆, 脾脆則善病消癉易傷. 脣上下好者, 脾端正, 脾端正則和利難傷. 脣偏擧者, 脾偏傾, 脾偏傾則善脹善滿也.

는 혈(血)을 싸서 담으니(裹血), 영혈(營血)을 갈무리하는 것을 주관한다(主藏榮). 위로는 입(口)에 통하여서 오미(五味)를 알고, 영화로움(華)은 입술(脣)에 나타난다. (『靈樞·本藏』에 따르면) 누런 색(黃色)이면서 살결이 고우면(小理) 비(脾)가 작으니(小), 비(脾)가 작으면 장(臟)이 안정되어(安) 사기(邪氣)에 상하기는 어렵다. 살결이 성글면(粗理) 비(脾)가 큰(大) 것이니, 비(脾)가 크면 옆구리의 살이 모인 곳이 아파 빨리 걷지 못한다. 입술이 들린 것은(揭脣) 비(脾)가 높이(高) 있는 것이니, 비(脾)가 높이 있으면 옆구리에서 11늑골 끝까지 땅기면서 아프다(䏚引季脇而痛). 입술이 아래로 늘어진 것(脣下縱)은 비(脾)가 아래(下)에 있는 것이니, 비(脾)가 아래에 있으면 대장(大腸)을 더 아래로 처지게 하니 장(臟)이 사기(邪氣)를 받아 힘들다. 입술이 단단하면(脣堅) 비(脾)가 견고한(堅) 것이니, 비(脾)가 견고하면 장(臟)이 안정되어 상하기 어렵다. 입술이 크고 단단하지는 않으면(脣大而不堅) 비(脾)가 무른(脆) 것이니, 비(脾)가 무르면 소갈(消癉)이 잘 생기고 쉽게 상한다. 입술 위아래가 비율이 잘 맞으면(脣上下好) 비(脾)가 똑바른(端正) 것이니, 비(脾)가 똑바르면 기운이 화평하고 잘 통하여 상하기 어렵다. 입술이 한쪽으로 들린 것(脣偏擧)은 비(脾)가 한쪽으로 기울어진 것이니, 비(脾)가 한쪽으로 기울어지면 배가 불러오르고 그득해지는(脹滿) 일이 잦다.

扁似馬蹄,
廣三寸而長有五寸.

납작하고 말발굽(馬蹄)과 비슷하고
너비는 3치이고 길이는 5치이다.

形扁似馬蹄, 又如刀鎌.

모양은 납작하고 말발굽(馬蹄) 같이 생겼으며, 칼(刀)이나 낫(鎌)처럼 생긴 것도 있다.

■ **脾形象** ○ 脾形扁似馬蹄, 又如刀鎌. 『入門』
비장의 형상[**脾形象**] ○ 비장은 넓적하여 말발굽 같기도 하고 낫 같기도 하다. 『입문』(「臟腑·臟腑條分·脾」) (신편p.572 /신p.406)

膜連胃府,
重二斤三兩而散膏半斤.

비계(脾系)는 격막(膈膜)에서 위부(胃腑)까지 이어져 있고,
비(脾)는 무게가 2근3냥이고 퍼져서 고약처럼 보이는 것이 반 근이 된다.

脾之有大絡, 其系自膈下正中, 微著左脇於胃之上, 與胃胞絡相附. 其胃之包在脾之上, 與胃相並, 結絡周回,① 漫脂遍布. 上下有二系, 上者貫膈入肺中, 與肺系相並, 而在肺系之後, 其上卽咽門也. 咽下胃脘也, 胃脘下, 卽胃之上口也, 其處謂之賁門者也. 水穀自此而入胃, 以胃出穀氣, 傳之於肺, 肺在膈上, 因曰賁門. 其門膈膜相貼之間, 亦漫脂相包也. 若胃中水穀腐熟, 則自幽門而傳入於小腸, 故言太倉之下口爲幽門.② ○ 散膏主裹血, 各臟血脈, 皆其所主也.

(『靈樞·經脈』에 따르면) 비(脾)에는 대락(大絡)이 있다. 비계(脾系)는 횡격막 아래 정중앙에서부터 약간 왼쪽 옆구리에 치우쳐 위(胃)의 윗부분에 붙어 있고, 위(胃)의 포락(胞絡)과 서로 붙어 있다. 위(胃)의 포(包)는 비(脾)의 윗부분에 있으며 위(胃)와 서로 아우르는데(相並), 그에 매여진 낙맥(結絡)이 주위를 돌고, 질펀한 기름(漫脂)이 두루 퍼져 있다. 위아래에 2개의 비계(脾系)가 있는데, 위로 가는 것은 횡격막을 관통하여 폐 속(肺中)으로 들어가 폐계(肺系)와 같이 병합된다(相並). 그리고 폐계(肺系)의 뒤쪽으로 올라가는 것이 목구멍(咽門)이다. 목구멍(咽) 아래는 위완(胃脘)이고, 위완(胃脘)의 아래는 곧 위(胃)의 윗구멍(上口)이며, 그 위치를 분문(賁門)이라 부른다. 수곡(水穀)은 이로부터 위(胃)로 들어가는데, 위(胃)에서 곡기(穀氣)가 나와 폐(肺)로 전해지되 폐(肺)가 횡격막의 위에 있으므로 분문(賁門)이라 부른다. 분문은 횡격막(膈膜)과 서로 맞닿는 부분에 있으며, 역시 질펀한 기름(漫脂)이 서로 싸고 있다. 만약 위(胃) 속의 수곡(水穀)이 부숙(腐熟)되면 유문(幽門)을 통해 소장(小腸)으로 이동하여 들어간다. 그래서, (『難經·44難』에서) "태창(太倉)의 아랫구멍(下口)을 유문(幽門)이라 한다."고 말한다. ○ (『難經本義·42難』에서) 퍼져서 고약처럼 보이는 것(散膏)은 혈(血)을 싸서 안는(裹) 것을 주관한다. 각각의 오장(五臟)의 혈맥(血脈)도 모두 그것이 주관하는 바가 된다.

➡ 내용을 보면 **脾系**라고 하면서 원래의 **脾系**와 **咽門**에서 **胃脘**까지의 식도를 하나 더 추가하였다.

➡ 아래의 그림은 『**華陀內照圖**』에 나온다.

---

① "其系自膈下正中, 微著左脇於胃之上, 與胃胞絡相附. 其胃之包在脾之上, 與胃相並, 結絡周回." : 肺系에 실린 脾系 설명이 더 『華陀內照圖』와 비슷하니 참고하기 바란다.

② "脾之有大絡……下口爲幽門." : 『圖書編』, 권68, 脾胃包絡의 내용과 완전히 똑같다. 『圖書編』에는 앞에 내용이 더 있다.

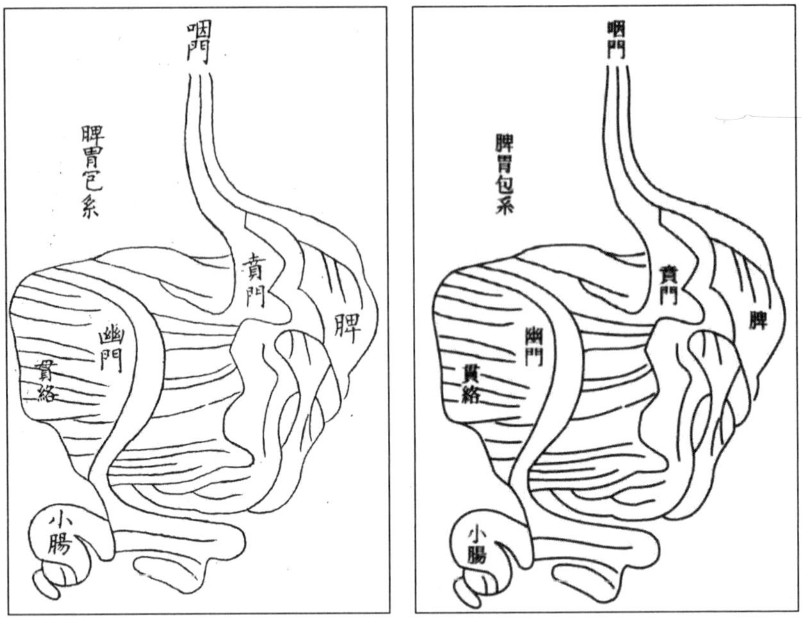

■ **胸膈部位** ○ 咽之下, 胃脘也. 貫膈與肺系相並, 在肺系之後. 其上卽咽門也. 胃脘之下, 卽胃之上口也, 謂之賁門. 其膈膜相貼之間, 亦漫脂相包也. 『入門』

흉격의 부위[**胸膈部位**] ○ 목구멍 아래는 위완(胃脘)이다. 위완은 격막을 뚫고 폐계(肺系)와 나란히 위치해 있는데, 폐계의 뒤에 있다. 그 위는 곧 인문(咽門)이다. 위완의 아래는 위(胃)의 상구(上口)인데, 이것을 분문(賁門)이라 한다. 그것이 격막과 서로 붙은 사이에는 또 넓은 기름덩이가 서로 둘러싸고 있다. 『입문』(「臟腑·臟腑條分·脾」) (신편p.1193 /신p.735)

氣痛膨脹水腫,
久則右臍有痞.

비(脾)의 기운이 통하지 않으면 아프고 배가 팽팽하게 부르며 수종(水腫)이 생기고, 오래되면 배꼽 오른쪽에 덩어리(痞氣)가 생긴다.

氣滯則心腹疞痛, 膨脹水腫. 痞者, 痞塞不通. 脾之積名痞氣, 在胃脘, 大如覆杯. 以冬壬癸日得之, 何以言之. 肝病傳脾, 脾當傳腎, 腎以冬適旺, 旺者不受邪. 脾復欲還肝, 肝不肯受, 故留結爲積. 久則四肢不收, 發爲黃疸, 或爲消中, 飮食不爲肌膚.

기운이 체하면(氣滯) 명치가 갑자기 아프고(心腹疞痛), 배가 팽팽하게 불러오르고(膨脹) 수종(水腫)이 생긴다. '비(痞)'는 막혀서 통하지 않는다는(痞塞不通) 뜻이다. (『難經·56難』에 따르면) 비(脾)에 생긴 덩어리(積)는 비기(痞氣)라 한다. 위완(胃脘)에 위치하며, 술잔을 엎어놓은 것과 같고(大如覆杯), 겨울(冬)이나 임(壬)·계(癸)일에 생긴다. 어떻게 말할 수 있는가? 간병(肝病)이 비(脾)에 전해지면 비(脾)도 응당 신(腎)으로 전하려 하는데, 신(腎)이 겨울(冬)이라 왕성한(旺) 때이면 왕성하기에 사기(邪氣)를 받으려 하지 않는다. 비(脾)가 다시 간(肝)에 돌려주려 하여도 간(肝)이 받으려 하지 않으니 머물러 뭉쳐 덩어리가 되는 것이다. 오래되면 팔다리를 가누지 못하고(四肢不收), 황달(黃疸)이 생기며, 간혹 소중(消中)이 되어 음식을 먹어도 살(肌膚)이 오르지 않는다.

風羈癱瘓肉蠕,
輕則四體不勤.

풍사(風邪)가 들면 반신불수(癱瘓)나 살이 후들거리는 것이 생기고, 가벼우면 팔다리가 부지런히 움직이지 않는다.

輕則怠惰, 重則癱瘓, 皆脾精不行, 陰道不利, 筋骨肌肉無氣以生, 故不用焉. 肉屬脾, 脾受風濕, 則衛氣不榮而肌肉蠕動, 或痿痹不仁, 謂之肉痿. 經曰, 肉痿者, 得之濕地也. 又曰, 脾熱者, 色黃而蠕動也.

경증이면 몸이 나른하고(怠惰), 중증이면 반신불수(癱瘓)가 되니, 다 비정(脾精)이 돌지 않아서 음도(陰道)가 잘 통하지 않으니, 근골(筋骨)과 기육(肌肉)이 살아갈 기운(氣)이 없으므로 팔다리를 쓰지 못하는 것이다. 육(肉)은 비(脾)에 배속되니, 비(脾)가 풍습(風濕)의 사기를 받으면 위기(衛氣)가 오가지 못하여(不榮) 기육(肌肉)이 후들거리고(蠕動), 간혹 힘이 없거나 저리고 마비가 오는데(痿痹不仁), 이를 육위(肉痿)라 한다. 『소문(素問)·위론(痿論)』에서는 "육위(肉痿)는 습한 곳에서 얻게 된다."고 하고, 또한 "비(脾)에 열(熱)이 있으면 얼굴이 누렇게 되고(色黃) 살이 후들거린다(蠕動)."라고 하였다.

肥甘熱泛,
口瘡舌强,
中消發疸.

고기와 단 것을 먹으면 비(脾)에 열이 넘치니,
입이 헐고 혀가 경직되며,
중소(中消)와 황달이 생긴다.

脣燥口瘡, 舌根强痛, 此肥甘之發也. 食肥則腠理密而陽氣不得外泄, 故肥令人內熱. 甘者, 性氣和緩而發散逆, 故甘令人中滿. 然內熱則陽氣炎上, 炎上則欲飮而嗌乾. 中滿則陽氣有餘, 有餘則脾氣上溢, 故其氣上溢轉爲消渴. 蓋脾熱則胃液滲泄, 故乾而渴. 疸者, 濕熱甚也.

입술이 마르고 입속이 헐며(脣燥口瘡), 혀뿌리가 경직되고 아프면(舌根强痛) 고기와 단 음식(肥甘)을 먹어 생긴 것이다. 고기를 먹으면 주리(腠理)가 치밀해져서 양기(陽氣)가 바깥으로 새어나가지 않으니, (『素問·奇病論』에 이르길) 고기를 먹으면 몸속이 뜨거워진다. 단맛의 음식은 성질과 기운이 부드러우나(和緩) 거슬러서 발산(發散)하므로, (『素問·奇病論』에 이르길) 단 것을 먹으면 속이 그득해진다. 속에 뜨거워지면(內熱) 양기(陽氣)가 타오르고(炎上), 타오르면 물을 마시고 싶어하고 목구멍이 마른다(欲飮而嗌乾). 속이 그득해지면(中滿) 양기(陽氣)가 여유가 생기고, (『素問·奇病論』에 이르길) 여유가 생기면 비기(脾氣)가 위로 넘치니(上溢), 기운이 위로 넘치면 소갈(消渴)로 변한다. 대개 비(脾)에 열이 있으면 위(胃)의 진액이 스며 나가니(滲泄), 입이 마르고 갈증이 나는 것이다. 황달(疸)은 습열(濕熱)이 심한 것이다.

酒色虛羸,
節緩腸澼,
吐瀉轉筋.

주색(酒色)에 빠지거나 허약하여 여윈 경우에는
관절이 늘어지고 설사를 하며,
토하고 설사하여 힘줄이 뒤틀린다.

凡脾虛則夢飮食, 虛則夢取, 實則夢與, 得其時, 則夢築垣蓋屋. 酒入於胃, 則絡脈滿而經脈虛, 經脈陰氣虛, 則陽氣入而胃不和. 前陰乃太陰陽明之所合, 胃旣不和, 則精氣竭而四肢不榮矣. 醉飽入房, 則氣聚脾中不得散, 酒氣與穀氣相薄, 熱盛於中, 故遍於身, 內熱而溺赤也. 羸瘦者, 能食不生肌膚, 乃大腸移熱於胃, 亦名食㑊[㑊]①. 節緩者, 脾之大絡名曰大包, 出淵腋下三寸, 布胸脇, 實則身體盡痛, 虛則百節盡皆縱緩. 此脈若羅絡之血者, 皆取之脾之大絡脈也. 凡此十五絡者, 實則必見, 虛則必下, 視之不見, 求之上下, 人經不同, 絡脈異所別也. 腸澼者, 腎虛精氣內消, 下焦無主以守持, 乃移熱於脾, 脾虛不能制水而受病, 久爲虛損, 腸澼除而氣不禁止者死. 吐瀉轉筋者, 飮食傷風, 木乘上[土]②也.

(『素問·脈要精微論』에 따르면) 무릇 비(脾)가 허(虛)하면 음식(飮食)을 꿈꾸는데, 허(虛)하면 가지는(取) 꿈을 꾸고, 실(實)하면 주는(與) 꿈을 꾼다. (『素問·方盛衰論』에 따르면) 왕성해지는 때에는 담을 쌓고 지붕을 이는(築垣蓋屋) 꿈을 꾼다. (『素問·厥論』에 따르면) 술이 위(胃)에 들어가면 낙맥(絡脈)이 충만해지고(滿) 경맥(經脈)은 비게(虛) 되며, 경맥(經脈)의 음기(陰氣)가 허(虛)해지면 양기(陽氣)가 들어오니(入) 위(胃)가 화평치 못하게 된다(不和). 생식기(前陰)는 태음(太陰)·양명(陽明)이 만나는 곳이다. 위(胃)가 화평치 못하면 정기(精氣)가 고갈되니 팔다리에 힘이 없다(四肢不榮). 취하거나 배부르게 먹고서 성생활을 하면 기(氣)가 비(脾)에 모여서 퍼지지 않으므로, 술기운(酒氣)과 곡기(穀氣)가 서로 부딪혀서 열(熱)이 중초(中焦)에 치성해지니, 온몸에 열이 나고 속에도 열이 나서 소변이 붉어지는 것이다. 여위는 것(羸瘦)은 음식은 먹으나 살(肌膚)이 오르지 않는 것으로, (『素問·氣厥論』에 따르면) 대장(大腸)에서 위(胃)로 열이 전해지면 식역(食㑊)이라고 한다. 관절이 느슨해지는데(節緩), (『靈樞·經脈』에 따르면) 비(脾)의 대락(大絡)을 대포(大包)라 하고, 연액(淵腋) 밑 3치에서 나와 흉협부(胸脇)에 분포하며, 실증(實證)이면 온몸이 다 아프고(身體盡痛), 허증(虛證)이면 뼈마디가 다 늘어지기(百節盡皆縱緩) 때문이다. 이 맥(脈)에서는 그물처럼 피가 운행되다가(羅絡之血), 모두 비(脾)의 대락맥(大絡脈)에서 모인다. 무릇 이 십오락(十五絡)은 실(實)하면 반드시 드러나고 허(虛)하면 반드시 내려앉으며, 보려 해도 보이지 않을 수 있으니(視之不見), 찾으려면 위아래로 훑어야 한다(求之上下). 사람의 경맥(經)은 각기 다르게 분포되어 있으니, 낙맥(絡脈)도 구별되는 바가 다르다. 설사(腸澼)는 신허(腎虛)로 인해 정기(精氣)가 안에서 사그라들면(內消) 하초(下焦)가 기운을 제자리에 유지할(守持) 능력이 없기에 (『素問·氣厥論』에 따르면) 비(脾)에 열(熱)을 전해준 것이다. 비(脾)가 허(虛)하여 물을 다스리지(制水) 못하므로 병을 전해 받으며, 오래되면 허손(虛損)이 되고, 설사(腸澼)가 없어져도 기(氣)가 새는 것을 막지 못하면 죽게 된다. 토하고 설사하며 힘줄이 뒤틀리는 것(吐瀉轉筋)은 음식(飮食)이나 풍(風)에 상한 것이니, 목(木)이 토(土)를 올라탄(乘) 것이다.

血瘕癥而臥立皆倦,

비(脾)에 혈(血)이 응체되면 징가(癥瘕)가 생기고 눕거나 일어서는 것이 다 힘겨우며,

---

① 㑊 : 『素問·氣厥論』에 의거하여 고쳤다.
② 土 : 初刊本의 補刻本에 의거하여 고쳤다.

血瘀則爲瘕癥，令人强立，嗜臥或不臥.

혈(血)이 잘 흐르지 않으면(瘀) 징가(癥瘕)가 되고, 억지로 일어설 수 있으며 자꾸 드러눕거나(嗜臥) 간혹 누워 있기 힘들기도(不臥) 한다.

手足冷而痰飮宜分.

손발이 싸늘하면 담음(痰飮)을 분리시켜야 한다.

凡脾胃病手足冷而不渴者，乃冷痰壅滯，宜溫散分消.

무릇 비위(脾胃)에 병이 들면 손발이 차갑고(手足冷) 갈증은 나지 않으니(不渴), 냉담(冷痰)이 막혀 잘 흐르지 않는 것이므로, 따뜻한 약으로 풀어주고(溫散) 담음을 분리하여 삭인다(分消).

補以參芪苓朮，

비(脾)를 보할 때는 인삼(人參)·황기(黃芪)·복령(茯苓)·백출(白朮)을 쓰고,

茯苓·白朮·甘草·蒼朮·陳皮·半夏·蓮肉·芡實·山査·扁豆·麥芽·滑石·山藥·白芍·乾薑·大腹皮·升麻·柴胡·枳殼·人參·黃芪.

복령(茯苓)·백출(白朮)·감초(甘草)·창출(蒼朮)·진피(陳皮)·반하(半夏)·연육(蓮肉)·검실(芡實)·산사(山査)·편두(扁豆)·맥아(麥芽)·활석(滑石)·산약(山藥)·백작(白芍)·건강(乾薑)·대복피(大腹皮)·승마(升麻)·시호(柴胡)·지각(枳殼)·인삼(人參)·황기(黃芪)를 쓴다.

瀉必巴稜枳殼.

비(脾)를 덜어낼 때는 반드시 파두(巴豆)·삼릉(三稜)·지각(枳殼)을 쓴다.

巴豆·三稜·赤芍·葶藶·桑白皮·靑皮·鱉甲.

파두(巴豆)·삼릉(三稜)·적작(赤芍)·정력(葶藶)·상백피(桑白皮)·청피(靑皮)·별갑(鱉甲)을 쓴다.

凉以梔連滑石，

비(脾)를 시원하게 할 때는 치자(梔子)·황련(黃連)·활석(滑石)을 쓰고,

山梔·黃連·羚羊角·甘草·白芍·連翹·升麻·澤瀉·萎蕤·仙靈脾.

산치(山梔)·황련(黃連)·영양각(羚羊角)·감초(甘草)·백작(白芍)·연교(連翹)·승마(升麻)·택사(澤瀉)·위유(萎蕤)·선령비(仙靈脾)를 쓴다.

溫必香附砂仁.

비(脾)를 따뜻하게 할 때는 반드시 향부자(香附子)·사인(砂仁)을 쓴다.

乾薑·生薑·木香·肉桂·肉豆蔲·川芎·益智仁·吳茰·丁香·藿香·胡椒·附子·良薑·紅豆蔲.

건강(乾薑)·생강(生薑)·목향(木香)·육계(肉桂)·육두구(肉豆蔲)·천궁(川芎)·익지인(益智仁)·오수유(吳茱萸)·정향(丁香)·곽향(藿香)·호초(胡椒)·부자(附子)·양강(良薑)·홍두구(紅豆蔲)를 쓴다.

■ 脾病 用藥法은 다음과 같이 정리된다.

脾	用藥
補	茯苓·白朮·甘草·蒼朮·陳皮·半夏·蓮肉·芡實·山査·扁豆·麥芽·滑石·山藥·白芍·乾薑·大腹皮·升麻·柴胡·枳殼·人參·黃芪
瀉	巴豆·三稜·枳殼·赤芍·葶藶·桑白皮·靑皮·鱉甲
溫	香附子·砂仁·乾薑·生薑·木香·肉桂·肉豆蔲·川芎·益智仁·吳茰·丁香·藿香·胡椒·附子·良薑·紅豆蔲
凉	山梔·黃連·滑石·羚羊角·甘草·白芍·連翹·升麻·澤瀉·萎蕤·仙靈脾.

豆栗藿豕宜於病，

대두콩·밤·콩·돼지고기는 비병(脾病)에 적당하고,

大豆·豕肉·栗·藿皆鹹，脾病宜食.

(『素問·藏氣法時論』에 따르면) 대두(大豆)·돼지고기(豕肉)·밤(栗)·콩(藿)은 다 짠맛이니, 비(脾)가 병들면 먹어야 할 것이다.

■ 『素問·藏氣法時論』에는 肝病에 甘緩, 心病에 酸收, 肺病에 苦堅, 脾病에 鹹軟, 腎病에 辛散으로 배열하였고, 『靈樞·五味』에는 "黃色宜甘, 靑色宜酸, 黑色宜鹹, 赤色宜苦, 白色宜辛."과 더불어 『素問·藏氣法時論』의 내용이 다시 실려 있다. 두 가지는 배열만 다를 뿐 내용은 같고, "脾色黃, 宜食鹹"은 '鹹軟' 때문에 배속하였다고 보기에는 그다지 논리적인 내용이 아니라서 주석가들의 억측이 분분하다. 역자가 보기에는 腎病에 써야 할 食餌임에 틀림없다. 脾病에 써야 할 약이나 음식은 '脾主升淸', '脾主消磨', '黃色宜甘' 등의 이치에 맞게 써야 할 것이다.

飮食歌樂養其眞.

음식을 조절하고 노래와 음악으로 비(脾)의 진원(眞元)을 길러준다.

凡脾病皆因飮食勞倦致虛，而

무릇 비병(脾病)은 모두 음식(飮食)에 상하거나 피로(勞倦)로 인해 허(虛)해진 다음에

後邪得以入之. 然飮食一日不可無者, 但宜調節, 或歌樂鼓動脾氣, 以養眞元.

사기(邪氣)가 든 것이다. 음식(飮食)은 하루도 안먹어서는 안되는 것이나, 조절(調節)이 필요하다. 간혹 노래나 음악(歌樂)으로 비기(脾氣)를 진작(鼓動)시켜주면 진원(眞元)을 길러줄 수 있다.

胃號太倉, 俗呼爲肚.

▶(『靈樞·脹論』에 의하면) **위(胃)는 태창(太倉)이라 하며, 사람들은 두(肚)라고 부른다.**

無所不容, 若倉庫然.

들이지 못하는 것이 없어서, 창고(倉庫)와 같은 역할을 한다.

上透咽門食管, **而受其所呑, 曲接小腸, 而傳其所腐. 容三斗五升, 而留亦如之,**

위로는 목구멍(咽門) 식도(食管) **을 통해서 삼킨 것을 받고, 꺾이면서 소장(小腸)에 이어져 있어 썩힌(腐熟) 것을 전해준다. 용량은 3말5되이고 머물러 있는 것도 그와 같으며,**

橫屈受水穀三斗五升, 其中常留穀二斗, 水一斗五升. 平人日再至圊, 一行二升半, 日中五升, 七日五七三斗五升而水穀盡矣. 故平人不飮食七日而死者, 水穀津液俱盡也.

(『靈樞·平人絶穀』에 따르면) 옆으로 굽어 있으며(橫屈) 수곡(水穀) 3말5되를 받아들이는데, 장위(腸胃) 중에는 늘 음식 2말, 물 1말5되가 있게 된다. (『難經本義·43難』에 따르면) 보통 사람(平人)은 하루에 2번 대변을 보는데, 한 번 가면 2되 반을 보니 하루에 5되를 보는 셈이다. 7일이면 5×7=3말5되가 되어 수곡(水穀)이 다 없어지게 되니, 보통 사람은 음식을 먹지 않고 7일이 되면 죽는다고 한 것은 수곡(水穀)과 진액(津液)이 다 없어지기 때문이다.

➡ **水穀** 3말5되의 비율이 곡식 2말에 물 1말5되, 즉 4:3의 비율이라는 뜻이지, 위장에 음식이 늘 그렇게 담겨 있다는 말이 아니다. 원래 '**腸胃中**'이라는 말이 있는데, 여기서는 '**胃中**'이라 해버려 이해가 안되는 것이다. 이 시대의 1말은 1.94리터로서 거의 2리터이다. 『**難經本義**』의 내용은 『**靈樞·平人絶穀**』에 언급되어 있는 내용이다.

■ **胃形象** ○ 胃號太倉, 俗呼爲肚, 受水穀三斗五升. 平人日再圊, 一行二升半, 一日五升. 七日則三斗五升, 而水穀盡矣. 故平人不飮食, 七日而死者, 胃中水穀津液俱盡也. 『入門』

위의 형상[**胃形象**] ○ 위를 '큰 창고[太倉]'라고도 하고, 민간에서는 밥통[肚]이라고 하는데, 음식물은 3말 5되를 받아들인다. 보통 사람은 하루 두 번씩 대변을 보는데, 한 번에 2되 반씩 하루 5되를 내보낸다. 그러므로 7일이면 3말 5되를 내보내게 되어 음식물이 다 없어진다. 따라서 보통 사람이 음식물을 7일 동안 먹지 않으면 죽는다는 것은 위 속의 음식물과 진액이 다 없어지기 때문이다. 『입문』(「臟腑·臟腑條分·胃」) (신편p.604 /신p.427)

長二尺六寸, 而大一尺五寸.

(『難經·42難』에 따르면) **길이는 2척6치, 위장에서 커다랗게 생긴 부위는 1척5치이다.**

徑五寸, 重二斤(十四)[二]①兩.

(『靈樞·平人絶穀』에 따르면) 너비(徑)가 5치이다. 무게는 2근2냥이다.

形驗於膕[䐃]②, 而厚薄不同.

위(胃)의 상태는 살덩어리(䐃)에서 알 수 있는데, 두껍고 얇은 바의 차이가 있다.

膕[䐃]者, 肉之標, 卽肚皮也. 脾應肉, 肉膕[䐃]堅大者, 胃厚. 肉膕[䐃]麽者, 胃薄. 肉膕[䐃]小而麽者, 胃不堅. 肉膕[䐃]不稱身者, 胃下. 胃下者, 下管約不利也. 肉膕[䐃]不堅者, 胃緩. 肉膕[䐃]無小裏累者, 胃急. 膕[䐃]肉多少裏累者, 胃結. 胃結者, 上管約不利也.

(王冰注에 따르면) 살덩어리(䐃)는 살(肉)이 표지(標)로 드러난 것이다. 즉 위(肚)의 거죽(皮)인 것이다. (『靈樞·本藏』에 따르면) 비(脾)는 살(肉)과 응한다. 살덩어리(肉䐃)가 단단하고 크면(堅大) 위(胃)가 두껍고(厚), 살덩어리가 가늘면(麽) 위(胃)가 얇다(薄). 살덩어리가 작고 가늘면(小而麽) 위(胃)가 견고하지 않다(不堅). 살덩어리가 체격에 적합하지 않으면(不稱身) 위(胃)가 아래에 있는(下) 것이니, 위(胃)가 아래에 있으면 하관(下管)이 오그라들어(約) 잘 통하지 않게(不利) 된다. 살덩어리가 견고하지 않으면(不堅) 위(胃)가 늘어진 것이고, 살덩어리가 속에서 늘어난 것이 전혀 없으면(無小裏累) 위(胃)가 땅기는(急) 것이며, 살덩어리가 속에서 좀 늘어난 것이면(多少裏累) 위(胃)가 뭉친(結) 것이다. 위(胃)가 뭉쳤다는 말은 상관(上管)이 오그라들어(約) 잘 통하지 않는다는(不利) 뜻이다.

---

① 二 : 『難經·42難』에 胃는 2근2냥이고, 2근14냥은 小腸의 무게이기에 잘못 인용한 것이라 보고 고쳤다.

② 䐃 : 『素問·玉機眞藏論』에 해당하는 王冰注에 '䐃'이라 되어 있기에 고쳤다. 나머지도 內局本의 誤記로 보고 다 고쳤다. 初刊本의 補刻本에서도 '䐃'으로 되어 있다.

▶ 『靈樞·師傳』에 따르면, "위(胃)는 바다로서, 뼈가 옆으로 넓고 큰 목을 가졌으며 가슴이 넓으면 오곡을 용납한다(胃爲之海, 廣骸大頸張胸, 五穀乃容)"고 하였으니, 이것이 胃의 外候를 보는 방법의 하나이다. 목이 굵은 사람은 음식을 많이 먹는다.

氣通於口,
而脈息是主.

위(胃)의 기운(氣)은 입(口)에 통하고,
맥(脈)이 뛰는(息) 것도 위기(胃氣)를 위주로 본다.

五味入口, 藏於胃, 以養五臟氣, 氣口亦太陰. 是以五臟六腑之氣味皆出於胃, 變見於氣口. 氣口在手魚際之後, 所候脈動者, 是手太陰脈氣所行, 故言氣口亦太陰也.

(『素問·五藏別論』에 따르면) 오미(五味)가 입(口)으로 들어가면 위(胃)에 담겨졌다가 오장(五臟)의 기운(氣)를 기르는(養) 데에 쓰이니, 기구(氣口)도 태음(太陰)에 속한다. 그러므로, 오장육부(五臟六腑)의 기미(氣味)는 다 위(胃)에서 나오고, 그 변화상(變)은 기구(氣口)에 드러난다. 기구(氣口)는 손의 어제(魚際)의 뒤쪽(後)에 있으며, 맥(脈)이 뛰는(動) 것을 살피는 바는 수태음(手太陰)의 맥기(脈氣)의 행(行)함에 드러난다. 그래서, 기구(氣口)도 태음(太陰)에 속한다고 하는 것이다.

淸升濁降,
六腑大源.
食化飮消,
五臟安堵.

맑은 기운(淸氣)은 올라가고 탁한 기운(濁氣)은 내려가니
육부(六腑)의 큰 근원이 된다.
먹은 것은 녹고(化) 마신 것은 삭으니(消)
오장(五臟)이 편안해진다.

胃中淸氣升則濁氣降, 飮食消化則百病不生, 五臟調和, 安然如堵, 是胃主陽氣發生, 而爲六腑之源也. 噫! 至濁之中, 而有至淸者存焉.

위(胃) 속의 청기(淸氣)가 올라가면(升) 탁기(濁氣)는 내려가며(降), 음식(飮食)이 소화(消化)되면 백병(百病)이 생기지 않고, 오장(五臟)이 조화(調和)되어 편안하여 집에서 쉬는(堵) 듯하다. 이는 위(胃)가 양기(陽氣)의 발생(發生)을 주관하는 바가 있어, 육부(六腑)의 근원(源)이 되기 때문이다. 아아! 지극히 탁한(至濁) 속에서도 지극히 맑은(至淸) 것이 있도다.

▶ 脾主升淸, 胃主降濁은 『內經』·『難經』에서 딱히 나오는 것은 아니고, 脾의 '化' 작용을 거쳐 흡수된 것을 淸氣, 아직 흡수되지 않은 것을 濁氣라 하며, 小腸에서도 泌別淸濁하는 것이 있다. 淸氣가 흡수되지 않으면 淸濁不分이라 하여 霍亂이 생긴다.

▶ 脾胃는 升降을 주관한다는 말은 좀 후대에 등장하는 학설로서, '黃庭'을 脾로 해석하여 心腎交濟를 담당하는 것으로 본 것이다. 淸濁의 문제를 섞어서 말하는 것은 아니다. 역자가 보기에, 升降을 다루는 것은 기본적으로 命門이 담당하는 것인데, 黃庭도 命門 개념의 일부로 생각된다. 脾胃로써 升降을 논하는 것은 李東垣의 주된 학설이기는 하나, 命門脈 중에서 어느 곳을 통하게 하느냐가 중요한 것이지 脾胃가 실제로 眞氣를 升降시키는 것은 아니라고 본다. 水升火降이 더 근본적인 관건이기 때문이다. 李東垣의 脾胃學說은 점차 溫補學派의 命門學說로 이어지는 것이 그 증거라 여겨진다. 溫補學派에 가서는 薛己를 필두로 하여 이동원의 補中益氣湯과 六味丸·八味丸을 같이 투여하는 궁여지책까지 나오게 된다.

風中口喎喉痺,
頸汗膈塞腹大,
或時目黃目泣.

위(胃)에 풍(風)이 들면 입이 비뚤어지고(口喎), 목이 부어 막히며(喉痺),
목 앞쪽에서 땀이 나며 횡격막이 막힌 듯 답답하고 배가 불러오르며,
간혹 때로는 눈이 누렇게 되거나 눈물이 나기도 한다.

胃脈起於鼻, 交頞中, 循鼻外, 入齒縫, 還出挾口環脣, 下交承漿, 循頤後下廉, 至人迎, 循咽, 入缺盆, 下乳膈, 循腹裏, 至氣衝而合, 故病如是. 內經曰, 胃風之狀, 頸多汗, 惡風, 飮食不下, 鬲塞不通, 腹善滿, 失食[衣]①則䐜脹, 食寒則泄, 形瘦而腹大是也. 目黃者, 人

(『靈樞·經脈』에 따르면) 위맥(胃脈)은 코에서 시작하고 콧마루(頞) 중앙에서 좌우가 교차하며, 코의 바깥쪽(鼻外)을 따라 내려가 잇몸(齒縫)으로 들어가고, 다시 입가로 나와(還出挾口) 입술 주위를 돌고(環脣), 그 밑의 승장(承漿)에서 좌우가 교차하며, 턱 뒤쪽의 아랫모서리를 따라가서(循頤後下廉), 인영(人迎)에 이르고, 목구멍을 따라(循咽) 결분(缺盆)으로 들어가며, 유방과 횡격막을 지나 내려가고(下乳膈), 배 안쪽을 따라(循腹裏), 기충(氣衝)에 이르러 합쳐지니, 병이 이와 같은 것이다. 『소문(素問)·풍론(風論)』에 이르기를, 위풍(胃風)의 증상은 목 앞쪽에서 땀이 많이 나고(頸多汗) 찬 기운을 타며(惡

① 衣 : 『素問·風論』에 의거하여 고쳤다.

肥, 風氣不得外泄, 則熱中而上蒸於目變黃色. 目泣者, 人瘦, 腠理開, 風得外泄, 則寒中而目淚自出.

風), 음식이 내려가지 않고 횡격막에서 막혀 통하지 않으며(飮食不下, 鬲塞不通), 배가 자주 그득해지고(腹善滿), 옷을 벗고 있으면 배가 불러 보이며(失衣則䐜脹), 차가운 것을 먹으면 설사하고(食寒則泄), 몸이 말라 배가 불러 보이는 것(形瘦而腹大)에 해당한다. 눈이 누렇게 되는 것(目黃)은 사람이 살이 쪄서 풍기(風氣)가 밖으로 배출되지 않으므로 열이 속에 쌓여서 위로 올라가니 눈이 누런 색이 되는 것이다. 눈에서 눈물이 나는 것(目泣)은 사람이 여위어서 주리(腠理)가 열려 있으니 풍(風)이 밖으로 배출되어 속이 차져서 눈에서 눈물이 저절로 나오는 것이다.

기 역 천 급 불 와
氣逆喘急不臥,
식 창 방 민 구 얼
食脹妨悶嘔噦,
혹 시 통 심 통 유
或時痛心痛乳.

위(胃)의 기운이 거슬러 오르면, 숨을 급히 헐떡거리게 되어 잠을 이룰 수 없으며,
음식을 먹으면 배가 불러오르고 불편하며 구역질과 딸꾹질을 하게 되고,
간혹 때로 명치가 아프거나 유방이 아프게 된다.

上喘者, 陰氣下而復上, 上則邪客臟腑爲水而喘. 又曰, 陽明盛則喘而惋, 惋則惡人. 不臥而息有音者, 陽明氣不得從其道, 故胃不和而臥不安, 且息有音也. 脹滿妨悶者, 腹屬脾絡胃, 故病則妨悶, 喫食則脹滿. 如十一月屬子, 萬物氣皆藏於中也, 得後與氣則快然如衰者, 陰氣衰而陽氣將出也. 嘔者, 陽明病氣, 至則善嘔, 嘔已乃衰, 挾寒則嘔腥水, 挾風則嘔甜水, 挾濕則嘔酸水也. 噦者, 其人舊有寒氣, 因穀氣入胃, 上注於肺, 寒氣與新穀氣相攻相并, 復出於胃而爲乾噦也. 心痛者, 氣鬱胃脘當心而痛也. 乳痛者, 陽明主乳房也.

상기되며 숨을 헐떡이는 것(上喘)은 (『素問·脈解』에 따르면) 음기(陰氣)가 아래에 있다가 다시 올라가는 것(下而復上)이니, 음기가 올라가면 사기(邪)가 장부(臟腑)에 들면서 부으면서 헐떡거리게 된다(爲水而喘). 또한 (『素問·陽明脈解』에 따르면) "양명(陽明)이 그득해지면(盛) 숨을 헐떡이고 한탄하는데(喘而惋), 한탄을 하니 사람을 싫어한다(惋則惡人)."라고 하였다. 눕지 못하고 숨소리가 들리는 것(不臥而息有音)은 (『素問·逆調論』에 따르면) 양명(陽明)의 기(氣)가 원래의 경로대로 흐르지 않아서 위(胃)가 화평치 않고 누워도 편안치 않으며 또한 숨소리가 들리는 것이다. 배가 불러오르고 그득하여 불편한 것(脹滿妨悶)은 배(腹)에서 비(脾)에 엮어지고 위(胃)에 이어지니, 양명(陽明)에 병이 들면 불편하고(妨悶), 음식을 먹으면 배가 불러오르고 그득한(脹滿) 것이다. 마치 (『素問·脈解』에 따르면) 11월은 자(子)에 배속되니, 만물(萬物)의 기운(氣)이 다 속으로 갈무리되는 것과 같다. 대변을 보고 방귀를 뀌고서 시원하게 가라앉는 것(得後與氣則快然如衰)은 음기(陰氣)가 쇠(衰)하여 양기(陽氣)가 장차 나오려는 것이다. 구역질(嘔)은 (『素問·刺瘧』에 따르면) 양명(陽明)의 병기운(病氣)이 이르면 자주 구역질(善嘔)이 나고 구역질이 그치면 가라앉는다(嘔已乃衰). 한(寒)이 겹치면 비린 물을 토하고(嘔腥水), 풍(風)이 겹치면 단물을 토하며(嘔甜水), 습(濕)이 겹치면 신물을 토한다(嘔酸水). 딸꾹질(噦)은 (『靈樞·口問』에 따르면) 사람이 원래 찬 기운(寒氣)이 있다가 곡기(穀氣)가 위(胃)로 들어와 폐(肺)로 올라가야 하는데, 한기(寒氣)와 새로운 곡기(穀氣)가 서로 공격하고 서로 어우러지면서 다시 위(胃)로 나오니 헛구역질(乾噦)이 나는 것이다. 명치가 아픈 것(心痛)은 기운이 울체되어(氣鬱) 위완(胃脘)의 명치 부위가 아픈 것(當心而痛)이다. 유방이 아픈 것(乳痛)은 양명(陽明)이 유방(乳房)을 주관하기 때문이다.

열 오 화 기
熱惡火氣人聲亦惡,
액 종 구 갈 류 연
腋腫口渴流涎,
심 즉 등 고 발 광
甚則登高發狂.

(『靈樞·經脈』에 따르면) **위(胃)에 열이 오르면 불기운을 싫어하고,** 사람 소리도 역시 싫어한다.
겨드랑이가 붓고(腋腫), 입에 갈증이 나며(口渴) 침을 흘리며(流涎),
심하면 높은 곳에 올라가고 발광한다.

發狂踰墻上屋者, 陽盛則能升高也. 經曰, 陽明之厥, 則癲疾欲走呼, 腹滿不得臥, 面赤而熱, 妄言妄見.

(『素問·陽明脈解』에 따르면) 발광(發狂)하여 담을 뛰어넘고 지붕에 올라가는 것(踰墻上屋)은 양(陽)이 가득 차서(盛) 높은 곳에 올라갈 수 있는 것이다. 『경(經)』(『素問·厥論』)에서 이르기를, "양명(陽明)에 궐(厥)이 생기면, 전질(癲疾)이 생겨 달리거나 부르짖고 싶어지며(欲走呼), 배가 그득하여 편히 누워 있지 못하고(腹滿不得臥), 얼굴이 벌게지고 열이 나며(面赤而熱), 제멋대로 말하고 헛것을 본다(妄言妄見)."고 하였다.

허 오 목 음
虛惡木音,
아 희 복 향 경 고
呵噫腹嚮脛枯,
심 즉 신 타 요 부
甚則身嚲腰俯.

위(胃)가 허하면 나무를 두드리는 소리를 싫어하고,
딸꾹질이 나며, 배에서 소리가 나고, 정강이 살이 마르며,
심하면 몸이 늘어지고 허리가 구부러진다.

胃, 土也, 虛則聞木音惕然而

(『素問·陽明脈解』에 따르면) 위(胃)는 토(土)에 해당하니, 허(虛)하면 나무를 두드리는 소리

驚, 聞鍾鼓則不動, 土惡木喜金也. 噫者, 陰氣上走入陽明, 陽明絡屬心, 故曰上走心爲噫. 所以時時心悶, 欲食不喜食, 來欠多也. 腹嚮者, 腹中穀穀, 便溺難, 多寒氣也. 胃陽虛, 則陰氣上與陽拒, 故脛寒或腫或枯, 而股不能收也. 虛寒者, 面目俱浮, 骨節皆痛, 虛甚則筋脈解墮, 氣不復用, 故爲身䏺也. 腰俯者, 陽明腰痛不可以顧, 顧而有見者善悲.

를 듣고서 덜커덕 놀라는데, 종치는 소리를 듣고서는 동요됨이 없으니, 토(土)는 목(木)을 싫어하고 금(金)을 좋아하기 때문이다. 딸꾹질(噫)은 음기(陰氣)가 위로 올라가 양명(陽明)으로 들어가면, 양명(陽明)이 심(心)에 이어져 엮여 있으므로(絡屬心), 심(心)으로 올라가면 딸꾹질을 한다고 말하는 것이다. 그래서 때때로 가슴이 답답하면서 음식을 먹고 싶기도 하고 아니기도 하며, 하품을 하는 때가 잦다. 배에서 소리가 나는 것(腹嚮)은 (『靈樞·雜病』에 따르면) 뱃속에서 물소리가 나는 것(腹中穀穀)으로서 소변을 보기가 어려운데(便溺難), 찬 기운(寒氣)이 많은 것이다. 위양(胃陽)이 허(虛)하면 음기(陰氣)가 올라갔을 때 양(陽)이 거부하므로(拒), 정강이가 차갑고(脛寒) 간혹 붓거나 마르기도 하며, 넓적다리를 가누지 못한다(股不能收). 허한(虛寒)하면 얼굴과 눈 주위가 다 붓고(面目俱浮), 뼈마디가 다 아픈데(骨節皆痛), 허(虛)한 것이 더 심해지면 근맥(筋脈)이 풀어져 무너지므로(解墮) 기(氣)가 다시 회복되어 쓰는 일이 없으니 몸이 늘어지는(身䏺) 것이다. 허리가 구부러지는 것(腰俯)은 (『素問·刺腰痛』에 따르면) 양명(陽明)이 병들면 요통(腰痛)이 생겨 돌아보지 못하는 것인데(不可以顧), 억지로 돌아보면 별이 보이고(顧而有見), 슬퍼하는 일이 잦다(善悲).

冷則振寒鼓頷,
翻胃吐清.

위(胃)가 차가우면 오한이 들어 떨고 턱을 맞부딪치며,
반위(反胃)로 맑은 물을 토해내게 된다.

陽虛則寒慄鼓頷, 又陰氣虛而陽氣加之, 故洒洒振寒也. 翻胃吐清水不止者, 冷敗證也.

(『素問·瘧論』에 따르면) 양명의 양기(陽)가 허(虛)해지면 추워서 떨고 턱을 맞부딪치게 된다(寒慄鼓頷). 또한 (『素問·脈解』에 따르면) 양명의 음기(陰氣)가 허해지면 양기(陽氣)가 더해지게 되므로 선득선득 오한에 떨게 된다(振寒). 번위(翻胃)가 되어 맑은 물을 토해내는 것이 멎지 않으면(吐清水不止) 찬 기운으로 인해 위(胃)가 망가진(敗證) 것이다.

血瘀鼻衄腸風,
酒癥食蠱.

위(胃)에 혈이 뭉치면 코피가 나거나 장풍(腸風)이 되거나
주징(酒癥)·식가(食瘕)·고주(蠱疰)가 생긴다.

血熱或衄或吐. 胃風在下, 則爲腸風下血, 在上則爲面腫. 酒癥·食瘕·蠱疰, 皆胃氣不行, 而瘀血與痰相結而成也.

위(胃)의 혈(血)에 열(熱)이 들면 코피가 나거나 토한다. 위풍(胃風)이 몸의 아래에 있으면 장풍(腸風)으로 피가 나고(下血), 몸의 윗부분에 있으면 얼굴이 붓는다(面腫). 주징(酒癥)·식가(食瘕)·고주(蠱疰)는 다 위기(胃氣)가 돌지 않아 어혈(瘀血)과 담(痰)이 서로 뭉쳐 생긴다.

巴豆大黃立瀉,
石膏連翹頗涼.

파두(巴豆)·대황(大黃)을 쓰면 바로 덜어낼 수 있고,
석고(石膏)·연교(連翹)를 쓰면 자못 시원해진다.

瀉用巴豆·大黃·枳殼·芒硝·硝石. ○ 涼用石膏·連翹·玉屑·玄明粉·滑石·寒水石·白朮·石斛·茅根·黃連·黃芩·乾葛·天花粉·升麻·紫參·山梔·松脂·竹茹·韭汁.

위(胃)를 덜어낼 때는 파두(巴豆)·대황(大黃)·지각(枳殼)·망초(芒硝)·초석(硝石)을 쓴다. ○ 위(胃)를 식힐 때는 석고(石膏)·연교(連翹)·옥설(玉屑)·현명분(玄明粉)·활석(滑石)·한수석(寒水石)·백출(白朮)·석곡(石斛)·모근(茅根)·황련(黃連)·황금(黃芩)·건갈(乾葛)·천화분(天花粉)·승마(升麻)·자삼(紫參)·산치(山梔)·송지(松脂)·죽여(竹茹)·구즙(韭汁)을 쓴다.

丁香豆蔻從溫,
白朮山藥最補.

정향(丁香)·육두구(肉豆蔻)를 쓰면 따뜻해지고,
백출(白朮)·산약(山藥)을 쓰면 가장 잘 보(補)해진다.

溫用丁香·肉豆蔻·白豆蔻·草豆蔻·良薑·香附·生薑·木香·川芎·藿香·厚朴·益智仁·吳茱萸·辛荑·胡椒·香茹. ○ 補用白朮·山藥·蓮肉·芡實·山査·陳皮·扁豆·麥芽·神麯·滑石·黃芪·半夏·百合·蒼朮.

위(胃)를 따뜻하게 할 때는 정향(丁香)·육두구(肉豆蔻)·백두구(白豆蔻)·초두구(草豆蔻)·양강(良薑)·향부(香附)·생강(生薑)·목향(木香)·천궁(川芎)·곽향(藿香)·후박(厚朴)·익지인(益智仁)·오수유(吳茱萸)·신이(辛荑)·호초(胡椒)·향여(香茹)를 쓴다. ○ 위(胃)를 보할 때는 백출(白朮)·산약(山藥)·연육(蓮肉)·검실(芡實)·산사(山査)·진피(陳皮)·편두(扁豆)·맥아(麥芽)·신국(神麯)·활석(滑石)·황기(黃芪)·반하(半夏)·백합(百合)·창출(蒼朮)을 쓴다.

■ 胃病 用藥法은 다음과 같이 정리된다.

胃	用藥
補	白朮·山藥·蓮肉·芡實·山査·陳皮·扁豆·麥芽·神麯·滑石·黃芪·半夏·百合·蒼朮
瀉	巴豆·大黃·枳殼·芒硝·硝石.
溫	丁香·肉豆蔻·白豆蔻·草豆蔻·良薑·香附·生薑·木香·川芎·藿香·厚朴·益智仁·吳萸·辛荑·胡椒·香茹.
凉	石膏·連翹·玉屑·玄明粉·滑石·寒水石·白朮·石斛·茅根·黃連·黃芩·乾葛·天花粉·升麻·紫參·山梔·松脂·竹茹·韭汁

수 영 곡 위
水榮穀衛,
비 위 상 통
脾胃相通.

胃爲水穀之海, 脾爲消化之器, 水入於經, 其血乃成, 穀入於胃, 脈道乃行. 故血不可不養, 衛不可不溫. 血溫衛和, 榮衛通行, 天命常存.

수곡(水穀)과 영위(營衛)는
비위(脾胃)에 의해 서로 통하게 된다.

(『玉機微義』, 권4에 따르면) 위(胃)는 수곡지해(水穀之海)이고, 비(脾)는 소화(消化)시키는 역할을 한다. (『素問·痹論』의 王冰注에 따르면) 수(水)가 경(經)에 들어가면 혈(血)이 생기고, 곡(穀)이 위(胃)에 들어가면 맥도(脈道)가 운행된다. 그러니, (『脾胃論』, 卷上 끝부분에 따르면) 혈(血)은 기르지(養) 않으면 안되고, 위(衛)도 따뜻하게(溫) 하지 않으면 안된다. 혈(血)이 따뜻해지고(溫) 위(衛)가 화평해지면(和) 영위(榮衛)가 통하여 운행되며(通行), 수명(天命)도 늘 유지하게 된다(常存).

■ **胃爲水穀之海** ○ 胃爲水穀之海, 脾爲消化之器. 水入於經, 其血乃成, 穀入於胃, 脈道乃行. 血不可不養, 衛不可不溫. 血溫衛和, 得盡天年. 『入門』

위는 음식물이 주입되는 곳이다[**胃爲水穀之海**] ○ 위(胃)는 음식물이 주입되는 곳이고, 비(脾)는 음식물이 소화되는 장기(臟器)이다. 수액이 경(經)으로 들어가야 피가 생기고, 곡물이 위(胃)로 들어가야 맥도(脈道)가 운행된다. 혈(血)은 자양하지 않으면 아니 되고, 위기(衛氣)는 따뜻하지 않으면 아니 된다. 혈이 따뜻하고 위기가 고르면 천수를 다할 수 있다. 『입문』(「臟腑·臟腑條分·胃」) (신편p.604 /신p.427)

춘 실 추 허
春實秋虛,
음 양 역 오
陰陽逆忤.

脾爲陰, 胃爲陽, 陽脈上[下]①行, 陰脈下[上]②行, 陽脈從外, 陰脈從內. 春夏陽明爲實爲從, 太陰爲虛爲逆. 秋冬太陰爲實爲從, 陽明爲虛爲逆, 此脾胃病, 常相更迭而不定也.

봄에는 실(實)해지고 가을에는 허(虛)해지면
음양(陰陽)을 거스른 것이다.

(『素問·太陰陽明論』의 王冰注에 따르면) 비(脾)는 음(陰)이고, 위(胃)는 양(陽)이다. 양맥(陽脈)은 하행(下行)하고, 음맥(陰脈)은 상행(上行)한다. 양맥(陽脈)은 바깥에서 시작하고, 음맥(陰脈)은 내부에서 시작한다. (楊上善의 『太素』에 따르면) 봄(春)·여름(夏)에는 양명(陽明)이 실(實)해지고 그 기운에 따르는(從) 바가 되나, 태음(太陰)은 허(虛)해지고 그 기운에 거스르는(逆) 바가 된다. 가을(秋)·겨울(冬)에는 태음(太陰)이 실(實)해지고 그 기운에 따르는(從) 바가 되고, 양명(陽明)은 허(虛)해지고 그 기운에 거스르는(逆) 바가 된다. 이로써 비위(脾胃)가 병드는 바는 늘 서로 갈마들게 되며 일정하지 않다.

폐 계 후 관
肺系喉管,
이 위 기 지 종
而爲氣之宗.

肺系有二③. 一系上通喉嚨, 其中與心系相通. 肺[脾]④之系者, 自膈正中微近左脇, 居胃之上, 並胃胞絡及胃脘相連, 貫膈與心肺相通, 膈膜相綴也. 一系自心入於肺兩大葉之間, 曲折向後, 並脊膂細絡相連,

▶폐계(肺系)는 후관(喉管)이라 하며,
폐(肺)는 기(氣)의 근원(祖宗)이 된다.

폐계(肺系)에는 두 갈래가 있다. (『華陀內照圖』에 따르면) 한쪽 폐계는 올라가 목구멍(喉嚨)에 통하는데, 그 도중에 심계(心系)와 서로 통한다. 비계(脾系)는 격(膈)의 정중앙(正中)에서 왼쪽 옆구리에 약간 치우쳐 있으며, 위(胃)보다 위에 있는데, 위(胃)의 포락(胞絡)과 더불어 위완(胃脘)과 서로 이어지고, 횡격막(膈)을 관통하여 심(心)·폐(肺)와 서로 통하니, 격막(膈膜)과 서로 연이어져 있다. 심계(心系) 중의 한 갈래는 심(心)에서 폐(肺)의 두 대엽(大葉)의 사이로 들어가고, 구부러져 뒤로 가서 등심(脊膂)의 세락(細

① 下 : 『素問·太陰陽明論』의 王冰注에 따라 고쳤다.
② 上 : 『素問·太陰陽明論』의 王冰注에 따라 고쳤다.
③ 肺系有二 : 『華陀內照圖』나 『圖書編』, 권68에 의하면 心系가 2갈래이고, 肺系는 1갈래이다. 李梴이 고친 것이라 본다.
④ 脾 : 『華陀內照圖』에 의거하여 고쳤다. 따라서, 肺系가 1갈래, 脾系가 1갈래이다.

貫通脊髓，而與腎系相通．腎納氣，肺主氣，肺主行榮衛，爲相傳之官，治節出焉，爲氣之本也．相傳，如今之尙書．

絡)과 더불어 서로 이어지며, 척수(脊髓)를 관통하여 신계(腎系)와 서로 통한다. (『仁齋直指方』, 권8, 咳嗽에 의하면) 신(腎)은 기(氣)를 들이쉬고(納氣), 폐(肺)는 기를 주관한다(主氣). 폐(肺)는 영위(榮衛)를 운행시키는 것을 주관하므로, (『素問·靈蘭秘典論』에 의하면) 상부지관(相傳之官)으로 치절(治節)이 나오므로, 기(氣)의 근본(本)이 된다. '상부(相傳)'는 지금의 상서(尙書, 판서)와 같은 직책이다.

- 腎主納氣에 관하여 『仁齋直指方』, 권8, 咳嗽에서 "肺, 出氣也. 腎, 納氣也. 肺爲氣之主, 腎爲氣之藏"이라 하였으니, 이는 張景岳이 말한 것보다 더 빠른 언급이다.
- 아래 왼쪽의 그림은 『華陀內照圖』에 나온다.
- 氣海·膈膜은 가장 앞부분의 臟腑圖에 해설이 약간 나와 있으니 그와 같이 참고하기 바란다. 다만, 편의상 五臟系의 그림을 여기다 실었다. 아래의 그림은 『華陀內照圖』에 나온다.

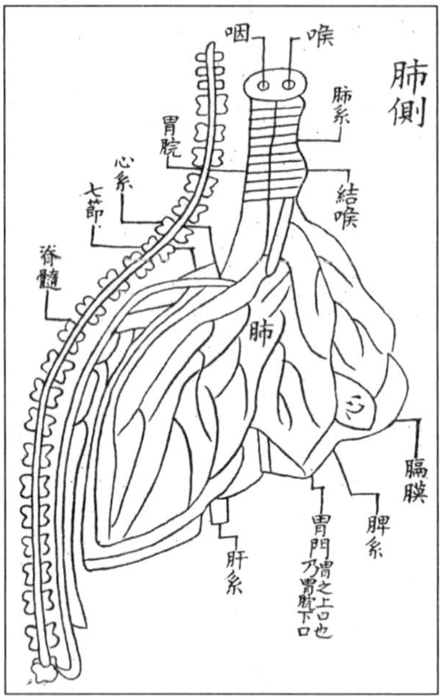

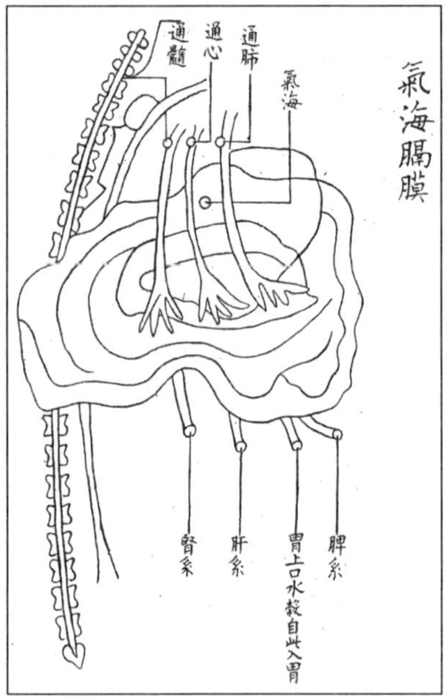

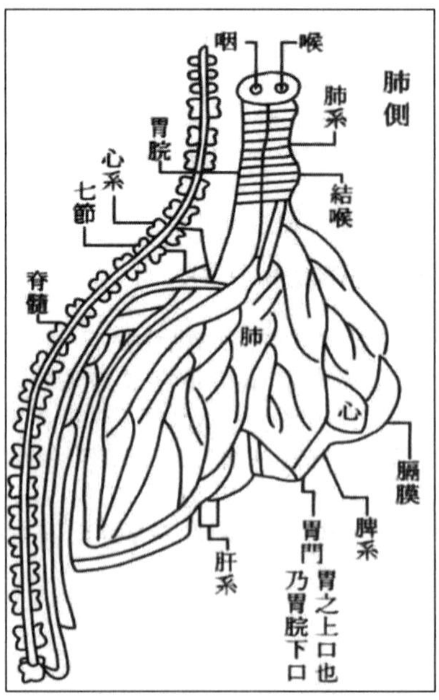

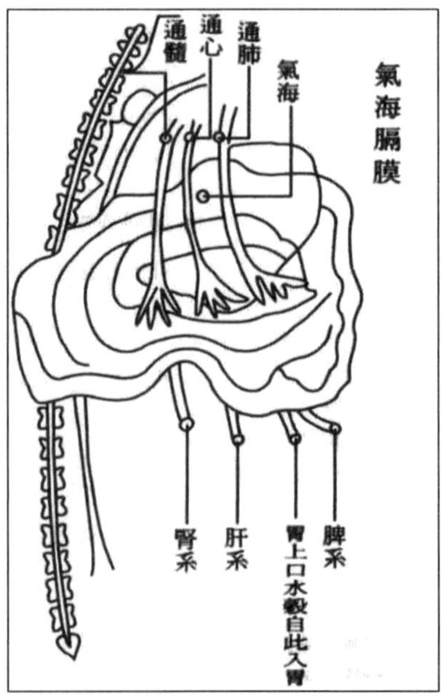

■ 肺部位 ○ 肺系有二, 一系上通喉嚨, 其中與心系相通, 一系自心入於肺兩大葉之間, 曲折向後. 『入門』

폐의 부위[肺部位] ○ 폐계(肺系)는 둘이 있는데, 한 줄기는 위로 올라가 인후로 통하는데, 그 가운데로는 심장의 줄기와 서로 통한다. 다른 한 줄기는 심장에서부터 폐의 두 큰 엽(葉) 사이로 들어온 것인데, 꼬부라져서 뒤로 향해 있다. 『입문』(「臟腑·臟腑條分·肺」) (신편p.581 /신p.412)

◉ 『入門』에서 肺系가 1갈래, 심계가 2갈래인 것을 잘못 쓰는 바람에 『寶鑑』도 내용에 오차가 생겼다. 肺系가 폐의 大葉 사이로 지나가 버리는 것은 분명 문제가 있는 내용이다.

■ 胸膈部位 ○ 胃脘 一作管 貫膈, 與心肺相通, 膈膜相綴也. 『入門』

흉격의 부위[胸膈部位] ○ 위완(胃脘) 위관(胃管)이라 한 곳도 있다. 은 격막을 뚫고 올라가 심폐(心肺)와 서로 통해 있고, 격막(膈膜)과 서로 이어져 있다. 『입문』(「臟腑·臟腑條分·肺」) (신편p.1193 /신p.735)

形似人肩,
而爲臟之蓋.

사람의 어깨처럼 생겼으며,
오장을 덮는 덮개 역할을 한다.

形似人肩, 又如磬懸於五臟之上, 而爲華蓋.

(『素問·五運行大論』의 王冰注에 따르면) 사람의 어깨(人肩)처럼 생겼다. 또한 경쇠(磬)가 오장(五臟)의 윗부분에 달린 것과 비슷하다. (『脈經』, 권10, 手檢圖三十一部, 또는 『醫方類聚』, 권5, 『五臟六腑圖』에 따르면) 화개(華蓋)라 한다.

➡ 『五臟六腑圖』는 王冰보다 빠른 시기에 만들어진 책이므로 위와 같이 注釋하였다.

■ 肺形象 ○ 肺形, 似人肩, 又如磬, 懸於五藏之上而爲華蓋. 『入門』

폐장의 형상[肺形象] ○ 폐장의 형상은 사람의 어깨와 비슷하기도 하고 경쇠 같기도 한데, 오장의 위에 걸려 있어서 임금의 일산(日傘) 역할을 한다. 『입문』(「臟腑·臟腑條分·肺」) (신편p.581 /신p.412)

三斤三兩,
空空相通.
六葉兩耳,
脈脈朝會.

폐의 무게는 3근3냥이며,
거기에 난 구멍들이 장부(臟腑)와 서로 상통한다.
6엽에 2개의 귀가 붙어 있으며,
맥(脈)들이 폐(肺)에 와서 알현한다.

重三斤三兩, 六葉兩耳, 共八葉, 下無竅, 葉中有二十四空, 行列分布諸臟清濁之氣. 脈氣流經, 經氣歸肺, 肺朝百脈, 輸精於皮毛. 毛脈合精, 行氣於腑, 腑精神明, 留於四臟, 氣歸於權衡, 權衡以平, 氣口成寸, 以決死生.

(『難經·42難』에 따르면) 무게는 3근3냥이고, 6엽(六葉)에 2개의 귀(兩耳)가 붙어서, 모두 8엽으로 친다. 아래쪽에는 구멍이 나 있지 않고(下無竅), 엽(葉) 속에 24개의 구멍(二十四空)이 나 있으니, 여러 장(臟)에 청탁(清濁)의 기운을 열을 지어 분포(分布)시킨다. (『素問·經脈別論』에 따르면) 맥기(脈氣)는 경(經)으로 흐르다가 경기(經氣)가 폐(肺)로 돌아가니(歸), 폐(肺)는 백맥(百脈)의 알현을 받고(朝) 정(精)을 피부와 터럭(皮毛)까지 보낸다(輸). 터럭까지 가서 맥(脈)에서 정(精)을 합치고(合精), 기해(腑)에 와서 기운을 주행시키니(行氣), 기해(氣海)에 모인 정(精)으로 생긴 신명(神明)이 4장(四臟)에 머무르고, 맥기(脈氣)는 균형을 이루게 된다(歸於權衡). 균형을 이루어 평온해지면(權衡以平), 기구(氣口)에 와서 3촌에 드러나니(成寸), 이로써 생사를 판단한다(以決死生).

➡ 위에 실린 『素問·經脈別論』의 내용을 정리하면 다음과 같다. 脾胃에서 經脈을 통해 肺로 왔다가 經脈 循環을 一周하면 精이 단련되고, 그 脈氣가 氣海인 肺, 膻中에 모여서 다시 五臟으로 分布되니, 이런 과정을 거쳐야만 음식을 먹고 나서 요동치던 脈氣가 점차 평온을 되찾게 된다는 뜻이다. 脈氣가 식사로 인해 요동치는 바가 없을 때 비로소 진단을 할 수 있다.

義配於心,

폐(肺)에 배속되는 마음(心)은 의리(義)이고,

肺在德爲義, 心爲禮, 肝爲仁, 脾爲信, 腎爲智, 然皆統於心也.

폐(肺)의 덕(德)은 의리(義)이다. 심(心)은 예(禮), 간(肝)은 인(仁), 비(脾)는 신(信), 신(腎)은 지(智)인데, 모두 심(心)에 의해 통솔된다(統於心).

➡ 『黃帝內經』에는 나오지 않는 배속이다. 『醫方類聚』, 권5의 『五臟六腑圖』에 이와 같은 배속이 나와 있다. 『簡易方』 등에도 나온다.

➡ 四德을 仁義禮智라 하고, 그의 단서가 되는 것을 四端이라 하니, 惻隱之心, 羞惡之心, 辭讓之心, 是非之心이다. 漢代에 이르러 信을 추가하여 五常, 五德이라 한다.

괘상호태
卦象乎兌.

괘(卦)로는 태괘(兌卦)를 상징한다.

肺在卦象兌. 又曰, 肺氣通而象乾, 心象離, 肝象震, 脾象坤, 腎象坎, 膽象巽, 胃象艮. 以外象言之, 則乾爲左脚, 坎爲外腎, 艮爲右脚, 震爲右身, 巽爲右手, 離爲頭頂, 坤爲左手, 兌爲左身. 然人稟兩儀而生, 配合八卦, 大槪如此. 其實一氣流行, 每子時自左脚心湧泉穴起, 陽循左足腹脇手, 而上至頭頂顖門午位而止. 午時自頂門循右手脇腹足, 而下至右脚心而止. 是坎離爲陰陽消息, 故後天圖獨言之.

폐(肺)는 괘(卦)에 있어서 태괘(兌卦)를 상징한다. 또한 말하길, "폐기(肺氣)가 통(通)하니 (大腸은) 건괘(乾卦)를 상징하고, 심(心)은 이괘(離卦)를 상징하며, 간(肝)은 진괘(震卦)를 상징하고, 비(脾)는 곤괘(坤卦)를 상징하며, 신(腎)은 감괘(坎卦)를 상징하고, 담(膽)은 손괘(巽卦)를 상징하며, 위(胃)은 간괘(艮卦)를 상징한다."고 하였다. 겉으로 드러난 몸체가 상징하는 것으로 말하자면, (『銅人腧穴針灸圖經』, 卷中, 鍼灸避忌之圖에 따르면 (左右가 다르다.)) 건괘(乾卦)는 왼다리(左脚), 감괘(坎卦)는 생식기(外腎), 간괘(艮卦)는 오른다리, 진괘(震卦)는 오른쪽 몸통(右身), 손괘(巽卦)는 오른팔(右手), 이괘(離卦)는 두정부(頭頂), 곤괘(坤卦)는 왼팔(左手), 태괘(兌卦)는 왼쪽 몸통(左身)에 해당한다. 사람은 양의(兩儀, 陰陽)가 깃들어 생겨나니, 팔괘(八卦)에 배합(配合)됨이 대체로 이와 같다. 실은 하나의 기운(一氣)이 흘러서 주행하는 것이니(流行), 매 자시(子時)에는 왼다리 족심(左脚心) 용천혈(湧泉穴)에서 시작하고(起), 양기(陽)는 왼다리·배·옆구리·팔(左足腹脇手)을 따라 올라가 머리의 꼭대기에 있는 신문(顖門) 오위(午位)까지 간다. 오시(午時)에는 머리꼭대기(頂門)에서 오른팔·옆구리·배·다리(右手脇腹足)를 거쳐 내려와 오른다리 족심(右脚心)까지 간다. 이는 감리(坎離)가 음양(陰陽)에 따라 증감하는(消息) 것으로서, 후천도(後天圖)에만 언급되고 있다.

➡ 五臟의 八卦配屬은 『醫方類聚』, 권5에 『五臟六腑圖』가 인용되는데, 그림에 붙은 卦에 해당한다. 다만, 大腸을 乾卦, 膽을 巽卦, 胃를 艮卦로 해석하는 바는 문헌상으로 찾지 못하였다. 본 내용은 後天八卦에 배속하는 것으로서, 巽卦는 肝의 腑인 膽을 배속하고, 乾卦는 肺의 腑인 大腸을 배속하며, 艮卦의 반대쪽 坤卦에 脾가 배속되므로 艮卦에는 胃를 배속한 것이라 볼 수 있다. 『靈樞·九宮八風』은 원래 後天八卦로 方位를 잡을 수 있으므로, 그에 따라 배속하면 五臟은 이와 동일하고, 胃는 巽卦, 大腸은 艮卦, 小腸은 乾卦로 배속하게 된다.

➡ 『銅人腧穴針灸圖經』의 배속을 보면, 離卦는 首頭, 坤卦는 右手, 兌卦는 右胸, 乾卦는 右足, 坎卦는 腰尻小竅, 艮卦는 左足, 震卦는 左胸, 巽卦는 左手에 해당하므로, 위의 내용과는 左右가 다르다.

■ 氣爲衛衛於外 ○ 入門曰, 人身之氣流行, 每子時, 自左脚心涌泉穴起, 陽循左足腹脇手, 而上至頭頂顖門午位而止. 午時, 自頂門, 循右手脇腹足, 而下至右脚心而止. 是坎离爲陰陽消息也.

기는 위기로서 밖을 호위한다[氣爲衛衛於外] ○ 『입문(入門)』(「臟腑·臟腑條分·肺」)에서는 "사람의 기(氣)의 유행(流行)은 매일 자시(子時, 23~1시)에 왼쪽 발바닥 한가운데 있는 용천혈(涌泉穴)에서 시작되어 양기가 왼발·배·옆구리·손을 돌아 위로 정수리의 숫구멍, 곧 오(午)의 위치에 이르러 멎는다. 오시(午時, 11~13시)에는 숫구멍에서 시작되어 오른손·옆구리·배·발을 돌아 내려와 오른쪽 발바닥 한가운데에 이르러 멎는다. 이것은 곧 감리(坎离)가 음양(陰陽)의 소식(消息)의 기점이 된다는 것이다"라고 하였다. (신편 p.276 /신p.246)

곡도축마
穀稻畜馬,
백장어중
魄藏於中.

폐(肺)에 배속되는 곡식은 벼(稻米), 가축은 말(馬)이고,
넋(魄)이 폐(肺)속에 갈무리되어 있다.

稻色白, 爲肺之穀. 馬善鬪象金, 爲肺之畜. 並精出入謂之魄, 乃精氣之匡佐也. 肺藏魄, 肝藏魂, 魂乃陽之精, 魄乃陰之精. 陽動而陰靜, 魂遊而魄守, 陰陽相濟, 魂魄相守, 魂不遊而魄不守, 陰陽俱喪, 魄不守而魂孤, 陽亦消亡. 陰陽宜常相濟, 故叔和云, 魂將魄共連, 凡人之夢寐, 皆魂魄合而成者也. 肺熱則夢美女相依, 或兵戈相競. 虛則夢涉水田.

(『素問·金匱眞言論』에 따르면) 벼(稻)는 색이 희니(色白) 폐(肺)에 배속되는 곡식(穀)이고, 말(馬)은 잘 싸워서(善鬪) 금(金)을 상징하니 폐(肺)에 배속되는 가축(畜)이다. (『靈樞·本神』에 따르면) 정(精)과 어우러져 출입(出入)하는 것을 백(魄)이라 하는데, (王冰注에 따르면) 정기(精氣)를 보필(匡佐)한다. (『素問·宣明五氣』에 따르면) 폐(肺)는 백(魄)을 갈무리하고, 간(肝)은 혼(魂)을 갈무리하고 있다. 혼(魂)은 양정(陽精)이고, 백(魄)은 음정(陰精)이다. 양(陽)은 움직이려 하고(動) 음(陰)은 가만히 있으려 하니(靜), 혼(魂)은 돌아다니고(遊) 백(魄)은 제자리를 지킨다(守). 음양(陰陽)이 서로 교류하면(相濟) 혼백(魂魄)이 서로 제자리를 지켜주니(相守), 혼(魂)이 나다니지 않으면(不遊) 백(魄)이 제자리를 지키지 못하고(不守) 음양(陰陽)이 서로 손실이 있으며(俱喪), 백(魄)이 제자리를 지키지 못하면(不守) 혼(魂)이 외로이 고립되니(孤), 양(陽)이 사그라들게 된다(消亡). 음양(陰陽)은 응당 늘 서로 교류해야(相濟) 하는 것이다. 그래서, 왕숙화(王叔和)가 말하길, "혼(魂)은 백(魄)과 함께 이어져야 한다."고 하였다. 무릇 사람이 잠을 자면서 꿈꾸는 것은 다 혼백(魂魄)이 같이 하여 이루어지는 것이다. 폐(肺)에 열(熱)이 있으면 미녀(美

女)들이 서로 마주보고 있거나(相依), 간혹 병사들이 창을 들고 서로 싸우는 꿈을 꾸며, 허(虛)하면 물이나 밭을 건너는 꿈을 꾼다.

合皮榮毛,
鼻應於外.

(『素問·五藏生成』에 따르면) **폐(肺)는 피부(皮)에 부합하고 터럭(毛)이 잘 나도록 하며, 코가 외후(外候)로서 폐(肺)에 응한다.**

肺主皮毛, 上榮於眉, 開竅於鼻. 白色·小理者, 肺小, 肺小則少飮, 不病喘咳. 粗理者, 肺大, 肺大則多飮, 善病胸痹, 喉痹逆氣. 巨肩反膺陷喉者, 肺高, 肺高則上氣肩息欬. 合腋張脇者, 肺下, 肺下則居賁迫肺, 善肋下痛. 好肩背厚者, 肺堅, 肺堅則不病欬上氣. 肩背薄者, 肺脆, 肺脆則苦病消癉易傷. 背膺厚者, 肺端正, 肺端正則和利難傷. 肋偏疎者, 肺偏傾, 肺偏傾則胸偏痛也.

폐(肺)는 피모(皮毛)를 주관하니, 위로는 눈썹이 잘 나도록(榮) 하고, 코(鼻)로 구멍이 나서 기운이 통한다(開竅). (『靈樞·本藏』에 따르면) 흰 색(白色)으로 살결이 고우면(小理) 폐(肺)가 작은(小) 것이니, 폐(肺)가 작으면 숨을 적게 들이마시므로(少飮), 천식(喘)이니 기침(咳)이 없으며, 살결이 거칠면(粗理) 폐(肺)가 큰(大) 것이니 폐(肺)가 크면 숨을 자주 들이 마시므로 흉비(胸痹)·후비(喉痹)나 기운이 거슬러 오르는(逆氣) 증상이 생긴다. 어깨가 크게 들리어(巨肩) 가슴이 들어가면서(反膺) 목구멍 쪽이 꺼져 들어가면(陷喉) 폐(肺)가 높이 위치한(高) 것이니, 폐(肺)가 높이 위치하여 있으면 상기(上氣)되면서 어깨를 들썩이며 숨을 쉬며 기침을 한다(肩息欬). 겨드랑이를 붙이고(合腋) 옆구리 쪽이 늘어나는(張脇) 것은 폐(肺)가 아래에 있는 것이니, 폐(肺)가 아래에 있으면 폐가 부풀어오를 때에 폐를 압박하기에(居賁迫肺), 자주 늑골 밑이 아프다(肋下痛). 어깨의 높이가 비율이 맞으면서(好肩) 등의 폭이 넓으면(背厚) 폐(肺)가 견고한(堅) 것이니, 폐(肺)가 견고하면 기침(欬)이나 상기(上氣)되는 병이 없다. 어깨와 등의 폭이 좁으면(肩背薄) 폐(肺)가 무른(脆) 것이니, 폐(肺)가 무르면 소갈(消癉)의 병이 생기기 쉽고 잘 상한다. 등과 가슴의 폭이 넓으면(背膺厚) 폐(肺)가 똑바른(端正) 것이니, 폐(肺)가 똑바르면 화평하게 잘 통하므로 상하기 어렵다. 늑골이 한 편으로 폭이 성글게 보이면(肋偏疎) 폐가 기울어진(偏傾) 것이니, 폐(肺)가 기울어지면 가슴 한쪽이 아프다.

氣逆胸痞背疼,
喘哮息賁.

폐(肺)의 기운이 거슬러 오르면 가슴이 막히는 듯하고 등이 아프며, 숨을 헐떡이거나 몰아쉬며, 식분(息賁)이 생긴다.

肺氣太過, 則令人喘咳逆氣, 背痛慍慍然, 或胸膈膹悶之氣牽引背疼. 又有起居如故而息有音者, 乃肺之絡脈逆而不得隨經上下故也. 息賁者, 肺之積名. 言其或息而或賁起也, 在右脇下, 大如覆杯, 以春甲乙日得之. 何以言之? 心病傳肺, 肺當傳肝, 肝以春適旺, 旺者不受邪. 肺復欲還心, 心不肯受, 故留結爲積. 久不已, 令人洒淅寒熱, 喘咳發肺癰.

(『素問·玉機眞藏論』에 따르면) 폐기(肺氣)가 너무 과하면(太過) 사람이 헐떡이고 기침을 하며 기운이 거슬러 오르며(喘咳逆氣), 등이 욱신욱신 아프며(背痛慍慍然), 간혹 흉격이 숨을 들이마실 때 답답해지고 땅기면서 등이 아프게 된다(胸膈膹悶之氣牽引背疼). 또한 (『素問·逆調論』에 따르면) 평소와 같이 생활하는데도(起居如故) 숨쉴 때 소리가 나는 것(息有音)은 폐(肺)의 낙맥(絡脈)이 역행하여, 경맥(經脈)으로 오르내리지 못하기 때문이다. 식분(息賁)은 폐에 생긴 적취(肺積)의 명칭이다. 식(息)이라고도 하고 분(賁)이라고도 하는 것이 생기면, (『難經·56難』에 따르면) 오른쪽 옆구리 밑에(在右脇下) 엎어놓은 술잔만한 것(大如覆杯)이 있게 된다. 봄(春)이나 갑(甲)·을(乙)일에 생긴다. 어떻게 그런 것인가? 심(心)의 병은 폐(肺)로 전해지는데, 폐(肺)도 간(肝)으로 전해주어야 할 것이나, 간(肝)이 봄(春)이라서 왕성하기에, 왕성한 것이 사기(邪氣)를 받지 않는지라, 폐(肺)가 다시 심(心)으로 돌려주려고 해도 심(心)이 받으려 하지 않으니, 머물러 뭉쳐 덩어리(積)가 되는 것이다. 오래도록 낫지 않으면 선득선득(洒淅) 오한이 들면서 열이 나고(寒熱), 숨을 헐떡이거나 기침을 하며(喘咳), 폐옹(肺癰)이 생긴다.

◘ **喘證有八** ○ 有起居如故而息有音者, 乃肺之絡脈逆, 而不得隨經上下故也. 『入門』
천식에는 여덟 가지가 있다[**喘證有八**] ○ 평상시와 같이 지내다가 숨쉴 때 소리가 나는 것은 폐(肺)의 낙맥(絡脈)이 순조롭지 못하여 폐기(肺氣)가 경맥(經脈)을 따라 잘 오르내리지 못하기 때문이다. 『입문』(「臟腑·臟腑條分」) (신편p.2324 /신p.1318)

風浮涕塞聲重,
癮疹瘡疥.

폐(肺)에 풍(風)이 들면 콧물이 막히고 소리가 둔탁해지며, 두드러기(癮疹)나 헌데(瘡)가 생기거나, 가려움증(疥)이 생긴다.

涕乃肺液, 傷風則涕流, 鼻塞聲重. 其聲哭, 其志憂, 故哭則

콧물(涕)은 폐(肺)의 진액(液)이니, 풍(風)에 상하면 콧물이 흐르고(涕流), 코가 막혀서 소리가 둔탁해진다(鼻塞聲重). 폐(肺)에 배속되는 소리는 곡(哭)소리이며, 마음으

淚出. 又云, 肺熱涕出, 凡黃涕如膿, 大如彈丸從鼻中出, 不出則傷肺. 肺主皮毛, 風盛則生癮疹·瘡疥.

로는 우울함(憂)에 배속되니, 곡(哭)을 하면 눈물(淚)이 난다. 또한 이르기를, "폐(肺)에 열이 있으면 콧물(涕)이 나온다."고 하였다. 무릇 누런 콧물이 고름 같고(黃涕如膿), 탄알 같은 것이 콧속에서 나오는데, 나오지 않으면 폐(肺)가 상하게 된다. 폐(肺)는 피모(皮毛)를 주관하니, 풍(風)이 그득하면(盛) 두드러기(癮疹)·헌데(瘡)·가려움증(疥)이 생긴다.

熱着咽膈尻陰,
股膝皆痛,
鼻齇鼻痔或成淵.

폐(肺)에 열이 생기면 목구멍, 흉격, 꽁무니,
넓적다리, 무릎이 다 아프며,
코에 종기가 나거나(齇鼻) 콧속에 용종이 생기거나(鼻痔) 축농증(鼻淵)이 생기기도 한다.

肺通喉舌, 候在胸中, 故熱壅則喉舌腫痛, 胸膈滿悶. 尻陰股膝痛爲痿躄者, 肺熱葉焦也. 鼻端紫紅粉刺, 謂之鼻齇. 內生息肉, 謂之鼻痔. 流涕不止, 謂之鼻淵. 皆上熱下虛也.

폐(肺)는 기운이 목구멍(喉)과 혀(舌)에 통하고, 가슴속(胸中)에 상태가 반영된다. 그러므로 열이 들어차 막히면 목구멍과 혀가 붓고 아프며(喉舌腫痛), 흉격이 그득하여 답답해진다(胸膈滿悶). 꽁무니(尻)·사타구니(陰)·넓적다리(股)·무릎(膝)이 아프고 다리에 힘이 없어 절름거리기도(痿躄) 하는데, 폐(肺)에 열(熱)이 있어 폐엽(肺葉)이 타는(焦) 것이다. 코끝(鼻端)에 자홍색(紫紅) 뾰루지(粉刺)가 생긴 것을 비사(鼻齇)라 하고, 콧속에 군살(息肉)이 생긴 것을 비치(鼻痔)라 하며, 콧물이 그치지 않는 것(流涕不止)을 비연(鼻淵, 축농증)이라 하는데, 모두 위에 열이 있고 아래는 허해서(上熱下虛) 그런 것이다.

虛極呼吸息微,
欠伸溺頻,
肺痿肺癰或成瘵.

폐(肺)가 극도로 허해지면 호흡하는 것이 미약하고,
하품하고 기지개 켜는 일이 잦으며 소변을 자주 보고,
폐위(肺痿)·폐옹(肺癰)이 생기거나 간혹 노채(勞瘵)가 되기도 한다.

肺主氣, 虛則呼吸少氣不足以息, 小便頻數或遺. 虛甚爲相火所乘, 則咳而見血, 或爲勞瘵·肺癰·肺痿.

폐(肺)는 기(氣)를 주관하니, (『靈樞·經脈』에 따르면) 허(虛)하면 호흡(呼吸)이 얕고(少氣) 숨쉬기 힘들어(不足以息) 보이고, 소변을 자주 보고 간혹 가리지 못하기도 한다(小便頻數或遺). 허(虛)한 것이 심해져서 상화(相火)가 올라타게 되면 기침을 하면서 피를 뱉으며(咳而見血), 간혹 노채(勞瘵)·폐옹(肺癰)·폐위(肺痿)가 되기도 한다.

冷時身顫嘔涎,

폐(肺)에 찬 기운이 들면 몸이 떨리면서 거품을 토해내고,

用力顫掉, 聲嘶, 氣虛衛冷甚也. 肺脈起於中焦, 下絡大腸, 循胃口上膈屬肺, 故虛寒則善嘔沫也.

힘을 쓰고서 떨리고(用力顫掉), 목소리가 쉬면(聲嘶) 기가 허해지고(氣虛) 위기(衛氣)에 찬 기운이 심하게 든 것이다. (『靈樞·經脈』에 따르면) 폐맥(肺脈)은 중초(中焦)에서 시작하여 대장(大腸)으로 내려가 이어지고(下絡), 위구(胃口)를 따라 횡격막 위로 올라가 폐(肺)에 엮어진다. 그래서, 허한(虛寒)하면 거품을 자주 토해낸다(善嘔沫).

聲嘶 ○ 用力顫掉聲嘶, 乃氣虛衛冷甚也.『入門』
목 쉰 소리[**聲嘶**] ○ 힘을 들여 목청을 내서 목 쉰 소리를 하는 것은 바로 기(氣)가 허(虛)하고 위기(衛氣)가 몹시 차가워진 때문이다.『입문』(「臟腑·臟腑條分·肺」) (신편p.449 /신p.340)

血燥掌熱乾咳.

폐(肺)에 혈(血)이 마르면 손바닥이 건조해지고 기침을 한다.

手太陰之別名列缺, 起於腕上, 並太陰之經直入掌中, 故肺經血燥, 掌心亦熱. 乾咳者, 肺中無津液也.

(『靈樞·經脈』에 따르면) 수태음(手太陰)의 별락(別絡)은 열결(列缺)이라고 하는데, 손목 위(腕上)에서 시작해서, 태음경(太陰經)과 어우러져 손바닥 중앙(掌中)으로 바로 들어간다. 그러므로 폐경(肺經)에 혈(血)이 마르면(燥) 장심(掌心)도 역시 뜨거워진다. 마른기침(乾咳)을 하는 것은 폐 속(肺中)에 진액(津液)이 없는 것이다.

乾嗽 ○ 乾咳者, 肺中無津液也.『入門』
건수(**乾嗽**) ○ 건해(乾咳)라는 것은 폐(肺) 속에 진액(津液)이 없어서 생긴 것이다.『입문』(「臟腑·臟腑條分·肺」) (신편p.2313 /신p.1313)

補以參芪阿膠五味子,

폐(肺)를 보할 때는 인삼(人參)·황기(黃芪)·아교(阿膠)·오미자(五味子)를 쓰고,

山藥·紫菀·酸棗仁·麥門冬·車前

산약(山藥)·자완(紫菀)·산조인(酸棗仁)·맥문동(麥門冬)·차전자(車前子)·백부(百部)·백교(白

子·百部·白膠·瓜蔞仁·白茯苓.

膠)·과루인(瓜蔞仁)·백복령(白茯苓)을 쓴다.

溫必陳皮半夏乾薑.

폐(肺)를 따뜻하게 할 때는 반드시 진피(陳皮)·반하(半夏)·건강(乾薑)을 쓴다.

款冬花·生薑·白豆蔻·肉桂·木香·杏仁·蘇子.

관동화(款冬花)·생강(生薑)·백두구(白豆蔻)·육계(肉桂)·목향(木香)·행인(杏仁)·소자(蘇子)를 쓴다.

凉以知母瓜蔞桔梗,

폐(肺)를 시원하게 할 때는 지모(知母)·과루(瓜蔞)·길경(桔梗)을 쓰고,

沙蔘·天門冬·玄蔘·貝母·馬兜鈴·香茹·枯芩·冬瓜子·蘿蔔子·犀角·百部·山梔·枇杷葉·人溺·石膏·青黛.

사삼(沙蔘)·천문동(天門冬)·현삼(玄蔘)·패모(貝母)·마두령(馬兜鈴)·향여(香茹)·고금(枯芩)·동과자(冬瓜子)·나복자(蘿蔔子)·서각(犀角)·백부(百部)·산치(山梔)·비파엽(枇杷葉)·인뇨(人溺)·석고(石膏)·청대(青黛)를 쓴다.

瀉必葶藶桑皮蛤蚧.

폐(肺)를 덜어낼 때는 반드시 정력자(葶藶子)·상백피(桑白皮)·합개(蛤蚧)를 쓴다.

防風·檳榔·枳殼·通草·澤瀉·赤茯苓·琥珀·冬葵子.

방풍(防風)·빈랑(檳榔)·지각(枳殼)·통초(通草)·택사(澤瀉)·적복령(赤茯苓)·호박(琥珀)·동규자(冬葵子)를 쓴다.

➡ 肺病 用藥法은 다음과 같이 정리된다.

肺	用藥
補	人參·黃芪·阿膠·五味子·山藥·紫菀·酸棗仁·麥門冬·車前子·百部·白膠·瓜蔞仁·白茯苓
瀉	葶藶子·桑白皮·蛤蚧·防風·檳榔·枳殼·通草·澤瀉·赤茯苓·琥珀·冬葵子
溫	陳皮·半夏·乾薑·款冬花·生薑·白豆蔻·肉桂·木香·杏仁·蘇子
凉	知母·瓜蔞·桔梗·沙蔘·天門冬·玄蔘·貝母·馬兜鈴·香茹·枯芩·冬瓜子·蘿蔔子·犀角·百部·山梔·枇杷葉·人溺·石膏·青黛

輕聲美食自清虛,

소리를 가볍게 내고 맛을 가려 음식을 먹으면 폐(肺)의 기운이 청허(清虛)해지고,

凡肺病皆因呼叫過度, 或煎煿酒麪薑椒太過, 以致虛實見焉. 病者宜輕聲緩語, 以養其氣. 食苦麥·羊肉·杏·薤, 皆苦以潤其燥.

무릇 폐병(肺病)은 다 소리를 내지르거나(呼叫過度), 졸인 것(煎), 훈제한 것(煿), 술(酒), 면(麪), 생강(薑), 후추(椒)를 지나치게 먹어서 허실(虛實)이 생긴 것이다. 병이 들면 힘을 덜 들이고 소리를 내며 말을 천천히 하여(輕聲緩語) 기운을 길러야 한다. (『素問·藏氣法時論』에 따르면) 쓴 보리(苦麥)·양고기(羊肉)·살구(杏)·염교(薤)를 먹는데, 이들은 다 쓴맛이라 마른 것을 적셔준다(潤燥).

夙興夜寐防灾害.

아침 일찍 일어나고 밤이 되면 잠자리에 들어 재해를 방비해야 한다.

秋三月, 天地容平, 早臥早起, 與鷄俱興, 收斂神氣, 養收之道也. 逆之則傷肺, 冬爲食[飧]①泄, 奉藏者少.

(『素問·四氣調神大論』에 따르면) 가을(秋) 석 달은 천지(天地)의 기운이 넉넉하고 평안하니(容平), 일찍 자고 일찍 일어나되(早臥早起), 닭소리가 나면 일어날 것이며(與鷄俱興), 신기(神氣)를 거두어 들여야 하니, 거두는 도리(收道)로써 양생하는 것이다. 이를 거스르면 폐(肺)를 상하게 되니, 겨울에는 손설(飧泄)이 생기는데, 갈무리하여 기를 것(奉藏)이 적기 때문이다.

大腸又名廻腸,
長二丈一尺而大四寸,
受水穀一斗七升半.

▶대장(大腸)은 회장(廻腸)이라고도 하는데,
(『難經·42難』에 따르면) **길이는 2장1척이고, 넓은 곳의 직경은 4치이며,**
수곡(水穀) 1말7되반을 받아들인다.

廻腸者, 當臍右迴疊積十六曲, 徑一寸半, 受穀一斗, 水七升半.

(『靈樞·腸胃』와 『難經·42難』에 따르면) 회장(迴腸)은 배꼽에서 오른쪽으로 돌면서 중첩되어 16곡을 이루는데(當臍右迴疊積十六曲), 직경은 1치 반(一寸半)이다. 곡식은 1말, 물은 7되

① 飧 : 『素問』에 의거하여 고쳤다.

반을 받아들인다.

■ **大腸部位** ○ 大腸後附脊, 以受小腸滓穢, 當臍右迴疊積, 上下辟大, 大腸下口連於肛門. 『入門』
대장의 부위[**大腸部位**] ○ 대장은 뒤로 등뼈에 붙어서 소장의 찌꺼기를 받아들이는데, 배꼽의 오른쪽으로 구부러져 첩첩이 겹쳐 있고, 위아래에 큰 주름이 있으며, 대장의 아래 끝은 항문에 연결되어 있다. 『입문』(臟腑·臟腑條分·大腸」)(신편p.617 /신p.434)

◉ 여기서 『**寶鑑**』의 내용은 『入門』과 일치하는 부분이 전혀 없다. 『**靈樞·腸胃**』를 보면 '**上下辟**' 다음에 '**大八寸**'이니 잘못 인용된 것이다.

魄門上應闌門,
長二尺八寸而大八寸,
受穀九升三合八分.

백문(魄門)은 위로 난문(闌門)에 응하며,
길이는 2척8촌이고, 큰 부분은 8촌이며,
곡물 9되3홉8푼을 받아들인다.

➡ '合之一'을 마지막에 넣는 것이 원문의 뜻에 타당하다.

魄門者, 肺藏魄也. 又曰廣腸, 言廣濶於大小腸也. 又曰肛門, 言其處似車缸形也. 內經以此爲一臟, 故俗名墜臟. 熱則重墜或突出, 虛則脫下不收. 受穀九升三合八分合之 , 專主出而不納. 凡腸胃合受水穀八斗七升六合八分合之一. 闌門者, 大小腸各受物傳化而相會於此, 滓入廣腸, 水入膀胱, 關闌分膈, 故曰闌門.

백문(魄門)은 폐(肺)가 넋(魄)을 갈무리하기 때문에 붙인 이름이고, 광장(廣腸)이라고도 하는데 대장(大腸)·소장(小腸)보다 훤하고 넓다는(廣濶) 것을 말한다. 항문(肛門)이라고도 하는데 그곳이 수레바퀴통을 끼우는 곳의 철로 만든 관(車缸) 모양을 닮았기 때문이다. 『내경(內經)』에서는 이를 하나의 장(一臟)으로 여겼기에, 항간에서는 추장(墜臟)이라고도 한다. 항문에 열이 있으면 무겁게 내려앉는 느낌이 있거나(重墜) 돌출(突出)되며, 허(虛)하면 아래로 빠져서 거두어들이지 못한다(脫下不收). 곡물을 9되$3\frac{1}{8}$홉을 받아들이며, 오로지 내보내기만 하고 들이지는 않는다(出而不納). 무릇 장위(腸胃)는 합쳐서 수곡(水穀) 8말7되$6\frac{1}{8}$홉을 받아들인다. 난문(闌門)은 대장(大腸)·소장(小腸)이 각각 음식물을 받아 이동시키면서 변화시키되(傳化) 여기서 서로 만나서는 찌꺼기를 대장으로 들이고 물은 방광(膀胱)으로 들여 빗장을 걸듯이 나누어 막기에(關闌分膈) 난문(闌門)이라고 부른다.

■ **肛門別名** ○ 肛門者, 大腸之下截也. 一曰廣腸, 言其廣闊於大小腸也. 又曰魄門, 言大腸爲肺之府, 肺藏魄, 故曰魄門也. 肛者, 言其處似車釭形也. 『入門』
항문의 별명[**肛門別名**] ○ 항문(肛門)은 대장(大腸)의 아래 끝이다. 이것을 일명 '광장(廣腸)'이라고도 하는 것은 이것이 대장이나 소장보다 넓다는 말이다. 또한 '백문(魄門)'이라고도 하는 것은 대장은 폐(肺)와 연관되는 부(腑)인데, 폐는 백(魄)을 간직하고 있으므로 백문(魄門)이라고 하는 것이다. '항(肛)'이라고 하는 것은 그곳이 수레바퀴통을 끼우는 곳의 철로 만든 관(管)처럼 생겼다는 것을 말한 것이다. 『입문』(「臟腑·臟腑條分·大腸」)(신편p.1526 /신p.898)

◉ 『**寶鑑**』에서 '**大腸之下截也**'는 다음 문단에 나오고, '**大腸爲肺之府**'는 새로이 삽입한 것이며, 『入門』에는 나오지 않는다.

肛之重也,
僅十二兩.
腸之重也,
再加二斤.

항문의 무게는
대략 12냥이고,
대장(大腸)의 무게는
거기다 2근을 더한 것이다.

肛門重十二兩, 大腸重二斤十二兩.

(『難經·42難』에 따르면) 항문(肛門)의 무게는 12냥이고, 대장(大腸)의 무게는 2근12냥이다.

總通於肺,
而心腎膀胱連絡系膈.

대장(大腸)은 총체적으로 폐(肺)와 통하고,
심(心)·신(腎)·방광(膀胱)과 이어지고(連絡), 횡격막에 이어진다.

肛門亦大腸之下截也, 總與肺爲表裏. 大小腸之系, 自膈下與脊膂連心腎膀胱相系, 脂膜筋絡, 散布包裹, 然各分紋理, 羅絡大小腸與膀胱. 其細脈之

항문(肛門)은 또한 대장(大腸)의 아래 끝(下截)으로서, 총체적으로 폐(肺)와 표리(表裏)를 이룬다. (『華陀內照圖』에 따르면) 대장계(大腸系)·소장계(小腸系)는 횡격막(膈) 아래로 등뼈(脊膂)를 따라 심(心)·신(腎)·방광(膀胱)과 서로 이어지며(系), 지막(脂膜)·근락(筋絡)이 산포(散布)하여 싸고 있다(包裹). 그러나, 각각 문리(紋理)가 나뉘어져 대장(大腸)·소장(小腸)·방광(膀胱)에 얽혀서 이어져 있다(羅絡). 그 세맥(細脈)들 속이 곧 기혈(氣血)과

中, 乃氣血津液流走之道.

진액(津液)이 흘러 다니는 경로(流走之道)이다.

■ **大小腸連系** ○ 大小腸之系, 自膈下與脊膂連心腎膀胱相系, 脂膜筋絡, 散布包裹. 然各分紋理, 羅絡大小腸與膀胱, 其細脈之中, 乃氣血津液流走之道也. 『入門』

대소장의 맥락[**大小腸連系**] ○ 대소장계(大小腸系)는 횡경막 아래에서 등뼈와 심장·신장·방광을 이어주고 있으며, 지막(脂膜)과 근락(筋絡)이 퍼져서 대소장을 싸고 있다. 그러나 각각 구분이 되어 대소장과 방광에 얽혀 있는데, 그 속은 기혈과 진액이 도는 길이다. 『입문』(「臟腑·臟腑條分·大腸」) (신편p.617 /신p.434)

外應在皮,
而氣血津液潤燥不均.

대장은 밖으로 피모(皮毛)에 상응하고,
기혈(氣血)·진액(津液)에 따라 윤택이 고르지 않다.

肺應皮, (腹)①皮厚者, 大腸厚. 皮薄者, 大腸薄. 皮緩腹裏大者, 大腸大而長. 皮急者, 大腸急而短. 皮滑者, 大腸直. 皮肉不相離者, 大腸結. 氣血津液, 調和則大便亦調, 燥熱則便堅而澁, 寒濕則便潤而利.

(『靈樞·本藏』에 따르면) 폐(肺)는 피모(皮毛)와 상응한다. 피부가 두꺼우면(皮厚) 대장(大腸)이 두꺼운 것이고(厚), 피부가 얇으면(皮薄) 대장(大腸)이 얇은 것이다(薄). 피부가 느슨하고(皮緩) 배의 안쪽 부분이 큰 경우(腹裏大)는 대장(大腸)이 크고 길며(大而長), 피부가 팽팽하면(皮急) 대장(大腸)이 땅겨져 있고 짧다(急而短). 피부가 미끄러우면(皮滑) 대장(大腸)이 똑바른(直) 것이다. 피부와 살이 떨어지지 않는 것(皮肉不相離)은 대장(大腸)이 뭉친(結) 것이다. 기혈(氣血)과 진액(津液)이 조화(調和)로우면 대변(大便)도 역시 고르고, 조열(燥熱)하면 대변이 단단해지고 잘 나오지 않으며(便堅而澁), 한습(寒濕)이 있으면 대변이 물기가 많고 잘 나온다(便潤而利).

風搏耳鳴齒痛便血,
或時欲食不食嘔吐清水.

대장(大腸)에 풍(風)이 치받으면 귀가 울리고(耳鳴), 이가 아프며(齒痛), 대변에서 피가 섞여 나오고(便血),
간혹 식욕이 나도 음식을 먹지 못하며, 맑은 물을 토해낸다.

便血有遠近者, 腸系心腎膀胱故也. 食則嘔吐者, 肺風傳入大腸, 令腸中宛轉搏上不欲食, 食卽嘔吐清令[冷]②水也.

대변에서 피가 나오는 것(便血)에 출혈되는 곳의 거리가 다른 이유는, 장(腸)이 심(心)·신(腎)·방광(膀胱)과 이어져 있기 때문이다. 음식을 먹자마자 토하는 것(食則嘔吐)은 폐풍(肺風)이 대장(大腸)으로 전해져 들어가면 장중(腸中)에서 이리저리 돌아다니다(宛轉) 위로 치받아 오르기 때문이니(搏上), 입맛이 없으며(不欲食), 음식을 먹으면 맑고 차가운 물을 바로 토해낸다(食卽嘔吐清冷水).

血壅鼻衄目黃喉痺,
或時大指次指肩臑痛頻.

대장(大腸)에 혈(血)이 막히면 코피(鼻衄)가 나고 눈이 누렇게 되며(目黃), 목구멍이 붓고(喉痺),
간혹 둘째손가락, 어깻죽지, 팔이 아픈 일이 잦다.

手陽明脈起大指次指之端, 循臂臑外, 上肩髃之前廉, (入)③下齒, 還出口, 交人中, 左之右, 右之左, (上)④挾鼻孔, 交目側, 故病如是.

(『靈樞·經脈』에 따르면) 수양명맥(手陽明脈)은 둘째손가락 끝에서 시작하여 팔 바깥쪽을 따라(循臂臑外) 견우(肩髃)의 앞 모서리로 올라가며, 아랫니(下齒)로 들어갔다가 다시 입술 주위로 나오고, 인중(人中)에서 만나 좌우가 교차된 다음, 콧구멍 양쪽으로 올라가 눈가로 이어지니(交目側), 병이 이와 같은 것이다.

氣秘腹滿切痛,
外注皮膚堅硬.

대장(大腸)에 기운이 잘 돌지 않으면 배가 그득하면서 도려내듯 아프고,
겉으로는 피부가 단단해진다.

氣滯腸中切痛或鳴, 腹滿大便秘澁. 重感於寒, 當臍而痛, 卽泄, 不能久立. 若氣注於外, 挾痰則皮膚堅而不痛.

대장의 기운이 잘 돌지 않으면(氣滯) 뱃속이 도려내듯 아프고 간혹 소리가 나기도 하며(腸中切痛或鳴), 배가 그득하고 대변이 잘 나오지 않는다(腹滿大便秘澁). 찬 기운에 거듭 감촉되면(重感於寒), 배꼽 주변이 아프며 바로 설사가 나고 오래 서 있지 못한다(當臍而痛, 卽泄. 不能久立). 만약 기체(氣滯)가 외부로 이어지고 담(痰)이 겸해지면 피부가

---

① 腹 : 『靈樞·本藏』에는 본 글자가 없으므로 빼는 것이 옳다. 대장의 상응부위는 뱃가죽의 피부를 보고 판단하는 것이 아니기 때문이다.
② 冷 : 初刊本의 補刻本에 의거하여 고쳤다.
③ 入 : 『靈樞·經脈』에 의거하여 삽입하였다.
④ 上 : 『靈樞·經脈』에 의거하여 삽입하였다.

단단해지고 통증을 느끼지 못한다(堅而不痛).

熱秘臍滿口瘡,
內結痔癰痢騂.

대장(大腸)에 열이 막히면 배꼽 주변이 그득해지고 입속이 헐며(口瘡),
내부에 뭉치게 되면 치질, 장옹(腸癰), 이질(痢疾)로 피가 섞여 나오게 된다.

挾臍滿痛, 大便不通, 或喘不能立, 或口生瘡, 皆熱證也. 濕熱內結, 則爲痔漏腸癰, 痢下赤白. 騂者, 赤色也.

배꼽 양쪽이 그득해지고 아프며(挾臍滿痛), 대변이 통하지 않고(大便不通), 간혹 숨을 헐떡이고 서 있지 못하며(或喘不能立), 입속이 헐기도 하니(口生瘡), 모두 열증(熱證)이다. 습열(濕熱)이 속에 뭉치면(內結), 치루(痔漏)·장옹(腸癰)·적백리(下痢赤白)가 생긴다. 성(騂, 붉을 성)은 붉은 색(赤色)을 뜻한다.

虛則腸鳴身易瘦,
冷則滑脫耳難聞.

대장(大腸)이 허해지면 뱃속에서 소리가 나고(腸鳴), 몸이 여위기 쉬우며,
대장에 찬 기운이 서리면 설사가 멎지 않고 항문이 빠지며(脫肛) 귀가 잘 들리지 않는다.

腸氣虛則鳴, 身枯瘦如鷄皮有鱗. 虛冷則滑泄·脫肛·耳聾. 經曰, 邪剋[客]①陽明之絡, 令人耳聾, 時不聞音.

대장의 기운이 허해지면 뱃속에 소리가 나고(腸氣虛則鳴), 몸이 마르고 닭처럼 피부에 비늘이 일어난다(身枯瘦如鷄皮有鱗). 대장이 허랭(虛冷)하면 활설(滑泄)·탈항(脫肛)·이롱(耳聾)이 생긴다. 『경(經)』(『素問·繆刺論』)에 이르길, "사기(邪氣)가 양명(陽明)의 낙맥(絡)에 들면 귀가 들리지 않아(耳聾) 간혹 소리를 못 듣기도 한다(時不聞音)."고 하였다.

◘ 大腸病證 ○ 腸虛則鳴. 又, 寒氣相搏則爲腸鳴. 『入門』
대장병의 증상[大腸病證] ○ 대장이 허하면 배가 부글거린다. 또한 한기와 부딪쳐도 배가 부글거린다. 『입문』(「臟腑·臟腑條分·大腸」) (신편p.618 /신p.434)

補以粟殼五倍棕櫚,

대장(大腸)을 보할 때는 앵속각(罌粟殼)·오배자(五倍子)·종려피(棕櫚皮)를 쓰고,

牡蠣·木香·肉豆蔲·蓮肉·蓁子·訶子·龍骨.

모려(牡蠣)·목향(木香)·육두구(肉豆蔲)·연육(蓮肉)·진자(蓁子)·가자(訶子)·용골(龍骨)을 쓴다.

瀉必硝黃續隨桃仁.

대장을 덜어낼 때는 반드시 망초(芒硝)·대황(大黃)·속수자(續隨子)·도인(桃仁)을 쓴다.

芒硝·大黃·續隨子·枳殼·麻仁·石斛·檳榔·旋覆花·榧實·巴豆·葱白·牽牛.

망초(芒硝)·대황(大黃)·속수자(續隨子)·지각(枳殼)·마인(麻仁)·석곡(石斛)·빈랑(檳榔)·선복화(旋覆花)·비실(榧實)·파두(巴豆)·총백(葱白)·견우(牽牛)를 쓴다.

溫以吳萸人參薑桂,

대장을 따뜻하게 할 때는 오수유(吳茱萸)·인삼(人參)·건강(乾薑)·육계(肉桂)를 쓰고,

乾薑·肉桂·半夏·桃花石·木香·石蜜.

건강(乾薑)·육계(肉桂)·반하(半夏)·도화석(桃花石)·목향(木香)·석밀(石蜜)을 쓴다.

凉必芩連槐花茅根.

대장을 시원하게 할 때는 반드시 황금(黃芩)·황련(黃連)·괴화(槐花)·백모근(白茅根)을 쓴다.

黃芩·黃連·天花粉·玄蔘·砂糖.

황금(黃芩)·황련(黃連)·천화분(天花粉)·현삼(玄蔘)·사당(砂糖)을 쓴다.

◘ 大腸病 用藥法은 다음과 같이 정리된다.

大腸	用藥
補	罌粟殼·五倍子·棕櫚皮·牡蠣·木香·肉豆蔲·蓮肉·蓁子·訶子·龍骨
瀉	芒硝·大黃·續隨子·桃仁·枳殼·麻仁·石斛·檳榔·旋覆花·榧實·巴豆·葱白·牽牛
溫	吳茱萸·人參·乾薑·肉桂·半夏·桃花石·木香·石蜜
凉	黃芩·黃連·槐花·茅根·天花粉·玄蔘·砂糖

① 客 : 『素問·繆刺論』에 의거하여 고쳤다.

吁！水穀變化自然妙，

아아! 수곡(水穀)의 변화에는 자연(自然)의 현묘함이 들어 있으니,

經曰，大腸爲傳道之官，變化出焉．難經曰，脣爲飛門，言脣開則食入如飛也．齒爲戶門，飮食由此而入也．咽爲吸門，言嚥入不得復出也．胃爲賁門，言嚥下賁向[嚮]①於胃也．太倉下口爲幽門，在臍下三寸[上二寸]②．居於幽暗，故名也．幷闌門·魄門，合之爲七衝門，皆水穀變化出入相衝之要路也．但水穀淸芳甘美，運布則爲精微，腐熟則爲滓穢，乃陰陽自然之妙用也．

『경(經)』(『素問·靈蘭秘典論』)에서 말하길, "대장(大腸)은 수곡을 내려 보내는 전도지관(傳道之官)으로 변화(變化)가 드러난다."고 하였다. 『난경(難經)·44난(難)』에서 말하길, "입술은 비문(飛門)이다."라고 하였는데, 입술을 열면 음식이 나는 듯이 들어감을 말한다. "치아는 호문(戶門)이다."라고 하였는데, 음식(飮食)이 이를 통해 들어감을 말한다. "목구멍은 흡문(吸門)이다."라고 하였는데, 삼켜서 들어가면 다시 나오지 못함을 말한다. "위(胃)는 분문(賁門)이다."라고 하였는데, 삼켜서 내려가면 빠르게(賁, 奔과 같은 뜻이다) 위(胃)로 향함을 말한다. "태창(太倉)의 아랫구멍은 유문(幽門)이다."라고 하였는데, 배꼽 위 2치에 위치한다. 어둡고 으슥한 곳에 있어서 그렇게 부르는 것이다. 난문(闌門)·백문(魄門)과 더불어 모두 합쳐서 칠충문(七衝門)이라고 부르는데, 다 수곡(水穀)이 변화(變化)하면서 출입(出入)하고 서로 부딪치는(相衝) 중요한 통로(要路)에 해당한다. 다만, 수곡(水穀)의 맑은 향기와 달고 맛있는 바(淸芳甘美)가 이동하여 퍼지면(運布) 정미(精微)가 되고, 썩혀져 삭으면(腐熟) 찌꺼기(滓穢)가 되니, 음양(陰陽) 자연(自然)의 묘한 운용인 것이다.

食息調變由於人．

음식과 호흡의 조화와 변화는 사람 자신에게 달려 있도다.

腎有兩枚，
左屬水而右屬火．
重各九兩，
右主女而左主男．

▶(『難經·39難』에 따르면) 신(腎)은 2개가 있는데,
왼쪽은 수(水)에 속하고 오른쪽은 화(火)에 속한다.
무게는 각각 9냥이고,
오른쪽은 여자에게 주로 작용하고 왼쪽은 남자에게 주로 작용한다.

左右兩枚，共一斤二兩，男以左腎爲主，女以右腎爲主．

좌우(左右) 합쳐서 2개가 있는데, 총 1근2냥이다. 남자는 왼쪽 신(腎)이 위주로 작용하고, 여자는 오른쪽 신(腎)이 위주로 작용한다.

連脇系心貼脊膂兮，
裹以脂膜，
裏白外紫如紅豆兮，
相合若環．

신계(腎系)는 옆구리로 이어지고, 심(心)으로 이어지되 등심에 붙어간다.
신(腎)은 지막(脂膜)에 싸여 있는데,
속은 희고 바깥은 자주색으로서 팥알과 같은 형상으로
둘을 합쳐서 보면 고리처럼 보인다.

腎連脇下對臍，形如紅豆，相並如環曲．貼脊膂膜中，裏白外紫．兩腎二系相通下行，其上則與心系通而爲一，所謂坎北離南，水火相感者也．左右氣常相通，靜養極者，左右相合，則精不泄矣．

신(腎)은 옆구리 밑으로 해서 배꼽의 반대쪽에 있으며 팥알(紅豆)을 같이 구부려 나란히 고리처럼 둔 것과 비슷하다. (『華陀內照圖』에 의하면 腎系는) 척려(脊膂)의 막(膜) 속에 부착되어 있다. 속은 희고(白) 겉은 자색(紫)이다. (『華陀內照圖』에 의하면) 양쪽 신계(腎系)는 서로 통하면서 아래로 주행(下行)하고, 위로는 심계(心系)와 통하여 하나가 된다. 이는 이른바 '감괘(坎卦)는 북쪽이요 이괘(離卦)는 남쪽에 있는 것(坎北離南)'이니 수화(水火)가 서로 교감하는 것이다. 좌우(左右)의 기(氣)가 늘 서로 통하는데, 정양(靜養)이 극에 다다르면 좌우(左右)가 서로 화합하니 정(精)이 새어나가지 않는다.

➡ '坎北離南'은 『易傳』과 관련한 용어이다. '左右相合'은 水火升降이 和平하다는 뜻이지 왼쪽과 오른쪽의 신장이 어떠하다는 말로 이해해서는 안된다. 아래의 『圖書編』에 실린 그림을 참고하라.

■ **腎形象** ○ 腎形如紅豆，相並如環曲，貼脊膂膜中．裏白外紫，兩腎二系相通下行，其上則與心系通而爲一．所謂坎北离南，水火相感者也．『入門』

신장의 형상[腎形象] ○ 신장의 형상은 붉은팥 같은데 서로 마주 대하고 고리처럼 꼬부장하게 등뼈의 막 속에 붙어 있다. 그런데 속은 허옇고 겉은 자주색이며, 두 신장의 두 신계(腎系)가 서로 통해서 아래로 내려가는데, 그 위로는 심계(心系)와 통하여 하나가 된다. 이것이 이른바 감괘(坎卦)인 북쪽과 리괘(离卦)인 남쪽이 수화(水火)의 관계로서 서로 감응한다는 것이다. 『입문』(「臟腑·臟腑條分·腎」) (신편p.589 /신p.417)

---

① 嚮 : 『難經本義』에 의거하여 고쳤다.

② 上二寸 : 『難經本義』에 의거하여 고쳤다. 배꼽 아래이면 맞지 않다.

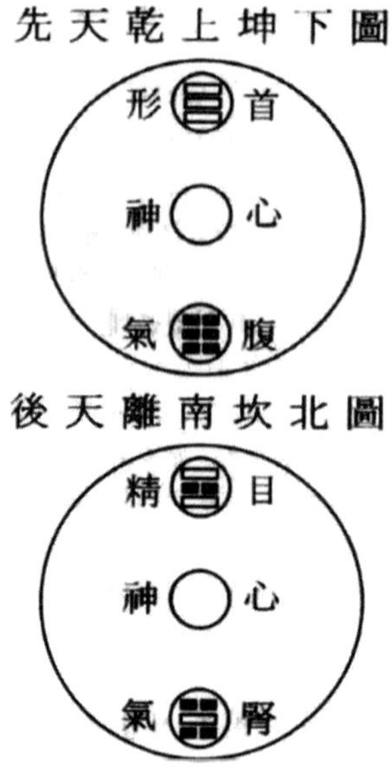

[참고] 先天圖와 後天圖 (『圖書編』, 권68)

以左言其槪,
位北水惟慳.

좌신(左腎)에 대해 개괄하자면
북방에 위치한 수(水)로서 무조건 아껴야 한다.

此條專言左腎天一生水, 專一以慳爲事, 所以五臟俱有補瀉, 惟腎有補無瀉.

이 조문에서는 오로지 좌신(左腎)에서 천일(天一)이 수(水)를 생(生)하는 것을 말한다. 오로지 일(一)은 아끼는 것을 일삼아야 하니, 오장(五臟)에는 모두 보(補)와 사(瀉)가 있지만, 오직 신(腎)에는 보(補)만 있고 사(瀉)하는 바가 없다.

'腎有補無瀉'는 錢乙의 말이다.

納氣收血化精,
而爲封藏之本.

기운을 들이쉬고, 혈을 거두어들이며, 정으로 화하도록 하니,
봉하여 갈무리하는 근원이 된다.

左腎主納氣收血化精, 司冬之令, 專主收藏, 故曰封藏之本.

좌신(左腎)은 주로 기운을 들이쉬고(納氣) 혈을 거두어들이며(收血) 정으로 변화시킨다(化精). 겨울철을 관장하므로(司冬之令), 오로지 거두어 갈무리하니(收藏), 봉하여 갈무리하는 바의 근본인 봉장지본(封藏之本)이라고 한다.

壯志造無成有,
別號作强之官.

뜻(志)을 튼튼히 하면 무(無)에서 유(有)가 생겨나니,
따로 강하게 하는 관직인 작강지관(作强之官)이라고도 부른다.

腎藏志, 意之所存者謂之志. 精完則志壯, 志壯則精益完, 故曰精志自相隨. 造無爲有, 男女交構, 造化形容. 經曰, 作强之官, 伎巧出焉. 言精志完而强於作用也. 又, 男曰作强, 女曰伎巧.

(『素問·宣明五氣』에 따르면) 신(腎)은 지(志)를 갈무리하는데, (『靈樞·本神』에 따르면) 뜻(意)이 이루어지도록 하려는(存) 것을 지(志)라고 한다. 정(精)이 완전하면 지(志)가 튼튼해지고(壯), 지(志)가 튼튼하면 정(精)이 더욱 완전해지니, 정(精)과 지(志)는 저절로 서로 따른다(相隨)고 말한다. 무(無)에서 유(有)가 이루어지니, 남녀(男女)가 교합(交構)하면서 생겨나는 조화(造化)를 형용(形容)하는 말이다. 『경(經)』(『素問·靈蘭秘典論』)에서 말하길, "강하게 만들어주는 관직인 작강지관(作强之官)으로서, 기교(伎巧)가 드러난다."고 하였으니, 정(精)과 지(志)가 완전하면 작용이 강해진다는 말이다. 또한 남자에게서는 강하게 해주는 작용(作强)을 말하고, 여자에게서는 기교(伎巧)를 말하는 것이라고도 한다.

候在腰而充骨塡髓,

신(腎)의 외후(外候)는 허리(腰)에서 보며, 신(腎)의 충만함은 뼈(骨)에서 드러나니, 골수를 채워야 하고,

腎之候在腰, 其充在骨, 諸髓皆屬於腦, 而腎實主之. 叔和云, 實夢腰難解, 虛行溺水湄.

신(腎)의 외후(外候)는 허리(腰)에서 본다. 그 충만함은 뼈(骨)에 드러난다. (『素問·五藏生成』에 따르면) 골수는 다 뇌에 배속된다(諸髓皆屬於腦)고 하지만, 신(腎)이 실제로 주관한다. 왕숙화(王叔和)가 이르기를, "실(實)하면 허리가 풀리지 않는 꿈을 꾸고, 허(虛)하면 물가로 가서 빠지는 꿈을 꾼다."고 하였다.

竅於耳而榮髮駐顔.

신(腎)은 귀(耳)로 구멍이 나 있고, 영화로움은 터럭(髮)과 안색에 드러난다.

黑色·小理者, 腎小, 腎小則臟安難傷. 粗理者, 腎大, 腎大則善病腰痛不可俛仰, 易傷以邪. 高耳者, 腎高, 腎高則苦背膂痛不可俛仰. 耳後陷者, 腎下, 腎下則腰尻痛, 或爲狐疝. 耳堅者, 腎堅, 腎堅則不病腰背痛. 耳薄不堅者, 腎脆, 腎脆則善病消癉易傷. 耳好前居牙車者, 腎端正, 腎端正則和利難傷. 耳偏高者, 腎偏傾, 腎偏傾則苦腰尻痛也. 鬚髮顔面皆督脈所絡, 陽精盛注於外, 則鬚髮榮盛, 面體光潤.

(『靈樞·本藏』에 따르면) 얼굴이 검은 색(黑色)이며 살결이 고우면(小理) 신(腎)이 작은(小) 것이니, 신(腎)이 작으면 장(臟)이 안정되어 상하기 어려우며, 살결이 성글면(粗理) 신(腎)이 큰(大) 것이니, 신(腎)이 크면 요통(腰痛)으로 폈다 구부렸다 하지 못하는 일이 잦고, 사기(邪氣)에 상하기 쉽다. 귀가 높이 붙은 것(高耳)은 신(腎)이 높이(高) 있는 것이니, 신(腎)이 높이 있으면 등살이 아파서 구부렸다 폈다 하지 못한다. 귀 뒤쪽이 함몰된 경우(耳後陷)는 신(腎)이 아래에(下) 있는 것이니, 신(腎)이 아래에 있으면 허리와 꽁무니가 아프고(腰尻痛), 간혹 호산(狐疝)이 생기기도 한다. 귀가 견고하면(耳堅) 신(腎)이 견고한(堅) 것이니, 신(腎)이 견고하면 허리와 등이 아프지(腰背痛) 않다. 귀가 얇으면서 단단하지 않으면(耳薄不堅) 신(腎)이 무른(脆) 것이니, 신(腎)이 무르면 소갈(消癉)이 들기 쉽고 사기(邪氣)에 상하기 쉽다. 귀의 비율이 좋고(耳好) 하악골각보다 앞에 위치하면(前居牙車) 신(腎)이 똑바른(端正) 것이니, 신(腎)이 똑바르면 화평하고 잘 통하여 상하기 어렵다. 귀가 치우쳐 기울어지면(耳偏高) 신(腎)이 치우쳐 기울어진 것(偏傾)이니, 신(腎)이 치우쳐 기울어지면 허리와 꽁무니가 아픈 것(腰尻痛)으로 고생한다. 수염과 머리카락 및 얼굴(鬚髮顔面)은 다 독맥(督脈)이 이어지는(絡) 곳이니, 양정(陽精)이 그득해지면 외부로 나와서 수염과 머리카락(鬚髮)이 무성해지고(榮盛), 얼굴과 몸이 광택이 나며 윤택해진다(面體光潤).

◘ **鬚髮榮枯** ○ 鬚髮顔面皆督脈所絡, 陽精盛, 注於外則鬚髮榮盛, 面體光潤. 『入門』
수염과 머리털이 자라고 빠지는 것[**鬚髮榮枯**] ○ 수염·머리털·얼굴은 다 독맥(督脈)이 얽혀 있는 곳으로서, 양(陽)의 정기(精氣)가 성하여 겉으로 몰려나오면 수염과 머리털이 자라고 윤기가 돌며, 얼굴과 몸에도 광택이 흐른다. 『입문』(「臟腑·臟腑條分·腎」) (신편p.1458 /신p.863)

風旋目䀮無見,
或面浮咳水而隱曲不利.

신(腎)에 풍(風)이 돌면 눈이 흐릿하여 보이는 것이 없고,
간혹 얼굴이 붓고 기침에 물을 토해내며 생식기의 작용이 원활하지 않게 된다.

腎風多汗惡風面浮, 目視䀮䀮無所見, 若腹有水氣, 則目下亦腫, 名曰風水. 不能偃臥, 偃則咳出淸水. 男子身重難行溺黃, 女人月事不行, 俱謂之隱曲不利. 風盛者, 膝脛攣急, 不能久立.

(『素問·評熱病論』에 따르면) 신풍(腎風)은 땀이 많이 나고(多汗) 찬 기운을 타면서(惡風) 얼굴이 붓고(面浮), 눈이 흐릿하여 보이는 것이 없는데(目視䀮䀮無所見), 만약 배에 수기(水氣)가 있으면, 눈 밑도 역시 부으니, 풍수(風水)라 한다. 바로 누울 수 없는데(不能偃臥), 바로 누우면 기침을 하여 맑은 물을 토해낸다(偃則咳出淸水). 남자(男子)는 몸이 무거워 걷기 힘들고(身重難行) 소변이 누렇게 되며(溺黃), 여자는 월경을 하지 않으니(月事不行), 모두 생식기의 작용이 원활하지 않은 '은곡불리(隱曲不利)'라 부른다. 풍(風)이 그득해지면(盛) 무릎과 정강이가 뒤틀리고 땅겨서 오래 서 있지 못한다(膝脛攣急, 不能久立).

氣動饑不欲食,
或喘急奔豚而脇脊痛酸.

신(腎)의 기(氣)가 요동치면 굶어도 식욕이 없으며,
간혹 숨을 헐떡이며, 분돈(奔豚)이 생기고, 옆구리와 등뼈가 아프고 시다.

饑不欲食, 喘嗽喉中鳴者, 腎氣病也. 奔豚者, 腎之積, 發於小腹, 上至心下, 如豚之奔然, 以夏丙丁日得之. 何以言之? 脾病傳腎, 腎當傳心, 心以夏適旺, 旺者不受邪. 腎復欲還脾, 脾不肯受, 故留結爲積. 久而不已, 令人喘逆少氣,

음식을 먹지 않아도 식욕이 나지 않고(饑不欲食), 숨을 헐떡이며 기침을 하고 목구멍에서 소리가 나는 것(喘嗽喉中鳴)은 신(腎)의 기(氣)가 병든 것이다. (『難經·56難』에 따르면) 분돈(奔豚)은 신(腎)에 생긴 덩어리(積)로서, 아랫배(小腹)에서 시작하여 명치(心下)까지 올라가는데, 돌고래가 치달리는 것(如豚之奔然)과 같다. 여름(夏)이나 병(丙)·정(丁)일에 생긴다. 어떻게 그런 것인지 말해줄 수 있는가? 비(脾)에 병이 들면 신(腎)으로 전해주고, 신(腎)은 응당 심(心)으로 전해주어야 할 것인데, 심(心)이 여름(夏)이라서 왕성한 때이면, 왕성하여 사기(邪氣)를 받지 않는다. 신(腎)이 다시 비(脾)로 돌려주려고 하나,

竟至於骨髓痿弱矣. 脇脊痛者, 腎病小腹腰脊痛·胻酸, 三日背膂筋痛·小便閉, 三日腹脹, 三日兩脇支痛, 三日不已, 死. 冬大晨, 夏晏晡.

비(脾)도 받으려 하지 않으니, 머물러 뭉쳐서 덩어리(積)가 되는 것이다. 오래도록 낫지 않으면 숨을 헐떡이고 기운이 거슬러 오르며 숨을 얕게 쉬고(喘逆少氣), 마침내 골수(骨髓)가 힘이 없고 약해지기에(痿弱) 이른다. 옆구리와 등뼈가 아픈 것(脇脊痛)은 (『素問·標本病傳論』에 따르면) 신(腎)이 병들면 아랫배와 허리, 등뼈가 아프고 정강이가 시며(小腹腰脊痛·胻酸), 3일 뒤에는 등살과 힘줄이 아프고(背膂筋痛) 소변이 나오지 않으며(小便閉), 3일 뒤에는 배가 불러오고(腹脹), 3일 뒤에는 양 옆구리가 팽팽하고 아프며(兩脇支痛), 3일 뒤에도 낫지 않으면 죽는다. 겨울에는 새벽(大晨)이고, 여름(夏)에는 해질녘(晏晡)이다.

熱則口燥舌乾咽痛,
甚則小腹脹而背亦强.

신(腎)에 열이 나면 입이 마르고(口燥) 혀가 마르며(舌乾) 목구멍이 아프고(咽痛), 심하면 아랫배가 불러오르며(小腹脹) 등이 뻣뻣해진다(脊强).

少陰脈貫腎, 絡於肺, 系舌本, 故口燥·舌乾而渴. 邪剋[客]① 於少陰之絡, 令人咽嗌腫痛, 不可納食. 腎病則大小腹脹痛, 背痛引心, 厥心痛. 引腰者, 屬腎. 引脇者, 屬膀胱.

소음맥(少陰脈)은 신(腎)을 관통하고(貫), 폐(肺)에 이어지며(絡), 혀뿌리(舌本)로 이어지므로, 입이 마르고(口燥) 혀가 건조하여(舌乾) 갈증이 난다(渴). (『素問·繆刺論』에 따르면) 사기(邪氣)가 소음(少陰)의 락(絡)에 들면(客) 목구멍이 붓고 아파 음식을 먹지 못한다(咽嗌腫痛, 不可納食). 신(腎)에 병이 들면 윗배와 아랫배가 불러오르며 아프고(大小腹脹痛), 등부터 심장까지 아파와서(背痛引心) 궐심통(厥心痛)이 생긴다. 허리부터 아파오면(引腰) 신(腎)에 속하는 것이고, 옆구리부터 아파오면(引脇) 방광(膀胱)에 속한다.

虛則心懸骨痿齒搖,
甚則夢泄精而囊亦寒.

신(腎)이 허하면 마음이 불안하고(心懸) 뼈가 힘이 없으며(骨痿) 치아가 흔들리고, 심하면 꿈을 꾸면서 정액이 새어나가고 음낭도 차가워진다.

腎氣虛, 心懸如饑, 善恐惕惕如人將捕. 水不勝火, 則骨枯而髓虛, 故足不任身, 發爲骨痿. 經曰, 腎氣熱則腰脊不擧, 骨枯而髓減, 發爲骨痿. 言虛中有熱也. 齒者骨之屬, 腎虛則搖動不固. 夢泄者, 腎氣虛而下脫, 或挾火邪也. 囊寒者, 腎氣衰也. 人年六十, 氣衰髮墮齒落. 經脈空虛, 七十形體皆極, 九十如樹之有根耳.

(『靈樞·經脈』에 따르면) 신기(腎氣)가 허(虛)하면 끼니를 거른 듯이 허기가 지고(心懸如饑), 누가 잡으러 오는 듯이 두려워하는 일이 잦다(善恐惕惕如人將捕). (『素問·痿論』에 따르면) 수(水)가 화(火)를 이기지 못하면 뼈가 마르고(骨枯) 골수가 비게 되니(髓虛), 다리로 몸을 지탱하지 못하고(足不任身), 골위(骨痿)가 생긴다. 『경(經)』(『素問·痿論』)에서 말하길, "신기(腎氣)에 열(熱)이 오르면 허리와 등뼈를 세우지 못하고(腰脊不擧), 뼈가 마르고(骨枯) 골수가 줄어들어(髓減), 골위(骨痿)가 생긴다."고 하였으니, 허(虛)하면서 열(熱)이 있음을 말한 것이다. 치아(齒)는 골(骨)에 속하니, 신(腎)이 허(虛)하면 흔들거리고 견고하지 못하게 된다(搖動不固). 몽설(夢泄)은 신기(腎氣)가 허(虛)해져서 아래로 빠져나가는(下脫) 것이며, 간혹 화사(火邪)가 겸해서 그렇기도 하다. 음낭이 찬(囊寒) 것은 신기(腎氣)가 쇠약해진 것이다. 사람이 60세가 되면 기(氣)가 쇠(衰)하여 머리가 빠지고 치아가 빠진다(髮墮齒落). 경맥(經脈)이 비게 되면(空虛) 70세에 형체(形體)가 모두 다하고(極), 90세에는 나무에 뿌리만 남는 것과 같다.

> **腎病虛實** ○ 腎虛則心懸如飢, 善恐. 『入門』
> 신병의 허실[**腎病虛實**] ○ 신기가 허하면 마음이 들떠서 배가 고픈 듯 하며 잘 놀란다. 『입문』(「臟腑·臟腑條分·腎」) (신편p.592 /신p.419)

血證口唾腸澼足心熱,
幷濕必發黃疸.

신(腎)의 혈증(血證)은 입으로 침을 뱉고, 설사를 좍좍 하고(腸澼), 족심에서 열이 나며, 습(濕)을 겸하면 반드시 황달(黃疸)이 생긴다.

經曰, 欬則有血, 陽脈傷也. 陽氣未盛於上而脈滿, 滿則欬劇, 故血見於鼻與口也. 又少陰不足脈澁, 病積溲血. 足心熱者, 心風入腎也. 黃疸者, 腎虛爲濕熱乘之, 必口淡脚軟, 是爲虛疸.

『경(經)』(『素問·脈解』)에 이르기를, "기침을 하면서 피가 섞여 나오는 것은 양맥(陽脈)이 상한 것이다. 양기(陽氣)가 아직 상부에까지 차오르지 않았는데 맥(脈)이 충만해진(滿) 것으로, 충만해지면 기침이 극렬해지기에 피가 코나 입에 보이는 것이다."라고 하였다. 또한, 소음(少陰)이 부족(不足)하면 맥이 잘 돌지 않고(脈澁), 덩어리가 생기며(病積) 소변에서 피가 난다(溲血). 족심에서 열이 나는 것(足心熱)은 심풍(心風)이 신(腎)으로 들어간 것이다. 황달(黃疸)은 신(腎)이 허(虛)하면서 습열(濕熱)이 올라탄(乘) 것으로, 반드시 입이 담담하면서(口淡) 다리를 가누지 못하니(脚軟), 허달(虛疸)이 되는 것이다.

① 客 : 『素問·繆刺論』에 의거하여 고쳤다.

냉증흉비경축고내통
冷證胸痺莖縮股內痛,
병울필연흑안
幷鬱必然黑顔.

신(腎)의 냉증(冷證)은 흉비(胸痺), 음경이 오그라드는 것, 넓적다리 안쪽의 통증이며, 울증(鬱證)을 겸하면 반드시 얼굴이 검어진다.

骨痺者, 腎脂髓枯而不滿, 故寒冷, 甚則至骨, 痺痛踡攣. 其人身寒, 湯火不能熱, 厚衣不能溫. 然不能振慄者, 肝爲一陽, 心爲二陽, 腎孤臟, 一水不勝二火, 故不能振慄也. 莖縮者, 腎竅二陰, 冷則痿弱不擧, 甚則縮入, 俗云脫陽證也. 股內後廉痛者, 少陰脈起於足小指, 走足心, 循內踝後入筋中, 上內廉股內後廉貫脊故也. 黑顔者, 冷鬱久則精枯不能上注, 故面黑顔衰, 肌枯肉瘦.

(『素問·逆調論』에 따르면) 골비(骨痺)는 신(腎)의 기름(脂)과 골수(髓)가 말라서 충만치 못하기에 차가움(寒冷)이 심하면 뼈까지 느껴지고, 저리며 아프고(痺痛) 다리가 오그라든다(踡攣). 사람이 몸에 오한을 느끼는데(身寒), 뜨거운 물이나 불로도 덥히지 못하고(湯火不能熱), 옷을 두껍게 입어도 데우지 못하는(厚衣不能溫) 것이다. 그러나 떨지는 않는데(不能振慄), 간(肝)이 일양(一陽)이고, 심(心)이 이양(二陽)인데, 신(腎)은 고장(孤臟)이기에 하나의 수(水)가 두 개의 화(火)를 이기지 못하기에 몸을 떨지 않는 것이다. 음경(陰莖)이 오그라드는 경우가 있는데, 신장은 전음(前陰)과 후음(後陰)으로 구멍이 나 있기에 냉기가 들면 약해져서 발기가 안되고 심하면 오그라들게 되는 바, 항간에서는 탈양증(脫陽證)이라 부른다. 넓적다리 안쪽이 아픈 것(股內後廉痛)은 소음맥(少陰脈)이 새끼발가락에서 시작해서 족심(足心)으로 간 다음 복사뼈 뒤쪽을 따라(循內踝後) 힘줄 사이로 들어가서(入筋中), 다리 안쪽을 타고 올라가 넓적다리 내측 뒷모서리를 타고서 등뼈를 관통하기 때문이다. 얼굴이 검어지는 것(黑顔)은 찬 기운이 울체되고서(冷鬱) 오래되면 정(精)이 말라서(枯) 올라가지 못하기에 얼굴이 검어지고 여위며(面黑顔衰), 살이 말라 수척해지는 것이다(肌枯肉瘦).

보이숙지구기녹용
補以熟地枸杞鹿茸,

신(腎)을 보할 때는 숙지황(熟地黃)·구기자(枸杞子)·녹용(鹿茸)을 쓰고,

鍾乳粉·龜板·龍骨·虎骨·五味子·鎖陽·山茱萸·杜仲·山藥·知母·蓮肉·芡實·覆盆子·桑螵蛸·牡蠣·小草·牛膝·當歸·玄參·石楠·合歡·五加皮·楮實.

종유분(鍾乳粉)·귀판(龜板)·용골(龍骨)·호골(虎骨)·오미자(五味子)·쇄양(鎖陽)·산수유(山茱萸)·두충(杜仲)·산약(山藥)·지모(知母)·연육(蓮肉)·검실(芡實)·복분자(覆盆子)·상표초(桑螵蛸)·모려(牡蠣)·소초(小草)·우슬(牛膝)·당귀(當歸)·현삼(玄參)·석남(石楠)·합환(合歡)·오가피(五加皮)·저실(楮實)을 쓴다.

사필고명저령호박
瀉必苦茗猪苓琥珀.

신(腎)을 덜어낼 때는 반드시 고명(苦茗)·저령(猪苓)·호박(琥珀)을 써야 한다.

澤瀉·茯苓. 腎本無瀉, 此言瀉者, 伐其邪水邪火也.

택사(澤瀉)·복령(茯苓)을 쓴다. 신(腎)은 본래 덜어내어 치료하는(瀉) 경우가 없다. 여기서 덜어낸다(瀉)는 것은 사수(邪水)·사화(邪火)를 치는 것을 말한다.

온이침향토사부자
溫以沈香兎絲附子,

신(腎)을 따뜻하게 할 때는 침향(沈香)·토사자(菟絲子)·부자(附子)를 쓰고,

乾薑·肉桂·巴戟·葫蘆巴·補骨脂·柏子仁·烏藥·石楠藤.

건강(乾薑)·육계(肉桂)·파극(巴戟)·호로파(葫蘆巴)·보골지(補骨脂)·백자인(柏子仁)·오약(烏藥)·석남등(石楠藤)을 쓴다.

량필지모황백목단
涼必知母黃柏牡丹皮.

신(腎)을 시원하게 할 때는 반드시 지모(知母)·황백(黃柏)·목단피(牡丹皮)를 쓴다.

地骨皮·玄參·竹瀝.

지골피(地骨皮)·현삼(玄參)·죽력(竹瀝)을 쓴다.

➡ 腎病 用藥法은 다음과 같이 정리된다.

腎	用藥
補	熟地黃·枸杞子·鹿茸·鍾乳粉·龜板·龍骨·虎骨·五味子·鎖陽·山茱萸·杜仲·山藥·知母·蓮肉·芡實·覆盆子·桑螵蛸·牡蠣·小草·牛膝·當歸·玄參·石楠·合歡·五加皮·楮實
瀉	苦茗·猪苓·琥珀·澤瀉·茯苓
溫	沈香·菟絲子·附子·乾薑·肉桂·巴戟·葫蘆巴·補骨脂·柏子仁·烏藥·石楠藤
涼	知母·黃柏·牡丹皮·地骨皮·玄參·竹瀝

우 조와만기양기복
吁! 早臥晩起陽氣復,

아! 일찍 자고 늦게 일어나면 양기가 회복될 것이요,

冬三月, 天地閉藏, 早臥晩起,

(『素問·四氣調神大論』에 따르면) 겨울 3달(冬三月)에는 천지(天地)가 가두어 갈무리하니(閉藏),

必待日光，去寒就溫，無泄皮膚，此養藏之道也，逆之則傷腎．四時有腎病者，亦宜體此以養微陽．凡腎病皆因快情縱慾，失志傷腎，過服丹藥．華陀云，陽劑剛强，則天癸竭而榮衛涸．

일찍 자고 늦게 일어나되(早臥晩起) 반드시 햇볕이 들기를 기다려야 한다(必待日光). 찬 것을 멀리 하고 따뜻한 것을 가까이 하여(去寒就溫), (옷을 입어) 피부로 새어나가지 않도록(無泄皮膚) 하는 것이, 갈무리하는(藏) 도리로서 양생하는 방법이다. 이를 거스르면 신(腎)을 상하게 된다. 사계절 중에도 신(腎)이 병들면 이를 체득하여 미약한 양기를 길러야 할 것이다. 무릇 신병(腎病)은 다 쾌감을 느끼고(快情) 욕망에 빠지거나(縱慾) 의지를 상실하여 신(腎)이 상하거나(失志傷腎), 단약을 지나치게 복용하여(過服丹藥) 생긴다. 화타(華陀)가 말하길, "양기를 돋우는 약은 강하고 억세다(陽劑剛强)"고 하였으니, 천계(天癸)가 고갈되고 영위(榮衛)가 마르게 된다.

靜坐獨眠藿豆飡.

정좌를 하고 각방을 쓰며, 콩·검은콩을 먹는다네.

靜坐則腎水自升，獨眠則房色自節．藿·葵·黑豆味鹹，黃黍·鷄·桃味辛，腎病宜食．

정좌(靜坐)하면 신수(腎水)가 저절로 상승하고(自升), 독방에서 자면(獨眠) 성생활(房色)이 저절로 절제된다(自節). (『靈樞·五味』에 따르면) 콩(藿)·아욱(葵)·검은콩(黑豆)은 맛이 짜고(味鹹), 황량미(黃黍)·닭고기(鷄)·복숭아(桃)는 맛이 매우니(味辛), 신(腎)이 병들었을 때 먹는다.

> 원래 辛味는 入肺하므로 肺病에 쓰고, 鹹味는 入腎하기에 腎病에 쓴다. 본 내용은 脾에서 설명한 바 있으니 참고하라.

> **節慾儲精** ○ 靜坐則腎水自升，獨居則房色自絶．『入門』 ○ 宜縮陽秘方.
> 성욕을 절제하여 정액을 저장한다[**節慾儲精**] ○ 조용히 앉아 있으면 신수(腎水)가 자연히 올라가고, 혼자 살면 성욕이 절로 조절된다. 『입문』(「臟腑·臟腑條分·腎」) ○ 축양비방(縮陽秘方)을 쓴다.(신편p.249 /신p.233)

膀胱上口濶二寸半，
而盛溺九升九合．
中廣九寸正，
而重九兩二銖．
無出竅也，
資氣海以施化，
府名津液．

▶방광(膀胱)의 윗구멍(上口)은 직경 2치 반이며,
방광은 소변 9되9홉을 담고 있다.
가운데의 폭은 9치이며,
무게는 9냥2수이다.
나가는 구멍은 늘 열려 있는 것이 아니고,
기해(氣海)의 도움을 받아 기화가 이루어지며,
진액지부(津液之府)라고 한다.

膀胱以虛受水，爲津液之府．有上竅而無下竅，得氣海之氣施化，則溲便注瀉．氣海之氣不足，則秘隱不通．

방광(膀胱)은 비어 있어(虛) 물(水)을 받아들이니, 진액을 저장하는 곳간인 진액지부(津液之府)이다. 윗구멍(上竅)은 있으나 아랫구멍(下竅)은 없으며, 기해(氣海)의 기운을 얻어야만 기화(氣化)가 이루어지니, 소변이 모여서 나가게 된다(溲便注瀉). 기해(氣海)의 기운이 부족하면 소변이 잘 나오지 않거나 통하지 않게 된다(則秘隱不通).

透絶頂也，
司升降之消息，
官號州都．

절처(絶處)에서 꼭대기까지 통과하며,
승강(升降)의 증감(消息)을 관리하므로,
주도지관(州都之官)이라 한다.

經曰，州都之官，津液藏焉．

『경(經)』(『素問·靈蘭秘典論』)에 이르길, "물이 모이는 것을 관리하는 주도지관(州都之官)으로서, 진액(津液)을 갈무리하고 있다."고 하였다.

應在毛髮，
系通心肺．
驗於皮骨，
臟屬腎兪．

방광에 상응하는 바는 터럭(毛髮)에 있고,
방광계(膀胱系)는 심(心)·폐(肺)와 통한다.
피부와 뼈에서 방광의 상태를 증험할 수 있고,
장(臟)과는 신수(腎兪)에 엮여 있다.

腎應骨，密理厚皮者，三焦膀

(『靈樞·本藏』에 따르면) 신(腎)은 뼈(骨)와 상응하니, 살결이 치밀하고(密理) 피부가 두꺼우

胱厚. 粗理薄皮者, 三焦膀胱薄. 疎腠理者, 三焦膀胱緩. 皮急而無毫毛者, 三焦膀胱急. 毫毛美而粗者, 三焦膀胱直. 稀毫毛者, 三焦膀胱結也.

면(厚皮) 삼초(三焦)·방광(膀胱)이 두껍고, 살결이 성글고(粗理) 피부가 얇으면(薄皮) 삼초(三焦)·방광(膀胱)이 얇다(薄). 주리가 성글면(疎腠理) 삼초(三焦)·방광(膀胱)이 느슨하고(緩), 피부가 당겨지고 털이 나지 않으면(皮急而無毫毛) 삼초·방광이 땅겨져 있다(急). 터럭이 무성하되 성글면(毫毛美而粗) 삼초·방광이 똑바르고(直), 터럭이 거의 없으면(稀毫毛) 삼초·방광의 기운이 뭉친 것(結)이다.

風搏頭疼眼旋目淚,
惡心筋骨不利.
氣滯項拔背强腰折,
尻痛膕脛尤拘.

방광(膀胱)에 풍(風)이 치받으면 머리가 아프고(頭疼), 눈이 핑핑 돌며, 눈물이 나고,
속이 메슥거리며(惡心), 힘줄과 뼈가 잘 움직이지 않는다.
방광에 기체(氣滯)가 있으면 목이 빠질 듯이 아프고, 등이 뻣뻣하며 허리가 부러지는 것 같고,
꽁무니가 아프며, 오금과 정강이가 더욱 뒤틀린다.

膀胱脈起於目內眥, 上額交巓, 其別者, 從巓至耳上角. 其直行者, 從巓入絡腦, 還出別下項, 循肩髆, 挾脊, 抵腰中, 入循膂, 絡腎, 屬膀胱. 其支(前)①者, 從腰中下脊, 貫臀, 入膕中. 其支別者, 從髆內左右別下, 貫胂, 挾脊內, 過髀樞, 循髀外後廉, 下合膕中, 以下貫腨內, 出外踝之後, 循京骨至小指外側端, 故病如是. 惡心者, 膀胱移邪於小腸, 故惡聞食臭.

(『靈樞·經脈』에 따르면) 방광맥(膀胱脈)은 안쪽 눈가에서 시작하여 이마로 올라가(上額) 머리 꼭대기에서 교차하고(交巓), 별맥(別脈)은 머리 꼭대기(巓)에서 귀 위쪽(耳上角)으로 간다. 수직으로 주행하는 것(直行)은 머리 꼭대기(巓)에서 안으로 들어가 뇌(腦)에 이어지고(絡), 다시 나와서 따로 뒷덜미로 내려가고, 어깻죽지를 따라서(循肩髆) 등뼈 양쪽으로(挾脊) 허리로 내려와(抵腰中) 등살로 들어가(入循膂) 신(腎)에 이어지고(絡), 방광(膀胱)에 엮어진다(屬). 지맥(支脈)은 허리(腰中)에서 등뼈 양쪽으로 내려가(下脊) 엉덩이를 관통하여(貫臀) 오금(膕中)으로 들어간다. 다른 지별(支別)은 어깻죽지 안쪽(從髆內)에서 좌우(左右)로 더 가서(別) 등뼈 양쪽 등심을 뚫고 내려오며(下貫胂挾脊內), 대퇴골두(髀樞)를 지나 그 바깥쪽 후방을 따라(循髀外後廉) 내려와 오금에서 합쳐지고(下合膕中), 장딴지 속을 관통하며 내려와(以下貫腨內), 바깥복사뼈 뒤쪽으로 나오며(出外踝之後), 경골(京骨)을 따라 새끼발가락 바깥쪽 끝까지 가니, 병이 이와 같은 것이다. 속이 메스꺼운 것(惡心)은 방광(膀胱)이 사기(邪氣)를 소장(小腸)으로 전해주어 음식 냄새를 맡기 싫어하는 것이다.

熱結腹滿而胞塞,
甚則狂發.

방광에 열이 뭉치면 아랫배가 그득해지며(小腹滿) 오줌보가 막히는데,
심하면 발광하게 된다.

熱結下焦, 則小腹苦滿, 難於俛仰, 胞轉閉塞, 不得小便, 令人發狂.

열(熱)이 하초(下焦)에 뭉치면 아랫배가 그득하여 불편하고(小腹苦滿), 몸을 구부렸다 폈다 하지 못한다(難於俛仰). 전포증(轉脬證, 방광이 긴장하거나 눌려 소변이 안나오는 것)으로 폐색(閉塞)되어 소변을 보지 못하면 발광(發狂)한다.

膀胱病證 ○ 膀胱病者, 熱結下焦, 小腹苦滿, 胞轉, 小便不利, 令人發狂. 冷則濕痰上溢而爲多唾, 小便淋瀝或遺尿. 『入門』

방광병의 증상[膀胱病證] ○ 방광병의 경우 열이 하초(下焦)에 맺히면 아랫배가 몹시 더부룩하고, 방광이 뒤틀리기 때문에 소변이 잘 나오지 않으면 발광하게 만든다. 냉하면 습담(濕痰)이 위쪽으로 넘치기 때문에 침이 많이 나오고, 오줌이 방울방울 떨어지거나 혹은 유뇨증(遺尿症)이 생기기도 한다. 『입문』(「臟腑·臟腑條分·膀胱」) (신편p.624 /신p.438)

冷卽多唾而帶下,
甚則瀝餘.

방광이 차가우면 침을 뱉는 일이 잦고 대하(帶下)가 나오며,
심하면 소변이 뚝뚝 흐르게 된다.

冷則濕痰上溢則爲多唾, 濕痰下滲則爲帶濁, 甚則小便瀝餘, 或頻數. 叔和云, 冷敗則遺尿不知.

방광에 찬 기운이 있으되, 습담(濕痰)이 위로 넘치면 침을 뱉는 일이 잦으며(上溢則爲多唾), 습담(濕痰)이 아래로 스미면 대하(帶下)가 나오거나 소변이 탁하게 된다. 심하면 소변이 뚝뚝 흐르고 간혹 소변을 자주 보는 일도 있다. 왕숙화(王叔和)가 말하길, "찬 기운이 들어 망가지면(冷敗) 소변이 나와도 알지 못한다."고 하였다.

① 前 : 문의에 맞지 않아 『靈樞·經脈』에 의거하여 생략하였다.

허증뇌전이롱
虛證腦轉耳聾,
방사거역무력
房事擧亦無力.
혈병비뉵림력치창
血病鼻衄淋瀝痔瘡,
경낭종혹피취
莖囊腫或被吹.

방광의 허증(虛證)으로는 뇌가 돌면서 귀가 안들리며,
성생활에도 힘이 없다.
혈병(血病)으로는 코피(鼻衄)가 나고 소변이 뚝뚝 떨어지며 치질(痔瘡)이 생기고,
음경과 음낭이 붓는데, 간혹 바람이 들어 생기기도 한다.

陰莖陰囊腫大, 皆濕熱以致血瘀. 小兒多蟲蟻, 地風所吹.

음경(陰莖)·음낭(陰囊)이 부어서 커지는 것(腫大)은 다 습열(濕熱)로 인해 혈어(血瘀)가 된 것이다. 어린이에게는 벌레(蟲蟻)에 물리거나 풍토의 영향으로(地風所吹) 생기기도 한다.

온이필징가회향오약
溫以蓽澄茄茴香烏藥,
량필생지방기지부자
凉必生地防己地膚子.

방광을 따뜻하게 할 때는 필징가(蓽澄茄)·회향(茴香)·오약(烏藥)을 쓰고,
시원하게 할 때는 반드시 생지황(生地黃)·방기(防己)·지부자(地膚子)를 쓴다.

黃柏·防風·甘草梢·防葵.

황백(黃柏)·방풍(防風)·감초초(甘草梢)·방규(防葵)를 쓴다.

사이차전구맥활석
瀉以車前瞿麥滑石,

방광을 덜어낼 때는 차전자(車前子)·구맥(瞿麥)·활석(滑石)을 쓰고,

芒硝·澤瀉·萱草根.

망초(芒硝)·택사(澤瀉)·훤초근(萱草根)을 쓴다.

보필귤핵익지창포
補必橘核益智菖蒲.

방광을 보할 때는 반드시 귤핵(橘核)·익지인(益智仁)·석창포(石菖蒲)를 쓴다.

龍骨·續斷·黃芩.

용골(龍骨)·속단(續斷)·황금(黃芩)을 쓴다.

➡ 膀胱病 用藥法은 다음과 같이 정리된다.

膀胱	用藥
補	橘核·益智仁·菖蒲·龍骨·續斷·黃芩
瀉	車前子·瞿麥·滑石·芒硝·澤瀉·萱草根
溫	蓽澄茄·茴香·烏藥
凉	生地黃·防己·地膚子·黃柏·防風·甘草梢·防葵

우 과욕일념진추석
吁! 寡慾一念眞秋石,

아! 욕심을 줄이려는 오롯한 결심이 진정 추석(秋石)과 같은 힘이 있나니,

今人不知吾身自有秋石. 諺云, 泄盡眞藥服假藥, 十字街頭買秋石.

요즘 사람들은 자기의 몸에 원래 추석(秋石)이라는 약을 갖고 있음을 모른다. 항간(諺)에 이르길, "진짜 약은 다 짜내고서 가짜 약을 복용하니, 십자로 모퉁이에서 추석(秋石)을 사는구나."라는 말이 있다.

절음삼배고미려
節飮三盃固尾閭.

술을 절제하여 3잔으로 줄이면 미려(尾閭)가 견고해진다.

酒水好停下焦爲邪, 節之尾閭自固, 不患漏泄.

술은 하초(下焦)를 정체시켜서 사기(邪氣)가 되는 경우가 많으니, 절제하면 미려(尾閭)가 절로 견고해져서 함부로 누설되는 병이 들지 않는다.

명문하기신우
命門下寄腎右,
이사계곡투방광지간
而絲系曲透膀廣之間.

▶명문(命門)은 하초에서 신(腎)의 오른쪽에 붙어 있으며,
실처럼 이어져 방광과 항문의 사이로 휘어져 통한다.

命門, 卽右腎, 言寄者, 命門非正臟, 三焦非正腑也. 命門系曲屈下行, 接兩腎之系, 下尾閭附廣腸之右. 通二陰之間, 前與膀胱下口, 於溲溺之處, 相並而出, 乃是精氣所泄之道也. 若女子則子戶胞門, 亦自廣腸之右, 膀胱下口相並而受

명문(命門)은 곧 오른쪽 신(右腎)이다. '붙어 있다(寄)'라고 말한 것은 명문(命門)이 명실상부한 장(正臟)이 아니고, 삼초(三焦)도 명실상부한 부(正腑)가 아니기 때문이다. (『華陀內照圖』에 따르면) 명문계(命門系)는 구불구불하게(曲屈) 아래로 주행하여(下行) 양쪽 신계(腎系)와 이어지고, 미려(尾閭)로 내려가 항문(廣腸)의 오른쪽에 부착되며, 전음(前陰)과 후음(後陰)의 사이를 통과하여 방광의 아랫구멍(膀胱下口)쪽으로 하여 앞으로 나오고, 소변이 나오는 곳과 서로 더불어 나오니, 곧 이는 정기(精氣)가 새어나오는 통로인 것이다. 여자인 경우에는 자호(子戶)·포문(胞門)으로서, 역시 항문(廣腸)의 오른쪽에

胎, 故氣精血脈腦, 皆五臟之眞, 以是當知精血來有自矣.

서 방광의 아랫구멍(膀胱下口)으로 하여 서로 같이 나오며, 임신을 하는 자리(受胎)이다. 그러므로, 기(氣)·정(精)·혈(血)·맥(脈)·뇌(腦)는 다 오장(五臟)의 보배(眞)로서, 이를 통해 정혈(精血)이 어디서 생겨나는지(來有自) 알 것이다.

➡ "命門非正臟, 三焦非正腑也"는 『易簡方』(『醫方類聚』, 권5, 五臟門에 인용된 부분), 六府像位에 "心主非正臟, 三焦非正腑也"라고 되어 있고 이는 『華陀內照圖』와도 같다. 三焦와 表裏를 이루는 것이 心包인지, 아니면 王叔和가 말하듯 命門인지의 문제를 언급하고, 王叔和가 틀린 것으로 결론을 지었다. 이 문장은 문의상 전혀 필요없는 것이다. 『華陀內照圖』의 命門系는 七節之傍의 小心(命門의 근원 중 하나)을 지나서 위와 같이 이어지는 것이고, 李梴은 命門을 心包로 보고 心包絡의 경로로서 설명하려고 집어넣은 것이기 때문이다.

➡ 아래의 그림은 『華陀內照圖』에 나온다.

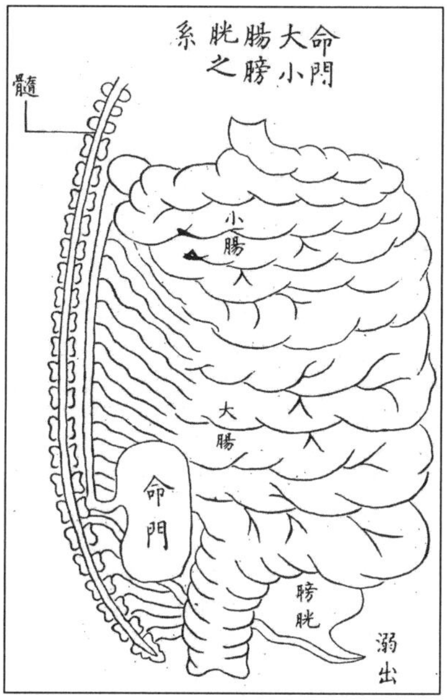

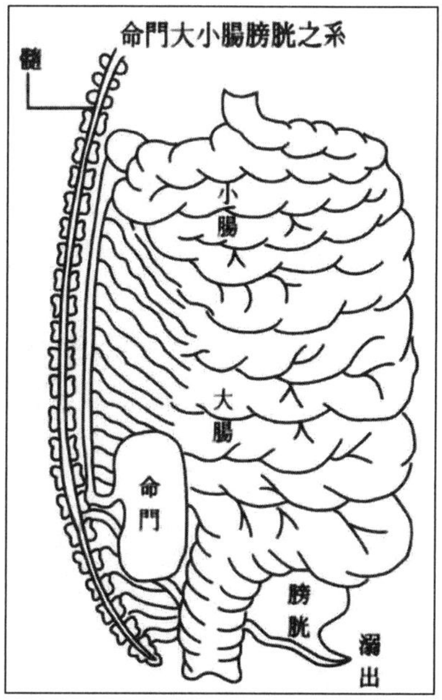

■ 腎臟有二 ○ 命門非正藏, 三焦非正府也. 『入門』
신장은 둘이 있다[腎臟有二] ○ 명문은 정장(正臟)이 아니고 삼초(三焦)는 정부(正腑)가 아니다. 『입문』(「臟腑·臟腑條分·命門」) (신편p.589 /신p.417)

◉ 위의 주석을 보면 『寶鑑』이 인용한 부분은 특이하기는 하지만 맞는 내용은 아니다.

上爲心胞,
而膈膜橫連脂漫之外.

▶위로는 심포(心胞)가 있으니,
횡격막이 옆으로 기름이 퍼져 있는 바의 바깥쪽으로 이어진다.

心胞卽命門, 其經手厥陰, 其腑三焦, 其臟心胞絡, 其部分在心下橫膈膜之上. 竪斜膈膜之下, 與橫膜相粘. 其處黃脂漫包者, 心也. 其漫脂之外有細筋膜如絲, 與心肺相連者, 此胞絡也.

심포(心胞)는 곧 명문(命門)에 해당하니, 경(經)은 수궐음(手厥陰)이고, 부(腑)는 삼초(三焦)이며, 장(臟)은 심포락(心胞絡)이다. (『華陀內照圖』에 따르면) 그 부위는 심(心)의 아래이자 횡격막(橫膈膜)의 위이다. 비스듬하게(竪斜) 격막(膈膜)의 아래쪽으로 뻗으며, 횡막(橫膜)과 달라붙어 있다(相粘). 그곳에 누런 기름(黃脂)이 퍼져 싸고 있는 것(漫包)은 심(心)이고, 퍼져 있는 기름(漫脂)의 바깥쪽에 가는 근막(細筋膜)이 실처럼 심(心)·폐(肺)와 서로 이어진 것이 포락(胞絡)이다.

➡ '心胞卽命門'은 李梴이 삽입한 것이다. 본 내용은 『丹溪脈訣指掌』, 論五臟浮沈遲數應病詩에 '命門脈, 卽心包絡'이라 언급된다. 『中國醫籍大辭典』(p.200)에서는 成書 시기가 1248년으로 되어 있다. 丹溪가 있기 전이며, 本書는 李東垣의 著作으로 보는 경향이 있다. 李東垣의 제자 王好古의 『此事難知·問三焦有機』에서 '包絡亦有三焦之稱, 爲命門之火'라는 내용이 있으니 일맥상통한다. 이는 李梴 등 모두의 잘못된 인식이다. 胞絡이 命門이면 十二官을 主宰하는 것은 君主인 心의 主宰를 대행하는 것으로 보는 것이니, 역시 心腎交濟를 관장하는 命門이 十二官을 主宰한다는 관점과는 엄연히 다른 것이다. 장부총론에 이에 관하여 논한 것이 있으니 참고하라.

命門學說을 살펴보면, 溫補學派인 薛己는 李東垣의 脾胃學說을 後天으로 보고 先天의 腎·命門을 첨가하여 補中益氣湯과 六味丸·八味丸을 쓰는 것을 다 중시하였다. 이는 三焦에 있어서 中焦를 지나는 命門脈과 下焦를 지나는 命門脈에 약이 작용하는 바가 다르다는 것을 어느 정도 인식한 것이다. 그 다음 孫一奎에 가서는 左腎右命門보다 腎間動氣라는 바를 중시하여 정중앙에 위치함을 알고 있었고, 無形임을 확인하고 있으며, 火라고 일괄적으로 말할 수 없음을 이해하였다. 그 다음 趙獻可에 가면 命門主宰이지 心主宰가 아님을 설명하고 命門이 정중앙임을 명확히 하며 無形의 火를 조절하는 데는 無形의 水가 있어야 함이니 命門火·命門水의 개념을 인식하였다. 이를 六味丸·八味丸으로 조절한다는 것은 알았지만 그 機制는 밝혀내지 못하였다. 그 다음 張景岳에 가면 命門火·命門水라는 명칭을 쓰고 元氣·元精이라 부르지만, 六味丸을 有形의 水를 補하는 것으로 보는 인식이 있어 茯苓·澤瀉를 빼고 左歸丸으로 만들어 버리는 크나큰 오류를 짓게 된다. 그 다음 李中梓에 가면 다시 薛己의 방식으로 臟腑理論과 先天水火를 엮으면서 집대성을 시도한다. 역자가 보기에는 六味丸·八味丸은 先天에 있어서 腎間이라는 위치에 약이 도달하는 것이 중요한 것이지, 熟地黃이 다량 들었다고 해서 진액이 보충되는 것이 중요한 것은 아니다. 진액의 보충은 後天의 입장에서 이해해야 한다. 이를 명철히 파악하지 못하면 無形之水를 有形之水로 補하려 하는 오류에서 벗어날 수 없다. 補中益氣湯은 위치상으로 中焦에 위치한 命門脈을 통하게 하는 약으로 봐야 한다. 熟地黃을 다량 써야만 先天水火를 조정할 수 있는 것이 아니라, 어떠한 처방을 써도 先天水火를 조정할 수 있는 용량에 도달하면 되는 일이다. 『中華道敎大辭典』(p.1149)의 中黃 조목에는 密宗(밀교)의 中脈과 內丹의 中黃이 통하는 바를 그린 그림이 실려 있는데, 인도의학의 차크라와도 비슷하고, 내용상으로는 梵穴輪, 頂輪, 眉間輪, 喉輪, 心輪, 臍輪, 海底輪이 中脈·左脈·右脈을 통과한다는 것을 표현하고 있다. 역자는 약이 腎間, 印堂, 膻中 등의 부분 중 어디에 작용하여 三脈을 통하게 하느냐가 命門水·命門火의 升降을 조정하는 관건이 된다고 본다.

『內經』 이전의 『足臂十一脈灸經』이나 『陰陽十一脈灸經』이나, 『內經』 이후의 『脈經』에서는 手厥陰心包經이 나오지 않으며, 『靈樞·邪客』에서는 心의 邪氣가 모두 心包絡으로 드러난다는 내용이 있다. 즉 心包經은 가장 늦게 형성된 내용인 것이다. 心包는 딱히 일정한 모양의 臟이 아니고 '膜'의 형상을 지닌다. 그래서, 五臟六腑의 11개로는 짝이 맞지 않고, 經絡으로는 12개가 서로 表裏를 이루어 짝을 맞추는 것이다.

■ 腎部位 ○ 命門之系, 卽心包絡. 其經手厥陰, 其府三焦, 其部分在心下橫膈膜之上, 竪斜膈膜之下, 與橫膜相粘. 其處黃脂漫包者心也, 其漫脂之外, 有細筋膜如絲, 與心肺相連者, 此包絡也.『入門』

신장의 부위[腎部位] ○ 명문이 연결되는 곳은 바로 심포락(心包絡)이다. 그 경맥은 수궐음경(手厥陰經)이고, 그 부(腑)는 삼초(三焦)이며, 그 부분은 심장 아래에서 횡격막 위까지로서, 비스듬한 횡경막 아래에서 있어서 횡경막과 맞붙어 있다. 그곳에 누런 기름덩어리가 퍼져 싸고 있는 것이 심장이고, 싸고 있는 기름덩어리 밖으로는 얇은 근막(筋膜)이 실처럼 되어 심장·폐장과 서로 연결되어 있는데, 이것이 포락(包絡)이다.『입문』(「臟腑·臟腑條分·命門」) (신편p.589 /신p.417)

◉ 『寶鑑』에서 '命門之系, 卽心包絡'이라 한 것은 『入門』에서 '心胞卽命門'이라 한 것을 변형한 것이다.

■ 胸膈部位 ○ 心包絡, 在心下, 橫膈膜之上, 竪斜膈膜之下, 與橫膜相粘. 黃脂漫包者, 心也. 漫脂之外, 細筋膜如絲, 與心肺相連, 此包絡也.『入門』

흉격의 부위[胸膈部位] ○ 심포락(心包絡)은 심장 아래 횡격막 위에 있는데, 격막 아래로 비스듬히 드리워져 횡격막과 서로 붙어 있다. 그리고 누런 기름막이 넓게 싸고 있는 것이 심장이다. 넓은 기름막의 바깥쪽에는 실 같은 가는 힘줄과 막이 있어서 심장과 폐장을 서로 연결시키고 있는데, 이것이 심포락이다.『입문』(「臟腑·臟腑條分·命門」) (신편p.1193 /신p.735)

配左腎以藏眞精, 男女陰陽攸分.
(배좌신이장진정, 남여음양유분)

왼쪽의 신(腎)과 배합함으로써 진정(眞精)을 저장토록 하는데, 남녀는 음양의 속성에 따라 구분되는 바가 있다.

命門爲配成之官, 左腎收血化精, 運入藏諸命門, 男以此而藏精, 女以此而系胞胎. 男子以氣爲主, 坎水用事, 故蒸氣爲精而色白, 如帶火者, 精亦能紅. 女子以血爲主, 離火用事, 故血盈爲經而色紅, 如挾痰氣者, 經亦能白. 女人屬陰, 陰極則必自下而上衝, 故乳房大而陰戶縮也. 男子屬陽, 陽

명문(命門)은 짝을 이루어 작용하는 배성지관(配成之官)이니, 왼쪽의 신(腎)이 혈을 거두어들이고(收血) 정으로 기화시키면(化精), 이를 운행시켜 명문(命門)에 들어가 갈무리되도록 한다(運入藏諸命門). 남자는 이를 통하여 정(精)을 간직하고(藏), 여자는 이를 통하여 자궁(胞胎)에 이어진다(繫). 남자는 기(氣)를 위주로 하되, 감수(坎水)로써 일을 부리니(用事), 기를 쪄서(蒸氣) 정(精)을 만들기에 색이 희고(色白), 화(火)가 깃들면 정(精)도 역시 붉어질(紅) 수 있다. 여자는 혈(血)을 위주로 하되, 이화(離火)로써 일을 부리니(用事), 혈(血)이 차 올라(盈) 월경을 하고 색은 붉은데(色紅), 담기(痰氣)가 깃들면 경혈도 역시 흰색으로 나올 수 있다. 여자는 음(陰)에 속하니, 음(陰)이 극(極)에 다다르면 반드시 아래(下)에서 위로 치솟아 올라가니(上衝), 유방(乳房)이 커지고 음부

極則必自上而垂下, 故陰物垂而乳頭縮也. 蓋陽無形, 陰有質, 男子內陽而外陰, 女人內陰而外陽, 男子背屬陽而腹屬陰, 女人腹屬陽而背屬陰. 又男子督脈主事, 自背尾閭行至齗交穴止, 故血盛者感陽氣而髭鬚生. 女子任脈主事, 自小腹上行至咽喉而止, 故不上與陽合而無鬚. 宦官去勢, 亦無鬚, 一理也.

(陰戶)가 수축(縮也)하는 것이며, 남자는 양(陽)에 속하니, 양(陽)이 극에 다다르면 반드시 위에서 아래로 드리워져 내려오므로(垂下), 생식기가 드리워지고 유두(乳頭)가 수축하는(縮) 것이다. 대개 양(陽)은 형(形)이 없고, 음(陰)은 질(質)이 존재한다. 남자는 속에 양(陽)이 있고 겉에는 음(陰)이 있으며(內陽而外陰), 여자는 속에 음(陰)이 있고 겉에는 양(陽)이 있으니(內陰而外陽), 남자는 등(背)이 양(陽)에 속하고 배(腹)는 음(陰)에 속하며, 여자는 배(腹)가 양(陽)에 속하고 등(背)은 음(陰)에 속한다. 또한 남자는 독맥(督脈)으로써 일을 많이 하니(主事), 등(背)의 미려(尾閭)에서 은교혈(齗交穴)까지 주행하기에 혈(血)이 그득해지면(盛) 양기(陽氣)에 감응하여 콧수염과 턱수염(髭鬚)이 생겨난다. 여자는 임맥(任脈)으로써 일을 많이 하니, 아랫배(小腹)에서 목구멍(咽喉)까지 올라가 그치므로, 올라가되 양(陽)과 만나지 않으므로 턱수염이 나지 않는 것이다. 환관(宦官)이 거세(去勢)되어 역시 턱수염(鬚)이 없는 것과 같은 이치이다.

➡ 이 부분의 내용은 문헌적으로 찾지 못하였다. 『**靈樞·五音五味**』에는 환관이 宗筋을 거세하여 衝脈을 상했기 때문에 입 주변에 血이 차오르지 않아 턱수염이 나지 않는 것이라고 설명하고 있으니, 위의 내용과는 전혀 다르다.

■ **男女乳腎爲根本** ○ 女人屬陰, 陰極則必自下而上衝, 故乳房大而陰戶縮也. 男子屬陽, 陽極則必自上而下降, 故陰莖垂而乳頭縮也. 『入門』

남자는 신, 여자는 유방이 근본이 된다[**男女乳腎爲根本**] ○ 여자는 음(陰)에 속하는데, 음이 극도에 이르면 반드시 아래로부터 위로 올라오므로 유방이 커지고 음호(陰戶)는 오므라진다. 남자는 양(陽)에 속하는데, 양이 극도에 이르면 반드시 위로부터 아래로 내려가므로 음경(陰莖)은 늘어지고 유두는 오그라든다. 『입문』(「臟腑·臟腑條分·命門」) (신편p.1254 /신p.760)

◉ 『入門』에만 나오는 특이한 내용이기에 『**寶鑑**』에서 인용한 것으로 여겨진다.

相君火以繫元氣,
疾病死生是賴.

상화(相火)와 군화(君火)는 원기(元氣)에 매어져 있으니,
질병으로 죽고 사는 것은 이에 달려 있다.

相火之臟, 元氣繫焉. 凡病雖危, 命脈有神者生, 命脈無神者死.

명문(命門)은 상화(相火)의 장(臟)으로서, 원기(元氣)가 매어져(繫) 있다. 무릇 병이 비록 위태롭더라도 명맥(命脈)에 활기가 있으면(有神) 살고, 명맥(命脈)에 활기가 없으면(無神) 죽는다.

風則肘臂攣急,
腋下腫紅.

심포(心包)에 풍(風)이 들면 팔꿈치와 팔뚝이 뒤틀리고 땅기며,
겨드랑이 밑이 벌겋게 붓는다.

心胞支脈循胸, 出脇, 下腋三寸, 上抵腋下, 下循臑內, 行太陰少陰之間, 入肘中下臂, 行兩筋之間.

(『靈樞·經脈』에 따르면) 심포(心胞)의 지맥(支脈)은 가슴을 따라(循胸) 옆구리로 나오되(出脇), 겨드랑이 밑 3치에서 겨드랑이 밑으로 올라가고(上抵腋下), 팔 안쪽(臑內)을 따라 내려가 태음(太陰)·소음(少陰)의 사이로 주행하고 팔꿈치로 들어가서 팔뚝(臂)으로 내려가 두 힘줄 사이로 주행한다(行兩筋之間).

氣則胸膈支結,
脇不舒泰.

심포(心包)에 기운이 잘 돌지 않으면 흉격이 팽팽하게 뭉치게 되고,
옆구리가 불편해진다.

心胞脈起於胸中, 下膈, 循絡三焦, 故病有胸病及息噴者.

심포맥(心胞脈)은 가슴 중앙(胸中)에서 시작하여 횡격막으로 내려가고(下膈), 따라 내려가면서 삼초(三焦)와 이어지니(絡), 병이 들면 가슴에 병이 생기고, 식분(息噴)이 생긴다.

熱逼五心煩,
而目赤善笑,
溲便亦難.

심포(心包)에 열이 핍박하면 장심·족심·가슴에 열이 오르고,
눈이 붉어지며(目赤) 자꾸 웃게 되고,
소변이 잘 나오지 않는다.

火盛故也.

화(火)가 치성해지기 때문이다.

虛乏四體軟, (허핍사체연)
而頭旋耳痛, (이두선이통)
精力不銳. (정력불예)

명문(命門)이 허약하면 팔다리를 가누지 못하고,
머리가 흔들리며 귀가 아프고,
정력이 없다.

火衰則土不運, 而四體若無骨然. 頭旋者, 命門帶系上透泥丸, 陽虛則頭旋也. 耳痛者, 腎竅於耳, 虛氣壅則痛, 壅塞則聾也. 精力不銳者, 交感精來不快, 平時無力不足以息.

화(火)가 약해지면(衰) 토(土)가 운행되지 못하니(不運), 팔다리(四體)가 뼈가 없는 듯 힘이 없다(若無骨然). 머리가 흔들리는 것(頭旋)은 명문계(命門系)가 위로 니환(泥丸)까지 통해 있기에, 양(陽)이 허(虛)해지면 머리가 흔들리는 것이다. 귀가 아픈 것(耳痛)은 신(腎)이 귀(耳)로 구멍이 나 있으니, 허(虛)해서 기운이 막히면 아프고(氣壅則痛), 완전히 막히면 귀가 들리지 않는다(壅塞則聾). 정력이 없으면(精力不銳) 성생활을 해도(交感) 정액이 나오는 것이 시원치 않고(精來不快), 평소에도 몸이 무력하고 숨을 얕게 쉰다(不足以息).

血衰面黃, (혈쇠면황)
而心下崩且煩. (이심하붕차번)

신(腎)에 혈(血)이 쇠하면 얼굴이 누렇게 되고,
심포가 끊어지면 명치가 무너져 붕루(崩漏)가 생기고 열이 난다.

面色紫光者, 腎無苦也. 色黃黑者, 腎衰也. 經曰, 悲哀太甚則心下崩, 數溲血也. 蓋悲哀則心系急, 肺布葉擧, 而上焦不通, 榮衛不散, 熱氣在中, 故胞絡絶而陽氣內鼓動發, 則心下崩數溲血也. 心下崩, 謂心胞內崩而下血也.

얼굴색(面色)에 자줏빛(紫光)이 돌면 신(腎)에 괴로운 바가 없는 것이다. 얼굴색이 누렇거나 검으면(色黃黑) 신(腎)이 쇠약해진(衰) 것이다. 『경(經)』(『素問·痿論』)에 이르길, "슬퍼하는 것(悲哀)이 너무 심하면 명치(心下)가 무너져서(崩) 하혈하는 일이 잦다(數溲血). (『素問·擧痛論』의 王冰注에 따르면) 대개 슬퍼하면(悲哀) 심계(心系)가 땅겨져서(急) 폐(肺)가 펴지고(布) 엽(葉)이 들리니(擧), 상초(上焦)가 통하지 않게 되어 영위(榮衛)가 퍼지지 않으니(不散) 열기(熱氣)가 속에 쌓인다. 그러므로, 포락(胞絡)이 끊어지면 양기(陽氣)가 속에서 요동쳐서 발동하니(內鼓動發), 명치(心下)가 무너져서(崩) 하혈하는 일이 잦다. 명치가 무너진다(心下崩)는 것은 심포(心胞)가 안에서 무너져서(內崩) 하혈(下血)한다는 뜻이다.

◘ 상초에 심한 열이 쌓이면서 **胞絡**이 끊어지면 **血熱**이 **內動**하는데, 명치가 강하게 속으로 당겨져 있으므로 **下脫**이 생기기 때문에 코피가 아니라 하혈이 나는 것이다. 소변에 피가 나오는 것으로 설명하는 주석도 있고, 心下에 관해서도 명치라고 보지 않는 견해도 있으니 참고하라.

◘ **血崩血漏** ○ 盖悲哀則心系急, 肺布葉擧, 而上焦不通, 榮衛不散, 熱氣在中. 故胞絡絶而陽氣內鼓動, 發則心下崩, 數溲血也. 心下崩, 謂心包內崩而下血也. 『入門』
혈붕·혈루[**血崩血漏**] ○ 대체로 슬퍼하면 심계(心系)가 켕기어 폐엽(肺葉)이 들리고 상초가 통하지 못하여 영위(榮衛)가 펴지지 못하고 열기가 중초에 머물게 된다. 이에 따라 포락이 끊어지고 양기가 속에서 고동(鼓動)하고 발작하면 심하붕(心下崩)이 되어 뇨혈이 자주 나온다. '심하붕(心下崩)'이란 심포락이 속으로 상하여 하혈하는 것을 이른다. 『입문』(「臟腑·臟腑條分·命門」) (신편p.654 /신p.453)

冷極陰痿, (냉극음위)
而肢體厥且痹. (이지체궐차비)

신(腎)에 찬 기운이 극에 달하면 발기부전(陰痿)이 생기고,
팔다리가 싸늘하고 저리게 된다.

腎氣冷極, 前陰痿弱不擧, 病則四肢發厥如冰, 骨痛爲冷痹.

신기(腎氣)가 찬 것이 극에 달하면(冷極) 음경(前陰)이 힘이 없고 약하여 발기가 되지 않고(痿弱不擧), 병이 들면 팔다리가 얼음처럼 싸늘하고(四肢發厥如冰) 뼛속이 아파(骨痛) 냉비(冷痹)가 된다.

瀉以烏藥枳殼, (사이오약지각)
補必蓯蓉葫蘆巴. (보필종용호파)

덜어낼 때는 오약(烏藥)·지각(枳殼)을 쓰고,
보할 때는 반드시 육종용(肉蓯蓉)·호로파(胡蘆巴)를 쓴다.

沈香·黃芪·肉桂.

침향(沈香)·황기(黃芪)·육계(肉桂)를 쓴다.

凉以黃柏山梔, (량이황백산치)

시원하게 할 때는 황백(黃柏)·산치(山梔)를 쓰고,

黃連·柴胡.

황련(黃連)·시호(柴胡)를 쓴다.

溫必附子肉桂.

따뜻하게 할 때는 반드시 부자(附子)·육계(肉桂)를 쓴다.

膃肭臍·川芎·補骨脂·沈香.

올눌제(膃肭臍)·천궁(川芎)·보골지(補骨脂)·침향(沈香)을 쓴다.

■ 心胞·命門病 用藥法은 다음과 같이 정리된다.

心包·命門	用藥
補	肉蓯蓉·胡蘆巴·沈香·黃芪·肉桂
瀉	烏藥·枳殼
溫	附子·肉桂·膃肭臍·川芎·補骨脂·沈香
凉	黃柏·山梔·黃連·柴胡

抑又疑左右受病,
同歸於膀胱.

또한 **좌우(左右)에 병이 들어도**
동일하게 방광(膀胱)으로 귀결된다.

小便淸利, 脈沈而遲, 是冷氣歸腎. 小便赤澁, 脈沈而數, 是熱氣歸命門. 是命門與腎脈同者, 謂其所受病同歸於膀胱一腑也.

소변이 맑고 잘 나오며(小便淸利) 맥이 침지(沈遲)하면 찬 기운이(冷氣) 신(腎)으로 들어간 것이고, 소변이 붉고 잘 나오지 않으며(小便赤澁) 맥이 침삭(沈數)하면 열기(熱氣)가 명문(命門)으로 들어간 것이다. 이는 명문(命門)과 신맥(腎脈)이 같은 곳에 작용하는 것이니, 병을 받는 곳이 다 방광(膀胱) 한 부(一腑)로 귀결됨을 말한다.

■ **兩臟同一腑** ○ 小便淸利, 脈沈遲, 是冷氣歸腎. 小便赤澁, 脈沈數, 是熱氣歸命門. 是腎與命門脈同者, 謂其所受之病同歸於膀胱一府也. 『入門』

두 장이 하나의 부로 귀속된다[**兩臟同一腑**] ○ 소변이 맑고 순조로운데, 맥(脈)이 침지(沈遲)한 것은 냉기가 신(腎)에 들어갔기 때문이다. 소변이 붉고 잘 안나오며 맥이 침삭(沈數)한 것은 열기(熱氣)가 명문(命門)에 들어갔기 때문이다. 그렇지만 이는 신(腎)과 명문(命門)의 맥을 같이 한다는 것이다. 그렇기 때문에 그것들이 얻은 병이 함께 방광 하나의 부로 귀속되었다는 것이다. 『입문』(「臟腑·臟腑條分·命門」) (신편 p.595 /신p.421)

冬夏司天,
兩分於水火.

겨울과 여름은 사천(司天)의 좌우이니,
둘을 수(水)·화(火)로 나누어 본다.

所以左屬水, 右屬火者, 左尺膀胱停瀦腎水, 右尺三焦腐熟穀食. 俗呼小便曰水, 大便曰火, 水火之義較然. 況六氣司天, 左爲寒水, 司冬爲寒. 右爲相火, 司夏爲暑.

그러므로, 왼쪽은 수(水)에 속하고, 오른쪽은 화(火)에 속하니, 왼쪽 척맥(左尺)은 방광(膀胱)이 신(腎)에서 내려온 수(水)를 저장하는 것을 나타내고, 오른쪽 척맥(右尺)은 삼초(三焦)가 음식물을 삭이는(腐熟) 것을 나타낸다. 항간에서는 소변(小便)을 수(水)라 하고, 대변(大便)을 화(火)라 하니, 수(水)·화(火)의 뜻과 비교할 만하다. 하물며(況) 육기(六氣)의 사천(司天)에서 왼쪽에 한수(寒水)가 있어서 겨울과 찬 기운을 주관하면(司), 오른쪽에는 상화(相火)가 있어 여름과 더위를 주관하는(司) 것에서도 알 수 있음에야!

蓋其同者,
有形之質,
均屬乎水.
其異者,
無形之火,
不司乎寒.
司天旣有寒暑之異,
在人豈無水火之分?

대개 **동일시하는 바는**
모양이 있는 질(質)로 보자면
둘 다 수(水)에 속하는 것이고,
다른 바는
형체가 없는 화(火)로서
차가운 기운(寒)을 주관하지(司) 않는다는 것이다.
사천(司天)에도 이미 추위와 더위의 차이가 있거늘,
사람에게서 어찌 수(水)·화(火)의 구분이 없겠는가?

腎合膀胱, 左尺脈純乎水. 命(門)①合三焦, 右尺脈純乎火.

신(腎)은 방광(膀胱)과 배합되니 왼쪽 척맥(左尺脈)은 순전히 수(水)에 속하고, 명문(命門)은 삼초(三焦)와 배합되니 오른쪽 척맥(右尺脈)은 순전히 화(火)에 속한다.

---

① 門 : 문의상 첨가하였다.

◘ 삼초와 명문을 表裏로 보는 방법은 王叔和가 주장한 방법이고, 삼초와 심포를 表裏로 보는 것이 맞다.

似同而實異者,
陰陽之所以爲妙也.
宜靜不宜動者,
左右之所以相同也.

비슷하면서도 실제로는 다른 것이니,
음양(陰陽)의 묘한 바에 의한 것이다.
안정시켜야 하고 요동시키면 안되는 바는
좌우가 서로 같이 그래야 하는 것이다.

凡病莫非火之所爲, 火盛則熱怯[劫]①虛勞, 火衰則陽虛氣弱. 左右之脈皆沈, 診而貴乎沈滑, 惟相火司令, 則滑而帶浮. 非其時而數且大者, 皆謂火動.

무릇 병은 화(火)로 인한 것이 아닌 바가 없다. 화(火)가 치성해지면 열(熱)이 겁박하여 허로(虛勞)가 생기고, 화(火)가 쇠약해지면(衰) 양(陽)이 허(虛)해지고 기(氣)가 약(弱)해진다. 좌우(左右)의 맥이 다 침(沈)하더라도 진단에 있어서 침활(沈滑)한지 살피는 것이 중요한데, 다만 상화(相火)가 주관(司令)하는 때에는 활(滑)에 부(浮)를 겸한다. 해당되는 계절이 아닌데도 대삭(大數)하면, 모두 화(火)가 요동친(動) 것이라 말한다.

叔和脈不立部,
同斷乎證.
丹溪圖不盡意,
妙存乎心.

왕숙화(王叔和)는 맥(脈)에 명문의 부위를 명시하지 않고
증상도 같이 취급하여 진단하였다.
주단계(朱丹溪)의 그림에도 그 의도를 다하지 못하였으니,
묘리는 심득(心得)에 있다.

丹溪脈圖始補命門·胞絡.

단계(丹溪)의 맥도(脈圖)에 비로소 명문(命門)·포락(胞絡)이 보충되었다.

◘ 『脈經』, 권1, 第七에서 『脈法讚』을 인용하면서 心·肝·腎, 肺·脾·命門을 左右로 배열하는 내용이 제시되어 있다. 李梴이 말하는 그림은 『丹溪脈訣指掌』에 나오는 그림인데, 본 책은 『中國醫籍大辭典』(p.200)에서는 成書 시기가 1248년으로 되어 있다. 丹溪가 있기 전이며, 李東垣 관련저작으로 보기도 한다.

三焦如霧如漚如瀆,
雖有名而無形.
主氣主食主便,
雖無形而有用.

▶삼초(三焦)는 안개 같기도 하고, 거품 같기도 하며, 둑 같기도 한데,
비록 이름은 있으나 형상이 없도다.
기(氣)를 주관하고, 음식과 대소변을 주관하니,
비록 형체는 없으되 기능은 있다네.

上焦, 玉堂下一寸六分, 直兩乳間陷處. 中焦, 臍上中脘. 下焦, 臍下膀胱上口. 上焦主出陽氣, 溫於皮膚分肉之間, 若霧露之漑焉, 故曰上焦如霧. 中焦主變化水穀之味, 其精微上注於肺, 化而爲血, 行於經隧, 以榮五臟周身, 故曰中焦如漚. 下焦主通利溲便, 以時傳下, 出而不納, 開通秘塞, 故曰下焦如瀆. 又曰, 決瀆之官, 水道出焉. 上焦主納, 心肺若無上焦, 何以宗主榮衛? 中焦主不上不下, 脾胃若無中焦, 何以腐熟水穀? 下焦主出, 腎間動氣應焉, 肝腎若無下焦, 何而疎決津液? 是三焦者, 引導陰陽, 分別淸濁, 所以主持

(『難經·31難』에 따르면) 상초(上焦)는 (치료는 단중(膻中)에서 하니 그 위치는) 옥당(玉堂) 밑 1치6푼으로 양쪽 젖꼭지 사이 꺼진 부분이다. 중초(中焦)는 배꼽 위(臍上) 중완(中脘)에 있다. 하초(下焦)는 배꼽 아래(臍下) 방광의 윗구멍(膀胱上口)에 있다. 상초(上焦)는 주로 양기(陽氣)를 내보내는 일을 주관하여, 피부(皮膚)와 분육(分肉)의 사이를 따뜻하게 하니, 마치 안개와 이슬로 적시어지는 것과 같다. 그래서, 상초는 안개와 같다(上焦如霧)고 말한다. 중초(中焦)는 수곡(水穀)의 오미(五味)를 변화시키는 것을 주관하니, 정미(精微)가 폐(肺)로 올라가면 화(化)하여 혈(血)이 되고, 경수(經隧)로 주행하여 오장(五臟)과 온몸(周身)을 영화롭게 하니, 중초는 거품과 같다(中焦如漚)고 말한다. 하초(下焦)는 주로 소변을 잘 통하게 하여 때에 맞추어 내려보내니, 내보내고서 다시 들이지 않으며 열려서 통했다가도 반드시 막히니 하초는 둑과 같다(下焦如瀆)고 말한다. 또한 (『素問·靈蘭秘典論』에서) 말하길, "도랑을 틔어주는 결독지관(決瀆之官)으로서 물길(水道)이 드러난다."고 하였다. 상초(上焦)는 주로 받아들이니(納), 심(心)·폐(肺)가 상초(上焦)가 없이 어떻게 영위(營衛)를 거느려 주관(宗主)하겠는가? 중초(中焦)는 올라가지도 내려가지도 않도록 주관하니, 비위(脾胃)가 중초(中焦)가 없으면 어떻게 수곡(水穀)을 삭이겠는가(腐熟)? 하초(下焦)는 내보내는(出) 것을 주관하니, 신간동기(腎間動氣)와 상응

① 劫 : 문의상 고쳤다.

諸氣, 有其名而無其形. 寄在胸中, 以應呼吸而行氣血. 夫氣者, 上至頭而不能下. 血者, 下至足而不能上. 皆三焦之用, 壅逼鞭碎, 使氣血由是而貫通焉, 故謂無形而有用.

한다. 간(肝)·신(腎)은 하초(下焦)가 없다면 어떻게 진액(津液)을 트여서 나가도록 하겠는가(疎決)? 이 삼초(三焦)라는 것은 음양(陰陽)을 이끌며(引導), 청탁(淸濁)을 분별(分別)하여, 기(氣)를 주관하고 제자리로 보내는데(主持), 이름은 있으나 정해진 형체는 없다(有名而無形). 가슴속에 붙어 있으면서(寄在胸中), 호흡(呼吸)에 상응하여 기혈(氣血)을 주행시킨다. 대저 기(氣)는 위로는 머리까지 올라갔다가 내려오지 못하고, 혈(血)은 발까지 내려가면 다시 올라오지 못한다. 모두 삼초(三焦)의 운용하는 바에 따라 북돋아서 밀고 채찍질하여 부수면(壅逼鞭碎) 기혈(氣血)이 이로 말미암아 관통(貫通)되는 것이니, 일정한 형체는 없으나 작용은 있다고 말한다.

🔁 『**難經·31難**』에 따르면, **上焦**는 횡격막 아래 **胃上口**에 있다고 하였다. 여기서는 생략되어 있고, 엉뚱한 **膻中**이 **上焦**라고 나와 있다. 『**靈樞·營衛生會**』에 보면 **胃上口**에서 **胸中**에까지 퍼진다고 하였으니, **上焦**는 **胃上口**만으로 보기에는 어렵다. **上焦**에서 **衛氣**가 나온다고 하였고, **肺**가 **衛氣**를 주관하니, **上焦**는 분명 **胃上口**에서 횡격막 위에 위치함을 알 수 있다.

■ **三焦形象** ○ 上焦主出陽氣, 溫於皮膚分肉之間, 若霧露之漑焉, 故曰上焦如霧. ○ 中焦主變化水穀之味, 其精微上注於肺, 化而爲血, 行於經隧, 以榮五藏周身, 故曰中焦如漚. ○ 下焦主通利溲便, 以時傳下, 出而不納, 開通秘塞, 故曰下焦如瀆. 『入門』

삼초의 형상[三焦形象] ○ 상초(上焦)는 양기(陽氣)를 내서 피부와 살 사이를 따뜻하게 하는 작용을 주로 하여 안개나 이슬이 젖어드는 것과 같으므로 상초는 안개 같다고 한 것이다. ○ 중초(中焦)는 음식물의 오미(五味)를 변화시켜 그 정미(精微)로운 것을 폐(肺)로 올려보내어 혈(血)이 되게 하고, 그것을 경맥 속으로 돌게 하여 오장과 온몸을 영양하는 작용을 주로 한다. 그러므로 중초는 거품 같다고 한 것이다. ○ 하초(下焦)는 대소변을 내보내어 때맞추어 내려주어 나가게 하고 받아들이지는 않으며, 막힌 것을 열어서 통하게 하는 작용을 주로 한다. 그러므로 하초는 도랑 같다고 한 것이다. 『입문』(「臟腑·臟腑條分·三焦」) (신편p.629 /신p.441)

■ **三焦傳受** ○ 心肺若無上焦, 何以宗主榮衛. 脾胃若無中焦, 何以腐熟水穀. 肝腎若無下焦, 何以疎決津液. 無形而有用, 主持諸氣. 三焦者, 水穀之道路, 氣之所終始也. 『入門』

삼초가 받고 전하는 것[三焦傳受] ○ 심폐(心肺)에 만일 상초가 없다면 어떻게 영·위기(營衛氣)를 주관할 수 있겠으며, 비위(脾胃)에 만일 중초가 없다면 어떻게 음식물을 부숙시킬 수 있겠으며, 간신(肝腎)에 만일 하초가 없다면 어떻게 진액을 소통시킬 수 있겠는가? 삼초는 형체는 없이 작용을 지녀 모든 기를 통솔한다. 삼초는 음식물의 길이며, 기가 생성되고 소통되는 곳이다. 『입문』(「臟腑·臟腑條分·三焦」) (신편p.630 /신p.441)

發爲無根之相火,
寒熱異常.

발동하면 뿌리 없이 떠오른 상화(相火)가 되니
한열이 오르내리는 이상이 생긴다.

三焦爲丙火之腑, 故其發也, 則爲無根之相火. 遊行諸經, 令人惡寒發熱異常.

삼초(三焦)는 병화(丙火)에 속하는 부(腑)이니, 발동하면 뿌리 없이 떠오르는 상화(相火)가 되어 경락을 돌아다니기에, 오한(惡寒)·발열(發熱)의 이상(異常)이 생긴다.

🔁 **三焦病證** ○ 三焦爲丙火之府, 故其發也, 爲無根之相火. 『入門』

삼초병의 증상[三焦病證] ○ 삼초는 병화(丙火)에 속한 부(府)가 되므로 그것이 발동할 적에는 근원이 없는 상화(相火)가 된다. 『입문』(「臟腑·臟腑條分·三焦」) (신편p.631 /신p.442)

位寄膻中與血海,
男女相共.

단중(膻中)과 혈해(血海)에 붙어 있으며,
남녀가 서로 주고받는 듯 다르다.

膻中卽上焦, 血海卽下焦, 男女均有此氣海, 均有此血海. 又名血室, 乃榮衛停止之所, 經脈流會之處. 但男子則運而行之, 無積而不滿. 女人則停而止之, 有積而溢下爲月經.

단중(膻中)은 곧 상초(上焦)이고, 혈해(血海)는 곧 하초(下焦)이다. 남녀(男女)가 다 이러한 기해(氣海)도 있고, 혈해(血海)도 있다. (『此事難知』, 권2, 問三焦有幾에 따르면) 혈실(血室)이라고도 하는데, 영위(榮衛)가 정지(停止)하는 곳이며, 경맥(經脈)이 유행하다 만나는 곳이다. 다만, 남자는 운행을 계속하므로 쌓이지 않고 충만해지지도 않는데, 여자는 거기서 정지하니 쌓여서 넘쳐 나가면 월경(月經)이 된다.

募在石門,
貞[眞]①元會合以始終.

삼초의 모혈(募穴)은 석문(石門)으로,
진원지기(眞元之氣)가 모여 운행을 시작하고 마치는 곳이다.

---

① 眞 : 初刊本의 補刻本에 의거하여 고쳤다.

石門在臍下二寸，爲三焦之募，諸氣之所會聚，聚而復分於十二經，與手少陽厥陰相爲表裏，故曰，爲元氣之始終也.

석문(石門)은 배꼽 밑 2치에 있는데, 삼초(三焦)의 모혈(募穴)이다. 제반 기운이 모이며(會聚), 모였다가 다시 십이경맥으로 분포된다. 수소양(手少陽)과 궐음(厥陰)은 서로 표리(表裏)가 되니, 원기(元氣)의 시종(始終)이라 말한다.

腑在氣衝，
水穀資胃以傳送.

(『難經·31難』에 따르면) **삼초의 부(腑)는 기충(氣衝)에 있으니,**
수곡(水穀)이 위(胃)를 채웠다가 이동하여 나가도록 보내는 곳이다.

➡ 원래 氣街라고 되어 있지, 氣衝이라고 되어 있지 않다.

氣衝在小腹毛中，去中行各二寸，乃陰陽道路，陽明脈之所發．足陽明主腐熟水穀之氣，三焦發用，貫通十二經絡，往來上下，腐熟水穀，營運氣血，皆其所主．是知氣衝爲三焦行氣之府，蓋氣血必胃氣以爲本也.

기충(氣衝)은 아랫배(小腹) 음모 중앙(毛中)에서 각각 2치씩 떨어져 있는 곳이다. 곧 음양(陰陽)의 경로(道路)이며, 양명맥(陽明脈)이 발(發)하는 곳이다. 족양명(足陽明)은 수곡(水穀)의 기(氣)를 부숙(腐熟)하고, 삼초(三焦)가 발(發)하여 운용(用)함으로써 십이경락(十二經絡)을 관통하고 아래위로 오가게(往來上下) 되니, 수곡(水穀)을 부숙(腐熟)하고 기혈(氣血)을 운행(營運)시키는 바는 모두 삼초가 주관하는 것이다. 이로써 기충(氣衝)이 삼초(三焦)가 기를 운행시키는 곳간(府)임을 알 수 있다. 대체로 기혈(氣血)은 반드시 위기(胃氣)를 근본(本)으로 한다.

➡ 원래 氣街와 氣衝을 같이 보는 것으로 인해 생긴 오류이다. 氣街는 衝脈의 起始가 되나, 氣衝은 衝脈의 起始가 아니다.

■ 三焦部位 ○ 三焦之府在氣衝，穴名．氣衝乃陰陽道路，足陽明之所發，主腐熟水穀之氣．三焦發用貫通十二經絡，往來上下，營運氣血，是知氣衝爲三焦行氣之府也．『入門』

삼초의 부위[三焦部位] ○ 삼초의 부는 기충(氣衝) 혈이름 부위에 자리잡고 있는데, 기충은 음양(陰陽)이 지나는 길이고, 족양명(足陽明)이 나오는 곳이며, 음식물을 부숙시키는 것을 주관하는 곳이다. 또한 삼초에서 나온 힘이 12경락을 관통하여 위아래로 오르내리며 기혈을 운행시키므로, 이것으로서 기충이 삼초의 기를 돌게 하는 부(府)라는 것을 알 수 있다. 『입문』(「臟腑·臟腑條分·三焦」) (신편p.629 /신p.441)

升中清降下濁，
造化出納無窮.

중초의 청기(清氣)를 올리고 하초(下焦)의 탁기(濁氣)를 내리니,
출납(出納)의 조화(造化)가 무궁하다.

胃中濁氣下降而爲溲便，清氣上升而爲榮衛．上極必返於下，下極必復於上，造化自然之妙，循環無窮．至於水穀之所入者，自上而中，自中而下，糟粕轉輸傳導而無底滯，故云水穀之道路也.

위 속(胃中)의 탁기(濁氣)는 하강(下降)하여 소변(溲便)이 되고, 청기(清氣)는 상승(上升)하여 영위(榮衛)가 된다. 올라가 극에 달하면(上極) 반드시 아래로 돌아오고, 내려가 극에 달하면(下極) 반드시 위로 돌아오는 것이 자연(自然)으로 조화(造化)시키는 묘리(妙)이니, 순환(循環)하여 무궁(無窮)하다. 수곡(水穀)이 들어가면 상초(上焦)에서 중초(中焦)로 가고 중초(中焦)에서 하초(下焦)로 가는데, 조박(糟粕)이 돌면서 날라지고(轉輸) 전해지면서 내려가(傳導) 저체됨(底滯)이 없으므로, '수곡(水穀)의 통로(道路)'라고 말한다.

養精神柔筋骨，
襟懷喜氣若烘.

정신(精神)을 기르고 근골(筋骨)을 부드럽게 하며
흉금에 기쁨과 기운이 활활 타오르게 한다.

粹然清和之氣，上入中焦，則佐土德，翕受五穀，變化精微，內養精神，外柔筋骨．中焦既治，其氣上烘，入於膻中，以司入內，襟懷開豁，喜樂由生.

순수하게(粹然) 맑고 화평한 기운(清和之氣)은 위로 들어와서 중초(中焦)로 들어가 토의 덕화(土德)를 돕고 오곡(五穀)을 모두 받고(翕受), 정미(精微)를 변화시켜, 안으로는 정신(精神)을 기르고, 밖으로는 근골을 부드럽게 한다. 중초(中焦)가 다스려지면 그 기운이 타올라(上烘) 단중(膻中)으로 들어가는데, 거기서 안으로 들어오도록 주관하여(司), 가슴속을 시원하게 통하게 하니(襟懷開豁), 희락(喜樂)이 생겨난다.

虛則引氣於肺，
而中寒痞脹，
甚則溺窘耳鳴.

삼초(三焦)가 허하면 폐(肺)로 기운이 당겨지니,
뱃속이 차갑고 막혀서 불러오르게 되며,
심하면 소변이 마렵고 귀가 울린다(耳鳴).

手少陽支脈從耳入耳中．經曰，三焦病者，腹氣滿，小腹尤堅，

수소양(手少陽)의 지맥(支脈)은 귀를 통해 귓속(耳中)으로 들어간다. 『경(經)』(『靈樞·邪氣藏府病形』)에 따르면, "삼초(三焦)에 병이 들면 헛배가 불러오고(腹氣滿), 아랫배는 더 단단해

不得小便窘急, 溢則水, 流[留]①卽爲脹候. 耳鳴者, 手少陽支脈從耳後入耳中也.

지며(小腹尤堅), 소변을 보지 못해 막히고 급해진다(不得小便窘急). 피부로 넘치면 부종이 생기고(溢則水), 배에 고이면 복창(腹脹)이 된다."라고 하였다. 귀가 울리는 것(耳鳴)은 수소양(手少陽)의 지맥(支脈)이 귀의 뒤쪽(耳後)에서 귓속(耳中)으로 들어가기 때문이다.

熱則上結於心,
而胸中煩滿,
甚則口渴咽腫.

삼초(三焦)에 열이 있으면 위로는 심(心)에 맺히게 되므로
가슴속이 답답하고 그득해지며(胸中煩滿),
심하면 입이 마르고(口渴) 목구멍이 붓는다(咽腫).

手少陽脈從膻中出缺盆, 上項系耳後, 直上出耳上角, 以屈下頰至䪼.

(『靈樞·經脈』에 따르면) 수소양맥(手少陽脈)은 단중(膻中)에서 결분(缺盆)으로 나오고, 목덜미로 올라가(上項) 귀 뒤로 이어지며(系耳後), 수직으로 올라가(直上) 귀 위로 나오고(出耳上角), 꺾어져서 뺨으로 내려왔다가(以屈下頰) 광대뼈(䪼)에 이른다.

風若縈纏,
小指次指,
肘臂肩臑,
肋外皆疼.

삼초에 풍(風)이 감아들면
넷째손가락,
팔꿈치, 팔, 어깨,
늑골 바깥 면이 다 아프다.

手少陽脈起於小指次指之端, 循手表腕上貫肘臑外, 上肩而交足少陽之後, 入缺盆交膻中, 散絡心胞而下膈(循肋)②, 屬三焦. 故病實則攣痛, 虛則不收.

수소양맥(手少陽脈)은 넷째손가락에서 시작하여 손의 표면과 손목을 주행하여 팔꿈치를 관통하고 팔의 겉면(臑外)을 지나 어깨로 올라가며(上肩) 교차하여 족소양(足少陽)의 뒤쪽에서 나오고, 결분(缺盆)으로 들어가 단중(膻中)서 만나며, 심포(心胞)에 퍼져서 이어지고 횡격막으로 내려가 삼초(三焦)에 엮어진다. 그러므로 병이 실증(實證)이면 뒤틀리며 아프고(攣痛), 허증(虛證)이면 가누지 못한다(不收).

➡ 늑골에 관해서는 『靈樞·經脈』에 나오지 않는다.

氣爲是動,
時秘時泄,
耳後胸前,
目銳作痛.

삼초에 기(氣)가 저체되어 발동하는 증상은,
때때로 변비가 생기거나 설사가 나고,
귀 뒤쪽, 가슴 앞부분,
눈가가 아프다.

氣證或秘或泄. 手少陽別脈遶臂, 注胸中, 合心主, 病其支脈自耳中走耳前, 交頰至目銳眥, 故氣滯則作痛.

기증(氣證)은 변비가 생겼다가 설사가 나는 것(或秘或泄)이다. 수소양(手少陽)의 별맥(別脈)은 팔을 감고(遶臂), 가슴속으로 가서(注胸中), 심포(心主)와 합쳐지며, 병이 들면 그 지맥(支脈)이 귓속에서 귀 앞으로 주행하여 뺨을 지나 눈가에 도달하므로, 기운이 잘 돌지 않으면 아픈 것이다.

血凝痿痹泣流,

삼초에 혈(血)이 응체되면 위증(痿證)·비증(痹證)이 생겨 잘 흐르지 않게 되고,

血凝於膚者則爲痹, 凝於脈者則爲泣, 凝於足者則爲痿. 因臥汗出而風吹之也. 凡吐衄便溺諸血, 皆三焦所生也.

혈(血)이 기부(肌膚)에 응체되면 비(痹)가 되고, 맥(脈)에 응체되면 잘 돌지 않으며(泣), 다리(足)에 응체되면 위(痿)가 된다. 이것은 누워서 땀을 흘리면서 바람을 쏘여서 생긴다. 무릇 토하고(吐) 코피가 나며(衄) 소변에 피가 나는(便溺) 등의 제반 출혈증은 다 삼초(三焦)에서 생기는 것이다.

冷敗汗多慄凍.

삼초에 찬 기운이 들어 망가지면 땀이 많이 나면서 떨리고 차가워진다.

冷敗則自汗不止, 發爲振慄, 四肢冰冷如凍, 甚則陰頭縮入, 名脫陽證.

찬 기운이 들어 망가지면 땀이 흘러서 멎지 않고(自汗不止), 덜덜 떨면서(振慄), 팔다리가 얼음처럼 차가운(四肢冰冷如凍) 증상이 생긴다. 심하면 음두(陰頭)가 쪼그라져 들어

---

① 留 : 『靈樞·邪氣藏府病形』에 의거하여 고쳤다.
② 循肋 : 『靈樞·經脈』에 없기에 생략하였다.

가니, 탈양증(脫陽證)이라 한다.

瀉心脾以去中焦之熱,
連柏猪牛相宜.

심(心)·비(脾)를 덜어내어 중초(中焦)의 열을 없앨 때는
황련(黃連)·황백(黃柏)·저령(猪苓)·견우자(牽牛子)가 적절하다.

瀉心, 黃連·黃柏·山梔·連翹·薄荷·生地·麥門冬·柴胡·桔梗·木通·龍腦. 瀉脾, 猪苓·牽牛·澤瀉·赤茯苓·枳殼·木通·檳榔·芒硝·大黃·厚朴.

심(心)을 덜어낼(瀉) 때는, 황련(黃連)·황백(黃柏)·산치(山梔)·연교(連翹)·박하(薄荷)·생지(生地)·맥문동(麥門冬)·시호(柴胡)·길경(桔梗)·목통(木通)·용뇌(龍腦)를 쓴다. 비(脾)를 덜어낼 때는, 저령(猪苓)·견우(牽牛)·택사(澤瀉)·적복령(赤茯苓)·지각(枳殼)·목통(木通)·빈랑(檳榔)·망초(芒硝)·대황(大黃)·후박(厚朴)을 쓴다.

補肺胃以濟中焦之寒,
參芪薑朮可供.

폐(肺)·위(胃)를 보하여 중초(中焦)의 찬 기운을 치료할 때는
인삼(人參)·황기(黃芪)·건강(乾薑)·백출(白朮)을 줄 수 있다.

人參·黃芪·乾薑·白朮·甘草·益智仁·良薑.

인삼(人參)·황기(黃芪)·건강(乾薑)·백출(白朮)·감초(甘草)·익지인(益智仁)·양강(良薑)을 쓴다.

下熱涼肝,
荊防地皮劑皆輕.

열을 내려주고 간(肝)을 식힐 때는
형개(荊芥)·방풍(防風)·지골피(地骨皮)처럼 가벼운 약들을 쓴다.

荊芥·防風·地骨皮·銀柴胡·菊花·石膏.

형개(荊芥)·방풍(防風)·지골피(地骨皮)·은시호(銀柴胡)·국화(菊花)·석고(石膏)를 쓴다.

下寒溫腎,
附子補骨脂性重.

찬 기운을 내려보내고 신(腎)을 따뜻하게 할 때는
부자(附子)·보골지(補骨脂)와 같이 성질이 무거운 약을 쓴다.

當歸·熟地·木香·地楡·阿膠·蒲黃.

당귀(當歸)·숙지(熟地)·목향(木香)·지유(地楡)·아교(阿膠)·포황(蒲黃)을 쓴다.

◘ 三焦病 用藥法은 다음과 같이 정리된다.

三焦	用藥
補	人參·黃芪·乾薑·白朮·甘草·益智仁·良薑
瀉	瀉心: 黃連·黃柏·山梔·連翹·薄荷·生地·麥門冬·柴胡·桔梗·木通·龍腦. 瀉脾: 猪苓·牽牛·澤瀉·赤茯苓·枳殼·木通·檳榔·芒硝·大黃·厚朴.
溫	附子·補骨脂·當歸·熟地·木香·地楡·阿膠·蒲黃
凉	荊芥·防風·地骨皮·銀柴胡·菊花·石膏

噫! 觀三焦妙用, 而後知臟腑異而同, 同而異, 分之則爲十二, 合之則爲三焦. 約而言之, 三焦亦一焦也. 焦者, 元也, 一元之氣而已矣.

아! 삼초(三焦)의 묘용을 보고난 뒤에야 장부(臟腑)의 차이와 동일한 점을 알 수 있도다. 같으면서 다른 것을 구분하여 나누니 12개가 되고, 합치면 삼초라 하는 것이다. 요약해서 말하자면, 삼초(三焦)는 일초(一焦)이며, 초(焦)는 원(元)을 뜻하니, 일원(一元)의 기(氣)를 가리키는 것일 뿐이다.

五臟穿鑿論曰, 心與膽相通, 心病怔忡宜溫膽爲主, 膽病戰慄癲狂宜補心爲主. 肝與大腸相通, 肝病宜疎通大腸, 大腸病宜平肝經爲主. 脾與小腸相通, 脾病宜瀉小腸火, 小腸病宜潤脾土爲主. 肺與膀胱相通, 肺病宜清利膀胱水, 後用分利清濁. 膀胱病宜清肺氣爲主, 兼用吐法. 腎與三焦相通, 腎病宜調和三焦, 三焦病宜補腎

「오장천착론(五臟穿鑿論)」에서 이르길, "심(心)과 담(膽)은 상통(相通)하니, 심(心)이 병들어 정충(怔忡)이 날 때는 온담(溫膽)을 위주로 하고, 담(膽)이 병들어 전율(戰慄)·전광(癲狂)이 날 때는 보심(補心)을 위주로 한다. 간(肝)과 대장(大腸)은 상통(相通)하니, 간(肝)이 병들면 대장(大腸)을 소통(疎通)시키고, 대장(大腸)이 병들면 간경(肝經)을 평안(平安)케 하는 것을 위주로 한다. 비(脾)와 소장(小腸)은 상통(相通)하니, 비(脾)가 병들면 소장화(小腸火)를 사(瀉)하고, 소장(小腸)이 병들면 비토(脾土)를 자윤(滋潤)하는 것을 위주로 한다. 폐(肺)와 방광(膀胱)은 상통(相通)하니, 폐(肺)가 병들면 방광수(膀胱水)를 청리(清利)하는 것을 위주로 하고, 그 다음 청탁(清濁)을 분리(分利)시킨다. 방광(膀胱)이 병들면 폐기(肺氣)를 시원하게(清) 하는 것을 위주로 하고, 토법(吐法)을 겸하

爲主. 胃與命門相通. 津液胃虛, 宜大補右腎. 此合一之妙也.

여 쓴다. 신(腎)과 삼초(三焦)는 상통(相通)하니, 신(腎)이 병들면 삼초(三焦)를 조화(調和)시키고, 삼초(三焦)가 병들면 보신(補腎)을 위주로 한다. 위(胃)와 명문(命門)은 상통(相通)하니, 진액(津液)과 위(胃)가 허(虛)하면 우신(右腎)을 대보(大補)한다. 이것이 배합하여 하나가 되는 바의 묘리이다.

➡ 본 내용은 문헌적 근거를 찾지 못하였다. 원리적으로는 開闔樞의 配合을 근거로 하고 있다. 十二經脈의 表裏는 陽明·太陰, 太陽·少陰, 少陽·厥陰으로 배합되나, 開闔樞로는 太陰·太陽, 少陰·少陽, 厥陰·陽明의 배합으로 구성된다. 開闔樞는 『素問·陰陽離合論』을 참고하라. 이 이론은 『醫學入門』을 통틀어 가장 중요한 부분이니 의학을 공부하는 사람들은 마음에 새기길 바란다.

➡ 胃와 命門이 상통하는 것이 아니라, 胃와 心胞가 相通하는 것이니, 여기서도 李梴의 입김이 닿은 것을 느낄 수 있다.

臟腑相關 ○ 五藏穿鑿論曰, 心與膽相通, 心病怔忡宜溫膽爲主, 膽病戰慄癲狂宜補心爲主. 肝與大腸相通, 肝病宜疎通大腸, 大腸病宜平肝經爲主. 脾與小腸相通, 脾病宜瀉小腸火, 小腸病宜潤脾土爲主. 肺與膀胱相通, 肺病宜清利膀胱水, 膀胱病宜清肺氣爲主. 腎與三焦相通, 腎病宜調和三焦, 三焦病宜補腎爲主. 此合一之妙也. 『入門』

오장과 육부의 상호관계[**臟腑相關**] ○『오장천착론(五藏穿鑿論)』에서는 "심(心)과 담(膽)은 서로 통하기 때문에 심병으로 가슴이 몹시 두근거릴 경우에는 담을 따뜻하게 해주는 것을 위주(爲主)로 하고, 담병으로 몸을 몹시 떨거나 전광증(癲狂症)이 생겼을 경우에는 심을 보(補)해주는 것을 위주로 해야 한다. 간(肝)과 대장(大腸)은 서로 통하기 때문에 간병일 경우에는 대장을 소통시켜 주어야 하고, 대장병일 경우에는 간경(肝經)을 고르게 해주는 것을 위주로 해야 한다. 비(脾)와 소장(小腸)은 서로 통하기 때문에 비병일 경우에는 소장의 화(火)를 사(瀉)해주어야 하고, 소장병일 경우에는 비토(脾土)를 적셔 주는 것을 위주로 해야 한다. 폐와 방광은 서로 통하기 때문에 폐병일 경우에는 방광의 수기(水氣)를 깨끗이 내보내도록 해야 하고, 방광병일 경우에는 폐기(肺氣)를 맑게 해주는 것을 위주로 해야 한다. 신(腎)과 삼초(三焦)는 서로 통하기 때문에 신병일 경우에는 삼초를 조화시켜 주어야 하고, 삼초병일 경우에는 신을 보해주는 것을 위주로 해야 한다. 이것이 서로 합일되는 묘한 이치이다"라고 하였다. 『입문』(「臟腑·臟腑條分·末」) (신편p.548 /신p.391)

◉ 『寶鑑』에서 『入門』의 '分利淸濁'과 '兼用吐法'을 뺐다.

➡ 「臟腑」 부분을 전체적으로 파악하자면, 六臟六腑의 生理와 六氣病證을 제시하려고 하였으나, 風·氣·血·熱·冷·虛로 나누는 데에서 다른 장부의 병증까지 합쳐서 제시하는 바람에 그러한 臟腑辨證을 하는 의미가 퇴색되어 버렸다. 臟腑用藥法은 「本草」에 나오는 六氣用藥法과 참조하여 보기 바란다. 命門에 관한 설명이 많지만, 心胞命門說은 결국 李梴의 잘못된 이해로 도입된 것으로 여겨진다. 문제가 많기는 하지만, 『內經』·『難經』·『華陀內照圖』·『難經本義』를 많이 인용하여 정리함으로써 입문하는 사람이 읽기 좋도록 하였다. 그러나, 결론적으로 臟腑歌訣은 李梴이 지은 것으로 보이는데, 내용의 오류로 인해 외울만한 것이 아니라고 본다. 『入門』의 核이라 볼 수 있는 「臟腑」 부분의 오류는 중국에서 『入門』에 관해 그렇게 열심히 연구하지 않는 이유를 짐작케 하는데, 대부분이 李梴이 儒學者로서의 자만으로 인하여 醫學을 자기 생각대로 발췌하고 고치는 오류를 범했기 때문에 생긴 것이다. 조선시대 초기부터 말기까지 醫科試驗에 쓰인 책 치고는 오류가 너무도 많은데, 오로지 崇儒政策의 입맛에 맞는 책이기 때문이 아닌가 한다. 李梴이 유학자로서 의학의 대가로 숭앙받는 朱丹溪를 높이 받드는 식의 내용은 책의 곳곳에서 발견되나, 心胞命門學說의 내용은 결국 『丹溪脈訣指掌』을 보고 시작한 억측에서 비롯되었음을 알 수 있었다. 유학자의 시각으로 의학의 이치를 능히 알 수 있을 것이라는 자만은 朝鮮時代 내내 의학도의 머리를 어지럽혔으며, 맥을 통하지 않고 한의학을 자기 머리에 든 지식으로써 이해하겠다는 오만은 지금도 환자들을 고생시키고 있다.

臟腑終.

장부 마침.

특별부록2

동의보감 내경편 권1

허 준 지음
동의문헌연구실 옮김
진주표 주석
강창환 책임교정
이남구 책임감수

◘ 新增補對譯 東醫寶鑑 校正·監修委員

◉ 책임감수 : 이남구(한의학박사, 동신대 한의과대학 교수)

- 권영규(한의학박사, 부산대 한의학 전문대학원 교수)
- 김광중(한의학박사, 대구한의대 한의과대학 교수)
- 김길훤(한의학박사, 전 동국대 한의과대학 교수)
- 김낙필(철학박사, 원광대 교학대학 교수)
- 김상찬(한의학박사, 대구한의대 한의과대학 교수)
- 김용진(한의학박사, 대전대 한의과대학 교수)
- 김정범(한의학박사, 세명대 한의과대학 교수)
- 김종대(한의학박사, 대구한의대 한의과대학 교수)
- 김준기(한의학박사, 전 동국대 한의과대학 교수)
- 김호철(한의학박사, 경희대 한의과대학 교수)
- 김호현(한의학박사, 세명대 한의과대학 교수)
- 김　훈(한의학박사, 동의대 한의과대학 교수)
- 문진영(한의학박사, 동국대 한의과대학 교수)
- 박찬국(한의학박사, 전 경희대 한의과대학 교수)
- 박현국(한의학박사, 전 동국대 한의과대학 교수)
- 백유상(한의학박사, 경희대 한의과대학 교수)
- 백진웅(한의학박사, 부산대 한의학 전문대학원 교수)
- 부영민(한의학박사, 경희대 한의과대학 교수)
- 서부일(한의학박사, 대구한의대 한의과대학 교수)
- 손인철(한의학박사, 원광대 한의과대학 교수)
- 송호준(한의학박사, 원광대 한의과대학 교수)
- 신상우(한의학박사, 부산대 한의학 전문대학원 교수)
- 엄현섭(한의학박사, 동의대 한의과대학 교수)
- 유윤조(한의학박사, 우석대 한의과대학 교수)
- 육상원(한의학박사, 우석대 한의과대학 교수)
- 윤용갑(한의학박사, 원광대 한의과대학 교수)
- 이광규(한의학박사, 우석대 한의과대학 교수)
- 이병욱(한의학박사, 부산대 한의학 전문대학원 교수)
- 이선구(한의학박사, 상지대 한의과대학 교수)
- 이시형(한의학박사, 원광대 한의과대학 교수)
- 이영종(한의학박사, 가천대 한의과대학 교수)
- 이인선(한의학박사, 동의대 한의과대학 교수)
- 이태희(한의학박사, 가천대 한의과대학 교수)
- 장경선(한의학박사, 동신대 한의과대학 교수)
- 장규태(한의학박사, 경희대 한의과대학 교수)
- 장우창(한의학박사, 경희대 한의과대학 교수)
- 정종길(한의학박사, 동신대 한의과대학 교수)
- 정창현(한의학박사, 경희대 한의과대학 교수)
- 정한솔(한의학박사, 우석대 한의과대학 교수)
- 조수인(한의학박사, 부산대 한의학 전문대학원 교수)
- 조학준(한의학박사, 세명대 한의과대학 교수)
- 최달영(한의학박사, 동국대 한의과대학 교수)

※ 인명 가나다순

기획·진행 • 김근중
번역 • 동의문헌연구실
연구주석 • 진주표(경희대 한의과대학 대학원 졸업, 한의학박사, 한의사)
책임교정 • 강창환(한의사, 석인한의원장)
교정 • 곽동욱(한의학박사, 승보한의원장)
권학철(한의학박사, 제일한의원장)
김선창(성균관대 대학원졸업(동양철학), 한림원수료)
김채식(성균관대 대학원졸업(한문학), 태동고전연구소수료)
김철진(성균관대 졸업(동양철학))
박석규(경희대 한의과대학 대학원, 한의사)
박수현(경희대 한의과대학 대학원, 한의사)
송정화(동국대 한의과대학졸업, 한의사)
안초홍(한의학박사, 서울경희한의원장)
양휘웅(고려대 대학원졸업(사학), 태동고전연구소수료)
엄연석(서울대 대학원졸업(철학), 태동고전연구소수료)
유용구(대전대 한의과대학졸업, 백암한의원장)
윤희영(고려대 졸업(한문학), 세명대 한의대)
장재석(성균관대 대학원수료(국문학), 태동고전연구소수료)
조성익(경희대 한의과대학졸업, 함소아한의원장)
진주표(경희대 한의과대학 대학원 졸업, 한의학박사, 한의사)
최원경(고려대 대학원수료(사학), 태동고전연구소수료)
전산편집 • 장재석

● 東醫寶鑑 內景篇 卷一

身形

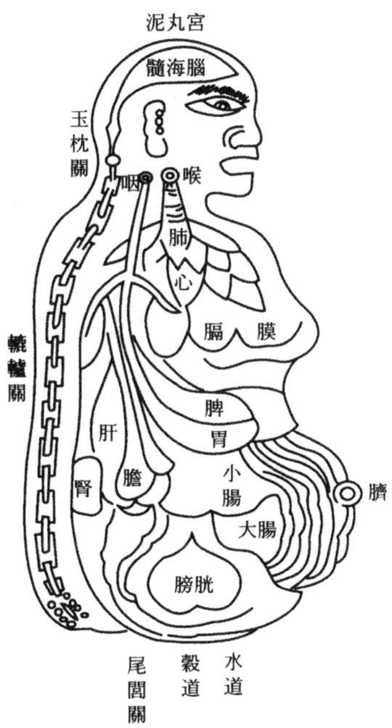

[身形藏府圖]①

1 身形藏府圖 ❶ 孫眞人曰,② 天地之內, 以人爲貴, 頭圓象天, 足方象地. 天有四時, 人有四肢. 天有五行,

1 신형장부도(身形藏府圖) ❶ 손진인(孫眞人)③이 말하기를, "만물이 생존하는 하늘과 땅 사이에서 사람을 가장 고귀한 존재로 여기는데, 머리는 둥글어 하늘을 본받고, 발은 모가 나 땅을 본받았으며, 하늘에 사시(四時)가 있듯이 사람에게는 사

---

① 身形臟腑圖는 『萬病回春』(1588년)에서 인용된 것이고, 그 연원으로는 『醫學入門』(1580년)의 臟腑圖를 꼽는다. 『醫學入門』의 臟腑圖에는 小註가 달려 있는데, 小註가 완전히 인용되는 『論世編』(1577년)의 그림으로 본다고 이미 주석한 바 있다. 지금에 보니, 小註가 거의 생략되었음에도 불구하고 明·趙繼宗이 지은 『儒醫精要』(1528년)에 실린 人身五臟之圖의 그림은 『醫學入門』의 臟腑圖와 거의 흡사하여 그보다 일찍이 세상에 나왔음을 알 수 있다.*

② "孫眞人曰……"은 『千金要方·卷一·治病略例』에 나오기는 하지만, 글자 차이가 너무 나서 직접 인용한 것은 아니라고 본다. "夫二儀之內, 陰陽之中, 唯人最貴人者, 禀受天地中和之氣. 法律禮樂, 莫不由人. 人始生先成其精, 精成而腦髓生. 頭圓法天, 足方象地, 眼目應日月, 五臟法五星, 六腑法六律, 以心爲中極. 大腸長一丈二尺以應十二時, 小腸長二丈四尺以應二十四氣. 身有三百六十五絡以應一歲, 人有九竅以應九州. 天有寒暑, 人有虛實. 天有刑德, 人有愛憎. 天有陰陽, 人有男女. 月有大小, 人有長短."이라고 되어 있다.*

③ 손진인(孫眞人) : 孫思邈(581~682). 唐代의 醫學家. 중국 고대 의학을 널리 수집하고 자신의 임상 경험을 결합하여 『千金要方』과 『千金翼方』을 저술하였다.

人有五藏. 天有六極, 人有六府. 天有八風, 人有八節. 天有九星, 人有九竅. 天有十二時, 人有十二經脈. 天有二十四氣, 人有二十四兪. 天有三百六十五度, 人有三百六十五骨節. 天有日月, 人有眼目. 天有晝夜, 人有寤寐. 天有雷電, 人有喜怒. 天有雨露, 人有涕泣. 天有陰陽, 人有寒熱. 地有泉水, 人有血脈. 地有草木, 人有毛髮. 地有金石, 人有牙齒. 皆稟四大五常, 假合成形. ❷ 朱丹溪曰, 凡人之形, 長不及短, 大不及小, 肥不及瘦. 人之色, 白不及黑, 嫩不及蒼, 薄不及厚, 而況肥人濕多, 瘦人火多, 白者肺氣虛, 黑者腎氣足. 形色旣殊, 藏府亦異, 外證雖同, 治法逈別.

지(四肢)가 있고, 하늘에 오행(五行)이 있듯이 사람에게는 오장(五臟)이 있으며, 하늘에 육극(六極)①이 있듯이 사람에게는 육부(六腑)가 있고, 하늘에 팔풍(八風)②이 있듯이 사람에게는 팔절(八節)③이 있으며, 하늘에 구성(九星)④이 있듯이 사람에게는 구규(九竅)⑤가 있고, 하늘에 십이시(十二時)⑥가 있듯이 사람에게는 십이경맥(十二經脈)⑦이 있으며, 하늘에 이십사기(二十四氣)⑧가 있듯이 사람에게는 이십사수(二十四兪)⑨가 있고, 하늘에 1년 365일이 있듯이 사람에게는 365혈(穴)이 있으며, 하늘에 일월(日月)이 있듯이 사람에게는 눈이 있고, 하늘에 주야(晝夜)가 있듯이 사람에게는 자고 깨어 활동하는 것이 있으며, 하늘에 우레와 번개가 있듯이 사람에게는 기쁨과 분노의 감정이 있고, 하늘에 비와 이슬이 있듯이 사람에게는 콧물과 눈물이 있으며, 하늘에 음(陰)과 양(陽)이 있듯이 사람에게는 차고 뜨거움이 있다. 또한 땅에 샘물(지하수, 수맥)이 있듯이 사람에게는 혈맥(血脈)이 있고, 땅에 초목(草木)이 있듯이 사람에게는 모발(毛髮)이 있으며, 땅에 금석(金石)이 있듯이 사람에게는 치아(齒牙)가 있다. 이러한 것은 모두 사대(四大)⑩와 오상(五常)⑪을 받아 잠시 합하여 형체를 이룬 것이다"라고 하였다. ❷ 주단계(朱丹溪)⑫가 말하기를, "무릇 사람의 형체는 키가 큰 사람이 작은 사람만 못하고, 몸집이 큰 사람이 작은 사람만 못하며, 살찐 사람이 마른 사람만 못하다. 또한 피부색은 하얀 것이 검은 것만 못하고, 연한 것이 짙은 것만 못하며, 피부가 얇은 것이 두꺼운 것만 못하다. 그리고 살이 찐 사람은 습기(濕氣)가 많고, 여윈 사람은 화기(火氣)가 많으며, 피부색이 흰 사람은 폐기(肺氣)가 허하고, 검은 사람은 신기(腎氣)가 충만하다. 이렇게 사람에 따라 형체와 피부색이 다름에 따라 장부(臟腑)도 다르므로 외부 증상은 비록 같다고 하더라도 치료법은 사람에 따라 확연히 다른 것이다"(『格致餘論·治病先觀形色然後察脈問證論』)라고 하였다.

2 形氣之始 ❶ 乾鑿度云, 天形出乎乾, 有太易太初太始太素. 夫太易者, 未見氣也. 太初者, 氣之始也. 太始者, 形之始也. 太素者, 質之始也. 形氣已具而痾, 痾者瘵, 瘵者病, 病由是萌生焉. 人生從乎太易, 病從乎太素. ❷ 參同契註曰,⑬ 形氣未具曰鴻

2 형과 기의 시초[形氣之始] ❶『건착도(乾鑿度)』⑭에서는 "하늘의 형[天形]⑮은 건(乾)⑯에서 나오는데, 천형(天形)에는 태역(太易)·태초(太初)·태시(太始)·태소(太素)⑰가 있다. 태역(太易)이라는 것은 아직 기(氣)의 변화가 나타나지 않은 것이고, 태초(太初)라는 것은 기의 변화가 시작된 것이다. 태시(太始)라는 것은 형(形)이 처음 나타난 것이고, 태소(太素)라는 것은 질(質)이 처음 나타난 것이다. 형(形)과 기(氣)가 이미 갖추어진 뒤에 아(痾)⑱가 생기고, 아(痾)에서 채(瘵)⑲가 되며, 채(瘵)에서 병(病)⑳이 되는 바, 병(病)은 이렇게 생겨나는 것이

① 육극(六極) : 上·下·東·西·南·北.
② 팔풍(八風) : 春分·秋分·冬至·夏至·立春·立夏·立秋·立冬의 8節氣가 바뀔 때 八方에서 불어오는 바람으로 만물의 生老病死를 推動한다. 만약 그때의 正氣가 약하면 반대 방향에서 虛風이 부는데, 이것들이 병의 원인으로 작용할 때는 여덟 가지 惡風이 된다.
③ 팔절(八節) : 여덟 개의 큰 관절. 肩關節, 股關節, 膝關節, 肘關節.
④ 구성(九星) : 天蓬·天內·天衝·天輔·天禽·天心·天任·天柱·天英.(『素問·天元紀大論』의 王冰注에서.)
⑤ 구규(九竅) : 耳·目·口·鼻·前陰·後陰 등의 9개 구멍.
⑥ 십이시(十二時) : 子時·丑時·寅時 등 옛날에 하루를 12시로 나눈 것. 杜預의 『左傳』 注에는 12시를 "夜半·鷄鳴·平旦·日出·食時·隅中·日中·日昳·晡時·日入·黃昏·人定" 등으로 나타냈다.
⑦ 십이경맥(十二經脈) : 手三陰經·手三陽經·足三陰經·足三陽經.
⑧ 이십사기(二十四氣) : 立春·雨水·驚蟄 등 24節氣.
⑨ 이십사수(二十四兪) : 脊柱의 양쪽으로 내려간 膀胱經 第1側線에 위치하면서 五臟六腑의 氣가 주입되는 12개의 背兪穴. 좌우 합쳐 24兪穴이 된다. 즉, 肺兪·厥陰兪·心兪·肝兪·膽兪·脾兪·胃兪·三焦兪·腎兪·大腸兪·小腸兪·膀胱兪.
⑩ 사대(四大) : 地·水·火·風을 이름. 佛家에서는 이 네 가지가 堅·濕·暖·動의 4種 性能을 지녀 人體가 이로 인해 구성된다고 보았다.
⑪ 오상(五常) : 金·木·水·火·土 五行을 이름.
⑫ 주단계(朱丹溪) : 朱震亨(1281～1358). 元代의 의학가. 30세 이후 의학을 시작하여 羅知悌에게 의학을 배우고, 학술상 劉完素·李杲 등에게 영향을 많이 받았다. 유완소의 '火熱學說'을 발전시켜 '陽有餘陰不足論'을 제창하였다.
⑬ "參同契註曰……"은 『金丹正理大全』의 『周易參同契解·卷上』에 抱一子 陳顯微가 註解한 내용이다.*
⑭ 『건착도(乾鑿度)』 : 『易緯乾鑿度』를 이름. 西漢 末의 緯書 『易緯』 중 한 편. 『易經』의 주요 篇章을 해설하였다.
⑮ 天形은 문맥으로 보면, 下文의 太易·太初·太始·太素를 이르는 것 같다. 天眞이 있고 이 天眞이 변화되는 모습을 太易·太初·太始·太素 등의 天形이라고 표현한 것이 아니겠는가?
⑯ 건(乾) : 하늘이 있기 전에 있는 하늘의 本質이나 理致를 말함. 『周易』의 乾卦가 바로 그것이다. 즉, 元·亨·利·貞이 가장 잘 표현된 내용일 것이다.
⑰ 태역(太易)·태초(太初)·태시(太始)·태소(太素) : '太'라는 것은 어느 일정한 개체를 지칭하는 것이 아니라 世界에서 유일무이한 존재를

濛, 具而未離曰混淪. 易曰, 易有太極, 是生兩儀. 易猶鴻濛也. 太極猶混淪也. 乾坤者, 太極之變也. 合之爲太極, 分之爲乾坤. 故合乾坤而言之, 謂之混淪. 分乾坤而言之, 謂之天地. 列子曰, 太初氣之始也. 太始形之始也. 亦類此.

다. 사람은 태역에서 생겨나고, 병은 태소에서 생겨난다"라고 하였다. ❷『참동계(參同契)』①의 주해에서는 "형(形)과 기(氣)가 갖추어지지 아니한 것을 홍몽(鴻濛)②이라고 하고, 형과 기는 갖추어졌으나 아직 분리되지 않은 것을 혼륜(混淪)③이라 한다"라고 하였다. 『주역(周易)』에서는 "역(易)에는 태극(太極)이 있고, 이것이 양의(兩儀)를 낳는다"라고 하였다. 역(易)은 홍몽(鴻濛)과 같고, 태극(太極)은 혼륜(混淪)과 같다. 건곤(乾坤)은 태극이 변화한 것으로서, 합하면 태극이 되고, 나누면 건곤이 된다. 그러므로 건과 곤을 합하여 말할 때는 혼륜(混淪)이라 하고, 건과 곤을 나누어 말할 때는 천지(天地)라고 하는 것이다. 『열자(列子)』④에서는 "태초(太初)는 기(氣)의 시초가 되고, 태시(太始)는 형(形)의 시초가 된다"라고 하였는데, 이 또한 유사한 말이다.

3 胎孕之始 ❶ 聖惠方曰, 天地之精氣, 化萬物之形. 父之精氣爲魂, 母之精氣爲魄. 一月懷其胎如酪, 二月成其果而果李相似, 三月有形像, 四月男女分, 五月筋骨成, 六月鬢髮生, 七月遊其魂而能動右手, 八月遊其魄而能動左手, 九月三轉身, 十月滿足, 母子分解. 其中有延月而生者, 富貴而壽. 有月不足者, 貧賤而夭. ❷ 上陽子曰,⑤ 人初受氣也, 九日而陰陽大定, 四十九日而始胎, 然後七日而一變. 故滿三百有六日者, 滿二百九十六日者, 皆上器也. 有二百八十六日者, 二百六十六日者, 中器也. 有二百五十六日者, 二百四十六日者, 下器也. 蓋天干甲必合己而方生, 地支丑必合子而方育. 自非天地合德, 則人必不生也. 故云, 九月神布氣滿而胎完, 亦云, 十月懷胎也. 此

3 잉태의 시초[胎孕之始] ❶『성혜방(聖惠方)』⑥에서는 "천지의 정기(精氣)는 만물의 형체(形體)를 화생(化生)한다. 아버지의 정기는 혼(魂)⑦이 되고, 어머니의 정기는 백(魄)⑧이 된다. 임신 1개월째 태(胎) 속에 품고 있는 것은 연유[酪]와 같고, 2개월이 되면 열매와 같은 것이 형성되는데 자두열매 같다. 3개월이 되면 사람 형상을 이루고, 4개월이 되면 남녀가 구별된다. 5개월이 되면 근골(筋骨)이 생성되고, 6개월이 되면 머리털이 생긴다. 7개월이 되면 혼(魂)이 작용하여 오른손을 움직이고, 8개월이 되면 백(魄)이 작용하여 왼손을 움직인다. 9개월이 되면 몸을 세 번 돌리고 10개월이 다 차면 어머니로부터 떨어져 나온다. 그 중 산달이 지나서 태어나는 아이는 부귀를 누리고 천수를 다 하지만, 산달이 되기 전에 태어나는 아이는 빈천하고 일찍 죽는다"라고 하였다. ❷ 상양자(上陽子)⑨가 말하기를, "사람이 처음 기(氣)를 받아 9일이 되면 음양(陰陽)이 크게 정해져서 49일이 되면 비로소 수태할 수 있고, 수태한 후에는 7일마다 한 번씩 변한다. 따라서 306일을 채우고 태어난 아이나 296일을 채우고 태어난 아이는 뛰어난 인재가 되고, 286일이나 266일 만에 태어난 아이는 보통 사람이 되며, 256일이나 246일 만에 태어난 아이는 처지는 아이가 된다. 대체로 천간(天干) 중의 양간(陽干)인 갑(甲)은 반드시 음간(陰干)인 기(己)와 합쳐야 비로소 토기(土氣)가 생(生)하고, 지지(地支) 중의 음지(陰支)인 축(丑)은 반드시 양지(陽支)인 자(子)와 합쳐야 비로소 기(氣)를 자라게 한다. 곧 천(天)과 지(地)의 덕(德)이 합치지 않고서는 사람이 생겨나지 못한다. 그러므로 '9개월이 되면 신(神)이 생겨나고 기가 가득

뜻한다. 日·月을 太陽이나 太陰으로 지칭하는 것도 이와 같은 뜻이다. '태역(太易)'은 끊임없이 변하고 있으므로 時間과 空間의 개념이 없는 無나 空과 같다. 다만 그냥 비어있는 것이 아니라 오직 변하고 있다는 사실만 느끼므로 太易이라는 말을 쓴 것이다. 그러므로 太易에서는 陰陽의 이치는 존재하지만 陰陽의 偏差는 없다고 보아야 할 것이다. '태초(太初)'는 陰陽의 偏差로 인해 變化가 느리고 빠르게 진행되어 氣를 느낄 수 있는 상태이고, '태시(太始)'는 太初에 일정한 時間과 空間的 특성이 나타나 五行 같은 理致가 붙어서 어떤 形이 나타난 것이고, '태소(太素)'란 어떤 形 속에 實質이 생기는 것이다.

⑱ 아(痾) : 形과 氣가 생기면 반드시 순환에 장애가 생기는 법이니, '아(痾)'는 氣나 血이 結한 病이다.

⑲ 채(瘵) : 氣血의 순환이 원활하면 陰은 生陽하고 陽은 生陰하며, 또한 水火와 木金이 교제하여 生生不息한다. 이러한 것이 제대로 되지 않는 것을 '채(瘵)'라 한다.

⑳ 병(病) : 아(痾)나 채(瘵)가 자신 스스로의 원인에 의해 생긴 병이라면, 병(病)은 자신의 正氣가 衰하여 外邪의 침범을 받아 생긴 병이다.

① 『참동계(參同契)』 : 漢代 魏伯陽이 지은 『周易參同契』. 道敎에서 가장 오래된 丹經 저작이다.

② 홍몽(鴻濛) : 自然의 元氣가 分化되지 않은 때.

③ 혼륜(混淪) : 混沌이라고도 한다. "兩儀가 나누어지지 않았을 때 그 氣는 混沌한 상태이다.(兩儀未分, 其氣混沌.)"(『鶡冠子·泰鴻』)

④ 『열자(列子)』 : 戰國時期의 列御寇가 撰한 책.

⑤ "上陽子曰……"은 『金丹正理大全』의 『金丹大要·卷七·生死事大』에 나오는 내용이다. 앞에 '藏敎曰'이라 되어 있어서, 佛家에서 인용한 것임을 알 수 있다."

⑥ 『성혜방(聖惠方)』 : 北宋 翰林醫官院 王懷隱 등이 민간의 경험방을 널리 수집하고, 北宋 이전의 여러 方書에서 관련 내용을 인용하고 모아서 편찬한 『太平聖惠方』을 말한다.

⑦ 혼(魂) : 『靈樞·本神』의 "神을 따라 왕래하는 것을 魂이라 한다(隨神往來者謂之魂)"라고 한 문장에 대해 汪昂은 "魂은 陽에 속하고 肝이 魂을 저장하고 있는데, 사람의 지각기능이 이에 속한다(魂屬陽, 肝藏魂. 人之知覺屬焉)"라고 설명하였다.

⑧ 백(魄) : 『靈樞·本神』의 "精을 따라 함께 출입하는 것을 魄이라 한다(幷精而出入者謂之魄)"라고 한 문장에 대해 汪昂은 "魄은 陰에 속하고 肺가 魄을 저장하고 있는데, 사람의 運動機能이 이에 속한다(魄屬陰, 肺藏魄. 人之運動屬焉)"라고 설명하였다. 精이 있으면 생겨나고 精이 없으면 사라지는 것이 魄이다.

⑨ 상양자(上陽子) : 元나라 陳致虛의 號. 나이 40에 趙友欽을 따라 道를 배웠다. 『周易參同契分章注』와 『金丹大要』를 저술했다.

天地之德合於氣而後生也.

차서 태아가 다 자란다'라고 하고, 또한 '10개월간 태아를 품는다'라고 하였으니, 이는 천지의 덕[天地之德]①이 기(氣)와 합쳐진 다음에야 태어나기 때문이다"라고 하였다.

4 四大成形 ❶ 釋氏論曰, 地水火風和合成人.② 筋骨肌肉皆屬乎地, 精血津液皆屬乎水, 呼吸溫煖皆屬乎火, 靈明活動皆屬乎風. 是以風止則氣絶, 火去則身冷, 水竭則無血, 土散則身裂.③ ❷ 上陽子曰,④ 髮齒骨甲假之于地, 涕精血液假之于水, 溫煖燥熱假之于火, 靈明活動假之于風. 四大假合而生也. 地之盛也, 骨如金. 水之盛也, 精如玉. 火之盛也, 氣如雲. 風之盛也, 智⑤如神.

4 사대가 형체를 이룬다[四大成形] ❶ 석가(釋迦)가 말하기를, "지(地)·수(水)·화(火)·풍(風)이 화합하여 사람을 이룬다. 근골(筋骨)과 기육(肌肉)은 모두 땅[地]에 속하고, 정혈(精血)과 진액(津液)은 모두 물[水]에 속한다. 호흡과 체온은 모두 불[火]에 속하고, 영명(靈明)과 활동은 모두 바람[風]에 속한다. 그러므로 바람이 멎으면 기(氣)가 끊어지고, 불이 없어지면 몸이 싸늘해지며, 물이 마르면 피가 없어지고, 흙이 흩어지면 몸이 사라진다"라고 하였다. ❷ 상양자(上陽子)가 말하기를, "모발·치아·뼈·손발톱은 땅에서 빌리고, 콧물·정(精)·혈(血)·진액(津液)은 물에서 빌리고, 몸이 따뜻하고 뜨거운 것은 불에서 빌리고, 영명과 활동은 바람에서 빌린다. 곧, 이 사대(四大, 地·水·火·風)가 잠시 합쳐져서 사람이 생겨나는 것이다. 지기(地氣)가 왕성하면 뼈가 쇠처럼 굳고, 수기(水氣)가 왕성하면 정(精)이 옥처럼 맑으며, 화기(火氣)가 왕성하면 기운이 구름처럼 퍼지고, 풍기(風氣)가 왕성하면 지혜가 신(神)처럼 늘어난다"라고 하였다.

5 人氣盛衰 ❶ 靈樞經曰, 黃帝問氣之盛衰. 岐伯對曰, 人生十歲, 五藏始定, 血氣始通, 眞氣在下, 故好走. 二十歲, 血氣始盛, 肌肉方長, 故好趨. 三十歲, 五藏大定, 肌肉堅固, 血脈盛滿, 故好步. 四十歲, 五藏六府十二經脈皆太盛以平定, 腠理始疎, 榮華頹落, 髮鬢斑白, 氣血平盛而不搖, 故好坐. 五十歲, 肝氣始衰, 肝葉始薄, 膽汁始減, 故目視不明. 六十歲, 心氣始衰, 善憂悲, 血氣解墮, 故好臥. 七十歲, 脾氣虛, 故皮膚枯. 八十歲, 肺氣衰, 魄離, 故言善誤. 九十歲, 腎氣焦, 四藏經脈空虛. 百歲, 五藏皆虛, 神氣乃去, 形骸獨居而終矣.

5 기의 성쇠[人氣盛衰] ❶ 『영추(靈樞)』⑥(「天年 54」)에서는 "황제(黃帝)⑦가 인간의 기(氣)의 성쇠(盛衰)에 대해 물었다. 이에 기백(岐伯)⑧이 대답하기를, '사람이 나서 10세가 되면 오장이 비로소 안정되어 혈기(血氣)가 통하기 시작하지만 진기(眞氣)⑨가 아직 아래에 있으므로 달리기를 좋아합니다. 20세가 되면 혈기가 왕성해지고 근육이 고르게 자라기 때문에 뛰기를 좋아합니다. 30세가 되면 오장이 더욱 안정되고 근육이 견고해지며, 혈맥(血脈)이 왕성하고 충만하기 때문에 걷기를 좋아합니다. 40세가 되면 오장육부와 십이경맥이 모두 크게 왕성해졌다가 평온하게 안정되고, 주리(腠理, 살갗과 그 결)가 성글어지고 화색이 점점 나빠지며, 수염과 머리털이 차츰 하얗게 되고, 기혈이 평온하면서 성(盛)하고 요동치지 않기 때문에 앉아 있기를 좋아합니다. 50세가 되면 간기(肝氣)가 점점 쇠약해지고, 간엽(肝葉)이 얇아지기 시작하며 담즙(膽汁) 또한 줄어들기 때문에 시력이 떨어져 밝게 보이지 않습니다. 60세가 되면 심기(心氣)가 쇠약해지기 시작하고, 근심과 슬픔이 많으며 혈기의 운행이 느려지기 때문에 누워 있기를 좋아합니다. 70세가 되면 비기(脾氣)가 허약해지기 때문에 피부가 마르고 거칠어집니다. 80세가 되면 폐기(肺氣)가 쇠약해져서 백(魄, 넋)을 잃기 쉬우므로 헛소리를 잘합니다. 90세가

① 天地之德 : 天地의 陰陽五行의 기운을 말함. 『靈樞·本神』에서는 "天之在我者, 德也. 地之在我者, 氣也."라고 하였다.

② "地水火風, 和合成人" : 『三元參贊延壽書·卷首·人說』에 보면, "按藏敎, 父母及子相感, 業神入胎, 地水火風, 衆緣和合, 漸得長生."이라 한 바가 있다.*

③ 四大인 地·水·火·風의 조화가 깨지는 것에 관하여, 『普濟方·卷一·方脈總論·四大奥論』에서는, "嘗歷覧諸家方論, 探求醫之妙理, 復讀佛書, 見經中多引醫爲喩. 有云醫善巧方, 普救一切人, 則知醫之心, 卽佛之心也. 診療之際, 可不明其所以乎? 蓋人之生, 寓形宇內, 假合四大以爲身. 四大者何? 地水火風也. 其生也, 由此而成, 其死也, 由此而滅, 從本不實故也. 人之生死, 旣繫乎此, 則爲醫者, 正當明死生之理, 以究其疾痛之源可也. 夫髮毛爪齒, 皮肉筋骨, 腦髓面色, 皆屬乎地. 若地大不和, 則髮焦毛拔, 爪枯齒槁, 皮緩肉脫, 筋急骨痿, 髓竭腦轉, 面垢色敗, 此病之源於地大者也. 唾涕膿血, 津液涎沫, 痰淚精氣, 大小便利, 皆屬乎水. 若水大不和, 則多唾衄涕, 膿潰血溢, 津液不收, 涎沫流出, 痰壅淚盈, 精走氣泄, 大小不淨, 盈流於外, 此病之源於水大者也. 至於煖氣則歸火, 動轉則歸風. 若火大不和, 爲煩爲熱, 爲焦渴, 爲癰瘍, 爲狂走, 爲癃閉. 若風大不和, 則偏枯, 隨爲四肢癱瘓, 爲口眼喎斜, 爲筋脈攣急, 爲痒爲痛爲痺爲瘴. 火大風大, 病故不同. 四者和合, 則一身安榮, 有一不和, 皆能爲病, 況於離散者乎. 矧乎四大之身, 人所均有, 而不自覺, 知醫之神師, 亦秘而不示於人, 唯佛書則言之詳矣. 蓋佛爲大醫王, 了達生死, 故能洞明此理. 予因得以經中所說, 一貫乎醫, 後之來者, 毋以予言爲迂. 如以予言爲迂, 是亦以佛氏爲迂矣."라 하였다.*

④ "上陽子曰……"은 『金丹正理大全』의 『金丹大要·卷七·生死四大』에 나오는 내용이다. 바로 다음에 "四大也假合而人也, 全盛而仙也."가 붙어 있다.*

⑤ 智 : 『金丹大要』에는 '病'자로 되어 있다.*

⑥ 『영추(靈樞)』 : 韓醫 經典의 하나로 현존하는 가장 이른 醫學 典籍 중 하나이다. 『素問』과 더불어 『黃帝內經』을 구성하고 있다. 春秋戰國時代에 이루어지기 시작하여 後代에 지속적으로 增補된 것으로 어느 한 시기 어느 한 인물에 의해 저술된 것이 아니다.

⑦ 황제(黃帝) : 姓이 姬이고 名이 軒轅氏이며 號가 有熊氏이다. 전설에 따르면 養蠶, 舟車, 文字, 音律, 醫學, 算術 등이 모두 黃帝時期에 창시되었다 한다.

⑧ 기백(岐伯) : 上古時代의 醫學家. 黃帝와 岐伯 등이 서로 토론하며 醫藥學을 창시했다 전해진다. 『黃帝內經』의 여러 중요한 논술이 黃帝가 묻고 岐伯이 답하는 체제로 씌어졌다.

⑨ 진기(眞氣) : 水穀의 氣와 호흡의 氣가 합쳐져서 생긴 氣.

❷ 素問曰, 人年四十, 陰氣自半也, 起居衰矣. 年五十, 體重耳目不聰明矣. 年六十, 陰痿, 氣太衰, 九竅不利, 下虛上實, 涕泣俱出矣.

되면 신기(腎氣)가 마르고 4장(四臟)의 경맥(經脈)도 덩달아 허해집니다. 100세가 되면 오장이 모두 허약하게 되고 이에 따라 신기(神氣)가 없어지며, 형체만 남게 되므로 죽는 것입니다'"라고 하였다. ❷ 『소문(素問)』①(「陰陽應象大論 05」)에서는 "사람 나이 40이 되면 음기(陰氣, 腎氣)가 절반으로 줄어들어 활동력이 줄어든다. 50세가 되면 몸이 무거워지고 청력과 시력이 떨어진다. 60세가 되면 성기능이 약해지고 신체의 전반적인 기운이 몹시 떨어지며, 구규(九竅)의 기능이 순조롭지 못하며, 하초(下焦)는 허(虛)해지고 상초(上焦)는 기의 상역(上逆)으로 실(實)해져서 콧물과 눈물이 함께 나온다"라고 하였다.

6 年老無子 ● 素問曰, 黃帝曰, 人年老而無子者, 材力盡耶, 將天數然也. 岐伯對曰, 女子七歲, 腎氣盛, 齒更髮長. 二七, 而天癸至, 任脈通, 大[太]衝脈盛, 月事以時下, 故有子. 三七, 腎氣平均, 故眞牙生而長極. 四七, 筋骨堅, 髮長極, 身體盛壯. 五七, 陽明脈衰, 面始焦, 髮始墮. 六七, 三陽脈衰於上, 面皆焦, 髮始白. 七七, 任脈虛, 太衝脈衰少, 天癸竭, 地道不通, 故形壞而無子也. 丈夫八歲, 腎氣實, 髮長齒更. 二八, 腎氣盛, 天癸至, 精氣溢瀉, 陰陽和, 故能有子. 三八, 腎氣平均, 筋骨勁强, 故眞牙生而長極. 四八, 筋骨隆盛, 肌肉滿壯. 五八, 腎氣衰, 髮墮齒枯. 六八, 陽氣衰竭於上, 面焦髮鬢斑白. 七八, 肝氣衰, 筋不能動, 天癸竭, 精少, 腎藏衰, 形體皆極. 八八, 則齒髮去. 腎者主水, 受五藏六府之精而藏之, 故五藏盛乃能瀉. 今五藏皆衰, 筋骨解墮, 天癸盡矣, 故髮鬢白, 身體重, 行步不正, 而無子耳.

6 늙으면 자식을 낳지 못한다[年老無子] ● 『소문(素問)』(「上古天眞論 01」)에서는 "황제(黃帝)가 '사람이 늙으면 자식을 낳지 못하는 것은 정력(精力)이 다 떨어져서 그런 것입니까, 아니면 자연의 이치가 그래서 그러한 것입니까?'라고 물었다. 이에 기백(岐伯)이 대답했다. '여자는 7세②가 되면 신기(腎氣)가 차오르기 시작하여 유치(乳齒)를 갈고 머리털도 길게 자랍니다. 14세가 되면 천계(天癸)③가 이르러 임맥(任脈)④이 통하며 태충맥(太衝脈)⑤이 성해져서 월경이 때에 맞추어 나오기 때문에 아이를 낳을 수 있습니다. 21세가 되면 신기(腎氣)가 충만해지므로 진아(眞牙, 사랑니)가 나오고 모든 치아가 완전하게 발육됩니다. 28세가 되면 뼈와 근육이 단단해지고 머리털의 생장이 극에 달하며 신체가 강성해집니다. 35세가 되면 양명맥(陽明脈)⑥의 기혈(氣血)이 점차 쇠하여 얼굴이 초췌해지고 머리털이 빠지기 시작합니다. 42세가 되면 상부(上部)로 순행하는 삼양맥(三陽脈)⑦의 기혈이 쇠약해져서 얼굴이 완전히 초췌해지고 백발이 나기 시작합니다. 49세가 되면 임맥(任脈)이 허해지고 태충맥(太衝脈)의 기혈도 쇠약해져 천계가 고갈되면서 월경이 없어지므로 몸이 쇠약해지고 늙어 아이를 낳지 못하게 됩니다. 남자는 8세가 되면 신기(腎氣)가 차오르기 시작하여 머리털이 길게 자라고 유치도 갈게 됩니다. 16세가 되면 신기가 왕성해지고 천계가 이르러 정기(精氣)가 넘치고 사정할 수 있으므로 남녀가 교합하면 아이를 낳을 수 있습니다. 24세가 되면 신기가 충만해져서 뼈와 근육이 강해지기 때문에 사랑니가 나오고 모든 치아가 완전하게 발육됩니다. 32세가 되면 전신의 발육이 정점에 달하여 뼈와 근육이 더욱 단단해지고 기육(肌肉, 살)이 풍만하고 견실해집니다. 40세가 되면 신기가 쇠약해지기 시작하여 머리털이 빠지고 치아가 약해집니다. 48세가 되면 양기(陽氣)가 상부에서 쇠갈(衰竭)되어 안색이 초췌해지고 수염과 머리털이 세기 시작합니다. 56세가 되면 간기(肝氣)가 쇠약해져서 근육을 제대로 움직이지 못하고, 천계가 고갈되어 정기(精氣) 또한 줄어들고 신장(腎臟)의 기운이 떨어져서 형체가 모두 약해집니다. 64세가 되면 모든 신체 기능이 떨어져서 치아와 머리털이 다 빠집니다. 신(腎)은 수(水)를 주관하여 오장육부의 정기(精氣)를 받아서 저장하므로 오장의 기능이 왕성해야 정기가 충만해지고 사정도 할 수 있습니다. 그런데 이때가 되면 오장이 모두 쇠약해지고 근골이 무력해지며, 천계도 고갈되었기 때문에 머리털과 수염이 다 세고 몸이 무거우며, 똑바로 걷지도 못하고 아이를 낳지도 못하게 되는 것입니다'"라고 하였다.

7 壽夭之異 ❶ 素問曰, 黃帝曰, 余聞上古之人, 春秋皆度百歲, 而動作不衰. 今時之人, 年半百而動作皆衰

7 수요의 차이[壽夭之異] ❶ 『소문(素問)』(「上古天眞論 01」)에서는 "황제(黃帝)가 '내가 듣기에는 상고시대 사람들은 대부분 100살까지 살아도 동작이 쇠약해지지 않았다고 합니다. 그런데 지금 사람들은 50살만 넘어도 동작이 모두 쇠약해지는

---

① 『소문(素問)』: 韓醫 經典의 하나로 현존하는 가장 이른 醫學 典籍 중 하나이다. 『靈樞』와 더불어 『黃帝內經』을 구성하고 있다.
② 7세, 8세 : 여자는 7세 단위로, 남자는 8세 단위로 그 성장과정을 논하였는데, 이것은 古人들이 남녀의 發育過程上의 차이에 근거하여 總結해낸 約數이다. 즉 주역의 상수이론에 따라 여자는 少陽數 7, 남자는 少陰數 8을 사용한다.
③ 천계(天癸) : 원뜻은 하늘이 萬物을 生할 수 있는 氣運을 말함. 이 기운이 사람에게 이르면 사람도 자식을 낳을 수 있다.
④ 임맥(任脈) : 몸의 앞 정중선에 분포된 奇經八脈 중의 한 經脈.
⑤ 태충맥(太衝脈) : 衝脈과 같은 뜻. 子宮에서 시작하여 脊柱를 따라 올라가는 奇經八脈 중의 한 經脈.
⑥ 양명맥(陽明脈) : 얼굴에서 끝나고 시작되는 手陽明經脈과 足陽明經脈을 말한다.
⑦ 삼양맥(三陽脈) : 얼굴에서 시작되고 끝나는 手足少陽經脈·手足陽明經脈·手足太陽經脈을 말한다.

者，時世異耶，人將失之耶．岐伯對曰，上古之人，其知道者，法於陰陽，和於術數，飮食有節，起居有常，不妄作勞，故能形與神俱，而盡終其天年，度百歲乃去．今時之人則不然，以酒爲漿，以妄爲常，醉以入房，以慾竭其精，以耗散其眞，不知持滿，不時御神，務快其心，逆於生樂，起居無節，故半百而衰也．❷ 虞摶曰，人之壽夭，各有天命存焉．夫所謂天命者，天地父母之元氣也．父爲天，母爲地，父精母血，盛衰不同，故人之壽夭亦異．其有生之初，受氣之兩盛者，當得上中之壽．受氣之偏盛者，當得中下之壽．受氣之兩衰者，能保養，僅得下壽．不然，多夭折．雖然，或風寒暑濕之感於外，飢飽勞役之傷乎內，豈能一一盡乎所稟之元氣也．故上古聖人，嘗百草製醫藥，乃欲扶植乎生民，各得盡其天年也．傳曰，修身以竢命而已．必須盡人事以副天意，則凶者化吉，亡者得存，未嘗令人委之於天命也．是故醫者，可以通神明而權造化，能使夭者壽，而壽者仙，醫道其可廢乎．①

데, 이것은 시대가 달라서입니까, 아니면 사람들이 양생(養生)의 도를 잃어서 그런 것입니까?'라고 물었다. 이에 기백(岐伯)이 '상고시대 사람들은 양생(養生)의 도를 알았기 때문에 천지음양의 자연변화에 따르고, 양생하는 각종 방법을 적당히 이용하면서 음식은 절도 있게 먹고 일상생활도 규칙적으로 하였으며, 분별없이 몸을 괴롭히지 않았기 때문에 몸과 정신이 다 건강하게 천수(天壽)를 누려 100살을 넘게 살 수 있었습니다. 그러나 지금 사람들은 그렇지 못하여, 술을 장(漿)② 마시듯 하고, 분별없는 짓을 일삼으며, 취한 상태에서 방사(房事)를 행하고, 욕정으로 정기(精氣)를 고갈시켜 진원(眞元)③을 소모함으로써 진원을 충만하게 유지할 줄 모르고 때로 정신을 가다듬을 줄 모르며, 다만 일시적 쾌락에 힘쓰고 정상적인 생활의 즐거움을 위반하여 생활에 절도가 없기 때문에 50살만 되어도 쇠약해집니다'라고 대답하였다"라고 하였다. ❷ 우단(虞摶)④이 말하기를, "사람이 오래 살고 일찍 죽는 것은 각각 천명(天命)에 달린 것이다. 천명이라는 것은 천지와 부모에게 받아 타고난 원기(元氣)를 말한다. 아버지는 천(天)이 되고, 어머니는 지(地)가 되는데, 아버지와 어머니의 정혈(精血)이 성쇠가 같지 않기 때문에 사람이 오래 살고 일찍 죽는 것 역시 차이가 있는 것이다. 사람이 처음 태어날 때 부모로부터 받은 원기가 모두 성하다면 당연히 오래 살 수 있다. 그리고 받은 원기가 어느 한쪽만 성하다면 보통 정도로 수를 누릴 것이다. 그러나 받은 원기가 다 쇠약하다면 잘 보양해야 겨우 수를 누릴 수 있다. 그렇지 않으면 대개 일찍 죽는다. 비록 그 도리가 이렇다 하더라도 풍(風)·한(寒)·서(暑)·습(濕)의 외사(外邪)에 감촉되거나, 굶거나 과식하거나 과로로 속을 상하면 어떻게 모두가 타고난 원기대로 한결같이 살 수 있겠는가? 그렇기 때문에 상고시대의 성인이 온갖 풀을 맛보아 의약을 만들어서 사람들을 도와 각기 수명대로 살 수 있도록 하고자 하였던 것이다. 전(傳)에서는 '몸을 수양하여 명대로 살기를 바랄 뿐이다. 그러한즉 반드시 사람으로서 할 도리를 다하여 하늘의 뜻에 부응하면 흉(凶)한 것도 길(吉)한 것으로 만들 수 있고, 죽을 것도 살릴 수 있으므로 사람의 생명을 천명에만 맡길 것만도 아니다'라고 하였다. 이러한 까닭에 의사가 신명(神明)에 통하고 조화에 잘 대처한다면 일찍 죽을 사람을 오래 살게 하고, 오래 사는 사람은 신선에 이르게 할 수 있으니 의술의 도를 어찌 폐할 수 있겠는가?"라고 하였다.

8 形氣定壽夭 ❶ 靈樞經曰，形與氣相任則壽，不相任則夭．皮與肉相果則壽，不相果則夭．⑤ 血氣經絡勝形則壽，不勝形則夭．形充而皮膚緩者則壽，形充而皮膚急者則夭．形充而脈堅大者順也，形充而脈小以弱者氣衰，氣衰則危矣．形充而顴不起者骨小，骨小而夭矣．形充而大肉䐃堅而有分者肉堅，肉堅則壽矣．形充而大肉無分理不堅者肉脆，肉脆則夭矣．❷ 類纂曰，穀氣勝元氣，其人肥而不壽．元氣勝穀氣，其人瘦而壽．❸ 虞摶曰，性急脈亦急，性緩脈亦緩．大抵脈緩而遲者多壽，脈急而數者多

8 형과 기는 수요를 정한다[形氣定壽夭] ❶『영추(靈樞)』(「壽夭剛柔 06」)에서는 "형체(形體)와 정기(精氣)가 서로 부합하면 오래 살지만, 서로 부합하지 않으면 일찍 죽는다. 피부와 근육이 견고하면 오래 살지만, 견고하지 못하면 일찍 죽는다. 요컨대 혈기(血氣)와 경락(經絡)이 왕성하여 형체를 충분히 감당하면 오래 살지만, 형체를 감당하지 못하면 일찍 죽는다. 형체가 충실하고 피부가 부드러운 사람은 오래 살지만, 형체는 충실하여도 피부가 뻣뻣한 사람은 일찍 죽는다. 형체가 충실하고 맥이 굳세고 큰 사람은 순(順)하다 할 것이나, 형체가 충실해도 맥이 작고 약한 사람은 기가 쇠약한 것인데, 기가 쇠약하면 위험하다. 형체는 충실해도 관골(顴骨)이 나오지 않은 사람은 골격이 작은데, 골격이 작으면 일찍 죽는다. 형체가 충실하고 큰 근육이 알통이 나오고 단단하며 군살이 없는 사람은 근육이 단단한데, 근육이 단단하면 오래 산다. 형체가 충실하여도 큰 근육이 밋밋하고 무른 사람은 근육이 약한데, 근육이 약하면 일찍 죽는다"라고 하였다. ❷『유찬(類纂)』⑥에서는 "곡기(穀氣)를 지나치게 섭취하여 원기(元氣)를 이기면, 그런 사람은 살이 쪄서 오래 살지 못한다. 그러나 원기가 곡기보다 많으면 여위어도 오래 산다"라고 하였

---

① 의학의 목표는 "요절할 사람을 平人으로 만들고, 平人은 神仙으로 만드는 것에 있다"는 뜻이다.
② 장(漿) : 중국인들이 늘상 마시는 飮料의 일종인데, 콩과 쌀을 원료로 한 두장(豆漿)·미장(米漿) 등이 있다.
③ 진원(眞元) : 사람의 元氣.
④ 우단(虞摶) : 1438~1517. 明代의 醫家. 字는 天民. 대대로 가업으로 의학을 하였는데, 各家의 저술을 연구하여 의술로 이름을 떨쳤다. 만년에 諸家醫說을 종합하고 자신의 의견을 붙여『醫學正傳』을 편찬하였다.
⑤『甲乙經』에는 '果'가 '裹'로 되어 있다. '果'와 '裹'는 뜻이 같다.
⑥『유찬(類纂)』: 宋代의 醫家인 周守忠이 撰한『類纂諸家養生至寶』(『養生類纂』).

夭. 內經曰, 根于中者命曰神機, 神去則機息. 蓋氣血者, 人身之神也. 脈急數者, 氣血易虧而神機易息, 故多夭. 脈遲緩者, 氣血和平而神機難損, 故多壽. 先哲論, 江海之潮, 則天地之呼吸, 晝夜只二升二降而已. 人之呼吸, 晝夜一萬三千五百息. 故天地之壽, 攸久而無窮, 人之壽延者, 數亦不滿百也.

다. ❸ 우단(虞摶)이 말하기를, "성질이 급하면 맥도 급하고, 성질이 느긋하면 맥도 느리다. 대체로 맥이 완만하고 느린 사람은 오래 살고, 맥이 급하고 자주 뛰는 사람은 오래 살지 못한다"라고 하였다. 『내경(內經)』(『素問·五常政大論 70』)에서는 "자기 몸속에 뿌리를 박은 것을 '신기(神機)'①라고 한다. 신(神)이 없어지면 생화(生化)의 기능도 사라진다"라고 하였다. 대개 기혈(氣血)은 인체의 신(神)이 깃든 곳이다. 맥이 급하고 자주 뛰는 사람은 기혈이 허해지기 쉬워 신기(神機)도 사라지기 때문에 흔히 요절한다. 맥이 느리고 더딘 사람은 기혈이 고르고 조화로워 신기도 잘 상하지 않기 때문에 흔히 오래 산다. 선철(先哲)이 논하기를 "바다의 밀물과 썰물은 천지가 호흡하는 것으로서 하루 두 번씩 오르내릴 뿐이다. 그러나 사람의 호흡은 하루에 1만3천5백 번이나 된다. 그러므로 천지의 수명은 유구하여 끝이 없지만, 사람의 수명은 길어도 100살을 넘기지 못한다"라고 하였다.

9 人身猶一國 ❶ 抱朴子②曰, 一人之身, 一國之象也. 胸腹之位, 猶宮室也. 四肢之別③, 猶郊境也. 骨節之分, 猶百官也. 神猶君也, 血猶臣也, 氣猶民也, 知治身則能治國矣. 夫愛其民, 所以安其國, 惜④其氣, 所以全其身. 民散則國亡, 氣竭則身死. 死者不可生也, 亡者不可全⑤也. 是以至人, 消未起之患, 治未病之疾, 醫之於無事之前, 不追於旣逝之後. 夫人⑥難養而易危, 氣難清而易濁. 故能審威德, 所以保社稷, 割嗜慾, 所以固血氣. 然後眞一存焉, 三一⑦守焉, 百病却焉, 年壽延焉. ❷ 素問曰, 心者君主之官, 神明出焉. 肺者相傅之官, 治節出焉. 肝者將軍之官, 謀慮出焉. 膽者中正之官, 決斷出焉. 膻中者臣使之官, 喜樂出焉. 脾胃者倉廩之官, 五味出焉. 大腸者傳導之官, 變化出焉. 小腸者受盛之官, 化

9 인체는 한 나라와 같다[人身猶一國] ❶ 『포박자(抱朴子)』⑧에서는 "한 사람의 몸은 곧 한 나라의 형상이다. 가슴과 배 부위는 궁실(宮室)과 같고, 팔다리는 국경과 같으며, 뼈마디의 나뉨은 여러 관서와 같다. 신(神)은 임금과 같고, 혈(血)은 신하와 같으며, 기(氣)는 백성과 같으니 몸을 다스릴 줄 알면 나라도 다스릴 수 있다. 무릇 백성을 아끼는 것이 나라를 편안히 하는 도리이듯 몸의 기를 아끼는 것은 몸을 보존하는 길이다. 백성이 흩어지면 나라가 망하듯 기가 고갈되면 몸은 죽어버린다. 죽은 사람은 다시 살아나지 못하고, 나라가 망하면 사직을 보전할 수 없다. 그러므로 지인(至人)은 아직 생겨나지 않은 환난을 미리 막아내고, 병이 생기기 전에 다스리며, 일이 생기기 전에 고치고, 이미 잘못된 후에 그것을 구하려 하지 않는다. 무릇 사람의 몸은 기르기는 힘들고 위태롭게 되기는 쉬우며, 기는 맑게 하기는 어려워도 탁해지기는 쉽다. 그러므로 위엄과 덕망을 살피는 것이 사직을 보존할 수 있는 도리이듯, 지나친 기욕(嗜慾)을 버리는 것은 혈기(血氣)를 굳건히 하는 도리이다. 이렇게 한 연후라야 진기(眞氣)가 한결같이 보존되고, 정(精)·기(氣)·신(神) 세 가지가 한결같이 지켜져서 온갖 병이 물러나고 수명이 연장된다"라고 하였다. ❷ 『소문(素問)』(「靈蘭秘典論 08」)에서는 "심(心)은 군주지관(君主之官)⑨으로서, 신명(神明)⑩이 여기서 나온다. 폐(肺)는 상부지관(相傅之官)⑪으로서, 치절(治節)하는 작용이 여기서 나온다. 간(肝)은 장군지관(將軍之官)⑫으로서, 모려(謀慮)⑬가 여기서 나온다. 담(膽)은 중정지관(中正之官)⑭으로서, 결단(決斷)⑮하는 기능이 여기서 나온다. 단중(膻中)⑯은 신사지관(臣使之官)으로서, 기쁨과 즐거움이 여기서 나온다.⑰ 비위(脾胃)는 창름지관(倉廩之官)⑱으로서, 오

① 신기(神機) : '神'은 생명활동을, '機'는 機轉을 가리키는데, 독립된 정신을 소유하고 스스로 생명활동을 하는 사람을 神機之物이라 한다.
② 『抱朴子·卷十八·地眞』에 나오는 부분이다.*
③ 別 : 『抱朴子』, 『千金方』에 의하면 '別'자는 '列'자의 誤記에 해당한다.*
④ 惜 : 『抱朴子內篇』에는 '養'자로 되어 있고, 『千金方』·『普濟方』에는 '惜'자로 되어 있다.*
⑤ 全 : 『抱朴子內篇』에는 '全'이고, 『千金方』·『普濟方』에는 '存'자로 되어 있다.*
⑥ 夫人 : 『抱朴子內篇』에는 '民'이고, 『千金方』·『普濟方』에는 '夫人'으로 되어 있다.*
⑦ 三一 : 『抱朴子內篇』에는 '三七'이고, 『千金方』·『普濟方』에는 '三一'로 되어 있다.*
⑧ 『포박자(抱朴子)』 : 東晉의 醫學者이며 道家인 葛洪(281~341)의 저술. 葛洪은 自號를 抱朴子라고 하였다. 장기간 煉丹術에 종사하면서 長生不死를 구하였다. 『肘後備急方』·『金匱藥方』·『三函方』·『神仙服食方』 등을 저술하였다.
⑨ 군주지관(君主之官) : 『靈樞·師傳』에는 "五藏六府, 心爲之主"라고 하였다. 즉 심장을 임금과 같은 존재로 비유한 말이다.
⑩ 신명(神明) : 思想·智慧 등을 포함하는 정신활동.
⑪ 상부(相傅) : 肺는 心을 도와 여타 內臟과 榮衛氣血의 작용을 다스리고 조절한다. 곧 '心을 도와주고 절제한다'는 의미가 있기 때문에 '相傅之官'이라고 하는 것이다.
⑫ 장군(將軍) : 이것은 肝은 木으로 앞서서 다른 무리를 이끈다는 뜻을 비유한 것이다.
⑬ 모려(謀慮) : 이것은 肝이 앞서서 나아가기 때문에 여러 가지 계획을 세운다는 뜻이다.
⑭ 중정지관(中正之官) : 膽은 臟과 腑 사이에서 陰陽을 조절하므로 陰陽의 결정을 공정하고 정확하게 내린다는 뜻을 지닌다.
⑮ 결단(決斷) : 膽은 淸虛한 臟器로서 치우치지 않기 때문에 능히 決斷할 수 있다는 것으로 비유했다.
⑯ 단중(膻中) : '膻'은 '누린내'라는 뜻으로 볼 때는 音이 '전'이 되지만 '젖 사이'란 뜻이 될 때는 音이 '단'이 되므로 '膻中'은 '단중'으로 읽어야 옳다.
⑰ 喜樂出焉 : 膻中은 心에 가까이 있어 마치 君主의 심부름꾼과 같이 心을 대신하여 명령을 전달해 준다. 따라서 心의 志는 기쁘게 되고, 喜樂이 여기에서 나온다는 것이다.

物出焉. 腎者作强之官, 伎巧出焉. 三焦者決瀆之官, 水道出焉. 膀胱者州都之官, 津液藏焉, 氣化則能出矣. 凡此十二官者, 不得相失也. 故主明則下安, 以此養生則壽, 沒世不殆, 以爲天下則大昌. 主不明則十二官危, 使道閉塞而不通, 形乃大傷, 以此養生則殃, 以爲天下者其宗大危. 戒之戒之.

미(五味)가 여기서 나온다. 대장(大腸)은 전도지관(傳導之官)①으로서, 변화(變化)②가 여기서 나온다. 소장(小腸)은 수성지관(受盛之官)으로서, 음식물의 변화 작용이 여기서 나온다. 신(腎)은 작강지관(作强之官)③으로서, 기교(伎巧)④가 여기서 나온다. 삼초(三焦)⑤는 결독지관(決瀆之官)⑥으로서, 수액을 소통시키는 기능이 여기서 나온다. 방광(膀胱)은 주도지관(州都之官)⑦으로서, 진액을 여기에 저장하였다가 기화(氣化)⑧ 작용을 통해 내보낸다. 이 12가지 기관은 서로 협조 관계를 잃어서는 안 된다. 그렇기 때문에 군주가 밝다면 아래 기관도 편안한 것이니, 이에 따라 양생(養生)하면 오래 살면서 죽을 때까지 위험한 일이 없게 되고, 이렇게 나라를 다스리면 크게 번영하게 된다. 군주가 밝지 못하면 12가지 기관이 위태롭게 되고, 길을 막아 잘 통하지 못하게 하면 형체가 몹시 상하게 되는데, 이렇게 양생하면 재앙을 입고, 나라도 이런 식으로 다스리면 종묘사직이 아주 위태롭게 된다. 따라서 경계하고 또 경계해야 할 것이다"라고 하였다.

10 丹田有三 ❶ 仙經曰, 腦爲髓海, 上丹田. 心爲絳宮, 中丹田. 臍下三寸, 爲下丹田. 下丹田, 藏精之府也. 中丹田, 藏神之府也. 上丹田, 藏氣之府也. ❷ 悟眞篇註曰,⑨ 人之一身, 稟天地之秀氣而有生, 託陰陽陶鑄而成形. 故一身之中, 以精氣神爲主. 神生於氣, 氣生於精. 故修眞之士, 若執己身而修之, 無過煉治精氣神三物而已. ❸ 邵康節曰, 神統於心, 氣統於腎, 形統於首. 形氣交而神主乎其中, 三才之道也.

10 단전에는 세 가지가 있다[丹田有三] ❶『선경(仙經)』⑩에서는 "뇌(腦)는 수해(髓海)로 상단전(上丹田)이 된다. 심(心)은 강궁(絳宮)⑪으로 중단전(中丹田)이 된다. 배꼽 아래 3촌 되는 곳이 하단전(下丹田)이 된다. 하단전은 정(精)을 저장하는 곳이다. 중단전은 신(神)을 저장하는 곳이다. 상단전은 기(氣)를 저장하는 곳이다"라고 하였다. ❷『오진편주(悟眞篇註)』⑫에서는 "사람의 일신은 천지의 빼어난 기(氣)를 받고 태어나 음양(陰陽)의 단련과정을 거쳐서 형체를 완성한다. 그러므로 일신 중에서 정(精)·기(氣)·신(神)을 중히 여긴다. 신(神)은 기(氣)에서 생기고, 기는 정(精)에서 생긴다. 그러므로 수양하는 사람이 자기 몸을 아무리 닦는다 하더라도 정(精)·기(氣)·신(神) 세 가지를 단련하는 데 지나지 않는다"라고 하였다. ❸ 소강절(邵康節)⑬이 말하기를, "신(神)은 심(心)에 의해 통제되고, 기(氣)는 신(腎)에 의해 통제되며, 형체는 머리에 의해 통제된다. 형체와 기가 서로 교합할 적에 신이 그 사이에서 주관하는 것은 삼재(三才)의 이치다"라고 하였다.

11 背有三關 ❶ 仙經曰, 背後有三關, 腦後曰玉枕關, 夾脊曰轆轤關, 水火之際曰尾閭關. 皆精氣升降往來之道路也. 若得斗柄之機斡運, 則上下循環如天河之流轉也. ❷ 翠虛篇曰, 採之煉之未片餉, 一氣眇眇通三

11 등 뒤에 삼관이 있다[背有三關] ❶『선경(仙經)』에서는 "등 뒤에 삼관(三關)⑭이 있는데, 뒤통수에 있는 관문을 옥침관(玉枕關)이라 하고, 등뼈의 양옆에 있는 관문을 녹로관(轆轤關)이라 하며, 수화(水火)가 교차하는 곳에 있는 관문을 미려관(尾閭關)이라고 한다. 이곳은 다 정기가 오르내리는 길이다. 이것은 마치 북두칠성의 자루가 한 바퀴 돌 때 상하의 별자리가 순환하는 것이 마치 은하수가 북두칠성을 중심으로 도는 것과 같다"라고 하였다. ❷『취허편(翠虛篇)』⑮에는 "선약 찾

---

⑱ 창름(倉廩) : 양식을 저장하는 창고.
① 전도(傳導) :『三因極一病證方論』에는 '導'를 '送'으로 인용하였다.
② 변화(變化) : 음식이 소화되고 흡수되고 배설되는 과정을 말한다.
③ 작강(作强) : 腎은 精을 갈무리하고 精이 化하여 氣가 된다는 뜻.
④ 기교(伎巧) : '伎'는 '技'와 통한다. 蕭吉은 "水性은 智로서 智는 반드시 여러 능력을 구비하므로 伎巧가 있는 것이다"고 하였다.
⑤ 삼초(三焦) : 姚止庵은 "三焦는 一身을 총괄하는 것으로서 宗·榮·衛 세 氣가 生하는 바요, 水道가 出하는 바이다. 六腑 중에 三焦가 있는데, 비록 形은 없으나 氣는 있고, 體는 없으나 用은 있다"고 하였다.
⑥ 결독(決瀆) : 張介賓은 "決은 통하는 것이요, 瀆은 水道이다. 三焦의 氣가 다스려지면 脈絡이 통하고 水道가 원활하다"고 했다.
⑦ 주도(州都) : 孫鼎宜는 "膀胱은 津液이 모이는 곳으로서, 사람이 모이는 곳을 '州'요 '都'라고 하는 것과 같다. 그래서 州都之官이라 한다"고 했다.
⑧ 기화(氣化) : 氣의 生理變化를 말한다. 즉, 음식물이 소화되고, 흡수된 영양분이 분해되고, 精이 형성되고, 精이 다시 氣로 化하는 것 등을 말한다.
⑨ '悟眞篇注曰……' :『悟眞篇注』에서 '西江月十二首'에 있는 내용이다. 본 내용은『金丹大要』에 나오는 것과는 다르나,『金丹正理大全』에도『悟眞篇注』에도 들어 있다.
⑩『선경(仙經)』: 道家의 書名. 곧『文昌大洞仙經』.
⑪ 강궁(絳宮) :『騈字類編·卷146·采色門13·絳』에 "『黃庭經』에서 心은 絳宮이 되고, 肺는 玉堂宮이 되고, 肝은 淸冷宮이 되고, 膽은 紫極宮이 되고, 脾는 黃宮이 되고, 腎은 牧宮이 된다"라고 하였다.
⑫『오진편(悟眞篇)』: 道家의 書名. 宋의 張伯端이 지었다. 原文은 詩詞의 형식이다. 주요한 注疏者는 翁葆光이다.
⑬ 소강절(邵康節) : 邵雍(1011~1077). 宋代의 철학자. 호는 安樂先生이며 시호는 康節이다.『皇極經世書』를 저술하였다.
⑭ 삼관(三關) : 道家에서 말하는 三關이란 일정치 않다. 곧, 前三關(印堂·重樓·絳宮), 後三關(尾閭·夾脊·玉枕), 身三關(泥丸·丹田·絳宮) 등의 설이 있고, 耳·目·口 또는 口·手·足을 三關이라 한 데도 있다.

關. 三關來往氣無窮, 一道白脈朝泥丸. 泥丸之上紫金鼎, 鼎中一塊紫金團. 化爲玉漿流入口, 香甜淸爽遍舌端. ❸ 參同契註曰, 人身氣血, 往來循環于上下, 晝夜不停, 猶江河之水, 東流至于海而不竭, 殊不知名山大川孔穴皆相通也. 水由地中行, 蓋循環相往來也, 日月之行亦然.

아 굽기를 잠깐, 신묘한 약기운이 묘묘하게 삼관을 통하네. 삼관을 왕래하는 기(氣)는 다함이 없고, 한 줄기 하얀 맥이 니환(泥丸)①으로 모여드네. 니환궁(泥丸宮)② 위에는 붉은 쇠솥, 솥 안에는 한 덩이 자금단(紫金團). 옥장(玉漿, 仙藥)으로 변화하여 입안으로 흘러드니, 달고 상쾌한 맛이 혀끝에 퍼지네"라는 노래가 있다. ❸『참동계(參同契)』 주해에서는 "사람 몸의 기혈이 상하로 순환하여 밤낮 쉬지 않는 것은 강물이 동쪽으로 흘러 바다에 이르도록 마르지 않는 것과 같은데, 다만 명산대천의 공혈(孔穴)들이 서로 통한다는 것을 모를 뿐이다. 물은 땅속으로 돌면서 서로 왔다갔다하는 것이고, 해와 달이 운행하는 것도 그러하다"라고 하였다.

12 保養精氣神 ● 臞仙曰,③ 精者身之本, 氣者神之主, 形者神之宅也. 故神太用則歇, 精太用則竭, 氣太勞則絶. 是以人之生者神也, 形之托者氣也. 若氣衰則形耗, 而欲長生者未之聞也. 夫有者因無而生焉, 形者須神而立焉. 有者無之館, 形者神之宅也. 倘不全宅以安生, 修身以養神, 則不免於氣散歸空, 遊魂爲變. 方之於燭, 燭盡則火不居. 譬之於堤, 堤壞則水不存矣. 夫魂者陽也, 魄者陰也. 神能服氣, 形能食味. 氣淸則神爽, 形勞則氣濁. 服氣者千百不死, 故身飛於天. 食穀者千百皆死, 故形歸於地. 人之死也, 魂飛於天, 魄落於泉, 水火分散, 各歸本源. 生則同體, 死則相捐, 飛沈各異, 禀之自然. 譬如一根之木, 以火焚之, 烟則上升, 灰則下沈, 亦自然之理也. 夫神明者, 生化之本, 精氣者, 萬物之體, 全其形則生, 養其精氣則性命長存矣.

12 정·기·신을 보양한다[保養精氣神] ● 구선(臞仙)④이 말하기를, "정(精)은 몸의 근본이고, 기(氣)는 신(神)의 주인이며, 형체는 신이 깃들어 사는 집이다. 그래서 신(神)을 너무 쓰면 없어지고, 정(精)을 너무 쓰면 말라버리며, 기(氣)를 너무 피로하게 하면 끊어진다. 그러므로 사람이 사는 것은 신(神)의 작용이고, 형체가 의탁하는 바는 기(氣)이다. 따라서 만약 기가 쇠해지면 형체도 쇠해지는데, 그러고도 오래 산 경우는 아직 들어본 적이 없다. 무릇 유(有)는 무(無)에서 생겨나고, 형체는 신이 있어야 존재할 수 있다. 유는 무가 머무는 여관이며, 형체는 신이 깃드는 집이다. 만약 형체를 온전히 하여 신을 편안히 하고 몸을 수양하여 신을 기르지 않는다면, 기가 흩어져서 허공으로 돌아가고, 몸은 죽어서 썩는 것을 면치 못할 것이다. 촛불에 비유하면 초가 다 탔을 때 불이 꺼지는 것과 같고, 제방에 비유하면 제방이 무너졌을 때 물이 다 빠져버리는 것과 같다. 대체로 혼(魂)은 양(陽)이고, 백(魄)은 음(陰)이다. 신(神)은 기(氣)를 먹고, 형체는 음식물을 먹는다. 기가 맑으면 신도 상쾌하지만, 형체가 피로하면 기도 흐려진다. 기를 먹는 사람은 누구라도 죽지 않기 때문에 몸이 하늘로 날아 올라가지만, 곡식을 먹는 사람은 누구라도 다 죽기 때문에 형체가 땅으로 돌아가게 된다. 사람이 죽으면 혼(魂)은 하늘로 날아가고, 백(魄)은 황천으로 떨어져서 수(水)와 화(火)가 서로 흩어져서, 각기 본디 있던 곳으로 돌아가는 것이다. 살았을 때는 한 몸이었지만, 죽으면 서로 떨어져서 혼은 날아가고 백은 황천에 잠기게 되어 각기 달라지는데, 이것은 부여받은 바의 자연스런 이치이다. 비유하면 한 그루의 나무를 불에 태우면 연기는 올라가고 재는 아래로 떨어지는 것과 같은데, 이것 또한 자연의 이치다. 무릇 신명(神明)이란 생하고 변화하는 근본이며, 정기(精氣)란 만물의 본체이니, 그 형체를 온전히 하면 생하고, 그 정기를 보양하면 성명(性命)을 오래도록 보존할 수 있을 것이다"라고 하였다.

13 古有眞人至人聖人賢人 ● 黃帝曰, 余聞上古有眞人者, 提挈天地, 把握陰陽, 呼吸精氣, 獨立守神, 肌肉若一, 故能壽弊天地, 無有終時, 此其道生. 中古之時, 有至人者, 淳德全道, 和於陰陽, 調於四時, 去世離俗, 積精全神, 游行天地之間, 視聽八遠之外, 此蓋益其壽命而强者

13 상고시대에 진인·지인·성인·현인이 있었다[古有眞人至人聖人賢人] ● 황제(黃帝)가 말하기를, "내가 듣기에 상고시대(上古時代)에는 진인(眞人)⑤이 있었는데, 그는 천지간의 법칙을 장악하여 운용하고 음양(陰陽)의 변화를 파악하여 천지(天地)의 정기(精氣)를 호흡하고, 보통 사람과 달리 홀로 정신(精神)을 지켜서 피부의 살결이 한결같았다. 그래서 천지가 다하도록 끝없이 살 수 있었는데, 이것이 도에 순응하여 사는 것이다. 중고시대(中古時代)에는 지인(至人)이 있었는데, 순박한 덕과 온전한 양생의 도를 지녀 음양(陰陽)과 사시(四時)에 조화되어 세속의 번잡함을 떠나서 정(精)을 간직하고 신(神)을 온전히 하여 천지 사이에서 노

---

⑮『취허편(翠虛篇)』:『泥丸集』이라고도 한다. 宋의 陳楠(?~1213)이 지었다.

① 니환(泥丸) : 道家語. 腦神의 別名. 道敎에서는 人體를 小宇宙로 보고 身體의 각 부분에 神의 이름을 붙였다. 그 중 腦의 神을 精根이라 하고, 字를 泥丸이라 한 것이다. 腦髓가 진흙처럼 생기고 둥글기 때문에 泥丸이라고 한다.

② 니환궁(泥丸宮) : 腦神은 이름이 精根이고 字가 泥丸인데, 그 神이 거처하는 곳을 泥丸宮이라 한다.

③ "臞仙曰……":『活人心法』(1424년)에는 제목이 '保養精神'이며 全文을 그대로 인용하였다. 인용자의 의도는 '精·氣·神'에 있음을 알 수 있다. 본 내용은『養生類纂』(1222년),「卷上·養生部·總敍養生」에도 나오는데, 인용서가『保神氣精論』으로 되어 있다.*

④ 구선(臞仙) : 朱權. 明代 朱洪武皇帝의 16번째 아들로, 詩文·經史·醫業에 정통하였다. 만년에 道學을 배워 自號를 臞仙이라고 했다.『臞仙活人心法』·『壽域神方』·『乾坤生意秘蘊』을 저술했다.

⑤ 진인(眞人) : ① 天地陰陽의 變化規律을 장악하여 精·氣·神을 잘 보전할 줄 아는 養生의 수준이 가장 높은 사람. 眞人 다음으로 至人·聖人·賢人으로 나누어 그 養生의 수준을 말한다. ② 道家에서는 '修眞得道'하거나 '成仙'한 사람을 말한다.

也, 亦歸於眞人. 其次有聖人者, 處天地之和, 從八風之理, 適嗜慾於世俗之間, 無恚嗔之心, 行不欲離於世, 擧不欲觀於俗, 外不勞形於事, 內無思想之患, 以恬愉爲務, 以自得爲功, 形體不弊, 精神不散, 亦可以百數. 其次有賢人者, 法則天地, 象似日月, 辨列星辰, 逆從陰陽, 分別四時. 將從上古, 合同於道, 亦可使益壽而有極時. 『內經』

닐며 팔방(八方)의 먼 곳까지 보고들을 수 있었다. 이것은 대개 수명을 연장하고 신체를 강하게 했던 방법인데, 역시 진인(眞人)과 같이 되어가는 과정이다. 그 다음으로 성인(聖人)이 있었는데, 천지조화에 따라 지내며, 팔풍(八風)의 변화규율에 순종한다. 또 세속의 사욕을 적절히 하여 성내는 일이 없었고, 행동함에 있어서 속세에서 벗어나려 하지 않았으나 거동함에 있어 속세를 바라보지 않았다. 그리고 겉으로는 일로 몸을 피로하게 하지 않았으며, 속으로는 지나친 생각을 않고 마음을 편안히 하여 만족하는 데 힘을 썼다. 이렇게 몸이 상하지 않고 정신이 흩어지지 않았기 때문에 100살을 살 수 있었다. 그 다음으로 현인(賢人)이 있었는데, 천지(天地)를 본받고 일월(日月)을 본받으며, 성신(星辰)의 위치를 분별(分別)하여 기(氣)의 변화를 알고 음양의 변화에 순응하며, 사시를 분별하였다. 힘써 상고시대 사람을 따라 양생의 도에 부합하면 수명을 연장시킬 수는 있으나 죽는 때가 있다"라고 하였다. 『내경』(『素問·上古天眞論 01』)

14 論上古天眞 ● 夫上古聖人之敎下也, 皆謂之虛邪賊風, 避之有時, 恬憺虛無, 眞氣從之, 精神內守, 病安從來. 是以志閑而少慾, 心安而不懼, 形勞而不倦, 氣從以順, 各從其欲, 皆得所願. 故美其食, 任其服, 樂其俗, 高下不相慕, 其民故曰朴. 是以嗜慾不能勞其目, 淫邪不能惑其心, 愚智賢不肖, 不懼於物, 故合於道, 所以能年, 皆度百歲, 而動作不衰者, 以其德全不危也. 『內經』

14 상고시대의 천진의 기를 논한다[論上古天眞] ● 상고시대 성인의 가르침은 대개 이러하였다. 허사적풍(虛邪賊風)①은 때에 맞추어 피해야 한다. 동시에 마음을 청정하게 하고 허욕을 없애면 진기(眞氣)가 안에 생겨나서 정신이 안에서 지킬 것이니 병이 어디서 생기겠는가? 그러므로 뜻은 한가로우면서 욕심을 적게 하고 마음을 안정시켜 두려워하지 않게 하며, 또 힘든 일을 해도 피곤함을 느끼지 않게 하면 진기(眞氣)가 고르게 되어 순조로우므로 각기 바라는 대로 다 소원을 이룬다. 따라서 어떤 음식이든 맛있게 먹고 어떤 옷이든 편안하게 느끼며 풍속을 즐기고 직위가 높고 낮음을 서로 부러워하지 않는다. 그래서 사람들은 자연히 소박해지는 것이다. 이렇게 되면 바르지 못한 기욕(嗜慾)이 눈을 괴롭히지 못하고, 음사(淫邪)가 마음을 유혹할 수 없으며, 어리석은 사람이나 지혜로운 사람이나 현명한 사람이나 미련한 사람이나 할 것 없이 물욕에 흔들리지 않으므로 양생의 도에 부합한다. 그래서 100살을 넘게 살아도 동작이 느려지지 않는데, 이것은 그들이 덕(德)이 온전하여 양생의 도를 온전히 행하기 때문이다. 『내경』(『素問·上古天眞論 01』)

15 四氣調神 ● 春三月, 此謂發陳. 天地俱生, 萬物以榮. 夜臥早起, 廣步於庭, 被髮緩形, 以使志生, 生而勿殺, 予而勿奪, 賞而勿罰. 此春氣之應, 養生之道也. 逆之則傷肝, 夏爲寒變, 奉長者少. 夏三月, 此謂蕃秀. 天地氣交, 萬物華實. 夜臥早起, 無厭於日, 使志無怒, 使華英成秀, 使氣得泄, 若所愛在外. 此夏氣之應, 養長之道也. 逆之則傷心, 秋爲痎瘧, 奉收者少, 冬至重病. 秋三月, 此謂容平. 天氣以急, 地氣以明. 早臥早起, 與雞俱興, 使志安寧, 以緩秋刑, 收斂神氣, 使秋氣平, 無外其志, 使肺氣淸. 此秋氣之應, 養收之道也. 逆之則傷肺, 冬爲飧泄, 奉藏者少. 冬三月, 此謂閉藏. 水氷地坼, 無擾

15 사계절의 기후에 맞게 정신을 조절한다[四氣調神] ● 봄철 석 달을 발진(發陳)②이라고 한다. 이때는 천지간에 생기가 일어나서 만물이 소생하고 번영한다. 따라서 늦게 자고 아침에 일찍 일어나서 뜰을 거닐며, 머리를 풀고 몸을 편안하게 풀어주어 마음의 뜻도 활발히 하고 봄철의 기운에 따라 생겨나게 하고 죽이지는 말며, 주기는 하면서 빼앗지는 말며, 북돋아주기는 하되 억눌러서는 안 된다. 이것이 봄철에 적응하여 소생하는 기운을 길러주는 방법이다. 이것을 거스르면 간(肝)을 상하게 되고, 여름철에 이르러 한(寒)이 변해서 생기는 병을 얻게 되며, 여름의 성장에 공급되어야 할 것이 부족해진다. 여름철 석 달을 번수(蕃秀)③라고 한다. 이때는 천지음양의 기가 서로 교차하여 만물이 개화하고 열매가 맺힌다. 따라서 늦게 자고 아침 일찍 일어나되, 해가 긴 것을 싫어하지 말고 노하는 일이 없도록 하여 꽃이 피듯 안색이 피어나게 하며, 기(氣)가 빠져나가게 하여 좋아하는 것이 밖에 있는 듯이 한다. 이것이 여름에 적응하여 뻗어나가는 기운을 길러주는 방법이다. 만일 이것을 거역하면 심(心)을 상하게 되고 가을에 가서 학질(瘧疾)④이 되며, 가을의 거두는 작용에 공급되어야 할 것이 부족해져 겨울이 되면 중병을 앓는다. 가을철 석 달을 용평(容平)⑤이라고 한다. 이때는 천기(天氣)는 쌀쌀해지고 지기(地氣)는 맑아진다. 따라서 일찍 자고 아침에는 일찍 일어나되 닭 울음소리와 함께 일어나고 마음의 뜻을 안정되게 하여 가을의 숙살지기(肅殺之氣)를 부드럽게

---

① 허사적풍(虛邪賊風) : 虛한 방향으로부터 불어오는 바람으로, 봄에는 동쪽이 實하므로 東쪽의 반대인 서쪽으로부터 불어오는 바람을 가리키고, 여름에는 남쪽이 實하므로 남쪽의 반대인 북쪽으로부터 불어오는 바람을 가리키는데, 쉽게 병을 일으킬 수 있으므로 邪氣라 하기도 한다.(『靈樞·九宮八風』 참조)

② 발진(發陳) : 발생하는 기운이 왕성해져서 묵은 것을 밀어버리고 새것이 생겨나게 한다는 뜻.

③ 번수(蕃秀) : 陽氣가 충만해지고, 草木이 번성한다는 뜻.

④ 학질(瘧疾) : 일정한 사이를 두고 惡寒戰慄과 發熱이 뒤바뀌면서 주기적으로 발작하는 병증.

⑤ 용평(容平) : 가을에 만물을 거두어들여 더 이상 분열하지 못하게 평정한다는 뜻.

乎陽. 早臥晩起, 必待日光, 使志若伏若匿, 若有私意, 若已有得. 去寒就溫, 無泄皮膚, 使氣亟奪. 此冬氣之應, 養藏之道也. 逆之則傷腎, 春爲痿厥, 奉生者少. 夫四時陰陽者, 萬物之根本也. 所以聖人春夏養陽, 秋冬養陰, 以從其根, 故與萬物沈浮於生長之門. 逆其根則伐其本, 壞其眞矣. 故陰陽四時者, 萬物之終始也, 死生之本也. 逆之則災害生, 從之則苛疾不起. 是謂得道.『內經』

하며, 신기(神氣)를 거두어 가을철의 기후에 적응하게 하고, 마음속에 다른 생각이 없게 함으로써 폐기(肺氣)를 맑게 해준다. 이것이 가을에 적응하여 거두는 기운을 길러주는 방법이다. 이것을 거역하면 폐를 상하게 되고 겨울에 가서 손설(飧泄)①을 하게 되며, 겨울의 감추는 작용에 공급되어야 할 것이 부족해진다. 겨울철 석 달을 폐장(閉藏)②이라고 한다. 이때는 물이 얼고 땅이 얼어 터지는데, 양기(陽氣)를 요동하게 하지 말아야 한다. 따라서 일찍 자고 늦게 일어나되 반드시 해가 뜬 뒤에 일어나서 마음의 뜻을 굽힌 듯 숨긴 듯이 하여 사의(私意)가 있는 듯이 또는 이미 얻은 것이 있는 듯이 해야 한다. 그리고 추운 데를 피해 따스한 곳으로 가고, 살갗으로 땀을 흘려 갑자기 기가 빠져나가지 못하게 해야 한다. 이것이 겨울철에 적응하여 감추어 들이는 기운을 길러주는 방법이다. 이것을 거역하면 신(腎)을 상하게 되고 봄에 위궐(痿厥)③에 걸리며, 봄의 소생하는 작용에 공급되어야 할 것이 부족해진다. 무릇 사계절의 음양 변화는 만물의 근본이다. 그렇기 때문에 성인은 봄과 여름에 양기(陽氣, 心·肝)를 기르고, 가을과 겨울에는 음기(陰氣, 肺·腎)를 길러 그 근본에 순응하므로 생장의 문에서 만물과 함께 부침한다. 만일 근본에 어긋나면 생명의 근원을 상하게 하는 것과 같아서 진원(眞元)이 파괴된다. 그러므로 사계절의 음양 변화는 만물의 시작과 끝이며, 죽고 사는 근본이다. 이것을 거역하면 재해가 생기고, 이에 순종하면 큰 병이 생기지 않는다. 이렇게 되면 양생의 도를 알았다고 할 것이다.『내경』(『素問·四氣調神大論 02』)

16 以道療病 ❶ 臞仙曰,④ 古之神聖之醫, 能療人之心, 預使不致於有疾. 今之醫者, 惟知療人之疾, 而不知療人之心. 是猶⑤捨本逐末, 不窮其⑥源, 而攻其流, 欲求疾愈, 不亦愚乎. 雖一時僥倖而安之, 此則世俗之庸醫, 不足取也. 太白眞人曰, 欲治其疾, 先治其心, 必正其心, 乃⑦資於道. 使病者盡去心中疑慮思想, 一切妄念, 一切不平, 一切人我, 悔悟平生所爲過惡, 便當放下身心, 以我之天, 而合所事之天, 久之遂凝於神, 則自然心君泰寧, 性地和平. 知世間萬事皆是空虛, 終日營爲皆是妄想, 知我身皆是虛幻, 禍福皆是無有, 生死皆是一夢, 慨然領悟, 頓然解釋, 則心地自然清淨, 疾病自然安痊. 能如是, 則藥未到口, 病已忘矣. 此眞人以道治心療病之大法也. ❷ 又曰, 至人治於未病之先, 醫家治於已病之後. 治於未病之先者, 曰治心, 曰修養. 治於已病之後者, 曰藥餌, 曰砭焫. 雖治之法有二, 而病之源則一,

16 수양하는 방법으로 병을 치료한다[以道療病] ❶ 구선(臞仙)이 말하기를, "옛날의 신성(神聖)한 의원들은 사람의 마음을 다스려서 미리 병이 나지 않도록 하였다. 그러나 지금의 의원들은 단지 신체의 질병만 치료할 줄 알았지 사람의 마음을 다스릴 줄은 모른다. 이것은 근본(根本)을 버리고 지말(枝末)을 좇는 것과 같은 것으로, 그 근원(根源)을 궁구하지 않고 지류(支流)만을 다스려 질병이 낫기를 바라니 또한 어리석은 일이 아니겠는가? 비록 일시적인 요행수로 나았다고 하더라도 이것은 세속의 용의(庸醫)에 불과하니 족히 취할 것이 못된다"라고 하였다. 태백진인(太白眞人)⑧은 말하기를, "병을 치료하려면 먼저 마음을 다스려야 하는데, 반드시 그 마음을 바로 잡으려고 하면 수양하는 방법에 의지해야 된다. 즉, 환자로 하여금 마음속에 있는 의심과 이런저런 생각, 일체의 망념과 불평, 나와 남을 분간하는 마음을 버리고, 평생의 과오를 참회하여 몸과 마음을 편안하게 하여 자기의 생각이 자연의 이치에 부합되도록 한다. 이렇게 오래하여 마침내 정신이 집중되면 자연히 마음이 편안해지고 성정이 화평해진다. 세상의 모든 일은 다 공허한 것이고, 종일토록 매달리는 궁리가 모두 헛된 망상이라는 것을 알게 되며, 또 나[我身]라는 것도 다 헛된 환영에 불과하고, 화와 복은 따로 있는 것이 아니며, 생사가 한갓 꿈과 같다는 것을 알게 되어 홀연히 그 이치를 깨닫고 해석하게 되면 마음은 자연히 청정해지고 질병은 자연히 낫게 된다. 이렇게만 된다면 약을 먹기 전에 병은 이미 없어지게 된다. 이것이 진인(眞人)이 수양하는 방법으로 마음을 다스려서 병을 치료한 대법이었다"라고 하였다. ❷ 또한 "지인(至人)은 병들기 전에 다스리고, 의사는 병든 후에 치료한다. 병들기 전에 다스리는 것은 마음을 다스리는 것이고, 양생의 도를 닦는 것이다. 병든 다음에 치료하는 것은 약물요법이고 침과 뜸을 놓는 것이다. 이렇게 치료 방법은 비록 두 가지가 있으나 병의 근원은 하나이니 어떤 것도 마음으로부터 생기지 않는 것이 없다"라고 하였다.

---

① 손설(飧泄) : 음식을 삭이지 못한 상태로 설사하는 일.
② 폐장(閉藏) : 겨울철에는 음기가 왕성하여 양기를 땅 속으로 감추어 저장한다는 뜻. 이때는 만물의 기운이 아래로 내려가고 땅 속으로 들어간다.
③ 위궐(痿厥) : 痿證의 하나로 손발이 여위고 힘이 없으며 싸늘해지는 증상.
④ "臞仙曰……"은『活人心法』(新刊京本, 1424년), '卷上' 가장 앞부분에 나오는 내용이며, 중간에 내용을 약간 생략하였다.*
⑤ 猶 : 新刊京本『活人心法』(1424년)에는 '由'자로 되어 있다.*
⑥ 其 : 新刊京本『活人心法』에는 '根'자로 되어 있다.*
⑦ 乃 : 新刊京本『活人心法』에는 '然後'로 되어 있다.*
⑧ 태백진인(太白眞人) : 太白山人이라고도 한다. 南北朝의 後趙 때 사람.『神仙養生秘術』을 저술했다.

未必不由因心而生也.

17 虛心合道 ● 白玉蟾曰, 人無心則與道合, 有心則與道違. 惟此無之一字, 包諸有而無餘, 生萬物而不竭. 天地雖大, 能役有形, 不能役無形. 陰陽雖妙, 能役有氣, 不能役無氣. 五行至精, 能役有數, 不能役無數. 百念紛起, 能役有識, 不能役無識. 今夫修此理者, 不若先錬形, 錬形之妙, 在乎凝神. 神凝則氣聚, 氣聚則丹成, 丹成則形固, 形固則神全. 故宋齊丘曰, 忘形以養氣, 忘氣以養神, 忘神以養虛. 只此忘之一字, 則是無物也. 本來無一物, 何處有塵埃. 其斯之謂乎.①

17 마음을 비워 도에 합한다[虛心合道] ● 백옥섬(白玉蟾)②이 말하기를, "사람이 마음을 비우면[無心] 도와 부합되고, 욕심을 내면[有心] 도와 어긋난다. 오직 이 '무(無)'라는 한 글자는 모든 현상을 다 포괄하여 남김이 없고, 만물을 낳으면서도 고갈되지 않는다. 천지가 비록 크다 하나 형체가 있는 것만을 부릴 수 있지 형체가 없는 것은 부리지 못한다. 음양의 이치가 비록 묘하다 하지만 기가 있는 것만을 부릴 수 있지 기가 없는 것은 부리지 못한다. 오행(五行)이 아주 정미롭다 하지만 수(數)가 있는 것만을 부릴 수 있지, 수가 없는 것은 부리지 못한다. 그리고 온갖 생각이 어지럽게 떠올라도 의식이 있는 것만을 부릴 수 있지, 의식이 없는 것은 부리지 못한다. 지금 이 이치를 수양하고자 하면 우선 몸을 단련하는 것 만한 것이 없는데, 몸을 단련하는 요령은 정신을 집중하는 데 있다. 정신을 집중하면 기(氣)가 모이고, 기가 모이면 단(丹)이 이루어지며, 단이 이루어지면 형체가 튼튼해지고, 형체가 튼튼해지면 정신이 건전해진다"라고 하였다. 그래서 송제구(宋齊丘)③는 말하기를, "형체에 매이지 않도록 하여[忘形] 기를 기르고, 기에 매이지 않도록 하여[忘氣] 정신을 기르며, 정신에 매이지 않도록 하여[忘神] 텅 빈 마음을 기른다. 이 '망(忘)'이란 한 글자는 곧 아무런 것도 없다는 것을 말한다. '본래 아무 것도 없는데 어느 곳에 티끌인들 있겠는가'라는 말은 이를 두고 이른 것이 아니겠는가?"라고 하였다.

18 學道無早晩 ❶ 延壽書曰, 人者, 物之靈也. 壽本四萬三千二百餘日, 卽一百二十歲. 洪範一曰壽百二十歲. 元陽眞氣本重三百八十四銖, 一斤④也. 內應乎乾. 乾者, 純陽之卦也. 人晝夜動作施泄, 散失元氣, 不滿天壽, 至六陽俱盡, 卽是全陰之人, 易死也. 年到八八, 卦數已極, 汞少鉛虛, 欲眞元之復, 不亦晩乎. 吁, 剝不窮則復不返, 陰不極則陽不生. 若遇明師指訣, 信心苦求, 則雖一百二十歲, 猶可還乾. 譬如樹老, 用嫩枝再接, 方始得活. 人老用眞氣還補, 卽返老還童. 昔馬自然, 到六十四歲, 怕老怕死, 汲汲求道. 遇劉海蟾, 傳以長生之訣, 遂得壽於無窮. 彼何人哉, 晞之則是特在一覺頃耳.⑤ ❷ 悟眞篇

18 양생의 도를 배움에 조만은 없다[學道無早晩] ❶ 『연수서(延壽書)』⑥에서는 "사람이란 만물의 영장이다. 타고난 수명은 본래 4만3천2백여 일이고, 곧 120살이다. 「홍범(洪範)」에서도 첫째가 장수하는 것이라고 했는데, 120살이다. 원양진기(元陽眞氣)는 본래 무게가 384수(銖) 1斤이다. 인데, 안으로는 건(乾)에 상응한다. 건(乾, ䷀)이란 것은 순양(純陽)의 괘(卦)이다. 사람이 밤낮으로 활동하고 배설하여 원기를 잃으면 천수를 누리지 못하는데, 육양(六陽)이 모두 없어지고 음기(陰氣)만 남게 된 사람은 쉬 죽는다. 나이가 64세가 되어 괘수(卦數)가 끝나면 연홍(鉛汞)⑦이 떨어지고 허해지는데, 이때 진원(眞元)을 회복하려고 한들 또한 늦지 않겠는가? 아니다. 박괘(剝卦, ䷖)가 다하지 않으면 복괘(復卦, ䷗)가 돌아오지 않으며, 음(陰)이 다하지 않으면 양(陽)이 생기지 못한다. 만약 이름난 스승을 만나 비결(秘訣)을 받고 신심(信心)을 내어 애써 구한다면 비록 120살이 되었더라도 본래의 상태[乾]로 돌아갈 수 있다. 마치 늙은 나무에 어린 가지를 접붙였을 때 다시 싱싱하게 살아나는 것과 같다. 사람이 늙었어도 진기(眞氣)를 다시 보하면 늙은 상태를 돌이켜 젊어질 수 있다. 옛날에 마자연(馬自然)⑧은 64세가 되어 늙고 죽는 것을 두려워하여 부지런히 양생의 도를 구하였다. 이때 유해섬(劉海蟾)⑨을 만나 장생의 비결을 전해 듣고 나서 무궁한 수명을 얻었다. 그는 특별한 사람이었던가? 아니다. 다만 바

---

① 『遵生八牋·卷一』에 보면, "譚景昇曰, 忘形以養氣, 忘氣以養神, 忘神以養虛. 只此忘之一字, 是無物也. 六祖曰, 本來無一物, 何處惹塵埃, 其斯之謂與"라고 되어 있다.*

② 백옥섬(白玉蟾) : 原名은 葛長庚(1194~?)이다. 南宋의 道士. 道敎 內丹派 南宗 제5조. 어머니가 白氏에게 改嫁하여 姓을 白이라 한다. 저작으로 『玉隆集』·『上淸集』·『武夷集』 등이 있는데, 『道藏』에 보존되어 있다.

③ 송제구(宋齊丘) : 南唐 때의 사람. 字는 子嵩. 벼슬살이를 하다가 당쟁에 연루되어 九華山에 은거하였으므로 九華先生이란 號를 받았다. 文集 『玉管照神經』을 남겼다.

④ 一斤 : 張伯端의 『悟眞篇』의 '七言四韵' 7번째를 보면, '藥重一斤須二八'이라 하였고, 『悟眞篇注』에서는 "烏肝八兩, 兎髓半斤, 合成一斤"이라 하였다. 『悟眞篇淺解』(王沐, 中華書局, 1997年)에서는, "壬水八兩, 癸水八兩, 共成一斤, 喩腎生之水先天後天匀停也. 壬水無質, 癸水則將有質."이라 하였다.*

⑤ 『三元參贊延壽書·卷四·神仙救世却老還童眞訣』에 "年到八八, 卦數已極, 汞少鉛虛, 欲眞元之復, 不亦晩乎. 煮石爲粥, 曾不足喩其難, 於是豈知道也哉? 剝不窮則復不返也, 陰不極則陽不生也, 知是理可以制是數矣. 回眞人內景訣曰, 天不崩地不裂, 惟人有生死何也? 曰, 人晝夜動作, 施泄散失元氣, 不滿天壽, 至六陽俱盡, 卽是全陰之人, 易死也. 若遇明師指訣, 信心苦求, 則雖一百二十歲, 猶可還乾. 譬如樹老用嫩枝再接, 方始得活. 人老用眞氣還補, 卽返老還少. 書曰, 人者, 物之靈也. 壽本四萬三千二百餘日. 元陽眞氣本重三百八十四銖, 內應乎乾. 乾者, 六陽具而未知動作施泄. …… 馬自然怕老怕死, 有六十四歲將謂休之嘆, 汲汲求道. 遇劉海蟾, 傳以長生之訣, 遂得壽於無窮. 彼何人哉, 晞之則是特在一覺頃耳."라고 되어 있어서, 『東醫寶鑑』에서 새로이 구성하거나 다른 책에서 2차 인용한 것으로 보인다.*

⑥ 『연수서(延壽書)』 : 『三元參贊延壽書』. 元·李鵬飛가 撰한 5卷으로 된 養生學 書籍. 『道藏』에 수록되어 있다.

註曰, 呂純陽, 六十四歲遇正陽眞人. 葛仙翁, 六十四歲遇鄭眞人. 馬自然, 六十四歲遇劉海蟾. 皆方修金丹之道而成仙. 三仙皆於晩年修道而成. 盖是壯年慕道, 持戒積符, 至六十四方得金丹眞傳, 故成道之速. 若夫世人, 嗜慾喪精, 思慮損神, 疲勞耗氣, 眞陽旣失, 雖聞大道於六十四歲之前, 亦難成功. 倘能絶慾於早年, 求道於壯歲, 及色身未壞, 精氣未耗, 遇師得旨, 下手速修, 庶幾可冀三仙之得道也.

라기만 한다면 한번 그렇게 깨닫는 찰나에 있을 뿐이다"라고 하였다. ❷『오진편주(悟眞篇註)』에서는 "여순양(呂純陽)①은 64세에 정양진인(正陽眞人)②을 만났고, 갈선옹(葛仙翁)③은 64세에 정진인(鄭眞人)④을 만났으며, 마자연은 64세에 유해섬을 만났다. 이들은 모두 금단(金丹)⑤의 도(道)를 닦아 신선이 되었다. 이 세 신선은 다 만년에 도를 닦아 이루었다. 대개 이들은 장년이었지만 도를 사모하여 계율을 지키고 공부를 하여, 64세에 비로소 금단의 바른 가르침을 받았지만 도를 이룬 것이 빨랐던 것이다. 만약 세상 사람들처럼 욕망에 따라 정(精)을 손상시키고 생각을 너무 해서 신(神)을 손상시키며, 몸을 피로하게 해서 기(氣)를 소모시켜 진양(眞陽)이 이미 손실되었다면 비록 대도(大道)를 64세 이전에 듣는다 하더라도 성공하기 어려울 것이다. 만일 어렸을 때부터 욕망을 끊어 장년기에 도를 구하려고 할 즈음 몸이 상하지 않고 정기가 소모되지 않았다면 스승을 만나 가르침을 받을 때 그대로 착수하여 빨리 수양할 경우, 아마도 세 신선처럼 득도할 것을 기대할 수 있을 것이다"라고 하였다.

⑲ 人心合天機 ❶ 還丹論曰,⑥ 道以心爲用, 能知運用者, 以道觀心, 心卽道也. 以心貫道, 道卽心也. 是心也, 非人心之心, 乃天心之心也. 天之居於北極, 爲造化之樞機者, 此心也. 故斗杓一運, 則四時應節, 五行順序, 寒暑中度⑦, 陰陽得宜矣. ❷ 槖籥歌曰,⑧ 天上日頭地下轉, 海底嬋娟天上飛. 乾坤日月本不運, 皆因斗柄轉其機. 人心若與天心合, 顚倒陰陽只片時. ❸ 仙經註曰, 璇璣, 斗也. 天以斗爲機, 人以心爲機. 心運於身中, 猶斗運於天中也. ❹ 又曰,⑨

⑲ 인심은 천기와 부합한다[人心合天機] ❶「환단론(還丹論)」⑩에서는 "도(道)는 마음을 통하여야 드러나며, 능히 도(道)를 운용할 줄 아는 사람은 도(道)로써 마음을 보나니, 마음이 곧 도이다. 또한 마음으로써 도에 통하게 되나니, 도가 곧 마음이다. 여기서 말하는 마음이라는 것은 인심(人心)의 마음을 말하는 것이 아니라 천심(天心)의 마음을 말하는 것이다. 천심(天心)이 북극에 거하여 조화의 축이 되는 것이 바로 이 마음이다. 그렇기 때문에 북두칠성이 한번 운행하면 사시가 절기에 따라 변하고, 오행이 질서에 따라 돌아가며 추위와 더위가 절기에 따라 바뀌니 음과 양이 법도에 맞는다"라고 하였다. ❷『탁약가(槖籥歌)』⑪에서는 "천상의 해가 머리를 땅속으로 숨기면, 바다 속의 고운 달이 천상으로 올라오네. 건곤(乾坤)과 일월(日月)은 본래 운행함이 없건만, 모두가 북두자루가 북극성을 중심으로 회전하기 때문이네. 인심(人心)이 만약 천심(天心)과 합한다면, 음양(陰陽)을 전도시키는 것도 잠깐일세"라고 하였다. ❸ 또『선경(仙經)』주해에서는 "선기(璇璣)⑫는 곧 북두칠성이다. 하늘은 북두칠성을 기틀로 삼고, 사람은 마음을 기틀로 삼는

---

⑦ 연홍(鉛汞) : 道家에서 쓰는 말로, 先天의 元氣를 말한다.

⑧ 마자연(馬自然) : 馬湘(876~?). 唐末 五代 사이의 道士다. 어렸을 때 修眞煉氣하는 방법을 익히고, 64세에 劉海蟾에게 배우고, 內丹하는 비법을 받아 得道하였다. 나중에 廬山을 떠돌고 閤皀山에 들어가 紫房을 오르고 淸虛를 방문하였으며 다시 시내에 왕래하였다.

⑨ 유해섬(劉海蟾) : 五代 때의 道士. 이름은 操, 자는 昭遠 또는 宗成이다. 燕山 사람이다. 遼寧에서 과거에 응시하여 進士가 되고, 燕王 劉守光을 모시고 관직이 승상까지 올랐다. 평소에 性과 命에 관한 이치를 말하기를 즐기고, 黃老學術을 숭상하였다.

① 여순양(呂純陽) : 이름은 岩이고 字는 洞賓이며 號가 純陽子이다. 唐나라 때 사람.

② 정양진인(正陽眞人) : 鍾離權. 漢魏 시기의 사람. 終南山에서 수도했다.

③ 갈선옹(葛仙翁) : 葛洪(284~364). 東晉의 道敎理論家이고 醫學家이며 內丹術家이다. 自號는 抱朴子.『抱朴子』,『肘後備急方』등의 저서가 있다.

④ 정진인(鄭眞人) : 鄭隱. 西晉의 方士.

⑤ 금단(金丹) : '丹'은 원래 丹砂라는 광물을 지칭하는 것으로 中國醫學에서 불을 통해 제조한 약품을 나타내는 표현이다. 이를 神仙思想과 연결시킨 것이 葛洪의『抱朴子』와 魏伯陽의『周易參同契』이다. 兩者는 모두 丹을 통해 神仙에 이르는 길을 서술하고 있는데,『抱朴子』는 丹砂·水銀 등의 광물질을 원료로 제조한 金丹을 복용하면 신선에 이를 수 있다고 주장하여 '外丹'이라고 불리며,『周易參同契』는 心身修鍊을 통해 人體內에서 丹(還丹이라고 함)을 형성할 것을 주장하여 '內丹'이라고 불린다. 이중 內丹과 관계있는 煉丹法을 중심으로 한 修鍊道敎가 朝鮮時代에는 盛行하였다.

⑥ "還丹論曰……"은『金丹大成集·金液還丹論』에 나오는 내용이다.*

⑦ 度 : 하늘의 黃道에 따라 태양이 돌아가는 것을 말함. 즉 天은 365¼度인데 하루에 해가 1度씩 돌아간다.

⑧ "槖籥歌曰……"은 元·蕭廷芝가 撰한『金丹大成集』에 나오는「槖籥歌」에서 찾아볼 수 있다.『金丹大成集』은 宋 말기에 만들어졌다. 5권.『道藏·通眞部·方法類』에 있는 '修眞十書'에 수록되어 있다.『道藏輯要』에도 수록되어 있다. 본 책에는『金液還丹論』,『金丹問答』의 내용이 들어 있다. 蕭廷芝는 張伯端의 후학인 彭耜의 제자이다.*

⑨ "又曰……"은『金丹正理大全』의『玄學正宗·卷下·呂純陽眞人沁園春丹詞』(林屋山人 全陽子 兪琰 解)에 나오는 내용이다. 이어서 "活子時는 太陽이 正北에 위치하여 人身의 기운도 尾閭關에 도달하는 때이니, 天地相應이다. 丑時가 되면 태양이 이미 出地하고 人身의 기운도 腎堂을 지나게 되므로 쓰지 않는 것이다."라고 하였다. 본 내용은 活子時 수련의 이유를 설명하였다. 明代 道書인『性命圭旨』에 나오는 '時照圖'에서, "사람의 원기는 매일 생겨나는데, 자시에는 地雷復(䷗)의 기운이 미려혈에 도달하고, 축시에는 地澤臨(䷒)의 기운이 신당혈에 도달하고, 인시에는 地天泰(䷊)의 기운이 현추혈에 도달하고, 묘시에는 雷天大壯(䷡)의 기운이 협척혈에 도달하고, 진시에는 澤天夬(䷪)의 기운이 도도혈에 도달하고, 사시에는 重天乾(䷀)의 기운이 옥침혈에 도달하고, 오시에는 天風姤(䷫)의 기운이 니환에 도달하고, 미시에는 天山遯(䷠)의 기운이 명당에 도달하고, 신시에는 天地否(䷋)의 기운이 단중혈에 도달하고, 유시에는 風地觀(䷓)의 기운이

天機, 謂半夜子陽初動之時也. 天機將至, 人能動吾之機以應之, 則天人合發, 內外相符, 結而爲丹矣. ❺ 上陽子曰, 人有眞一之氣, 降于丹田中, 則一陽又復矣. 人欲知始陽初廻之候, 當以煖氣爲之信也.

다. 마음이 몸에서 운행하는 것은 북두칠성이 하늘에서 운행하는 것과 같다"라고 하였다. ❹ 또 "천기(天機)란 한밤에 자시(子時)에 양기가 처음 발동하는 때다. 천기가 이르려 할 때 사람이 자신의 기틀을 움직여 거기에 응할 수 있다면 하늘과 사람이 합치되어 발동하고, 안팎이 서로 맞아서 응결되어 금단(金丹)이 된다"라고 하였다. ❺ 상양자(上陽子)는 말하기를, "사람에게 진일(眞一)①의 기(氣)가 있는데, 단전(丹田)으로 내리면 일양(一陽)의 기(氣)가 또한 회복된다. 사람이 양기가 처음 돌아오는 증후를 알고자 하면 따뜻해지는 기운을 그것이라고 여기면 틀림없다"라고 하였다.

20 搬運服食 ❶ 養性書曰, 凡人修養攝生之道, 各有其法, 大槩勿要損精耗氣傷神. 此三者, 道家謂之全精全氣全神是也. 每於雞鳴時, 便可起坐, 擁衾調息, 叩齒②聚神. 良久, 神氣旣定, 方行火候搬運③, 數十遍, 便覺渾身和暢, 血脈自然流通. 當此之時, 華池水生, 神氣滿谷, 便當大漱嚥下, 納入丹田以補元陽. 如搬運了, 就喫平昔補養的藥餌. 以兩手摩擦令熱, 乃行導引之法. 行畢, 方可櫛漱盥洗. 乃焚香默誦洞章一遍, 逍遙步庭, 約行百步. 待日高三五丈, 方可食粥. 食畢, 以手捫腹, 行二三百步. 此養生大略, 不可不知. ❷ 胎息論曰,④ 凡服食, 須半夜子後, 瞑目盤坐, 面東, 呵出腹內舊氣三兩口, 然後停息, 便於鼻內微納淸氣數口. 舌下有二穴, 下通腎竅. 用舌柱上腭, 存息, 少時, 津液自出, 灌漱滿口, 徐徐嚥下, 自然灌注五藏. 此爲氣歸丹田矣. 如子後丑前, 不及寅前爲之亦可, 臥中爲之亦可. ❸ 又曰,⑤ 人能常食玉泉,

20 반운과 복식[搬運服食] ❶『양성서(養性書)』에서는 "무릇 사람이 수양하고 섭생하는 방법에는 각기 그 법칙이 있지만 대개는 정(精)을 손상하거나 기(氣)를 소모하거나 신(神)을 상하는 일이 없도록 해야 한다. 이 세 가지를 도가(道家)에서는 정을 보전하고, 기를 보전하며, 신을 보전한다고 한다. 매일 아침 첫닭이 울 때 일어나 이불을 덮고 앉아 호흡을 조절하면서 치아를 맞쪼고 정신을 집중한다. 얼마 있다가 신기(神氣)가 안정되면 화후(火候)⑥를 반운(搬運)⑦시키되 수십 차례 하면 문득 온몸이 화창해지고 혈맥이 저절로 통하는 것을 느끼게 된다. 이때 화지(華池)⑧에 물이 생기고 신기(神氣)가 몸속 깊은 곳까지 충만하게 될 것이니, 바로 침으로 입을 가시고 삼켜서 단전(丹田)⑨으로 내려 보내 원양(元陽)을 보해준다. 이렇게 빈운을 마친 후에는 평소 먹던 보양하는 약물을 먹는다. 그리고 두 손을 비벼서 뜨겁게 하여 도인법(導引法)⑩을 행한다. 그것이 끝나면 머리를 빗고 양치질하고 세수를 한다. 그런 다음 향불을 피우고 통장(洞章)⑪을 한 차례 묵송(黙誦)하고, 그 다음 천천히 뜰을 100보쯤 거닌다. 그런 후 해가 서너너덧 발 올라오기를 기다려 죽을 먹는다. 먹기를 마치고는 손으로 배를 문지르면서 다시 200~300보를 거닌다. 이것이 양생하는 대략적인 방법이니 반드시 알아야 한다"라고 하였다. ❷『태식론(胎息論)』에서는 "무릇 복식(服食)⑫은 자시(子時, 23~1시)가 된 다음에 눈을 감고 책상다리를 하고 앉되 동쪽을 향한 다음 힘써 뱃속에 있는 나쁜 공기를 두세 번 내뿜은 뒤에 숨을 멈추고 코로 맑은 공기를 천천히 몇 번 들이마신다. 혀 밑에는 구멍이 두 개[金津과 玉液] 있는데, 아래로 신(腎)과 통한다. 혀를 말아 입천장에 대고 천천히 호흡을 하면 잠시 후 침이 저절로 나와서 입안에 가득 차게 되는 바, 그것을 천천히 삼키면 저절로 오장으로 들어가 적셔주게 된다. 이렇게 하면 기가 단전으로 돌아가게 된다. 자시(子時)부터 축시(丑時, 1~3시)까지 하되 여의치 않으면 인시(寅時, 3~5시) 전에 해도 되고, 누워서 하는 것도 괜찮다"라고 하

중완혈에 도달하고, 술시에는 山地剝(䷖)의 기운이 신궐혈에 도달하고, 해시에는 重地坤(䷁)의 기운이 기해혈에 도달한다(人之元氣, 逐日發生, 子時復氣到尾閭, 丑時臨氣到腎堂, 寅時泰氣到玄樞, 卯時大壯氣到夾脊, 辰時夬氣到陶道, 巳時乾氣到玉枕, 午時姤氣到泥丸, 未時遯氣到明堂, 申時否氣到膻中, 酉時觀氣到中脘, 戌時剝氣到神闕, 亥時而坤氣歸於氣海矣.)"고 한 내용을 보면 알 수 있다.*

⑩『환단론(還丹論)』: 道敎의 書名. 지은이는 미상.

⑪『탁약가(橐籥歌)』: 道敎의 書名. 지은이는 미상. 橐은 배를 가리키고, 籥은 입과 코를 가리킨다. 또한『太上九要心印妙經』에는 "橐籥이란 것은 사람의 心腎이다. 心은 神의 宅이요, 腎은 氣의 府이다(夫橐籥者, 人之心腎也. 心者, 神之宅. 腎者, 氣之府)"라고 했다.

⑫ 선기(璇璣): 北斗七星을 가리킨다. 좀 더 엄밀히 말하자면, 북두칠성 하나하나의 명칭은 첫째는 天樞, 둘째는 天璇, 셋째는 天璣, 넷째는 天權, 다섯째는 玉衡, 여섯째는 開陽, 일곱째는 搖光이다. 첫째에서 넷째까지를 '斗魁' 혹은 '璇璣'라고 하고, 다섯째에서 일곱째까지를 '斗柄' 혹은 '玉衡'이라고 한다.

① 진일(眞一): ① 氣功을 단련하여 의식활동을 專一하게 하는 것. ② 신체의 陰陽을 합하여 하나로 하는 것. ③ 호흡이 和平한 것.
『醫方類聚·卷二百二·養性門』의『金丹大成·金丹問答』에서, "사람은 자기의 天眞을 머릿속에 안정시킬 수 있으니, 이것이 眞一을 제자리에 있게 하는 도리이다. 김동주가 말하기를, 眞一이라는 것은 북극 태연의 중앙에 있다고 하였다.(人能將自己天眞, 安於天谷之內, 乃守眞一之道也. 金洞主云, 眞一者, 在於北極太淵之中也.)"라고 하였다.『東醫寶鑑』에서 上陽子 陳致虛의 말을 여기에 인용한 것은 본 뜻이라고 본다.*

② 叩齒에 관해서는「牙齒門·修養固齒法」을 참조하라.*

③ 반운(搬運):『醫方類聚·卷二百二·養性門』의『金丹大成·金丹問答』에 搬은 金精을 肘後로 보내는 것이고, 運은 玉液을 泥丸으로 보내는 것이라고 하였다.*

④ "胎息論曰……"은『活人心法·卷上·養生之法』에 나오는 부분이다.*

⑤ '又曰……'은『活人心法』에 나오지 않는다. 본 내용은『醫方類聚·卷二百·修眞秘訣』에서 인용한 것으로 보이며, "道林曰, 人能常食玉泉, 令人長年面有光色. 玉泉者, 口中唾也. 鷄鳴時, 及早朝日出時·隅中時·日中時·晡時·黃昏時·夜半, 壹旦夕凡九食之, 每壹食, 漱口嚥之."라고 쓰여 있다. 참고로,『醫方類聚』의『修眞秘訣』이라는 책은『修眞秘要』(1513년)를 가리키는 것이 아니다. 48개의 그림과 도인법을 설명한 책이

令人長年, 面有光色. 玉泉者, 口中唾也. 雞鳴時, 早晨時, 日出時, 禺中時, 日中時, 晡時, 日沒時, 黃昏時, 夜半時, 一日凡九次漱口嚥之. ❹ 臞仙曰,① 漢蒯京, 年百二十歲, 氣力甚壯. 言朝朝服食玉泉, 叩齒二七, 名曰鍊精. 又, 杜景升王眞常漱玉泉嚥之, 謂之胎息.

였다. ❸ 또한 "사람이 늘 옥천(玉泉)을 삼킨다면 천수를 누릴 수 있고, 얼굴에도 광택이 난다. 옥천(玉泉)은 입안의 침이다. 닭이 울 때, 이른 새벽, 해가 뜰 무렵, 정오 가까운 때, 12시, 오후 4~5시, 해질 때, 땅거미가 들 때, 밤 12시 등 하루 아홉 번 침으로 입안을 가셔서 삼킨다"라고 하였다. ❹ 구선(臞仙)이 말하기를, "한(漢)나라 괴경(蒯京)은 나이가 120이 되었는데도 기력이 매우 좋았다. 그는 아침마다 침을 삼키고 치아를 14번씩 맞부딪혔다고 하는데, 이것을 연정(鍊精)이라고 한다. 또한 두경승(杜景升)과 왕진(王眞)은 늘 침으로 입안을 가셔서 삼켰는데, 이것을 태식(胎息)②이라고 한다"라고 하였다.

21 按摩導引 ❶ 養生書曰, 夜臥覺, 常叩齒九通, 嚥唾九過, 以手按鼻之左右上下數十過. ❷ 又曰, 每朝早起嗽齒, 幷漱津唾滿口嚥之. 縮鼻閉氣, 以右手從頭上引左耳二七, 復以左手從頭上引右耳二七, 令耳聰延年. ❸ 又曰, 熱摩手心, 熨兩眼, 每二十遍, 使人眼目自然無障瞖, 明目去風. 頻拭額上, 謂之修天庭, 連髮際二七遍, 面上自然光澤. 又以中指, 於鼻梁兩邊, 揩二三十遍, 令表裏俱熱, 所謂灌漑中岳, 以潤於肺. 以手摩耳輪, 不拘遍數, 所謂修其城郭, 以補腎氣, 以防聾聵. ❹ 臞仙有歌曰,③ 閉目冥心坐, 盤趺而坐.④ 握固靜思神. 握固者, 以大指在內, 四指在外而作拳也.⑤ 叩齒三十六, 以集心神.⑥ 兩手抱崑崙. 崑崙頭也. 叉兩手向項後數九息, 勿令耳聞.⑦ 左右

21 안마도인법[按摩導引] ❶『양생서(養生書)』에서는 "밤에 자다가 깨어나면 항상 치아를 아홉 번 맞부딪히고 침을 아홉 번 삼킨 다음 손으로 코 양쪽을 위아래로 수십 번씩 문지른다"라고 하였다. ❷ 또한 "매일 아침 일찍 일어나서 치아를 맞부딪히고 침으로 입안을 가셔서 입안에 가득 차면 이를 삼킨다. 그런 다음 코를 찡그려 숨을 멈추고 오른손으로 머리 위로부터 왼쪽 귀를 14번 잡아당기고, 다시 왼손으로 머리 위로부터 오른쪽 귀를 14번 잡아당긴다. 이렇게 하면 귀가 밝아지고 오래 산다"라고 하였다. ❸ 또한 "손바닥을 비벼서 뜨겁게 한 다음 양쪽 눈에 다리미질하듯 대기를 매일 20번씩 하면 자연히 눈에 예막(瞖膜)이 생기지 않고 눈이 밝아지며 풍(風)이 없어진다. 이마를 자주 문지르는 것을 '천정(天庭)을 닦는다'고 하는데, 발제(髮際)까지 이어서 14번씩 해주면 얼굴에 자연히 윤기가 난다. 또 가운데 손가락으로 콧마루 양쪽을 20~30번씩 문질러서 겉과 속을 다 데워 주는 것은 이른바 코[中岳]에 물을 대서 폐(肺)를 적셔준다는 것이다. 손으로 귓바퀴를 횟수에 관계없이 문질러 주는 것은 소위 '귓바퀴를 닦는다'는 것인데, 이렇게 하여 신기(腎氣)를 보해주고 귀가 먹는 것을 미리 막아준다"라고 하였다. ❹ 구선(臞仙)의 「가(歌)」⑧에서는 "눈감고 가만히 앉아 책상다리하고 앉는다. 주먹을 쥐고 정신을 가라앉힌다. 주먹을 쥔다는 것은 엄지손가락을 안으로 넣고 다른 네 손가락으로 감싼다는 것이다. 치아를 36번 맞부딪히고 이렇게 하여 정신을 모은다. 두 손으로 곤륜(崑崙)을 싸안는다. 곤륜은 머리다. 두 손을 깍지 끼고 목 뒤를 안아 아홉 번 숨을 쉬는데, 소리가 들리지 않게

며, 『醫方類聚』보다 후대에 나오는 책이다. 그에 비해 『醫方類聚』의 『修眞秘訣』은 양생에 관한 내용이 많이 나온다. 참고로, 『修眞秘訣·眞人調氣訣』에서는, "무릇 기운을 고르게 할 때는, 반드시 자정에서 정오까지의 시간에 해야 하니, 生氣에 해당하기 때문에 끌어들일 수 있다. 정오에서 자정까지는 모두 죽은 기운에 해당하니 끌어들일 수 없다.(凡調氣, 皆從夜半至日中爲生氣, 可服之. 從日中至夜半皆死氣, 不可服之.)"라고 하여 수련 시간을 그렇게 정하는 이유를 설명하였다. 이러한 시간 배정은 이미 『千金方』(652년), '권27'에 언급되고 있다. 『 醫方類聚·卷七十三』에는 "齒蟲候. 養生方云, 鷄鳴時, 常叩齒三十六下, 長行之, 齒不蠹蟲, 令人齒牢. 又云, 朝未起, 早漱, 口中唾滿口乃呑之, 輒琢齒二七過, 使人丁壯有顔色, 去蟲而牢齒. 又云, 人能恒服玉泉, 必可丁壯姸悅, 去蟲牢齒, 謂口中唾也."라고 하였으며, 이 내용들은 巢元方의 『諸病源候論』에 나오는 것으로서 본 내용과 몹시 흡사하다. 『醫方類聚』에 '養生方導引法'으로 나오는 것들도 역시 『諸病源候論』을 인용한 것이다.*

⑥ 화후(火候) : 內丹功法에서 意念을 가지고 呼吸을 할 때 督脈과 任脈을 따라 흐르는 뜨거운 기운을 말한다.

⑦ 반운(搬運) : 內丹에 나오는 술어로 河車搬運을 말한다. 곧 周天功을 익힐 때 神으로 氣를 任脈과 督脈 두 脈에 운반하는 것을 이른다.

⑧ 화지(華池) : 입을 가리킨다.

⑨ 단전(丹田) : ㉠ 氣功用語로 煉丹하고 産丹하는 부위인데, 인체의 根本이 되고 眞氣가 모이는 곳이라 한다. ㉡ 關元穴의 별명. ㉢ 石門穴의 별명. ㉣ 氣海穴을 가리킨다.

⑩ 도인법(導引法) : 養生 술어로서, 導는 氣를 인도함이고[導氣], 引은 신체를 당겨서 움직이는 것이다. 원래는 중국 고대의 신체운동과 호흡법을 합한 煉養 방법으로서, 신체를 건강하게 하여 오래 살려는 것이 목적이다.

⑪ 통장(洞章) : 道敎의 經書를 이른다. 道敎의 經書가 '洞眞·洞玄·洞神' 등 세 부분으로 이루어졌기 때문에 이렇게 일컫는다.

⑫ 복식(服食) : 方術 술어다. 호흡법을 말하며 '食氣'라 하기도 한다.

① "臞仙曰……"은 『活人心法·卷上·養生之法』에 나오는 부분이다.*

② 태식(胎息) : 胎息은 道家에서 內丹을 修煉하는 방법 중의 하나이다. 氣功을 잘 수련하여 최고의 경지에 도달한 사람이라면 입과 코로 호흡하지 않고 氣를 丹田으로 끌어들이는데, 이때 氣息은 단지 丹田內의 微弱한 起伏만으로 유지된다. 마치 胎兒가 母體內에서 탯줄을 통해 호흡하는 것과 같다. 葛洪은 "得胎息者, 能不以鼻口噓息, 如人在胞胎之中"이라 했다.

③ 臞仙有歌曰 : 新刊京本『活人心法』(1424년), 「卷上·導引法」에 나오는 내용이고, 작은 글씨는 거기에 쓰여 있는 내용도 있지만, 첨가된 내용도 있다.*

④ 盤趺而坐 : 『活人心法』에는 "冥心盤趺而坐"라고 쓰여 있다.*

⑤ 握固者以大指在內, 四指在外而作拳也. : 『活人心法』에 나오지 않는다.*

⑥ 以集心神 : 『活人心法』에 나오지 않는다.*

⑦ 崑崙頭也. 叉兩手向項後數九息, 勿令耳聞. : 『活人心法』에는 "崑崙頭也."는 없고, "叉兩手向項後數九息, 勿令耳聞." 다음에 "自此以後出入

鳴天鼓, 二十四度聞. 以兩手心掩兩耳, 先以第二指壓中指, 彈腦後①. **微擺撼天柱,** 搖頭左右顧, 肩膊隨動, 二十四度. **赤龍攪水渾,** 赤龍, 舌也. 以舌攪口中, 待津液生而嚥之.② **漱津三十六, 神水滿口勻.** 神水, 口中津也.③ **一口分三嚥,** 所漱津液, 分作三口, 作汩汩聲而嚥之④. **龍行虎自奔.** 液爲龍, 氣爲虎. **閉氣搓手熱,** 鼻引清氣, 閉之少頃, 搓手令極熱, 鼻中徐徐放氣出. **背摩後精門.** 精門者, 腰後外腎也. 合手心摩畢, 收手握固. **盡此一口氣,** 再閉氣也. **想火燒臍輪.** 想心火下燒丹田,⑤ 覺熱極卽用後法. **左右轆轤轉,** 俯首擺撼兩肩三十六, 想火自丹田透雙關入腦戶, 鼻引清氣閉少頃. **兩脚放舒伸.** 放直兩脚. **叉手雙虛托,** 叉手相交向上, 三次或九次.⑥ **低頭攀足頻.** 以兩手向前, 鉤⑦雙脚心十三次, 乃收足端坐. **以候逆水上,** 候口中津液生, 如未生, 急攪取水如前法.⑧ **再漱再呑津. 如此三度畢, 神水九次呑.** 一口三嚥, 三次爲九.⑨ **嚥下汩汩響, 百脈自調勻. 河車搬運訖,** 擺肩幷身二十四, 及再轉轆轤二十四次. **發火遍燒身.** 想丹田火自下而上遍燒. 此時口鼻⑩皆閉氣少頃. **邪魔不敢近, 夢寐不能昏. 寒暑不能入, 災病不能迍. 子後午前作, 造化⑪合乾坤. 循環次第轉, 八卦是良因⑫.**

한다. **좌우로 천고(天鼓)⑬를 울리는데, 24번을 한다.** 두 손바닥으로 두 귀를 덮고 둘째손가락으로 가운뎃손가락을 눌러 뒤통수를 퉁긴다. **천천히 목을 돌리고** 머리를 좌우로 돌려 뒤를 보고, 어깻죽지를 따라서 움직이는데, 24번을 한다. **적룡(赤龍)을 물 속에서 이리저리 움직여** 적룡은 혀다. 혀를 입안에서 돌려 침이 고이면 삼킨다. **침으로 36번 입안을 가셔서 신수(神水)가 입에 가득 차게 한다.** 신수는 입안의 침이다. **그것을 한 입에 세 번으로 나누어 넘기면** 입안을 가신 침을 세 모금으로 나누어 골골거리는 소리가 나게 하여 삼킨다. **용이 다니고 범이 저절로 뛰논다.** 액(液)이 용이고, 기(氣)가 범이다. **숨을 멈추고 손을 비벼 뜨겁게 하여** 코로 맑은 공기를 마신 후 숨을 멈추고 조금 있다가 손을 비벼 몹시 뜨거워진 후 코로 천천히 숨을 내쉰다. **허리[背]를 문지른 후에 정문(精門)을 문지른다.** 정문은 음경이다. 손바닥으로 허리를 문지른 후 음경을 꼭 쥔다. **숨을 한 번 모은 뒤에** 다시 숨을 멈춘다. **배꼽 주위에 불이 탄다고 생각한다.** 심화(心火)가 아래로 단전을 태운다는 생각을 하여 몹시 뜨거운 감이 생긴 후 다음의 방법을 쓴다. **등뼈[轆轤]를 좌우로 돌리고,** 고개를 숙이고 두 팔을 펴서 하나 올리면 하나 내리기를 36회 하여 단전에서 뜨거운 기운이 쌍관(雙關 : 轆轤關·玉枕關)을 관통하여 뒤통수의 뇌호혈(腦戶穴)로 들어간다고 생각하고, 맑은 공기를 코로 들이쉰 다음 잠깐 멈춘다. **두 다리는 편안히 편다.** 두 다리를 앞으로 쭉 편다. **두 손을 깍지 끼고 허공을 받쳐 든 후,** 양쪽 손을 깍지 끼고 세 번이나 아홉 번 두 팔을 쳐들어 위로 올린다. **고개 숙여 두 발을 잡아당긴다.** 두 손을 앞으로 뻗어 두 발을 열세 번 끌어잡고 나서 발을 거두어 단정하게 앉는다. **물이 거꾸로 오르기를 기다려** 입에 침이 생기기를 기다리는데, 생기지 않으면 전과 같이 혀를 굴려 침을 모은다. **다시 입안을 가셔서 삼킨다. 이와 같이 세 번을 하여 신수(神水)를 아홉 번 삼킨다.** 한 입의 침을 세 번으로 나누어 삼키니, 세 차례 하면 아홉 번이 된다. **삼킬 때 골골거리는 소리가 나는데 온갖 맥이 저절로 고르게 된다. 하거반운(河車搬運)⑭을 마치면** 어깨와 몸통을 24번 돌리고, 다시 녹로관을 24번 돌린다. **불 속에 있는 듯 몸이 더워진다.** 단전의 뜨거운 기운이 아래에서 타올라와 온몸을 다 태우는 듯한 감이 든다. 이때는 입과 코를 다 막고 숨을 잠깐 멈춘다. **그러면 마귀도 접근할 수 없고 자면서도 정신이 맑으며, 추위와 더위도 타지 않고 병마 또한 생기지 않는다. 이렇게 자시(子時) 후와 오시(午時) 전에 때를 맞춰 하면 몸의 낳고 기르는 조화(造化)가 건곤(乾坤)의 이치에 합하고, 기혈의 순환이 차례로 돌아 몸에 정기(精氣)가 충만해진다"라고 하였다.**

22 攝養要訣 ❶ 太乙眞人七禁文曰,⑮ 一者少言語養內氣, 二者戒色慾養精氣, 三者薄滋味養血氣, 四者嚥精液養藏氣, 五者莫嗔怒養肝氣,

22 양생의 요결[攝養要訣] ❶ 「태을진인칠금문(太乙眞人七禁文)」에서는 "첫째, 말을 적게 하여 체내의 정기(正氣)를 보양한다. 둘째, 색욕을 경계하여 정기(精氣)를 보양한다. 셋째, 담백한 음식을 먹어 혈기(血氣)를 보양한다. 넷째, 침을 삼켜서 오장의 기운을 보양한다. 다섯째, 성을 내지 말아서 간기(肝氣)를 보양한다. 여

息, 皆不可使耳聞."이 붙어 있다.*
⑧ 가(歌) : 詩體의 하나.
① 彈腦後 : 『活人心法』에는 "彈擊腦後, 左右各二十四次"라고 되어 있다.*
② 待津液生而嚥之 : 『活人心法』에는 "齒幷左右頰, 待津液生而嚥"이라 되어 있다.*
③ 神水, 口中津也. : 『活人心法』에는 본 주석이 없고, "一云, 鼓漱"라고 되어 있다.*
④ 作汩汩聲而嚥之 : 『活人心法』에는 '一'자가 뒤에 붙어 있다.*
⑤ 想心火下燒丹田 : 『活人心法』에는 "閉口鼻之氣, 想用心火下燒丹田"이라 되어 있다.*
⑥ 三次或九次 : 『活人心法』에는 이 앞에 '托空'이란 말이 붙어 있다.*
⑦ 鉤 : 『活人心法』에는 본 글자가 없다.*
⑧ 急攪取水如前法 : 『活人心法』에는 이 앞에 '再用'이 붙어 있다.*
⑨ "一口三嚥, 三次爲九" : 『活人心法』에는 "謂再漱三十六如前一口分三嚥, 乃爲九也"라고 쓰여 있다. 『東醫寶鑑』에서 요약한 것이다.*
⑩ "此時口鼻" : 『活人心法』에는 "身, 仕想時口及鼻"라 쓰여 있다.*
⑪ 造化 : 원래는 天地가 낳고 기르는 것을 말하는데, 여기서는 사람의 몸속에서 이루어지는 것을 말한다.
⑫ 八卦是良因 : 八卦는 天地의 氣가 돌아가는 것이니 外部環境을 말한다. 따라서 '八卦是良因'은 四時나 晝夜의 變化가 氣血의 生長化收藏을 도와 精의 生成을 돕는다는 뜻이다.
⑬ 천고(天鼓) : 머리의 양쪽 귀 뒤 유양돌기 부근. 鳴天鼓는 손끝이 뒤로 가게 손바닥으로 양쪽 귀를 덮고 손가락으로 귀 뒤 뼈를 퉁기는 것이다.
⑭ 하거반운(河車搬運) : 周天功을 익힐 때, 神이 精氣를 任脈과 督脈에 따라 運行시키는 것이다. 여기서 河車는 任脈과 督脈을 가리키는데, 氣功狀態下에서 精氣가 任脈과 督脈을 따라 순환하는 것이 마치 강물을 거슬러 퍼올리는 듯하다 하여 이른 것이다.
⑮ "太乙眞人七禁文曰……"은 『壽親養老新書』(1307년), 「卷二·保養」에 나오는 내용이다.*

六者美飮食養胃氣, 七者少思慮養心氣. 人由氣生, 氣由神旺. 養氣全神, 可得眞道. 凡在萬形之中, 所保者莫先於元氣. ❷ 黃庭經曰, 子欲不死, 修崑崙. 謂髮宜多櫛, 手宜在面, 齒宜數叩, 津宜常嚥, 氣宜精鍊①. 此三[五]者所謂修崑崙, 崑崙謂頭也.② ❸ 葛仙翁淸靜經曰, 人能遣其慾而心自靜, 澄其心而神自淸, 自然六欲不生, 三毒消滅. 夫人心虛則澄, 坐定則靜, 寡言希聽, 存神保命. 盖多言則損氣, 多喜則放情, 多怒則觸意, 多悲哀思慮則傷神, 多貪慾勞困則傷精. 凡此皆修行之人, 不宜有也. ❹ 又曰, 養性之士, 唾不至遠, 行不疾步, 耳不極聽, 目不極視, 不欲極飢而食, 食不可過飽, 不欲極渴而飮, 飮不欲過多.③ ❺ 嵇康曰, 養性有五難. 名利不去爲一難, 喜怒不除爲二難, 聲色不去爲三難, 滋味不絶爲四難, 神虛精散爲五難. 五者無於胸中, 則信順日躋, 道德日全, 不祈善而有福, 不求壽而自延. 此養生之大旨也.④ ❻ 類纂曰,⑤ 養目力者常瞑, 養耳力者常飽, 養臂肘者常屈伸, 養股脛者常步履. ❼ 孫眞人曰, 雖常服餌, 而不知養性之術, 亦難以長生也. 養性之道, 常欲少勞, 但莫大疲及强所不能堪耳. 夫流水不腐, 戶樞不蠹, 以其運動故也. 養性之道, 莫久行久立久坐久臥久視久聽, 皆令損壽也. ❽ 又曰, 凡言傷者, 亦不卽覺也, 謂久則損壽耳. ❾ 洞神眞經曰,⑥ 養生,

섯째, 어떤 음식도 맛있게 먹어 위기(胃氣)를 보양한다. 일곱째, 사색과 걱정을 적게 하여 심기(心氣)를 보양한다. 사람은 기(氣)에 의해서 살고, 기는 신(神)에 의해서 왕성해진다. 기를 보양하여 신을 온전하게 한다면 참된 도를 얻을 수 있다. 무릇 만물 중에 보존하여야 할 것으로 원기(元氣)보다 앞서는 것은 없다"라고 하였다. ❷『황정경(黃庭經)』⑦에서는 "그대가 죽고 싶지 않다면 곤륜(崑崙)을 닦아야 한다. 이를테면 머리는 자주 빗어야 하고, 손은 늘 얼굴에 두어야 하며, 치아는 자주 맞부딪혀야 하고, 침은 늘 삼켜야 하며, 기는 정밀하게 단련하여야 한다. 이 다섯 가지가 곤륜을 닦는 방법인데, 곤륜이란 머리를 말한다"라고 하였다. ❸ 갈선옹(葛仙翁)은『청정경(淸靜經)』⑧에서 "사람이 욕심을 버리면 마음은 자연히 안정되고, 마음을 깨끗이 하면 정신은 자연히 맑아져서 육욕(六欲)⑨이 생기지 않고, 삼독(三毒)⑩이 저절로 없어진다. 사람이란 마음이 비면 정신이 맑아지고, 앉아서 선정(禪定)에 들면 마음이 고요해지며, 말하고 듣는 것을 적게 하면 정신과 수명을 보존하게 된다. 대체로 말을 많이 하면 기(氣)를 상하고, 너무 기뻐하면 정(情)을 방종하게 하며, 성내는 일이 많으면 의(意)를 상하고, 슬퍼하고 사색하며 걱정하는 일이 많으면 신(神)을 상하며, 탐욕과 피곤한 일이 지나치면 정(精)을 상한다. 대개 이러한 것들은 모두 수양하는 사람에게 있어서는 안 될 것이다"라고 하였다. ❹ 또한 "양성(養性)하는 사람은 침을 멀리 뱉지 않고, 걸음을 빨리 하지 않으며, 귀로는 지나치게 힘들여 듣지 않고, 눈으로는 지나치게 힘들여 보지 않으며, 지나치게 배가 고픈 뒤에 음식을 먹지 않고, 음식을 먹어도 너무 배불리 먹지 않는다. 또 지나치게 목마르게 하여 물을 마시지 않고, 물을 마셔도 지나치게 마시지 않는다"라고 하였다. ❺ 혜강(嵇康)⑪이 말하기를, "양성하는 데 다섯 가지 어려운 점이 있으니, 명리(名利)를 버리지 못하는 것이 첫째 어려움이요, 희로(喜怒)를 없애지 못하는 것이 둘째 어려움이요, 성색(聲色)을 버리지 못하는 것이 셋째 어려움이요, 기름진 음식을 끊지 못하는 것이 넷째 어려움이요, 신(神)이 허하고 정(精)이 흩어지는 것이 다섯째 어려움이다. 이 다섯 가지가 가슴속에 없다면 신실함과 유순함이 날로 증진되고, 도덕이 날로 온전해져서 착해지기를 바라지 않아도 복이 오고, 오래 살기를 구하지 않아도 자연히 오래 살게 된다. 이것이 양생의 큰 가르침이다"라고 하였다. ❻『유찬(類纂)』에서는 "시력을 기르려는 사람은 늘 눈을 감고 있어야 하고, 청력을 기르려는 사람은 늘 배불리 먹어야 하며, 팔의 힘을 기르려는 사람은 늘 굽혔다 폈다 해야 하고, 다리의 힘을 기르려는 사람은 늘 거닐어야 한다"라고 하였다. ❼ 손진인(孫眞人)이 말하기를, "비록 매일같이 음식을 먹어도 양성(養性)하는 방법을 알지 못하면 역시 오래 살기 어렵다. 양성의 도는 적

---

① 氣宜精鍊 :「太乙眞人七禁文」의 내용처럼 말을 적게 하고, 色慾을 경계하며, 滋味를 먹지 않고, 성을 내지 않으며, 마음을 가다듬는 것 등을 말한다.

② '子欲不死修崑崙'은『黃庭外景經』의「明堂章 第五」에 나온다.『普濟方』(1406년),「卷二六六·導引法·拭摩神庭」에 보면, "潁陽書云, 髮宜多櫛, 齒宜數叩, 液宜常嚥, 氣宜常鍊, 手宜在面. 此五者, 所謂子欲不死修崑崙矣."라고 되어 있어서,『潁陽書』라는 책에서 나온 것임을 알 수 있다. 李鵬飛의『三元延壽參贊書』(1291년)를 보면, "髮宜多櫛, 手宜在面, 齒宜數叩, 津宜常嚥, 氣宜常練. 此五者所謂子欲不死修崑崙也."라고 하여 조금 배열이 다르다. '崑崙謂頭也'는『東醫寶鑑』에서 삽입한 내용으로 보인다.『內景三關』이라는 책에서는 "崑崙, 頭面也."라고 한 것이『黃庭經醫疏』에 소개되어 있다.*

③ '又曰'부터는『抱朴子內篇』의 인용으로서,『千金方·卷二十七·養性·養性序 第一』에 나온다.『普濟方·卷二六六·服餌門·養性法』에도 실려 있다.*

④ 嵇康의 말은『千金方·卷二十七·養性·養性序 第一』에 나오며, 한 줄을 생략하고 인용하였다.『普濟方·卷二六六·服餌門·養性法』에도 실려 있다.*

⑤ '類纂曰……'은『養生類纂·卷上·養生部·總敍養生』에 나온다.*

⑥ '洞神眞經曰, ……'은『西山群仙會眞記·補益』에 보면 "洞神眞經曰, 養生之道, 以不損爲延年之術. 以有補爲先. 居安慮危而防未萌也, 不以小惡爲無傷不去, 不以小善爲無益而不爲. 起臥有四時早晩, 行止有至和之常制. 調和筋脈, 有偃仰之方. 養正除邪, 有吐納之術, 流行營衛, 有補瀉之法. 節宣勞逸, 有與奪之要. 忍怒以全陰氣, 抑喜以養陽氣. 以淸虛去其狂慮, 以安閒養其眞性. 雖少年致損, 氣弱體枯, 年老得悟, 防患補益. 以氣補氣, 氣自有餘, 以神補神, 神無不足. 氣盛而形乃延長, 神住而命自悠久."라고 되어 있다.『東醫寶鑑』에 인용된 것을 보면 이보다 후대의 책을 인용한 것으로 여겨진다.『醫方類聚·卷二百一·養性門』의『事林廣記·修眞旨要·防患補益』에 보면 마지막에 "自然長生久視也."라고 되어 있으니,『事林廣記』에서 인용했을 소지가 높다.*

⑦『황정경(黃庭經)』: 東晉시대의 道敎經典.『上淸黃庭外景經』과『上淸黃庭內景經』을 가리킨다. 脾臟을 상징하는 黃庭을 중심으로 도교적 신체 구조론에 바탕을 두어 五臟神을 비롯한 인체에 머무르는 800만 신들의 관상과 호흡법을 실천하면 불로장생을 얻어 신선이 된다는 내용을 담고 있다. 모두 七言歌訣로서 氣功養生修煉의 원리를 말하여 역대로 기공연구자들이 중시하였다.

以不損爲延年之術. 不損, 以有補爲衛生之經, 居安慮危, 防未萌也, 雖少年致損, 氣弱體枯, 及晩景得悟, 防患補益, 則氣血有餘而神自足, 自然長生①也.

당한 노동을 해야 한다. 다만 너무 피로케 하지 말아야 하며, 감당할 수 없는 일을 억지로 하지 말아야 한다. 대체로 흐르는 물이 썩지 않고 문지도리에 좀이 슬지 않는 것은 그것이 늘 운동을 하고 있기 때문이다. 양성의 도는 오랫동안 걷지도 말고, 오랫동안 서 있지도 말고, 오랫동안 앉아 있지도 말고, 오랫동안 누워 있지도 말고, 오랫동안 보지도 말고, 오랫동안 듣지도 말아야 하는 것이다. 이런 것들은 모두 수명을 단축시키기 때문이다"라고 하였다. ❽ 또한 "상한다는 것은 그 즉시는 모르지만 오래되면 수명을 단축시키게 마련이다"라고 하였다. ❾『통신진경(洞神眞經)』②에서는 "양생(養生)에서는 손상시키지 않는 것을 오래 사는 방도로 삼는다. 손상시키지 않는다는 것은 늘 보양함으로써 위생(衛生)의 원리로 삼고, 편안할 때 위험할 것을 염려하여 미리 예방하며, 비록 소년 시기에 손상되어 기운이 약하고 몸이 말랐더라도 늙어서 이것을 깨닫고 병환을 예방하고 보익한다면 기혈(氣血)이 넉넉해지고, 신(神)이 자족하여 자연히 오래 살게 되는 것이다"라고 하였다.

㉓ 還丹內煉法 ❶ 金丹問答曰,③ 金液者, 金水也. 金爲水母, 母隱子胎, 因有還丹之號也. 前賢有曰, 丹者丹田也. 液者肺液也. 以肺液還于丹田, 故曰金液還丹. ❷ 贈諶高士歌曰,④ 君且聽我試說語, 無多眞妙訣, 夜深龍吟虎嘯時, 急駕河車無暫歇, 須臾搬入泥丸頂, 進火玉爐烹似雪, 華池神水湛澄澄, 澆灌黃芽應時節, 瓊漿玉液頻吞嚥, 四體熏蒸顔色別, 傍門小法幾千般, 惟有此道最直截. ❸ 易眞論曰,⑤ 大修行人, 旣得刀圭入口, 運己眞火以養之. 凡運火之際, 忽覺尾閭有物, 直衝夾脊雙關, 瀝瀝有聲, 逆上泥丸, 復自泥丸觸上腭, 顆顆降入口中, 味如氷酥, 香甜軟美. 覺有此狀, 乃是金液還丹也. 徐徐嚥歸丹

㉓ 환단내련법(還丹內煉法) ❶「금단문답(金丹問答)」에서는 "금액(金液)이라는 것은 금(金)과 수(水)이다. 금은 수의 모(母)가 되지만 금은 또한 수에 숨어들기 때문에 환단(還丹)이라는 말이 있다. 옛 학자들이 말하기를, '단(丹)이란 단전(丹田)이요, 액(液)이란 폐액(肺液)이다. 폐액이 단전으로 돌아오기 때문에 금액환단(金液還丹)이라고 한다'"라고 하였다. ❷「증심고사가(贈諶高士歌)」에서는 "그대 내 말을 잠깐 들어보게. 참되고 묘한 법이란 따로 없다네. 깊은 밤 용(龍)⑥이 울고 범[虎]⑦이 울 때, 급히 하거(河車)⑧를 몰아 잠시도 쉬지 않아, 잠깐 사이에 니환궁(泥丸宮) 높은 곳에 몰고 가서, 옥로(玉爐)⑨에 불을 피워 백설을 녹이듯, 입안[華池]에 가득 고인 침[神水]은 맑고 맑은데, 때맞추어 황아(黃芽)⑩에 물대주어 경장(瓊漿)과 옥액(玉液)⑪을 자주 삼키면, 사지가 따뜻해지고 얼굴빛이 바뀐다네. 이 문(門) 저 문(門) 자질구레한 법들이 수천인데, 오직 이 도가 가장 적절하다네"라고 하였다. ❸『역진론(易眞論)』에서는 "수양을 잘하는 사람은 단약을 약 숟가락으로 입에 넣자마자 진화(眞火)⑫를 돌려서 조양(調養)한다. 진화를 운반시킬 때 갑자기 미려관(尾閭關)에서 어떤 것이 바로 한 쌍의 협척관(夾脊關)을 뚫고 올라가는 것을 느끼게 되는데, 꾸륵꾸륵 소리가 나면서 니환궁으로 올라가고, 다시 니환궁에서 상악(上顎)으로 이어져 방울방울 입안에 들어오는 것 같은데, 그 맛은 얼음에 채운 연유 같아서 향기롭고 달달한 맛이 느껴진다. 이런 현상을 느끼

---

⑧ 『청정경(淸靜經)』:『太上老君說常淸靜經』이라고도 한다. 道家에서 일상적으로 외는 경전.
⑨ 육욕(六欲) : 道家(佛家)에서는 色·聲·香·味·觸·法을 六塵이라 하는데, 이 六塵이 六欲을 낳는다고 본다.
⑩ 삼독(三毒) : ①『淸靜經·注』에는 "첫째는 陰神의 毒으로 사람의 性을 해친다. 둘째는 陰精의 毒으로 사람의 命을 해친다. 셋째는 陰氣의 毒으로 사람의 臟腑를 해친다"고 했다. ② 탐내는 것[貪], 성내는 것[瞋], 미련한 것[癡].
⑪ 혜강(嵇康) : 三國魏晉 시기의 문학가이며 사상가. 黃老學을 숭상하여 養生과 服食의 道를 강구했다.
① 自然長生 :『遵生八牋』(1591년)에는 '可以延生'으로 되어 있다.*
② 『통신진경(洞神眞經)』: 道藏三洞眞經의 하나. 三洞이란『洞眞』,『洞玄』,『洞神』이다.
③ "金丹問答曰……"은『醫方類聚·卷二百二·養性門』의『金丹大成·金丹問答』에 나온다. 글자 차이는 없다.*
④ "贈諶高士歌曰……"은『醫方類聚·卷二百二·養性門』의『金丹大成·贈諶高士辭往武夷歌』에 나온다. 글자 차이는 없다.*
⑤ "易眞論曰……"은『金丹大要·卷三·神化妙用章 第九』에 나오기는 하지만, 글자의 차이가 커서 직접 인용한 것은 아닌 듯하다.*
⑥ 용(龍) : 元神을 가리킨다.
⑦ 범[虎] : 元氣를 가리킨다.『重陽眞人授丹陽二十四訣』에는 "神은 용이 되고, 氣는 범이 되어 이것이 생명을 이룬다(神者是龍, 氣者是虎, 是性命也)"라고 했다.
⑧ 하거(河車) : 內丹을 수련할 때의 河車란 일반적으로 眞氣가 任脈과 督脈에 운행하는 것을 가리킨다. 즉, 단전호흡을 할 때 아랫배에서 꾸륵꾸륵 하는 소리가 나는 것을 말한다.
⑨ 옥로(玉爐) : 腎臟을 가리킨다.
⑩ 황아(黃芽) : 道敎에서 이르는 말로, 鉛에서 製鍊해낸 精華를 말한다. 外丹에서 鉛汞을 솥 안에 넣고 불로 제련해낸 다음에 싹 모양의 물질이 나오는데, 그 색이 누렇게 변하여 生機가 싹을 틔우는 형상이라 하여 黃芽라 한다. 이것은 先天의 氣가 萌生하는 것을 상징한다.
⑪ 경장(瓊漿)·옥액(玉液) : 모두 腎液을 말하는데 腎液이 元氣를 따라 上昇했다가 金液이 되어 다시 下丹田으로 돌아오는데, 이를 玉液還丹이라고 한다. 여기에서는 모두 唾液을 가리킨다.
⑫ 진화(眞火) : 腎陽의 다른 말로, 腎臟의 陽氣를 말한다. 이것은 신장의 생리적 기능의 동력이며, 생명활동에서 힘의 원천이 된다. ↔ 眞水, 腎水.

田，常常如此不絶，則五藏淸虛，閉目內觀藏府，歷歷如照燭，漸次有金光罩身，此乃眞景象也. ❹ 問答曰，還丹之要，在於神水華池. 神水液也，水之在口曰華池. ❺ 邵子曰，天之神發乎日，人之神發乎目. 愚謂目之所至，心亦至焉. 故內煉之法，以目視鼻，以鼻對臍，降心火入于丹田，蓋不過片餉功夫而已.

는 것이 곧 금액이 단전으로 도는 것[金液還丹]이다. 이것을 천천히 삼켜서 단전으로 보내기를 늘 끊임없이 하면 오장이 맑고 깨끗해지며, 눈을 감고 안으로 장부를 보면 촛불로 비춘 듯이 또렷하게 보이며, 점차로 금빛이 몸을 감싸게 되는데, 이것이 참된 현상이다"라고 하였다. ❹ 「금단문답(金丹問答)」에서는 "환단의 요점은 신수(神水)와 화지(華池)에 있다. 신수는 액이며, 물이 입안에 고인 것을 화지라고 한다"라고 하였다. ❺ 소자(邵子, 邵雍)는 말하기를, "하늘의 신(神)은 해로 나타나고, 사람의 신은 눈으로 나타난다"라고 하였다. 내 생각에는 눈이 가는 곳에는 마음도 가게 된다. 그러므로 속으로 단련하는 방법은 눈으로 코를 보고, 코는 배꼽을 향하게 하여 심화(心火)를 내려서 단전에 들어가게 하는 것이니, 이것은 잠시라도 떠나서는 안 되는 공부이다.

24 養性禁忌 ❶ 養性書曰，善攝生者，無犯日月之忌，無失歲時之和. 須知一日之忌，暮無飽食. 一月之忌，晦無大醉. 一歲之忌，冬無遠行. 終身之忌，夜不燃燭行房. ❷ 又曰，喜怒損志，哀戚損性，榮華惑德，陰陽竭精，學道之大忌也. ❸ 眞誥曰，眼者身之鏡，耳者體之牖. 視多則鏡昏，聽衆則牖閉. 面者神之庭，髮者腦之華. 心憂則面戚，腦減則髮白. 精者人之神，明者身之寶. 勞多則精散，營競則明消. ❹ 抱朴子曰,① 善攝生者，常少思少念少慾少事少語少笑少愁少樂少喜少怒少好少惡. 行此十二少者，養性之都契也. 多思則神殆，多念則志散，多慾則志昏，多事則形勞，多語則氣乏，多笑則藏傷，多愁則心懾，多樂則意溢，多喜則妄錯昏亂，多怒則百脈不定，多好則專迷不理，多惡則憔悴無歡. 凡此十二多不除，則榮衛失度，血氣妄行，喪生之本也.

24 양성의 금기사항[養性禁忌] ❶『양성서(養性書)』에서는 "섭생을 잘하려는 사람은 날과 달의 금기사항을 범하지 말고, 세시(歲時)의 조화를 잃지 말아야 한다. 모름지기 알아야 할 것으로서, 하루의 금기사항은 저녁에 너무 배불리 먹지 않는 것이고, 한달의 금기사항은 그믐날 술에 취하지 않는 것이며, 한해의 금기사항은 겨울에 멀리 다니지 않는 것이고, 일생의 금기사항은 밤에 촛불을 켠 채 방사(房事)를 행하지 않는 것이다"라고 하였다. ❷ 또 "지나친 기쁨과 노여움은 지(志)를 손상시키고, 지나친 슬픔은 성(性)을 손상시키고, 부귀영화는 덕(德)을 어지럽게 하고, 지나친 성생활은 정(精)을 고갈시키는데, 이러한 것들은 양생의 도를 배움에 있어서 크게 금해야 할 것이다"라고 하였다. ❸『진고(眞誥)』에서는 "눈은 몸의 거울이고, 귀는 몸의 창문과 같다. 보는 것이 너무 많으면 거울이 흐려지고, 듣는 것이 너무 많으면 창문이 닫힌다. 얼굴은 정신이 노는 뜰이고, 머리털은 뇌의 정화이다. 근심하면 얼굴이 수척해지고, 뇌수가 줄어들면 머리털이 희어진다. 정(精)은 사람의 신(神, 精粹한 기운)이며, 눈과 귀로 스스로 밝게 꿰뚫어 보는 힘은 몸의 보배다. 일을 많이 하면 정이 흩어지고, 지나치게 마음을 쓰면 눈과 귀가 흐려진다"라고 하였다. ❹『포박자(抱朴子)』에서는 "섭생을 잘하는 사람은 늘 생각을 줄이고, 걱정을 줄이고, 욕심을 줄이고, 일을 줄이고, 말을 줄이고, 웃음을 줄이고, 근심을 줄이고, 즐거움을 줄이고, 기쁨을 줄이고, 노여움을 줄이고, 좋아하는 것을 줄이고, 싫어하는 것을 줄인다. 이 12가지를 줄이는 것이 양생의 총칙이다. 생각을 많이 하면 신(神)이 위태롭고, 염려를 많이 하면 지(志)가 흩어지고, 욕심이 많으면 지(志)가 흐려지고, 일을 많이 하면 몸이 피로해지고, 말을 많이 하면 기운이 떨어지고, 많이 웃으면 오장이 상하고, 근심이 많으면 마음이 약해지고, 너무 즐거워하면 의(意)가 넘치고, 너무 기뻐하면 어지러워지고, 성내는 일이 많으면 온갖 맥이 안정되지 못하고, 너무 좋아하면 미혹되어 사리를 분간하지 못하고, 너무 싫어하면 몸이 마르고 즐거운 일이 없게 된다. 이 12가지 많은 것을 없애지 않으면 영·위기(榮衛氣)②가 제대로 돌지 못하고, 혈기(血氣)가 함부로 돌아서 양생의 도를 잃게 된다"라고 하였다.

25 四時節宣 ❶ 養生書曰，春欲晏臥早起，夏及秋欲侵夜乃臥早起，冬欲早臥而晏起，皆益人. 雖云早起，莫在雞鳴前，晏起，莫在日出後. ❷ 又曰，冬日凍腦，春秋腦足俱凍，此聖人之常法也. ❸ 常以晦日浴，朔日沐吉. 飢忌浴，飽忌沐. ❹ 凡人臥，春夏向東，秋冬向西，頭勿向北臥. ❺

25 사시에 맞게 조섭한다[四時節宣] ❶『양생서(養生書)』에서는 "봄에는 늦게 잠자리에 들어 일찍 일어나며, 여름과 가을에는 늦은 밤에 잠자리에 들고 일찍 일어나며, 겨울에는 일찍 자고 늦게 일어나는 것은 모두 사람에게 유익하다. 그러나 일찍 일어나더라도 닭이 울기 전에는 일어나지 말 것이며, 늦게 일어나더라도 해가 뜬 후에 일어나서는 안 된다"라고 하였다. ❷ 또한 "겨울에는 머리를 차게 하고, 봄과 가을에는 머리와 발을 모두 차게 한다. 이것이 성인들이 늘 쓰던 방법이다"라고 하였다. ❸ 늘 그믐날에 목욕을 하고 초하루에 머리를 감는 것이 좋다. 배고플 때 목욕하지 말고, 배부를 때 머리를 감지 말아야 한다. ❹ 무릇 사람이 누울 때, 봄과

① '抱朴子曰' : 본 인용문은 『千金方·卷二十七·養性·道林養性 第二』에 나오는 내용으로서, '眞人曰'의 誤記이다. 『世醫得效方』·『普濟方』·『雲笈七籤』에도 본 내용이 나온다.*

② 영·위기(榮衛氣) : 榮氣와 衛氣. 榮氣는 혈맥 속으로 순환하면서 血을 생기게 하고 온몸을 榮養하는 물질이다. 衛氣는 살갗과 腠理 등 몸의 겉면에 분포된 陽氣를 말한다.

凡大風大雨大霧大暑大寒大雪，皆須勿犯．卒逢飄風暴雨，震電昏暗，皆是諸龍鬼神行動經過所致．宜入室閉戶，燒香靜坐以避之，不爾損人．❻ 衛生歌曰，四時惟夏難調①攝，伏陰在內腹冷滑，補腎湯藥不可無，食物稍冷休哺啜．心旺腎衰何所忌，特戒疎泄通精氣②． 寢處猶宜謹密間③，黙靜志慮④和心氣．氷漿菜果不益人，必到秋來成瘧痢．⑤⑥ ❼ 臞仙曰，夏一季是人脫精神之時，心旺腎衰，腎化爲水，至秋乃凝，及冬始堅，尤宜保惜． 故夏月不問老幼，悉喫煖物，至秋卽不患霍亂吐瀉． 腹中常煖者，諸疾自然不生，血氣壯盛也．

여름에는 동쪽을 향하고, 가을과 겨울에는 서쪽을 향하며, 머리를 북쪽으로 두고는 눕지 말아야 한다. ❺ 무릇 큰바람과 큰비, 짙은 안개와 심한 더위, 심한 추위와 모진 눈 등은 다 피해야 한다. 갑자기 폭풍우나 우레와 번개 또는 몹시 어두운 때를 만난다면, 이것은 모두 온갖 용과 귀신이 행동하고 지나가는 것이므로 마땅히 방에 들어가서 문을 닫고 향을 피운 뒤 단정히 앉아 그것을 피해야 한다. 그렇지 않으면 사람을 손상시킨다. ❻『위생가(衛生歌)』에서는 "사철 중에 여름철이 조섭하기 힘들도다. 잠복한 음(陰)이 체내에 있어 배가 냉활(冷滑)하리니, 신장을 보할 탕약이 없어서는 아니 되고, 음식물이 조금만 차더라도 먹고 마시지 말아야 하네. 심장은 왕성하고 신장은 쇠약해지니 무엇을 주의할까? 특히 정(精)의 소설(疏泄)을 경계하여 정기(精氣)를 통하게 해야 하네. 잠잘 때는 친밀한 사이라도 더욱 삼가하여, 고요히 뜻과 생각을 안정시켜 심기를 편히 하세. 얼음 담근 음료와 채소 과실은 사람에게 이롭지 않으니, 가을이 되면 반드시 학질(瘧疾)과 이질(痢疾)⑦을 일으킨다네"라고 하였다. ❼ 구선(臞仙)이 말하기를, "여름 한철은 사람 정신이 피로해지는 시기로, 심장은 왕성해지고 신장은 쇠약해져 신장이 생화(生化) 작용을 하여 수(水)를 만든다 하더라도 그것이 가을에 이르러야 응결되고, 겨울에 가서야 굳어지므로 여름에는 더욱 신장을 보양하고 아껴야 한다. 따라서 여름철에는 노소를 불문하고 다 따뜻한 음식을 먹는다면 가을에 곽란(霍亂)⑧·토사(吐瀉)⑨를 앓지 않는다. 뱃속이 늘 따뜻한 사람은 모든 병이 자연히 생기지 않고, 혈기가 왕성해진다"라고 하였다.

㉖ 先賢格言 ❶ 眞人養生銘⑩曰，人欲勞於形，百病不能成．飮酒勿大醉，諸疾自不生．食了行百步，數以手摩肚．寅丑日剪甲，頭髮梳百度．飽卽立小便， 飢則坐漩尿． 行處勿當風，居止無小隙．常夜濯足臥，飽食終無益．思慮最傷神，喜怒最傷氣．每去鼻中毛， 常習不唾地． 平明欲起時，下床先左脚．一日無災殃，去邪兼辟惡．如能七星步，令人長壽樂．酸味傷於筋， 苦味傷於骨． 甘卽不益肉，辛多敗正氣．鹹多促人壽，不得偏耽嗜．春夏少施泄，秋冬固陽事．獨臥是守眞，愼靜最爲貴⑪．錢財生有分，知足將爲利．强知是大患，少慾終無累．神靜自常安，修道宜終始．書之屋壁中，將以傳君子．❷ 孫眞人枕上記曰，⑫ 侵晨一椀粥，晩飯莫敎足．撞

㉖ 선현들의 격언[先賢格言] ❶ 손진인(孫眞人)의 「양생명(養生銘)」에서는 "사람이 운동을 하여 몸을 단련하면 온갖 병이 생기지 않는다. 술을 마셔도 크게 취하지 않게 마신다면 모든 병이 자연히 생기지 않는다. 음식을 먹은 뒤에 100보 가량 거닐고, 자주 손으로 배를 문지른다. 인일(寅日)과 축일(丑日)에 손발톱을 깎고, 머리를 1백 번 빗질한다. 배가 부를 때는 서서 소변을 보고, 배가 고플 때는 앉아서 오줌을 눈다. 밖으로 나다닐 때는 찬바람을 쏘이지 말고, 방안에 있을 때는 작은 틈이라도 없게 한다. 매일 밤 발을 씻고 자고, 배불리 먹는 것은 이로울 것이 없다. 생각하고 걱정하는 것이 신(神)을 가장 상하게 하며, 너무 좋아하고 성내는 것이 기(氣)를 가장 상하게 한다. 늘 코털을 제거하고 침을 땅에 뱉지 않도록 습관을 들인다. 날이 밝아서 일어날 때는 먼저 왼발을 침상에서 내린다. 그러면 종일 재앙이 없고 사기(邪氣)를 제거할 뿐더러 악귀를 피할 수 있다. 만약 칠성보(七星步)⑬로 걷는다면 오래 살 수 있다. 신맛은 근(筋)을 상하게 하고, 쓴맛은 뼈를 상하게 하며, 단맛은 육(肉)에 이롭지 않고, 매운 것을 많이 먹으면 정기(正氣)가 소모되고, 짠 것을 많이 먹으면 수명을 재촉하므로 한 가지만 지나치게 먹지 말아야 한다. 봄과 여름에는 성교를 줄이고, 가을과 겨울에는 양기(陽氣)를 튼튼히 해야 하는데, 혼자 자는 것은 진기(眞氣)를 지키는 길이므로 삼가 고요하게 지내는 것이 가장 좋다. 돈과 재물은 본래부터 타고난 분수가 있으니, 족한 줄을 아는 것

---

① 調 :『類修要訣』에는 '將'자로 되어 있다.*
② 特戒疎泄通精氣 :『類修要訣』에는 '特忌疎通泄精氣'라 되어 있다.*
③ 寢處猶宜謹密間 :『類修要訣』에는 '寢處尤宜綿密間'으로 되어 있다.*
④ 黙靜志慮 :『類修要訣』에는 '宴居靜慮'라 되어 있다.*
⑤ "氷漿菜果不益人, 必到秋來成瘧痢" :『類修要訣』에는 "沐浴盥漱皆暖水, 臥冷枕凉俱勿喜, 瓜茹生菜不宜食, 豈獨秋來多瘧痢"라고 되어 있다. 이로 보면『類修要訣』은『東醫寶鑑』의 인용서가 아닌 듯하다.*
⑥『類修要訣』(1592년 간행된『壽養叢書』에 들어 있다),「卷上·陶眞人衛生歌」에 나온다.*
⑦ 이질(痢疾) : 배가 아프고 속이 켕기면서 뒤가 무지근하며 곱이나 피고름이 섞인 대변을 자주 누는 병증.
⑧ 곽란(霍亂) : 갑자기 게우고 설사하는 병증.
⑨ 토사(吐瀉) : 게우고 설사하는 증.
⑩「孫眞人養生銘」과「保生銘」은 서로 다른 글이다. 본 내용은「孫眞人保生銘」으로서 각종 서적에 인용되고 있다.『東醫寶鑑』은『醫方類聚·卷二百·養性門』의『修眞秘訣·眞人養生銘』을 인용하여서『道藏·卷二七一』과는 글자 차이가 많이 난다.*
⑪『醫方類聚』에는 '黃'인데,『道藏·卷五七一』의 '貴'자로 바꾸었다.『壽養叢書』·『類修要訣』에도 '貴'자로 되어 있다.*
⑫ "孫眞人枕上記曰……"은『醫方類聚·卷二百一·養性門』의『事林廣記·修眞旨要』에 나오는 내용이다.*

動景陽鍾，叩齒三十六．大寒與大熱，且莫貪色慾．醉飽莫行房，五藏皆翻覆，火艾謾燒身，爭如獨自宿．坐臥莫當風，頻於煖處浴．食飽行百步，常以手摩腹．莫食無鱗魚，諸般禽獸肉．自死禽與獸，食之多命促．土木爲形像，求之有恩福．父精母生肉，那忍分南北．惜命惜身人，六白光如玉．❸ 孫眞人養生銘曰，① 怒甚偏傷氣，思多太損神．神疲心易役，氣弱病相因②．勿使悲歡極，常③令飮食勻．再三防夜醉，第一戒晨嗔．亥寢鳴天④鼓，寅興漱玉津．妖邪難犯己，精氣自全身．若要無諸病，常須⑤節五辛．安神宜悅樂，惜氣保和純．壽天休論命，修行本在人．若能遵此理，平地可朝眞．❹ 常眞子養生文曰，酒多血氣皆亂，味薄神魂自安．夜漱却勝朝漱，暮飡不若晨飡．耳鳴直須補腎，目暗必當治肝．節飮自然脾健，少思必定神安．汗出莫當風立，腹空莫放茶穿．❺ 東垣省言箴曰，氣乃神之祖，精乃氣之子．⑥ 氣者精神之根蔕也，大矣哉．積氣以成精，積精以全神，必淸必靜，御之以道，可以爲天人矣．有道者能之，予何人哉，切宜省言而已．❻ 丹溪飮食箴曰，人身之貴，父母遺體．爲口傷身，滔滔皆是．人有此身，飢渴洊興，乃作飮食，以遂其生．睠彼昧者，因縱口味，五味之過，疾病蜂起．病之生也，其機甚微，饞涎所牽，忽而不思，病之成也，飮食俱廢，憂貽父母，醫禱百計．山野貧賤，淡薄是諳，動作不衰，此身亦安．均氣同體，我獨多病，悔悟一萌，塵開鏡淨．曰節飮食，易之象辭．養小失大，孟子所譏．口能致病，亦敗爾德，守口如甁，服之無斁．❼

이 이로울 것이다. 억지로 알려고 하는 것은 큰 화근이며, 욕심을 적게 하면 종신토록 큰 누가 없을 것이다. 정신이 안정되면 언제나 편안할 것이니, 도를 닦는 것은 시종 한결같아야 한다. 집안 벽에 써놓고 군자에게 전하리라"라고 하였다. ❷ 손진인(孫眞人)의 「침상기(枕上記)」에서는 "새벽에는 죽을 한 사발 먹고, 저녁밥은 지나치게 먹지 말라. 파루소리[景陽鍾]⑦가 들리면 치아를 36번 맞부딪힌다. 심한 추위와 심한 더위가 있을 때는 색욕을 탐하지 말라. 술에 취하거나 지나치게 먹고 방사를 행하지 말라. 오장이 다 뒤집히고 불기운이 몸을 서서히 태울 것이니 어찌 혼자 자지 않겠는가? 바람을 맞으며 앉거나 눕지 말며, 따뜻한 곳에서 목욕을 자주 하라. 식사를 한 다음 100보쯤 거닐고, 늘 손으로 배를 문질러준다. 비늘이 없는 물고기는 먹지 말고, 여러 가지 새나 짐승 고기를 먹되 저절로 죽은 새나 짐승 고기는 먹으면 흔히 명을 재촉하게 된다. 흙과 나무로 형체를 만들어놓고 은혜와 복이 있기를 빌지어다. 아비의 정(精)을 받아 어미가 낳은 살이거늘 어찌 남(南)과 북(北)으로 가르겠는가? 목숨과 몸을 아끼는 사람은 육백(六白)⑧이 옥과 같이 빛난다"라고 하였다. ❸ 손진인(孫眞人)의 「양생명(養生銘)」에서는 "너무 성내면 기(氣)를 상하게 하고, 생각이 많으면 신(神)을 크게 손상시킨다. 정신이 피로하면 마음도 지치기 쉬우며, 기가 약하면 병이 따라 온다. 지나치게 슬퍼하고 기뻐하지 말며, 음식은 늘 적당히 먹어야 한다. 밤에 취하는 것을 재삼 막아야 하고, 첫째 경계할 것은 새벽에 성내는 것이다. 해시(亥時, 21~23시)가 되어 잠자리에 들 때 천고(天鼓)를 울리고, 인시(寅時, 3~5시)에 일어나서 침으로 입안을 가셔서 삼킨다. 그러면 요사(妖邪)가 침범하지 못할 것이며, 정기가 자연히 몸에 충족될 것이다. 만약 여러 가지 병에 걸리지 않으려면 늘 오신(五辛)⑨을 절제해서 먹어야 한다. 그리고 정신을 편안히 하여 마음을 기쁘게 하며, 기를 아껴 조화롭고 순일함을 유지해야 한다. 오래 살고 빨리 죽는 것을 두고 운명을 논하지 말라. 수행은 본디 사람에게 있는 것이다. 만약 이 도리를 잘 지킨다면 평온한 가운데 진기(眞氣)가 생겨날 것이다"라고 하였다. ❹ 상진자(常眞子)의 「양생문(養生文)」에서는 "술을 많이 마시면 혈기가 모두 문란해지며, 담박한 음식을 먹으면 신혼(神魂)이 자연히 안정된다. 밤에 양치하는 것이 아침에 양치하는 것보다 나으며, 밤참을 먹는 것은 새벽밥을 먹는 것만 못하다. 이명(耳鳴)이 있으면 곧 신기(腎氣)를 보해야 하며, 눈이 어두우면 반드시 간(肝)을 치료해야 한다. 물을 절제하여 마시면 자연히 비장이 건전해지고, 사색을 적게 하면 반드시 정신이 안정된다. 땀이 났을 때 바람을 쏘이지 말며, 빈속에 차를 마시지 말아야 한다"라고 하였다. ❺ 동원(東垣)⑩의 「생언잠(省言箴)」에서는 "기(氣)는 곧 신(神)의 할아버지이며, 정(精)은 기(氣)의 아들이다. 기는 정과 신의 근본이니, 크도다! 기를 쌓아서 정을 이루고, 정을 쌓아서 신을 온전하게 하는 것이니, 반드시 맑고 고요히 하면서 도로써 운용하면 천상의 경지에 든 사람이 될 것이다. 도를 지닌 사람이라야 할 수 있는 일이니, 나는 어떠한 사람인가? 마땅히 말이나 줄일 뿐이다"(『脾胃論·省言箴』)라고 하였다. ❻ 단계(丹溪)의 「음식잠(飮食箴)」에서는 "사람 몸이 귀중한

⑬ 칠성보(七星步) : 제사를 지낼 때 星斗를 禮拜하는 걸음걸이나 동작. 步罡踏斗, 禹步라고도 한다.

① "孫眞人養生銘曰……"은 『醫方類聚·卷二百一·養性門』의 『朱氏集驗方』에 나오는 내용이다. 『醫說』·『三元參贊延壽書』·『遵生八牋』과 똑같이 글자가 다르다.*

② 因 : 『醫說』(1224년)·『三元參贊延壽書』(1291년)·『遵生八牋』(1591년)에는 '縈'자로 되어 있다.*

③ 常 : 『醫說』·『三元參贊延壽書』·『遵生八牋』에는 '當'자로 되어 있다.*

④ 天 : 『醫說』·『三元參贊延壽書』·『遵生八牋』에는 '雲'자로 되어 있다.*

⑤ 常須 : 『醫說』에는 '嘗當', 『三元參贊延壽書』·『遵生八牋』에는 '常當'으로 되어 있다.*

⑥ '氣乃神之祖, 精乃氣之子'는 道家에서 나온 말이다. 『脾胃論』에만 나오는 내용이다. (『金元四大家醫學全書(上)』 p.717)*

⑦ 경양종(景陽鍾) : 南齊의 武帝가 파루 소리를 듣기 위해 景陽樓에 달았다는 鍾.

⑧ 육백(六白) : 치아, 눈의 흰자위, 피부, 백발, 손톱, 발톱 등 몸의 흰 부분을 말한다.

⑨ 오신(五辛) : 다섯 가지 매운 채소. 마늘[蒜]·파[葱]·생강[薑]·겨자[芥]·여뀌[蓼].

⑩ 동원(東垣) : 許浚이 「歷代醫方」에서 밝힌 『東垣十書』를 가리키는 것이겠으나 이 책에서는 모두 李杲의 號로 보아 책 표시를 달지 않았다. 이는 '일러두기'에서 밝힌 바대로, 다른 사람의 경우에도 마찬가지로 인명이나 호를 이용하여 책이름으로 쓴 경우는 모두 책 표시를 달지 않는다.

丹溪色慾箴曰，惟人之生，與天地參，坤道成女，乾道成男．配爲夫婦，生育攸寄，血氣方剛，惟其時矣．成之以禮，接之以時，父子之親，其要在玆．睠彼昧者，徇情縱慾，惟恐不及，濟以燥毒．氣陽血陰，人身之神，陰平陽秘，我體長春．血氣幾何，而不自惜，我之所生，翻爲我賊．女之耽兮，其慾實多．閨房之肅，門庭之和．士之耽兮，其家自廢．卽喪厥德，此身亦悴．遠彼帷薄，放心乃收，飮食甘味，身安病瘳．

것은 부모에게서 물려받은 몸이기 때문이다. 입 때문에 몸을 상하는 사람이 세상에 그득하다. 사람이 이 몸을 지님에 기갈(飢渴)이 연거푸 일어나니, 이에 음식을 만들어 그 삶을 이어 나간다. 저 우매한 사람을 보면 구미에 따라 오미를 지나치게 섭취하니 병이 벌떼처럼 일어난다. 병이 생기는 것은 그 기미가 지극히 미소하다. 군침이 돌아 이끄는 대로 먹다보면 문득 생각지도 못한 사이에 병이 생기게 된다. 음식을 전혀 먹지 못하게 되니, 부모에게 근심을 끼치고, 의사를 찾고 기도를 드리는 등 온갖 짓을 다 하게 된다. 산야의 빈천한 사람들은 담박한 음식에 익숙하고, 동작을 쉬지 않으니 그 몸이 또한 편하다. 다 같은 기운과 체격을 타고 났으되 유독 나만 병이 많은가 하고 뉘우치는 마음이 한번 싹트면 티끌이 걷히고 마음의 거울이 깨끗해진다. 그러므로 '음식을 조절하라'는 것은 『주역(周易)』(「頤卦」)의 상사(象辭)이고, '조그마한 입을 기르려다 큰 몸을 해친다'는 것은 『맹자(孟子)』(「告子章句上」)의 가르침이다. 입은 병을 생기게 할 뿐 아니라 너의 덕까지 망칠 수도 있으니, 입을 병마개처럼 막아 탈이 없게 하라"라고 하였다. ❼ 단계(丹溪)의 「색욕잠(色慾箴)」에서는 "오직 사람의 생이 천지와 어우러져 유순한 도[坤道]는 여자를 이루고, 강건한 도[乾道]는 남자를 이룬다. 남녀가 짝을 지어 부부가 되면 생육의 임무가 맡겨지니, 혈기가 왕성할 때가 바로 그 때이다. 예(禮)에 따라 결혼하여 교접을 때에 맞추어 한다면 부모 자식이 서로 친애하는 정은 바로 여기에서 나오는 것이다. 그런데 저 우매한 자들을 보니 감정에 따라 욕정을 부려서 오직 만족하지 못할까 두려워하여 조독(燥毒)이 있는 최음제를 쓰고 있다. 기(氣)는 양(陽)이고 혈(血)은 음(陰)인데, 인신(人身)의 신(神)은 음이 평안하고 양이 간직되어야 몸이 오랫동안 젊음을 유지할 수 있다. 혈기가 얼마나 되기에 스스로 아끼지 않고, 내 몸을 살아가게 하는 정(精)으로 도리어 내 몸을 해치는 적(賊)이 되게 하는가? 여자가 탐함이여, 그 욕심은 실로 크도다. 여자가 정숙해야 집안이 화합할 것이다. 남자가 탐함이여, 그 집은 저절로 망하게 되도다. 덕을 잃을 뿐 아니라 몸도 여위게 된다. 색욕[帷薄]①을 멀리하면 음탕한 마음이 없어지며, 음식이 달아 몸도 편안해지고 병도 낫는다"라고 하였다.

27 養性延年藥餌 ● 瓊玉膏·三精丸·延年益壽不老丹·五老還童丹·延齡固本丹·斑龍丸·二黃元·玄菟固本丸·固本酒，皆能延年益壽．

27 성을 길러 수명을 늘여주는 약[養性延年藥餌] ● 경옥고(瓊玉膏)(➡方藥合編·上61)·삼정환(三精丸)·연년익수불로단(延年益壽不老丹)·오로환동단(五老還童丹)·연령고본단(延齡固本丹)·반룡환(斑龍丸)(➡方藥合編·上62)·이황원(二黃元)·현토고본환(玄菟固本丸)·고본주(固本酒) 등은 모두 수명을 늘여줄 수 있는 것들이다.

• 瓊玉膏 ● 塡精補髓，調眞養性，返老還童，補百損，除百病，萬神俱足，五藏盈溢，髮白復黑，齒落更生，行如奔馬．日進數服，終日不飢渴，功效不可盡述．一料分五劑，可救癱瘓五人．一料分十劑，可救勞瘵十人．若二十七歲服起，壽可至三百六十．若六十四歲服起，壽可至五百年．生地黃十六斤搗絞取汁，人參細末二十四兩，白茯苓細末四十八兩，白蜜煉去滓十斤．右和匀，入磁缸內，以油紙五重，厚布一重，緊封缸口．置銅鍋內，水中懸胎，令缸口出水上，以桑柴火煮三晝夜．如鍋內水減，則用

경옥고(瓊玉膏) ● 정(精)을 채우고 수(髓)를 보해 주며, 진기(眞氣)를 고르게 하고 양성(養性)을 도우며, 노인을 젊어지게 하고, 모든 허손증(虛損證)②을 보하며, 온갖 병을 낫게 한다. 또한 정신이 좋아지고 오장이 충실해지며, 백발이 다시 검어지고 빠진 이가 다시 나오며, 걸음걸이가 뛰는 말과 같아지도록 해준다. 하루에 수차례 먹으면 종일토록 배고프거나 갈증이 나지 않는 등 이 약의 효능은 이루 다 말할 수 없다. 한 제를 다섯 몫으로 나누어 쓰면 탄탄(癱瘓)③ 환자 5명을 치료할 수 있고, 한 제를 열 몫으로 나누어 쓰면 노채(癆瘵)④ 환자 10명을 치료할 수 있다. 만약 이 약을 27세부터 먹기 시작하면 360까지 살 수 있고, 만약 64세부터 먹기 시작하면 500까지 살 수 있다. ○ 생지황 16근(짓찧어 즙을 낸다), 인삼(곱게 가루낸 것) 24냥, 백복령(곱게 가루낸 것) 48냥, 백밀(졸여서 찌꺼기를 제거한 것) 10근. ○ 위의 약들을 한데 고루 섞어 사기항아리에 넣고 기름종이로 다섯 겹, 두꺼운 베로 다시 한 겹 하여 입구를 단단히 싸서 봉한다. 이것을 구리솥 안에 넣고 물 위에 띄워 놓되 항아리의 입구는 물 위로 나오게 한 다음 뽕나무장작으로 3일 주야로 불을 땐다. 만약 솥 안의 물이 줄어들면 뜨거운 물을 더 붓는다. 날짜를

① 帷薄 : 휘장과 발. 引伸하여 남녀의 合歡.
② 허손증(虛損證) : 虛勞證을 달리 이르는 말로, 몸의 정기와 기혈이 부족해진 병증.
③ 탄탄(癱瘓) : 중풍으로 팔다리를 쓰지 못하는 증. 왼쪽을 쓰지 못하는 것이 癱이고, 오른쪽을 쓰지 못하는 것이 瘓이다.
④ 노채(癆瘵·勞瘵) : 勞瘵蟲(결핵균)이 폐에 침입하여 생긴 전염성을 띤 만성 소모성 질병.

煖水添之. 日滿取出, 再用蠟紙緊封缸口. 納井中浸一晝夜, 取出再入舊湯內煮一晝夜, 以出水氣, 乃取出. 先用少許, 祭天地神祇. 然後每取一二匙, 溫酒調服, 不飮酒, 白湯下, 日進二三服. 如遇夏熱, 置陰涼處, 或藏氷中, 或埋地中, 須於不聞雞犬聲幽淨處, 不令婦人喪服人見之. 製時終始勿犯鐵器. 服時忌食葱·蒜·蘿蔔·醋酸等物. 『入門』 ◉ 衛生方生地黃八斤, 人參三十二兩, 白茯苓二十四兩, 白蜜五斤. ◉ 本朝永樂中, 太醫院會議, 加天門冬·麥門冬·地骨皮各八兩, 進御服食, 賜號益壽永眞膏.

채운 다음 꺼내 다시 밀랍을 먹인 종이로 입구를 단단히 싸서 봉한다. 이것을 우물 속에 주야로 하루 동안 담가 두었다가 꺼내 다시 먼저 끓이던 물에 넣고 주야로 하루 동안 달여 물기를 졸인 다음 꺼낸다. 먼저 조금 떼어내 천지신명께 제사를 지낸다. 그런 다음 매번 한두 숟가락씩 데운 술에 타 먹는데, 술을 마시지 않으면 끓인 물로 하루에 두세 번씩 먹는다. 만약 여름철 더울 때라면 서늘한 곳이나 얼음 속, 또는 땅속에 파묻어 저장하고, 반드시 닭과 개소리가 들리지 않는 조용한 곳에 두고, 여자나 상복 입은 사람이 보지 못하도록 한다. 약을 만들 때는 처음부터 끝까지 무쇠그릇을 쓰지 말아야 한다. 먹을 때는 파·마늘·무·식초 등을 금해야 한다. 『입문』(「雜病用藥賦·虛類·提綱」) ◉ 『위생방(衛生方)』에서는 "생지황 8근, 인삼 32냥, 백복령 24냥, 백밀 5근을 쓴다"라고 하였다. ◉ 영락(永樂)① 황제 때 태의원(太醫院) 회의에서 천문동·맥문동·지골피를 각각 8냥씩 가하여 황제에게 올려 드시게 하였더니, 황제가 익수영진고(益壽永眞膏)란 이름을 내려주었다.(➡方藥合編·上61)

• 三精丸 ◉ 久服, 輕身, 延年益壽, 面如童子. 蒼朮 天之精. ·地骨皮 地之精. 各淨末一斤, 黑桑椹 人之精. 取二十斤. 揉爛, 入絹袋內絞取汁, 去滓, 將兩藥末投汁內, 調勻, 入罐內密封口. 閣於棚上, 晝採日精, 夜採月華, 直待自然煎乾. 方取爲末, 蜜丸小豆大. 每十丸酒湯任下. 『入門』

삼정환(三精丸) ◉ 오랫동안 먹으면 몸이 가벼워지고 오래 살게 되며, 얼굴이 어린 아이처럼 된다. ○ 창출 천(天)의 정(精)이다. ·지골피 지(地)의 정(精)이다. 깨끗하게 가루낸 것으로 각각 1근, 익은 오디 인(人)의 정(精)이다. 20근. ○ 오디를 주물러서 으깬 것을 명주 자루에 넣고 즙을 짜낸 다음 찌꺼기를 제거하고 앞의 두 가지 약가루를 즙에 넣고 고루 반죽하여 항아리에 넣고 입구를 밀봉한다. 이것을 시렁 위에 얹어 낮에는 햇빛을 받게 하고 밤에는 달빛을 받게 하면서 자연히 마르게 한다. 이것을 가루내어 꿀로 반죽한 다음 팥알만 하게 환을 만든다. 매번 10환씩 술이나 끓인 물로 먹는다. 『입문』(「雜病用藥賦·濕類·提綱」)

• 延年益壽不老丹 ◉ 何首烏赤色四兩, 白色四兩, 合八兩, 米泔浸軟, 以竹刀刮去皮, 切作片, 黑豆煎汁浸透, 陰乾, 却用甘草汁拌, 晒乾搗末, 不許蒸熟, 地骨皮酒洗晒乾, 白茯苓酒洗晒乾, 各五兩, 生乾地黃酒浸一宿晒乾, 熟地黃酒洗晒乾, 天門冬酒浸三時去心晒乾, 麥門冬酒浸三時去心晒乾, 人參去蘆, 各三兩. 右細末, 煉蜜和丸梧子大. 溫酒下三五十丸. 此藥千益百補, 服之十日或一月, 自己知爲別等人, 常服功效難盡言. 實呂祖之初梯. 『必用方』②

연년익수불로단(延年益壽不老丹) ◉ 하수오 붉은 것 4냥, 하수오 흰 것 4냥, 합하여 8냥(쌀뜨물에 담가서 부드럽게 되면 대칼로 껍질을 제거하고 썰어서 검은콩을 달인 물에 담갔다가 물이 스며들면 그늘에서 말린 다음 다시 감초즙에 버무려 햇볕에 말려 짓찧어 가루내되 찌지는 말아야 한다), 지골피(술에 씻어서 햇볕에 말린 것)·백복령(술에 씻어서 햇볕에 말린 것) 각각 5냥, 생건지황(술에 하룻밤 담갔다가 햇볕에 말린 것)·숙지황(술에 씻어서 햇볕에 말린 것)·천문동(술에 6시간 담갔다가 심을 제거하고 햇볕에 말린 것)·맥문동(술에 6시간 담갔다가 심을 제거하고 햇볕에 말린 것)·인삼(노두를 제거한 것) 각각 3냥. ○ 위의 약들을 곱게 가루내어 졸인 꿀[煉蜜]로 반죽한 다음 벽오동씨만 하게 환을 만든다. 데운 술로 30~50환씩 먹는다. 이 약은 천 가지 백 가지로 몸을 보익해 주는데, 열흘에서 한달 동안 먹으면 스스로 자기 몸이 다른 사람처럼 되었다는 것을 알 수 있고, 늘 먹으면 그 효과는 이루 다 말할 수 없다. 여조(呂祖)③가 신선 공부를 시작할 때 쓰던 약이다. 『필용방』

• 遐齡萬壽丹 ◉ 詩曰, 遐齡萬壽丹, 服食魂魄安. 養藥雞抱卵, 日期要周全. 修合室深宜, 一切人勿觀. 甲子庚申夜, 爲丸不見天. 一還增六十, 二還百卄年. 服藥非凡骨, 壽同天地間. 秘之深秘之, 玄之又更玄. 茯神·赤石脂·川椒微炒出汗, 各一兩, 朱砂細硏水飛, 乳香燈心同硏, 各一兩,

하령만수단(遐齡萬壽丹)④ ◉ 시(詩)에서 "하령만수단, 먹어보면 혼백이 안정된다네. 약을 품을 때는 암탉이 알을 품듯이, 정한 기일을 다 채워야 하네. 약을 만들 때는 은밀한 곳에서 하여, 일절 사람이 보지 못하게 해야 한다네. 갑자일(甲子日)이나 경신일(庚申日) 밤에, 환을 짓는데 하늘에 드러내지 않아야 하네. 한 번에 60년이 늘어나고, 두 번에 120년이 늘어난다네. 이 약을 먹으면 비범한 골격을 이루고, 수명은 천지와 같아진다네. 신비롭고도 신비로우며, 현묘하고도 현묘하다네"라고 하였다. ○ 복신·적석지·천초(진이 나게 약간 볶은 것) 각각 1냥, 주사(곱게 가루내어 수비⑤한 것)와 유향(등심초와 같이 간 것) 각각 1냥을 따로 가루낸

---

① 영락(永樂) : 明·太宗(成祖) 때의 연호. 1403~1424년.
② 延年益壽不老丹은 『醫家必用』에 나온다.*
③ 여조(呂祖) : 唐·呂洞賓. 속칭 八仙의 하나. 저서로 『呂祖全書』가 있다.
④ 丹溪의 책에 먼저 나오는 처방인데, 가결이 다르다. 許浚은 丹溪의 것을 취하였다. 『萬病回春』에서는 머리 검어지는 약에다 배열하였지만, 丹溪는 보익하는 약으로 보았기 때문이다. (『對譯萬病回春』 p.607)*

別爲末. 用雞卵二箇, 去淸黃, 只將朱砂·乳香, 各裝一卵內, 用紙糊七重, 以靑絹袋盛之, 令精壯婦人懷於肚上, 常令溫煖. 朱砂懷三十五日, 乳香懷四十九日, 取出, 再硏前三味藥, 亦爲細末, 和勻, 以蒸棗肉和丸菉豆大. 每日空心溫酒呑下三十丸. 或人參湯下. 一月外, 加至四十丸. 以甲子·庚申之夜幽靜處修合, 忌婦人雞犬見之. 『丹溪心法』 ◉ 回春, 一名五老還童丹.

다. 계란 2개(흰자위와 노른자위를 다 제거한 것)의 껍질 속에 주사와 유향만을 따로 넣고 종이로 7겹 발라 푸른 비단 주머니에 넣어서 정력이 왕성한 부인으로 하여금 배 위에 품게 하여 늘 따뜻하게 해 준다. 주사는 35일 동안, 유향은 49일 동안 품었다가 꺼내 다시 앞의 세 가지 약을 갈아서 곱게 가루낸 다음 고루 섞어서 찐 대추살로 반죽하여 녹두알만 하게 환을 만든다. 매일 빈속에 데운 술로 30환씩 먹는다. 혹은 인삼을 달인 물로 먹기도 한다. 한달 후에는 양을 더 늘려 40환까지 먹는다. 갑자일이나 경신일 밤에 조용한 곳에서 환을 만들되 부인이나 닭·개가 보지 못하도록 한다. 『단계심법』 ◉ 『회춘(回春)』에서는 오로환동단(五老還童丹)이라고 하였다.

• 延齡固本丹 ◉ 治諸虛百損, 中年陽事不擧, 未至五十, 鬚髮先白. 服至半月, 陽事雄壯, 至一月, 顔如童子, 目視十里. 服至三月, 白髮還黑, 久服神氣不衰, 身體輕健, 可升仙位. 兎絲子酒製, 肉蓯蓉酒洗, 各四兩, 天門冬·麥門冬·生地黃·熟地黃並酒製, 山藥·牛膝酒洗, 杜仲薑汁炒, 巴戟酒浸去心, 枸杞子·山茱萸酒蒸去核, 白茯苓·五味子·人參·木香·柏子仁各二兩, 覆盆子·車前子·地骨皮各一兩半, 石菖蒲·川椒·遠志·甘草水浸薑汁炒·澤瀉各一兩. 右細末, 酒煮稀麪糊和丸梧子大. 空心溫酒八十丸. 婦人加當歸·赤石脂各一兩. 忌食蘿葍·葱·蒜·牛肉·醋酸物·飴糖·羊肉. 『回春』

연령고본단(延齡固本丹)① ◉ 온갖 허증(虛證)②과 허손증(虛損證), 중년의 양사(陽事)③ 부전, 50세 이전에 수염과 머리털이 세는 증상을 치료한다. 이 약을 보름만 먹으면 남성의 성기능이 왕성해지고, 한달을 계속해서 먹으면 얼굴이 동자처럼 펴지고 눈은 10리 밖을 볼 수 있다. 석 달 동안 먹으면 백발이 다시 검어지고, 장복하면 신기(神氣)④가 쇠약해지지 않으며, 몸이 가뿐해지고 건강해져서 신선의 경지에 오를 수 있다. ○ 토사자(술로 법제한 것)·육종용(술로 씻은 것) 각각 4냥, 천문동·맥문동·생지황·숙지황(모두 술로 법제한 것), 산약·우슬(술로 씻은 것)·두충(생강즙에 축여 볶은 것)·파극(술에 담갔다가 심을 제거한 것)·구기자·산수유(술에 쪄서 씨를 제거한 것)·백복령·오미자·인삼·목향·백자인 각각 2냥, 복분자·차전자·지골피 각각 1냥 반, 석창포·천초·원지·감초(물에 담갔다가 생강즙에 축여 볶은 것)·택사 각각 1냥. ○ 위의 약들을 곱게 가루내어 술을 넣고 쑨 묽은 밀가루풀로 반죽한 다음 벽오동씨만 하게 환을 만든다. 빈속에 데운 술로 80환씩 먹는다. 부인에게 쓸 때는 당귀와 적석지를 각각 1냥씩 가하여 쓴다. 무·파·마늘·쇠고기·식초·엿·양고기 등은 먹지 말아야 한다. 『회춘』(「補益」)

• 斑龍丸 ◉ 常服延年益壽. 鹿角膠·鹿角霜·兎絲子·柏子仁·熟地黃各八兩, 白茯苓·破故紙各四兩. 右磨爲細末, 酒煮米糊和丸, 或以鹿角膠入好酒烊化和丸梧子大. 薑鹽湯下五十丸. 昔蜀中有一老人, 貨此藥於市, 自云, 壽三百八十歲矣. 每歌曰, 尾閭不禁滄海竭, 九轉金丹都謾說. 惟有斑龍頂上珠, 能補玉堂關下血. 有學其道者, 傳得此方, 彼老人化爲白鶴飛去, 不知所終. 『正傳』

반룡환(斑龍丸) ◉ 늘 먹으면 오래 살 수 있다. ○ 녹각교·녹각상·토사자·백자인·숙지황 각각 8냥, 백복령·파고지 각각 4냥. ○ 위의 약들을 갈아 곱게 가루내어 술을 넣고 쑨 쌀풀로 반죽한 다음 환을 만들거나 녹각교를 좋은 술에 넣고 끓여 녹인 것으로 반죽한 다음 벽오동씨만 하게 환을 만든다. 생강과 소금을 끓인 물로 50환씩 먹는다. ○ 옛날 촉(蜀)나라에 한 노인이 있었는데, 이 약을 시장에서 팔 때마다 "내가 380살이다"라고 하면서 늘 다음과 같은 노래를 읊었다. "미려관(尾閭關)⑤을 막지 못하면 창해(滄海)⑥라도 말라버리니, 구전금단(九轉金丹)⑦ 있다는 말도 다 헛된 말이라네. 오직 반룡(斑龍, 사슴) 머리 위의 구슬[頂上珠, 녹용이나 녹각]만이 능히 옥당(玉堂)⑧을 보하여 하혈(下血)을 막아준다네." 그 방법을 배운 사람들이 있어서 이 처방을 전해 받았는데, 그 노인은 백학이 되어 날아가서 그 종적을 알 수 없었다. 『정전』(➡方藥合編·上62)

---

⑤ 수비(水飛) : 약을 아주 곱게 가루를 내는 방법의 하나. 대체로 광물성 약재에 물을 넣고 갈아 물을 휘저은 다음 그 웃물만을 다른 그릇에 따라 물에 떴던 고운 가루가 밑에 가라앉게 한다. 이것을 말려 약으로 쓴다.

① 『東醫寶鑑』에서는 앞뒤 문장을 조합하고 정리하여 주치증을 옮겨 쓰고 있다. 토사자의 양을 4냥으로 증량한 것이 특이하다. 토사자는 『神農本草經』에도 적혀 있듯이 우리나라에서 나는 특산약이다. (『對譯萬病回春』 p.442)*

② 허증(虛證) : 기혈이 부족하거나 장부가 허손되어 기능이 약해진 증. 곧 正氣가 부족하여 몸의 저항력과 생리적 기능이 약해진 증.

③ 양사(陽事) : 남자의 성생활 또는 성기능을 말한다.

④ 신기(神氣) : 생명활동의 원동력을 말한다.

⑤ 미려관(尾閭關) : 尾閭는 원래 바닷물이 빠져 나가는 곳의 뜻인데, 인체에서는 後三關의 하나인 太玄關, 穀道處를 말한다.

⑥ 창해(滄海) : 大海. 여기에서는 人體의 精氣를 뜻함.

⑦ 구전금단(九轉金丹) : 九轉丹. 道敎에서 이르는 것으로, 9차례 製鍊하여 뽑아낸 丹藥인데, 이것을 복용하면 신선이 된다고 한다.

⑧ 옥당(玉堂) : 右腎을 가리킨다. "右腎은 玉堂이고, 左腎은 命門이다.(右腎者, 玉堂也. 左腎者, 命門也.)"(『道樞·太白還丹篇』)

• 人參固本丸 ◉ 一名二黃元. 夫人心藏血, 腎藏精. 精血充實, 則鬚髮不白, 顔貌不衰, 延年益壽. 藥之滋補, 無出於生熟二地黃, 世人徒知服二地黃, 而不知服二門冬爲引也. 蓋生地黃, 能生心血, 用麥門冬引入所生之地. 熟地黃, 能補腎精, 用天門冬引入所補之地. 四味互相爲用, 又以人參爲通心氣之主. 天門冬去心薑汁浸二日酒浸二日, 麥門冬去心酒浸二日泔浸三日, 生乾地黃·熟地黃並酒浸各二兩. 右以石磨磨如泥, 或爛搗, 以杏仁湯化開, 漉淨渣, 又磨淨盡, 如澄小粉之法, 撇去上面水, 取藥粉晒乾. 乃入人參末一兩, 煉蜜和丸梧子大. 每取五七十丸, 溫酒鹽湯任下. 忌蘿葍·葱·蒜.① 『必用方』

인삼고본환(人參固本丸) ◉ 일명 이황원(二黃元)이라고 한다. 대체로 사람의 심장(心臟)은 혈(血)을 저장하고, 신장(腎臟)은 정(精)을 저장한다. 정(精)과 혈(血)이 충실하면 수염과 머리털이 세지 않고, 얼굴빛이 쇠하지 않으며 오래 산다. 약을 먹어 보양하려면 생지황과 숙지황을 벗어나지 않으나 세상 사람들은 생지황과 숙지황만 먹을 줄 알고 천문동과 맥문동으로 약기운을 이끌어가게 할 줄은 모른다. 대개 생지황은 심혈(心血)을 생기게 하는데, 맥문동을 써서 약기운을 심혈을 생기게 하는 곳까지 이끌어주어야 한다. 그리고 숙지황은 신정(腎精)을 보하는데, 천문동을 써서 신정을 보하는 곳까지 이끌어주어야 한다. 이렇게 네 가지 약은 상호작용하는데, 또 인삼으로 심기(心氣)를 통하게 하는 주약(主藥)으로 삼는다. ○ 천문동(심을 제거하고 생강즙에 2일 동안 담갔다가 또 술에 2일 동안 담근다)·맥문동(심을 제거하고 술에 2일 동안 담갔다가 쌀뜨물에 3일 동안 담근다)·생건지황·숙지황(둘 다 술에 담근다) 각각 2냥. ○ 위의 약들을 맷돌로 진흙같이 갈거나 절구로 빻아 행인을 달인 물에 풀어서 깨끗이 거른 다음 찌꺼기를 다시 갈아서 거르고, 소분(小粉)②을 가라앉히는 것처럼 가라앉혀서 웃물을 버리고 햇볕에 말린다. 여기에 인삼가루 1냥을 더 넣어 꿀물로 반죽한 다음 벽오동씨만 하게 환을 만든다. 매번 50~70환씩 데운 술이나 소금을 넣고 끓인 물로 먹는다. 무·파·마늘을 금한다. 『필용방』

• 玄菟固本丸 ◉ 治同上. 兎絲子酒製, 熟地黃·生乾地黃並酒浸焙, 天門冬·麥門冬並酒浸去心, 五味子·茯神各四兩, 山藥微炒三兩, 蓮肉·人參·枸杞子各二兩. 右末, 蜜丸梧子大. 每取八九十丸, 溫酒或鹽湯任下. 『心法』

현토고본환(玄菟固本丸) ◉ 주치증은 위와 같다. ○ 토사자(술로 법제한 것)·숙지황·생건지황(둘 다 술에 담갔다가 약한 불기운에 말린다)·천문동·맥문동(둘 다 술에 담갔다가 심을 제거한 것)·오미자·복신 각각 4냥, 산약(약간 볶은 것) 3냥, 연육·인삼·구기자 각각 2냥. ○ 위의 약들을 가루내어 꿀로 반죽한 다음 벽오동씨만 하게 환을 만든다. 매번 80~90환씩 데운 술이나 소금을 넣고 끓인 물로 먹는다. 『심법』

• 固本酒 ◉ 治勞補虛, 益壽延年, 烏鬚髮, 美容顔. 生乾地黃·熟地黃·天門冬·麥門冬並去心·白茯苓各二兩, 人參一兩. 右剉, 用磁缸盛好酒十壺, 浸藥三日, 文武火煮一二時, 以酒黑色爲度. 空心服三五盃. 『衛生篇』

고본주(固本酒) ◉ 노(勞)③를 치료하고 허(虛)한 것을 보하여 오래 살게 하며, 수염과 머리털을 검게 하고 얼굴빛을 좋게 한다. ○ 생건지황·숙지황·천문동·맥문동(다 심을 제거한다)·백복령 각각 2냥, 인삼 1냥. ○ 위의 약들을 썰어서 사기 항아리에 좋은 술 10병을 채우고, 3일 동안 담가 두었다가 약하지도 세지도 않은 불[文武火]④에 2~4시간 달여 술빛이 거멓게 되도록 한다. 빈속에 3~5잔을 마신다. 『위생편』

• 烏鬚酒 ◉ 治同上. 黃米三斗, 麥門冬八兩, 生地黃·何首烏各四兩, 天門冬·熟地黃·枸杞子·牛膝·當歸各二兩, 人參一兩. 右爲末, 入好麴拌飯, 如常釀法, 待酒熟, 榨出取淸. 每日淸晨飮一二盃, 微醺爲度. 忌白酒·蘿葍·葱·蒜·牛肉. 黃米, 卽粘黍, 米色黃也.⑤ 『回春』

오수주(烏鬚酒) ◉ 주치증은 위와 같다. ○ 황미 3말, 맥문동 8냥, 생지황·하수오 각각 4냥, 천문동·숙지황·구기자·우슬·당귀 각각 2냥, 인삼 1냥. ○ 위의 약들을 가루내어 좋은 누룩과 함께 황미밥에 섞은 다음 보통 술을 빚는 것처럼 하여 술이 된 후에 맑은 것만 뜬다. 매일 이른 새벽에 1~2잔씩 마셔 조금 취할 정도가 되도록 한다. 소주·무·파·마늘·쇠고기를 먹지 말아야 한다. 황미는 곧 찰기장쌀인데, 쌀빛이 누른 것이다. 『회춘』(「鬚髮·烏鬚酒方」)

28 單方 ❶ 只取一味, 或作丸, 或作末, 或煎湯服. 或丸或末, 每服二錢. 煎湯則每五錢. ❷ 凡二十三種.

28 단방(單方) ❶ 단지 한 가지 약재만을 가지고 환을 만들거나 가루를 내거나 달여 먹는다. 환이나 가루약으로 먹을 때는 매번 2돈씩 먹는다. 달여 먹을 때는 매번 5돈씩 쓴다. ❷ 모두 23종이다.

• 黃精 ◉ 久服, 輕身駐顔, 不老不

황정(黃精, 둥굴레 뿌리) ▸887 ◉ 오랫동안 복용하면 몸이 가뿐해지고 얼굴빛이 시

---

① 『醫方類聚·卷百五十·諸虛門』에서 『簡易方』의 '葉氏人蔘固本丸(二黃元)'을 인용하였고, 처방과 복용법은 『醫家必用』에서 인용하였다.*
② 소분(小粉) : 벼과에 속하는 밀의 小麥麩를 씻어서 기울을 건져 낸 후에 가라앉힌 침전물로, 맛과 성질은 달고 서늘하며, 효능은 補中益氣하고 腫毒을 삭인다.
③ 노(勞) : 損이 더 심해진 것.
④ 文武火 : 文火는 화력이 작고 약한 것이며, 武火는 화력이 크고 맹렬한 것이다.
⑤ '黃米, 卽粘黍, 米色黃也.'는 『東醫寶鑑』에서 첨가한 것이다. 주석에 해당한다. (『對譯萬病回春』 p.606)*

飢. 根莖花實皆可服之. 採根, 先用滾水綽[掉]去苦汁, 九蒸九曝食之. 或陰乾搗末, 每日淨水調服, 忌食梅實. 『本草』

들지 않으며, 늙지 않고 배가 고프지 않다. 뿌리·줄기·꽃·열매를 다 먹을 수 있다. 뿌리를 캐서 먼저 세게 흐르는 물에 담가 쓴맛을 뺀 다음 아홉 번 찌고 햇볕에 아홉 번 말려[九蒸九曝] 먹는다. 혹은 그늘에서 말려 가루낸 다음 날마다 깨끗한 물에 타서 복용하는데, 약을 먹을 때는 매실을 먹지 말아야 한다. 『본초』

• 菖蒲 ● 輕身, 延年不老. 取根, 泔浸一宿, 曝乾搗末, 以糯米粥入煉蜜和丸梧子大. 酒飮任下, 朝服三十丸, 夕服二十丸. 『本草』 ○ 菖蒲酒方, 菖蒲根絞汁五斗, 糯米五斗炊熟, 細麴五斤拌勻, 如常釀法, 酒熟澄清. 久服通神明, 延年益壽. 『入門』

창포(菖蒲, 석창포) ▸ 888 ● 몸이 가뿐해지고 오래 살며 늙지 않게 한다. 뿌리를 캐서 쌀뜨물에 하룻밤 담갔다가 햇볕에 말려 가루낸 것을 찹쌀죽과 함께 졸인 꿀[煉蜜]에 섞어서 반죽한 다음 벽오동씨만 하게 환을 만든다. 술이나 미음으로 먹되 아침에는 30환, 저녁에는 20환을 먹는다. 『본초』 ○ 창포주(菖蒲酒)를 만드는 방법은, 창포 뿌리를 짓찧어 낸 즙 5말, 찹쌀 5말로 지은 밥, 곱게 가루내어 만든 누룩 5근을 함께 고루 섞어서 반죽한 다음 보통 술을 빚는 것처럼 하는데, 술이 익은 다음 맑은 것을 뜬다. 오랫동안 마시면 신명(神明)이 통하고 수명이 늘어난다. 『입문』(「本草分類·食治方」)

• 甘菊花 ● 輕身, 耐老延年. 苗葉花根皆可服. 陰乾搗末, 酒調服, 或蜜丸久服. 『本草』 ○ 菊花酒方, 甘菊花·生地黃·枸杞根皮各五升, 水一石, 煮取汁五斗, 糯米五斗炊熟, 入細麴和勻, 入瓮候熟, 澄清溫服. 壯筋骨, 補髓, 延年益壽. 白菊花尤佳. 『入門』

감국화(甘菊花, 국화) ▸ 889 ● 몸이 가뿐해지고 늙지 않으며 오래 살게 한다. 싹·잎·꽃·뿌리를 다 먹을 수 있다. 그늘에 말린 다음 가루내어 술에 타 먹거나 꿀로 반죽하여 환을 만들어 두고 장복하기도 한다. 『본초』 ○ 국화주(菊花酒)를 만드는 방법은, 감국화·생지황·구기자나무 뿌리껍질[枸杞根皮, 地骨皮] 각각 5되에 물 10말을 붓고 5말이 되도록 달인 것과 찹쌀 5말로 지은 밥을 곱게 가루내어 만든 누룩에 넣어 함께 버무려 항아리에 넣고, 술이 익기를 기다려 맑은 것만을 떠서 데워 먹는다. 그러면 근골이 튼튼해지고 골수를 보하며, 오래 살게 된다. 흰 국화가 더욱 좋다. 『입문』(「本草分類·食治方」)

• 天門冬 ● 久服, 輕身, 延年不飢. 取根去皮心, 擣末和酒服. 或生擣絞汁, 煎爲膏和酒服一二匙. 漢甘始, 太原人, 服天門冬, 在人間三百餘年. 『本草』 ○ 天門冬酒方, 取根, 搗絞汁二斗, 糯米飯二斗, 拌細麴, 如常釀法. 候熟, 取清飮. 乾者, 作末釀之亦可. 忌食鯉魚. 『入門』

천문동(天門冬) ▸ 893 ● 장복하면 몸이 가뿐해지고 오래 살며 배고픈 줄을 모른다. 뿌리를 캐어 겉껍질과 심을 제거하고 가루내어 술에 타 먹는다. 혹은 생것을 짓찧어 즙을 내 달인 다음 고약을 만들어 한두 숟가락씩 술에 타 먹는다. 한(漢)나라 감시(甘始)①는 태원(太原) 사람이었는데, 천문동을 먹고 300여 년이나 살았다고 한다. 『본초』 ○ 천문동주(天門冬酒)를 만드는 방법은, 천문동 뿌리를 짓찧어 낸 즙 2말과 찹쌀밥 2말을 곱게 가루내어 만든 누룩과 함께 섞어서 보통 술을 빚는 것처럼 담근다. 술이 익기를 기다려 맑은 것을 떠서 마신다. 마른 것을 가루내어 술로 빚어 먹는 것도 좋다. 이 약을 먹을 때는 잉어를 먹지 말아야 한다. 『입문』(「本草分類·食治方」)

• 地黃 ● 久服, 輕身不老. 採根, 洗擣絞汁, 煎令稠, 納白蜜更煎, 作丸如梧子. 空心, 酒下三十丸, 日三. 忌葱·蒜·蘿葍, 勿犯鐵器. 『本草』 ○ 地黃酒方, 糯米一斗, 百度洗, 生地黃三斤細切, 同蒸, 拌白麴釀之. 候熟, 取清飮. 『入門』

지황(地黃) ▸ 897 ● 장복하면 몸이 가뿐해지고 늙지 않는다. 뿌리를 캐어 씻어서 짓찧어 즙을 내고, 이것을 달여 걸쭉해지면 꿀을 넣고 다시 달여 벽오동씨만 하게 환을 만든다. 빈속에 술로 30환씩 하루 세 번 먹는다. 파·마늘·무를 금하고, 약을 만들 때 쇠그릇을 쓰지 말아야 한다. 『본초』 ○ 지황주(地黃酒)를 만드는 방법은, 찹쌀 한 말을 100여 번 씻은 것과 생지황 3근을 잘게 썰어 함께 찐 다음 백국(白麴)②을 넣고 버무려 술을 빚는 것처럼 담근다. 술이 익으면 맑은 것을 떠서 마신다. 『입문』

• 朮 ● 煎餌久服, 輕身延年. 一名山精. 神農藥經曰, 必欲長生, 常服山精. 採根, 泔浸去黑皮, 炒搗作末一斤, 入蒸過茯苓八兩, 蜜丸服. 或取汁煎和酒服, 或煎令稠作丸服. 忌桃·李·雀·蛤·葱·蒜·蘿葍. 『本草』 ○ 仙朮湯. 常服, 延年, 明目, 駐顔, 輕身, 不老. 蒼朮十九兩二錢, 棗肉六升,

출(朮, 蒼朮, 삽주 뿌리) ▸ 900 ● 이 약을 달여서 장복하면 몸이 가뿐해지고 오래 산다. 일명 산정(山精)이라고 한다. 『신농약경(神農藥經)』에서는 "반드시 오래 살고 싶거든 늘 산정을 먹어라"라고 하였다. 뿌리를 캐서 쌀뜨물에 담갔다가 검은 겉껍질을 제거하고 볶아서 짓찧어 가루낸 것 1근을 쪄낸 복령 8냥에 섞어서 꿀로 반죽하여 환을 만들어 먹는다. 혹은 즙을 내 달여서 술에 타 먹거나 졸여서 걸쭉해진 것으로 환을 만들어 먹기도 한다. 복숭아·자두·참새고기·조개·파·마늘·무를 먹지 말아야 한다. 『본초』 ○ 선출탕(仙朮湯)을 늘 먹으면 오래 살고 눈이 밝아지며, 얼굴빛이 시들지 않고 몸이 가뿐해지며 늙지 않는다. 창출 19냥 2돈, 대추살 6되,

① 감시(甘始) : 後漢 사람인데, 道術을 좋아하여 음식을 먹지 않았다 함.
② 백국(白麴) : 밀기울로 만든 누룩. 이에 비해 보릿가루로 만든 누룩은 黃麴이라 한다.

杏仁二兩四錢, 乾薑炮五錢, 甘草炙五兩, 白鹽炒十兩. 右細末. 每二錢, 沸湯, 點服空心.『局方』

행인 2냥 4돈, 건강(구운 것) 5돈, 감초(볶은 것) 5냥, 흰 소금(볶은 것) 10냥. 위의 약을 가루낸다. 매번 2돈씩 끓인 물로 빈속에 타 먹는다[點服]①.『국방』

• 兎絲子 ● 久服, 明目, 輕身延年. 酒浸, 曝乾, 蒸之. 如此九次, 搗爲末. 每二錢, 空心, 溫酒調服, 一日二次.『本草』

토사자(兎絲子, 새삼씨) ▸901 ● 장복하면 눈이 밝아지고 몸이 가뿐해지며 오래 산다. 술에 담갔다가 햇볕에 말려서 찐다. 이와 같이 9차례 반복하여 가루낸다. 매번 2돈씩 빈속에 데운 술에 타서 하루 두 번 먹는다.『본초』

• 百草花 ● 主百病, 長生神仙. 取百種草花, 陰乾, 搗末. 和酒服. 亦煮花汁釀酒服之.『本草』

백초화(百草花) ● 온갖 병을 치료하며, 오래 살아 신선처럼 되게 한다. 100가지 풀의 꽃을 따서 그늘에 말려 가루낸다. 이것을 술에 타서 먹는다. 또한 꽃을 달여서 즙을 내 술을 빚어 먹기도 한다.『본초』

• 何首烏 ● 久服, 黑鬚髮, 益精髓, 延年不老. 忌葱·蒜·蘿葍·無鱗魚, 勿犯鐵器.『本草』○ 取根, 米泔浸軟, 竹刀刮去皮, 切作片, 黑豆汁浸透, 陰乾, 却用甘草汁拌, 晒乾擣爲末. 酒服二錢. 或蜜丸服之. ○ 何首烏丸, 延年益壽. 取一斤, 泔浸晒乾切片, 以初男乳汁拌, 晒一二次, 搗末, 棗肉和丸梧子大. 初服二十丸, 日加十丸, 毋過百丸. 空心, 溫酒鹽湯下. 此藥非陽虛甚者, 不可單服.『入門』

하수오(何首烏) ▸1112 ● 장복하면 수염과 머리털이 검어지고 정(精)과 골수(骨髓)가 채워지며 오래 살고 늙지 않는다. 약을 먹을 때 파·마늘·무·비늘 없는 고기를 먹지 말며, 쇠그릇을 쓰지 말아야 한다.『본초』○ 뿌리를 취하여 쌀뜨물에 담갔다가 부드러워지면 대칼로 겉껍질을 제거하고 잘게 썰어서 검은콩을 달인 물이 스며들도록 하여 그늘에 말린다. 이것을 다시 감초를 달인 물로 버무려서 햇볕에 말린 다음 가루낸다. 술로 2돈씩 타 먹는다. 혹은 꿀로 환을 만들어 먹기도 한다. ○ 하수오환(何首烏丸)은 오래 살게 한다. 1근을 쌀뜨물에 담갔다가 햇볕에 말려 잘게 썰어서 첫아들을 낳은 부인의 젖에 버무려 햇볕에 말리기를 한두 번 한다. 이것을 가루내어 대추살로 반죽한 다음 벽오동씨만 하게 환을 만든다. 첫날에는 20환을 먹고, 날마다 10환씩 늘려 먹되 100환 이상은 먹지 말아야 한다. 빈속에 데운 술이나 소금을 넣고 끓인 물로 먹는다. 이 약은 양기(陽氣)가 몹시 허(虛)한 사람이 아니면 한 가지 약으로만 먹어서는 안 된다.『입문』(「雜病用藥賦·虛類」)

• 松脂 ● 久服, 輕身, 不老延年. 煉法, 取松脂七斤, 以桑灰汁一石, 煮三沸, 接置冷水中, 凝, 復煮之, 凡十遍, 色白矣. 服法, 取煉脂搗下篩, 以醇酒和白蜜如餳, 日服一兩.『得效方』○ 服葉法, 取葉細切, 更研. 酒下三錢. 亦可粥飮和服. 亦可以炒黑大豆同搗作末, 溫水調服, 更佳.『俗方』

송지(松脂, 송진) ▸1159 ● 장복하면 몸이 가뿐해지고 늙지 않으며 오래 산다. 달이는 방법은, 송진 7근을 채취하여 뽕나무잿물 10말에 넣고 세 번 끓어오르게 달인 다음 찬물에 넣었다가 엉기면 다시 달이기를 열 번 하면 빛이 희어진다. 복용법은, 달인 송진을 짓찧어 체로 쳐서 좋은 술과 백밀로 반죽한 다음 엿처럼 만들어 하루 1냥을 먹는다.『득효방』○ 솔잎을 먹는 방법은, 솔잎을 따서 잘게 썬 다음 다시 간다. 술로 3돈을 먹는다. 또한 미음에 타 먹을 수도 있다. 또한 볶은 검은콩과 같이 짓찧어 가루낸 다음 따뜻한 물에 타 먹을 수도 있는데, 더욱 좋다.『속방』

• 槐實 ● 久服, 明目, 黑鬚髮, 延年. 槐者, 虛星之精. 十月上巳日, 採子服之, 去百病, 長生.『本草』○ 槐膽丸, 明目, 黑髮, 固齒, 延年. 十月上巳日, 採槐實納陶缸中, 封口鹽泥固濟, 埋背陰墻下, 掘三尺土中. 至臘月初八日取出, 去皮, 取黑子裝在牛膽內, 高懸陰乾, 至次年清明日取出. 每日, 空心, 白湯呑下一粒, 二日二粒, 漸加至十五粒. 以後每日減一粒, 周而復始.『入門』

괴실(槐實, 회화나무 열매) ▸1167 ● 장복하면 눈이 밝아지고 수염과 머리털이 검어지며 오래 산다. 회화나무는 허성(虛星)②의 정기(精氣)를 받는다. 음력 10월 상사일(上巳日)③에 열매를 따먹으면 온갖 병이 없어지고 오래 산다.『본초』○ 괴담환(槐膽丸)은, 눈이 밝아지고 머리털이 검어지며 이가 튼튼해지고 오래 살게 한다. 음력 10월 상사일(上巳日)에 회화나무 열매를 따서 항아리에 넣고 입구를 봉한 다음 소금을 넣고 이긴 진흙[鹽泥]④을 발라서 굳어지면 그늘진 담 아래에 석 자 깊이로 구덩이를 파고 묻는다. 음력 12월 8일에 꺼내어 껍질은 제거하고 검은 씨를 취하여 우담(牛膽) 속에 넣어 그늘에 높이 매달아 말린 다음, 이듬해 청명일(清明日)에 꺼낸다. 날마다 빈속에 끓인 물로 1환씩 먹되, 첫날에는 1환, 다음날에는 2환, 이렇게 점차 양을 늘려서 15환까지 먹는다. 그 다음부터는 날마다 1환씩 줄여서 먹는데, 이렇게 주기가 끝나면 다시 시작한다.『입문』(「外科用藥賦·痔」)

---

① 點服: 약 먹는 방법의 하나로 散劑를 물이나 술 혹은 미음 등에 타서 먹는 것을 말한다. 또한 약을 여러 번에 나누어 조금씩 먹는 것을 말하기도 한다.

② 허성(虛星) : 北方에 자리한 28宿의 하나.

③ 상사일(上巳日) : 매달 上旬의 巳日.

④ 鹽泥: 접착제의 일종. 정제하지 않은 소금에 재와 물을 섞고 쳐대면 끈적끈적해지는데, 이를 진흙에 섞어 접착제로 활용한다.

• 柏葉 ● 久服, 除百病, 延年益壽. 取葉, 陰乾爲末, 蜜丸小豆大, 酒下八十一丸. 服一年延十年命, 二年延二十年命. 忌食雜肉·五辛. 『本草』 ○ 柏葉茶, 取東向柏葉, 置甑中飯上蒸之, 以水淋數過, 陰乾. 每日煎服. 『入門』

백엽(柏葉, 측백나무 잎) ▸ 1175 ● 장복하면 모든 병이 없어지고 오래 산다. 측백잎을 따서 그늘에서 말려 가루낸 다음 꿀로 반죽하여 팥알만 하게 환을 만들어 술로 81환을 먹는다. 1년을 복용하면 10년을 더 살 수 있고, 2년을 복용하면 20년을 더 살 수 있다. 여러 가지 고기와 다섯 가지 매운 채소를 먹지 말아야 한다. 『본초』 ○ 측백잎차는, 동쪽으로 뻗은 측백나무 잎을 따다가 시루나 밥솥에 넣고 쪄서 물로 여러 번 씻어 그늘에서 말린다. 날마다 달여 먹는다. 『입문』(「雜病用藥賦·虛類」)

• 枸杞 ● 久服, 輕身不老, 耐寒暑, 令人長壽. 枸杞當用莖皮, 地骨當用根皮, 枸杞子當用其紅實. 子及葉同功, 根莖葉子皆可服. 嫩葉作羹作虀, 可常服. 皮及子作末, 蜜丸常服, 亦可酒浸服. ○ 金髓煎, 取紅熟枸杞子, 酒浸兩月, 漉出研爛, 以布濾去滓, 取汁, 幷前浸藥酒, 於銀石器內熬成膏. 每日溫酒下二大匙, 日二次. 久服可以羽化. 『本草』

구기(枸杞, 구기자나무) ▸ 1172 ● 장복하면 몸이 가뿐해지고 늙지 않으며, 추위와 더위를 잘 견디고 오래 살게 한다. 구기는 마땅히 줄기의 껍질을 써야 하고, 지골은 마땅히 뿌리의 껍질을 써야 하고, 구기자는 마땅히 빨갛게 익은 열매를 써야 한다. 열매와 잎은 같은 효과가 있는데, 뿌리·줄기·잎·씨를 다 먹을 수 있다. 연한 잎은 국을 끓여 먹거나 나물을 무쳐 늘 먹어도 괜찮다. 껍질과 열매는 가루내어 꿀로 반죽한 다음 환을 만들어 늘 먹는다. 또한 술에 담갔다가 마시기도 한다. ○ 금수전(金髓煎)은, 새빨갛게 익은 구기자를 따서 술에 두 달 동안 담갔다가 건져서 문드러지게 갈아 천으로 걸러 찌꺼기는 버리고, 즙을 약을 담갔던 술과 함께 은이나 돌그릇에 넣고 달여 고(膏)를 만든다. 날마다 따뜻한 술로 큰 숟가락으로 두 숟가락씩 하루에 두 번 먹는다. 장복하면 날개가 돋아 신선이 될 수 있다. 『본초』

• 茯苓 ● 久服, 不飢, 延年却老. 取白茯苓合白菊花, 或合白朮, 丸散任意, 皆可常服. 又法, 白茯苓去皮, 酒浸十五日, 漉出擣爲末. 每服三錢, 水下日三. 久服, 延年耐老, 面若童顔. 『本草』

복령(茯苓) ▸ 1177 ● 장복하면 배고픈 줄을 모르고 오래 살며 늙지 않는다. 백복령에 흰 국화를 섞거나 백출을 섞어서 환(丸)이나 산(散)을 만들어 임의대로 늘 먹어도 괜찮다. 또 다른 방법은, 백복령 껍질을 제거하고 술에 15일 동안 담가 두었다가 건져내어 가루를 낸다. 매번 3돈씩 물로 하루 세 번 먹는다. 장복하면 오래 살고 늙지 않으며, 얼굴이 어린아이처럼 팽팽해진다. 『본초』

• 五加皮 ● 久服, 輕身耐老. 煮根莖, 如常法釀酒服, 主補益. 或煮湯以代茶飮亦可. 世有服五加皮酒散, 而獲延年不死者, 不可勝計. 『本草』

오가피(五加皮, 오갈피나무) ▸ 1190 ● 장복하면 몸이 가뿐해지고 늙지 않는다. 뿌리와 줄기를 달여 보통 술 빚는 방법과 같이 술을 만들어 마시는데, 보하는 작용을 주로 한다. 혹은 달여서 차 대신에 마셔도 괜찮다. 세상에 오가피주(五加皮酒)와 오가피산(五加皮散)을 먹고 오래 산 사람은 헤아릴 수 없이 많다. 『본초』

• 桑椹 ● 久服, 變白不老. 取黑熟者, 曝乾, 擣末, 蜜丸, 長服. 又多取釀酒服, 主補益. 『本草』

상심(桑椹, 오디) ▸ 1197 ● 장복하면 백발이 검어지고 늙지 않는다. 새까맣게 익은 것을 따서 햇볕에 잘 말리어 가루낸 다음 꿀로 반죽하여 환을 만들어 장복한다. 또 많이 따서 술을 빚어 먹기도 하는데, 주로 보하는 작용을 한다. 『본초』

• 蓮實 ● 久服, 輕身耐老, 不飢延年. 去皮心擣爲末, 作粥或磨作屑作飯, 長服皆佳. 又擣末, 酒飮任下二錢. 久服令人長生. 『本草』

연실(蓮實, 연밥) ▸ 673 ● 장복하면 몸이 가볍고 늙지 않으며, 배고픈 줄을 모르고 오래 산다. 껍질과 심을 제거하고 가루내어 죽을 쑤거나 갈아서 부스러기를 내어 밥을 지어 장복하여도 다 좋다. 또는 가루내어 술이나 미음으로 2돈씩 먹는다. 장복하면 오래 산다. 『본초』

• 芡仁 ● 卽雞頭實也. 久服, 輕身不飢, 耐老神仙. 仙方, 取此幷蓮實, 合餌最佳, 作粉食之甚妙. 是長生之藥, 服之延年. ○ 芡仁粥, 粳米一合, 雞頭實末二合, 煮粥. 空心服之, 益精氣, 聰利耳目, 能駐年. 『本草』

검인(芡仁, 가시연밥) ▸ 699 ● 곧 계두실(雞頭實)이다. 장복하면 몸이 가뿐해지고 배고픈 줄을 모르며, 늙지 않고 신선이 된다. 『선방(仙方)』에서는 이것을 따서 연실과 같이 먹으면 아주 좋다고 하였는데, 가루내어 먹으면 효과가 더욱 좋다. 이 약은 장수하게 하는 약이므로 먹으면 오래 산다. ○ 검인죽(芡仁粥)은 멥쌀 1홉에 계두실가루 2홉을 섞어서 죽을 쑨 것이다. 빈속에 먹으면 정기(精氣)를 보하고 귀와 눈이 밝아지며 나이를 먹지 않는다. 『본초』

• 海松子 ● 久服, 輕身延年, 不飢不老. 作粥常服最佳. 『本草』

해송자(海松子, 잣) ▸ 756 ● 장복하면 몸이 가뿐해지고 오래 살며, 배고픈 줄을 모르고 늙지 않는다. 죽을 쑤어 늘 먹으면 아주 좋다. 『본초』

• 胡麻 ● 卽黑脂麻也. 久服, 輕身不老, 耐飢渴延年. 一名巨勝. 白蜜一升, 巨勝一升, 合之名曰靜神丸. 又服法, 胡麻, 九蒸九曝, 炒香杵末,

호마(胡麻, 검정참깨) ▸ 53 ● 바로 흑지마(黑脂麻)다. 장복하면 몸이 가뿐해지고 늙지 않으며, 배고프거나 목이 마르지 않으며 오래 산다. 일명 거승(巨勝)이라고도 한다. 백밀 1되에 참깨 1되를 합해서 만든 것을 정신환(靜神丸)이라고 한다. 달리 먹는 방법은, 호마를 아홉 번 찌고 아홉 번 햇볕에 말려 고소하게 볶아서 절구질하

蜜丸彈子大, 酒下一丸. 忌食毒魚·生菜. 久服長生. ○ 魯女生服胡麻, 餌朮, 絶穀, 八十餘年, 甚少壯, 日行三百里. ○ 胡麻·大豆·大棗, 同九蒸九曝, 作團食, 延年斷穀. 『本草』

여 가루낸 다음 꿀로 반죽하여 탄알만 하게 환을 만들어 술로 1환씩 먹는다. 독 있는 물고기나 채소를 먹지 말아야 한다. 장복하면 오래 산다. ○ 노(魯)나라 여자가 호마와 창출을 먹고 곡식으로 만든 음식을 끊은 지 80년이 되었는데, 매우 젊고 건강하여 하루에 300리를 걸었다고 하였다. ○ 호마와 콩, 대추를 같이 아홉 번 찌고 아홉 번 햇볕에 말려 덩어리를 만들어 먹으면 오래 살고, 곡식으로 만든 음식을 끊을 수 있다. 『본초』

• 蔓菁子 ● 長服, 可斷穀長生. 九蒸九曝, 擣爲末. 水服二錢, 日二. 『本草』

만청자(蔓菁子, 순무씨) ▸ 787 ● 장복하면 곡식을 먹지 않고도 오래 살 수 있다. 아홉 번 쪄서 아홉 번 햇볕에 말려 가루낸다. 물로 2돈씩 하루 두 번 먹는다. 『본초』

• 人乳汁 ● 補五藏, 益年, 令人肥白悅澤. 取甘香乳汁, 入銀器內頓滾, 五更時熱服. 每一吸卽以指塞鼻孔, 按脣貼齒而漱, 乳與口津相和, 然後以鼻引上吸, 使氣由明堂入腦, 方可徐徐嚥下, 凡五七次爲一度. 久服甚佳. ○ 漢張蒼, 常服人乳, 故年過百餘歲, 肥白如瓠. 『本草心法』

인유즙(人乳汁, 사람의 젖짠 것) ▸ 169 ● 오장(五臟)을 보하고 오래 살게 하며, 뽀얗게 살찌고 안색을 좋게 한다. 달고 향기가 나는 젖을 짜서 은그릇에 넣고 갓 끓여 오경(五更, 3~5시)에 뜨겁게 먹는다. 젖을 한 번 빨아들인 다음 곧 손가락으로 콧구멍을 막고 입술과 이를 맞붙여 입안을 가셔서 젖과 침이 잘 섞이게 한 다음에, 코로 공기를 들이쉬어 기(氣)가 명당(明堂)에서 뇌(腦)로 들어가게 하면서 천천히 젖을 삼키는데, 다섯에서 일곱 번 하는 것을 한 차례로 한다. 오랫동안 먹으면 매우 좋다. ○ 한(漢)나라 장창(張蒼)은 늘 젖을 먹었기 때문에 나이가 100살이 지나서도 살이 찌고 흰 박속처럼 안색이 희었다. 『본초심법』

• 白粥 ● 凡晨起食粥, 利膈養胃, 生津液, 令一日淸爽, 所補不小. 晩粳米濃煮, 令爛食之. 『入門』

백죽(白粥, 흰죽) ● 새벽에 일어나서 죽을 먹으면 가슴이 편해지고 위(胃)를 보하며 진액(津液)을 생기게 하여 하루 종일 상쾌하고, 보해주는 바가 적지 않다. 저녁에 멥쌀을 푹 퍼지게 끓여 먹는다. 『입문』

29 神枕法① ❶ 昔泰山下有老翁, 失其名字. 漢武帝東巡, 見老翁鋤於道傍, 背上有白光高數尺. 帝怪而問之, 有道術否. 老翁對曰, 臣昔年八十五時, 衰老垂死, 頭白齒豁②. 有道士者, 敎臣服棗飮水絶穀, 幷作神枕法. 中有三十二物, 其中二十四物善, 以當二十四氣, 其八物毒, 以應八風. 臣行之, 轉少, 白髮還黑, 墮齒復生, 日行三百里. 臣今年一百八十矣, 不能棄世入山, 顧戀子孫, 復還食穀, 已二十餘年, 猶得神枕之力, 往不復老. 武帝視其顔狀, 常如五十許人, 驗問隣人, 皆云信然. 帝乃從受其方作枕, 而不能隨其絶穀飮水也. ❷ 作枕方, 用五月五日七月七日, 取山林柏以爲枕. 長一尺二寸, 高四寸, 空中容一斗二升. 以柏心赤者爲蓋, 厚二分, 蓋致之令密, 又當使可開閉. 又鑽蓋上爲三行, 行四十孔, 凡一百二十孔, 令容粟米大. ❸ 用藥, 川芎·當歸·白芷·辛夷·杜蘅·白朮·藁本·木蘭·川椒·桂皮·乾薑·防風·人參·桔梗·白茯苓③·荊實·肉蓯蓉·飛廉·柏實·薏苡·款冬花·白薇④·秦椒·蘼蕪, 凡二十

29 신침 제작법[神枕法] ❶ 옛날 태산(泰山) 아래 한 노인이 살았는데 그 이름은 알 수 없다. 한(漢)나라 무제(武帝)가 동쪽지방을 순행하다가 길옆에서 김을 매는 한 노인을 보았는데, 등에 두어 자 되는 흰 광채가 솟았다. 무제가 이상하게 여겨서 그에게 도술을 쓰는 것이 아닌지 물었다. 이에 노인이 대답하기를, "신이 일찍이 85세 되던 때 노쇠하여 죽을 지경으로 머리는 세고 이는 빠졌습니다. 그때 어떤 도사가 신에게 대추를 먹고 물을 마시면서 음식을 끊으라고 하는 한편 신침(神枕)을 만드는 법을 가르쳐 주었습니다. 그 베갯속에는 32가지 약을 넣었는데, 그중 24가지 약은 좋은 것으로 24절기에 맞는 것이고, 나머지 8가지는 독성이 있는 것으로 팔풍(八風)에 응한다고 하였습니다. 신이 그 방법대로 했더니 도로 젊어져서 흰머리가 검어지고 빠진 이가 다시 나왔으며, 하루에 300리 길을 걸을 수 있게 되었습니다. 신은 금년 180세인데, 속세를 떠나 산 속으로 들어가지 못하고 자손들이 그리워 속세에서 다시 곡식을 먹은 지 이미 20여 년이 되었는데도 아직 신침(神枕)의 효력으로 늙지 않았습니다"라고 하였다. 무제가 그 노인의 얼굴을 보니 한 50세쯤 된 사람같이 보이므로 동네 사람들에게 물어보니 모두 진실로 그렇다고 말했다. 이에 무제가 그 방법대로 베개를 만들어 베었으나 곡식을 끊고 물만 마시는 일은 하지 못했다. ❷ 신침(神枕)을 만드는 법은, 음력 5월 5일이나 7월 7일에 산에서 측백나무를 베어 베개를 만든다. 길이 한 자 두 치, 높이 네 치가 되게 하고, 속을 파내어 한 말 두 되가 들어가도록 한다. 그리고 심이 붉은 측백나무로 뚜껑을 만들되 두 푼 두께로 하여 정밀하게 깎아 열고 닫을 수 있게 한다. 또 뚜껑 위에 세 줄을 긋고 한 줄에 구멍을 40개씩, 모두 120개를 뚫는데, 좁쌀이 들어갈 만한 크기로 한다. ❸ 여기에 쓰는 약은 천궁·당귀·백지·신이·두형·백출·고본·목란·천초·계피·건강·방풍·인삼·길경·백복령·형실·육종용·비렴·백자인·의이인·관동화·백미·진초·미무 등 모두 24가지인데, 이 약들은 24절기에 상응한다. 독성이 있는 약 8가지는 팔풍(八風)에 상응하는데, 오두·부자·여로·조협·경초·반석·반하·세신이다. 이 32가지 약물을 각각 1냥씩 썰어서 독성이 있는 약을 위에 넣어

① '神沈法'은 玉枕關을 뚫어 元氣를 잘 통하게 하는 방법으로 쓰였다.*
② 豁 : 『御藥院方』·『醫方類聚』에는 '落'자로 되어 있다.*
③ 白伏苓 : 『醫方類聚』에는 '白薇'로 되어 있다.*

四物, 以應二十四氣. 加毒者八物, 以應八風, 烏頭·附子·藜蘆·皂莢·茼草①·礬石·半夏·細辛. 凡三十二物, 各一兩, 皆剉, 以毒藥上安之滿枕中, 用布囊以衣枕. 枕之百日, 面有光澤. 一年, 體中諸疾, 一一皆愈而身盡香. 四年白髮變黑, 齒落復生, 耳目聰明. 神方驗秘, 不傳非其人也. 武帝以問東方朔. 答云, 昔女廉以此方傳玉青, 玉青以傳廣成子, 廣成子以傳黃帝. 近有穀城道士淳于公, 枕此藥枕, 年百餘歲, 而頭髮不白. 夫病之來, 皆從陽脈起, 今枕藥枕, 風邪不侵人宜②矣. 又雖以布囊衣枕上, 當復以韋囊重包之, 須欲臥枕時乃脫去之. 詔賜老翁匹帛, 老翁不受曰, 臣之於君, 猶子之於父也. 子之知道, 以上之於父, 義不受賞. 又臣非賣道者, 以陛下好善, 故進此耳. 帝止而更賜以諸藥. 『雲笈七籤』③

속을 채워서 베주머니로 베갯잇을 만든다. 이 베개를 100일만 베면 얼굴에 윤기가 나고, 1년만 베면 몸에 있는 온갖 병이 하나하나 다 낫고 몸에서 향기가 풍긴다. 4년을 베면 백발이 검어지고 빠진 이가 다시 나오며, 귀와 눈이 밝아진다. 이처럼 신기한 처방은 비밀히 간직되어 전할 만한 사람이 아니면 전하지 않는다. 무제가 동방삭(東方朔)에게 그것을 물었다. 이에 대답하기를 "옛날 여렴(女廉)이 이 방법을 옥청(玉靑)에게 전하고, 옥청은 광성자(廣成子)에게 전하고, 광성자는 황제(黃帝)에게 전하였습니다. 근래에는 곡성도사(穀城道士) 순우공(淳于公, 淳于意)이 이 약베개를 베었는데, 나이 100여 살이 되어도 머리털이 세지 않았습니다. 대체로 병이 나는 것은 다 양맥(陽脈)을 따라 일어나는데, 이 약베개를 베면 풍사(風邪)가 사람에게 침범하지 못하는 것이 당연합니다. 또 베로 베갯잇을 씌웠다 해도 다시 가죽주머니로 잘 싸두었다가 누워 자려고 할 때 벗기고 베어야 합니다"라고 하였다. 무제가 그 노인을 불러 상으로 비단 한 필을 주었더니, 받지 않고 말하기를 "임금과 신하는 아비와 자식의 관계와 같습니다. 자식이 아는 도를 아비에게 올렸으니 도리상 상을 받을 수 없습니다. 또한 신은 도를 파는 사람이 아니며, 폐하께서 도를 좋아하시기 때문에 이것을 말씀드렸을 뿐입니다"라고 하였다. 무제가 그만두고 다시 여러 가지 약을 내주었다. 『운급칠첨』

30 煉臍法 ● 卽彭祖固陽固蔕, 長生延壽丹也. 詳見臍部.

30 연제법(煉臍法) ● 바로 팽조(彭祖)가 말한 양기와 배꼽을 튼튼하게 해서 오래 살게 하는 방법이다. 자세한 것은 제문(臍門)을 보라.

31 熏臍秘方 ● 除百病, 保命延年. 詳見臍部.

31 배꼽을 훈증하는 비방[熏臍秘方] ● 온갖 병을 없애고 생명을 보호하며 오래 살게 한다. 자세한 것은 제문(臍門)을 보라.

32 灸臍法 ❶ 有人年老而顔如童子者, 蓋每歲以鼠糞灸臍中一壯故也. 『資生經』 ❷ 本朝韓雍侍郞, 討大藤峽, 獲一賊, 年逾百歲而甚壯健. 問其由, 曰少時多病, 遇一異人, 敎令每歲灸臍中, 自後康健云. 『彙言』

32 배꼽에 뜸을 뜨는 방법[灸臍法] ❶ 어떤 사람이 늙어서도 얼굴이 동자와 같았는데, 그는 매년 쥐똥으로 배꼽 한가운데다 뜸을 1장씩 떴기 때문이라고 했다. 『자생경』 ❷ 명(明)나라 시랑(侍郞) 한옹(韓雍)이 대등협(大藤峽)④을 쳐서 적을 하나 사로잡았는데, 100살이 넘었으나 매우 건장하였다. 그 이유를 물으니, 말하기를 "젊었을 때는 병이 많았는데 어떤 이인(異人)이 매년 배꼽에 뜸을 뜨라고 가르쳐 주어 그때부터 건강해졌습니다"라고 하였다. 『휘언』

附養老

부록 : 양로[附養老]

1 老因血衰 ● 夫人兩腎中間, 白膜之內, 一點動氣, 大如筯頭, 鼓舞變化, 大闔周身, 熏蒸三焦, 消化水穀. 外禦六淫, 內當萬慮, 晝夜無停. 年老精血俱耗, 平居七竅反常. 啼哭無淚, 笑反有淚. 鼻多濁涕, 耳作蟬鳴, 喫食口乾, 寐則涎溢, 溲尿自遺, 便

1 늙는 것은 혈이 부족하기 때문이다[老因血衰] ● 사람은 양쪽 신장 사이, 흰 막 안에 한 점 동기(動氣)가 있어 크기는 젓가락 대가리만한데, 이것이 변화를 고무하고 온몸을 보존하며 삼초(三焦)를 훈증하고, 음식을 소화시킨다. 그리고 밖으로는 육음(六淫)의 사기(邪氣)를 막아내고, 안으로는 모든 생각을 담당하여 밤낮 쉬지 않는다. 그런데 나이가 많아지면 정(精)과 혈(血)이 모두 소모되어 칠규(七竅)⑤가 정상적으로 작용하지 못한다. 그래서 울 때는 눈물이 나오지 않고, 웃을 때는 도리어 눈물이 나온다. 또 코에서는 걸쭉한 콧물이 많이 나오고 귀에서는 매

---

④ 白薇 : 『醫方類聚』에는 '白衡'으로 되어 있다.*
① 茼草 : 『醫方類聚』에는 '蔄草'로 되어 있다.*
② 宜 : 『醫方類聚』에는 없다.*
③ '神沈法'의 내용은 『醫方類聚·卷一九六』의 『御藥院方』 인용문에서 재인용한 것으로 여겨진다. 『三元參贊延壽書』에도 나오는데, 마지막 문장이 없다.*
④ 대등협(大藤峽) : 廣西省 桂平縣 서북에 있는 협곡이름. 明代 中葉에 瑤族과 僮族이 明나라에 抗拒하여 叛亂의 本據地로 삼았음.
⑤ 칠규(七竅) : 얼굴에 있는 일곱 개의 구멍. 곧 두 눈, 두 귀, 두 콧구멍, 입을 말한다.

燥或泄. 晝則多睡, 夜臥惺惺不眠. 此老人之病也.『入門』

미 우는 소리가 나며, 음식을 먹을 때는 입이 마르고 잘 때는 침을 흘리며, 오줌이 자기도 모르게 나오고 대변이 몹시 굳거나 설사하기도 한다. 낮에는 졸음이 많고 밤에는 누워도 정신이 말똥말똥하여 잠이 오지 않는다. 이것이 노인의 병이다.『입문』(「雜病分類·虛類·養老」)

2 老人治病 ❶ 年老之人, 雖有外感, 切忌苦寒藥及大汗吐下, 宜以平和之藥調治. ❷ 老人覺小水短少, 卽是病進, 宜服却病延壽湯. 病後虛弱, 宜增損白朮散. 小便頻數者, 腎氣丸, 去澤瀉, 加茯神·益智. 方見虛勞. 大便乾燥者, 宜疎風順氣丸·蘇麻粥. 方並見大便部. 痰病, 宜六君子湯 方見痰飮 · 三子養親湯 方見咳嗽 ·潤下丸·二賢散. 方並見痰飮.『入門』

2 노인병을 치료하는 법[老人治病] ❶ 노인은 비록 외감(外感)이 있더라도 맛이 쓰고 성질이 찬 약과 땀을 많이 내거나 몹시 토하게 하거나 심하게 설사시키는 약은 절대 쓰지 말고, 성질이 순한 약으로 서서히 치료해야 한다. ❷ 노인이 오줌이 잦으면서 적게 나오는 것을 느끼면 병이 더해지는 것이니, 바로 각병연수탕(却病延壽湯)을 쓴다. 병을 앓고 난 뒤 허약해진 경우에는 증손백출산(增損白朮散)을 쓴다. 소변이 잦은 경우에는 신기환(腎氣丸)(처방은 虛勞門을 보라.)(➡方藥合編·上40)에서 택사를 빼고 복신과 익지인을 가하여 쓴다. 대변이 굳은 경우에는 소풍순기환(疎風順氣丸)[1]·소마죽(蘇麻粥)(처방은 둘 다 大便門을 보라.)을 쓴다. 담병(痰病)에는 육군자탕(六君子湯)(처방은 痰飮門을 보라.)(➡方藥合編·上69)·삼자양친탕(三子養親湯)(처방은 咳嗽門을 보라.)(➡方藥合編·中53)·윤하환(潤下丸)·이현산(二賢散)(처방은 둘 다 痰飮門을 보라.) 등을 쓴다.『입문』(「雜病分類·虛類·養老」)

3 老人保養 ● 若一向憊乏之人, 則當加溫補調停, 饘粥以爲養. 宜補中益氣湯·異功散 方並見內傷部 ·衛生湯·固眞飮子. 方並見虛勞. 且於養性延年之藥, 皆可選用. 又人乳·牛乳, 常服最佳.『入門』

3 노인보양(老人保養) ● 만약 노인이 줄곧 피곤하고 기운이 없으면 따뜻하게 보하는 약을 가하여 몸을 추스리고, 된 죽을 먹어서 보양해야 한다. 약으로는 보중익기탕(補中益氣湯)(➡方藥合編·上22)·이공산(異功散)[2](처방은 둘 다 內傷門을 보라.)(➡方藥合編·上64)·위생탕(衛生湯)·고진음자(固眞飮子)(처방은 둘 다 虛勞門을 보라.)(➡方藥合編·上34)를 쓴다. 또한 양성(養性)하고 연년(延年)하게 하는 약 가운데서 골라 쓸 수 있다. 그리고 사람의 젖과 우유를 늘 먹으면 아주 좋다.『입문』(「雜病分類·虛類·養老」)

• **却病延壽湯** ● 治老人小水短少. 人參·白朮各一錢, 牛膝·白芍藥各七分, 陳皮·白茯苓·山査肉·當歸·甘草各五分. 右剉, 薑三片, 煎服, 不拘時. 春加川芎, 夏加黃芩·麥門冬, 秋冬倍當歸·生薑. 小水如舊乃止藥. 此老人養生之捷法也.『入門』

각병연수탕(却病延壽湯)[3] ● 노인이, 오줌이 적게 나오고 자주 나오는 증상을 치료한다. ○ 인삼·백출 각각 1돈, 우슬·백작약 각각 7푼, 진피·백복령·산사육·당귀·감초 각각 5푼. ○ 위의 약들을 썰어서 생강 3쪽을 넣고 달여 수시로 먹는다. 봄에는 천궁을 가하고, 여름에는 황금과 맥문동을 가하며, 가을과 겨울에는 당귀와 생강을 배로 넣어 쓴다. 오줌이 전과 같이 나오면 약을 끊는다. 이것이 노인이 양생하는 가장 빠른 방법이다.『입문』(「雜病用藥賦·虛類」)

• **增損白朮散** ● 保養衰老. 人參·白朮·白茯苓·陳皮·藿香·乾葛各七分, 木香·乾生薑·甘草各三分. 右剉, 水煎, 不拘時, 溫服.『丹溪附餘』

증손백출산(增損白朮散) ● 쇠약한 노인을 보양한다. ○ 인삼·백출·백복령·진피·곽향·건갈 각각 7푼, 목향·생강(말린 것)·감초 각각 3푼. ○ 위의 약들을 썰어서 물에 달여 수시로 따뜻하게 하여 먹는다.『단계부여』

• **服人乳法** ● 無病婦人乳汁二盞, 好清酒半盞, 入銀器或石器內同滾, 頓服, 每日五更時一服.『種杏』

사람 젖을 먹는 법[服人乳法] ● 병이 없는 부인의 젖 2잔과 좋은 청주 반 잔을 은그릇이나 돌그릇에 넣고 같이 끓여 단번에 먹되 매일 오경(五更, 3~5시)에 한 번씩 먹는다.『종행』

• **牛乳粥** ● 牛乳汁一升, 入細米心少許, 煮粥令熟, 常服, 最宜老人.『種杏』

우유죽(牛乳粥) ● 우유 1되에 싸라기를 조금 넣고 죽을 푹 쑤어 늘 먹으면 노인에게 아주 좋다.『종행』

---

① 「內景篇四·大便門」에는 소풍순기원(疎風順氣元)으로 되어 있다.

② 이공산(異功散) 처방은 「雜病篇四·內傷門」에는 없고, 「內景篇三·胃腑門」과 「雜病篇十一·小兒門」에 실려 있다.

③ 『醫學入門』의 '各一錢'과 달리 『東醫寶鑑』에서는 용량을 조정하였다. (『新對譯 編註醫學入門』 p.1937)*

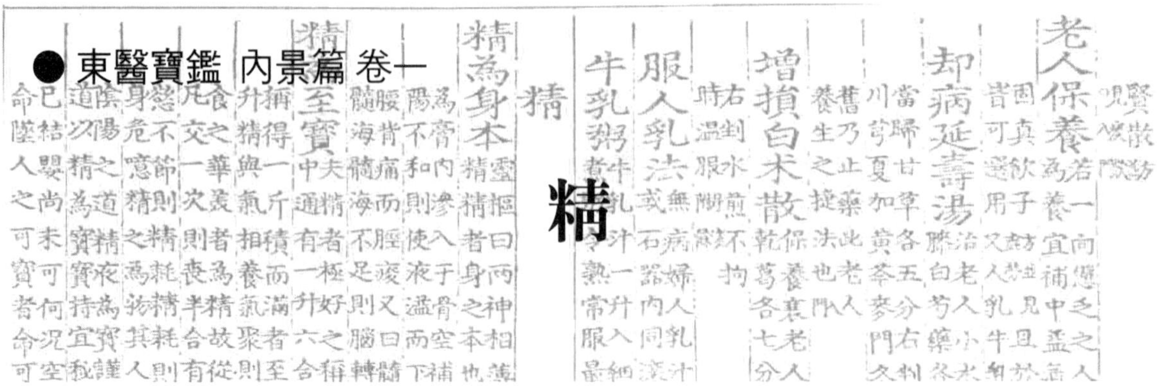

1 精爲身本 ● 靈樞曰, 兩神相薄[搏], 合而成形, 常先身生, 是謂精. 精者, 身之本也. 又曰, 五穀之津液, 和合而爲膏, 內滲入于骨空, 補益髓腦, 而下流于陰股. 陰陽不和, 則使液溢而下流于陰, 下過度則虛, 虛則腰背痛而脛痠. 又曰, 髓者, 骨之充. 腦爲髓海, 髓海不足則腦轉耳鳴胻痠眩冒.

1 정은 몸의 근본이다[精爲身本] ● 『영추(靈樞)』(「決氣 30」)에서는 "음양(陰陽, 부모)의 신(神)이 합쳐져서 형체가 생기는데, 육체보다 먼저 생기는 것이 있으니, 이를 정(精)이라 한다"라고 하였다. 따라서 "정(精)은 몸의 근본이 된다."(『素問·金匱眞言論 04』) 또한 『영추(靈樞)』(「五癃津液 36」)에서는 "오곡(五穀)의 진액이 화합하여 지고(脂膏)가 되는데, 이것이 속으로 들어가서는 뼛속에 스며들고 위로 올라가서는 뇌수(腦髓)를 보익(補益)해주며, 아래로 내려가서는 음부에 흘러든다.① 그런데 음양(陰陽)이 고르지 못하게 되면 진액이 넘쳐 나서 음규(陰竅)에서 흘러내리게 된다. 이것이 지나치면 허(虛)해지고, 허해지면 허리와 등이 아프며 다리가 시큰거린다"라고 하였다. 또한 『영추(靈樞)』(「海論 34」)에서는 "수(髓)란 것은 뼛속에 차 있는 것이다. (이것은 뇌에 몰려 있다.)(『素問·解精微論 81』) 따라서 뇌는 수해(髓海)②가 되는데, 수해가 부족하면 머리가 빙빙 도는 것 같고 귀에서 소리가 나며, 다리가 시큰거리고 눈앞이 어질어질한 증상이 나타난다"라고 하였다.

2 精爲至寶 ❶ 夫精者, 極好之稱. 人之精最貴而甚少. 在身中通③有一升六合, 此男子二八, 未泄之成數, 稱得一斤. 積而滿者至三升, 損而喪之者不及一升. 精與氣相養, 氣聚則精盈, 精盈則氣盛. 日啖飮食之華美者爲精, 故從米從青. 人年十六則精泄, 凡交一次則喪半合, 有喪而無益則精竭身憊. 故慾不節則精耗, 精耗則氣衰, 氣衰則病至, 病至則身危. 噫, 精之爲物, 其人身之至④寶乎.⑤『養性』 ❷ 仙書曰, 陰陽之道, 精液爲寶, 謹而守之, 後天而老. 經頌云, 道以精爲寶, 寶持宜秘密. 施人卽生人, 留己則生己. 結嬰尙未可, 何況空廢棄. 棄損不覺多, 衰老而命墜. 人之可寶者命, 可惜者身, 可重者精. 肝

2 정은 지극한 보배이다[精爲至寶] ❶ 무릇 정(精)이란 지극히 좋은 것을 일컫는 말이다. 사람의 정은 가장 귀중하면서 양이 아주 적다. 사람 몸에는 정(精)이 보통 1되 6홉이 있는데, 이것은 남자가 16세 경 아직 정액을 내보내기 전의 수량으로 무게는 1근이 된다. 정액이 쌓여서 그득 차게 되면 3되에 이르지만 허손되거나 내보내서 줄어들면 1되도 못 된다. 정(精)과 기(氣)는 서로 길러주어, 기가 모이면 정이 그득하게 되고, 정이 그득하면 기가 왕성해진다. 매일 먹는 음식의 좋은 것이 정(精)으로 되기 때문에 그 글자의 구성이 '미(米)'와 '청(青)'을 합쳐서 '정(精)'자를 만든 것이다. 남자 나이 16세가 되면 정액이 나오는데, 보통 한 번 교합하면 반 홉 가량 잃는 바, 잃기만 하고 보태주지 않으면 정이 고갈되고 몸이 피곤해진다. 그래서 성욕을 조절하지 않으면 정이 소모되고, 정이 소모되면 기가 쇠약해지고, 기가 쇠약해지면 병이 생기고, 병이 생기면 몸이 위태롭게 된다. 아! 정이여, 인신의 지극한 보배로다. 『양성』 ❷ 『선서(仙書)』에서는 "음양(陰陽)의 도에서 정액이 보배가 되니, 삼가 잘 지킨다면 나이보다 늦게 늙는다"라고 하였다. 『경송(經頌)』에서는 "양생의 도는 정을 보배로 삼으니, 보배를 지님은 은밀해야 한다네. 남에게 베풀면 사람을 낳고, 내게 간직해두면 내가 산다네. 아이를 만드는 데도 오히려 아껴야 할 것을, 하물며 공연히 버릴손가. 버리면서도 너무 버린 줄 모르다가, 쇠하고 늙어 목숨이 끊어지리"라고 하였다. 사람에게서 가장 보배로운 것은 목숨

---

① 이 문장의 원문 '而下流于陰股'는 뒤의 구절 '則使液溢而下流于陰'의 衍文으로 보기도 한다.
② 수해(髓海) : 腎의 정기와 水穀의 정미로운 물질에 의하여 생기는 髓가 모이는 곳이란 의미로서, 腦를 말한다.
③ 通 : 『金丹大要』(1335년)에는 '道'자로 되어 있다.*
④ 至 : 『金丹大要』에는 '眞'자로 되어 있다.*
⑤ 본 문장은 『金丹正理大全』의 『金丹大要·卷二·精氣神說』 앞부분에 나온다.*

精不固，目眩無光．肺精不足，肌肉消瘦．腎精不固，神氣減少．脾精不堅，齒髮浮落．若眞精耗散，疾病卽生，死亡隨至.① ❸ 象川翁曰,② 精能生氣，氣能生神，榮衛一身，莫大於此．養生之士，先寶其精，精滿則氣壯，氣壯則神旺，神旺則身健，身健而少病．內則五藏敷華，外則肌膚潤澤，容顔光彩，耳目聰明，老當益壯矣． ❹ 黃庭經曰，急守精室勿妄泄，閉而寶之可長活.③

이며, 아껴야 할 것은 몸이고, 귀중히 여겨야 할 것은 정이다. 간(肝)의 정이 든든치 못하면 눈이 어지럽고, 눈에 광채가 없다. 폐(肺)의 정이 부족하면 살이 빠진다. 신(腎)의 정이 든든치 못하면 신기(神氣)가 줄어든다. 비(脾)의 정이 든든치 못하면 치아의 뿌리가 드러나고 머리털이 빠진다. 만약 진정(眞精)④이 소모되고 흩어지면 질병이 금방 생기고, 죽음이 뒤를 따른다. ❸ 상천옹(象川翁)이 말하기를, "정(精)은 기(氣)를 생기게 하고, 기는 신(神)을 생기게 하는데, 일신을 영위(榮衛)⑤하는 데 이보다 더 귀중한 것은 없다. 그러므로 양생하는 사람은 먼저 정을 귀중히 여겨야 하는 바, 정이 그득하면 기가 충실해지고, 기가 충실하면 신이 왕성해지고, 신이 왕성하면 몸이 건강해지고, 몸이 건강하면 병을 덜 앓는다. 속으로는 오장이 편안하고 겉으로는 살과 살갗이 윤택하며, 얼굴에는 광채가 돌고 귀와 눈이 밝아져서 늙었어도 더욱 기운이 솟는다"라고 하였다. ❹『황정경(黃庭經)』에서는 "정액을 잘 간직하여 헛되이 쓰지 말아야 하느니, 꼭 닫아두고 보배처럼 아끼면 오래 살 수 있다"라고 하였다.

3 五藏皆有精 ❶ 難經曰，心盛精汁三合，脾有散膏半斤，膽盛精汁三合． ❷ 內經曰，腎者主水，受五藏六府之精而藏之．註云，腎爲都會關司之所，非腎一藏獨有精也． ❸ 五藏各有藏精， 並無停泊于其所． 盖人未交感，精涵于血中， 未有形狀． 交感之後，慾火動極，而周身流行之血，至命門而變爲精以泄焉．故以人所泄之精貯于器，拌少鹽酒，露一宿，則復爲血矣.⑥『眞詮』

3 오장에는 모두 정이 있다[五藏皆有精] ❶『난경(難經)』⑦(「42難」)에서는 "심장(心臟)은 정즙(精汁)을 3홉 담고 있고, 비장(脾臟)에는 산고(散膏)⑧가 반 근이나 붙어 있으며, 담(膽)은 정즙(精汁)을 3홉 담고 있다"라고 하였다. ❷『내경(內經)』(『素問·上古天眞論 01』)에서는 "신(腎)은 수(水)를 주관하는 장기로서 오장육부의 정(精)을 받아서 저장한다"라고 하였다. 왕빙(王冰)의 주해에서는 "신장(腎臟)은 모아서 관리하는 곳이지 신장에만 정이 있는 것은 아니다"라고 하였다. ❸ 오장이 각각 정(精)을 간직하고 있으나 그곳에 오랫동안 머물러 있지는 않는다. 대개 사람이 성교를 하지 않을 때는 정이 혈맥 속에 녹아 있어 형체가 없다. 그러나 성행위를 하게 되면 성욕의 불기운이 몹시 동하여 온몸을 돌아다니는 피가 명문(命門)⑨에 이르러 정액으로 변화되어 나가는 것이다. 그러므로 쏟아낸 정액을 그릇에 담아 소금과 술을 조금 넣고 저어서 하룻밤을 밖에 두면 다시 피가 된다.『진전』

4 脈法 ❶ 脈經曰，男子脈微弱而澁，爲無子，精氣淸冷也. ❷ 脈訣曰，遺精白濁當驗於尺，結芤動緊，二證之的． ❸ 又曰，濇脈爲精血不足之候，丈夫脈濇號傷精．又曰，濇爲精竭血枯． ❹ 醫鑑曰，微濇傷精.⑩

4 맥법(脈法) ❶『맥경(脈經)』에서는 "남자의 맥이 미약(微弱)하면서 삽(澁)하면 자식이 없을 것인데, 정액이 멀겋고 차기 때문이다"라고 하였다. ❷『맥결(脈訣)』에서는 "유정(遺精)과 백탁증(白濁證)⑪은 척맥(尺脈)에서 살펴보아야 하는데, 결맥(結脈)⑫·규맥(芤脈)⑬·동맥(動脈)⑭·긴맥(緊脈)⑮은 두 병증을 보여주는 징표다"라고 하였다. ❸ 또한 "색맥(濇脈)⑯은 정혈(精血)이 부족하다는 증상으로, 남자의 맥이 색한 것은 정을 상했다는 신호이다"라고 하였다. 또한 "맥이 색(濇)한

---

① "仙書曰……"은『三元參贊延壽書·卷一·欲不可縱』에 나온다.*

② "象川翁曰……"은『金丹正理大全』의『金丹大要』(1335년)「卷二·精氣神說」에 나온다.*

③『黃庭經』인용 문장은『三元參贊延壽書』(1291년)「卷一·慾不可强」에 나오는 말이다. 역시『金丹正理大全』의『金丹大要·卷二·精氣神說』에 나온다.*

④ 진정(眞精) : 氣功用語로 精 중의 精, 혹은 純一하고 明淨한 精을 가리킨다.

⑤ 영위(榮衛) : 榮은 血의 循環을, 衛는 氣의 流周를 가리키는데, 榮衛 두 氣가 쉼없이 運行함으로써 인체를 滋養하고 保衛하는 작용을 한다.

⑥ "五藏各有藏精……"은 원래『眞詮·卷中·丹材六則』에 나오는 내용으로서, 葆眞子 陽道生이 말한 것이다.『東醫寶鑑』의 인용서는 이와 다른 곳에서 인용한 듯하다. 精이 핏속에 있다고 한 것이 아니라, '元氣中'에 있다고 하였다. 마지막 문장은 더더욱『眞詮』에는 나오지 않는다.*

⑦『난경(難經)』: 원제는『황제팔십일난경(黃帝八十一難經)』인데 秦越人이 撰했다. 問答體로 脈·經絡·臟腑·病·穴道·鍼法 등에 관한 의문점을 풀어가는 방식으로 편찬되었다.

⑧ 산고(散膏) : 脾臟 주위에 있는 기름처럼 생긴 조직.

⑨ 명문(命門) : ① 生命의 關門이라는 뜻을 지니는 용어로서, 先天의 氣가 저장된 곳이고 人體의 生化가 이루어지는 本源이며 生命의 根本이 되는 곳이다. ② 督脈에 속하는 經穴名. 이 穴은 양쪽 腎臟의 사이에 있는데, 腎臟은 精을 저장하여 生命의 根源이 되고 先天의 本源이 된다.

⑩『東醫寶鑑』에 "脈經曰, 男子脈微弱而澁, 爲無子, 精氣淸冷也"라고 나오므로, 이 말은『脈經』에 나온 말을 인용한 것이다. (『對譯萬病回春』 p.542)*

⑪ 백탁증(白濁證) : ① 오줌빛이 뿌여면서 맑지 못한 것. ② 요도 끝에 늘 허연 물이 나와 있고 오줌이 잘 나오지 않으면서 아픈 것.

⑫ 결맥(結脈) : 더디게 뛰면서 때로 한 번씩 멎었다가 뛰는 맥.

⑬ 규맥(芤脈) : 浮大하면서 속이 비어 있는 맥.

⑭ 동맥(動脈) : 滑數하면서 힘이 있으나 關 부위에서만 반응이 있는 맥.

것은 정혈(精血)이 고갈되었다는 것이다"라고 하였다. ❹ 『의감(醫鑑)』에서는 "미맥(微脈)①과 색맥(濇脈)은 정이 상했다는 것을 나타낸다"라고 하였다.

5 精宜秘密 ❶ 內經曰, 凡陰陽之要, 陽密乃固. 故曰陽强不能密, 陰氣乃絶. 陰平陽秘, 精神乃治. 陰陽離決, 精氣乃絶. 註曰, 陰陽交會之要, 正在於陽氣閉密而不妄泄爾. 密不妄泄, 則生氣强固, 而能久長. 此聖人之道也. 陽自强而不能閉密, 則陰泄瀉而精氣竭絶矣. 陰氣和平陽氣閉密, 則精神之用日益治也. ❷ 秘精宜服金鎖思仙丹·大鳳髓丹·秘眞丸·玉露丸·金鎖丹.

5 정은 잘 간직해야 한다[精宜秘密] ❶ 『내경(內經)』(『素問·生氣通天論 03』)에서는 "무릇 음양(陰陽)의 관건은 양기(陽氣)를 잘 간직하여 굳건히 하는 것이다. 그러므로 양기가 강하기만 하고 잘 간직되지 못하면 음기(陰氣)가 결국 끊어진다. 음기가 고르고 양기가 잘 간직되어야 정신(精神)이 온전해진다. 음과 양이 서로 갈라지면 정기(精氣)도 끊어진다"라고 하였다. 왕빙(王冰)의 주해에서는 "음양이 조화되는 데서 가장 중요한 것은 바로 양기를 굳건히 간직하면서 헛되이 쓰지 않는 것이다. 양기를 굳건히 간직하고 헛되이 쓰지 않으면 생기(生氣)가 든든해져서 오래 살게 된다. 이것이 성인들이 지킨 도이다. 양기 자체가 강하여도 잘 간직하지 못하면 음기가 빠져나가 정기(精氣)는 고갈되어 끊어질 것이다. 음기가 고르게 되고 양기가 잘 간직되면 정신의 작용은 날로 더욱 좋아진다"라고 하였다. ❷ 정(精)을 잘 간직하려면 금쇄사선단(金鎖思仙丹)·대봉수단(大鳳髓丹)·비진환(秘眞丸)·옥로환(玉露丸)·금쇄단(金鎖丹)을 복용해야 한다.

• **金鎖思仙丹** 治精氣不固. 蓮花蘂·蓮子·芡仁, 等分爲末, 金櫻子煎膏和丸梧子大. 空心, 鹽湯下三十丸. 一月見效, 卽不走泄. 久服精神完固, 能成地仙. 『入門』

금쇄사선단(金鎖思仙丹) 정기(精氣)가 잘 간직되지 못하여 생긴 증상을 치료한다. ○ 연화예·연자·검인을 등분하여 가루내어 금앵자를 고약처럼 달인 것으로 반죽한 다음 벽오동씨만 하게 환을 만든나. 빈속에 소금을 넣어 끓인 물로 30환씩 먹는다. 한 달을 먹으면 효험이 나타나서 곧 정액이 새지 않는다. 장복하면 정신이 좋아져서 지선(地仙)②이 된다. 『입문』(「雜病用藥賦·虛類」)

• **大鳳髓丹** 治心火旺盛, 腎水不足, 心有所欲, 速於感動, 疾于施泄. 黃柏炒二兩, 縮砂一兩, 甘草五錢, 半夏炒·猪苓·茯苓·紅蓮蘂·益智仁各二錢五分. 右爲末, 鹽水和丸梧子大. 空心, 糯米飮呑下五十丸, 或七十丸. 海藏 一名封髓丹.

대봉수단(大鳳髓丹) 심화(心火)가 왕성하고 신수(腎水)가 부족하여 마음속에 욕정이 일면 감정의 움직임이 빨라 곧바로 정액이 새는 증상을 치료한다. ○ 황백(볶은 것) 2냥, 축사 1냥, 감초 5돈, 반하(볶은 것)·저령·복령·홍련예·익지인 각각 5푼. ○ 위의 약들을 가루내어 소금물로 반죽한 다음 벽오동씨만 하게 환을 만든다. 빈속에 찹쌀미음으로 50~70환씩 먹는다. 해장 일명 봉수단(封髓丹)이라고 한다.

• **秘眞丸** 一名秘元丹. 治精氣不固. 白龍骨一兩另研, 大訶子皮五箇, 朱砂五錢, 內一分爲衣. 縮砂五錢. 右爲末, 糯米糊和丸菉豆大, 朱砂爲衣.

비진환(秘眞丸)③ 일명 비원단(秘元丹)이라고 한다. 정기(精氣)가 잘 간직되지 못하여 생긴 증상을 치료한다. ○ 백용골 1냥(따로 간다), 가자피(큰 것) 5개, 주사 5돈, 절반은 환의 겉에 입힌다. 축사 5돈. ○ 위의 약들을 가루내어 찹쌀풀로 반죽한 다음 녹두알만 하게 환을 만들어 겉에 주사를 입힌다. 빈속에 데운 술[溫酒]④로

---

⑮ 긴맥(緊脈) : 맥이 굵고 긴장되어 있는 맥.

⑯ 색맥(濇脈) : 澁脈과 같은 뜻으로, 원활하지 못하고 껄끄러운 맥. '濇脈'이라고 되어 있는 경우 '濇'은 '澁'과 통용된 글자로서 '삽맥'이라 읽는 것이 관례이나 '색맥'이라 하여도 괜찮으므로 사전식 독음을 따른다.

① 미맥(微脈) : 가늘고 약하게 뛰어 잘 느껴지지 않는 맥.

② 地仙 : 薛道光(1078~1191)의 『悟眞篇注』에서는 "신선에는 여러 가지가 있다. 陰神으로서 지극히 신령하며 형체는 없는 것을 鬼仙이라 하고, 세상에 머무르면서 질병이나 번뇌가 없으며 길이길이 사는 자를 人仙이라 한다. 허공을 날고 안개속을 뛰어다니며 굶주림과 갈증으로 힘들지 않고 추위와 더위도 침범치 못하며, 바다와 섬으로 돌아다니면서 장생불사하는 자를 地仙이라 한다. 형체와 정신이 모두 신묘하여 도리와 합치되어 眞一을 이룸으로써, 해와 달 아래를 거닐어도 그림자가 생기지 않고 쇠와 돌속으로 들어가는 데에도 장애가 없으며, 물에도 빠지지 않고 불에도 타지 않으며, 변화가 무궁하여 늙어보이기도 하고 어려보이기도 하며 있는 듯 없는 듯하고, 흩어지면 기운이 되고 모이면 형체가 보이니 산대와 거북점으로도 알 수 없고 귀신도 알 수 없는 자를 天仙이라 한다.(仙有數等. 陰神至靈而無形者鬼仙也, 處世無諸疾惱而永壽者人仙也. 飛空走霧, 飢渴不撓, 寒暑無侵, 遨游海島, 長生不死者, 地仙也. 形神俱妙, 與道合眞, 步日月無影, 入金石無碍, 水火不焚溺, 變化無窮, 或老或小, 隱顯莫測, 若存若亡, 散則成氣, 聚則成形, 蓍龜莫能測, 鬼神莫能知者, 天仙也.)"고 하였다. 그리고 葛洪의 『抱朴子·論仙』에서는 "上士는 形體를 들어 虛空에 오르는데 이를 天仙이라 하고, 中士는 名山에 노니는데 이를 地仙이라 하고, 下士는 죽은 다음에 蛻를 벗는데 이를 尸解仙이라 한다(上士擧形昇虛, 謂之天仙. 中士遊於名山, 謂之地仙. 下士先死後蛻, 謂之尸解仙)"라고 했다.*

③ 『黃帝素問宣明論方』·『醫學綱目』에 인용되고, 『丹溪心法』·『丹溪心法附餘』에는 秘元方으로 쓰여 있다. 『東醫寶鑑』의 주치증을 보아서는 『丹溪心法附餘』에서 인용한 것이다. 비진환이 河間이 만든 것인지는 주치증이 달라서 알 수 없다. 河間의 비진환에서, 과다 복용하게 되면 정액이 나오지 않는 것이 아니라, 변비가 생긴다고 해석해야 한다. (『金元四大家醫學全書(上)』 p.75, 『金元四大家醫學全書』(下) p.313) (『醫學綱目·腎膀胱部·夢遺·[河]』 p.795)*

④ 데운 술[溫酒] : 『東醫寶鑑校釋』에서는 王如尊의 手抄本에 근거하여 '鹽酒'는 '鹽湯'이 옳다고 하였으나, 河間의 『黃帝素問宣明方論』 卷2 「白淫證」

空心, 鹽[溫]酒下二丸, 臨臥冷水下三丸. 不可多服, 太秘. 河間

2환씩 먹고 잘 무렵에 찬물로 3환을 먹는다. 많이 먹지 말아야 하는데, 많이 먹으면 정액이 잘 나오지 않기 때문이다. 하간(『宣明論方·諸證門·白淫證』)

• 玉露丸 ● 白龍骨九蒸九曝, 兎絲子酒製, 韭子瓦上微炒, 各三兩. 右爲末, 蜜丸梧子大. 空心, 鹽湯呑下十丸. 初服忌房事. 『活人心方』

옥로환(玉露丸) ● 백용골(아홉 번 찌고 아홉 번 햇볕에 말린 것)·토사자(술로 법제한 것)·구자(기와 위에 놓고 약간 볶은 것) 각각 3냥. ○ 위의 약들을 가루내어 꿀로 반죽한 다음 벽오동씨만 하게 환을 만든다. 빈속에 소금을 넣어 끓인 물로 10환씩 먹는다. 처음 먹을 때는 방사(房事)를 삼가야 한다. 『활인심방』

• 金鎖丹 ● 肉蓯蓉五兩酒浸搗爲膏, 破故紙微炒四兩, 巴戟去心·附子炮各二兩, 胡桃肉二十箇. 右爲末, 和蓯蓉膏丸如梧子大. 每十丸, 鹽湯或溫酒下. 食前玉露丸, 食後金鎖丹. 服經月, 雖老弱, 下元不衰, 永閉精也. 如欲泄精, 車前子一合, 煎湯服之妙. 『活人心方』

금쇄단(金鎖丹) ● 육종용 5냥(술에 담갔다가 짓찧어 고약처럼 만든다), 파고지(약간 볶은 것) 4냥, 파극(심을 제거한 것)·부자(싸서 구운 것) 각각 2냥, 호도육 20개. ○ 위의 약들을 가루내어 육종용고로 반죽한 다음 벽오동씨만 하게 환을 만든다. 매번 10환씩 소금을 넣고 끓인 물이나 데운 술로 먹는다. 식전에는 옥로환(玉露丸)을 먹고, 식후에는 금쇄단(金鎖丹)을 먹는다. 한 달쯤 복용하면 비록 늙고 허약한 사람일지라도 신기(腎氣)가 쇠약해지지 않고 영원히 정액을 보존할 수 있다. 정액을 내보내려고 할 경우에는 차전자 1홉을 물에 달여 먹으면 신통하게 듣는다. 『활인심방』

6 節慾儲精 ❶ 內經以八八之數, 爲精髓竭之年. 是當節其慾矣. 千金方載素女論, 六十者, 閉精勿泄. 是慾當絶矣. 宜節不知節, 宜絶不能絶, 坐此而喪生, 盖自取之也. 『資生經』 ❷ 人年四十以下, 多有放恣, 四十以上, 卽頓覺氣力衰退. 衰退旣至, 衆病蜂起, 久而不治, 遂至不救. 若年過六十, 有數旬不得交合, 而意中平平者, 自可閉固也. 又曰, 凡覺陽事輒盛, 必謹而抑之, 不可縱心竭意, 以自戕也. 若一度制得, 則一度火滅, 一度增油. 若不能制, 縱慾施瀉, 卽是膏火將滅, 更去其油, 可不深自防也. 『養生書』 ❸ 仙書曰, 慾多則損精, 苟能節精, 可得長壽也. ❹ 靜坐則腎水自升, 獨居則房色自絶. 『入門』 ❺ 宜縮陽秘方.

6 성욕을 절제하여 정액을 저장한다[節慾儲精] ❶ 『내경(內經)』①에서는 64세를 정(精)과 수(髓)가 고갈되는 시기로 보았다.② 그러므로 마땅히 성욕을 절제해야 한다. 『천금방(千金方)』에 실린 「소녀론(素女論)」에서는 "사람이 60세가 되면 정액을 간직하고 내보내지 말아야 한다"라고 하였다. 이것은 성욕이 있더라도 방사를 끊어야 한다는 말이다. 절제해야 할 것을 절제할 줄 모르고, 끊어야 할 것을 끊지 못한다면 이로 인하여 생명을 잃게 되리니, 이것은 스스로 그렇게 만드는 것이다. 『자생경』 ❷ 40세 전에 성생활이 너무 지나치면 40세가 지나서 갑자기 기력이 쇠약해지는 것을 느끼게 된다. 이미 쇠약해졌다면 여러 가지 병이 벌떼처럼 생겨나고 오래도록 낫지 않으며, 나중에는 구할 수 없는 지경에 이른다. 만약 나이 60이 지나서 수십 일 동안 교합하지 않아도 아무 생각이 없는 사람은 스스로 방사를 금할 수 있다. 또한 성욕이 갑자기 왕성해지는 것을 느끼면 반드시 삼가고 억제해야 하지 마음 내키는 대로 지나치게 하여 제 몸을 스스로 죽게 해서는 안 된다. 만약 한 번 억제하면 한 번 꺼지려는 불에 기름을 한 번 부은 것과 같고, 만약 억제하지 못하고 마음 내키는 대로 정액을 내보내면 이것은 기름불이 곧 꺼지려는데 다시 기름을 제거해 버리는 것과 같으니, 어찌 깊이 생각하여 스스로 예방하지 않을 수 있겠는가? 『양생서』 ❸ 『선서(仙書)』에서는 "성욕이 지나치면 정기(精氣)를 상하므로 반드시 정기를 조절할 수 있어야 오래 살 수 있다"라고 하였다. ❹ 조용히 앉아 있으면 신수(腎水)가 자연히 올라가고, 혼자 살면 성욕이 저절로 조절된다. 『입문』(「臟腑·臟腑條分·腎」) ❺ 축양비방(縮陽秘方)을 쓴다.

• 縮陽秘方 ● 水蛭, 尋起九條, 入水椀養住, 至七月七日, 取出陰乾, 秤有多少, 入麝香·蘇合香, 三味一般. 細硏爲末, 蜜少許爲餠. 遇陽興時, 卽將少許擦左脚心, 卽時痿縮. 過日復興, 再擦. 『醫鑑』

축양비방(縮陽秘方) ● 거머리(아홉 마리를 잡아 물통에 넣어 기르다가 음력 7월 7일에 꺼내 그늘에서 말리는데, 무게는 많든 적든 괜찮다)·사향·소합향 각각 같은 양. ○ 위의 세 가지 약들을 함께 곱게 가루내어 꿀을 조금 넣고 떡을 만든다. 음경이 일어났을 때 조금 떼어 왼쪽 발바닥 한가운데를 문지르면 곧 줄어든다. 다른 날 다시 일어나면 또 문지른다. 『의감』

7 煉精有訣 ❶ 全在腎家下手. 內腎一竅, 名玄關. 外腎一竅, 名牝戶. 眞

7 정을 단련하는 비결[煉精有訣] ❶ 이 비결은 전적으로 신(腎)을 다루는 데 달려 있다. 내신(內腎)③의 한 구멍을 현관(玄關)이라고 하며, 외신(外腎)④의 한 구멍

조문에 실린 '秘眞丸'에서는 "……空心, 溫酒下, 冷水亦得.……"이라 하였다.

① 『내경(內經)』 : 漢나라 때에 책으로 만들어진 것으로서 그 이전의 醫學·天文·哲學 지식이 집결된 책이다. 한의학의 기본 경전으로서 『素問』과 『靈樞』 두 책으로 되어 있다.

② 『素問·上古天眞論』에서 "男不過盡八八, 女不過盡七七而天地之精氣皆竭矣"라고 하였다.

③ 내신(內腎) : 腎臟을 말한다.

④ 외신(外腎) : 고환, 음낭, 음경 등 남자의 외생식기를 말한다.

精未泄, 乾體未破, 則外腎陽氣至子時而興. 人身之氣, 與天地之氣, 兩相脗合. 精泄體破, 則吾身陽生之候漸晩, 有丑而生者, 次則寅而生者, 又次則卯而生者, 有終不生者, 始與天地不相應矣. 煉之之訣, 須半夜子時, 卽披衣起坐, 兩手搓極熱, 以一手將外腎兜住, 以一手掩臍, 而凝神于內腎. 久久習之, 而精旺矣. 『眞詮』 ❷ 西蕃人多壽考, 每夜臥, 常以手掩外腎, 令溫煖. 此亦一術也. 『彙言』

을 빈호(牝戶)라고 한다. 정액을 배설하지 않아 파정(破精)이 안 된 남자는 외신의 양기(陽氣)가 자시(子時, 23~1시)에 일어난다. 그리하여 인체의 기는 천지의 기와 서로 합치된다. 그러나 정액을 배설하고 파정이 된 남자는 몸의 양기가 발생하는 시기가 점차 늦어져 축시(丑時, 1~3시)에 발기되는 사람, 인시(寅時, 3~5시)에 발기되는 사람, 묘시(卯時, 5~7시)에 발기되는 사람, 그리고 끝내 발기되지 않는 사람도 있으니, 이렇게 되면 비로소 천지의 기와 서로 응하지 않게 되는 것이다. 정(精)을 단련하는 비결은 반드시 자시(子時)에 이불을 젖히고 일어나 앉아서 두 손을 마주하여 뜨겁게 비벼서 한 손으로 외신(外腎)을 감싸 쥐고, 한 손으로는 배꼽을 덮은 다음 정신을 내신(內腎)에 집중시킨다. 오랫동안 계속하여 연습하면 정(精)이 왕성해진다. 『진전』 ❷ 서번(西蕃, 吐蕃, 西域) 사람들은 장수하였는데 매일 밤 잠잘 때 늘 손으로 외신을 감싸 쥐고 따뜻하게 하였다. 이것도 한 가지 방법이다. 『휘언』

8 補精以味 ● 內經曰, 精生於穀. 又曰, 精不足者, 補之以味. 然醲郁之味, 不能生精, 惟恬憺之味, 乃能補精. 洪範論味而曰, 稼穡作甘. 世間之物, 惟五穀得味之正. 但能淡食, 穀味最能養精. 凡煮粥飯, 而中有厚汁滾作一團者, 此米之精液所聚也. 食之最能生精. 試之有效. 『眞詮』

8 정을 음식물로 보한다[補精以味] ● 『내경(內經)』에서는 "정(精)은 음식물에서 생긴다"①라고 하였고, 또한 『소문(素問)』(「陰陽應象大論 05」)에서는 "정이 부족한 경우에는 음식물로 보한다"라고 하였다. 그러나 달고 향기로운 맛을 가진 음식물은 정을 생기게 할 수 없고, 오직 담담한 맛을 가진 음식물이라야 정을 보할 수 있다. 「홍범(洪範)」에서는 맛에 대하여 "곡식을 심고 거두는 것은 단맛을 만든다"라고 하였다. 세상의 음식물 가운데서 오곡(五穀)②만이 바른 맛을 가지고 있다. 그런데 맛이 담담한 음식을 먹어야 오곡의 맛은 정을 가장 잘 길러줄 수 있다. 대개 죽이나 밥이 거의 끓어갈 무렵에 가운데에 걸쭉한 밥물이 모이는데, 이것은 쌀의 정액이 모인 것이다. 이것을 먹으면 정을 가장 잘 생기게 한다. 먹어보면 효험이 있을 것이다. 『진전』

9 遺泄精屬心 ❶ 丹溪曰, 主閉藏者, 腎也. 司疎泄者, 肝也. 二藏皆有相火, 而其系上屬於心. 心君火也, 爲物所感則易動, 心動則相火亦動, 動則精自走, 相火翕然而起, 雖不交會, 亦暗流而疎泄矣. 所以聖人只是敎人收心養心, 其旨微矣. ❷ 精之主宰在心, 精之藏制在腎. 心腎氣虛不能管攝, 因小便而出者曰尿精, 因見聞而出者曰漏精. 『直指』 ❸ 初因君火不寧, 久則相火擅權, 精元一於走而不固, 甚則夜失連連, 日亦滑流不已. 宜服坎离丸·黃連淸心飮. 『入門』

9 유정과 설정은 심에 속한다[遺泄精屬心] ❶ 단계(丹溪)가 말하기를, "정(精)을 폐장(閉藏)하는 기능을 주관하는 것은 신(腎)이고, 소설(疎泄, 疏通·調達)하는 기능을 맡은 것은 간(肝)이다. 이 두 장기에는 모두 상화(相火)③가 있는데, 그것은 위로 심(心)에 속해 있다. 심은 군화(君火)④로서 사물에 감응하면 쉽게 동하는데, 심이 동하면 상화도 동하고, 상화가 동하면 정(精)이 저절로 달리고, 상화가 몹시 발동하면 비록 교합하지 않아도 정액이 자기도 모르는 사이에 흘러서 새어나온다. 그래서 성인(聖人)들은 사람들에게 마음을 가다듬어 기르라고 하였는데, 그 뜻이 미묘하다"⑤(『格致餘論·陽有餘陰不足論』)라고 하였다. ❷ 정(精)을 주재하는 것은 심장(心臟)이고, 정을 저장하여 통제하는 것은 신장(腎臟)이다. 심장과 신장의 기가 허해서 정을 다스리지 못하여 소변을 따라 정액이 나오는 증상을 '요정(尿精)'이라 하고, 성과 관련된 말을 듣거나 보기만 해도 정액이 나오는 것을 '누정(漏精)'이라고 한다. 『직지』 ❸ 처음에는 군화(君火)가 안정되지 못한 데 원인이 있지만 오래되면 상화가 마음대로 작용해 정액이 나오면서 멎지 않고, 심하면 밤마다 계속 나오며, 낮에도 흘러 멈추지 않는다. 이런 경우에는 감리환(坎离丸)·황련청심음(黃連淸心飮)(➡方藥合編·中80)을 쓴다. 『입문』(「雜病分類·火類·夢遺」)

• 坎离丸 ● 黃柏·知母, 等分. 童便, 九蒸九晒九露, 爲末. 地黃煎膏和丸梧子大. 空心, 鹽湯下三五十丸.

감리환(坎离丸) ● 황백·지모 각각 같은 양. ○ 동변으로 축여 아홉 번 찌고 아홉 번 햇볕에 말리며, 아홉 번 이슬을 맞혀 가루낸다. 지황을 고약처럼 달여 반죽한 다음 벽오동씨만 하게 환을 만든다. 빈속에 소금을 넣고 끓인 물로 30~50환씩 먹는다.

---

① 『素問·評熱病論 33』에서는 "穀生於精"이라 하여 '穀'과 '精'字가 바뀌어 있다.
② 오곡(五穀) : 다섯 가지 주요 곡식. 곧 벼·보리·조(팥)·기장·콩.
③ 상화(相火) : 肝腎의 火를 말한다. 心火(君火)에 상대되는 말로서, 心火를 돕는다는 뜻으로 相火를 쓰고 있다. 실제로는 精에 축적되어 있던 氣나 血 속에 축적되어 있던 氣가 異化되어 發散되는 氣運이며, 異化作用을 주관하는 火이다.
④ 군화(君火) : 心의 火를 말한다. 相火에 상대되는 말로 君火라고 하는데, 심장의 작용이라는 뜻으로 쓰인다. 실제로는 몸속에서 血이나 精을 합성시키는 데 쓰이는 氣나 熱을 말한다. 즉, 同化作用을 주관하는 火이다.
⑤ 肝系와 腎系는 心系와 이어지므로, 君火가 요동치면 相火도 요동쳐서 精이 저장되지 못하고 흘러나오게 된다고 하였다. (『金元四大家醫學全書(下)』 p.14)*

『入門』

『입문』(「雜病用藥賦·火類」)

• 黃連淸心飮 ◉ 治君火旣動, 而相火隨之, 而精泄. 黃連·生地黃·當歸·甘草·茯神·酸棗仁·遠志·人參·蓮肉各等分. 右剉, 五錢, 水煎服. 『入門』

황련청심음(黃連淸心飮) ◉ 군화(君火)가 이미 동(動)하고 상화(相火)가 이에 따라 동하여 정액이 저절로 새는 증상을 치료한다. ○ 황련·생지황·당귀·감초·복신·산조인·원지·인삼·연육 각각 같은 양. ○ 위의 약들을 썰어서 5돈씩 물에 달여 먹는다. 『입문』(「雜病用藥賦·火類·夢遺」)(➡方藥合編·中80)

10 夢泄屬心 ❶ 直指曰, 邪客於陰, 神不守舍, 故心有所感, 夢而後泄也. 其候有三. 年少氣盛, 鰥曠矜持, 强制情慾, 不自覺知. 此泄如甁之滿而溢者, 人或有之, 勿藥可也. 心家氣虛, 不能主宰, 或心受熱邪, 陽氣不收. 此泄如甁之側而出者, 人多有之, 其病猶輕, 合用和平之劑. 藏府積弱, 眞元久虧, 心不攝念, 腎不攝精. 此泄如甁之罅而出者, 人少有之, 其病最重, 須當大作補湯. ❷ 夢遺不可作虛冷, 亦有經絡熱而得之. 嘗治一人, 至夜脊心熱, 夢遺. 用珍珠粉丸·猪苓丸, 遺止, 而終服紫雪, 脊熱始除. 淸心丸亦佳. 『本事』 ❸ 夢遺全屬心. 盖交感之精, 雖常有一點白膜裹藏於腎, 而元精以爲此精之本者, 實在乎心. 日有所思, 夜夢而失之矣. 宜黃連淸心飮. 『入門』 ❹ 夢與鬼交而泄精, 名曰夢遺. 專主於熱, 用黃柏·知母·牡蠣·蛤粉. 若內傷氣血, 不能固守而夢遺者, 當補以八物湯加減, 呑樗根皮丸. 八物湯方見虛勞. ❺ 本事曰, 年少壯者, 節慾而遺泄, 宜淸心丸·珍珠粉丸. ❻ 戴氏曰, 夢遺精滑, 皆相火所動, 久則有虛而無寒也. ❼ 正傳曰, 一人夢遺, 形瘦. 服定志珍珠粉丸而效. ❽ 固眞丹·鹿角散·保精湯·歸元散, 皆治夢交泄精.

10 몽설은 심에 속한다[夢泄屬心] ❶『직지(直指)』에서는 "사기(邪氣)가 음(陰, 五臟)에 침범하면 신(神)이 제자리를 지키지 못하기 때문에 마음에 흥분되는 바가 있어 꿈을 꾸면서 정액이 샌다. 그 증상에는 세 가지가 있다. 그 하나는 젊고 기력이 왕성한데 홀아비로 있으면서 정욕을 억제하게 되면 자기도 모르게 정액이 나오는 경우이다. 이것은 마치 병에 물이 가득 차면 넘쳐나는 것과 같은 경우로, 이런 일은 간혹 있으나 약을 쓰지 않아도 된다. 다른 하나는 심기(心氣)가 허하여 주재하지 못하거나 심이 열사(熱邪)를 받아서 양기(陽氣)가 수습되지 못하여 정액이 흐르는 경우이다. 이것은 마치 기울어진 병에서 물이 나오는 것과 같은 경우로, 이런 증상은 흔히 있는데, 이것은 그래도 가벼운 증상이므로 성질이 평순(平順)한 약을 쓰는 것이 적당하다. 또 하나는 오장육부가 계속 약해지고 진기(眞氣)가 오랫동안 이지러져 심장이 생각을 조절하지 못하고, 신장이 정액을 잘 간직하지 못하여 정액이 흐르는 경우이다. 이것은 마치 병에 금이 가서 물이 새는 것과 같은 경우로, 드물게 있으나 그 병은 가장 중한 상태이므로 반드시 크게 보하는 탕약을 써야 한다"라고 하였다. ❷ 몽유(夢遺)①를 허랭(虛冷)으로만 보는 것은 옳지 않으니, 또한 경락(經絡)에 열이 있어서 나타나기도 하기 때문이다. 전에 이 병을 앓는 사람 하나를 치료하였는데, 밤중이 되면 등골 속이 뜨거워지면서 몽설이 있었다. 그래서 진주분환(珍珠粉丸)·저령환(猪苓丸)을 썼더니 몽설이 멎었고, 나중에 자설(紫雪)을 먹이니 등골이 뜨거워지던 것이 비로소 없어지게 되었다. 청심환(淸心丸)을 쓰는 것도 좋다. 『본사』 ❸ 몽설(夢泄)은 전적으로 심(心)과 관련된다. 대개 교합할 때 나오는 정액은 흰 막에 싸여서 신장에 저장되어 있지만, 이 정액의 기본이 되는 원정(元精)②은 실제로 심장에 있다. 그러므로 낮에 생각하던 것이 밤에 꿈으로 나타나면서 정액이 새는 것이다. 이런 경우에는 황련청심음(黃連淸心飮)(➡方藥合編·中80)을 쓴다. 『입문』(「雜病分類·火類·夢遺」) ❹ 꿈에 귀신과 교합하여 정액이 새는 것을 '몽유(夢遺)'라고 한다. 이것은 주로 열(熱)에 관계되므로, 이때는 황백·지모·모려·합분을 쓴다. 만약 안으로 기혈(氣血)이 상하여 정액을 잘 간직하지 못하기 때문에 생기는 몽유라면 반드시 팔물탕(八物湯)(처방은 虛勞門을 보라.)(➡方藥合編·上32)에 가감하여 달인 물로 저근피환(樗根皮丸)을 먹어서 보하여야 한다. ❺『본사(本事)』에서는 "나이가 젊고 건강한 청년이 성욕을 억제하여 정액이 새는 경우에는 청심환(淸心丸)·진주분환(珍珠粉丸)을 쓴다"라고 하였다. ❻ 대씨(戴氏)는 말하기를, "몽설과 유정은 모두 상화(相火)가 발동하기 때문에 생기므로 오래되면 허증(虛證)은 되지만 한증(寒證)은 없다"라고 하였다. ❼『정전(正傳)』에서는 "어떤 사람이 몽설 때문에 몸이 파리해졌는데, 정지진주분환(定志珍珠粉丸)을 복용하고 효험을 보았다"라고 하였다. ❽ 고진단(固眞丹)·녹각산(鹿角散)·보정탕(保精湯)·귀원산(歸元散)은 모두 몽설을 치료한다.

• 固眞丹 ◉ 治遺精夢泄. 晩蠶蛾二兩, 肉蓯蓉·白茯苓·益智各一兩, 龍骨五錢. 右爲末, 鹿角膠酒浸化開, 和丸梧子大. 每服三十丸, 空心, 溫酒下, 乾物壓之. 羅謙甫

고진단(固眞丹) ◉ 유정(遺精)과 몽설(夢泄)을 치료한다. ○ 만잠아 2냥, 육종용·백복령·익지 각각 1냥, 용골 5돈. ○ 위의 약들을 가루내어 녹각교를 술에 담가 녹인 것과 함께 반죽한 다음 벽오동씨만 하게 환을 만든다. 매번 30환씩 빈속에 데운 술로 먹고 마른 음식을 먹어 내려가게 한다. 나겸보

• 鹿角散 ◉ 治久虛夢泄. 鹿角屑·鹿

녹각산(鹿角散) ◉ 오랫동안 허(虛)하여 생긴 몽설(夢泄)을 치료한다. ○ 녹각(가루

---

① 몽유(夢遺) : 夢泄遺精의 줄임말. 꿈을 꾸면서 정액이 배설되는 병증.
② 원정(元精) : 인체가 고유하게 지닌 精氣.

茸酥炙各一兩, 白茯苓七錢半, 人參·白茯神·桑螵蛸·川芎·當歸·破故紙·龍骨·韭子酒浸一宿焙各五錢, 柏子仁·甘草各二錢半. 右爲末, 每五錢, 薑五片·棗二枚·粳米百粒同煎, 空心服.『直指』

낸 것)·녹용(젖기름을 발라 구운 것) 각각 1냥, 백복령 7돈 반, 인삼·백복신·상표초·천궁·당귀·파고지·용골·구자(술에 하룻밤 담갔다가 약한 불기운에 말린 것) 각각 5돈, 백자인·감초 각각 2돈 반. ○ 위의 약들을 가루내어 매번 5돈씩 생강 5쪽, 대추 2개, 멥쌀 100알과 함께 달여 빈속에 먹는다.『직지』

• 保精湯 ● 治陰虛火動, 夜夢遺精. 當歸·川芎·白芍藥·生地黃薑汁炒·麥門冬·黃柏酒炒·知母蜜炒·黃連薑汁炒·梔子童便炒·乾薑炒黑·牡蠣煅·山茱萸肉各五分. 右剉, 水煎, 空心服.『醫鑑』

보정탕(保精湯)① ● 음(陰)이 허(虛)하고 화(火)가 동(動)해서 생기는 몽설(夢泄)과 유정(遺精)을 치료한다. ○ 당귀·천궁·백작약·생지황(생강즙에 축여 볶은 것)·맥문동·황백(술에 축여 볶은 것)·지모(꿀에 축여 볶은 것)·황련(생강즙에 축여 볶은 것)·치자(동변에 축여 볶은 것)·건강(까맣게 볶은 것)·모려(달군 것)·산수유 각각 5푼. ○ 위의 약들을 썰어서 물에 달여 빈속에 먹는다.『의감』

• 歸元散 ● 治夢遺日久, 氣下陷, 宜升提腎氣以歸元. 人參·白朮·白茯苓·遠志·酸棗仁炒·麥門冬·黃柏知母二味並童便炒·雞頭實·蓮花蘂·枸杞子·陳皮·川芎各五分, 升麻·甘草各二分半. 右剉, 蓮肉三箇, 棗子一枚, 水煎, 空心溫服.『回春』

귀원산(歸元散)② ● 몽설(夢泄)이 오래되어 기(氣)가 아래로 처진 경우에는 마땅히 신기(腎氣)를 끌어올려서 제자리로 돌아가게 해주어야 한다. ○ 인삼·백출·백복령·원지·산조인(볶은 것)·맥문동·황백(동변으로 축여 볶은 것)·지모(동변으로 축여 볶은 것)·계두실, 즉 검인·연화예·구기자·진피·천궁 각각 5푼, 승마·감초 각각 2푼 반. ○ 위의 약들을 썰어서 연육 3개, 대추 1개와 물에 넣고 달여 빈속에 따뜻하게 해서 먹는다.『회춘』(「遺精」)

• 珍珠粉丸 ● 治夢遺泄精及精滑. 黃柏新瓦上炒赤·眞蛤粉各一斤, 眞珠三兩. 右爲末, 滴水丸梧子大. 每取一百丸, 空心, 溫酒送下. 法曰, 陽盛乘③陰, 故精泄. 黃柏降心火, 蛤粉鹹而補腎陰. 易老方無珍珠一味.『正傳』

진주분환(珍珠粉丸) ● 몽유(夢遺)·설정(泄精)④ 및 정활(精滑)⑤을 치료한다. ○ 황백(새 기와 위에 놓고 붉게 볶은 것)·진합분 각각 1근, 진주 3냥. ○ 위의 약들을 가루내어 물로 반죽한 다음 벽오동씨만 하게 환을 만든다. 매번 100환씩 빈속에 데운 술로 먹는다. 법(法)에서는 "양이 성하여 음을 이기기 때문에 정액이 저절로 나온다. 황백은 심화(心火)를 내리고, 합분은 짜서 신음(腎陰)을 보한다"라고 하였다. 역로(易老)⑥의 처방에는 진주 한 가지가 없다.『정전』

• 猪苓丸 ● 治年壯氣盛, 情慾動中, 所願不得, 意淫於外, 以致夢遺. 半夏一兩破如豆大, 猪苓末二兩. 先將一半炒, 半夏令色黃, 不令焦, 出火毒. 只取半夏爲末, 糊丸梧子大. 候乾更用前猪苓末一半同炒, 微裂, 入砂甁內養之. 空心, 溫酒或鹽湯下三五十丸. 盖半夏有利性, 而猪苓導水, 卽腎閉導氣使通之意. ● 一名半苓丸也.『本事』

저령환(猪苓丸) ● 나이가 젊고 기력이 왕성하여 정욕이 심중에서 동하나 원하는 바를 얻지 못하고 외부의 것에 미혹되어 몽설(夢泄)이 된 것을 치료한다. ○ 반하(콩알만 하게 깬 것) 1냥, 저령가루 2냥. ○ 먼저 저령가루의 절반을 볶고, 반하는 빛이 누렇게 되고 타지 않게 하여 화독(火毒)을 뺀다. 반하만 가루내어 풀로 반죽한 다음 벽오동씨만 하게 환을 만든다. 마르기를 기다려 다시 남겨 놓았던 저령가루 절반을 넣고 같이 볶아 환이 약간 터질 정도로 하여 사기병에 넣고 잘 보관한다. 빈속에 데운 술이나 소금을 넣고 끓인 물로 30~50환씩 먹는다. 대개 반하는 잘 나가게 하는 성질이 있고, 저령은 물기를 이끄는 성질이 있다. 그러므로 이 처방에는 신기(腎氣)가 막혔을 때 기를 이끌어 통하게 하는 뜻이 있다. ● 일명 반령환(半苓丸)이라고 한다.『본사』

• 淸心丸 ● 治經絡熱而夢泄, 心熱恍惚. 厚黃柏一兩爲末, 龍腦一錢. 右蜜丸梧子大. 每十五丸, 空心, 麥門湯呑下.『本事』

청심환(淸心丸) ● 경락(經絡)에 열(熱)이 있어서 생기는 몽설(夢泄)과 심(心)에 열이 있어서 황홀(恍惚)한 증상을 치료한다. ○ 두꺼운 황백(가루낸 것) 1냥, 용뇌 1돈. ○ 위의 약들을 꿀로 반죽한 다음 벽오동씨만 하게 환을 만든다. 매번 15환씩 빈속에 맥문동을 달인 물로 먹는다.『본사』

• 樗根皮丸 ● 治房勞過傷, 精滑夢

저근피환(樗根皮丸) ● 방사(房事)가 지나쳐서 몸이 상하여 생긴 유정(遺精)과 몽

---

① 『古今醫鑑』에 의하면 이 처방은 雲林 龔廷賢이 만든 처방이다. 『東醫寶鑑』에서는 1첩당 각각 5푼으로 정하였다. (『對譯萬病回春』 p.543)*

② 『東醫寶鑑』에서는 1첩당 5푼, 2푼 반으로 정하였다. (『對譯萬病回春』 p.544)*

③ 승(乘) : 올라타다. 보통은 수레에 오른다는 뜻이나, 두 가지 기운을 놓고 '乘'이라 하면 하나의 氣勢가 다른 하나의 氣勢를 누르고 우위를 점했다는 뜻이 된다. 그래서 '득세하다', '우세하다', '이기다'라는 뜻으로 의역해야 한다. (『對譯萬病回春』 p.776)*

④ 설정(泄精) : 遺精. 잘 때 정액이 저절로 나오는 병증. 泄精은 크게 夢泄과 滑精으로 나눈다.

⑤ 정활(精滑) : 滑精. 낮에 정액이 저절로 나오는 것.

⑥ 역로(易老) : 張元素. 字 潔古. 河北 易水人이었으므로 世稱 張易水라 하였다. 『中國醫學大辭典』 '枳朮丸'條에 따르면 "張潔古方"이라 하고, "此爲易老本仲景枳朮湯之意而立方"이라 밝히고 있다. 따라서 '易老'가 張易水, 즉 張元素임을 알 수 있다.

遺. 樗根白皮炒爲末, 酒糊和丸梧子大. 然性涼而燥, 不可單服, 須以八物湯煎水呑下爲佳. 『入門』

설(夢泄)을 치료한다. ○ 저근백피 볶은 것을 가루내어 술을 넣고 쑨 풀로 반죽한 다음 벽오동씨만 하게 환을 만든다. 그러나 이 약은 성질이 차고 건조해서 단방으로 먹을 수는 없고, 반드시 팔물탕(八物湯)(➡方藥合編·上32)을 달인 물로 먹는 것이 좋다. 『입문』(「雜病用藥賦·火類·夢遺」)

• 定志珍珠粉丸 ◉ 治心虛夢泄. 蛤粉·黃柏炒·人參·白茯苓各三兩, 遠志·菖蒲·靑黛各二兩, 樗根白皮一兩. 右爲末, 麪糊和丸梧子大, 靑黛爲衣. 空心, 薑鹽湯下五十丸. 『正傳』

정지진주분환(定志珍珠粉丸) ◉ 심(心)이 허(虛)해서 오는 몽설(夢泄)을 치료한다. ○ 합분·황백(볶은 것)·인삼·백복령 각각 3냥, 원지·창포·청대 각각 2냥, 저근백피 1냥. ○ 위의 약들을 가루내어 밀가루풀로 반죽한 다음 벽오동씨만 하게 환을 만들어 청대로 겉을 입힌다. 빈속에 생강과 소금을 달인 물로 50환씩 먹는다. 『정전』

11 夢泄亦屬鬱 ❶ 本事曰, 腎氣閉, 卽泄精. 素問曰, 腎者, 作强之官, 伎巧出焉. 又曰, 腎藏精. 盖腎能攝精氣以生育人倫者也. 或育或散, 皆主於腎. 今腎氣衰, 則一身之精氣無所管攝, 故妄行而出不時. 猪苓丸一方, 正爲此設. ❷ 綱目曰, 夢遺, 屬鬱滯者居太半, 庸醫不知其鬱, 但用澁劑固脫. 殊不知愈澁愈鬱, 其病反甚. 嘗治一男子夢遺白濁, 小腹有氣衝上, 每日腰熱, 卯作酉凉. 腰熱作, 則手足冷, 前陰無氣, 腰熱退, 則前陰氣耕, 手足溫. 又朝多下氣, 暮多噫氣, 一旬二旬必遺. 脈且弦滑而大, 午則洪大. 予知其有鬱滯, 先用沈香和中丸下之, 方見痰飮. 次用加減八味湯, 方見五藏. 呑滋腎丸 方見小便. 百丸. 若與澁藥, 則遺與濁反甚, 或一夜再遺. 改用導赤散 方見五藏. 大劑煎服, 遺濁皆止. ❸ 又一男子夢遺, 醫與澁藥反甚, 先與神芎丸 方見入門. 大下之, 却服此猪苓丸, 亦痊. 可見夢遺屬鬱滯者多矣.

11 몽설은 또한 울증에 속한다[夢泄亦屬鬱] ❶ 『본사(本事)』에서는 "신기(腎氣)가 막히면 정액이 샌다"라고 하였다. 『소문(素問)』(「靈蘭秘典論 08」)에서는 "신(腎)은 작강지관(作强之官)①으로 기교가 여기서 나온다"라고 하였다. 또한 『영추(靈樞)』(「本神 08」)에서는 "신장(腎臟)은 정(精)을 저장한다"라고 하였다. 대체로 신장은 정기(精氣)를 조절하여 사람을 생육(生育)시키는 것이다. 길러지기도 하고 흩어지기도 하는 것은 모두 신(腎)에서 주관한다. 신기가 쇠약해지면 온몸의 정기가 통제를 받을 곳이 없어지므로 멋대로 아무 때나 나간다. 저령환(猪苓丸)은 바로 이런 경우에 쓰자고 만든 것이다. ❷ 『강목(綱目)』②(「腎膀胱部·夢遺」)에서는 "몽설(夢泄)은 울체(鬱滯)에 속한 것이 태반인데, 용렬한 의사들은 그것이 울체와 관련된다는 것을 알지 못하고 단지 삽제(澁劑)③를 써서 나가는 것을 막으려고만 한다. 더구나 그것을 막으면 막을수록 더욱 울체되어 그 병이 오히려 심해진다는 사실을 알지 못한다. 이전에 한 남자의 몽설과 백탁(白濁)을 치료한 적이 있는데, 그는 아랫배에서 기가 치밀어 올라 매일 허리에 열이 나서 묘시(卯時, 5~7시)에 올랐다가 유시(酉時, 17~19시)에 식었다. 그런데 허리에 열이 날 때는 수족이 차고 음경에 힘이 없어지지만 허리가 뜨겁던 증상이 물러가면 음경에 기가 돌고 수족이 따뜻해졌다. 또 아침에는 방귀가 많이 나오고 저녁에는 트림이 자주 나오며 열흘이나 스무날쯤에 반드시 유정이 있었다. 맥(脈)은 현활(弦滑)④하면서 대(大)⑤하였고, 점심때면 홍대(洪大)⑥하였다. 나는 그 사람이 울체증이 있다는 것을 알고 먼저 침향화중환(沈香和中丸)(처방은 痰飮門을 보라.)을 써서 내려주고, 다음에 가감팔미탕(加減八味湯)(처방은 五臟門을 보라.)(➡方藥合編·上40)으로 자신환(滋腎丸)(처방은 小便門을 보라.)(➡方藥合編·下80) 100환을 먹게 하였다. 만약 이때 삽제(澁劑)를 먹이면 유정과 백탁이 오히려 심해져서 혹 하룻밤에 두 번씩 유정하기도 하였다. 그래서 도적산(導赤散)(처방은 五臟門을 보라.)(➡方藥合編·下78) 대제(大劑)⑦로 바꾸어 달여 먹였더니 유정(遺精)과 백탁(白濁)이 다 멎었다. ❸ 또 어떤 남자가 몽설을 하였는데 의원이 삽제를 처방해 주어 오히려 심해졌으므로 먼저 신궁환(神芎丸)(처방은 『入門』⑧을 보라.)을 주어 크게 설사시켜 주고, 다시 이 저령환(猪苓丸)을 먹

---

① 작강지관(作强之官) : 腎을 달리 부르는 이름. 腎은 생명활동에서 氣의 원천이 된다는 뜻에서 붙인 이름인데, 腎氣가 왕성하면 정신이 건전하고 筋骨이 튼튼해지며 동작이 민첩해진다고 한다.

② 『강목(綱目)』 : 明나라 樓英이 쓴 40권으로 된 『醫學綱目』을 말한다.

③ 삽제(澁劑) : 몸에서 氣血이 빠져나가지 못하게 하는 藥材나 藥劑.

④ 현맥(弦脈) : 가야금줄을 누를 때와 같은 느낌을 주는 맥.
활맥(滑脈) : 왕래가 원활하고 속도가 빨라 구슬이 은반을 구르듯 하는 맥.

⑤ 대맥(大脈) : 정상맥보다 폭이 넓게 나타나는 맥.

⑥ 홍맥(洪脈) : 맥폭이 넓고 힘있게 뛰며 가볍게 짚어도 여유 있는 감을 주는 맥.

⑦ 대제(大劑) : 약의 용량을 많게 해서 쓰는 것.

⑧ 『入門』의 '신궁환(神芎丸)'
導水丸 ○ 大黃·枯芩各二兩, 牽牛·滑石各四兩. ⋯⋯ 一方. 加黃連·薄荷·川芎各五錢, 名神芎丸 ○ 兼治鼻衄口舌生瘡牙疳齒蝕. 遍身濕瘡乾疹. 睡語咬牙驚惕怔忡二便澁滯. 惟孕婦忌用.
도수환(導水丸) ○ 대황·말린 황금, 각각 2냥, 견우·활석, 각각 4냥. ⋯⋯ 어떤 처방에는, 황련·박하·천궁, 각각 5돈을 가하여 이름을 신궁환(神芎丸)이라 했다. ○ 코피가 나는 것과 입안이 헌 것과 잇몸이 벌겋게 붓고 아픈 것과 충치를 치료하고, 온몸에 습진과 마른버짐이 난 것을 치료하며, 잠꼬대를 하고 이를 갈며 놀라 두려워하고 가슴이 두근거리며 대소변이 잘 나오지 않는 것을 겸하여 치료한다. 그러나

였더니 역시 병이 나았다. 이것으로써 몽설은 울체에 속한 경우가 많다는 것을 알 수 있었다"라고 하였다.

12 精滑脫屬虛 ❶ 仲景曰, 失精家, 小腹弦急, 陰頭寒, 目眩髮落. 脈極虛芤遲, 爲清穀亡血失精. 男子失精, 女人夢交, 桂枝龍骨牡蠣湯主之. ❷ 靈樞曰, 恐懼而不解則傷精, 精傷則骨痠痿厥精時自下. 又曰, 精脫者, 耳聾. ❸ 內經曰, 思想無窮, 所願不得, 意淫於外, 入房太甚, 宗筋弛縱, 發爲筋痿, 及爲白淫. 夫腎藏天一, 以慳爲事, 志意內治, 則精全而澁. 若思想外淫, 房室太甚, 則固有淫泆不守, 輒隨溲尿而下. 然本於筋痿者, 以宗筋弛縱也. 謙甫 ❹ 其不御女漏者, 或聞淫事, 或見美色, 或思想無窮, 所願不得, 或入房太甚, 宗筋弛縱, 發爲筋痿而精自出者, 謂之白淫. 宜乎滲漏而不止也, 宜加減珍珠粉丸. 方見小便. ❺ 又曰, 慾心一動, 精隨念去, 凝滯久, 則莖中痒痛, 常如欲小便然. 或從小便而出, 或不從便出而自流者, 謂之遺精. 比之夢遺尤甚. 八物湯加減, 呑珍珠粉丸. 方見上. ❻ 少時慾過, 陽脫而遺泄者, 宜金鎖正元丹 方見入門 ·秘眞丹. 『入門』 ❼ 精滑專主濕熱, 用黃柏·知母·牡蠣·蛤粉. 丹溪 ❽ 一人虛而泄精, 脈弦大, 服諸藥不效. 後用五倍子一兩, 白茯

12 정활·정탈은 허증에 속한다[精滑脫屬虛] ❶ 중경(仲景)이 말하기를, "실정가(失精家)①는 아랫배가 몹시 땅기고 귀두가 차며 눈앞이 어질어질하고 머리털이 빠진다. 맥(脈)이 몹시 허(虛)②하고 규(芤)하며 지(遲)③하면 소화되지 못한 대변이 나오고, 피를 많이 흘리며 정액이 저절로 나온다. 남자의 실정(失精)④과 여자의 몽교(夢交)⑤에는 계지용골모려탕(桂枝龍骨牡蠣湯)을 주로 쓴다"라고 하였다.(『金匱要略·血痹虛勞』) ❷ 『영추(靈樞)』(「本神 08」)에서는 "무서운 일을 겪고 그것을 풀어주지 않으면 정기(精氣)가 상하고, 정기가 상하면 골산(骨痠)⑥·위궐(痿厥)⑦이 있고, 정액이 때때로 저절로 흐른다"라고 하였다. 또한 『영추(靈樞)』(「決氣 30」)에서는 "정탈(精脫)⑧이 있는 사람은 귀가 먹는다"라고 하였다. ❸ 『내경(內經)』(『素問·痿論 44』)에서는 "생각은 한이 없지만 원하는 바를 얻지 못하고 외부의 것에 미혹되거나 방사를 지나치게 하면 종근(宗筋)⑨이 늘어져서 근위증(筋痿證)⑩과 백음증(白淫證)⑪이 된다"라고 하였다. 대체로 신(腎)은 수[天一]⑫를 저장하여 아끼는 것을 일삼으므로 마음이 안으로 다스려지면 정이 보전되어 막힐 것이다. 그러나 만약 외부의 음란한 것에 마음을 쏟거나 방사(房事)가 지나치면 반드시 정액이 넘쳐서 문득 오줌을 따라 나오는 증상이 생기게 된다. 그러나 본래 근위증으로 인한 유정은 종근이 늘어졌기 때문이다. 겸보 ❹ 여자와 관계하지 않고도 정액이 나오거나, 음탕한 말을 듣거나 예쁜 여자를 보거나 생각은 한이 없지만 원하는 바를 얻지 못하거나 방사를 지나치게 하여 종근이 늘어져서 근위증이 생기면서 정액이 저절로 나오는 것을 '백음(白淫)'이라고 한다. 이것은 조금씩 새나오면서 멎지 않는 것인데, 가감진주분환(加減珍珠粉丸)(처방은 小便門을 보라.)을 쓴다. ❺ 또한 성욕이 일단 동하면 정액이 생각을 따라 나오고, 정액이 오랫동안 막혀 있으면 음경 속이 가려우면서 아프고 늘 오줌이 마려운 것 같다. 그리고 정액이 소변을 따라 나오거나 소변과 관련이 없이 저절로 흘러나오는 것을 '유정(遺精)'이라고 한다. 이것은 몽유(夢遺)에 비하여 더욱 심한 증상이다. 이런 경우에는 팔물탕(八物湯)(➡方藥合編·上32)에 가감하여 진주분환(珍珠粉丸)(처방은 위를 보라.)을 먹는다. ❻ 젊었을 때 정욕이 과하여 양탈(陽脫)⑬되고 유정(遺精)이 있으면 금쇄정원단(金鎖正元丹)(처방은 『入門』⑭을 보라.)·비진단(秘眞丹)을 쓴다. 『입문』(「雜病分類·火類·夢遺」) ❼

임신부는 써서는 안 된다.(『醫學入門·雜病用藥賦·濕』)

① 실정가(失精家) : 遺精이 있는 환자.
② 허맥(虛脈) : 가볍게 짚으면 힘이 없이 뛰고 세게 눌러 짚으면 속이 빈 것 같은 감을 주는 맥.
③ 지맥(遲脈) : 정상적인 맥보다 한 번 숨 쉬는 동안 3번 정도를 더디게 뛰는 맥.
④ 실정(失精) : 때가 아닌 때에 정액이 나가는 것. 遺精·夢泄·漏精 등을 말한다.
⑤ 몽교(夢交) : 夢泄과 같은 뜻으로 쓰임. 꿈에서 교합하는 일.
⑥ 골산(骨痠) : 뼈마디가 몹시 시큰시큰한 것.
⑦ 위궐(痿厥) : 손발이 여위고 힘이 없으며 싸늘해지는 증상.
⑧ 정탈(精脫) : 遺精·夢泄이 잦은 것.
⑨ 종근(宗筋) : 陰毛 속 橫骨의 상하로 뻗은 힘줄. 이 힘줄은 골격과 관절을 잘 운동하게 하고 정액을 잘 統攝한다.
⑩ 근위증(筋痿證) : 힘줄이 늘어져서 수축하지 못하는 병증. 痿證의 하나에 속한다.
⑪ 백음증(白淫證) : 하초에 습열이 많거나 성생활을 지나치게 해서 남자에게서는 정액이 저절로 나오고 여자에게서 냉이 많이 나오는 증.
⑫ 수기[天一] : 天一은 北極神을 나타내는 말인데, 河圖에서 나오는 天一生水의 뜻을 딴 것이다.
⑬ 양탈(陽脫) : 陽氣가 몹시 소모된 위중한 상태.
⑭ 『入門』의 '금쇄정원단(金鎖正元丹)'

金鎖正元丹 ○ 五倍子·茯苓各八錢, 巴戟·葫蘆芭·肉蓯蓉各一兩六錢, 補骨脂一兩, 朱砂·龍骨各二錢. ○ 爲末, 酒糊丸梧子大, 每卄丸, 空心, 溫酒鹽湯任下. ○ 治元臟虛冷, 眞氣不足, 胸脅痞脹, 呼吸短氣, 四肢倦怠, 腰膝酸疼, 目暗耳鳴, 心忡盜汗, 遺精白濁, 一切虛損之證, 及水穀不消, 嘔逆惡心.

금쇄정원단(金鎖正元丹) ○ 오배자·복령, 각각 8돈, 파극·호로파·육종용, 각각 1냥 6돈, 보골지 1냥, 주사·용골, 각각 2돈. ○ 위의 약들을 가루내어 술로 쑨 풀로 반죽하여 벽오동씨만 하게 환을 만들어 매번 20환씩 빈속에 따뜻한 술이나 소금을 넣고 끓인 물로 임의로 먹는다. ○ 원장(元臟, 腎臟)이 허랭(虛冷)하고 진기(眞氣, 腎氣)가 부족하여 가슴과 옆구리가 결리고 창만(脹滿)하며, 호흡이 가쁘고 사지가 나른하며, 허리와 무릎이 시큰거리고 아프며, 눈이 어둡고 귀에서 소리가 나며, 가슴이 두근거리고 식은땀이 흐르며, 정액이 저절로 새고 뿌연 오줌이 나오는 등 일체의 허손증(虛損證)을 치료하고, 음식물이 소화되지 않고 구역질과 입덧이 나는 것 등을 치료한다.(『醫學入門·

苓二兩, 爲丸服之, 良愈. 五倍澁脫之功, 敏於龍骨·蛤粉也.『綱目』⑨ 童男陽盛, 情動於中, 志有所慕而不得, 遂成夜夢而遺精, 愼不可補, 淸心乃安. 朝服淸心蓮子飮. 方見消渴. 暮服定志丸. 方見神部.『醫鑑』⑩ 戴氏曰, 不因夢而自泄者, 謂之精滑, 皆相火所動也. ⑪ 精滑脫, 宜巴戟丸·補眞玉露丸·固精丸·芡實丸·鎖陽丹·玉鎖丹·秘元丹·約精元·九龍丹, 皆可選用.

정활(精滑)은 주로 습열(濕熱)이 있어서 생기는데, 이때는 황백·지모·모려·합분을 쓴다. 단계(『丹溪心法·夢遺四十五』) ⑧ 어떤 사람이 허(虛)하면서 정액이 저절로 나오고, 맥(脈)이 현(弦)하면서 대(大)하였는데 여러 가지 약을 써도 효험이 없었다. 후에 오배자 1냥, 백복령 2냥으로 환을 만들어 먹었더니 잘 나았다. 오배자는 정액이 저절로 나오는 것을 막는 기능이 용골이나 합분보다 빠르다.『강목』(「腎膀胱部·夢遺」) ⑨ 총각이 양기가 왕성하여 정욕이 마음속에서 동하고 그리워하는 사람이 있으면서 얻지 못하면 밤에 꿈을 꾸면서 유정(遺精)하는데, 이런 경우에 보해서는 안 되고, 청심(淸心)하는 약을 쓰면 안정된다. 아침에 청심연자음(淸心蓮子飮)(처방은 消渴門을 보라.)(➡方藥合編·中64)을 먹고, 저녁에는 정지환(定志丸)(처방은 神門을 보라.)을 먹는다.『의감』⑩ 대씨(戴氏)는 말하기를, "꿈을 꾸지 않고 정액이 저절로 나오는 상태를 정활(精滑)이라고 하는데, 다 상화(相火)가 발동한 것이다"라고 하였다. ⑪ 정액이 저절로 나오는 경우에는 파극환(巴戟丸)·보진옥로환(補眞玉露丸)·고정환(固精丸)·검실환(芡實丸)·쇄양단(鎖陽丹)·옥쇄단(玉鎖丹)·비원단(秘元丹)·약정원(約精元)·구룡단(九龍丹) 중에서 골라 쓰면 된다.

• 巴戟丸 ● 治面色白而不澤, 悲愁欲哭, 脈按之空虛, 是爲脫精脫神. 宜峻補肝腎, 收斂精氣, 補益元陽. 五味子·巴戟·肉蓯蓉·兎絲子·人參·白朮·熟地黃·骨碎補·茴香·牡蠣·龍骨·覆盆子·益智仁各等分. 右爲末, 蜜丸梧子大. 每三十丸, 米飮呑下, 日三服. 虛甚, 八物湯呑下. 東垣

파극환(巴戟丸)① ● 얼굴빛이 희고 윤기가 없으며 슬픔과 근심으로 울고 싶어하고, 맥을 짚어보았을 때 빈 듯한 증상을 치료하는데, 이것은 정기(精氣)와 신기(神氣)가 빠져나간 것이다. 따라서 간(肝)과 신(腎)을 크게 보하여 정기를 수렴하고 원양(元陽)②을 보익해 주어야 한다. ○ 오미자·파극·육종용·토사자·인삼·백출·숙지황·골쇄보·회향·모려·용골·복분자·익지인 각각 같은 양. ○ 위의 약들을 가루내어 꿀로 반죽한 다음 벽오동씨만 하게 환을 만든다. 매번 30환씩 미음으로 하루 세 번 먹는다. 몹시 허하면 팔물탕(八物湯)(➡方藥合編·上32)으로 먹는다. 동원(『醫學發明節本·肺病面白而不澤則爲脫氣脫血脫津脫液脫精脫神』)

• 補眞玉露丸 ● 治陽虛精脫不禁. 白茯苓·白龍骨水飛·韭子酒浸炒·兎絲子酒浸煮各等分. 右爲末, 蜜丸梧子大. 每五十丸, 空心, 溫酒或鹽湯呑下, 後以美饍壓之. 宜火日修合.『寶鑑』

보진옥로환(補眞玉露丸) ● 양기(陽氣)가 허(虛)해서 정액이 저절로 흘러내려 멎지 않는 증상을 치료한다. ○ 백복령·백용골(수비한 것)·구자(술에 담갔다가 볶은 것)·토사자(술에 담갔다가 달인 것) 각각 같은 양. ○ 위의 약들을 가루내어 꿀로 반죽한 다음 벽오동씨만 하게 환을 만든다. 매번 50환씩 빈속에 데운 술이나 소금을 넣고 끓인 물로 먹은 뒤 맛좋은 음식을 먹어 약기운을 내려가게 한다. 화일(火日)③에 약을 만드는 것이 좋다.『보감』

• 桂枝龍骨牡蠣湯 ● 治失精. 桂枝·白芍藥·龍骨煅·牡蠣煅·生薑各三兩, 甘草二兩, 大棗十二枚. 右剉, 以水七升, 煮至三升, 分三服. 仲景

계지용골모려탕(桂枝龍骨牡蠣湯) ● 실정(失精)을 치료한다. ○ 계지·백작약·용골(달군 것)·모려(달군 것)·생강 각각 3냥, 감초 2냥, 대추 12알. ○ 위의 약들을 썰어서 물 7되에 달여 3되가 되도록 하여 세 번에 나누어 먹는다.④ 중경(『金匱要略·血痺虛勞』)

• 固精丸 ● 治腎虛精泄, 能秘精收脫. 知母·黃柏並鹽水炒各一兩, 牡蠣煅·芡實·蓮花蘂·白茯苓·遠志各三錢, 龍骨二錢, 山茱萸五錢. 右爲末, 山藥糊和丸梧子大, 朱砂爲衣. 空心, 鹽湯下五十丸.『心法』

고정환(固精丸) ● 신(腎)이 허(虛)하여 정액이 저절로 흐르는 증상을 치료하는데, 이 약은 정액을 간직하게 하고 정액이 저절로 흐르는 증상을 거두어들인다. ○ 지모·황백(둘 다 소금물로 축여 볶은 것) 각각 1냥, 모려(달군 것)·검인·연화예·백복령·원지 각각 3돈, 용골 2돈, 산수유 5돈. ○ 위의 약들을 가루내어 산약을 넣고 쑨 풀로 반죽한 다음 벽오동씨만 하게 환을 만들어 주사를 겉에 입힌다. 빈속에 소금을 넣고 끓인 물로 50환씩 먹는다.『심법』(『丹溪心法·補損五十一』)

• 芡實丸 ● 治陽虛, 未交先泄, 及夢泄神效. 芡仁五百箇, 七夕蓮花鬚·山

검실환(芡實丸) ● 양기(陽氣)가 허(虛)하여 교접하기도 전에 사정하거나 몽설(夢泄)을 하는 것을 치료하는데, 신기한 효험이 있다. ○ 검인 500개, 칠석에 딴 연화

雜病用藥賦·沈寒痼冷』)

① 『醫學發明』·『醫學綱目』에 나오는 내용이다. 『東醫寶鑑』에서 팔물탕으로 먹으라는 내용은 『醫學綱目』에서 인용한 것이다. (『金元四大家醫學全書(上)』 p.940) (『醫學綱目·腎膀胱部·夢遺·[垣]』 p.794)*

② 원양(元陽) : 사람의 생명활동에 근본이 되는 元氣. 眞陽·腎陽·眞火·命門之火를 말한다.

③ 화일(火日) : 옛날 曆書에 날짜마다 六甲을 붙이고, 六甲 밑에 金·木·水·火·土를 붙였는데, 그 중 火가 붙어 있는 날이다. 天干이 戊와 癸인 날을 말한다.

④ 실제로는 위의 용량의 20분의 1을 1첩으로 하여 쓰고 있다.

茱萸各一兩，白蒺藜五兩，覆盆子二兩，龍骨五錢．右爲末，蜜丸梧子大．空心，蓮肉煎湯下六七十丸．『入門』

수·산수유 각각 1냥, 백질려 5냥, 복분자 2냥, 용골 5돈. ○ 위의 약들을 가루내어 꿀로 반죽한 다음 벽오동씨만 하게 환을 만든다. 빈속에 연자육을 달인 물로 60~70환씩 먹는다. 『입문』

• 鎖陽丹 ● 治脫精滑泄不禁．桑螵蛸炙三兩，龍骨·白茯苓各一兩．右爲末，糊丸梧子大．煎茯苓鹽湯下七十丸．『得效』

쇄양단(鎖陽丹) ● 정액이 저절로 흘러 멎지 않는 증상을 치료한다. ○ 상표초(구운 것) 3냥, 용골·백복령 각각 1냥. ○ 위의 약들을 가루내어 풀로 반죽한 다음 벽오동씨만 하게 환을 만든다. 복령과 소금을 넣고 끓인 물로 70환씩 먹는다. 『득효』

• 玉鎖丹 ● 治精氣虛滑，遺泄不禁．龍骨·蓮花蘂·芡仁·烏梅肉各等分．右爲末，山藥糊和丸小豆大．空心，米飮下三十丸．『得效』

옥쇄단(玉鎖丹) ● 정기(精氣)가 허(虛)하여 유정(遺精)이 멎지 않는 증상을 치료한다. ○ 용골·연화예·검인·오매육 각각 같은 양. ○ 위의 약들을 가루내어 산약을 넣고 쑨 풀로 반죽한 다음 팥알만 하게 환을 만든다. 빈속에 미음으로 30환씩 먹는다. 『득효』

• 秘元丹 ● 治精不禁，危急者．龍骨酒煮焙·靈砂水飛各一兩，縮砂·訶子小者煨取肉各五錢．右爲末，糯米糊和丸菉豆大．溫水下十五丸，加至三十丸．『丹心』

비원단(秘元丹) ● 유정(遺精)이 멎지 않아 위급한 지경에 이른 것을 치료한다. ○ 용골(술에 달여 약한 불기운에 말린 것)·영사(수비한 것) 각각 1냥, 축사·가자(작은 것으로 잿불에 묻어 구워 살만 취한다) 각각 5돈. ○ 위의 약들을 가루내어 찹쌀풀로 반죽한 다음 녹두알만 하게 환을 만든다. 따뜻한 물로 15환씩 먹는데, 30환까지 먹을 수 있다. 『단심』(『丹溪心法·小便不禁四十一』)

• 約精丸 ● 治小便中泄精不止．新韭子霜後採者一斤酒浸一宿焙，白龍骨二兩．右爲末，酒調糯米粉爲糊和丸梧子大．空心，鹽湯下三十丸．『直指』

약정환(約精丸) ● 소변에 정액이 섞여 나오는 증상이 멎지 않는 것을 치료한다. ○ 구자(햇것으로 서리를 맞힌 뒤에 따서 술에 하룻밤 담갔다가 약한 불기운에 말린 것) 1근, 백용골 2냥. ○ 위의 약들을 가루내어 술에 찹쌀가루를 넣고 쑨 풀로 반죽한 다음 벽오동씨만 하게 환을 만든다. 빈속에 소금을 넣고 끓인 물로 30환씩 먹는다. 『직지』

• 九龍丹 ● 治精滑．枸杞子·金櫻子·山査子·蓮子·蓮花蘂·熟地黃·芡仁·白茯苓·當歸各等分．右爲末，酒麵糊和丸梧子大．空心，溫酒或鹽湯下五十丸．如精滑便濁者，服二三日，尿淸如水，飮食倍常，行步輕健．『正傳』

구룡단(九龍丹) ● 정액이 저절로 나오는 증상을 치료한다. ○ 구기자·금앵자·산사자·연자·연화예·숙지황·검인·백복령·당귀 각각 같은 양. ○ 위의 약들을 가루내어 술을 넣고 쑨 밀가루풀로 반죽한 다음 벽오동씨만 하게 환을 만든다. 빈속에 데운 술이나 소금을 넣고 끓인 물로 50환씩 먹는다. 정액이 저절로 나오면서 오줌이 뿌옇던 것이 2~3일을 먹으면 오줌이 물같이 맑아지고 음식을 평상시보다 곱절 먹으며, 걸음걸이가 가볍고 강해진다. 『정전』

• 治小便白濁出髓條方 ● 酸棗仁炒·白朮·人參·白茯苓·破故紙·益智仁·茴香·牡蠣煅各等分．右爲末，加靑鹽，酒糊和丸梧子大．空心，溫酒或米飮下三十丸．『心法』

소변이 뿌옇고 흰 줄기가 보일 때의 치료법[治小便白濁出髓條方] ● 산조인(볶은 것)·백출·인삼·백복령·파고지·익지인·회향·모려(달군 것) 각각 같은 양. ○ 위의 약들을 가루내어 청염(靑鹽)①과 술을 넣고 쑨 풀로 반죽한 다음 벽오동씨만 하게 환을 만든다. 빈속에 데운 술이나 미음으로 30환씩 먹는다. 『심법』(『丹溪心法·赤白濁四十四』)

13 白淫 ❶ 內經曰，思想無窮，所願不得，或入房太甚，宗筋弛縱，發爲筋痿，及爲白淫．❷ 張子和曰，莖中作痛，痛極則痒，或陰莖挺縱不收，或出白物如精，隨溲而下，得之於房室勞傷，及邪術所使．宜以降心火之劑下之，宜服瀉心湯② 方見五臟 ·淸心蓮子飮．方見消渴．❸ 白淫，宜珍珠粉丸 方見上 ·金箔丸·白龍丸．❹ 白淫，宜與精滑脫條同參治之．

13 백음(白淫) ❶ 『내경(內經)』(『素問·痿論 44』)에서는 "생각은 끝이 없는데 원하는 바를 얻지 못하거나 방사(房事)를 지나치게 하여 종근(宗筋)이 늘어지면 근위증(筋痿證)과 백음증(白淫證)이 된다"라고 하였다. ❷ 장자화(張子和)가 말하기를, "음경 속이 아프고 통증이 심해지면 가렵거나 음경이 늘어져서 줄어들지 않거나 정액 같은 흰 물질이 오줌에 섞여 나오는 것은 방사가 지나쳐서 상했거나 수음(手淫) 같은 사술(邪術)에 의하여 생긴다"(『儒門事親·疝本肝經宜通勿塞狀十九』)라고 하였다. 이때는 심화(心火)를 내리는 약제를 써서 내려주어야 하는데, 사심탕(瀉心湯)(처방은 五臟門을 보라.)·청심연자음(淸心蓮子飮)(처방은 消渴門을 보라.)(➡方藥合編·中64)을 쓴다. ❸ 백음에는 진주분환(珍珠粉丸)(처방은 위를 보라.)·금박환(金箔丸)·백룡환(白龍丸)을 쓴다. ❹ 백음은 '정활탈(精滑脫)'조를 같이 참고해서 치료한다.

---

① 청염(靑鹽) : 戎鹽. 石鹽의 結晶으로 大靑鹽이라고도 한다. 우리나라 西海岸 및 中國의 靑海에서 난다.
② 사심탕을 쓰라는 것은 『古今醫鑑』에서 인용한 것이다. (『金元四大家醫學全書(上)』 p.484) (『醫學綱目·肝膽部·諸疝·[子和]』 p.323)*

• 金箔丸 ◉ 治白淫, 亦治夢泄. 晩蠶蛾炒·破故紙炒·韭子炒·牛膝酒浸·肉蓯蓉酒浸·龍骨·山茱萸·桑螵蛸炙·兎絲子酒浸各一兩. 右爲末, 蜜丸梧子大. 空心, 酒下三十丸.『寶鑑』

금박환(金箔丸) ◉ 백음(白淫)을 치료하고 또한 몽설(夢泄)을 치료한다. ○ 만잠아(볶은 것)·파고지(볶은 것)·구자(볶은 것)·우슬(술에 담갔던 것)·육종용(술에 담갔던 것)·용골·산수유·상표초(구운 것)·토사자(술에 담갔던 것) 각각 1냥. ○ 위의 약들을 가루내어 꿀로 반죽한 다음 벽오동씨만 하게 환을 만든다. 빈속에 술로 30환씩 먹는다.『보감』

• 白龍丸 ◉ 治虛勞腎損, 白淫滑泄. 鹿角霜·牡蠣煆各二兩, 龍骨生一兩. 右爲末, 酒麵糊和丸梧子大. 空心, 溫酒鹽湯下三五十丸. 不惟治遺精, 且能固精壯陽, 神效.『醫鑑』

백룡환(白龍丸) ◉ 허로(虛勞)로 신기(腎氣)가 손상되어서 생긴 백음(白淫)과 유정(遺精)을 치료한다. ○ 녹각상·모려(달군 것) 각각 2냥, 용골(날것) 1냥. ○ 위의 약들을 가루내어 술을 넣고 쑨 밀가루풀로 반죽한 다음 벽오동씨만 하게 환을 만든다. 빈속에 데운 술이나 소금을 넣고 끓인 물로 30~50환씩 먹는다. 이 약은 유정을 치료할 뿐 아니라 정액을 저장하고 양기를 강하게 하는 경우에도 신기한 효험이 있다.『의감』

14 濕痰滲爲遺精 ● 宜服加味二陳湯, 及樗根白皮丸.『醫鑑』

14 습담이 스며들어 유정이 된 것[濕痰滲爲遺精] ● 가미이진탕(加味二陳湯)(➡方藥合編·下53)과 저근백피환(樗根白皮丸)을 복용한다.『의감』

• 加味二陳湯 ◉ 半夏薑製·赤茯苓鹽水炒·梔子炒黑各一錢半, 陳皮·白朮·桔梗·升麻酒炒·柴胡酒炒·甘草各一錢, 石菖蒲七分, 黃柏·知母各三分. 右剉, 作一服, 薑三片, 水煎, 空心服.

가미이진탕(加味二陳湯) ◉ 반하(생강즙으로 법제한 것)·적복령(소금물에 축여 볶은 것)·치자(검게 볶은 것) 각각 1돈 반, 진피·백출·길경·승마(술에 축여 볶은 것)·시호(술에 축여 볶은 것)·감초 각각 1돈, 석창포 7푼, 황백·지모 각각 3푼. ○ 위의 약들을 썰어서 1첩으로 하여 생강 3쪽을 넣고 물에 달여 빈속에 먹는다.(➡方藥合編·下53)

• 樗根白皮丸 ◉ 治濕熱傷脾遺精. 韭子炒一兩, 白芍藥炒五錢, 黃柏·知母並鹽水炒·牡蠣煆各三錢, 白朮·枳實·茯苓·柴胡·升麻各二錢. 右爲末, 神麯糊和丸梧子大. 空心, 鹽湯下五十丸.

저근백피환(樗根白皮丸) ◉ 습열(濕熱)이 비(脾)를 상하게 하여 생긴 유정(遺精)을 치료한다. ○ 구자(볶은 것) 1냥, 백작약(볶은 것) 5돈, 황백·지모(둘 다 소금물에 축여 볶은 것)·모려(달군 것) 각각 3돈, 백출·지실·복령·시호·승마 각각 2돈. ○ 위의 약들을 가루내어 신국풀로 반죽한 다음 벽오동씨만 하게 환을 만든다. 빈속에 소금을 넣고 끓인 물로 50환씩 먹는다.

15 補精藥餌 ● 宜服人參固本丸·瓊玉膏·斑龍丸·地黃元·延年益壽不老丹·延齡固本丹·固眞飮子.

15 정을 보하는 약[補精藥餌] ● 인삼고본환(人參固本丸)·경옥고(瓊玉膏)(➡方藥合編·上61)·반룡환(斑龍丸)(➡方藥合編·上62)·지황원(地黃元)(➡方藥合編·上40)·연년익수불로단(延年益壽不老丹)·연령고본단(延齡固本丹)·고진음자(固眞飮子)(➡方藥合編·上34)를 복용한다.

• 人參固本丸 ◉ 補精生血. 方見身形.

인삼고본환(人參固本丸) ◉ 정(精)을 보하고 피를 생기게 한다.(처방은 身形門을 보라.)

• 瓊玉膏 ◉ 生精補氣. 方見身形.

경옥고(瓊玉膏) ◉ 정(精)을 생기게 하고 기(氣)를 보한다.(처방은 身形門을 보라.)(➡方藥合編·上61)

• 斑龍丸 ◉ 補精血. 方見身形.

반룡환(斑龍丸) ◉ 정혈(精血)을 보한다.(처방은 身形門을 보라.)(➡方藥合編·上62)

• 地黃元 ◉ 卽錢氏方, 六味地黃元也. 專補腎水, 能生精補精滋陰. 方見虛勞.

지황원(地黃元) ◉ 곧 전씨(錢氏) 처방인 육미지황원(六味地黃元)(➡方藥合編·上40)이다. 주로 신수(腎水)를 보하여 정(精)을 생기게 하고 정을 보하며 음기(陰氣)를 북돋아 준다.(처방은 虛勞門을 보라.)

• 延年益壽不老丹 ◉ 能生精補腎. 方見身形.

연년익수불로단(延年益壽不老丹) ◉ 정(精)을 생기게 하고 신(腎)을 보한다.(처방은 身形門을 보라.)

• 延齡固本丹 ◉ 能補精益血氣. 方見身形.

연령고본단(延齡固本丹) ◉ 정(精)을 보하고 혈기(血氣)를 더해 준다.(처방은 身形門을 보라.)

• 固眞飮子 ◉ 治精氣滑脫, 將成勞證, 能補腎精滋陰. 方見虛勞.

고진음자(固眞飮子) ◉ 정기(精氣)가 새어 허로증(虛勞證)이 되려는 증상을 치료하는데, 신정(腎精)을 보하고 음기(陰氣)를 북돋아 준다.(처방은 虛勞門을 보라.)(➡方藥合編·上34)

⑯ 單方 ❶ 或煎服, 或丸服, 或作末服, 或酒浸服. ❷ 凡二十一種.

⑯ 단방(單方) ❶ 달여 먹거나 환을 만들어 먹거나 분말로 하여 먹기도 하며, 술에 담갔다가 먹기도 한다. ❷ 모두 21종이다.

• 地黃 ● 浸汁洒酒, 九蒸九曝, 謂之熟地黃. 不蒸曝而陰乾者, 謂之生乾地黃. 熟者性溫, 能滋腎補血, 益髓塡精. 生乾者性平, 亦能補精血. 丸服酒浸服, 皆佳. 『本草』

지황(地黃) ▸ 898 ● 생지황즙에 담갔다가 술을 뿌려 아홉 번 찌고 아홉 번 햇볕에 말린 것을 '숙지황(熟地黃)'이라 한다. 찌거나 햇볕에 말리지 않고 그늘에서 말린 것을 '생건지황(生乾地黃)'이라고 한다. 숙지황은 성질이 따뜻하여 신기(腎氣)를 자양하고 혈(血)을 보하며, 골수를 보하고 정(精)을 채워 준다. 생건지황은 성질이 평순(平順)하여 역시 정혈(精血)을 보해준다. 환을 만들어 먹거나 술에 담갔다가 먹거나 다 좋다. 『본초』

• 兎絲子 ● 添精益髓, 治莖中寒, 精自出. 亦治鬼交泄精. 爲末服, 作丸服, 皆佳. 『本草』

토사자(兎絲子, 새삼씨) ▸ 901 ● 정(精)을 북돋아 주고 골수를 보하는데, 음경 속이 차갑고 정액이 저절로 나오는 증상을 치료한다. 또한 꿈에 귀신과 교합하여 정액이 나오는 증상을 치료한다. 분말로 하여 먹거나 환을 만들어 먹거나 다 좋다. 『본초』

• 肉蓯蓉 ● 益精髓, 治男子泄精. 又治精敗面黑. 肉蓯蓉四兩, 水煮令爛細研, 入精羊肉, 分爲四度, 和五味及米煮粥. 空心服. 『本草』

육종용(肉蓯蓉) ▸ 939 ● 정(精)과 골수를 보하고 남자의 유정(遺精)을 치료한다. 또한 정기(精氣)가 소모되어 얼굴이 검어진 증상을 치료한다. 육종용 4냥을 물에 달여 곱게 간 것을 양고기에 넣어서 네 몫으로 나누어 양념과 쌀을 넣고 죽을 쑨다. 빈속에 먹는다. 『본초』

• 五味子 ● 益男子精. 『本草』 ○ 五味子膏, 澁精氣, 治夢遺滑脫. 五味子一斤洗淨水, 浸一宿, 挼取汁去核. 以布濾過, 入鍋內, 入冬蜜二斤, 慢火熬成膏. 每取一二匙, 空心, 白湯調服. 『本草』

오미자(五味子) ▸ 957 ● 남자의 정(精)을 보해 준다. 『본초』 ○ 오미자고(五味子膏)는 정기(精氣)를 새지 않게 하여 몽설(夢泄)과 활탈(滑脫)을 치료한다. 오미자 1근을 깨끗한 물에 씻어서 하룻밤 담가 두었다가 주물러서 즙을 내고 씨를 제거한다. 그 즙을 베로 걸러서 냄비에 넣고 겨울에 뜬 꿀 2근을 넣어서 약한 불로 천천히 달여 고(膏)를 만든다. 매번 1~2숟가락씩 빈속에 끓인 물에 타서 먹는다. 『본초』

• 何首烏 ● 益精髓. 取根, 米泔浸一宿, 竹刀刮去皮, 黑豆汁①拌, 曝乾爲末. 和酒服, 或蜜丸服, 皆佳. 『入門』

하수오(何首烏) ▸ 1112 ● 정(精)과 수(髓)를 보해준다. 뿌리를 캐 쌀뜨물에 하룻밤 담갔다가 대나무칼로 껍질을 제거하고 검은콩을 달인 물에 버무려 햇볕에 말린 다음 분말을 만든다. 술에 타 먹거나 꿀로 환을 만들어 먹거나 다 좋다. 『입문』(「本草分類·治風門」)

• 白茯苓 ● 酒浸, 與光明砂同用, 能秘精. 東垣·『湯液』 ○ 治心虛夢泄. 白茯苓細末, 每四錢, 米飮調下, 日三. 『直指』

백복령(白茯苓) ▸ 1177 ● 술에 담갔다가 광명사(光明砂)②와 같이 쓰면 정(精)을 굳건히 간직하게 한다. 동원·『탕액』 ○ 심(心)이 허하여 몽설(夢泄)하는 것을 치료한다. 백복령을 곱게 가루내어 매번 4돈씩 미음에 타서 하루 세 번 먹는다. 『직지』

• 枸杞子 ● 補益精氣. 作丸服, 或浸酒服, 皆佳. 『本草』

구기자(枸杞子, 괴좆나무 열매, 구기자나무 열매) ▸ 1172 ● 정기(精氣)를 보해준다. 환을 만들어 먹기도 하고 술에 담갔다가 먹기도 하는데, 다 좋다. 『본초』

• 金櫻子 ● 澁精氣, 止遺泄. 和雞頭實作水陸丹, 方見正傳. 補眞秘精, 甚佳. 『本草』

금앵자(金櫻子) ▸ 1228 ● 정기(精氣)를 새지 않게 하고 유정(遺精)을 멎게 한다. 계두실, 즉 검인과 섞어서 수륙단(水陸丹)(처방은 『正傳』③을 보라.)을 만들어 먹으면 진기(眞氣)를 보하고 정(精)이 새지 않게 하는데, 매우 좋다. 『본초』

• 山茱萸 ● 添益精髓, 能秘精. 煎

산수유(山茱萸, 산수유나무 열매) ▸ 1215 ● 정(精)과 수(髓)를 보충하고, 정액(精

---

① 黑豆汁 : 『醫學入門』에 '黑豆'라 된 것을 '黑豆汁'으로 바꾸었다. (『新對譯 編註醫學入門』 p.616)*

② 광명사(光明砂) : 光明硃砂. 硃砂 중 제일 좋은 것.

③ 『正傳』의 '수륙단(水陸丹)'(※『正傳』에는 '水陸二仙丹'으로 되어 있다.)

水陸二仙丹 ○ 治遺精白濁夢泄脫精等證. ○ 金櫻子一斗, 芡實二斤. ○ 右以芡實去殼, 杵爲細末, 取金櫻子黃熟者, 用籃盛於水中杵去刺, 又於石臼中杵碎, 去核淨再杵細, 絞取自然汁, 煎熬成飴糖, 和芡實末爲丸如梧桐子大. 每服五七十丸, 空心薑鹽湯送下.

수륙이선단(水陸二仙丹) ○ 유정(遺精)·백탁(白濁)·몽설(夢泄)·탈정(脫精) 등의 증상을 치료한다. ○ 금앵자 1말, 검인 2근. ○ 위의 약에서 우선 검인의 껍질을 벗기고 절구질하여 곱게 가루를 내 놓은 다음, 누렇게 익은 금앵자를 취하여 대바구니에 담아 물 속에서 절구질하여 가시를 제거한 후 다시 돌절구에 넣고 부수어 씨를 제거하고 다시 곱게 절구질하여 나온 즙을 짜서 취한 후 엿처럼 되도록 고아서 앞의 검인가루와 섞어 벽오동씨만 하게 환을 만든다. 이것을 매번 50~70환씩 빈속에 생강과 소금을 넣고 끓인 물로 복용한다.(『醫學正傳·卷之六·便濁遺精』)

服丸服, 並佳. 『本草』

液)이 새지 않게 한다. 달여 먹거나 환을 만들어 먹거나 다 좋다. 『본초』

• 牡蠣 ◉ 治鬼交泄精, 又治精滑不固. 火煆醋淬七次爲末, 醋糊和丸梧子大. 每五十丸, 空心, 鹽湯下. 名曰固眞丸. 東垣

모려(牡蠣, 굴껍질) ▸ 584 ◉ 꿈에 헛것과 교합하면서 정액을 흘리는 증상을 치료하고, 또한 정액이 저절로 흘러 막지 못하는 증상을 치료한다. 불에 달구어 식초에 담갔다 꺼내기를 일곱 번 반복한 후 가루내어 식초를 넣고 쑨 풀로 반죽한 다음 벽오동씨만 하게 환을 만든다. 매번 50환씩 빈속에 소금을 넣고 끓인 물로 먹는다. 이것을 고진환(固眞丸)이라고 한다. 동원

• 桑螵蛸 ◉ 益精氣, 又主漏精. 蒸過搗末. 和米飮服, 或作丸服. 『本草』

상표초(桑螵蛸, 사마귀알집) ▸ 602 ◉ 정기(精氣)를 보익하고 누정(漏精)을 다스린다. 상표초를 찐 다음 가루낸다. 미음에 타서 먹거나 환을 만들어 먹는다. 『본초』

• 原蠶蛾 ◉ 益精氣, 止泄精. 炙爲末, 或散或丸服, 皆佳. 『本草』

원잠아(原蠶蛾, 누에나방) ▸ 607 ◉ 정기(精氣)를 보익하고 정액이 새는 증상을 멎게 한다. 구워서 가루내어 산(散)①으로 먹거나 환(丸)②을 만들어 먹거나 다 좋다. 『본초』

• 蜻蛉 ◉ 卽蜻蜓也. 止泄精. 炒爲末, 或散或丸服. 『本草』

청령(蜻蛉, 잠자리) ▸ 665 ◉ 곧 청정(蜻蜓)이다. 정액이 저절로 새는 증상을 멎게 한다. 볶아서 가루내어 산으로 먹거나 환을 만들어 먹는다. 『본초』

• 雞頭實 ◉ 卽芡仁也. 益精氣, 能秘精氣. 爲末, 或散或丸, 或作粥服. 『本草』

계두실(雞頭實, 가시연밥) ▸ 699 ◉ 곧 검인(芡仁)이다. 정기(精氣)를 보하고 정기를 지켜준다. 가루내어 산으로 먹거나 환을 만들어 먹거나 죽을 쑤어 먹는다. 『본초』

• 覆盆子 ◉ 主腎精虛竭. 酒浸蒸乾爲末, 或散或丸服. 『本草』

복분자(覆盆子, 나무딸기) ▸ 697 ◉ 신정(腎精)이 허하고 고갈된 것을 치료한다. 술에 담갔다가 쪄서 말려 가루낸 다음 산으로 먹거나 환을 만들어 먹는다. 『본초』

• 胡麻 ◉ 卽黑脂麻也. 塡精髓. 酒蒸半日, 晒乾爲末. 或散或丸服, 皆佳. 『本草』

호마(胡麻, 검정참깨) ▸ 53 ◉ 곧 흑지마(黑脂麻)다. 정(精)과 골수(骨髓)를 채워준다. 술로 반나절 동안 쪄서 햇볕에 말려 가루낸다. 산으로 먹거나 환으로 만들어 먹거나 다 좋다. 『본초』

• 韭子 ◉ 主夢泄, 止泄精. 得桑螵蛸·龍骨, 主漏精. 微炒爲末, 或散或丸服之. 『本草』

구자(韭子, 부추씨) ▸ 836 ◉ 몽설(夢泄)을 치료하고 정액이 새는 증상을 멎게 한다. 상표초·용골과 함께 쓰는데, 주로 누정(漏精)을 치료한다. 약간 볶아서 가루낸다. 산으로 먹거나 환을 만들어 먹는다. 『본초』

• 龍骨 ◉ 主夢泄精. 又龍骨·韭子爲泄精要藥. 火煆爲末. 或散或丸服. 『綱目』

용골(龍骨) ▸ 289 ◉ 몽설(夢泄)을 치료한다. 용골과 구자는 정액이 샐 때 중요하게 쓰는 약이다. 불에 달구어 가루낸다. 산으로 먹거나 환을 만들어 먹는다. 『강목』(「腎膀胱部·夢遺」)

• 鹿茸 ◉ 主夢泄, 止泄精. 炙去毛爲末. 或散或作丸服, 皆佳. 『本草』

녹용(鹿茸, 사슴의 갓 돋은 뿔) ▸ 349 ◉ 몽설(夢泄)을 치료하고 정액이 새는 증상을 멎게 한다. 구워서 솜털을 제거하고 가루낸다. 산으로 먹거나 환을 만들어 먹거나 다 좋다. 『본초』

• 黃狗肉 ◉ 塡精髓. 和五味煮熟, 空心食. 『本草』

황구육(黃狗肉, 누렁이 고기) ▸ 421 ◉ 정(精)과 골수(骨髓)를 채워준다. 양념을 넣고 푹 삶아서 빈속에 먹는다. 『본초』

• 膃肭臍 ◉ 主精冷精衰. 炙爲末. 或散服或丸服, 皆佳. 『本草』

올눌제(膃肭臍, 물개음경, 해구신) ▸ 498 ◉ 정액(精液)이 차고 정기(精氣)가 쇠약한 것을 치료한다. 구워서 가루낸다. 산으로 먹거나 환을 만들어 먹거나 다 좋다. 『본초』

17 導引法 ❶ 治遺精. 以手兜托外腎, 一手摩擦臍輪, 左右輪換, 久久擦之, 不惟可以止精, 且可以補下元. 更擦腎兪胸前脇下湧泉, 但心窩忌

17 도인법(導引法) ❶ 유정(遺精)을 치료한다. 한 손으로 음경을 감싸 받쳐 들고 다른 한 손으로는 배꼽을 문지르는데, 좌우를 바꾸어가면서 오랫동안 문질러 주면 정액이 저절로 새는 증상을 멎게 할 뿐 아니라 하초(下焦)의 원기(元氣)를 보할 수도 있다. 또 신수혈(腎兪穴)·앞가슴·옆구리·용천혈(湧泉穴)을 문질러주는데, 명

---

① 산(散) : 가루약.
② 환(丸) : 한약 가루에 여러 가지 결합제를 섞어서 만든 둥근 알약. 즉 丸劑의 준말.

擦.『入門』❷ 又法, 止遺精. 用短床, 或蒲蘿內, 側身曲腿而臥, 不許伸脚, 病自安.『回春』❸ 又法, 夜半子時分, 陽正興時, 仰臥瞑目, 閉口舌頂上腭, 將腰拱起, 用左手中指, 頂住尾閭穴, 用右手大指, 頂住無名指根, 拳着. 又將兩腿俱伸, 兩脚十指俱摳, 提起一口氣, 心中存想, 脊背腦後上貫至頂門, 慢慢直下, 至丹田. 方將腰腿手脚從容放下. 如再行照前, 而陽衰矣. 如陽未衰, 再行兩三遍. 此法, 不惟速去泄精之疾, 久則水火旣濟, 永無疾病矣.『回春』

치[心窩]는 문지르지 말아야 한다.『입문』(「保養·導引法」) ❷ 또 한 가지 방법이 유정(遺精)을 멎게 한다. 짧은 침대나 부들풀로 만든 자리 위에 옆으로 누워 다리를 꼬부리고 자면서 다리를 펴지 않는데, 이렇게 하면 병이 저절로 낫는다.『회춘』(「遺精·補遺方·止遺精盜汗法」) ❸ 또 한 가지 방법은, 자시(子時, 23~1시)에 양물(陽物)이 바로 일어섰을 때 똑바로 누워서 눈을 감고 입을 다물어 혀끝을 입천장에 닿게 한다. 그리고 허리를 쳐들고 왼손 가운뎃손가락 끝으로 미려혈(尾閭穴)을 받치고 오른손 엄지손가락 끝을 약지 뿌리에 대고 주먹을 쥔다. 또 양쪽 다리를 쭉 펴고 양쪽 발가락 열 개는 모두 세운 다음 숨을 한 번 들이쉬어 마음속으로 생각하기를, 척주로 해서 뒤통수를 지나 위로 정수리까지 갔다가 천천히 내려와 단전(丹田)까지 미치도록 한다. 그 다음 허리와 다리, 손발을 조용히 늦추어 놓는다. 만약 위와 같이 다시 하면 양물이 줄어든다. 만일 양물이 줄어들지 않으면 다시 두세 번 더 한다. 이 방법은 정액이 저절로 새는 병을 빨리 낫게 할 뿐 아니라, 오래 계속하면 수화기제(水火旣濟)①를 이루어 영영 병을 앓지 않는다.②『회춘』(「遺精·補遺方·倒陽法」)

⑱ 鍼灸法 ❶ 遺精夢泄, 心兪·白環兪·膏肓兪·腎兪·中極·關元等穴, 或針或灸.『綱目』❷ 失精精溢, 中極·大赫·然谷·太衝等穴, 皆主之.『綱目』❸ 虛勞失精, 宜取大赫·中封.『綱目』❹ 遺精五藏虛竭. 灸曲骨端一穴, 四七壯. 穴在前陰橫骨中央, 曲如月, 中央是也.『綱目』❺ 便濁失精, 取腎兪. 夢泄精, 取三陰交. 各灸二七壯, 神效.『得效』

⑱ 침구법(鍼灸法) ❶ 유정(遺精)과 몽설(夢泄)에는 심수(心兪)·백환수(白環兪)·고황수(膏肓兪)·신수(腎兪)·중극(中極)·관원(關元) 등의 혈에 침을 놓거나 뜸을 뜬다.『강목』(「腎膀胱部·夢遺」) ❷ 실정(失精)과 정일(精溢)③에는 중극(中極)·대혁(大赫)·연곡(然谷)·태충(太衝) 등의 혈이 주로 쓰인다.『강목』(「腎膀胱部·夢遺」) ❸ 허로(虛勞)와 실정(失精)에는 대혁(大赫)·중봉혈(中封穴)을 취하여 침을 놓는다.『강목』❹ 유정과 오장이 허하고 고갈되는 경우에는 곡골(曲骨) 끝 한 혈에 뜸을 28장 뜬다. 이 혈은 음경 위 횡골(橫骨) 중앙 반달처럼 구부러진 곳의 중앙이다.『강목』(「腎膀胱部·夢遺」) ❺ 소변이 뿌옇고 정액이 저절로 새는 경우에는 신수혈(腎兪穴)을 취한다. 몽설이 있으면 삼음교(三陰交)를 취한다. 각각 뜸을 14장씩 떠주면 신기한 효험이 있다.『득효』

---

① 수화기제(水火旣濟) : 心腎相交. 心臟과 腎臟 두 臟器가 서로 돕고 制約하면서 정상적인 생리 기능을 유지하는 것.
② 화기(火氣)를 내리는 방법이므로, 양생에 도움이 된다. (『對譯萬病回春』 p.547)*
③ 정일(精溢) : 夢泄이나 滑精이 있는 것.

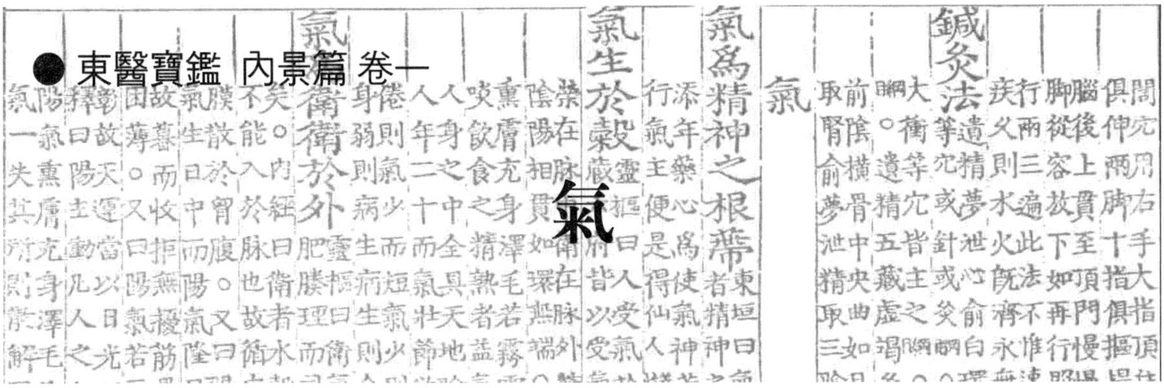

東醫寶鑑 內景篇 卷一

氣

1 氣爲精神之根蔕 ❶ 東垣曰, 氣者神之祖, 精乃氣之子. 氣者精神之根蔕也.① ❷ 茅眞君曰, 氣是添年藥, 心爲使氣神, 若知行氣主, 便是得仙人. 『養性』

1 기는 정과 신의 근본이다[氣爲精神之根蔕] ❶ 동원(東垣)이 말하기를, "기(氣)는 신(神)의 할아버지 격이고, 정(精)은 기의 아들 격이다. 그러므로 기는 정과 신의 근본이 된다"(『脾胃論·省言箴』)라고 하였다. ❷ 모진군(茅眞君)②이 말하기를, "기(氣)란 수명을 늘려주는 약이고, 심(心)은 기(氣)를 부리는 신(神)이 되므로 만약 기를 마음대로 운행시킬 수 있다면 곧 신선이 될 것이다"라고 하였다. 『양성』

2 氣生於穀 ❶ 靈樞曰, 人受氣於穀, 穀入於胃, 以傳與肺, 五藏六府皆以受氣. 其淸者爲榮, 其濁者爲衛. 榮在脈中, 衛在脈外, 營周不休, 五十度而復大會. 陰陽相貫, 如環無端. ❷ 又曰, 上焦開發, 宣五穀味, 熏膚充身澤毛, 若霧露之漑, 是謂氣. ❸ 正理曰,③ 日啖飮食之精熟者益氣, 此氣生於穀, 故從气[气]從米. 人身之中, 全具天地陰陽造化之氣, 得勤而用之, 人年二十而氣壯, 節慾少勞, 則氣長而緩, 多慾勞倦, 則氣少而短. 氣少則身弱, 身弱則病生, 病生則命危矣.

2 기는 음식물에서 생긴다[氣生於穀] ❶ 『영추(靈樞)』(「營衛生會 18」)에서는 "사람은 음식물에서 기(氣)를 받는데, 음식물이 위(胃)로 들어가면 소화·흡수되는 과정을 거쳐 그 정미(精微)로운 것은 폐(肺)로 주입되고, 모든 맥이 폐로 모여드는 작용에 따라 오장육부는 이로부터 정미로운 기를 받게 된다. 그 중 맑은 것을 영기(榮氣)라 하고, 탁한 것을 위기(衛氣)라 한다. 영기는 경맥(經脈) 속에서 유행하고, 위기는 경맥 밖에서 유행하여 쉬지 않고 운행하는데, 영·위기가 각기 50회를 돌아 다시 만난다. 이렇게 음양이 내외에서 서로 관통하여 마치 고리처럼 끊임없이 돈다"라고 하였다. ❷ 또한 『영추(靈樞)』(「決氣 30」)에서는 "상초(上焦)는 오곡에서 화생(化生)한 정미(精微)로운 물질을 전신으로 발산시켜 피부를 따뜻하게 하고 형체를 충실히 하며 모발을 윤택하게 하는데, 이것은 마치 안개와 이슬이 초목을 축여주는 것과 같은 바, 이것을 '기(氣)'라고 한다"라고 하였다. ❸ 『정리(正理)』에서는 "매일 먹는 음식의 정미로운 것이 기를 보하는데, 이 '기(氣)'는 곡식에서 생기므로 '기(气)'자와 '미(米)'자로부터 자형(字形)을 취했다. 사람 몸에는 천지의 음양이 조화된 기가 완전히 갖추어져 있기 때문에 삼가 하여 쓴다면 나이 20에 기가 왕성하여지고, 욕망을 절제하고 과로를 줄이면 기가 자라면서 호흡이 완만해지지만 욕심을 많이 부리고 과로가 심해지면 기가 줄어들어 호흡이 빨라진다. 기가 줄어들면 몸이 약해지고, 몸이 약해지면 병이 생기고, 병이 생기면 생명이 위태롭게 된다"라고 하였다.

3 氣爲衛衛於外 ❶ 靈樞曰, 衛氣者, 所以溫分肉而充皮膚, 肥腠理而司開闔. 故衛氣溫, 則形分足矣. ❷

3 기는 위기로서 밖을 호위한다[氣爲衛衛於外] ❶ 『영추(靈樞)』(「本藏 47」)에서는 "위기(衛氣)는 분육(分肉)④을 따뜻하게 하고 피부를 충실하게 하며, 주리(腠理)⑤를 살찌게 하고 피부와 주리의 개합(開闔)을 관리한다"라고 하였다. 그러므

---

① 『脾胃論』에만 나오는 내용이다. 氣에서 精이 생기고, 精에서 神이 생긴다는 말이다. 河間의 『傷寒直格』에서 '積液生氣, 積氣生液.'이라고 한 것과 비교가 된다. 양쪽 내용 모두 道家에서 인용한 내용이다. (『金元四大家醫學全書(上)』 p.717)*

② 모진군(茅眞君) : 漢代의 茅盈. 字는 叔甲. 18세 때 恆山에 들어가 修道하다가 후에 句曲에 은거하여 茅君이라 불렸다. 그의 두 동생 固와 衷도 그를 따라 신선이 되어, 盈은 司命眞君, 固는 定籙眞君, 衷은 保生眞君이 되었다. 世稱 '三茅君'이라 했다.

③ 『金丹正理大全』의 『金丹大要·卷二·精氣神說』에 나오는 내용으로서, "此氣生於穀, 故從氣從米. 人身之中, 全具天地陰陽造化之氣, 得勤而用之."는 '日啖飮食'의 앞부분에 나오지만, 『東醫寶鑑』에서 바꾸었다. '氣'는 원문에도 '氣'로 되어 있지만, 說文解字 식으로 破字한 것이므로, '气'라고 써야 한다.*

④ 분육(分肉) : 여기서는 肌肉(근육)을 가리킴.

内經曰, 衛者水穀之悍氣也. 其氣慓疾滑利, 不能入於脈也. 故循皮膚之中分肉之間, 熏於肓膜, 散於胸腹. ❸ 又曰, 陽氣者一日而主外. 平旦人氣生, 日中而陽氣隆, 日西而陽氣虛, 氣門乃閉. 是故暮而收拒, 無擾筋骨, 無見霧露. 反此三時, 形乃困薄. ❹ 又曰, 陽氣若天與日, 失其所則折壽而不彰. 故天運當以日光明, 是故陽因而上衛外者也. 釋曰, 陽主動. 凡人之知覺運動, 耳目視聽言嗅, 皆陽氣熏膚充身澤毛, 若霧露之漑而充之耳. 若陽氣一失其所, 則散解不行, 而熏充澤漑之道澁, 所以九竅閉塞于內, 肌肉壅滯于外, 而知覺運動視聽言嗅之靈皆失也. 人之陽氣, 猶天之日光, 人失陽氣, 則壽命易折. 猶天失光明, 則萬物無以發生也. ❺ 入門曰, 人身之氣流行, 每子時, 自左脚心涌泉穴起, 陽循左足腹脇手, 而上至頭頂顖門午位而止. 午時, 自頂門, 循右手脇腹足, 而下至右脚心而止. 是坎离爲陰陽消息也.

로 위기가 따뜻하면 형체가 충실해진다. ❷『내경(內經)』(『素問·痹論 43』)에서는 "위기(衛氣)는 수곡(水穀)①에서 화생(化生)된 날랜 기다. 그 기는 빠르고 매끄러워서 경맥(經脈)에 들어가지 못한다. 그러므로 피부와 분육 사이로 순행하면서 황막(肓膜)②을 훈증하고 가슴과 배로 퍼진다[散於胸腹]③"라고 하였다. ❸ 또한『내경(內經)』(『素問·生氣通天論 03』)에서는 "인체의 양기(陽氣)는 하루 낮에 체표를 주관함에, 날이 밝을 때[平旦] 양기가 처음 생겨나서 정오[日中]에는 양기가 가장 왕성해졌다가 해가 떨어질 때[日西]에는 양기도 쇠퇴하여 기문(氣門)④ 또한 그에 따라 막힌다. 그러므로 저물면 휴식을 취하여 양기를 거두어 사기(邪氣)를 막아야 하며, 근골을 움직이지 말고 안개와 이슬을 맞지 말아야 한다. 이 세 시기[平旦, 日中, 日西]의 동정(動靜) 규율을 위반하면 병이 생겨 형체가 초췌해진다"라고 하였다. ❹ 또한『내경(內經)』(『素問·生氣通天論 03』)에서는 "인체의 양기는 하늘의 태양과 같아서 그 운행을 잃으면 수명이 끊어지고 성장하지 못하게 된다. 그러므로 하늘의 운행이 태양의 광명에 말미암듯 인체의 양기는 태양을 따라 위로 올라가 겉을 보위하는 작용을 한다"라고 하였다. 주석에서는 "양기는 움직이는 것을 주관한다. 사람의 지각과 운동, 보고 듣는 것, 말하고 냄새를 맡는 기능은 모두 양기가 피부를 훈증하고 몸을 충실케 하며 모발을 윤택하게 하는 것으로서 마치 안개와 이슬이 초목에 물을 대주어 충실하게 해주는 것과 같다. 만일 양기가 일단 그 할 바를 잃으면 흩어져서 운행하지 못하여 훈증하고 충실케 하며 윤택하게 하고 축여주는 작용이 막히므로, 구규(九竅)가 속으로 막히고, 기육(氣肉)은 밖에서 막혀 지각하고, 운동하고, 보고 듣고, 말하고 냄새를 맡는 기능이 모두 실조된다. 사람의 양기는 하늘의 햇빛과 같아서 사람이 양기를 잃으면 수명이 쉽게 꺾인다. 이것은 마치 하늘이 햇빛을 잃으면 만물이 발생할 수 없는 것과 같다"라고 하였다. ❺『입문(入門)』(「臟腑·臟腑條分·肺」)에서는 "사람의 기(氣)의 유행(流行)은 매일 자시(子時, 23~1시)에 왼쪽 발바닥 한가운데 있는 용천혈(涌泉穴)에서 시작되어 양기가 왼발·배·옆구리·손을 돌아 위로 정수리의 숫구멍, 곧 오(午)⑤의 위치에 이르러 멎는다. 오시(午時, 11~13시)에는 숫구멍에서 시작되어 오른손·옆구리·배·발을 돌아 내려와 오른쪽 발바닥 한가운데에 이르러 멎는다. 이것은 곧 감리(坎离)⑥가 음양(陰陽) 소식(消息)⑦의 기점이 된다는 것이다"라고 하였다.

4 衛氣行度 ❶ 靈樞曰, 衛氣之行, 一日一夜五十周於身. 晝日行於陽二十五周, 夜行於陰二十五周. 是故平旦陰盡, 陽氣出於目, 目張則氣上行於頭, 循項下足太陽, 循背下至小指之端. 其散者, 別於目銳眥下手太陰[陽], 下至手小指之間外側. 其散者, 別於目銳眥下足少陽, 注小指次指之間. 以上循手少陽之分, 側下至小指之間. 其別者, 以上至耳前, 注足陽明, 以下行至跗上, 入五[中]指之間. 其散者, 從耳下下手陽明, 入大指之

4 위기가 운행하는 도수[衛氣行度] ❶『영추(靈樞)』(「衛氣行 76」)에서는 "위기(衛氣)는 하루 낮과 밤에 전신을 50바퀴 순행한다. 주간에는 양분(陽分)⑧에서 25바퀴를 돌고, 야간에는 음분(陰分)⑨에서 25바퀴를 돈다. 따라서 날이 밝을 때는 음기(陰氣)가 다하고 양기(陽氣)가 눈에 다다라 눈을 뜨면서 위기는 머리로 올라가서 목을 타고 족태양경(足太陽經)으로 내려가 다시 등을 따라 아래로 내려가 새끼발가락 끝에 이른다. 또 한 가닥은 눈꼬리에서 갈라져 나와 아래로 수태양경(手太陽經)을 따라 내려가 새끼손가락 바깥쪽 끝에 이른다. 다른 한 가닥은 눈꼬리에서 갈라져 나와 족소양경(足少陽經)을 따라 내려가 새끼발가락과 넷째 발가락 사이로 주입된다. 또한 족소양경에서 수소양경(手少陽經)으로 들어간 줄기는 아래로 내려가 새끼손가락에 이른다. 그 중에서 갈라진 가닥은 위로 올라가 귀 앞에 이르러 족양명경(足陽明經)에 주입되어 아래로 내려가 발등 위에 이르고 둘째 발가락으로 들어간다. 그것의 다른 한 가닥은 또한 귀 아래에서 수양명경(手

⑤ 주리(腠理) : 피부의 가는 금, 땀과 기운이 통하는 피부의 구멍.
① 수곡(水穀) : 물과 곡식이란 뜻으로 음식물을 이른다.
② 황막(肓膜) : 심장 아래 橫膈膜 위에 있는 막. 인체의 元氣의 승강과 출입에 관여한다.
③ 가슴과 배로 퍼진다[散於胸腹] :『甲乙經』에서는 '散'을 '聚'로 보아 "가슴과 배로 모인다"는 뜻으로 하였다.
④ 기문(氣門) : 땀구멍.
⑤ 오(午) : 몸을 4방위로 귀속시킬 때 머리를 南方 午의 방위에 해당시킨 데 근거하여 숫구멍을 午라고 하였다.
⑥ 감리(坎离) : 坎卦는 北方水로 발을 가리킨다. 离卦는 南方火로 머리를 가리킨다.
⑦ 소식(消息) : 陰陽이 자라고 다시 사라지는 것을 말한다.
⑧ 양분(陽分) : 陽에 해당하는 부위로 陽의 속성을 지닌다.
⑨ 음분(陰分) : 陰에 해당하는 부위로 陰의 속성을 지닌다.

間, 入掌中. 其至於足也, 入足心, 出內踝, 下行陰分, 復合於目, 故爲一周. 二十五周於身, 陽盡於陰, 陰受氣矣. 其始入於陰, 常從足少陰注於腎, 腎注於心, 心注於肺, 肺注於肝, 肝注於脾, 脾復注於腎. 亦如陽行之二十五周, 而復合於目矣. ❷ 又曰, 人經脈, 上下左右前後二十八脈, 周身十六丈二尺, 以應二十八宿. 漏水下百刻, 以分晝夜. 故一萬三千五百息, 氣行五十營於身矣. ❸ 東垣曰, 元氣之來也, 徐而和, 細細如線. 邪氣之來也, 緊而强, 如巨川之水, 不可遏也.

陽明經)을 타고 내려가 엄지손가락으로 들어갔다가 다시 손바닥으로 들어간다. 위기는 발에 이르러 발바닥 한가운데로 들어갔다가 안쪽 복사뼈로 나와 음분(陰分)으로 내려간 다음 다시 위로 올라가 눈에서 만나므로 한 바퀴를 운행하는 것이다. 이렇게 25번 몸을 돌아 위기가 주간의 양분(陽分)을 다 돈 다음에는 야간의 음분에 속하게 되어 음이 기를 받는다. 처음 음분에 주입되었을 때는 일반적으로 족소음경(足少陰經)에서 신장(腎臟)으로 주입되고, 신장에서 심장(心臟)으로 주입되고, 심장에서 폐장(肺臟)으로 주입되고, 폐장에서 간장(肝臟)으로 주입되고, 간장에서 비장(脾臟)으로 주입되고, 비장에서 다시 신장으로 주입된다. 역시 양기와 같이 25바퀴를 돌아 다시 눈에서 합쳐진다"라고 하였다. ❷ 또한 『영추(靈樞)』(「五十營 15」)에서는 "인체의 경맥(經脈)은 상하·좌우·전후로 분포되어 28맥(二十八脈)①을 이루는데, 이것이 온몸을 돌아간 길이는 16장 2척으로서 28맥은 28수(二十八宿)②에 상응한다. 누수(漏水)③의 백각(百刻)으로 하루 밤낮을 나누고, 이에 따라 사람은 1만3천5백 번 호흡하고 맥기(脈氣)는 전신을 50바퀴 운행한다"라고 하였다. ❸ 동원(東垣)이 말하기를, "원기(元氣)가 오는 것은 천천히 고르게 오므로 세세하기가 실과 같은데, 사기(邪氣)가 오는 것은 빠르고 세차서 마치 큰 냇물이 밀려오는 것과 같아 막을 수 없다"(『試效方·眼門』)라고 하였다.

5 榮衛異行 ● 綱目曰, 榮氣之行, 自太陰始, 至足厥陰終, 一周於身也. 詳其一周於身, 外至身體四肢, 內至五藏六府, 無不周遍. 故其五十周, 無晝夜陰陽之殊. 衛氣之行則不然, 晝但周陽於身體四肢之外, 不入五藏六府之內. 夜但周陰於五藏六府之內, 不出於身體四肢之外. 故必五十周, 至平旦方與榮大會於肺手太陰也.

5 영기와 위기는 달리 운행한다[榮衛異行] ● 『강목(綱目)』에서는 "영기(榮氣)의 운행은 수태음(手太陰)에서 시작하여 족궐음(足厥陰)에 이르러 끝나는 것으로 몸을 한 바퀴 돈다. 몸을 한 바퀴 도는 것을 자세히 보면 겉으로는 신체와 사지에 이르고, 안으로는 오장육부에 이르러 두루 미치지 않는 곳이 없다. 따라서 그것이 50번을 도는 데는 밤과 낮, 음과 양의 구별이 없다. 그러나 위기(衛氣)가 돌아가는 것은 그렇지 않아, 낮에는 단지 신체와 사지의 바깥에 있는 양분(陽分)을 돌아 오장과 육부의 안으로는 들어가지 않는다. 밤에는 단지 오장과 육부의 안에 있는 음분(陰分)을 돌아 신체와 사지의 밖으로는 나오지 않는다. 그러므로 반드시 50번을 돌아서 아침이 되어야 비로소 영기(榮氣)와 수태음폐경(手太陰肺經)에서 크게 만난다"라고 하였다.

6 生氣之原 ❶ 難經疏曰, 十二經脈者, 皆係於生氣之原. 所謂生氣之原者, 謂腎間動氣也. 此五藏六府之本, 十二經脈之根, 呼吸之門, 三焦之原, 一名守邪之神. 故氣者, 人之根本也. ❷ 又曰, 氣海丹田, 實爲生氣之原. 氣海一穴, 在臍下一寸半. 丹田一穴, 一名關元, 在臍下三寸.

6 기를 낳는 근원[生氣之原] ❶ 『난경(難經)』(「8難」)에서는 "12경맥(經脈)은 모두 기를 낳는 근원과 연계되어 있다. 이른바 기를 낳는 근원이라는 것은 신간동기(腎間動氣)④를 말한다. 이것은 오장육부의 근본이며 12경맥의 근원으로, 호흡하는 문호(門戶)이며 삼초의 근본인데, 또한 '사기를 막아주는 신[守邪之神]'이라고도 한다. 그러므로 기는 인체의 근본이 된다"⑤라고 하였다. ❷ 또한 "기해(氣海)와 단전(丹田)은 실제로 기를 낳는 근원이 된다. 기해혈(氣海穴)은 배꼽 아래 1치 5푼 되는 곳에 있고, 단전혈(丹田穴)은 일명 '관원(關元)'이라고도 하는데 배꼽 아래 3치 되는 곳에 있다"⑥라고 하였다.

7 氣爲呼吸之根 ❶ 正理曰,⑦ 人受生之初, 在胞胎之內, 隨母呼吸, 及乎生下, 剪去臍帶, 則一點眞靈之氣,

7 기는 호흡의 근원이 된다[氣爲呼吸之根] ❶ 『정리(正理)』에서는 "사람이 생명을 받은 처음에는 태(胎) 속에서 어머니를 따라 호흡하다가 출생하여 탯줄을 자르면 한 점의 신령스러운 기운이 배꼽 밑에 모인다. 무릇 사람에게는 기(氣)가 제일

---

① 28맥(二十八脈) : 12經脈의 左右를 합친 수 24에다가 任脈·督脈, 그리고 左右의 蹻脈(남자는 陽蹻脈, 여자는 陰蹻脈을 쓴다)을 더하여 28이 된다.

② 28수(二十八宿) : 黃道를 중심으로 둘러 있는 28개의 星座. 사방에 각각 7개씩 분포되어 있다. 동쪽은 角·亢·氐·房·心·尾·箕, 북쪽은 斗·牛·女·虛·危·室·壁, 서쪽은 奎·婁·胃·昴·畢·觜·參, 남쪽은 井·鬼·柳·星·張·翼·軫이다.

③ 누수(漏水) : 고대 물시계를 말하는데, 물이 방울방울 떨어져 일정한 눈금까지 차는 것을 1刻으로 하여, 1晝夜를 100刻으로 계산한다. 1刻은 지금의 14분 24초에 해당한다.

④ 신간동기(腎間動氣) : 양쪽 腎의 가운데 저장된 眞氣로서 命門之火가 體現된 것이다.

⑤ 이 引用文은 『難經·八難』의 經文이지 疏의 문장이 아니다.

⑥ 『難經疏』(宋·高承德)라는 책은 『中國醫籍考』에 나온다. 이 내용과 비슷한 것은 『鍼灸資生經·腹部』 '氣海·石門·關元'에 『難經疏』를 언급한 데에 있다.

⑦ 『金丹正理大全』의 『金丹大要·卷二·精氣神說』에 나오는 내용으로서, 바로 앞에 나온 '氣生於穀'의 인용문 사이에 들어가는 내용이다. '是謂六慾'은 첨가된 내용이다. 본 인용문은 앞에 '葉文叔曰'이 붙어 있다.*

聚于臍下. 凡人唯氣最先, 莫先於呼吸. 眼耳鼻舌(身)意 是謂六慾. 皆由是氣, 非是氣, 則聲色香味觸法, 都不知覺. 氣之呼, 接于天根, 氣之吸, 接于地根. 氣之在人身, 一日周行八百一十丈. ❷ 易曰, 一闔一闢, 謂之變. 往來不窮, 謂之通. 程伊川曰, 涵養之道, 出入之息者, 闔闢之機而已. 又曰, 闔闢往來, 見之鼻息. 張橫渠曰, 人之有息, 蓋剛柔相摩, 乾坤闔闢之象也. 朱紫陽調息箴曰, 氤氳開闔, 其妙無窮, 誰其尸之, 不宰之功. ❸ 參同契曰, 二用無爻位, 周流行六虛. 六虛, 卽卦之六畫也. 以喩一呼一吸往來上下, 久之則神凝息定, 所以成變化也. 呼則氣出, 陽之闢也. 吸則氣入, 陰之闔也. 盖人身之陰陽, 與天地陰陽相似, 若能御呼吸於上下, 使之周流不息, 則闔闢往來之妙, 盡在吾身中. 元和子曰, 人身大抵同天地, 是也. ❹ 莊周曰, 眞人之息, 息之以踵. 衆人之息, 息之以喉. 盖氣在下焦, 其息遠. 氣在上焦, 其息促. 義亦類此.

앞서는 것이니, 호흡보다 우선하는 것은 없다. 안(眼)·이(耳)·비(鼻)·설(舌)·신(身)·의(意)① 이것을 육욕(六慾)이라 한다. 는 모두 이 기에 말미암는 것으로, 이 기가 아니면 색(色)·성(聲)·향(香)·미(味)·촉(觸)·법(法)②을 모두 지각할 수 없다. 숨을 내쉴 때는 하늘의 근원에 닿고, 숨을 들이쉴 때는 땅의 근원에 닿는 것이다. 기는 인체에 있어 하루에 810장(丈)을 돈다"라고 하였다. ❷ 『주역(周易)』(「繫辭上」)에서는 "한 번 닫히고 한 번 열리는 것을 변(變)이라고 하며, 오가는 것이 무궁한 것을 통(通)이라고 한다"라고 하였다. 정이천(程伊川)③이 말하기를, "수양하는 방법이나 숨을 내쉬고 들이쉬는 것은 열고 닫는 작용일 뿐이다"라고 하였다. 또한 "열고 닫고, 가고 오고 하는 현상은 코로 호흡하는 데서 볼 수 있다"라고 하였다. 장횡거(張橫渠)④가 말하기를, "사람이 숨을 쉬는 것은 대개 하늘 기운과 땅 기운이 서로 사귀면서 건곤(乾坤)이 열렸다 닫혔다 하는 형상이다"라고 하였다. 주자양(朱紫陽)⑤의 「조식잠(調息箴)」에서는 "천지의 화하고 성한 기가 열렸다 닫혔다 하여 그 묘한 작용이 무궁하니, 그 누가 시켜서 그런 것이 아니라 스스로 그러한 것이다"라고 하였다. ❸ 『참동계(參同契)』에서는 "이용(二用)⑥은 효(爻)의 위치가 없어 육허(六虛)에 두루 유행한다"라고 하였는데, 육허란 곧 괘(卦)의 여섯 획(劃)을 말한다. 이로써 한 번 내쉬고 한 번 들이쉬는 것이 상하로 왕래하는 것을 비유했는데, 이렇게 오래하면 신(神)이 모이고 호흡이 안정되어 변화를 이루게 된다. 숨을 내쉴 때 기(氣)가 나가는 것은 양(陽)의 여는 작용이고, 숨을 들이쉴 때 기가 들어오는 것은 음(陰)의 닫는 작용이다. 대개 인체의 음양은 천지의 음양과 서로 닮아 만일 상하로 호흡하는 것을 조절해서 쉬지 않고 돌게 한다면 천지의 열렸다 닫혔다, 갔다 왔다 하는 묘한 작용이 모두 내 몸 안에 있을 것이다. 원화자(元和子)가 "사람의 몸은 대체로 천지와 같다"라고 한 것이 곧 이를 말하는 것이다. ❹ 장주(莊周)가 말하기를, "진인(眞人)의 호흡은 발꿈치로써 하고, 보통 사람의 호흡은 목구멍으로 한다"라고 하였다. 대개 기가 하초(下焦)에 있으면 호흡이 길고, 기가 상초(上焦)에 있으면 호흡이 가쁘니 그 뜻이 역시 이와 유사하다.

8 胎息法 ❶ 眞詮曰, 人在胎中, 不以口鼻呼吸, 惟臍帶繫于母之任脈, 任脈通于肺, 肺通于鼻. 故母呼亦呼, 母吸亦吸, 其氣皆于臍上往來. 天台謂識神托生之始, 與精血合根在于臍. 是以人生時, 惟臍相連. 初學調息, 須想其氣, 出從臍出, 入從臍滅. 調得極細, 然後不用口鼻, 但以臍呼吸, 如在胞胎中. 故曰胎息. 初閉氣一口, 以臍呼吸, 數之至八十一, 或一百二十, 乃以口吐氣, 出之當令極細, 以鴻毛着于口鼻之上, 吐氣而鴻

8 태식법(胎息法) ❶ 『진전(眞詮)』에서는 "사람이 태(胎) 속에 있을 때는 입과 코로 호흡을 하는 것이 아니라, 오직 탯줄이 어머니의 임맥(任脈)에 이어져 있어 임맥은 폐와 통하고 폐는 코와 통한다. 그러므로 어머니가 숨을 내쉬면 태아도 내쉬고, 어머니가 숨을 들이쉬면 태아도 들이쉬어 그 기는 모두 배꼽을 통해 왕래하는 것이다. 천태(天台)⑦란 식신(識神)⑧이 의탁하여 살아갈 수 있는 시원(始原)을 이르는 것으로서, 정(精)·혈(血)과 함께 그 근원을 배꼽에 두고 있다. 따라서 사람이 생겨날 때는 오직 배꼽만이 탯줄로 서로 이어진다. 숨 고르는 법[調息]을 처음 배울 때는 그 기가 나오는 것은 배꼽으로부터 나오고, 들어가는 것은 배꼽에서 멈추는 것이라고 생각해야 한다. 숨을 극히 미세하게 고르게 된 다음에는 입과 코를 쓰지 않고 배꼽만으로 호흡하여 태 속에 있는 것과 같이 한다. 그러므로 태식(胎息)이라고 하는 것이다. 처음에는 숨을 한 입 들이마시고 숨을 멈추어[閉氣] 배꼽

---

① 안(眼)·이(耳)·비(鼻)·설(舌)·신(身)·의(意) : 佛敎에서는 이 六種의 認識機能을 일러 六根이라 한다.
② 색(色)·성(聲)·향(香)·미(味)·촉(觸)·법(法) : 佛敎에서는 이 六種의 認識對象을 일러 六塵이라 한다.
③ 정이천(程伊川) : 北宋시대의 학자. 字는 正叔. 洛陽 출신. 理氣二元論的 발상에 입각하여 물질적 세계는 陰陽의 氣에 의해서 성립하며, 陰陽의 氣 배후에서 음양을 음양답게 하는 것이 理이며 道라 하였다. 저서에 『易傳』과 『經說』이 있다.
④ 장횡거(張橫渠) : 北宋시대의 사상가. 字는 子原. 陝西省 眉縣 출신. 虛無와 空無를 부정하고 氣가 모이면 萬物이 생기고 氣가 흩어지면 太虛가 된다는 생각과 인간의 認識 여하와 관계없이 萬物의 변화는 氣에 의한다는 사실을 분명히 밝혔다. 저서에 『正蒙』, 『西銘』, 『易說』 등이 있다.
⑤ 주자양(朱紫陽) : 宋代의 철학자 朱熹. 字는 元晦, 號는 晦菴인데, 주로 紫陽書院에서 講學하였으므로 紫陽이라고도 칭했다. 朱子學의 鼻祖로 저서에 『四書集注』, 『近思錄』 등이 있다.
⑥ 이용(二用) : 用이란 體에 상대되는 말로서, 天地의 本體를 乾坤이라고 한다면 剛柔나 陰陽은 그 用이 된다. 二用은 곧 剛柔와 陰陽을 말한다.
⑦ 천태(天台) : 코를 뜻하는데, 여기서는 호흡이나 氣의 뜻으로 쓰이고 있다.
⑧ 식신(識神) : 心識. 心靈.

毛不動爲度. 漸習漸增, 數之久可至千, 則老者更少, 日還一日矣. 葛仙翁每盛暑, 輒入深淵之底, 十日許乃出, 以其能閉氣胎息耳. 但知閉氣, 不知胎息, 無益也. ❷ 養性曰, 胎息者, 如嬰兒在母胎中, 氣息自在, 上至氣關, 下至氣海, 不假口鼻之氣, 故能閉氣不息, 能入深泉, 旬日不出也. ❸ 又曰, 內觀之要, 靜神定心, 亂想不起, 邪妄不侵. 氣歸臍爲息, 神入氣爲胎, 胎息相合, 混而爲一, 名曰太乙.

으로 호흡하게 하면서 81까지 수를 세거나 120까지 센 다음 입으로 기를 내뿜는데, 기를 내보낼 때는 아주 미세하게 하여 기러기 털을 입과 코 위에 붙이고 기를 내보낼 때 그 털이 움직이지 않을 정도로 한다. 이렇게 점차 익혀가면서 점차 수를 증가시켜 1,000까지 셀 수 있다면 노인은 다시 젊어지는데, 날마다 하루씩 젊어질 수 있다. 갈선옹(葛仙翁)은 한여름만 되면 문득 깊은 못 바닥으로 들어가 열흘쯤이나 지나서 나오곤 하였는데, 그것은 그가 능히 숨을 멈추고 태식을 할 수 있었기 때문이다. 그러나 숨을 멈출 줄만 알고 태식을 모른다면 이로울 것이 없다"라고 하였다. ❷『양성서(養性書)』에서는 "태식이란 태아가 모태에 있을 때와 같이 호흡이 자유로워 위로는 기관(氣關)에 이르고, 아래로는 기해(氣海)에 이르도록 입과 코를 빌리지 않으므로 기를 막고 숨을 쉬지 않으면서도 깊은 샘에 들어가 열흘이나 나오지 않을 수 있는 것이다"라고 하였다. ❸ 또한 말하기를, "내관(內觀)①의 요령은 심신(心神)을 고요히 안정시켜 어지러운 망상이 일어나지 않게 하고 삿된 망념이 침범하지 못하게 하는 것이다. 기가 배꼽으로 돌아가게 하는 것을 '식(息)'이라 하고, 신(神)이 기(氣)로 들어가게 하는 것을 '태(胎)'라고 하는데, 태(胎)와 식(息)이 서로 합하여 혼연히 하나가 된 것을 '태을(太乙)'이라 한다"라고 하였다.

9 調氣訣 ❶ 彭祖曰, 和神導氣之道, 當得密室, 閉戶安床煖席. 枕高二寸半, 正身偃臥, 瞑目閉氣②於胸膈中. 以鴻毛着鼻上而不動, 經三百息, 耳無所聞, 目無所見, 心無所思. 如此則寒暑不能侵, 蜂蠆不能毒, 壽三百六十歲. 此隣於眞人也. ❷ 養性曰, 人身虛無, 但有遊氣, 氣息得理, 卽百病不生. 故善攝養者, 須知調氣方焉. 調氣之法, 夜半後, 日中前, 氣生, 得調. 日中後, 夜半前, 氣死, 不得調. 調氣之時, 則仰臥, 床鋪厚軟, 枕高下共身平. 舒手展脚, 兩手握固, 去身四五寸, 兩脚相去四五寸. 數數叩齒, 飮玉漿, 引氣從鼻入腹, 足則停止. 有力更取, 久住氣悶, 從口細細吐出盡. 遠以鼻細細引入, 出氣一

9 숨을 고르는 비결[調氣訣] ❶ 팽조(彭祖)가 말하기를, "신(神)을 고르게 하고 기(氣)를 돌리는 법은 마땅히 조용한 방을 택하여 문을 닫고 자리를 편안하게 하며 바닥을 따뜻하게 해야 한다. 베개는 높이를 2치 반으로 하고 몸을 똑바로 하여 누워서 눈을 감고 가슴속으로 숨을 고요히 쉰다. 이때 기러기 털을 코 위에 붙이고 그것이 움직이지 않게 300번 호흡하는데, 귀로는 들리는 것이 없게 하고, 눈으로는 보이는 것이 없게 하고, 마음속으로는 생각나는 것이 없게 한다. 이렇게 하면 추위나 더위가 침범하질 못하고, 벌이나 전갈이 쏘아도 독이 들지 않으며 360살까지 살게 된다. 이러한 사람은 진인(眞人)에 가까운 사람이다"라고 하였다. ❷『양성서(養性書)』에서는 "인체란 허무한 것이어서 단지 돌아다니는 기(氣)만이 존재할 뿐이니, 기(氣)를 호흡하는 데 그 이치를 얻는다면 온갖 병이 생기지 않는다. 그러므로 섭생을 잘하려는 사람은 기를 고르는 방법을 알아야 한다. 기를 고르는 법에 있어서, 자정부터 정오까지는 기가 생기는 때이므로 기를 고를 수 있지만, 정오부터 자정까지는 기가 죽는 때이므로 고르지 못한다. 기를 고를 때는 똑바로 눕는데, 요는 두껍고 푹신푹신해야 하며, 베개는 높이가 몸과 수평을 이루어야 한다. 팔다리는 쭉 펴고 두 주먹은 꽉 쥐어 몸에서 4~5치 떨어지게 놓고, 두 다리는 서로 4~5치 떨어지게 벌린다. 자주 치아를 맞부딪히고 침을 삼키며, 코로 공기를 들이마셔 배에 들어가게 하여 발에까지 이르면 멈춘다. 더 들이쉴 힘이 있으면 더

---

① 내관(內觀) : 內視. 道家 修養法의 하나로 "외물을 보지 않고 생각을 끊는[不觀外物, 絶念無想]" 경지에 이르도록 하는 수련법이다.

② 폐기(閉氣) : 導引法에 숨을 참았다가 내뱉는 과정에서는 '숨을 참는다'는 뜻이다. 그러나, 명상 중에 사용되는 뜻으로는 '정신을 안정시켜 숨을 고요히 쉬는 것'으로 쓰인다. 宋·曾慥(호는 端伯)가 쓴『道樞·卷四·內德篇』에서는, "閉氣라는 것은 하나에서 열까지 마음속으로 세는 것으로, 81번을 하는 것이다. 閉氣는 숨을 멈추고 참는 것이 아니다. 마음을 안정시켜 기운이 편안하도록 하며 생각을 끊어서 고심하는 바를 잊으면 코로 숨을 쉬는 것이 유유자적해져서 있는 듯 없는 듯한 것을 말한다. 맥을 잡고 6번을 뛰는 것을 한 번 쉬는 것으로 계산하는데, 九九라는 것은 81번을 쉬라는 뜻이다.(閉氣者, 自一至十, 以心默數之, 九九而止. 閉氣者, 非閉噎其氣也. 乃神定氣和, 絶思忘慮, 使鼻之息悠然若有若無. 診其脈以六動爲一息, 九九者八十一息也.)"라고 하였다. 여기서도 '눈을 감고 흉격으로 숨을 고요히 쉬어 기러기털을 코 끝에 대어도 흔들리지 않을 정도로 하라'는 뜻이다. 무릇 사람은 호흡을 통해 天氣를 받고 음식을 먹어서 地氣를 받는 것이 상례이다. 숨을 참았다가 뱉는 도인법은 있어도, 명상 수련에 있어서 숨을 참는 방법이란 있을 수 없다. 숨을 오래 참으면 天氣를 받을 수 없으며 산소 공급이 원활치 않아 독성 물질이 생기며, 가장 취약한 부분부터 썩게 되니 魂이 정화력을 발휘하지 못하는 것이다. 사람은 온몸으로 호흡을 하니, 호흡을 하는 모습을 보면 어디가 막혀 있는지 알 수 있다. 어깨를 수그리고 있으면 명치에 기운이 가지 않아 배를 접게 되고 임맥이 끊어지며, 허리를 구부리고 있으면 하복부가 숨을 쉬지 못하니 원기가 없어 독맥이 끊어진다. 임독맥의 원기를 막는 자세를 하고서 3촌 단전에서만 숨을 쉬려 하면 丹이 생기기는 커녕 명을 단축하게 된다. 배가 접힌 사람은 요절한다. 하복부에 기운이 통하면 배가 숨을 쉬면서 소리가 나게 된다. '陷胸拔背'나 '몸을 수레바퀴처럼 구부린다'는 것은 숨을 편하게 쉬라는 뜻이지 어깨를 수그리고 등을 굽히라는 말이 아니다. '閉氣'는 수련에 있어서 중요한 의의를 지니고 있으므로, 잘못 파악하게 되면 큰 병이 날 수도 있으니 주의깊게 살펴야 할 것이다. '九九'가 의미가 있는 이유는 숨을 고요히 쉬면 정신이 제자리를 찾게 되는 뜻을 표현한 것이다. 머리에는 九宮이 있어서 天氣와 같이 호흡한다.『靈樞·五十營』을 보면 270息에 營氣가 온몸을 돌게 되고 하루 100각(24시간)에서 2각(28분 48초)의 시간이 걸린다고 하였으니, 1분에 9.375息을 하게 된다. 심박동은 1분에 72회, 폐호흡은 1분에 18회, 뇌호흡은 1분에 9회이므로,『靈樞』의 一息은 뇌호흡을 말하고 神의 주재에 따라 營氣가 하늘의 주행과 같이 돌게 됨을 설명한 것이다.*

准前法, 閉口以心中數數, 令耳不聞, 能至千則去仙不遠矣. 若天陰風雨大寒暑, 勿取氣, 但閉之. ❸ 又曰, 凡吐者, 出故氣, 亦名死氣. 納者, 取新氣, 亦名生氣. 故老子云, 玄牝之門, 鼻曰玄門, 口曰牝戶. 天地之根, 綿綿若存, 用之不勤. 言口鼻, 天地之間, 可以出納陰陽死生之氣也. ❹ 正理曰,① 守氣之妙, 在乎全精, 尤當防其睡眠. 夫人遇行走, 則氣急而喘, 甚睡則氣麄而齁. 惟坐靜則氣平而緩. ❺ 醫鑑曰, 人自十六歲, 精氣漸減, 不但男女之慾足以損敗, 一與事應, 則視聽言動, 皆耗散精氣之原. 故釋氏面壁, 仙家坐關, 皆築基煉己, 苦行以防耗此神氣, 便是長生之術.

들여 마셔 오랫동안 참다가 답답해지면 입으로 천천히 다 토해낸다. 다시 코로 천천히 숨을 빨아들였다가 전과 같이 기를 내보내는데, 입을 다물고 마음속으로 수를 헤아려 귀로 들리지 않게 하여 1000까지 이른다면 신선과 멀지 않다. 만약 날씨가 음침하거나 비바람이 있거나 몹시 차거나 더우면 공기를 마시지 말고 막기만 한다"라고 하였다. ❸ 또한 "숨을 내쉬는 것은 묵은 기를 내보내는 것인데, 이것을 '사기(死氣)'라고도 한다. 숨을 들이쉬는 것은 새로운 기를 취하는 것인데, 이것을 생기(生氣)라고도 한다. 그래서 노자(老子)는 '현빈(玄牝)의 문(門) 코를 玄門이라 하고 입을 牝戶라고 한다. 은 천지의 뿌리로서 면면히 존재하며 아무리 써도 지치지 않는다'라고 하였다. 이것은 입과 코로 하늘과 땅 사이의 음양(陰陽)과 사생(死生)의 기를 들이쉬고 내쉰다는 것을 말한다"라고 하였다. ❹ 『정리(正理)』에서는 "기(氣)를 지키는 묘책은 정(精)을 온전히 하는 데 있지만, 더욱이 잠에 취하는 것을 막아야 한다. 대체로 사람이 달리면 숨이 가쁘고 목이 메며, 깊이 잠들면 숨결이 거칠어지면서 코를 곤다. 오직 조용히 앉아 있어야 숨이 고르고 완만해진다"라고 하였다. ❺ 『의감(醫鑑)』에서는 "사람은 16세부터 정기(精氣)가 점차 줄어드는데, 단지 남녀 간의 정욕이 정기를 손상할 뿐만 아니라 사물에 응할 때 보고 듣고 말하고 행동하는 모든 것이 다 정기를 소모하며 흩어지게 하는 원인이 된다. 그래서 불가(佛家)에서는 면벽(面壁) 수행을 하고, 선가(仙家)에서는 좌관(坐關)② 수행을 하는데, 모두 기초를 쌓고 자기를 단련하여[築基煉己]③ 고행을 해서 신기(神氣)가 소모되는 것을 방지하려는 것이니, 곧 이것이 장생술(長生術)인 것이다"라고 하였다.

10 肺主氣 ❶ 內經曰, 肺主氣. 又曰, 諸氣者, 皆屬於肺. 註曰, 肺有六葉兩耳, 葉中有二十四孔行列, 分布陰陽淸濁之氣. ❷ 又曰, 肺藏氣, 氣有餘則喘咳上氣, 不足則息利少氣. ❸ 靈樞曰, 膻中, 爲氣之海. 膻中者, 肺室也. 有餘則胸面俱赤, 不足則少氣力不多言.

10 폐는 기를 주관한다[肺主氣] ❶ 『내경(內經)』(『素問·五藏生成 10』)에서는 "폐(肺)는 기(氣)를 주관한다"④라고 하였다. 또한 "모든 기는 다 폐에 속한다"라고 하였다. 주에서는 "폐에는 여섯 개의 엽(葉)과 두 개의 귀가 있는데, 엽 속에는 24구멍이 줄지어 있어 음양(陰陽)과 청탁(淸濁)의 기(氣)를 전신에 분포한다"라고 하였다. ❷ 또한 『내경(內經)』(『素問·調經論 62』)에서는 "폐는 기를 저장하는데, 기가 지나치게 많으면 기침이 나고 숨이 차며, 기가 부족하면 호흡은 순조로우나 기운이 떨어진다"라고 하였다. ❸ 『영추(靈樞)』(「海論 33」)에서는 "단중(膻中)은 기가 모이는 곳이다. 단중(膻中)은 폐(肺)의 방과 같다. 기가 지나치게 많으면 가슴과 얼굴이 다 벌겋고, 기가 부족하면 기력이 떨어지고 말을 많이 못한다"라고 하였다.

11 脈法 ❶ 仲景曰, 脈浮而汗出如流珠者, 衛氣衰也. ❷ 又曰, 寸口脈微而澁, 微者衛氣衰, 澁者榮氣不足. ❸ 脈經曰, 寸口脈, 瞥瞥如羹上肌[肥]者, 陽氣微. 縈縈如蜘蛛絲者, 陰氣衰也. ❹ 又曰, 代者氣衰, 細者氣少, 浮而絶者氣欲絶. ❺ 又曰, 趺陽脈浮而澁, 澁則衛氣虛, 虛則短氣. ❻ 脈訣曰, 下手脈沈, 便知是氣. 沈極則伏, 濇弱難治, 其或沈滑, 氣兼痰飮. ❼ 又曰, 沈弦細動, 皆氣痛證.

11 맥법(脈法) ❶ 중경(仲景)이 말하기를, "맥(脈)이 부(浮)하면서 땀이 구슬처럼 흐르면 위기(衛氣)가 쇠한 것이다"라고 하였다.(『傷寒論·辨脈法』) ❷ 또한 "촌구맥(寸口脈)이 미(微)하면서 삽(澁)할 때, 미한 것은 위기(衛氣)가 쇠한 것이고, 삽한 것은 영기(榮氣)가 부족한 것이다"라고 하였다.(『傷寒論·平脈法』) ❸ 『맥경(脈經)』에서는 "촌구맥이 부글부글하여 국 위에 뜬 기름덩이 같으면 양기(陽氣)가 미(微)한 것이고, 이리저리 얽힌 거미줄을 만지는 것 같으면 음기(陰氣)가 쇠한 것이다"라고 하였다. ❹ 또한 "대맥(代脈)⑤은 기(氣)가 쇠한 것이고, 세맥(細脈)⑥은 기가 떨어진 것이며, 맥이 부(浮)하면서 끊어지는 것은 기가 끊어지려는 것이다"라고 하였다. ❺ 또한 "부양맥(趺陽脈)⑦이 부(浮)하면서 삽(澁)할 경우, 삽한 것은 위기(衛氣)가 허(虛)한 것인데, 위기가 허하면 숨결이 가빠진다"라고 하였다. ❻ 『맥결(脈訣)』에서는 "손을 대보았을 때 맥(脈)이 침(沈)⑧하면 곧 기병(氣病)⑨인 줄 알아야 한다.

---

① 『金丹正理大全』의 『金丹大要·卷二·精氣神說』에 나온다.

② 좌관(坐關) : 수행방법 중 하나로, 일정 기간 동안 외부와 격리된 채 홀로 靜坐하여 一心으로 經을 외거나 參禪하는 일.

③ 기초를 …… 단련하여[築基煉己] : 煉精化氣의 小周天功法의 한 과정으로 百日築基라고도 하는데, 後天八卦圖式을 활용한다. 煉己는 煉心 즉 調心을 말하는 것으로, 築基·降龍·持心·伏虎·修心이라고 한다. 小周天은 煉己·調藥·産藥·採藥·封爐·煉藥의 여섯 단계로 이루어져 있다.

④ 『素問·五藏生成』의 "諸氣者, 皆屬於肺"라는 것에 대해 王冰은 "肺藏主氣故也"라고 注를 붙였다.

⑤ 대맥(代脈) : 느리고 약하게 뛰면서 규칙적으로 한번씩 멎었다가 뛰는 맥.

⑥ 세맥(細脈) : 脈幅이 가늘어서 실오라기를 만지는 듯한 감을 주는 맥. 微脈보다는 좀 뚜렷하다.

⑦ 부양맥(趺陽脈) : 衝陽脈이라고도 하는데, 足陽明胃經의 解谿穴에서 1치 5푼 앞에 있는 衝陽穴 부위에서 뛰는 맥.

⑧ 침맥(沈脈) : 가볍게 짚으면 느껴지지 않고, 세게 짚어야 느껴지는 맥.

心痛在寸，腹痛在關，下部在尺，脈象顯然. ❽ 仲景曰，趺陽脈微而緊，緊則爲寒，微則爲虛，微緊相搏，則爲短氣.

몹시 침한 것을 복맥(伏脈)①이라고 하는데, 맥이 색약(濇弱)한 것은 치료하기 어렵고, 맥이 침활(沈滑)하면 기병에 담음(痰飮)을 겸한 것이다"라고 하였다. ❼ 또한 "맥이 침현(沈弦)하고 세동(細動)한 것은 모두 기통증(氣痛證)②이다. 심통(心痛)③은 촌맥(寸脈)④ 부위에서, 복통(腹痛)은 관맥(關脈)⑤ 부위에서, 아랫도리의 병은 척맥(尺脈)⑥ 부위에서 맥상(脈象)이 현저하게 나타난다"라고 하였다. ❽ 중경(仲景)이 말하기를, "부양맥(趺陽脈)이 미(微)하면서 긴(緊)할 때, 긴한 것은 한증(寒證)이고, 미한 것은 허증(虛證)이며, 미맥(微脈)과 긴맥(緊脈)이 서로 충돌하면 단기(短氣)⑦를 의미한다"라고 하였다.(『傷寒論·平脈法』)

⓬ 氣爲諸病 ❶ 丹溪曰，周流乎一身以爲生者，氣也. 苟內無所傷，外無所感，何氣病之有哉. 今者，冷氣帶[滯]氣逆氣上氣，皆是肺受火邪，氣得炎上之化，有升無降，熏蒸清道，甚而轉成劇病. 局方例用辛香燥熱之劑，是以火濟火也. ❷ 張子和曰，諸病皆生於氣，諸痛皆因於氣. ❸ 回春曰，風傷氣者，爲疼痛. 寒傷氣者，爲戰慄. 暑傷氣者，爲熱悶. 濕傷氣者，爲腫滿. 燥傷氣者，爲閉結. ❹ 序例曰，人生氣中，如魚在水. 水濁則魚瘦，氣昏則人病. 邪氣之傷人，最爲深重，經絡旣受此氣，傳入藏府，隨其虛實冷熱，結以成病，病又相生，故流變遂廣矣.

⓬ 기는 모든 병의 원인이 된다[氣爲諸病] ❶ 단계(丹溪)가 말하기를, "온몸을 두루 돌면서 생(生)을 유지시켜 주는 것은 기(氣)이다. 진실로 속으로 상한 바가 없고, 겉으로 사기(邪氣)에 감염된 바가 없다면 어찌 기병(氣病)이 생기겠는가? 지금 냉기(冷氣)·체기(滯氣)·역기(逆氣)·상기(上氣)라는 것들은 모두 폐(肺)가 화사(火邪)를 받아 기가 타오르게 되어 기가 올라가기만 하고 내려오지 않아 청도(淸道)⑧를 훈증하는 것으로, 이것이 심해지면 심한 병이 된다. 『국방(局方)』⑨에서는 맵고 향기가 짙고 성질이 조(燥)하고 열(熱)한 약을 흔히 쓰는데, 이것은 불로써 불을 끄려는 것이다"(『丹溪纂要·第四十諸氣』)라고 하였다. ❷ 장자화(張子和)가 말하기를, "모든 병은 다 기에서 생기고, 모든 통증도 다 기에서 생긴다"(『儒門事親·九氣感疾更相爲治衍二十六』)라고 하였다. ❸ 『회춘(回春)』⑩(「諸氣」)에서는 "풍사(風邪)가 기를 상하게 하면 통증이 오고, 한사(寒邪)가 기를 상하게 하면 오한이 나면서 몸이 떨린다. 서사(暑邪)가 기를 상하게 하면 열이 나고 답답하며, 습사(濕邪)가 기를 상하게 하면 부종이 오고, 조사(燥邪)가 기를 상하게 하면 대소변이 나오지 않는다"라고 하였다. ❹ 「서례(序例)」⑪에서는 "사람이 기(氣) 속에서 사는 것은 물고기가 물속에서 사는 것과 같다. 물이 흐리면 물고기가 여위듯, 기가 흐리면 사람이 병든다. 사기(邪氣)가 사람을 상하게 하는 것이 가장 심중(深重)하여 경락(經絡)이 이 사기를 받으면 장부(臟腑)에 전해지는데, 그 허실(虛實)·냉열(冷熱)에 따라 병이 되고, 병은 또한 서로 낳기 때문에 병이 전변되는 것이 광범해진다"라고 하였다.

⓭ 氣逸則滯 ❶ 臞仙曰，人之勞倦，有生於無端，不必持重執輕，仡仡終日. 惟是閑人，多生此病. 蓋閑樂之人，不多運動氣力，飽食坐臥，經絡不通，血脈凝滯使然也. 是以貴人，貌樂而心勞. 賤人，心閑而貌苦. 貴人，嗜慾不時，或昧於忌犯，飮食珍羞，便乃寢臥. 故常須用力，但不至疲極，所貴榮衛流通，血脈調暢. 譬如流水不汚，戶樞不蠹也. ❷ 入門曰，逸則氣滯，亦令氣結，輕者行動

⓭ 기는 너무 편안하면 막힌다[氣逸則滯] ❶ 구선(臞仙)이 말하기를, "사람이 노곤해지는 증상이 까닭 없이 발생하는 수가 있으니, 반드시 무거운 것을 들거나 가벼운 일을 붙들고 종일토록 힘써 움직이는 데서 오는 것은 아니다. 도리어 한가한 사람에게 이 병이 많이 생긴다. 대개 한가하고 편안한 사람은 흔히 운동을 하지 않고, 배불리 먹고 앉아 있거나 잠이나 자기 때문에 경락이 잘 통하지 않고 혈맥(血脈)이 응체(凝滯)되어 그렇게 되는 것이다. 그러므로 귀인의 얼굴은 즐거운 듯하나 마음은 괴롭고, 천한 사람은 마음은 한가하나 얼굴은 고통스러워 보인다. 귀인은 때를 가리지 않고 기욕(嗜慾)을 구하여, 범하지 말아야 할 것에 미혹되거나 영양분이 많은 음식을 먹고 곧 잠자리에 든다. 그러므로 항상 힘을 쓰되 지나치게 피곤하지 않을 정도로 하여 영·위기(榮衛氣)가 잘 돌아가고 혈맥이 잘 조화되게 해야 한다. 비유하면 흐르는 물은 썩지 않고, 문지도리에는 좀이 슬지 않는 것과

---

⑨ 기병(氣病) : 氣와 관련된 병.
① 복맥(伏脈) : 가볍게 짚으면 느껴지지 않고, 뼈에 닿도록 눌러 짚어야 느껴지는 脈.
② 기통증(氣痛證) : 氣가 通하지 못해서 아픈 증상.
③ 심통(心痛) : 명치가 아픈 것. 가슴앓이라고도 한다.
④ 촌맥(寸脈) : 寸口 三部脈의 하나. 橈骨動脈의 腕關節과 莖狀突起 사이의 부분에 해당된다.
⑤ 관맥(關脈) : 寸口 三部脈의 하나. 莖狀突起 앞의 橈骨動脈에 해당된다.
⑥ 척맥(尺脈) : 寸口 三部脈의 하나. 橈骨動脈의 莖狀突起 아랫부분에 해당된다.
⑦ 단기(短氣) : 숨결이 빠르면서 이어지지 못하고, 숨이 찬 증상.
⑧ 청도(淸道) : 숨 쉴 때 공기가 통하는 길.
⑨ 『국방(局方)』 : 宋나라 太醫局에서 編纂한 10卷으로 된 方劑學 저작인 『太平惠民和劑局方』의 略稱.
⑩ 『회춘(回春)』 : 明·龔廷賢이 쓴 綜合性醫書로 8卷으로 된 『萬病回春』을 말한다.
⑪ 「서례(序例)」 : 宋代 唐愼微의 『經史證類備用本草』 중의 序例를 말한다.

卽愈, 重者橘皮一物湯.

같다"라고 하였다. ❷『입문(入門)』(「雜病提綱·內傷·氣」)에서는 "편안하면 기가 막히고 또 맺히게 되는데, 가벼운 것은 움직이면 낫지만 심한 것은 귤피일물탕(橘皮一物湯)(➡方藥合編·中86)을 써야 한다"라고 하였다.

• 橘皮一物湯 ◍ 橘皮洗淨一兩, 新汲水煎服.

귤피일물탕(橘皮一物湯) ◍ 귤피(깨끗이 씻은 것) 1냥을 신급수(新汲水)①에 달여 먹는다.(『入門·雜病用藥賦·氣類』)(➡方藥合編·中86)

14 七氣 ❶ 七氣者, 喜怒悲思憂驚恐, 或以爲寒熱恚怒喜憂愁, 皆通也. 『直指』 ❷ 直指曰, 人有七情, 病生七氣. 氣結則生痰, 痰盛則氣愈結, 故調氣必先豁痰. 如七氣湯, 以半夏主治, 而官桂佐之, 盖良法也. ❸ 又曰, 七氣相干, 痰涎凝結, 如絮如膜, 甚如梅核, 窒碍於咽喉之間, 咯不出, 嚥不下, 或中滿艱食, 或上氣喘急. 曰氣隔, 曰氣滯, 曰氣秘, 曰氣中, 以至五積六聚, 疝癖癥瘕, 心腹塊痛. 發則欲絶, 殆無往而不至矣. ❹ 宜服七氣湯·四七湯·分心氣飮·香橘湯.

14 칠기(七氣) ❶ 칠기(七氣)란 기뻐하고[喜], 성내고[怒], 슬퍼하고[悲], 생각하고[思], 근심하고[憂], 놀라고[驚], 두려워하는 것[恐]을 말하거나 추워하고[寒], 열이 나고[熱], 원망하고[恚], 성내고[怒], 기뻐하고[喜], 근심하고[憂], 시름하는 것[愁]을 말하는데, 모두 통한다.『직지』 ❷『직지(直指)』에서는 "사람에게 칠정(七情)이 있고, 병은 칠기(七氣)에서 생긴다. 기(氣)가 맺히면 담(痰)이 생기고, 담이 성하면 기는 더욱 맺히게 되므로 기를 고르게 하려면 반드시 먼저 담을 없애야 한다. 칠기탕(七氣湯) 같은 경우 반하를 주약(主藥)으로 하고, 관계(官桂, 肉桂)를 좌약(佐藥)②으로 하는 것은 대체로 좋은 방법이다"라고 하였다. ❸ 또한 "칠기가 서로 범하여 가래침이 엉기면 솜 같기도 하고 엷은 막 같기도 하며, 심하면 매실씨 같기도 한데, 이러한 것이 목구멍을 막아서 뱉으려고 해도 나오지 않고, 삼키려고 해도 넘어가지 않으며, 속이 그득하면서 음식을 먹지 못하거나 기가 치밀면서 숨이 몹시 차게 된다. 이것을 기격(氣隔)·기체(氣滯)·기비(氣秘)·기중(氣中)이라고 하는 바, 심해지면 오적(五積)③·육취(六聚)④·산증(疝症)⑤·벽(癖)⑥·징가(癥瘕)⑦가 되어 명치 밑과 배에 덩어리가 생겨서 아프다. 이 통증이 발작하면 숨이 끊어지는 것 같고, 안 가는 데가 없이 돌아다니면서 작용한다"라고 하였다. ❹ 이런 경우에는 칠기탕(七氣湯)(➡方藥合編·中81)·사칠탕(四七湯)(➡方藥合編·中82)·분심기음(分心氣飮)(➡方藥合編·中83)·향귤탕(香橘湯)을 복용한다.

• 七氣湯 ◍ 治七情鬱結, 心腹絞痛. 半夏製三錢, 人參·肉桂·甘草炙各七分. 右剉, 生薑三片, 煎服.『局方』

칠기탕(七氣湯) ◍ 칠정(七精)이 울결(鬱結)되어 명치 밑과 배가 쥐어짜는 듯이 아픈 것을 치료한다. ○ 반하(법제한 것) 3돈, 인삼·육계·감초(볶은 것) 각각 7푼. ○ 위의 약들을 썰어서 생강 3쪽을 넣어 달여 먹는다.『국방』(➡方藥合編·中81)

• 四七湯 ◍ 治七氣凝結, 狀如破絮, 或如梅核, 窒碍咽喉, 咯不出, 嚥不下, 或胸膈痞滿, 痰涎壅盛. 半夏製二錢, 赤茯苓一錢六分, 厚朴製一錢二分, 紫蘇葉八分. 右剉, 薑七片, 棗二枚, 煎服.『局方』

사칠탕(四七湯) ◍ 칠기(七氣)가 엉겨서 모양이 마치 헌솜 같거나 매화씨 같은 것이 목구멍에 막혀 있으면서 뱉어도 나오지 않고 삼켜도 내려가지 않으며, 가슴이 거북하고 그득하며 가래가 심한 것을 치료한다. ○ 반하(법제한 것) 2돈, 적복령 1돈 6푼, 후박(법제한 것) 1돈 2푼, 자소엽 8푼. ○ 위의 약들을 썰어서 생강 7쪽, 대추 2개와 함께 물에 달여 먹는다.『국방』(➡方藥合編·中82)

• 分心氣飮 ◍ 治七情痞滯, 通利大小便, 淸而疎快. 紫蘇葉一錢二分, 甘草炙七分, 半夏製·枳殼各六分, 靑皮·陳皮·木通·大腹皮·桑白皮·木香·赤茯苓·檳榔·蓬朮·麥門冬·桔梗·桂皮·香附子·藿香各五分. 右剉, 薑三片, 棗二枚, 燈心十莖, 煎服.『直指』

분심기음(分心氣飮) ◍ 칠정(七情)으로 인해 막히고 체한 증상을 치료하고, 대소변을 잘 나오게 하며, 오줌을 맑게 하면서 시원히 나오게 한다. ○ 자소엽 1돈 2푼, 감초(볶은 것) 7푼, 반하(법제한 것)·지각 각각 6푼, 청피·진피·목통·대복피·상백피·목향·적복령·빈랑·봉출·맥문동·길경·계피·향부자·곽향 각각 5푼. ○ 위의 약들을 썰어서 생강 3쪽, 대추 2개, 등심초 10줄기와 함께 넣고 달여 먹는다.『직지』(➡方藥合編·中83)

• 香橘湯 ◍ 治七情所傷, 中脘腹脇

향귤탕(香橘湯) ◍ 칠정(七情)에 상해서 중완(中脘)이나 배나 옆구리가 불러 오르

---

① 신급수(新汲水) : 이른 새벽에 맨 처음 길어온 우물물.
② 좌약(佐藥) : 韓藥處方에서 兼症을 치료하는 약으로서, 主藥으로 해결할 수 없는 合倂症이나 부차적인 증상을 치료한다.
③ 오적(五積) : 五臟에 생긴 積. 여기서 積이란 뱃속에 생긴 덩어리인데, 일정한 형태와 고정된 위치가 있다.
④ 육취(六聚) : 六腑에 생긴 聚. 여기서 聚란 뱃속에 생긴 덩어리 같은 것인데, 일정한 형태와 고정된 위치가 없다.
⑤ 산증(疝症) : 고환이나 음낭이 커지면서 아프거나 아랫배가 켕기면서 아픈 병증.
⑥ 벽(癖) : 양 옆구리 아래 덩어리가 생겨 아팠다 멎었다 하는 것으로, 아플 때 덩어리가 만져지는 것.
⑦ 징가(癥瘕) : 아랫배에 덩어리가 생긴 병증.

脹滿. 香附米炒·半夏製·橘皮各一錢半, 甘草炙五分. 右剉, 薑五片, 棗二枚, 煎服. 『直指』

고 그득한 증상을 치료한다. ○ 향부미(香附米①, 볶은 것)·반하(법제한 것)·귤피 각각 1돈 반, 감초(볶은 것) 5푼. ○ 위의 약들을 썰어서 생강 5쪽, 대추 2개와 함께 물에 달여 먹는다. 『직지』

15 九氣 ❶ 黃帝問曰, 余知百病生於氣也. 怒則氣上, 喜則氣緩, 悲則氣消, 恐則氣下, 寒則氣收, 炅則氣泄, 驚則氣亂, 勞則氣耗, 思則氣結. 九氣不同, 何病之生. 岐伯對曰, 怒則氣逆, 甚則嘔血及飧泄, 故氣上矣. 喜則氣和志達, 榮衛通利, 故氣緩矣. 悲則心系急, 肺布葉擧, 而上焦不通, 榮衛不散, 熱氣在中, 故氣消矣. 恐則精却, 却則上焦閉, 閉則氣還, 還則下焦脹, 故氣不行矣. 寒則腠理閉, 氣不行, 故氣收矣. 炅則腠理開, 榮衛通, 汗大泄, 故氣泄矣. 驚則心無所倚, 神無所歸, 慮無所定, 故氣亂矣. 勞則喘息汗出, 內外皆越, 故氣耗矣. 思則心有所存, 神有所歸, 正氣留而不行, 故氣結矣. 『內經』 ❷ 又有九氣, 一曰膈氣, 二曰風氣, 三曰寒氣, 四曰熱氣, 五曰憂氣, 六曰喜氣, 七曰驚氣, 八曰怒氣, 九曰山嵐瘴氣. 積聚如盃, 心腹刺痛, 發則欲死, 宜神仙九氣湯·正氣天香湯. 『得效』 ❸ 九氣治法, 高者抑之, 下者擧之, 寒者熱之, 熱者寒之, 驚者平之, 勞者溫之, 結者散之, 喜者以恐勝之, 悲者以喜勝之. 『心法』

15 구기(九氣) ❶ 황제(黃帝)가 묻기를, "나는 모든 병이 기(氣)에서 생긴다고 알고 있습니다. 성내면 기가 올라가고, 기뻐하면 기가 늘어지며, 슬퍼하면 기가 사그라지고, 두려워하면 기가 가라앉으며, 추워하면 기가 움츠러들고, 더우면 기가 빠져나가며, 놀라면 기가 혼란해지고, 과로하면 기가 소모되며, 생각을 지나치게 하면 기가 맺히게 됩니다. 이렇게 구기(九氣)가 다름에 따라 어떤 병이 생기는 것입니까?"라고 하였다. 이에 기백(岐伯)이 대답하기를, "성내면 기가 치미는데, 심하면 구혈(嘔血)②과 손설(飧泄)③이 있기 때문에 기가 올라갑니다. 기뻐하면 기가 고르게 되고 뜻이 통하며, 영·위기(榮衛氣)가 잘 돌아가기 때문에 기가 늘어집니다. 슬퍼하면 심계(心系)④가 땅기고 폐엽(肺葉)이 들떠서 상초(上焦)가 잘 통하지 않으며, 영·위기가 소통되지 못하여 열기가 속에 있기 때문에 기가 사그라듭니다. 두려워하면 정기(精氣)가 없어지고, 정기가 없어지면 상초가 막히고, 상초가 막히면 기가 되돌아오고, 기가 되돌아오면 하초(下焦)가 팽창되기 때문에 기가 돌지 못합니다. 추우면 주리(腠理)가 막히고, 기가 잘 돌지 못하기 때문에 기가 움츠러듭니다. 더우면 주리가 열리고 영·위기가 잘 통하여 땀이 많이 나기 때문에 기가 빠져나갑니다. 놀라면 마음이 기댈 곳이 없어지고 정신이 돌아갈 곳이 없어지며, 생각하는 것이 일정하지 못하기 때문에 기가 혼란해집니다. 과로하면 숨이 차고 땀이 나서 안팎으로 모두 넘쳐 나기 때문에 기가 소모됩니다. 생각하면 마음이 한군데 있고, 정신이 쏠려 정기(正氣)가 한 곳에 머물러 있으면서 돌아가지 못하기 때문에 기가 맺히게 됩니다"라고 하였다. 『내경』(『素問·擧痛論 39』) ❷ 또 아홉 가지 기가 있는데, 첫째는 격기(膈氣),⑤ 둘째는 풍기(風氣), 셋째는 한기(寒氣), 넷째는 열기(熱氣), 다섯째는 우기(憂氣), 여섯째는 희기(喜氣), 일곱째는 경기(驚氣), 여덟째는 노기(怒氣), 아홉째는 산람장기(山嵐瘴氣)⑥이다. 이러한 기로 인해 적취(積聚)⑦가 생겨 술잔을 엎어놓은 것 같으면서 가슴과 배에 자통(刺痛)이 있는데 발작했을 때 죽을 것 같은 경우에는 신선구기탕(神仙九氣湯)·정기천향탕(正氣天香湯)(➡方藥合編·中84)을 쓴다. 『득효』 ❸ 구기(九氣)로 생긴 병을 치료하는 방법은, 위로 올라가는 것은 내리누르고, 처진 것은 들어올리며, 찬 것은 데우고, 더운 것은 식히며, 놀란 것은 편안하게 해주고, 과로한 것은 따뜻하게 해주며, 맺힌 것은 풀어주고, 기뻐하는 것은 무서운 감정으로써 이겨내게 하며, 슬퍼하는 것은 기뻐하는 감정으로써 이겨내게 한다. 『심법』(『金匱鉤玄·氣屬陽動作火論』)

• 神仙九氣湯 ● 治九氣作痛. 香附子·片子薑黃·甘草炙各等分. 右爲末, 每服二錢, 鹽湯點服. 『得效』

신선구기탕(神仙九氣湯) ● 구기(九氣)로 아픈 증상을 치료한다. ○ 향부자·편자강황·감초(볶은 것) 각각 같은 양. ○ 위의 약들을 가루를 내어 매번 2돈씩 소금을 넣고 끓인 물에 타 먹는다. 『득효』

• 正氣天香湯 ● 治同上. 亦治婦人氣痛. 香附子三錢, 烏藥·陳皮·紫蘇葉各一錢, 乾薑·甘草各五分. 右剉, 水煎服. 或爲末, 鹽湯點服二錢, 亦佳. 丹溪

정기천향탕(正氣天香湯) ● 위와 같은 증상을 치료한다. 또한 부인이 기로 인해서 아픈 증상을 치료한다. ○ 향부자 3돈, 오약·진피·자소엽 각각 1돈, 건강·감초 각각 5푼. ○ 위의 약들을 썰어서 물에 달여 먹는다. 혹은 가루를 내어 소금을 넣고 끓인 물에 2돈씩 타 먹어도 좋다. 단계(『丹溪纂要·第四十諸氣』)(➡方藥合編·中84)

---

① 향부미(香附米) : 香附子의 皮와 毛를 제거하여 하얗게 쌀처럼 만든 것을 말한다.
② 구혈(嘔血) : 吐血. 피를 토하는 병증.
③ 손설(飧泄) : 소화되지 않은 것을 설사하는 것.
④ 심계(心系) : 心臟에 이어진 脈絡.
⑤ 격기(膈氣) : 七情에 의하여 氣가 가슴에 몰린 것.
⑥ 산람장기(山嵐瘴氣) : 더운 지방의 산과 숲이나 안개가 짙은 곳에서 濕熱이 위로 올라갈 때 생기는 나쁜 기운.
⑦ 적취(積聚) : 뱃속에 덩이가 생겨 아픈 병증.

16 中氣 ❶ 本事曰，凡人暴喜傷陽，暴怒傷陰，憂愁怫意，氣多厥逆，便覺涎潮昏塞，牙關緊急．若概作中風用藥，多致殺人．若有此證，急化蘇合香元灌之，醒後隨證調治．❷ 得效曰，中風則脈浮身溫，口多痰涎．中氣則脈沈身涼，口無痰涎．中風而以中氣藥治之，亦無所傷．中氣而以中風藥投之，禍不旋踵．先用蘇合香元，次用七氣湯加石菖蒲．❸ 方氏曰，中風多不能治，中氣須臾便醒，其故何歟．夫中風中氣，一源流也，皆由忿怒所致．人之五志，惟怒爲甚，所以爲病之暴也．蓋少壯之人，氣血未虛，眞水未竭，火畏於水，不能上升，所以身涼無痰涎，須臾便醒也．老衰之人，氣血俱虛，眞水已竭，火寡於畏，得以上升，所以身溫有痰涎，多不能治也．❹ 入門曰，中氣虛者，八味順氣散．實者，四七湯．❺ 回春曰，中氣者，因與人相爭，暴怒氣逆而暈倒也．先用薑湯灌救，甦後用木香順氣散．❻ 醫鑑曰，內經曰無故而瘖脈不至，不治自已．謂氣暴逆也，氣復則已．審如是，雖不服藥亦可．

16 중기(中氣) ❶ 『본사(本事)』에서는 "대체로 사람이 갑자기 너무 기뻐하면 양기(陽氣)를 상하게 되고, 갑자기 몹시 성내면 음기(陰氣)를 상하게 되며, 근심걱정이 많거나 뜻을 이루지 못하면 기(氣)가 속에 울체되어 위로 치밀어서 문득 거품 섞인 침을 게우고 까무러치며 이를 악문다. 이때 중풍으로 보고 약을 쓰면 흔히 사람을 죽인다. 만일 이런 증상이 있으면 급히 소합향원(蘇合香元)(➡方藥合編·中90)을 풀어 먹여서 정신이 든 다음에 증상에 따라 치료해야 한다"라고 하였다. ❷ 『득효(得效)』①에서는 "중풍(中風)이면 맥이 부(浮)하고 몸이 따뜻하며, 입에 가래침이 많이 나온다. 중기(中氣)②면 맥이 침(沈)하고 몸이 싸늘하며, 입에 가래침이 없다. 중풍인데 중기에 쓰는 약으로 치료하더라도 사람을 상하는 일은 없다. 그러나 중기(中氣)인데 중풍에 쓰는 약을 투약하면 그 화는 돌이킬 수 없다. 먼저 소합향원(蘇合香元)(➡方藥合編·中90)을 쓰고, 다음에 칠기탕(七氣湯)(➡方藥合編·中81)에 석창포를 가하여 쓴다"라고 하였다. ❸ 방씨(方氏, 方廣)는 말하기를, "중풍은 대개 잘 치료되지 않지만 중기는 얼마 가지 않아서 곧 깨어나는데, 그 까닭은 무엇인가? 대개 중풍과 중기는 원인이 같은 바, 모두 분노로 말미암아 발생하는 것이다. 사람의 오지(五志)③ 가운데서 성내는 것이 제일 심하여 발병도 갑자기 일어난다. 대개 젊은 사람은 기혈(氣血)이 허하지 않고 진수(眞水)④가 마르지 않았으므로 화기(火氣)가 수기(水氣)에 눌려서 올라가지 못하기 때문에 몸이 싸늘하고 가래침이 없으며, 얼마 안 가서 곧 깨이난다. 그러나 노쇠한 사람은 기혈이 모두 허하고 진수는 이미 고갈되었으므로 화기(火氣)가 눌리는 데가 없이 올라가기 때문에 몸이 덥고 가래침을 흘리며, 흔히 치료되지 못한다"(『丹溪心法附餘·外感門·中風』)라고 하였다. ❹ 『입문(入門)』(「雜病提綱·外感·風」)에서는 "중기(中氣)로 허(虛)한 사람은 팔미순기산(八味順氣散)(➡方藥合編·中85)을 쓰고, 실(實)한 사람은 사칠탕(四七湯)(➡方藥合編·中82)을 쓴다"라고 하였다. ❺ 『회춘(回春)』(「中風·補遺方」)에서는 "중기란 남과 다투다가 갑자기 성을 내게 되면 기가 치밀어 올라가서 까무러쳐 넘어지는 것이다. 이때는 먼저 생강을 달인 물을 먹여 구하고, 정신이 든 다음에는 목향순기산(木香順氣散)을 쓴다"라고 하였다.⑤ ❻ 『의감(醫鑑)』에서는 "『내경(內經)』(『素問·大奇論 48』)에서 이르되, '까닭 없이 말을 못하고 맥이 뛰지 않을 때 치료하지 않아도 저절로 낫는다'고 한 것은 기가 갑자기 치받은 것으로 기가 회복되면 낫는다는 것이다. 확실히 이러한 줄 안다면 약을 먹지 않아도 될 것이다"라고 하였다.

• 八味順氣散 ◉ 治中氣最佳．人參·白朮·白茯苓·青皮·白芷·陳皮·烏藥各七分，甘草三分．右剉，水煎服．『得效』

팔미순기산(八味順氣散) ◉ 중기(中氣)를 치료하는 경우에 가장 좋다. ○ 인삼·백출·백복령·청피·백지·진피·오약 각각 7푼, 감초 3푼. ○ 위의 약들을 썰어서 물에 달여 먹는다. 『득효』(➡方藥合編·中85)

• 木香順氣散 ◉ 治中氣．烏藥·青皮·香附子·陳皮·半夏製·厚朴·枳殼各一錢，木香·縮砂各五分，桂皮·乾薑·甘草炙各三分．右剉，薑三片，水煎服．『回春』

목향순기산(木香順氣散)⑥ ◉ 중기(中氣)를 치료한다. ○ 오약·청피·향부자·진피·반하(법제한 것)·후박·지각 각각 1돈, 목향·축사 각각 5푼, 계피·건강·감초(볶은 것) 각각 3푼. ○ 위의 약들을 썰어서 생강 3쪽을 넣고 물에 달여 먹는다. 『회춘』(「中風·補遺方」)

17 上氣 ❶ 靈樞曰，邪在肺，則寒熱上氣．❷ 內經曰，肺藏氣，氣有餘則

17 상기(上氣) ❶ 『영추(靈樞)』(「五邪 20」)에서는 "사기(邪氣)가 폐(肺)에 있으면 오한이 나면서 신열이 나고 기가 위로 치민다"라고 하였다. ❷ 『내경(內經)』(『素問·調

---

① 『득효(得效)』: 元·危亦林이 쓴 20卷으로 된 책으로 方劑學 專門書인 『世醫得效方』을 말한다.
② 중기(中氣): 類中風의 한 유형. "中氣는 七情內傷으로 인하여 氣가 거슬러 올라 병이 된 것인데, 痰濕으로 정신을 잃고 이를 악다문다.(中氣因內傷氣逆爲病, 痰濕昏塞, 牙關緊急.)"(『證治要訣』)
③ 오지(五志): 기뻐하는 것[喜], 성내는 것[怒], 근심하는 것[憂], 생각하는 것[思], 겁내는 것[恐]. 오지가 지나치면 병이 된다.
④ 진수(眞水): 腎臟의 陰氣. 腎陰·眞陰·元陰이라고도 한다.
⑤ 격정을 못 이기고 기운이 딸리기 때문에 까무러치게 된다. 이런 경우는 심마(心魔)가 든 것으로 볼 수 있는데, 기운을 보충하는 것이 위주가 되는 것이 아니라, 거스른 기운을 풀어주고 내려주는 것을 위주로 한다. (『對譯萬病回春』 p.149)*
⑥ 원방에 비해 법제의 내용이 간략하고, 가미 내용이 빠져 있다. (『對譯萬病回春』 p.150)*

喘咳上氣. ❸ 上氣者, 呼多吸少, 氣息促急也. 宜蘇子降氣湯·秘傳降氣湯·至聖來復丹 方見下 ·沈香降氣湯·快氣湯.

經論 62』)에서는 "폐는 기를 저장하는데, 기가 너무 많으면 숨이 차고 기침이 나면서 기가 위로 치민다"라고 하였다. ❸ '상기(上氣)'라는 것은 내쉬는 숨이 많고 들이쉬는 숨은 적어서 숨이 몹시 가쁜 것이다. 이런 경우에는 소자강기탕(蘇子降氣湯)(➡方藥合編·中87)·비전강기탕(秘傳降氣湯)·지성내복단(至聖來復丹)(처방은 아래를 보라.)·침향강기탕(沈香降氣湯)·쾌기탕(快氣湯)을 쓴다.

• 蘇子降氣湯 ● 治上氣喘促. 半夏麴·蘇子炒研各一錢, 肉桂·陳皮去白各七分半, 當歸·前胡·厚朴·甘草炙各五分. 右剉, 薑三片, 棗二枚, 紫蘇五葉, 同煎服. 『局方』

소자강기탕(蘇子降氣湯) ● 기가 위로 치밀어서 숨이 몹시 찬 증상을 치료한다. ○ 반하국·소자(볶아서 간 것) 각각 1돈, 육계·진피(흰 속을 제거한 것) 각각 7푼 반, 당귀·전호·후박·감초(볶은 것) 각각 5푼. ○ 위의 약들을 썰어서 생강 3쪽, 대추 2개, 자소엽 5잎을 넣고 물에 달여 먹는다. 『국방』(➡方藥合編·中87)

• 秘傳降氣湯 ● 治上氣及氣不升降, 頭目昏眩, 腰脚無力. 桑白皮一錢, 陳皮·枳殼·柴胡·甘草炙各五分, 地骨皮·五加皮·骨碎補·訶子皮·草果·桔梗·半夏麴各三分. 右剉, 薑三片, 紫蘇三葉, 水煎服. 『局方』

비전강기탕(秘傳降氣湯) ● 기가 위로 치밀거나 기가 잘 오르내리지 못하여 머리가 어지럽고 눈앞이 어질어질하며, 허리와 다리에 힘이 없는 증상을 치료한다. ○ 상백피 1돈, 진피·지각·시호·감초(볶은 것) 각각 5푼, 지골피·오가피·골쇄보·가자피·초과·길경·반하국 각각 3푼. ○ 위의 약들을 썰어서 생강 3쪽, 자소엽 3잎을 넣고 물에 달여 먹는다. 『국방』

• 沈香降氣湯 ● 治氣不升降, 上氣喘促. 便香附子四兩, 甘草炙一兩二錢, 縮砂五錢, 沈香四錢. 右爲細末, 每服二錢, 以蘇·鹽湯調下. 『正傳』

침향강기탕(沈香降氣湯) ● 기가 잘 오르내리지 못하거나 기가 위로 치밀어서 숨이 몹시 찬 증상을 치료한다. ○ 향부자(동변으로 법제한 것) 4냥, 감초(볶은 것) 1냥 2돈, 축사 5돈, 침향 4돈. ○ 위의 약들을 곱게 가루를 내어 매번 2돈씩 자소엽과 소금을 넣고 끓인 물에 타 먹는다. 『정전』

• 快氣湯 ● 治同上. 香附子三兩半, 縮砂八錢, 甘草炙四錢. 右細末, 每一錢, 鹽湯點服. 『得效』

쾌기탕(快氣湯) ● 위와 같은 증상을 치료한다. ○ 향부자 3냥 반, 축사 8돈, 감초(볶은 것) 4돈. ○ 위의 약들을 곱게 가루를 내어 매번 1돈씩 소금을 넣고 끓인 물에 타 먹는다. 『득효』

• 一方 ● 卒[治]上氣喘急, 鳴息便欲絶. 人參爲細末, 每一錢, 溫水調服, 日五六服. 濃煎服亦可. 『本草』

한 가지 처방[一方] ● 기가 치밀어 올라서 숨이 몹시 차고 가래 끓는 소리가 나며, 숨이 끊어질 듯한 증상을 치료한다. ○ 인삼을 곱게 가루를 내어 매번 1돈씩 따뜻한 물에 타서 하루 대여섯 번 먹는다. 진하게 달여 먹어도 좋다. 『본초』

• 又方 ● 治上氣. 白芥子一升, 搗碎, 盛袋, 浸二升酒中, 經七日. 每溫服三合, 日二次. 『本草』

또 한 가지 처방[又方] ● 기가 위로 치미는 증상을 치료한다. 백개자 1되를 짓찧어 자루에 넣고 술 2되에 담가 7일을 지낸다. 매번 데워서 3홉씩 하루 두 번 먹는다. 『본초』

⑱ 下氣 ❶ 綱目曰, 下氣屬心. 經曰, 夏脈者, 心也. 心脈不及, 下爲氣泄, 是也. ❷ 又曰, 癲癎勞瘵者, 若氣下泄不止者, 必死. 此眞氣竭絶, 腸胃腠理閉塞, 穀氣不能宣通於腸胃之外, 故從腸胃中泄出也. ❸ 河間曰, 腸胃鬱結, 穀氣內發, 而不能宣通於腸胃之外, 故善噫而或下氣也.① ❹ 仲景曰, 傷寒陽明病, 胃中有燥屎者, 必轉矢氣, 下之卽愈. 轉矢氣, 乃氣下泄也. 詳見寒門.

⑱ 하기(下氣) ❶ 『강목(綱目)』(「心小腸部·下氣」)에서는 "하기(下氣)는 심(心)에 속한다. 『내경(內經)』에 이르되, '여름의 맥은 심(心)이 주관하는데, 심맥(心脈)이 불급(不及)②하면 아래로는 기설증(氣泄證)③이 된다'고 한 것이 이것을 말해주는 것이다"라고 하였다. ❷ 또한 "전간(癲癎)이나 노채(勞瘵)에 걸린 환자가 방귀가 계속 나오면 반드시 죽는다. 이것은 진기(眞氣)가 말라 없어지고 장위(腸胃)와 주리(腠理)가 막혀서 곡기(穀氣)④가 장위의 밖으로는 퍼져 나가지 못하기 때문에 장위를 따라 밖으로 새나가는 것이다"(『綱目·心小腸部·下氣』)라고 하였다. ❸ 하간(河間)이 말하기를, "장위(腸胃)가 울결되어 곡기가 안으로만 퍼지고 장위의 밖으로는 퍼져 나가지 못하기 때문에 트림이 나거나 방귀가 나온다"(『原病式·六氣爲病·熱類』)라고 하였다. ❹ 중경(仲景)이 말하기를, "상한양명병(傷寒陽明病)의 경우 위 속에 마른 대변이 있을 때는 반드시 전시기(轉矢氣)⑤가 있는데, 설사를 시

---

① 『素問玄機原病式』·『醫學綱目』에 나오는 내용이다. 『東醫寶鑑』에서 '腸胃鬱結'이라 쓴 것을 보면 『醫學綱目』을 인용한 것이다. (『金元四大家醫學全書(上)』 p.923) (『醫學綱目·心小腸部·諸逆衝上·下氣·[河]』 p.406)*

② 불급(不及) : 오는 脈은 盛하지 못한데, 가는 脈은 오히려 盛한 것.

③ 기설증(氣泄證) : ① 기가 땀과 함께 밖으로 새는 것. ② 기가 밑으로 빠져나가는 것. 방귀. ③ 기가 대소변을 따라 새는 것. 여기서는 ②의 뜻이다.

④ 곡기(穀氣) : 음식을 먹어서 생긴 氣.

키면 곧 낫는다. 전시기란 방귀를 말한다"라고 하였다.(『傷寒論·陽明』) 자세한 것은 한문(寒門)(☞'설사를 시켜야 할 증과 시켜서는 안 될 증[可下不可下證]')을 보라.

19 短氣 ❶ 明理曰, 短氣者, 氣短而不能相續者是已. 若有氣上衝, 而實非氣上衝也. 呼吸雖數, 而不能相續, 似喘而不搖肩, 似呻吟而無痛, 實爲難辨之證. 要識其眞者, 氣急而短促是也. ❷ 仲景曰, 平人寒熱, 短氣不足以息者, 實也. 又曰, 短氣有微飮, 當從小便去之, 苓桂朮甘湯主之, 腎氣丸亦主之. 方見虛勞. ❸ 入門曰, 氣短者, 呼吸不相接續是也. 有結胸者, 有停水怔忡者, 有風濕相搏者, 有素弱氣虛者. 大抵心腹脹滿者爲實, 爲邪在裏. 心腹濡滿者爲虛, 爲邪在表. ❹ 東垣曰, 氣短, 小便利者, 四君子湯去茯苓, 加黃芪補之.① ❺ 入門曰, 氣散則中虛, 倦怠無力, 短氣不足以息, 宜調中益氣湯 方見內傷 ·人參養榮湯. 方見虛勞. ❻ 脈經曰, 寸口脈沈, 胸中短氣.

19 단기(短氣) ❶『명리(明理)』에서는 "단기(短氣)란 숨쉬는 것이 아주 짧아서 이어지지 못하는 것이다. 이것은 기가 치밀어 오르는 것 같으나 사실은 기가 치밀어 오르는 것이 아니다. 호흡이 비록 잦아도 이어지지 못하고, 천식 같으나 어깨를 들먹이지 않으며, 신음하는 듯하나 통증이 없으므로 실로 구분하기 어려운 증상이다. 그러나 그 진상을 알고자 할진댄 숨이 가쁘고 몹시 짧은 것을 보면 된다"라고 하였다. ❷ 중경(仲景)이 말하기를, "보통 사람이 오한(惡寒)과 신열(身熱)이 나면서 단기(短氣)로 숨을 깊게 쉬지 못하는 것은 실증(實證)이다"라고 하였다.(『金匱要略·胸痺心痛短氣』) 또한 "단기에 담음(痰飮)이 약간 있으면 반드시 오줌으로 나가게 해야 하므로 영계출감탕(苓桂朮甘湯)을 주로 쓰거나 신기환(腎氣丸)(처방은 虛勞門을 보라.)(➡方藥合編·上40)을 주로 쓴다"라고 하였다.(『金匱要略·痰飮咳嗽』) ❸『입문(入門)』(「傷寒·雜證」)에서는 "기단(氣短)이란 호흡이 이어지지 못하는 것이다. 결흉(結胸)②으로 생기는 경우, 정수통(停水痛)③·정충(怔忡)④으로 생기는 경우, 풍(風)과 습(濕)이 서로 부딪쳐서 생기는 경우, 평소 약하고 기가 허해서 생기는 경우가 있다. 대개 심복(心腹)이 창만(脹滿)⑤하면 실증(實證)인데, 이것은 사기(邪氣)가 속에 있는 것이다. 심복이 말랑거리면서 그득하면 허증(虛證)인데, 이것은 사기가 겉에 있는 것이다"라고 하였다. ❹ 동원(東垣)이 말하기를, "숨을 깊게 쉬지 못하고 소변이 자주 나오는 경우에는 사군자탕(四君子湯)(➡方藥合編·上64)에서 복령을 빼고 황기를 가하여 보해 준다"(『脾胃論·脾胃勝衰論』)라고 하였다. ❺『입문(入門)』(「雜病提綱·內傷·氣」)에서는 "기가 흩어지면 속이 허해서 권태롭고 힘이 없으며, 숨결이 밭으면서 숨을 깊게 쉬지 못하는데, 이런 경우에는 조중익기탕(調中益氣湯)(처방은 內傷門을 보라.)·인삼양영탕(人參養榮湯)(처방은 虛勞門을 보라.)(➡方藥合編·上35)을 쓴다"라고 하였다. ❻『맥경(脈經)』에서는 "촌구맥이 침(沈)하면 가슴속에 단기증(短氣證)이 있는 것이다"라고 하였다.

• 苓桂朮甘湯 ◎ 治胸有痰飮短氣. 赤茯苓二錢, 桂枝·白朮各一錢半, 甘草五分. 右剉, 水煎服. 仲景

영계출감탕(苓桂朮甘湯) ◎ 가슴에 담음(痰飮)이 있는 단기(短氣)를 치료한다. ○ 적복령 2돈, 계지·백출 각각 1돈 반, 감초 5푼. ○ 위의 약들을 썰어서 물에 달여 먹는다. 중경(『金匱要略·痰飮咳嗽』)

20 少氣 ❶ 綱目曰, 少氣者, 氣少不足以言也. ❷ 靈樞曰, 肺藏氣, 氣不足則息微少氣. 又曰, 肺虛則少氣, 不能報息. 又曰, 腎生氣, 腎虛則少氣力, 言吸吸, 骨痠懈惰不能動. 又曰, 膻中爲氣之海, 不足則少氣, 不足以言. ❸ 內經曰, 怯然少氣者, 是水道不行, 形氣消索也. 言而微, 終日乃復言者, 奪氣也. 宜生脈散 方見暑門 ·人參膏·獨參湯·黃芪湯. ❹ 易老曰, 眞氣虛弱, 脈弱, 懶語, 宜四君子湯·人參黃芪湯·益氣丸. ❺ 東垣曰, 內傷脾胃, 致中氣虛少, 宜補中

20 소기(少氣) ❶『강목(綱目)』(「肺大腸部·少氣」)에서는 "소기(少氣)란 기운이 떨어져 말하기조차 힘든 것을 이른다"라고 하였다. ❷『영추(靈樞)』(「本神 08」)에서는 "폐(肺)는 기를 저장하는데, 기가 부족하면 호흡이 작아지고 기운이 떨어진다"라고 하였다. 또한『소문(素問)』(「藏氣法時論 22」)에서는 "폐가 허하면 기가 떨어져서 숨을 잘 쉴 수 없게 된다"라고 하였다. 또한『영추(靈樞)』(「癲狂 22」)에서는 "신(腎)은 기를 생기게 하는데, 신이 허하면 기력이 떨어지고 말을 똑똑하게 내뱉지 못하며, 뼈가 쑤시고 몸이 나른하여 잘 움직이지 못한다"라고 하였다. 또한『영추(靈樞)』(「海論 33」)에서는 "단중(膻中)은 기가 모이는 곳[氣海]인데, 단중이 기가 부족하면 기운이 떨어져서 말을 잘 못한다"라고 하였다. ❸『내경(內經)』에서는 "겁먹은 것 같고 기운이 떨어지는 것은 물길이 잘 돌아가지 못하여 형기(形氣)⑥가 소진된 것이다.(『素問·示從容論 76』) 말소리가 미약하고 종일 중언부언하는 것은 정기(正氣)가 빠진 것이다(『素問·脈要精微論 17』)"라고 하였다. 이런 경우에는 생맥산(生脈散)(처방은 暑門을 보라.)(➡方藥合編·上12)·인삼고(人參膏)·독삼탕(獨參湯)·황기

---

⑤ 전시기(轉矢氣) : 腸 속의 氣가 움직여 때때로 방귀가 나오는 것. 宋代에는 방귀란 말의 俗語로 쓰였다고 한다.
① '四君子湯'에서 복령을 빼고 황기를 넣는 방법은 '補中益氣湯'이나 '歸脾湯'으로 옮겨가는 중요한 가감방법이다. 소변이 포인트가 된다.
② 결흉(結胸) : 邪氣가 가슴속에 몰려 뭉친 것.
③ 정수통(停水痛) : 명치 밑에 물이 고여 있어서 가슴이 아픈 것. 원래는 水氣가 머물러 아픈 것을 말한다.
④ 정충(怔忡) : 가슴이 몹시 두근거리는 병증.
⑤ 창만(脹滿) : 배가 몹시 불러 오르면서 속이 그득한 감을 주 증상으로 하는 병증.
⑥ 형기(形氣) : 形體의 기운.

益氣湯·益胃升陽湯. 並見內傷.

탕(黃芪湯)을 쓴다. ❹ 역로(易老)가 말하기를 "진기(眞氣)가 허약하고 맥이 약하며 기운이 없이 말하는 경우에는 사군자탕(四君子湯)(➡方藥合編·上64)·인삼황기탕(人參黃芪湯)(➡方藥合編·上64)·익기환(益氣丸)을 쓴다"라고 하였다. ❺ 동원(東垣)이 말하기를, "속으로 비위(脾胃)를 상하여 중기(中氣)가 허해지고 떨어진 경우에는 보중익기탕(補中益氣湯)(➡方藥合編·上22)·익위승양탕(益胃升陽湯)(➡方藥合編·上23)(처방은 둘 다 內傷門을 보라.)을 쓴다"라고 하였다.

• 人參膏 ● 治元氣虛乏, 精神短少, 言語不接, 能回元氣於無何有之鄕, 王道也. 人參一斤, 切片, 入砂鍋內, 水浮藥一指, 文武火煎乾, 一半傾在別處. 又將渣如前煎三次, 嚼參無味乃止. 却將前汁入鍋內熬成膏, 日服五六匙. 有肺火, 與天門冬對用, 甚妙. 『入門』 ● 人參治脾肺陽氣不足, 能補氣促短氣少氣, 非升麻爲引用, 不能補上升之氣. 升麻一分, 人參三分, 爲相得也. 若補下焦元氣, 瀉腎中火邪, 茯苓爲之使. 東垣 ● 人參膏·獨參湯, 須以長流水煎服, 乃有奇效.① 『醫說』

인삼고(人參膏) ● 원기(元氣)가 허약하고 정신이 없으며, 말소리가 끊어지는 증상을 치료하여 원기를 무하유지향(無何有之鄕)②으로 회복시켜 줄 수 있는 왕도이다. ○ 인삼 1근을 썰어서 사기냄비에 넣고 물은 약보다 한 손가락 길이만큼 더 올라오게 붓고, 세지도 약하지도 않은 불에 달여 절반쯤 줄면 물을 다른 그릇에 따라 둔다. 그리고 약 찌꺼기는 먼저처럼 세 차례 달여 인삼을 씹어 보아 아무 맛도 없으면 더 달이지 않는다. 먼저 달인 물을 냄비에 넣고 졸여 고약처럼 만들어 하루에 5~6숟가락씩 먹는다. 폐화(肺火)가 있을 때는 천문동과 같이 쓰면 대단히 묘하다. 『입문』(「雜病用藥賦·虛類」) ● 인삼은 비(脾)와 폐(肺)의 양기(陽氣)가 부족한 것을 치료하고, 기촉(氣促)·단기(短氣)·소기(少氣)를 보하는 작용을 하는데, 승마를 인경약(引經藥)③으로 쓰지 않으면 올라가는 기를 보하지 못한다. 승마 1푼에 인삼 3푼이 서로 걸맞다. 만약 하초(下焦)의 원기를 보하고 신(腎)의 화사(火邪)를 사(瀉)하려면 복령을 사약(使藥)④으로 써야 한다. 동원(『藥類法象·人參』) ● 인삼고(人參膏)와 독삼탕(獨參湯)은 반드시 장류수(長流水)⑤로 달여 먹어야 좋은 효과를 볼 수 있다. 『의설』

• 獨參湯 ● 單用人參, 濃煎服.⑥ 『醫說』

독삼탕(獨參湯) ● 인삼 한 가지만 써서 진하게 달여 먹는다. 『의설』

• 黃芪湯 ● 治氣虛發熱, 百脈搖動, 有如蟲行, 相火自足上升, 心常煩悸, 頭重腦悶. 乃清和調匀, 鎭定之劑也. 黃芪二錢, 人參·甘草各一錢, 當歸五分, 五味子九粒. 右剉, 煎服. 『活人心方』

황기탕(黃芪湯) ● 기(氣)가 허(虛)하여 열이 나고, 백맥(百脈)이 요동하여 벌레가 기어다니는 것 같으며, 상화(相火)가 발에서 위로 올라와서 가슴이 늘 갑갑하면서 두근거리며, 머리가 무겁고 띵한 증상을 치료한다. 곧 열을 내리고 맥을 고르게 하며 마음을 진정시키는 약이다. ○ 황기 2돈, 인삼·감초 각각 1돈, 당귀 5푼, 오미자 9알. ○ 위의 약들을 썰어서 달여 먹는다. 『활인심방』

• 四君子湯⑦ ● 補眞氣虛弱, 治氣短氣少. 人參去蘆·白茯苓·白朮·甘草炙各一錢二分半⑧. 右剉, 水煎服. 『局方』 ● 方氏曰, 人參補肺扶脾, 白

사군자탕(四君子湯) ● 진기(眞氣)가 허약한 것을 보하고, 숨결이 짧으며 기운이 떨어지는 증상을 치료한다. ○ 인삼(노두를 없앤 것)·백복령·백출·감초(볶은 것) 각각 1돈 2푼 반. ○ 위의 약들을 썰어서 물에 달여 먹는다. 『국방』 ● 방씨(方氏)가 말하기를, "인삼은 폐를 보하고 비장을 도와주며, 백출은 비장을 강건하게 하고 습

---

① 『醫說』에서는 "孫真人云, 人參湯, 須得長流水煎服. 若用井水則不驗. 蓋長流水取其性之通達耳."라고 하였다.*

② 무하유지향(無何有之鄕) : 아무런 거리낌이 없는 곳, 無爲의 仙境.(『莊子·逍遙遊』)

③ 인경약(引經藥) : 일정한 臟腑와 經脈에 선택적으로 작용하고, 그와 배합된 약이 일정한 臟腑와 經脈에 이르러 치료효과를 내도록 藥性을 이끌어 주는 藥.

④ 사약(使藥) : 韓藥處方에서 補助藥으로서, 主藥의 毒作用을 덜어주고 약맛을 좋게 하며, 여러 가지 부작용이 나타나지 않도록 한다. 또는 引經作用을 하기도 한다.

⑤ 장류수(長流水) : 千里水. 먼 곳에서 흘러 내려온 강물.

⑥ 『醫說』에는 본 문장이 나오는 바가 없다.*

⑦ '四君子湯'은 『局方』에서 나오는 처방이다. 그 원리는 四隅(寅·巳·申·亥)라고 한 말이 『丹谷經驗抄錄』에 나온다. 辰·戌·丑·未(四間) 다음에 해당되는 方位이므로, 土를 부수고 나오는 뜻이 있어 강하게 돌리는 약이 된다. 四隅와 四正을 합치면 '八物湯'이 되고, 間方인 육계·황기를 더해주면 '十全大補湯'이 되어 온전한 힘을 가지게 된다. 短氣(氣短不能相續, 呼吸似喘)는 水飮으로 인한 것으로 茯苓이 군약이 된다. 身重無力은 濕의 저체로 인한 것이므로, 白朮이 군약이 된다. 少氣(氣少不足以言)懶言이나 心下痞는 元氣가 부족한 것이므로 人參이 군약이 된다. 급박증이나 陰火가 떠서 勞熱이 오르면 감초로 열을 내리는데, '二甘湯'·'國老膏'의 효용을 생각해보면 알 수 있다. 그래서, '四君子湯'은 氣虛의 名藥이 된다.*

⑧ 許浚은 첩당 1냥을 기준으로 하는데, 왜 '一錢二分半'이라 하여 도합 5돈을 쓰는가? 이러한 처방은 사군자탕·사물탕·황련해독탕 등이 있고, 대략 5돈이 되는 약은 평위산·이진탕도 있다. 이러한 기본방들은 合方이나 加味를 전제로 하여 분량이 구성되어 있는 것임이 확실하다. 만약 합방이나 가미가 아니고 단독으로 쓰려면 2배를 해야 효과가 있다. 총합 5돈을 쓰는 것이 許浚의 용량법에 맞을 것인가, 총합 1냥을 쓰는 것이 맞을 것인가는 생각해보면 알 일이다.*

朮健脾燥濕, 茯苓降氣滲濕, 甘草補胃和中, 譬如寬厚和平之君子, 不爲奸險卒暴之行也. ◉ 醫鑑曰, 人參補元氣, 白朮健脾胃, 茯苓滲濕, 又引人參下行, 補下焦元氣. 『入門』

기를 없애주며, 복령은 기를 내리고 습기를 빠져나가게 하며, 감초는 위를 보하고 속을 편안하게 해주어 마치 너그럽고 후하며 온화한 군자가 간사하고 험하며 급한 행동을 하지 않는 것과 같다"라고 하였다. ◉ 『의감(醫鑑)』에서는 "인삼은 원기를 보하고, 백출은 비위를 강건하게 하며, 복령은 습기를 빠지게 하고, 또한 인삼을 이끌어 내려가게 해서 하초의 원기를 보한다"라고 하였다. 『입문』(➡方藥合編·上64)

• 人參黃芪湯 ◉ 治虛損少氣. 人參二錢, 黃芪·白朮·陳皮各一錢, 當歸·白茯苓·甘草炙各五分. 右剉, 薑三片, 棗二枚, 水煎, 空心服. 易老

인삼황기탕(人參黃芪湯) ◉ 허손증(虛損證)과 기운이 떨어지는 증상을 치료한다. ○ 인삼 2돈, 황기·백출·진피 각각 1돈, 당귀·백복령·감초(볶은 것) 각각 5푼. ○ 위의 약들을 썰어서 생강 3쪽, 대추 2개와 함께 물에 달여 빈속에 먹는다. 역로(➡方藥合編·上64)

• 益氣丸 ◉ 治言語多損氣, 氣少懶語, 能補上益氣. 人參·麥門冬各七錢, 橘皮·桔梗·甘草炙各五錢, 五味子二十一粒. 右極細末, 水浸油餠和丸芡實大. 每一丸, 細嚼, 津唾嚥下. 油餠, 乃和油燒餠也. 『回春』·易老

익기환(益氣丸)① ◉ 말을 많이 하여 기를 상하거나 기운이 떨어져서 말하기를 싫어하는 증상을 치료하는데, 상초(上焦)를 보하여 기운을 더해준다. ○ 인삼·맥문동 각각 7돈, 귤피·길경·감초(볶은 것) 각각 5돈, 오미자 21알. ○ 위의 약들을 아주 곱게 가루를 내어 물에 담갔다가 유병(油餠)으로 반죽한 다음 검실만 하게 환을 만든다. 1환씩 잘 씹어 침으로 삼킨다. 유병은 기름에 튀긴 떡이다. 『회춘』(「內傷」)·역로

21 氣痛 ❶ 入門曰, 人身元氣, 與血循環, 彼橫行藏府之間而爲疼痛積聚痃癖, 壅逆胸臆之上, 而爲痞滿刺痛等證. 多因七情飮食, 鬱爲痰飮. 初起, 宜辛溫開鬱行氣豁痰消積. 久則, 宜辛寒降火以除根. 『入門』 ❷ 氣滯上焦, 爲心胸痞痛. 宜枳橘湯·桔梗枳殼湯 方見胸部 ·淸膈蒼莎丸. 方見下. ❸ 氣滯中焦, 爲腹脇刺痛. 宜神保元·木香破氣散·撞氣阿魏丸. ❹ 氣滯下焦, 爲腰痛疝瘕. 宜蟠葱散 方見前陰 ·四磨湯 方見大便 ·木香順氣丸·木香檳榔丸. ❺ 氣滯於外, 則周身刺痛, 或浮腫. 宜流氣飮子·木香流氣飮·三和散·五皮散. 方見浮腫. ❻ 凡氣痛, 宜烏沈湯·復元通氣散·神仙沈麝元·一粒金丹·小烏沈湯.

21 기통(氣痛) ❶ 『입문(入門)』에서는 "인체의 원기(元氣)는 혈(血)과 같이 순환해야 하는 것인데, 원기가 장부(臟腑) 사이를 횡행(橫行)하면 통증이 생기고, 적취(積聚)와 현벽(痃癖)②이 되며, 가슴에 맺혀 치밀면 비만(痞滿)③과 자통(刺痛) 등의 증상이 나타난다. 이것은 흔히 칠정(七情)과 음식으로 인해 뭉친 담음(痰飮) 때문에 생긴다. 처음 생겼을 때는 맵고 성질이 더운 약으로 맺힌 것을 풀어주고 기를 잘 돌아가게 하며, 담을 삭이고 적취를 없애야 한다. 오래된 것은 맵고 성질이 찬 약으로 화(火)를 내려가게 하여 뿌리를 제거해야 한다"라고 하였다. 『입문』(「雜病分類·氣類·氣滯」) ❷ 기가 상초(上焦)에서 막히면 가슴이 더부룩하고 아프다. 이런 경우에는 지귤탕(枳橘湯)·길경지각탕(桔梗枳殼湯)(처방은 胸門을 보라.)(➡方藥合編·中134)·청격창사환(淸膈蒼莎丸)(처방은 아래를 보라.)을 쓴다.(『入門·雜病分類·氣類·氣滯』) ❸ 기가 중초(中焦)에서 막히면 배와 옆구리가 찌르는 듯이 아프다. 이런 경우에는 신보원(神保元)(➡方藥合編·下54)·목향파기산(木香破氣散)·당기아위환(撞氣阿魏丸)을 쓴다.(『入門·雜病分類·氣類·氣滯』) ❹ 기가 하초(下焦)에서 막히면 허리가 아프고 산가(疝瘕)④가 생긴다. 이런 경우에는 반총산(蟠葱散)(처방은 前陰門을 보라.)(➡方藥合編·下136)·사마탕(四磨湯)(처방은 大便門을 보라.)(➡方藥合編·下104)·목향순기환(木香順氣丸)·목향빈랑환(木香檳榔丸)을 쓴다.(『入門·雜病分類·氣類·氣滯』) ❺ 기가 겉에서 막히면 온몸이 쑤시는 것같이 아프거나 부종이 생긴다. 이런 경우에는 유기음자(流氣飮子)·목향유기음(木香流氣飮)·삼화산(三和散)(➡方藥合編·中88)·오피산(五皮散)(처방은 浮腫門을 보라.)을 쓴다.(『入門·雜病分類·氣類·氣滯』) ❻ 대개 기로 인해 생긴 통증[氣痛]에는 오침탕(烏沈湯)·복원통기산(復元通氣散)·신선침사원(神仙沈麝元)·일립금단(一粒金丹)·소오침탕(小烏沈湯)을 쓴다.

• 枳橘湯 ◉ 治氣滯, 胸痞痛. 橘皮八錢, 枳殼一錢半. 右剉, 薑四片, 水煎服. 鬱甚, 加薑黃少許. 『入門』

지귤탕(枳橘湯) ◉ 기(氣)가 막혀서 가슴이 더부룩하고 아픈 증상을 치료한다. ○ 귤피 8돈, 지각 1돈 반. ○ 위의 약들을 썰어서 생강 4쪽을 넣고 물에 달여 먹는다. 막힌 것이 심하면 강황을 조금 가하여 쓴다. 『입문』(「雜病用藥賦·氣類·氣滯」)

• 淸膈蒼莎丸 ◉ 治濕熱, 散鬱止痛.

청격창사환(淸膈蒼莎丸) ◉ 습열증(濕熱證)⑤을 치료하는데, 기가 맺힌 것을 풀어주

---

① 이 처방은 생맥산(生脈散)에 길경·귤피·감초를 넣은 약이다. 『醫學綱目卷4·治虛實法』에 장원소(張元素)의 처방으로 나온다. 『東醫寶鑑』에서 용량이 3돈에서 7돈으로 바뀌었지만, 이는 『東醫寶鑑』의 오기(誤記)로 보인다. 병(餠)은 떡 또는 국수를 대별하는 말이며, 밀가루를 반죽하여 만드는 것을 뜻하는데, 쪄서 만들면 증병(蒸餠), 기름에 튀기면 유병(油餠)이라 한다. (『對譯萬病回春』 p.234)*

② 현벽(痃癖) : 積聚의 하나로 배꼽 부위와 갈비 아래에 덩어리가 생긴 것을 통틀어 말한다.

③ 비만(痞滿) : 명치 밑이 더부룩하고 그득한 감이 있는 병증.

④ 산가(疝瘕) : 아랫배가 뜨겁게 달아오르면서 아프고 尿道口로 흰 粘液이 나오는 疝症의 하나.

⑤ 습열증(濕熱證) : 濕과 熱이 겹쳐서 생긴 병증.

蒼朮二兩, 便香附子一兩半, 黃連·黃芩各五錢. 右爲末, 取紅熟瓜蔞, 去皮同搗, 丸如菉豆大. 溫水下三五十丸. 一方, 蒸餠和丸, 薑湯下. 『入門』

어 통증을 멎게 한다. ○ 창출 2냥, 향부자(동변으로 법제한 것) 1냥 반, 황련·황금 각각 5돈. ○ 위의 약들을 가루를 내어 붉게 익은 과루를 따서 껍질을 제거하고 함께 찧어서 녹두알만 하게 환을 만든다. 따뜻한 물로 30~50환씩 먹는다. 어떤 처방에는, 찐 떡으로 반죽한 다음 환을 만들어 생강을 달인 물로 먹는다고 하였다. 『입문』(「雜病用藥賦·氣類·氣滯」)

• 神保元 ● 治諸氣注痛. 又治心腸痛·腹脇痛·腎氣痛. 全蝎全者七箇, 巴豆十箇去皮爲霜, 木香·胡椒各二錢半, 朱砂一錢. 半內入, 半爲衣. 右爲末, 蒸餠和丸麻子大, 朱砂爲衣. 每五七丸, 薑湯·溫酒任下. 『局方』

신보원(神保元) ● 여러 가지 기(氣)가 몰려서 아픈 증상을 치료한다. 또한 가슴이 아픈 것, 배와 옆구리가 아픈 것, 그리고 신기통(腎氣痛)①을 치료한다. ○ 전갈(온전한 것) 7마리, 파두 10개(껍질을 제거하고 기름을 빼서 흰 가루를 만든다), 목향·호초 각각 2돈 반, 주사 1돈(절반은 약에 넣고 절반은 겉에 입힌다). ○ 위의 약들을 가루를 내어 찐 떡으로 반죽한 다음 삼씨만 하게 환을 만들어 주사를 겉에 입힌다. 5~7환씩 생강을 달인 물이나 데운 술로 임의대로 먹는다. 『국방』(➡方藥合編·下54)

• 木香破氣散 ● 治氣痛. 香附子四兩, 烏藥·薑黃各二兩, 木香·甘草炙各五錢. 右細末, 每二錢, 鹽湯點服. 『心法』

목향파기산(木香破氣散) ● 기로 생긴 통증[氣痛]을 치료한다. ○ 향부자 4냥, 오약·강황 각각 2냥, 목향·감초(볶은 것) 각각 5돈. ○ 위의 약들을 곱게 가루를 내어 매번 2돈씩 소금을 넣고 끓인 물에 타 먹는다. 『심법』(『丹溪摘玄·諸氣門』)

• 撞氣阿魏元 ● 治一切氣痛. 蓬朮炒·丁香皮炒·陳皮·靑皮·川芎·茴香炒·甘草炙各一兩, 縮砂·桂心·白芷各五錢, 阿魏酒浸一宿硏爲糊·胡椒各二錢半, 生薑四兩切片鹽一兩同淹一宿炒褐色. 右爲末, 以阿魏糊和丸芡實大, 朱砂爲衣. 每取三丸, 空心以薑·鹽湯細嚼嚥下. 『得效』

당기아위원(撞氣阿魏元) ● 일체의 기로 생긴 통증을 치료한다. ○ 봉출(볶은 것)·정향피(볶은 것)·진피·청피·천궁·회향(볶은 것)·감초(볶은 것) 각각 1냥, 축사·계심·백지 각각 5돈, 아위(술에 하룻밤 담갔다가 갈아서 풀을 만든다)·호초 각각 2돈 반, 생강 4냥(썰어서 소금 1냥을 넣고 버무려서 하룻밤 두었다가 갈색이 나게 볶는다). ○ 위의 약들을 가루를 내어 아위풀로 반죽한 다음 검실만 하게 환을 만들어 주사를 겉에 입힌다. 매번 3환씩 빈속에 생강과 소금을 넣어서 달인 물로 잘 씹어서 먹는다. 『득효』

• 木香順氣丸 ● 治諸氣痞滯刺痛. 黑牽牛子頭末②·破故紙各二兩, 枳殼·陳皮·香附子各一兩, 木香·蘿葍子·大腹皮各五錢. 右爲末, 水丸梧子大. 溫水下五十丸. 使氣升降而歸於腎也. 『心法』

목향순기환(木香順氣丸) ● 여러 가지 기가 몹시 막혀서 찌르는 듯이 아픈 증상을 치료한다. ○ 흑견우자(맏물가루)·파고지 각각 2냥, 지각·진피·향부자 각각 1냥, 목향·나복자·대복피 각각 5돈. ○ 위의 약들을 가루를 내어 물로 반죽한 다음 벽오동씨만 하게 환을 만든다. 따뜻한 물로 50환씩 먹는다. 기가 잘 오르내려 신(腎)으로 돌아가게 한다. 『심법』

• 木香檳榔丸 ● 治濕熱氣滯痞痛. 大黃四兩, 黑丑頭末·黃芩各二兩, 木香·檳榔·黃連·當歸·枳殼·靑皮·陳皮·香附子·蓬朮·黃柏各一兩. 右爲末, 水丸梧子大. 溫水下五七十丸. 『瑞竹堂方』

목향빈랑환(木香檳榔丸) ● 습열(濕熱)로 기가 막혀서 더부룩하고 아픈 증상을 치료한다. ○ 대황 4냥, 흑축(맏물가루)·황금 각각 2냥, 목향·빈랑·황련·당귀·지각·청피·진피·향부자·봉출·황백 각각 1냥. ○ 위의 약들을 가루를 내어 물로 반죽한 다음 벽오동씨만 하게 환을 만든다. 따뜻한 물로 50~70환씩 먹는다. 『서죽당방』

• 流氣飮子 ● 治氣注疼痛, 或腫脹. 大腹子一錢, 陳皮·赤茯苓·當歸·白芍藥·川芎·黃芪·枳實·半夏製·防風·甘草各七分半, 紫蘇葉·烏藥·靑皮·桔梗各五分, 木香二分半. 右剉, 薑三片, 棗二枚, 水煎服. 『入門』

유기음자(流氣飮子) ● 기(氣)가 몰려서 쑤시고 아픈 것이나 종창(腫脹)③을 치료한다. ○ 대복자 1돈, 진피·적복령·당귀·백작약·천궁·황기·지실·반하(법제한 것)·방풍·감초 각각 7푼 반, 자소엽·오약·청피·길경 각각 5푼, 목향 2푼 반. ○ 위의 약들을 썰어서 생강 3쪽, 대추 2개를 넣고 물에 달여 먹는다. 『입문』(「通用古方詩括」)

---

① 신기통(腎氣痛) : 腎氣가 부족해서 생긴 통증인데, 남자는 허리를 구부리고 펴지 못하며, 여자는 뱃속에 덩어리가 생겨 癥瘕가 되어 갑자기 아프다.

② 頭末 : 맏물가루. 약을 가루낼 때 제일 처음에 체로 쳐서 나온 가루를 말한다.

③ 종창(腫脹) : 온몸이 붓고 배가 脹滿(불러 오르고 그득한 느낌)한 것을 통틀어 이름. 온몸이 붓는 것을 腫, 배가 팽팽하게 부어오르는 것을 脹이라 한다.

• 木香流氣飮 ● 治諸氣痞痛, 或腫脹. 陳皮一錢, 藿香·木香·厚朴·靑皮·香附子·麥門冬·白芷·沈香各七分半, 白朮·肉桂·木通·檳榔·紫蘇葉各六分, 草果·甘草各五分, 大腹皮·木瓜·人參·蓬朮·丁香皮·半夏製·赤茯苓·石菖蒲各三分. 右剉, 分二貼, 薑三片, 棗二枚, 水煎服. 『正傳』

목향유기음(木香流氣飮) ● 모든 기로 인해 더부룩하고 아프거나 몸이 붓고 배가 불러 오르는 증상을 치료한다. ○ 진피 1돈, 곽향·목향·후박·청피·향부자·맥문동·백지·침향 각각 7푼 반, 백출·육계·목통·빈랑·자소엽 각각 6푼, 초과·감초 각각 5푼, 대복피·모과·인삼·봉출·정향피·반하(법제한 것)·적복령·석창포 각각 3푼. ○ 위의 약들을 썰어서 2첩으로 나누어 생강 3쪽, 대추 2개를 넣고 물에 달여 먹는다. 『정전』

• 三和散 ● 治諸氣鬱滯, 或脹或痛. 川芎一錢, 沈香·紫蘇葉·大腹皮·羌活·木瓜各五分, 木香·白朮·檳榔·陳皮·甘草炙各三分. 右剉, 水煎服. 『入門』

삼화산(三和散) ● 모든 기가 울체(鬱滯)되어서 배가 불러 오르거나 아픈 증상을 치료한다. ○ 천궁 1돈, 침향·자소엽·대복피·강활·모과 각각 5푼, 목향·백출·빈랑·진피·감초(볶은 것) 각각 3푼. ○ 위의 약들을 썰어서 물에 달여 먹는다. 『입문』(「通用古方詩括」)(➡ 方藥合編·中88)

• 烏沈湯 ● 治諸氣, 背膂心腹痛. 烏藥一兩, 沈香五錢, 甘草炙四錢, 人參三錢. 右細末, 每一錢, 薑·鹽湯點服. 『局方』

오침탕(烏沈湯) ● 모든 기로 인해 등뼈와 명치 밑이 아픈 증상을 치료한다. ○ 오약 1냥, 침향 5돈, 감초(볶은 것) 4돈, 인삼 3돈. ○ 위의 약들을 곱게 가루를 내어 매번 1돈씩 생강과 소금을 넣어서 달인 물에 타 먹는다. 『국방』

• 復元通氣散 ● 治氣不宣通, 周身走痛. 白丑頭末二兩, 茴香炒·穿山甲煻火煨胖各一兩半, 陳皮去白·玄胡索·甘草炙各一兩, 木香五錢. 右細末, 每二錢, 薑湯或溫酒調下. 『局方』

복원통기산(復元通氣散) ● 기(氣)가 제대로 운행되지 못하여 온몸이 이리저리 아픈 증상을 치료한다. ○ 백축(만물가루) 2냥, 회향(볶은 것)·천산갑(잿불에 묻어 구워 부옇게 부풀어 오른 것) 각각 1냥 반, 진피(흰 속을 제거한 것)·현호색·감초(볶은 것) 각각 1냥, 목향 5돈. ○ 위의 약들을 가루를 내어 매번 2돈씩 생강 달인 물이나 데운 술에 타 먹는다. 『국방』

• 神仙沈麝元 ● 治一切氣痛不可忍. 甘草二兩, 沒藥·血竭·沈香·麝香·朱砂各一兩, 木香五錢. 右爲末, 熬甘草作膏, 搜和藥末, 丸如芡實大. 每一丸, 薑·鹽湯嚼下. 血氣痛, 醋湯下. 『直指』

신선침사원(神仙沈麝元) ● 일체의 기(氣)로 인한 참을 수 없는 통증을 치료한다. ○ 감초 2냥, 몰약·혈갈·침향·사향·주사 각각 1냥, 목향 5돈. ○ 위의 약들을 가루를 내어 감초를 졸여 고(膏)를 만든 것으로 반죽한 다음 검실만 하게 환을 만든다. 매번 1환씩 생강과 소금을 넣어서 달인 물로 씹어 먹는다. 혈기(血氣)로 아픈 경우에는 식초를 넣어서 끓인 물로 먹는다. 『직지』

• 一粒金丹 ● 治氣痛. 啞芙蓉卽鴉片二錢半, 阿魏一錢, 木香·沈香各五分, 牛黃二分半. 右將沈香·木香·牛黃爲末, 以鴉片·阿魏放椀內, 滴水熔化, 和蜜爲丸菉豆大, 金箔爲衣. 每一粒, 熱氣痛, 涼水下. 冷氣痛, 滾水下, 神效. 『回春』

일립금단(一粒金丹) ● 기로 인해 생긴 통증을 치료한다. ○ 아부용(곧 아편)① 2돈 반, 아위 1돈, 목향·침향 각각 5푼, 우황 2푼 반. ○ 위의 약들에서 먼저 침향·목향·우황을 가루를 내고, 아편과 아위를 담은 주발에 물을 부어 녹인 것과 함께 꿀로 반죽한 다음 녹두알만 하게 환을 만들어 금박을 겉에 입힌다. 매번 1환씩 먹되, 열기로 생긴 통증이면 찬물로 먹고, 냉기로 생긴 통증이면 끓인 물로 먹는데, 신기한 효험이 있다. 『회춘』(「諸氣·補遺秘方」)

• 小烏沈湯 ● 治諸氣心腹刺痛. 香附子二兩, 烏藥一兩, 沈香·甘草各二錢半. 右爲末, 每一錢, 沸鹽湯點服. 『局方』

소오침탕(小烏沈湯) ● 모든 기로 인해 명치 밑이 찌르는 듯이 아픈 증상을 치료한다. ○ 향부자 2냥, 오약 1냥, 침향·감초 각각 2돈 반. ○ 위의 약들을 가루를 내어 매번 1돈씩 끓인 소금물에 타 먹는다. 『국방』

• 一方 ● 治一切氣痛. 香附子炒四兩, 陳皮去白一兩, 甘草生二錢半. 右細末, 每二錢, 鹽湯點服. 『綱目』

한 가지 처방[一方] ● 일체의 기로 인해 생긴 통증을 치료한다. ○ 향부자(볶은 것) 4냥, 진피(흰 속을 제거한 것) 1냥, 감초(날것) 2돈 반. ○ 위의 약들을 곱게 가루를 내어 매번 2돈씩 소금을 넣고 끓인 물에 타 먹는다. 『강목』

22 氣逆 ❶ 靈樞曰, 黃帝曰, 何謂逆而亂. 岐伯對曰, 淸氣在陰, 濁氣在

22 기역(氣逆) ❶ 『영추(靈樞)』(「五亂 34」)에서는 "황제(黃帝)가 묻기를, '무엇을 역란(逆亂)이라 하는 것입니까?'라고 하였다. 이에 기백(岐伯)이 대답하였다. '청기

① 아편은 진통·최면 작용이 있지만, 과량을 쓰면 호흡중추의 억제로 인해 호흡이 느려지고 산소결핍으로 사망하게 된다. 아편의 주요 성분은 모르핀이다. (『對譯萬病回春』 p.379)*

陽, 榮氣順脈, 衛氣逆行, 淸濁相干, 亂于胸中, 是爲太悗. 與悶同. 故氣亂于心, 則煩心密黙, 俛首靜伏. 亂于肺, 則俛仰喘喝, 按手以呼. 亂于腸胃, 則爲霍亂. 亂于臂脛, 則爲四厥. 亂于頭, 則爲厥逆頭重眩仆. ❷ 入門曰, 氣逆者, 氣自腹中時時上衝也. ❸ 內經曰, 諸逆衝上, 皆屬於火. ❹ 丹溪曰, 病人自言冷氣從下而上者, 此上升之氣, 自肝而出, 中挾相火, 其熱爲甚, 自覺其冷, 非眞冷也. 又曰, 氣之上逆屬陽, 無寒之理, 覺惡寒者, 乃火極似水也. ❺ 入門曰, 散火之法, 必先破氣, 氣降則火自降矣. ❻ 氣逆, 宜退熱淸氣湯·導氣枳殼丸. 火盛者, 滋陰降火丸, 加便香附子·茯神·沈香. 方見虛勞.

(淸氣)는 양(陽)에 속하는데 도리어 음(陰)에 있고 탁기(濁氣)는 음(陰)에 속하는데 도리어 양(陽)에 있으며, 영기(榮氣)는 도리어 양분(陽分)에서 순행하고 위기(衛氣)는 도리어 음분(陰分)에서 역행하여 청기와 탁기가 서로 범하여 가슴속에서 혼란하게 되는 바, 이것을 태만(太悗)① 悗은 悶과 같다. 이라 합니다. 그런데 기가 심(心)에서 역란(逆亂)하면 가슴이 답답하고, 아무 말도 못하고 머리를 숙이고 있게 됩니다. 기가 폐(肺)에서 역란하면 몸을 굽혔다 젖혔다 하며 기침할 때 갈갈거리는 소리가 나고 손으로 가슴을 누르고 숨을 내쉬게 됩니다. 장위(腸胃)에서 역란하면 곽란(霍亂)이 생깁니다. 팔다리에서 역란하면 팔다리에 궐증(厥證)②이 생깁니다. 머리에서 역란하면 머리가 아프고 무거우며 어지러워 넘어지게 됩니다.'"라고 하였다. ❷『입문(入門)』(「傷寒·雜證」)에서는 "기역(氣逆)이라는 것은 기가 배에서 때때로 치밀어 오르는 것이다"라고 하였다. ❸『내경(內經)』(『素問·至眞要大論 74』)에서는 "모든 기가 거꾸로 치솟는 것은 다 화(火)에 속한다"라고 하였다. ❹ 단계(丹溪)가 말하기를, "환자가 냉기(冷氣)가 아래에서 위로 올라온다고 하는 것은, 올라오는 기가 간(肝)에서 나와 속에 상화(相火)를 끼고 있어 열이 심한 것이므로 환자가 냉기를 느낀다 하더라도 진짜로 찬 것은 아니다. 또한 기가 위로 올려 치미는 것은 양(陽)에 속하므로 찬 기운이 있을 리가 없다. 그런데 오한을 느끼는 것은 곧 화(火)가 심하여 수(水)와 비슷하게 된 것이다"(『局方發揮』)라고 하였다. ❺『입문(入門)』(「雜病分類·氣類」)에서는 "화(火)를 분산시키는 방법은 반드시 먼저 기(氣)를 쳐야 하는데, 기가 내려가면 화는 저절로 내려간다"라고 하였다. ❻ 기역(氣逆)에는 퇴열청기탕(退熱淸氣湯)·도기지각환(導氣枳殼丸)을 쓴다. 화(火)가 성한 경우에는 자음강화환(滋陰降火丸)(처방은 虛勞門을 보라.)에 향부자(동변으로 법제한 것)·복신·침향을 가하여 쓴다.

• 退熱淸氣湯 ● 治氣逆. 柴胡·陳皮·赤茯苓各一錢, 半夏製·枳殼各八分, 便香附七分, 川芎五分, 縮砂七粒研, 木香·甘草炙各三分. 右剉, 薑三片, 水煎服. 『入門』

퇴열청기탕(退熱淸氣湯) ● 기가 치미는 증상을 치료한다. ○ 시호·진피·적복령 각각 1돈, 반하(법제한 것)·지각 각각 8푼, 향부자(동변으로 법제한 것) 7푼, 천궁 5푼, 축사 7알(간 것), 목향·감초(볶은 것) 각각 3푼. ○ 위의 약들을 썰어서 생강 3쪽을 넣고 물에 달여 먹는다. 『입문』(「雜病用藥賦·氣類」)

• 導氣枳殼丸 ● 治逆氣上攻, 心胸痞痛. 枳殼麩炒·木通炒·靑皮·陳皮·桑白皮炙·蘿葍子炒·白丑炒頭末·黑丑炒頭末·蓬朮煨·三稜煨·茴香炒各等分. 右爲末, 薑汁糊和丸梧子大. 每三五十丸, 橘皮湯呑下. 『宣明』

도기지각환(導氣枳殼丸)③ ● 역기(逆氣)가 위로 치올라서 가슴이 거북하고 아픈 증상을 치료한다. ○ 지각(밀기울과 함께 볶은 것)·목통(볶은 것)·청피·진피·상백피(볶은 것)·나복자(볶은 것)·백축(맏물가루를 내서 볶은 것)·흑축(맏물가루를 내서 볶은 것)·봉출(잿불에 묻어 구운 것)·삼릉(잿불에 묻어 구운 것)·회향(볶은 것) 각각 같은 양. ○ 위의 약들을 가루를 내어 생강즙을 넣고 쑨 풀로 반죽한 다음 벽오동씨만 하게 환을 만든다. 매번 30~50환씩 귤피를 달인 물로 먹는다. 『선명』(「積聚門」)

23 氣鬱 ❶ 丹溪曰, 氣之初病, 其端甚微. 或因七情, 或感六氣, 或因飮食, 以致津液不行, 淸濁相干, 自氣成積, 自積成痰, 氣爲之鬱, 或痞或痛. ❷ 正傳曰, 氣鬱而濕滯, 濕滯而成熱, 故氣鬱之病, 多兼浮腫脹滿. ❸ 入門曰, 鬱者, 病結不散也. 氣鬱不散, 二陳湯煎水, 呑下交感丹. 又曰, 血凝氣滯, 宜復元通氣散. 痰壅氣滯, 宜順氣導痰湯. 方見風門. ❹ 氣

23 기울(氣鬱) ❶ 단계(丹溪)가 말하기를, "기(氣)에 처음 병이 생길 때는 그 원인이 매우 사소하다. 혹은 칠정(七情)으로 인해 생기고, 혹은 육기(六氣)에 감촉되어 생기고, 혹은 음식으로 인해 생기는데, 이에 따라 진액(津液)이 운행되질 못하게 되고, 청기(淸氣)와 탁기(濁氣)가 서로 범하여 기(氣)에서 적(積)이 되고, 적(積)에서 담(痰)이 생기고, 기가 울체(鬱滯)되어 더부룩하기도 하고 아프기도 하다"(『局方發揮』)라고 하였다. ❷『정전(正傳)』④에서는 "기가 맺히면 습(濕)이 막히고, 습이 막히면 열이 나기 때문에 기울병(氣鬱病)은 흔히 부종(浮腫)과 창만(脹滿)을 겸한다"라고 하였다. ❸『입문(入門)』(「雜病提綱·氣」)에서는 "울(鬱)이란 기가 맺혀서 풀리지 않는 병이다. 기가 맺혀서 풀리지 않는 경우에는 이진탕(二陳湯)(➡方藥合編·中99)을 달인 물로 교감단(交感丹)(➡方藥合編·中89)을 먹는다"라고 하였다. 또한

---

① 태만(太悗) : 悗은 悶과 같다고 했는데, 悶이란 가슴속이 답답한 것이다.
② 궐증(厥證) : 갑자기 혼절하여 인사불성이 되고, 혹은 四肢가 아래에서 위로 올라가며 싸늘해지는 四肢厥冷을 주요 표현으로 하는 병증.
③『東醫寶鑑』에는 '백축'이 더 들어있다.『丹溪心法附餘』권18, 83. 積聚痞塊의 도기지각환이다. (『金元四大家醫學全書(上)』p.98)*
④『정전(正傳)』: 1515년 虞摶이 쓴, 8卷으로 된『醫學正傳』을 말한다.

鬱, 宜交感丹·木香勻氣散·木香調氣散 方見積聚 ·上下分消導氣湯. 鬱兼腫脹, 宜流氣飮子·木香流氣飮·沈香降氣湯 三方見上 ·五皮散. 方見浮腫.

"피가 엉기고 기가 맺힌 경우에는 복원통기산(復元通氣散)을 쓰며, 담이 뭉치고 기가 막힌 경우에는 순기도담탕(順氣導痰湯)(처방은 風門을 보라.)을 쓴다"라고 하였다. ❹ 기울(氣鬱)에는 교감단(交感丹)(➡方藥合編·中89)·목향균기산(木香勻氣散)·목향조기산(木香調氣散)(처방은 積聚門을 보라.)·상하분소도기탕(上下分消導氣湯)을 쓴다. 기울에 부종(浮腫)과 창만(脹滿)을 겸하면 유기음자(流氣飮子)·목향유기음(木香流氣飮)·침향강기탕(沈香降氣湯)(세 가지 처방은 위를 보라.)·오피산(五皮散)(처방은 浮腫門을 보라.)을 쓴다.

• 交感丹 ◉ 治諸氣鬱滯. 一切公私怫情, 名利失志, 抑鬱煩惱, 七情所傷, 不思飮食, 面黃形羸, 胸膈痞悶諸證, 神效, 大能升降水火. 香附子一斤長流水浸三日取炒, 茯神四兩. 右搗爲末, 蜜丸彈子大. 每一丸, 細嚼, 以降氣湯送下. 『回春』

교감단(交感丹) ◉ 모든 기가 울체된 증상을 치료한다. 일체의 공적인 일이나 사적인 일로 감정이 생겨 답답한 것, 명예나 재물이 뜻대로 오지 않아 억울하면서 고민스러운 것, 칠정(七情)으로 상하여 음식 생각이 없고 얼굴이 누렇게 뜨면서 몸이 여위며 가슴속이 더부룩하고 답답한 것 등 모든 증상에 신기한 효험을 보이고 수화(水火)를 잘 오르내리게 한다. ○ 향부자(장류수에 3일간 담갔다가 꺼내어 볶은 것) 1근, 복신 4냥. ○ 위의 약들을 빻아 가루를 낸 다음 꿀로 반죽하여 탄알만하게 환을 만든다. 매번 1환씩 잘 씹어 강기탕(降氣湯)으로 넘긴다. 『회춘』(「諸氣」) (➡方藥合編·中89)

• 降氣湯 ◉ 香附子製·茯神·甘草各一錢. 右水煎服.

강기탕(降氣湯) ◉ 향부자(법제한 것)·복신·감초 각각 1돈. ○ 위의 약들을 물에 달여 먹는다.

• 木香勻氣散 ◉ 治氣鬱滯. 藿香·甘草炙各八錢, 縮砂四錢, 沈香·木香·丁香·白檀香·白豆蔻各二錢. 右爲末, 每二錢, 薑三片, 紫蘇五葉, 鹽少許, 煎湯, 點服. 『入門』

목향균기산(木香勻氣散) ◉ 기가 울체된 증상을 치료한다. ○ 곽향·감초(볶은 것) 각각 8돈, 축사 4돈, 침향·목향·정향·백단향·백두구 각각 2돈. ○ 위의 약들을 가루를 내어 매번 2돈씩 생강 3쪽과 자소엽 5잎과 소금을 조금 넣고 달인 물에 타 먹는다. 『입문』(「通用古方詩括」)

• 上下分消導氣湯 ◉ 治氣鬱, 功勝分心氣飮. 常患氣惱之人, 可用此. 枳殼·桔梗·桑白皮·川芎·赤茯苓·厚朴·青皮·香附子便炒各二兩, 黃連薑汁炒·半夏製·瓜蔞仁·澤瀉·木通·檳榔·麥芽炒各一兩, 甘草炙三錢. 右剉, 每一兩, 薑三片, 水煎服. 或爲末, 神麴糊和丸, 白湯下七八十丸. 名分消丸. 『回春』

상하분소도기탕(上下分消導氣湯) ◉ 기울(氣鬱)을 치료하는데, 효과가 분심기음(分心氣飮)(➡方藥合編·中83)보다 좋다. 늘 화를 내는 사람은 이 약을 쓰는 것이 좋다. ○ 지각·길경·상백피·천궁·적복령·후박·청피·향부자(동변으로 축여 볶은 것) 각각 2냥, 황련(생강즙에 축여 볶은 것)·반하(법제한 것)·과루인·택사·목통·빈랑·맥아(볶은 것) 각각 1냥, 감초(볶은 것) 3돈. ○ 위의 약들을 썰어서 매번 1냥씩 생강 3쪽을 넣고 물에 달여 먹는다. 또는 가루를 내어 신국풀로 반죽한 다음 환을 만들어 끓인 물로 70~80환씩 먹는다. 일명 분소환(分消丸)이라고 한다. 『회춘』(「諸氣」)

24 氣不足生病 ❶ 靈樞曰, 邪之所在, 皆爲不足. 故上氣不足, 腦爲之不滿, 耳爲之苦鳴, 頭爲之苦傾, 目爲之瞑. 中氣不足, 溲便爲之變, 腸爲之苦鳴. 下氣不足, 乃爲痿厥心悗. ❷ 又曰, 上氣不足, 推而揚之, 下氣不足, 積而從之. 陰陽皆虛, 火自當之.

24 기가 부족하면 병이 생긴다[氣不足生病] ❶ 『영추(靈樞)』(「口問 28」)에서는 "사기(邪氣)가 있는 곳은 모두 정기(正氣)가 부족하다. 만약 상부(上部)의 정기가 부족하다면 뇌수[腦]가 가득 차지 못하여 늘 이명(耳鳴)이 있으며, 머리가 기울어지고 눈이 어두워진다. 중부(中部)의 정기가 부족하다면 대소변에 문제가 생기고 장이 몹시 끓는다. 하부(下部)의 정기가 부족하다면 위궐(痿厥)①이 되고 가슴이 답답하게 된다"라고 하였다. ❷ 또한 『영추(靈樞)』(「官能 73」)에서는 "상부에 기가 부족하면 추이양지(推而揚之)②의 침법(鍼法)을 쓰고, 하부에 기가 부족하면 적이종지(積而從之)③의 침법을 쓴다. 음양(陰陽)이 모두 허(虛)하면 뜸을 떠서 치료하는 것이 적당하다"라고 하였다.

25 氣絶候 ❶ 靈樞曰, 五陰氣俱絶則目系轉, 轉則目運. 目運者爲志先死,

25 기가 끊어진 증후[氣絶候] ❶ 『영추(靈樞)』(「經脈 10」)에서는 "오장(五臟)의 음기(陰氣)가 모두 끊어지면 목계(目系)④가 돌아가고, 목계가 돌아가면 눈동자가 돌

① 위궐(痿厥) : 손발이 여위고 힘이 없으며 싸늘해지는 증상.
② 추이양지(推而揚之) : 張介賓은 "氣를 끌어들여 上部를 補하는 것"이라 했다.
③ 적이종지(積而從之) : 張介賓은 "氣를 따라 留鍼하여 下部를 實하게 하는 것"이라 했다.
④ 목계(目系) : 눈과 뇌를 연결시켜 주는 脈絡으로 안구 뒤쪽에 있는 뇌로 들어가는 조직을 가리킨다. 目本·眼系라고도 한다. 지금의 視神經

志先死則遠一日半死矣. 六陽氣俱絶則陰與陽相離, 離則腠理發泄, 絶汗乃出, 故旦占夕死, 夕占旦死. 絶汗者, 大如珠, 出而不流也. ❷ 又曰, 六府氣絶于外者, 上氣脚縮. 五藏氣絶于內者, 下利不禁, 甚者手足不仁. ❸ 又曰, 若陽氣前絶, 陰氣後竭者, 其人死, 身色必靑. 陰氣前絶, 陽氣後竭者, 其人死, 身色必黃, 腋下溫, 心下熱也. 仲景

아간다. 눈동자가 돌아간 것은 오지(五志)가 먼저 죽었다는 것인데, 오지가 먼저 상실되었다면 늦어도 하루 반이면 죽는다. 육부(六腑)의 양기(陽氣)가 모두 끊어지면 음과 양이 서로 분리되고, 음양이 분리되면 주리(腠理)가 열리고 정기(精氣)가 새어 절한(絶汗) 絶汗이란 구슬 같은 땀방울이 나오지만 흐르지는 않는 것이다. 이 나오는데, 아침에 그렇게 되면 저녁에 죽고, 저녁에 그렇게 되면 아침에 죽는다는 것을 헤아릴 수 있다"라고 하였다. ❷ 또한 "육부의 기가 겉에서 끊어지면 기가 위로 치밀고 다리가 오그라든다. 오장의 기가 속에서 끊어지면 설사가 멎지 않고 심하면 손발을 쓰지 못한다"라고 하였다.(『金匱要略·嘔吐噦下利』) ❸ 또한 "양기가 먼저 끊어지고 음기가 뒤에 고갈되는 경우라면 그 사람은 죽었을 때 몸빛이 반드시 푸르다. 음기가 먼저 끊어지고 양기가 뒤에 고갈되는 경우라면 그 사람은 죽었을 때 몸빛이 반드시 누렇고 겨드랑이 밑이 따뜻하며 명치 아래가 뜨겁다"라고 하였다. 중경(『傷寒論·辨脈法』)

26 禁忌 ❶ 內經曰, 久臥傷氣. ❷ 西山記曰, 近穢氣觸眞氣, 近死氣亂生氣. ❸ 凡人空腹, 不用見尸. 臭氣入鼻, 舌上白起, 口常臭. 欲見尸者, 皆須飮酒見之, 能辟毒. 『得效』 ❹ 凡入疫癘熱病之家, 皆當防其毒氣傳染. 毒氣者, 大汗穢毒之氣也. 『類聚』

26 금기사항[禁忌] ❶ 『내경(內經)』(『素問·宣明五氣 23』)에서는 "오랫동안 누워 있는 것은 기를 상하게 한다"라고 하였다. ❷ 『서산기(西山記)』에서는 "더러운 기운을 가까이 하면 진기(眞氣)를 상하게 되고, 사기(死氣)를 가까이 하면 생기(生氣)를 어지럽힌다"라고 하였다. ❸ 대체로 사람이 빈속일 때는 시체를 보지 말아야 한다. 나쁜 냄새가 코로 들어가면 혀에 하얗게 종기가 돋아나고 입에서 늘 냄새가 난다. 시체를 보려거든 반드시 술을 마시고 보아야 독(毒)을 피할 수 있다. 『득효』 ❹ 대체로 전염성 열병이 발생한 집으로 들어갈 때는 반드시 그 독기(毒氣)의 전염을 미리 막아야 한다. 독기라는 것은 땀이 몹시 나면서 나오는 더러운 독의 기운이다. 『유취』

27 用藥法 ❶ 正傳曰, 男子屬陽, 得氣易散, 女人屬陰, 遇氣多鬱. 是以男子之氣病常少, 女人之氣病常多. 故治法曰, 女人宜調其血以耗其氣, 男子宜調其氣以養其血. ❷ 入門曰, 七情總發於一心, 七氣總隷於一氣. 氣陽也, 動則爲火, 故以降火化痰消積分治之. 大槪氣虛四君子湯, 氣實小烏沈湯①, 火多合黃連解毒湯, 方見傷寒. 痰多合二陳湯, 方見痰飮. 積多合平胃散. 方見五藏. ❸ 丹溪曰, 久患氣證, 氣不歸元, 久服藥無效者, 以破故紙爲君則效. 其方, 破故紙炒一兩, 茴香炒·乳香各五錢, 爲末蜜丸梧子大. 空心, 白湯下五十丸. ❹ 方氏曰, 氣病用氣藥而不效者, 氣之所藏無以收也. 蓋肺主氣, 腎藏氣. 靑木香元·木香順氣丸, 皆用破故紙, 所以使氣升降而歸於腎藏也. ❺ 入門曰, 氣病通用二陳湯, 方見痰飮. 上焦氣滯, 加枳殼·桔梗·香附·縮砂, 中焦氣滯, 加厚朴·枳實·三稜·蓬朮, 下焦氣滯, 加靑皮·木香·檳榔. 氣痛, 加枳殼. 氣實, 加烏藥·香附. 氣虛, 加參·朮·木

27 약 쓰는 법[用藥法] ❶ 『정전(正傳)』(「諸氣」)에서는 "남자는 양(陽)에 속하므로 기울(氣鬱)이 생겨도 쉽게 흩어지지만 여자는 음(陰)에 속하므로 기울을 만나면 흔히 울체된다. 그래서 남자는 기병(氣病)이 대체로 적고 여자는 기병이 대체로 많다. 그러므로 치법(治法)은, 여자는 피를 고르게 하여 기를 흩어지게 하고, 남자는 기를 고르게 하여 피를 보양해 주어야 한다"라고 하였다. ❷ 『입문(入門)』(「雜病提綱·內傷·氣」)에서는 "칠정(七情)은 모두 하나의 마음에서 생기고 칠기(七氣)는 모두 하나의 기에 속한다. 기는 양(陽)인데 발동하면 화(火)가 되기 때문에 화(火)를 내리고 담(痰)을 삭히며 적(積)을 없애는 것으로 나누어 치료해야 한다. 대개 기가 허(虛)하면 사군자탕(四君子湯)(➡方藥合編·上64)을 쓰고, 기가 실(實)하면 소오침탕(小烏沈湯)을 쓰는데, 화(火)가 많으면 황련해독탕(黃連解毒湯)(처방은 傷寒門을 보라.)(➡方藥合編·下12)을 합하여 쓰고, 담(痰)이 많으면 이진탕(二陳湯)(처방은 痰飮門을 보라.)(➡方藥合編·中99)을 합하여 쓰고, 적(積)이 많으면 평위산(平胃散)(처방은 五臟門을 보라.)(➡方藥合編·下22)을 합하여 쓴다"라고 하였다. ❸ 단계(丹溪)가 말하기를, "오랫동안 기병(氣病)을 앓아 기가 제자리로 돌아가지 않고, 오랫동안 약을 복용했는데도 효험이 없는 경우는 파고지를 군약(君藥)②으로 해서 쓰면 효과가 있다. 그 처방은, 파고지(볶은 것) 1냥, 회향(볶은 것)·유향 각각 5돈을 가루를 내어 꿀로 반죽한 다음 벽오동씨만 하게 환을 만든다. 이것을 빈속에 끓인 물로 50환씩 먹는다"라고 하였다. ❹ 방씨(方氏)가 말하기를, "기병(氣病)에 기약(氣藥)을 써도 효험이 없는 것은 기를 저장할 곳에서 거두지 못하기 때문이다. 대개 폐는 기를 주관하고, 신장은 기를 저장한다. 청목향원(靑木香元)과 목향순기환(木香順氣丸)에 모두 파고지를 넣은 것은 기가 잘 오르내리게 하여 신장으로 돌아가게 하려는 것이다"라고 하였다. ❺ 『입문(入門)』(「雜病分類·內傷·氣類」)에서는 "기병에는 이진탕(二陳湯)(처방은 痰飮門을 보라.)(➡方藥合編·中99)을 통용하는데, 상초(上焦)에 기가 막혔을 때는 지각·길경·향부자·축사를 가하여

및 눈 뒤의 血管 등을 포함한다.

① 小烏沈湯 : 『醫學入門』에서는 古烏附湯을 쓴다고 하였다. (『新對譯 編註醫學入門』 p.1247)*

② 군약(君藥) : 韓藥處方에서 主作用을 나타내는 基本藥으로서, 主症 또는 主病을 치료하는 약.

香. ❻ 丹溪曰, 治上升之氣, 用香附·黃連·黃芩·梔子. 又曰, 氣無補法, 世俗之言也. 不思正氣虛者, 不能運行, 邪氣着而爲病. 經曰, 壯者氣行則愈, 怯者着而成病. 苟或氣怯, 不用補法, 氣何由行. 又曰, 氣鬱, 須用川芎·香附·梔子·芩·連. ❼ 又曰, 木香行中下焦氣, 香附快滯氣, 陳皮泄逆氣, 紫蘇散表氣, 厚朴泄衛氣, 檳榔泄至高之氣, 藿香上行胃氣, 沈香升降眞氣, 腦麝散眞氣. 凡此皆泄氣之標, 不能治氣之本.

쓰고, 중초(中焦)에 기가 막혔을 때는 후박·지실·삼릉·봉출을 가하여 쓰며, 하초(下焦)에 기가 막혔을 때는 청피·목향·빈랑을 가하여 쓴다. 기로 생긴 통증에는 지각을 가하고, 기가 실한 경우에는 오약·향부자를 가하며, 기가 허한 경우에는 인삼·백출·목향을 가하여 쓴다"라고 하였다. ❻ 단계(丹溪)가 말하기를, "상승하는 기를 치료하는 경우에는 향부자·황련·황금·치자를 쓴다"라고 했다. 또한 "기병에는 보하는 법이 없다는 것은 민간에서 하는 말이다. 이것은 정기(正氣)가 허하면 기가 운행되지 못하여 사기(邪氣)가 침범해서 병이 된다는 것을 생각지 못한 것이다. 『경(經)』에서 '건강한 사람은 기가 잘 돌아가기 때문에 낫고, 약한 사람은 기가 잘 돌지 않아서 병이 된다'①라고 하였으니, 만일 기가 약한데 보법(補法)을 쓰지 않으면 기가 어떻게 돌아가겠는가?"라고 하였다. 또한 "기가 울체된 경우에는 반드시 천궁·향부자·치자·황금·황련을 쓴다"라고 하였다. ❼ 또한 "목향은 중초·하초의 기를 운행시키고, 향부자는 막힌 기를 통하게 하며, 진피는 치미는 기를 빼내고, 자소는 표기(表氣)를 분산시키고, 후박은 위기(衛氣)를 통하게 하며, 빈랑은 높은 곳에 있는 기를 내려주고, 곽향은 위기(胃氣)를 올라가게 하며, 침향은 진기(眞氣)를 오르내리게 하고, 용뇌와 사향은 진기를 흩뜨린다. 대체로 이것은 모두 기로 인하여 겉에 나타나는 증상을 없애는 것이고, 기병의 근본을 치료하지는 못한다"라고 하였다.

28 通治氣藥 ● 宜用蘇合香元·至聖來復丹·交感丹·四七湯·分心氣飮·上下分消導氣湯·烏沈湯·流氣飮子·木香流氣飮. 七方見上.

28 기병을 두루 치료하는 약[通治氣藥] ● 소합향원(蘇合香元)(➡方藥合編·中90)·지성내복단(至聖來復丹)·교감단(交感丹)(➡方藥合編·中89)·사칠탕(四七湯)(➡方藥合編·中82)·분심기음(分心氣飮)(➡方藥合編·中83)·상하분소도기탕(上下分消導氣湯)·오침탕(烏沈湯)·유기음자(流氣飮子)·목향유기음(木香流氣飮)(7가지 처방은 위를 보라.)을 쓴다.

• **蘇合香元** ● 治一切氣疾, 及中氣·上氣·氣逆·氣鬱·氣痛. 白朮·木香·沈香·麝香·丁香·安息香·白檀香·朱砂 水飛, 半爲衣 ·犀角·訶子皮·香附子·蓽撥各二兩, 蘇合油 入安息香膏內 ·乳香·龍腦各一兩. 右細末, 用安息香膏幷煉蜜搜和千擣. 每一兩, 分作四十丸. 每取二三丸, 井華水或溫水·溫酒·薑湯化服. 『局方』 ● 有龍腦則謂之龍腦蘇合元, 無龍腦則謂之麝香蘇合元.

소합향원(蘇合香元) ● 일체의 기병(氣病)과 중기(中氣)·상기(上氣)·기역(氣逆)·기울(氣鬱)·기통(氣痛)을 치료한다. ○ 백출·목향·침향·사향·정향·안식향·백단향·주사 수비(水飛)하여 절반은 겉에 입힌다. ·서각·가자피·향부자·필발 각각 2냥, 소합유 안식향고에 넣는다. ·유향·용뇌 각각 1냥. ○ 위의 약들을 가루를 내어 안식향고를 섞은 졸인 꿀로 반죽한 다음 천여 번 짓찧는다. 1냥마다 40환씩을 만든다. 매번 2~3환씩 정화수(井華水)②나 따뜻한 물, 또는 데운 술이나 생강을 달인 물에 풀어먹는다. 『국방』 ● 용뇌가 있으면 용뇌소합원(龍腦蘇合元)이라 하고, 용뇌가 없으면 사향소합원(麝香蘇合元)이라 한다.(➡方藥合編·中90)

• **至聖來復丹** ● 治氣不升降, 一切危急之證, 可冷可熱, 可緩可急, 如中氣·上氣·氣痛·氣鬱皆效. 硝石·硫黃各一兩, 同爲細末, 入椀內, 以微火溫炒, 以柳木篦不住手攪, 令陰陽氣相入, 不可火太過, 恐傷藥力. 再研極細, 名二氣末. 太陰玄精石研飛一兩, 五靈脂硏水飛澄去砂石晒乾, 靑皮·陳皮並去白各二兩. 爲末和勻, 以好醋打麵糊搜和丸如豌豆大. 每服三十粒, 或五十粒, 空心粥飮呑下. 『局方』

지성내복단(至聖來復丹) ● 기가 오르내리지 못하는 일체의 위급한 증상을 치료하는데, 냉증(冷證)·열증(熱證)·완증(緩證)·급증(急證)에 모두 쓸 수 있는 것으로, 중기(中氣)·상기(上氣)·기통(氣痛)·기울(氣鬱)에 모두 효험이 있다. ○ 초석·유황 각각 1냥(두 가지를 함께 곱게 가루를 내어 그릇에 넣고 약한 불로 따뜻하게 볶으면서 버드나무 주걱으로 쉼 없이 저어 음기와 양기가 서로 어우러지도록 하는데, 불을 너무 세게 하여 약효를 상하지 않도록 한다. 이것을 다시 갈아서 아주 곱게 가루를 내는데, 이름하기를 '二氣末'이라고 한다), 태음현정석(갈아서 수비한 것) 1냥, 오령지(갈아서 수비하여 모래는 버리고 햇볕에 말린 것)·청피·진피(모두 흰 속을 제거한 것) 각각 2냥. ○ 위의 약들을 가루를 내어 고루 섞어서 좋은 식초를 넣고 쑨 밀가루풀로 반죽한 다음 완두콩만 하게 환을 만든다. 매번 30환 혹은 50환씩 빈속에 죽물로 먹는다. 『국방』

29 單方 ● 凡二十四種.

29 단방(單方) ● 모두 24종이다.

---

① 『內經·經脈別論』에 "勇者氣行則已, 怯者則着而爲病也"라는 구절이 있다.
② 정화수(井華水) : 새벽에 처음 길어온 우물물.

• 人參 ● 補五藏氣不足. 又治氣弱·氣短·氣虛. 或煎或末或熬膏, 多服妙.

인삼(人參) ▸892 ● 오장(五臟)의 기가 부족한 증상을 보해 준다. 또한 기운이 약하고, 숨결이 짧으며, 기가 허한 증상을 치료한다. 달이거나 가루를 내거나 고(膏)를 만들어 많이 먹으면 좋다.

• 木香 ● 治心腹一切氣. 『本草』 ○ 凡腔子裏氣, 須用些木香行之. 『入門』 ○ 丹溪曰, 木香行中下二焦氣, 須以檳榔爲使. 又曰, 木香味辛, 如氣鬱不達, 固宜用之, 若陰火上衝, 則當用黃柏·知母, 而少用木香佐之. ○ 湯液曰, 調諸氣, 散滯氣, 治腹中氣不轉運. 末服煎服並佳.

목향(木香) ▸912 ● 명치 밑과 배에 생긴 일체의 기병(氣病)을 치료한다. 『본초』 ○ 뱃속에서 생긴 기병에는 반드시 목향을 써서 기가 운행하도록 해야 한다. 『입문』(「雜病用藥賦·濕類·腰痛·龜樗丸」) ○ 단계(丹溪)가 말하기를, "목향은 중초(中焦)와 하초(下焦)의 기(氣)를 운행시키는데, 반드시 빈랑을 사약(使藥)으로 하여야 한다"라고 하였다. 또한 "목향은 맛이 매우므로 만일 기울(氣鬱)이 되어 잘 돌아가지 못한다면 반드시 써야 하지만, 만약 음화(陰火)①가 치밀어 오른다면 황백·지모를 쓰면서 목향을 좌약(佐藥)으로 조금씩 넣어 쓴다"(『丹溪纂要·第四十諸氣』)라고 하였다. ○ 『탕액(湯液)』②에서는 "모든 기를 고르게 하고, 막힌 기를 풀어주며 뱃속의 기가 잘 돌아가지 못하는 증상을 치료한다. 가루를 내어 먹거나 달여 먹거나 다 좋다"라고 하였다.

• 片子薑黃 ● 治氣爲最. 能治冷氣刺痛. 末服煮服皆佳. 『本草』

편자강황(片子薑黃, 강황) ▸1045 ● 기병(氣病)을 치료하는 경우에 제일 좋다. 냉기로 인해 찌르는 듯이 아픈 증상을 낫게 한다. 가루를 내어 먹거나 달여 먹거나 다 좋다. 『본초』

• 黃芪 ● 湯液曰, 實衛氣, 能溫分肉, 充皮膚, 肥腠理. 又能補上中下內外三焦之氣. ○ 東垣曰, 肥白氣虛人宜多服, 蒼黑氣實者勿用. 煎湯服之佳.

황기(黃芪, 단너삼 뿌리) ▸937 ● 『탕액(湯液)』에서는 "위기(衛氣)를 실하게 하고 분육(分肉)을 따뜻하게 하며, 피부를 충실하게 하고 주리(腠理)를 살찌게 한다. 또한 상중하 삼초(三焦)의 내외의 기를 보해준다"라고 하였다. ○ 동원(東垣)이 말하기를, "살찌고 살결이 희며 기가 허한 사람은 많이 먹어야 하고, 검푸르고 기가 실한 사람은 쓰지 말아야 한다. 달여 먹으면 좋다"라고 하였다.

• 生薑 ● 丹溪曰, 生薑散氣. ○ 湯液曰, 此藥能行陽而散氣. 煎服良.

생강(生薑) ▸764 ● 단계(丹溪)가 말하기를, "생강은 기를 흩뜨린다"(『本草衍義補遺·萊菔』)라고 하였다. ○ 『탕액(湯液)』에서는 "이 약은 양기(陽氣)를 잘 돌게 하고 기(氣)를 흩뜨려 준다. 달여 먹는 것이 좋다"라고 하였다.

• 香附子 ● 大下氣. 『本草』 ○ 丹溪曰, 香附主氣分之病, 佐以木香, 散滯氣, 泄肺氣. 佐以沈香, 無不升降. 又曰, 沈香佐香附, 流動諸氣極妙. 凡人有病, 則氣滯而餒, 故香附入氣分爲君藥. 末服煎服丸服並佳.

향부자(香附子) ▸1057 ● 기를 잘 내려 준다. 『본초』 ○ 단계(丹溪)가 말하기를, "향부자는 기분(氣分)③의 병을 주로 치료하는데, 목향을 좌약(佐藥)으로 하면 막힌 기를 분산시키고 폐기(肺氣)를 잘 내보낸다. 침향을 좌약으로 쓰면 기가 잘 오르내리게 된다"라고 하였다. 또한 "침향은 향부자를 도와서 모든 기를 잘 돌아가게 하는 데 매우 좋다. 대체로 사람이 병들면 기가 막혀서 여위기 때문에 향부자는 기분(氣分)에 들어가서 군약(君藥)이 된다. 가루를 내어 먹거나 달여 먹거나 환을 만들어 먹기도 하는데, 모두 좋다"라고 하였다.

• 白豆蔻 ● 下氣. 『本草』 ○ 丹溪曰, 補上焦元氣. 馨香之氣味, 令胃氣上行. 末服佳.

백두구(白豆蔻) ▸1068 ● 기를 내려준다. 『본초』 ○ 단계(丹溪)가 말하기를, "상초(上焦)의 원기(元氣)를 보해 준다. 향기로운 냄새와 맛은 위기(胃氣)를 올라가게 한다. 가루를 내어 먹는 것이 좋다"라고 하였다.

• 牽牛子 ● 黑者屬水, 白者屬金, 乃瀉氣之藥也. 『心法』 ○ 下一切氣壅滯. 『本草』 ○ 末服丸服並佳.

견우자(牽牛子, 나팔꽃씨) ▸1096 ● 검은 색은 수(水)에 속하고, 흰 색은 금(金)에 속하는데, 곧 기(氣)를 사해주는 약이다. 『심법』(『本草衍義補遺』) ○ 일체의 기가 막힌 증상을 내려준다. 『본초』 ○ 가루를 내어 먹거나 환을 만들어 먹거나 다 좋다.

• 沈香 ● 升降眞氣, 又能養諸氣, 上而至天, 下而至泉, 用爲使. 『湯液』

침향(沈香) ▸1220 ● 진기(眞氣)를 잘 오르내리게 하고, 또한 모든 기를 잘 보양하여 위로는 머리까지 이르게 하고, 아래로는 발바닥까지 이르게 하는데, 사약(使

① 음화(陰火) : 飮食·勞倦이나 喜·怒·憂·思로 인해 발생한 心火.

② 『탕액(湯液)』: 『湯液本草』를 이른다. 許浚은 殷나라 伊尹의 『湯液本草』와 元나라 王好古의 『湯液本草』를 「歷代醫方」에서 밝히고 있는데, 伊尹이 지은 것으로는 『湯液經法』이란 것이 있다.

③ 기분(氣分) : 사람을 구성하고 있는 것을 크게 둘로 나누면 氣와 血로 나눌 수 있다. 氣分이란 사람의 신체 중 氣로 구성된 부분을 말한다. 血은 주로 氣를 담는 역할을 하고, 氣는 주로 血과 形體를 運營하는 일을 한다. 경제에 비유하면 血은 물품이나 부동산 등이고, 氣는 돈·수표·어음 등이라 할 것이다.

○ 佐以烏藥, 走散滯氣. 『本草』 ○ 入門曰, 保和衛氣. 入湯磨汁和服, 入丸散硏極細服.

藥)으로도 쓴다. 『탕액』 ○ 오약(烏藥)을 좌약(佐藥)으로 해서 쓰면 막힌 기를 퍼뜨려 준다. 『본초』 ○ 『입문(入門)』(「本草分類·治寒門」)에서는 "위기(衛氣)를 보위하고 조화시킨다. 탕(湯)에 넣어 쓰는 경우에는 갈아서 즙을 내고, 환(丸)이나 산(散)에 넣어 쓰는 경우에는 아주 곱게 가루를 낸다"라고 하였다.

• 枳殼 ● 下氣. 『本草』 ○ 正傳曰, 稟受素壯, 而氣刺痛, 用枳殼·烏藥. 若氣不舒, 而刺痛, 當用木香. ○ 治冷氣攻刺, 枳殼二兩, 香附子·甘草各一兩, 爲末, 每二錢, 葱白煎湯調服. 『得效』

지각(枳殼, 탱자나무 다 익은 열매) ▸ 1238 ● 기(氣)를 내려준다. 『본초』 ○ 『정전(正傳)』(「諸氣」)에서는 "타고난 체질이 본래 건장한데 기로 인해 찌르는 듯이 아픈 경우에는 지각과 오약을 쓴다. 만약 기가 펴지지 못하여 찌르는 듯이 아픈 경우에는 반드시 목향을 쓴다"라고 하였다. ○ 냉기(冷氣)가 침범하여 찌르는 듯이 아픈 경우에는 지각 2냥, 향부자·감초 각각 1냥을 가루를 내어 매번 2돈씩 총백을 달인 물에 타 먹는다. 『득효』

• 烏藥 ● 治一切氣. 與沈香同磨, 作湯點服, 治胸腹冷氣甚穩當. 『本草』

오약(烏藥) ▸ 1253 ● 일체의 기병(氣病)을 치료한다. 침향과 같이 갈아서 달인 다음 조금씩 먹는데, 가슴과 배의 냉기(冷氣)를 치료하는 경우에 아주 적당하다. 『본초』

• 檳榔 ● 下一切氣. 『本草』 ○ 湯液曰, 苦以破滯, 辛以散邪, 專破滯氣下行, 又泄胸中至高之氣. 末服良.

빈랑(檳榔, 빈랑나무 열매) ▸ 1229 ● 일체의 기(氣)를 내려준다. 『본초』 ○ 『탕액(湯液)』에서는 "쓴맛으로 막힌 기를 풀어주고, 매운맛으로 사기(邪氣)를 흩어주는데, 주로 체기(滯氣)를 풀어주어 내려가게 하며, 또한 가슴으로 높이 치올라간 기를 빼준다. 가루를 내어 먹으면 좋다"라고 하였다.

• 厚朴 ● 主五藏一切氣, 又能走冷氣. 煎服佳. 『本草』

후박(厚朴) ▸ 1239 ● 오장(五臟)의 모든 기병(氣病)에 주로 쓰고, 또한 냉기(冷氣)를 몰아낸다. 달여 먹으면 좋다. 『본초』

• 訶子皮 ● 下氣, 治一切氣. 氣虛人宜緩緩少服, 盖雖澁腸, 而又泄氣故也. 煎服末服並佳. 『本草』

가자피(訶子皮, 가자 껍질) ▸ 1268 ● 기(氣)를 내려주고 일체의 기병(氣病)을 치료한다. 기가 허한 사람은 천천히 조금씩 복용해야 하는데, 비록 장(腸)의 배설을 막아주기는 하지만 기(氣)를 내보내기도 하기 때문이다. 달여 먹거나 가루를 내어 먹거나 다 좋다. 『본초』

• 龍腦 ● 下惡氣. 其性輕浮飛揚, 能透達關竅之氣. 入他藥服. 『本草』

용뇌(龍腦, 용뇌수 수지) ▸ 1232 ● 나쁜 기(氣)를 내보낸다. 약의 성질이 가볍고 떠올라 날아가므로 구멍[孔穴]을 막고 있는 기를 뚫어준다. 다른 약에 넣어 복용한다. 『본초』

• 麝香 ● 辟惡氣. 『本草』 ○ 麝能引藥氣透達. 『直指』 ○ 通關透竅, 上達肌膚, 內入骨髓, 與龍腦相同, 香竄過之. 『入門』 ○ 末服, 又入丸藥用.

사향(麝香, 궁노루 배꼽) ▸ 292 ● 나쁜 기(氣)를 막는다. 『본초』 ○ 사향은 약기운을 이끌어 병 있는 곳까지 뚫고 들어가게 한다. 『직지』 ○ 막고 있는 것을 뚫고 구멍으로 들어가 겉으로는 살갗에 이르고, 속으로는 골수(骨髓)로 들어가는 것이 용뇌와 같으나 사향이 뚫는 힘은 더 세다. 『입문』(「本草分類·治瘡門」) ○ 가루를 내어 먹거나 환에 넣어 쓰기도 한다.

• 陳皮 ● 下氣, 又治逆氣. 『本草』 ○ 湯液曰, 導胸中滯氣, 又能益氣. 若去滯氣, 橘皮三分, 加靑皮一分煎服. 『本草』

진피(陳皮, 오래된 귤껍질) ▸ 678 ● 기를 내려주며, 또한 기가 치미는 증상을 치료한다. 『본초』 ○ 『탕액(湯液)』에서는 "가슴에 막힌 기를 이끌어주고, 또한 기를 보해주기도 한다. 만약 체기(滯氣)를 없애려면 귤피 3푼에다 청피 1푼을 가하여 달여 먹는다"라고 하였다. 『본초』

• 靑皮 ● 主氣滯, 破積結及膈氣. 煎服末服並佳. 『本草』

청피(靑皮, 푸른 귤껍질) ▸ 682 ● 기가 막힌 경우에 주로 쓰는데, 쌓여서 맺힌 것과 격기(膈氣)①를 풀어준다. 달여 먹거나 가루를 내어 먹거나 다 좋다. 『본초』

• 蘿葍 ● 大下氣. 草木中, 惟蘿葍下氣最速, 爲其辛也. 生薑雖辛, 止能散而已. 蘿葍辛而又甘, 故能散緩而下氣速也. 蘿葍子, 尤下氣. 炒, 煎服末服並佳. 『本草』

나복(蘿葍, 무) ▸ 788 ● 기를 잘 내려준다. 초목 중에서 오직 나복이 기를 내리는 경우에 가장 빠른 것은 그 매운 성질 때문이다. 생강이 비록 맵다지만 다만 퍼뜨려 줄 뿐이다. 그러나 나복은 맵고도 달기 때문에 퍼뜨려 주는 것은 느리지만 기를 내려주는 것은 빠르다. 나복자는 더욱 기를 잘 내려준다. 볶아서 달여 먹거나 가루를 내어 먹거나 다 좋다. 『본초』

---

① 격기(膈氣) : 七情에 의하여 氣가 가슴이나 횡격막에 막혀 답답한 병.

• 葱白 ◉ 通陽氣, 以通上下之陽. 去青取白, 連根煎服. 『本草』

총백(葱白, 파밑동) ▸ 826 ◉ 양기(陽氣)를 통하게 하여 상하의 양기를 서로 통하게 한다. 푸른 부분은 제거하고 흰 밑동만 취하여 뿌리가 달린 채로 달여 먹는다. 『본초』

• 紫蘇葉 ◉ 下氣. 與橘皮相宜, 氣方中多用之. 又散表氣. 濃煎服. 『本草』

자소엽(紫蘇葉, 차조기잎) ▸ 839 ◉ 기를 내려준다. 귤피(橘皮)와 걸맞아 기병을 치료하는 처방 중에 함께 많이 쓴다. 또한 겉에 있는 기를 분산시켜 주기도 한다. 진하게 달여 먹는다. 『본초』

• 人乳 ◉ 益氣, 爲百藥之長. 最宜長服之. 『本草』

인유(人乳, 사람의 젖짠 것) ▸ 169 ◉ 기를 보해주는 경우에는 모든 약 가운데서 제일이다. 장복하면 아주 좋다. 『본초』

• 牛肉 ◉ 補虛益氣, 滋養氣血. 肚尤良, 爛蒸食之. 『本草』

우육(牛肉, 쇠고기) ▸ 296 ◉ 허(虛)를 보(補)하고 기(氣)를 더하며, 기혈(氣血)을 자양해 준다. 소의 밥통을 쓰는 것이 더욱 좋은데, 푹 쪄서 먹는다. 『본초』

• 黃狗肉 ◉ 益氣, 補陽氣. 和五味, 煮熟食之. 『本草』

황구육(黃狗肉, 누렁이 고기) ▸ 421 ◉ 기를 도와주고 양기(陽氣)를 보해준다. 양념을 잘하여 푹 삶아서 먹는다. 『본초』

30 六字氣訣 ❶ 噓肝氣, 呵心氣, 呼脾氣, 呬肺氣, 吹腎氣, 嘻三焦氣. 其法, 以口吐鼻取, 能去病延壽.① ❷ 肝若噓時目爭精, 肺知呬氣手雙擎. 心呵頂上連叉手, 腎吹抱取膝頭平. 脾病呼時須撮口, 三焦客熱臥嘻嘻.② ❸ 春噓養肝, 夏呵養心, 秋呬養肺, 冬吹養腎. 四季呼養脾, 不時嘻養三焦. 切忌出聲聞於口耳也.③ 臞仙 ❹ 肝病大呼[噓]三十遍, 細呼[噓]十遍. 心病大呵三十遍, 細呵十遍. 脾病大呼三十遍, 細呼十遍. 肺病大呬三十遍, 細呬十遍. 腎病大吹五十遍, 細吹十遍. 皆須左右導引, 然後乃爲之.④ 『得效』

30 육자기결(六字氣訣)⑤ ❶ 쉬:[噓, xū]⑥하고 내쉬는 것은 간기(肝氣)를 보(補)하는 것이요, 허:[呵, hē]하고 내쉬는 것은 심기(心氣)를 보하는 것이다. 후:[呼, hū]하고 내쉬는 것은 비기(脾氣)를 보하는 것이요, 시[呬, xì]하고 내쉬는 것은 폐기(肺氣)를 보하는 것이다. 췌이:[吹, chuī]하고 내쉬는 것은 신기(腎氣)를 보하는 것이요, 시:[嘻, xī]하고 내쉬는 것은 삼초기(三焦氣)를 보하는 것이다. 그 방법은 입으로 내쉬고 코로 들이쉬는 것인데, 이렇게 하면 병을 떨치고 수명을 연장할 수 있다. ❷ 간기를 위해 쉬:[噓]하고 내쉴 때는 눈에 정기를 모으고, 폐기를 위해 시[呬]하고 내쉴 적에는 두 손을 높이 들 줄 알아야 한다. 심기를 위해 허:[呵]하고 내쉴 때는 두 손을 정수리 위에 올려 깍지를 끼고, 신기를 위해 췌이:[吹]하고 내쉴 적에는 무릎 위를 나란히 감싸야 한다. 비병(脾病)을 치료하기 위해 후:[呼]하고 내쉴 때는 휘파람을 불 때처럼 입술을 모아야 하고, 삼초(三焦)에 열사(熱邪)가 침범했을 적에는 누워서 시:시:[嘻嘻]하고 내쉬어야 한다. ❸ 봄에는 쉬:[噓]하고 내쉬어 간기를 보양하고, 여름에는 허:[呵]하고 내쉬어 심기를 보양한다. 가을에는 시[呬]하고 내쉬어 폐기를 보하고, 겨울에는 췌이:[吹]하고 내쉬어 신기를 보한다. 사철에 후:[呼]하고 내쉬어 비기를 보하고, 때때로 시:[嘻]하고 내쉬어 삼

① 『活人心法』을 보면 '去病延壽六字法'이 제목이고, 그 아래 '其法, 以口吐鼻取'라 쓰여 있으며, '噓肝氣, 呵心氣, 呼脾氣, 呬肺氣, 吹腎氣, 嘻三焦氣'는 歌訣의 제목에 해당한다. 『東醫寶鑑』에서 재배열한 것이다.*

② 『活人心法』을 보면, 六字法의 總訣에 해당하는 부분이다.*

③ 『活人心法』을 보면, '四季養生歌'라는 제목 아래의 내용이다.*

④ 『得效方·卷二十·孫眞人養生書』의 '調氣法' 끝부분에 있고, 냉(呼)·열(吹)·폐(噓)·간(呵)·비(唏)·신(呬)으로 되어 있다. 『東醫寶鑑』에서 臞仙의 방법으로 글자를 다 바꾼 것이다. 본 내용은 『養性延命錄』과 같은데, 臞仙의 『活人心法』은 이와 다른 것이며, 『東醫寶鑑』에서 이를 취한 것으로 보인다. 구선의 방법은 이보다 빠른 『壽親養老新書』(1307년)의 '六字氣訣'과 똑같은데, "呼者六字, 以呵字治心氣, 以呼字治脾氣, 以呬字治肺氣, 以噓字治肝氣, 以嘻字治膽氣, 以吹字治腎氣."라 하였다. 원래 오장수양법은 간·심·비·폐·신에 담을 더 하여서 神을 기르는 방법인데, 육자기결에서 三焦라 언급되어 있는 것은 誤記이다.*

⑤ '六字氣訣'은 『名醫別錄』으로 유명한 陶弘景이 지은 『養性延命錄』(536년), 晉·支遁이 지은 『太淸道林攝生論』에 나오는 것이 가장 오래된 것으로 여겨지고 있고, 『千金方』 및 각종 養生書에도 빠놓지 않고 실리는 吐納法이다. 『養性延命錄·卷下·服氣療病篇』에 보면, "무릇 기운을 돌리는 것은 코로 하고, 숨을 들이쉬는 것은 입으로 하니, 숨을 뱉어내는 것을 미약하게 하면서 길게 늘이는 것을 '長息'이라 한다. 숨을 들이쉬는 방법은 하나이고, 숨을 뱉어내는 방법은 6가지이다. 숨을 들이쉬는 법이 하나라는 것은 '吸'을 말하는 것이고, 숨을 뱉어내는 방법이 6가지라는 것은 '吹·呼·唏·呵·噓·呬'로서 모두 숨을 뱉는 방법이다. 무릇 사람이 숨을 쉬는 것은 숨을 내쉬었다가 들이쉬는 것으로서, 원래 그 수가 정해져 있지만 길게 늘여서 하는 것이다. 숨을 뱉어내는 방법을 보자면, 추울 때는 吹를 하고, 더울 때는 呼를 하니, 응용하여서 병을 치료하도록 한다. 吹로는 풍증을 없애고 呼로는 열을 없앤다. 唏로는 가슴의 열을 없애주고 呵로는 기운을 내려준다. 噓로는 막힌 것을 풀어주고, 呬로는 六極을 해소한다. 무릇 사람들이 六極이 있을 때는 噓呬를 많이 소리내지만, 道家에서는 기운을 돌릴 때 모두 噓呬를 쓰지 않으려 하니, 噓呬는 숨을 길게 쉬게 하려는 뜻이 있기 때문이다. 이 방법은 남녀에 따라 달리 하는데, 『仙經』에 나온다. 기운을 돌릴 때는 우선 콧속의 털을 제거하는데, 이를 神氣의 통로를 통하게 한다고 말한다. 만약 날이 흐리고 바람이 팽팽 불거나, 아리도록 춥거나 훅훅 더운 때에는 기운을 돌리지 말라.(凡行氣以鼻, 內氣以口, 吐氣微而引之名曰長息. 內氣有一, 吐氣有六. 內氣一者謂吸也, 吐氣六者謂吹·呼·唏·呵·噓·呬, 皆出氣也. 凡人之息, 一呼一吸, 元有此數, 欲爲長息. 吐氣之法, 時寒可吹, 時溫可呼, 委曲治病, 吹以去風, 呼以去熱, 唏以去煩, 呵以下氣, 噓以散滯, 呬以解極. 凡人極者則多噓呬, 道家行氣率不欲噓呬, 噓呬者長息之心也. 此男女俱存法, 法出於仙經. 行氣者先除鼻中毛, 所謂通神之路. 若天露惡風, 猛寒大熱時勿取氣.)"라고 하여 吐故納新의 效用을 설명하였다.*

⑥ '六字氣訣' 條에서 말하고 있는 '噓·呵·呼·呬·吹·嘻'에 대한 우리나라의 한자음은 각각 '허·가·호·희·취·희'이지만 이것을 단지 우리나라에서 읽는 한자음대로만 발음해서는 '六字氣訣' 條에서 설명하고자 하는 호흡법의 이치상 맞지 않기 때문에 '噓·呵·呼·呬·吹·嘻'에 대한 中國音

초기를 보한다. 이때 나오는 소리가 입과 귀에서 들리지 않도록 해야 한다. 구선 ❹ 간병에는 크게 쉬:[噓]하기를 30번, 미세하게 쉬:[噓]하기를 10번 한다. 심병에는 크게 허:[呵]하기를 30번, 미세하게 허:[呵]하기를 10번 한다. 비병에는 크게 후:[呼]하기를 30번, 미세하게 후:[呼]하기를 10번 한다. 폐병에는 크게 시[呬]하기를 30번, 미세하게 시[呬]하기를 10번 한다. 신병에는 크게 췌이:[吹]하기를 50번, 미세하게 췌이:[吹]하기를 10번 한다. 이러한 것들은 모두 좌우로 도인(導引)을 행한 후에 실시한다. 『득효』

31 鍼灸法 ❶ 一切氣疾, 取氣海. 氣逆, 取尺澤·商丘·太白·三陰交. 噫氣上逆, 取太淵·神門. 短氣, 取太[大]陵·尺澤. 少氣, 取間使·神門·太[大]陵·少衝·足三里·下廉·行間·然谷·至陰·肝兪·氣海. 『神應』 ❷ 上氣, 灸太衝. 氣結食不消, 灸太倉. 冷氣臍下痛, 灸關元百壯. 短氣, 灸大顀隨年壯, 肺兪百壯, 神闕二七壯, 又灸第五顀下隨年壯. 『得效』 ❸ 短氣, 取天井·大顀·肺兪·肝兪·魚際·尺澤. 『甲乙』 ❹ 氣亂于心, 取神門·太[大]陵. 氣亂于肺, 取魚際·太谿. 氣亂于腸胃, 取太白·陷谷·足三里. 氣亂于頭, 取天柱·大杼·通谷·束骨. 氣亂于臂脛, 取二間·三間·內庭·陷谷·液門·中渚·俠谿·臨泣. 『靈樞』

31 침구법(鍼灸法) ❶ 일체의 기병(氣病)에는 기해혈(氣海穴)을 취하여 침을 놓는다.① 기역(氣逆)에는 척택(尺澤)·상구(商丘)·태백(太白)·삼음교혈(三陰交穴)을 취하여 침을 놓는다. 애기(噫氣)②가 치밀어 오를 때는 태연(太淵)과 신문혈(神門穴)을 취하여 침을 놓고, 단기(短氣)에는 대릉(大陵)과 척택혈(尺澤穴)을 취하여 침을 놓는다. 기운이 떨어질 때는 간사(間使)·신문(神門)·대릉(大陵)·소충(少衝)·족삼리(足三里)·하렴(下廉)·행간(行間)·연곡(然谷)·지음(至陰)·간수(肝兪)·기해혈(氣海穴)을 취하여 침을 놓는다. 『신응』 ❷ 기가 치미는 경우에는 태충혈(太衝穴)에 뜸을 뜬다. 기가 맺혀서 음식이 소화되지 않을 때는 태창혈(太倉穴)에 뜸을 뜬다. 냉기(冷氣)가 있어서 배꼽 아래가 아플 때는 관원혈(關元穴)에 뜸을 100장 뜬다. 숨이 찰 때는 대추혈(大顀穴)에 나이에 따라 뜸을 뜨고, 폐수혈(肺兪穴)에 100장, 신궐혈(神闕穴)에 14장을 뜨고, 또한 제5추 아래에 나이에 따라 뜸을 뜬다. 『득효』 ❸ 단기(短氣)에는 천정(天井)·대추(大顀)·폐수(肺兪)·간수(肝兪)·어제(魚際)·척택혈(尺澤穴)을 취하여 침을 놓는다. 『갑을』 ❹ 기가 심(心)에서 어지러울 때는 신문(神門)과 대릉혈(大陵穴)을 취하여 침을 놓는다. 기가 폐(肺)에서 어지러울 때는 어제(魚際)와 태계혈(太谿穴)을 취하여 침을 놓는다. 기가 장위(腸胃)에서 어지러울 때는 태백(太白)·함곡(陷谷)·족삼리혈(足三里穴)을 취하여 침을 놓는다. 기가 머리에서 어지러울 때는 천주(天柱)·대저(大杼)·통곡(通谷)·속골혈(束骨穴)을 취하여 침을 놓는다. 기가 팔과 다리에서 어지러울 때는 이간(二間)·삼간(三間)·내정(內庭)·함곡(陷谷)·액문(液門)·중저(中渚)·협계(俠谿)·임읍혈(臨泣穴)을 취하여 침을 놓는다. 『영추』(「五亂 34」)

을 밝히고 경우에 따라 長音表示로 ' :'를 붙여 놓았다. 아울러 [ ] 속에는 중국의 발음 표시인 漢語拼音을 명기했다.

① 일체의 氣病에 단전에 뜸을 떠서 補精하고 凝神하는 방법이다. 아래를 살펴보면, 氣海·關元·神闕(배꼽)에 뜸을 뜨는 방법이 나온다. 精氣神의 合一을 통해 元氣를 기르는 방법이다.*

② 애기(噫氣) : 트림. 噯氣라고도 한다. 氣가 中焦에 몰려 胃氣가 위로 치밀어서 생긴다.

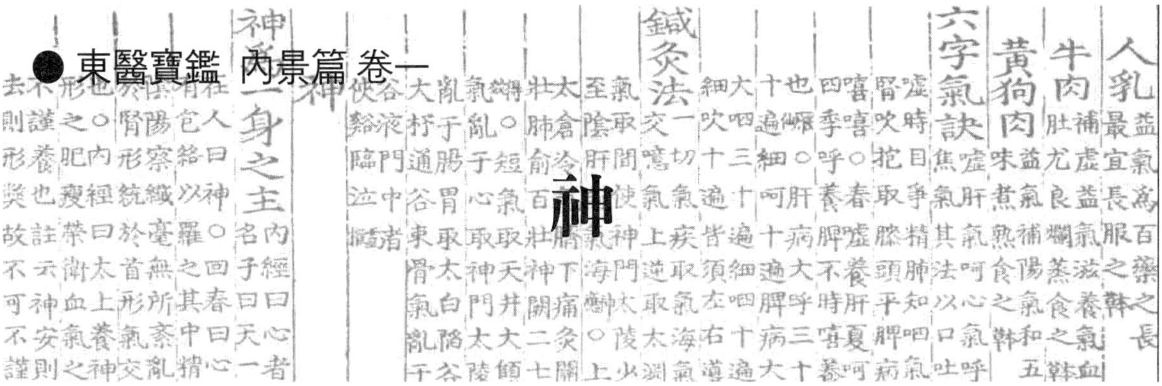

● 東醫寶鑑 內景篇 卷一

神

1 神爲一身之主 ❶ 內經曰, 心者, 君主之官, 神明出焉. ❷ 無名子曰,① 天一生水, 在人曰精. 地二生火, 在人曰神. ❸ 回春曰, 心者, 一身之主, 清淨之府, 外有包絡以羅之, 其中精華之聚萃者, 名之曰神. 通陰陽, 察纖毫, 無所紊亂.② ❹ 邵子曰, 神統於心, 氣統於腎, 形統於首. 形氣交而神主乎其中, 三才之道也. ❺ 內經曰, 太上養神, 其次養形. 故養神者, 必知形之肥瘦, 榮衛血氣之盛衰. 血氣者, 人之神, 不可不謹養也. 註云, 神安則壽延. 神去則形弊, 故不可不謹養也.

1 신은 일신을 주재한다[神爲一身之主] ❶『내경(內經)』(『素問·靈蘭秘典論 08』)에서는 "심(心)은 군주지관(君主之官)으로서 신명(神明)이 여기에서 나온다"라고 하였다. ❷ 무명자(無名子)가 말하기를, "하늘[天一]이 물[水]을 내었는데, 사람에게 있어서는 정(精)이 이에 해당한다. 땅[地二]이 불[火]을 내었는데, 사람에게 있어서는 신(神)이 이에 해당한다"라고 하였다. ❸『회춘(回春)』(「癲狂」)에서는 "심(心)은 일신(一身)의 주인이요, 청정한 장부로서 겉에는 포락(包絡)③이 있어 싸고 있는데, 그 중에 정화(精華)가 모인 것을 '신(神)'이라고 한다. 신(神)은 음(陰)과 양(陽)에 모두 통하면서 섬세한 것까지 살피되 문란한 바가 없다"라고 하였다. ❹ 소자(邵子, 邵雍)가 말하기를, "신(神)은 심(心)의 통제를 받고 기(氣)는 신(腎)의 통제를 받으며, 형체는 머리의 통제를 받는다. 형체와 기가 교합하고 신이 그 가운데서 주재하는 것은 삼재(三才)의 도(道)이다"라고 하였다. ❺『내경(內經)』에서는 "제일 좋은 것은 신(神)을 보양해주는 것이고, 그 다음은 형(形)을 보양해주는 것이다. 그러므로 신(神)을 보양하려는 사람은 반드시 형체가 살찌고 여윈 것과 영위(榮衛)·혈기(血氣)의 성쇠를 살필 줄 알아야 한다. 왜냐하면 혈기(血氣)는 신기(神氣)가 의존하는 곳이므로 삼가 보양하지 않을 수 없기 때문이다"라고 하였다. 왕빙(王冰)의 주해에서는 "신이 편안하면 수명이 길어지고, 신이 없어지면 형체가 피폐해지므로 삼가 보양하지 않을 수 없다"라고 하였다.

2 五味生神 ● 內經曰, 天食人以五氣, 地食人以五味. 五氣入鼻, 藏於心肺, 上使五色修明, 音聲能彰. 五味入口, 藏於腸胃, 味有所藏, 以養五氣, 氣和而生, 津液相成, 神乃自生.

2 오미는 신기를 낳는다[五味生神] ●『내경(內經)』(『素問·六節藏象論 09』)에서는 "하늘은 사람에게 오기(五氣)④를 공급해주고, 땅은 사람에게 오미(五味)를 공급해준다. 오기는 코로 들어가 심폐(心肺)에 저장되어 위로 안색이 밝고 음성이 명랑하게 해준다. 오미는 입으로 들어가서 위(胃) 속에 저장되는데, 그 정미로운 것이 오장의 기를 길러준다. 오장의 기가 조화를 이루어 생기가 돌면, 다시 진액(津液)의 작용을 받아 신기(神氣)는 자연히 왕성해진다"라고 하였다.

3 心藏神 ❶ 臞仙曰,⑤ 心者, 神明之舍, 中虛不過徑寸, 而神明居焉. 事物之滑, 如理亂棼, 如涉驚浸, 或怵惕, 或懲創, 或喜怒, 或思慮, 一日之間, 一時之頃, 徑寸之地, 炎如火

3 심은 신을 저장한다[心藏神] ❶ 구선(臞仙)이 말하기를, "심(心)은 신명(神明)의 집으로, 속은 비어 있고 직경은 한 치에 불과하나 여기에 신명이 들어 있다. 사물의 변화는 어지러워 헝클어진 실을 풀거나 시퍼렇게 깊은 물을 건너는 것 같아 두렵기도 하고, 혼이 나기도 하고, 기뻐하거나 성내기도 하고, 깊이 생각하고 염려하기도 하니 하루나 한두 시각 사이에도 직경이 한 치인 곳에서 불길이 타오

---

① "無名子曰……"은『金丹正理大全』의『金丹大要·卷二·精氣神說』에 나오는 내용이다.*
② 원래 '사수(邪祟)'에 나오는 내용을 '신문(神門)'에다 배치하였다. (『對譯萬病回春』 p.509)*
③ 포락(包絡) : 手厥陰心包經의 絡脈. 心包絡이라고도 한다.
④ 오기(五氣) : 臊·焦·香·腥·腐의 五臭, 혹은 五行之氣.
⑤ 臞仙曰 : 『活人心法·卷上·治心』에 나오는 내용이다.*

矣.① 若嗜慾一萌, 卽不善也. 歸而勿納, 是與良心競也.② 凡七情六慾之生於心皆然. 故曰, 心靜可以通乎神明, 事未至而先知. 是不出戶知天下, 不窺牖見天道也. 蓋心如水之不撓, 久而澄淸, 洞見其底, 是謂靈明. 宜乎靜可以固元氣, 則萬病不生, 故能長久. 若一念旣萌, 神馳於外, 氣散於內, 血隨氣行, 榮衛昏亂, 百病相攻, 皆因心而生也. 大槪怡養天君, 疾病不作, 此治心之法也. ❷ 內經曰, 心藏神. 神有餘則笑不休, 神不足則悲. 註云, 心藏脈, 脈舍神. 心氣虛則悲, 實則笑不休也. ❸ 皇甫士安曰, 心虛則悲, 悲則憂. 心實則笑, 笑則喜.

른다. 만약 기욕(嗜慾)이 일단 싹트면 이것은 좋지 않다. 돌이켜 거두어들이지 않으면 이것이 양심과 다툰다. 대체로 칠정(七情)과 육욕(六慾)이 마음에서 생겨나는 것은 다 그러하다. 그러므로 마음을 고요히 하여 신명에 통할 수 있다면 일이 생기기 전에 먼저 알 수 있다고 하였다. 그래서 문밖으로 나가지 않고도 천하의 일을 알고, 창밖을 내다보지 않고도 천도(天道)를 알 수 있다. 대개 마음은 물과 같아서 요동치지 않고 오래 있으면 맑아져서 그 바닥을 환히 볼 수 있는데, 이것을 '영명(靈明)'이라 이른다. 마음을 고요히 하여 원기(元氣)를 굳건히 할 수 있다면 만병이 생기지 않으므로 오래 살 수 있다. 그러나 한 망념이 싹터서 신(神)이 밖으로 달리고, 기(氣)가 속에서 흩어지며, 혈(血)이 기(氣)를 따라 운행하기에 영·위기(榮衛氣)가 모두 혼란해지면 온갖 병이 서로 치받는데, 이것은 모두 마음[心]에서 생겨나는 것이다. 대개 천군(天君, 마음)을 편안히 보양해주면 질병이 생기지 않는데, 이것이 마음을 다스려 병을 치료하는 방법이다"라고 하였다. ❷『내경(內經)』(『素問·調經論 62』)에서는 "심(心)은 신(神)을 저장하고 있는데, 신(神)이 유여(有餘)하면 쉴 새 없이 웃고, 신이 부족하면 슬퍼한다"라고 하였다. 왕빙(王冰)의 주해에서는 "심(心)은 맥기(脈氣)를 간직하고, 맥에는 신(神)이 깃들어 있다. 심기(心氣)가 허하면 슬퍼하고, 심기가 실하면 쉴 새 없이 웃는다"라고 하였다. ❸ 황보사안(皇甫士安)③이 말하기를, "심이 허하면 슬퍼하고, 슬퍼하면 근심스럽게 된다. 심이 실하면 웃고, 웃으면 기쁘게 된다"라고 하였다.

4 人身神名 ❶ 黃庭經曰,④ 肝神龍烟字含明. 形長七寸, 靑錦衣, 鳳玉鈴, 狀如懸匏, 其色靑紫. 心神丹元字守靈. 形長九寸, 丹錦飛裳, 狀如未開垂蓮, 其色赤. 脾神常在字魂停. 形長七寸六分, 黃錦之衣, 狀如覆盆, 其色黃. 肺神皓華字虛成. 形長八寸, 素錦衣裳, 黃雲之帶, 狀如華盖覆磬, 其色紅白. 腎神玄冥字育嬰. 形長三寸六分, 蒼錦之衣, 狀如圓石, 其色黑. 膽神龍曜字威明. 形長三寸六分, 九色錦衣, 綠華裙, 狀如懸匏, 其色靑. ❷ 正理曰,⑤ 黃庭經云, 至道不煩決⑥存眞, 泥丸百節皆有神. 神名最多, 莫能枚擧. 身中有三部, 上部八景, 髮神·胸神·眼神·鼻神·耳神·口神·舌神·齒神. 中部八景, 肺神·心神·肝神·脾神·左腎神·右腎神·膽神·喉神. 下部八景, 腎神·大腸神·小腸神⑦·胴神·胃神·膈神·兩脇神·左陽神·右陰神⑧. 身中有⑨九宮眞人, 心爲絳

4 사람의 몸에 있는 신의 이름[人身神名] ❶『황정경(黃庭經)』에서는 "간(肝)에 깃든 신(神)은 용연(龍烟)이라 하는데, 자(字)는 함명(含明)이다. 키는 7촌이고, 푸른 비단옷을 입었는데, 봉황무늬의 옥방울이 달려 있고, 형상은 매달린 박과 같으며, 빛깔은 청자색이다. 심(心)에 깃든 신은 단원(丹元)이라 하는데, 자는 수령(守靈)이다. 키는 9촌이고, 붉은 비단의 흩날리는 치마를 입었는데, 형상은 피지 않은 연꽃과 같고, 빛깔은 적색이다. 비(脾)에 깃든 신은 상재(常在)라 하는데, 자는 혼정(魂停)이다. 키는 7촌 6푼이고, 누런 비단옷을 입었는데, 형상은 엎어놓은 접시 같고, 빛깔은 황색이다. 폐(肺)에 깃든 신은 호화(皓華)라 하는데, 자는 허성(虛成)이다. 키는 8촌이고, 흰 비단으로 된 위아래 옷을 입고, 누런 구름이 드리워진 띠를 띠고 있는데, 형상은 꽃무늬의 양산이나 엎어놓은 경쇠와 같고, 빛깔은 홍백색(紅白色)이다. 신(腎)에 깃든 신은 현명(玄冥)이라 하는데, 자는 육영(育嬰)이다. 키는 3촌 6푼이고, 푸른 비단옷을 입었는데, 형상은 둥근 돌 같고, 빛깔은 흑색이다. 담(膽)에 깃든 신은 용요(龍曜)라 하는데, 자는 위명(威明)이다. 키는 3촌 6푼이고, 아홉 가지 색깔의 비단 저고리와 초록빛 꽃 치마를 입었는데, 형상은 매달린 박 같고, 빛깔은 청색이다"라고 하였다. ❷『정리(正理)』에서는 "『황정경(黃庭經)』에 이르되, 지극한 도가 번잡하지 않음은 반드시 진(眞, 神, 陰陽, 理致)이 있기 때문이니, 니환(泥丸)과 온갖 뼈마디에는 다 신(神)이 있다. 신의 이름은 아주 많아서 이루 다 열거할 수 없다. 몸에는 삼부(三部)가 있는데, 상부팔경(上部八景)의 신(神)은 발신(髮神)·흉신(胸神)·안신(眼神)·비신(鼻神)·이신(耳神)·구신(口神)·설신(舌神)·치신(齒神)이다. 중부팔경(中部八景)의 신은 폐신(肺神)·심신(心神)·간신(肝神)·비신(脾神)·좌신신(左腎神)·우신신(右腎神)·담신(膽

---

① 炎如火矣. :『活人心法』에는 이 다음에 "故神弗留則蠹明, 弗留則耗休休焉, 常與道謀而自不覺. 或曰謹於爲善."이 더 붙어 있다.*

② 是與良心競也. :『活人心法』에는 이 다음에 "必有忿悁之心起而與我敵, 以我矜顧之意接彼忿悁之心何爲不鬪, 鬪不止而害生矣."가 더 붙어 있다.*

③ 황보사안(皇甫士安) : 皇甫謐(214～282). 士安은 字. 중년에 風痹證을 앓고 專心으로 醫學을 연구하여『素問』,『針經』,『明堂孔穴針灸治要』를 바탕으로『針灸甲乙經』을 편찬했다.

④ "黃庭經曰……"의 내용은『普濟方·卷一·方脈總論·五臟像位』에 상세히 설명되어 있다.*

⑤ "正理曰……"은『金丹大要·卷二·精氣神說』에 나오는 내용이다.『雲笈七籤』에 나오는 명칭과는 차이가 있다.*

⑥ 決 :『金丹大要』에는 '訣'자로 되어 있다.*

⑦ 大腸神·小腸神 :『金丹大要』에는 '大小腸神'으로 되어 있다.*

⑧ 左陽神·右陰神 :『金丹大要』에는 '左陰神·右陽神'으로 되어 있다.*

⑨ 有 :『金丹大要』에는 '有'자가 없다.*

宮眞人, 腎爲丹亢①宮眞人, 肝爲蘭臺宮眞人, 肺爲尙書宮眞人, 脾爲黃庭宮眞人, 膽爲天靈宮眞人, 小腸爲玄靈宮眞人, 大腸爲末靈宮眞人, 膀胱爲玉房宮眞人. 又有元首九宮眞人. 腦有九瓣, 故頭有九宮.② 一曰雙丹宮, 二曰明堂宮, 三曰泥丸宮, 四曰流珠宮, 五曰大帝宮, 六曰天庭宮, 七曰極眞宮, 八曰玄丹宮, 九曰大皇宮也. 又有金樓重門十二亭長, 身外有一萬八千陽神, 身內有一萬八千陰神,③ 所主者爲絳宮眞人, 卽心主④也. 又有三身神⑤·四智神⑥·三魂神 爽靈·胎光·幽精 ·七魄神 尸狗·伏矢·雀淫·飛毒·天賊·除穢·臭師 ·七元·八識神, 假名異字, 難可悉數. 心主⑦乃一身之君, 萬神爲之聽命焉. 故能虛靈知覺, 千變萬化.

神)·후신(喉神)이다. 하부팔경(下部八景)의 신은 신신(腎神)·대장신(大腸神)·소장신(小腸神)·동신(胴神)·위신(胃神)·격신(膈神)·양협신(兩脇神)·좌양신(左陽神)·우음신(右陰神)이다. 몸에는 구궁진인(九宮眞人)이 있고, 심(心)은 강궁(絳宮)진인이고, 신(腎)은 단항궁(丹亢宮)진인이고, 간(肝)은 난대궁(蘭臺宮)진인이고, 폐(肺)는 상서궁(尙書宮)진인이고, 비(脾)는 황정궁(黃庭宮)진인이고, 담(膽)은 천령궁(天靈宮)진인이고, 소장(小腸)은 현령궁(玄靈宮)진인이고, 대장(大腸)은 말령궁(末靈宮)진인이고, 방광(膀胱)은 옥방궁(玉房宮)진인이다. 또한 머리에도 구궁진인(九宮眞人)이 있다. 뇌(腦)에는 아홉 부분이 있기 때문에 머리에는 9궁이 있다. 첫째는 쌍단궁(雙丹宮), 둘째는 명당궁(明堂宮), 셋째는 니환궁(泥丸宮), 넷째는 유주궁(流珠宮), 다섯째는 대제궁(大帝宮), 여섯째는 천정궁(天庭宮), 일곱째는 극진궁(極眞宮), 여덟째는 현단궁(玄丹宮), 아홉째는 대황궁(大皇宮)이다. 또 금루(金樓)·중문(重門)·12정(十二亭)의 장(長)이 있고, 몸 밖에는 1만8천의 양신(陽神)이 있고, 몸 안에는 1만8천의 음신(陰神)이 있는데, 이를 주관하는 것은 강궁진인(絳宮眞人)이니, 곧 심장의 주인이다. 또 삼신신(三身神)·사지신(四智神)·삼혼신(三魂神) 상령(爽靈)·태광(胎光)·유정(幽精) ·칠백신(七魄神) 시구(尸狗)·복시(伏矢)·작음(雀淫)·비독(飛毒)·천적(天賊)·제예(除穢)·취사(臭師) ·칠원(七元)·팔식신(八識神)이 있는데, 그 가명(假名)이나 이자(異字) 등은 이루 다 헤아리기가 어렵다. 심(心)의 주인은 곧 일신의 군주로서 모든 신이 그의 명령을 따른다. 그러므로 허령(虛靈)한 지각(知覺)을 지니고 천변만화할 수 있는 것이다"라고 하였다.

5 五藏藏七神 ❶ 內經曰, 五藏所藏, 心藏神, 肺藏魄, 肝藏魂, 脾藏意, 腎藏志. 又曰, 脾藏意與智, 腎藏精與志. 是謂七神. 註云, 神者, 精氣之化成也. 魄者, 精氣之匡佐也. 魂者, 神氣之輔弼也. 意者, 記而不忘者也. 志者, 專意而不移者也. ❷ 靈樞曰, 兩精相薄[摶]謂之神, 隨神往來謂之魂, 並精出入謂之魄, 心有所憶謂之意, 意之所存謂之志, 因慮而處物謂之智也.

5 오장은 칠신을 저장한다[五藏藏七神] ❶ 『내경(內經)』(『素問·宣明五氣 23』)에서는 "오장(五臟)은 각기 저장하는 바가 있으니, 심(心)은 신(神)을 저장하고, 폐(肺)는 백(魄)을 저장하고, 간(肝)은 혼(魂)을 저장하고, 비(脾)는 의(意)를 저장하고, 신(腎)은 지(志)를 저장한다"라고 하였다. 또한 『내경(內經)』(『靈樞·九鍼論 78』)에서는 "비(脾)는 의(意)와 지(智)를 저장하고, 신(腎)은 정(精)과 지(志)를 저장한다. 이것을 칠신(七神)이라고 한다"라고 하였다. 왕빙(王冰)의 주해에서는 "신(神)이란 정기(精氣)가 변화되어 이루어진 것이다. 백(魄)이란 정기를 바로잡고 도와주는 것이다. 혼(魂)이란 신기(神氣)를 보필하며 도와주는 것이다. 의(意)란 기억하여 잊지 않는 것이다. 지(志)란 의(意)를 한결같이 하여 바뀌지 않는 것이다"라고 하였다. ❷ 『영추(靈樞)』(「本神 08」)에서는 "음양의 두 정(精)이 서로 결합하여 낳는 생명활동을 '신(神)'이라 하고, 신(神)을 따라 왕래하는 것을 '혼(魂)'이라 하고, 정(精)과 아울러 출입하는 것을 '백(魄)'이라 하고, 심(心) 속에 인식되는 것을 '의(意)'라 하고, 인식된 것이 마음에 오래도록 남도록 하는 것을 '지(志)'라 하고, 사려(思慮)에 근거하여 사물에 대처하는 것을 '지(智)'라고 한다"라고 하였다.

6 藏氣絶則神見於外 ❶ 一士人喜⑧觀書忘食, 一日有紫衣人立於前曰, 公不可苦⑨思, 思則我死矣. 問其何人. 曰, 我穀神也. 於是絶思而食如故矣.⑩ 『延壽書』 ❷ 無錫游氏子, 以酒色得疾, 常見兩女子, 衣服鮮麗,

6 오장의 기가 끊어지면 신이 밖으로 나타난다[藏氣絶則神見於外] ❶ 어떤 선비가 책읽기를 너무 좋아하여 밥을 먹는 것마저 잊어버리곤 하였는데, 하루는 자줏빛 옷을 입은 사람이 앞에 나타나서 "공은 너무 사색하지 마시오. 그렇게 지나치게 사색한다면 내가 죽소"라고 하였다. 선비가 웬 사람인가 하고 물었더니, 말하기를 "나는 곡신(穀神)이오"라고 하였다. 그래서 사색하던 것을 그만두고 음식을 이전과 같이 먹었다고 한다. 『연수서』 ❷ 무석(無錫) 지방 유씨(游氏)의 아들이 주색에

---

① 亢 : 『金丹大要』에는 '元'자로 되어 있다.*

② 腦有九瓣, 故頭有九宮. : 『金丹大要』에는 이러한 말이 없으며, 뒤에 나오는 '一曰' 등의 순차도 나오지 않는다. '明堂宮' 다음에는 '丹田宮'이 있지만, 9개가 아니라서 단전궁은 삭제한 것으로 보인다.*

③ 『金丹大要』에는 이 다음에 '共三萬六千神'이 더 있으나, 『東醫寶鑑』에서는 삭제하였다.*

④ 心主 : 『金丹大要』에는 '心王'이라 쓰여 있다.*

⑤ 三身神 : 『金丹大要』에는 '三才神'이라 쓰여 있는데, 誤記로 보인다.*

⑥ 四智神 : 『金丹大要』에 의하면, 四智神은 四菩薩(大成就智菩薩·妙觀察智菩薩·平等性智菩薩·大圓鏡智菩薩)로 化하고, 八識神은 八金剛(色·聲·香·味·觸·法·傳送識金剛)으로 化하며, 四心神은 四佛(紇利陀耶佛·阿賴陀耶佛·質多陀耶佛·乾栗陀耶佛)로 化한다고 하였다.*

⑦ 心主 : 『金丹大要』에는 '心王'이라 쓰여 있다.*

⑧ 喜 : 『三元參贊延壽書』에는 '有'자로 되어 있다.*

⑨ 『三元參贊延壽書』에는 '久'자로 되어 있다.*

⑩ 『三元參贊延壽書·卷二·思慮』에 나오는 내용이다. 다음 문장으로는, "蓋思則氣結, 喉熱不散, 久而氣血俱虛, 則疾速至而夭枉也."라고 되어 있다.*

冉冉至腰而沒. 醫曰, 此腎神也, 腎絶則神不守舍, 故見於外也. 『醫說』①

빠진 탓으로 병을 얻었는데, 항상 두 여자가 의복을 곱게 차려 입고 하늘하늘 허리까지 올라와 사라지곤 했다. 이에 의원이 말하기를, “이것은 신(腎)의 신(神)인데, 신기(腎氣)가 끊어지면 신(神)이 제자리를 지키고 있을 수가 없기 때문에 밖으로 나타나는 것이다”라고 하였다. 『의설』

7 脈法 ❶ 七情傷脈. 喜則脈散, 怒則脈促, 一作激. 憂則脈澁, 思則脈沈, 一作結. 悲則脈結, 一作緊. 驚則脈顫, 一作動. 恐則脈沈. 『得效』 ❷ 喜傷心則脈虛, 思傷脾則脈結, 憂傷肺則脈澁, 怒傷肝則脈濡, 恐傷腎則脈沈, 驚傷膽則脈動, 悲傷心包則脈緊. 凡七情之脈, 惟氣口緊盛而已, 細分之則如此. 『入門』 ❸ 癲疾脈搏大滑, 久自已. 脈小堅急, 死不治. 又曰, 癲疾脈虛則可治, 實則死. 『內經』 ❹ 癲癎之脈, 浮洪·大長·滑大·堅實, 痰蓄心, 狂. 又曰, 大堅疾者, 癲狂. 『脈訣』 ❺ 恍惚癲狂, 實大爲順, 沈細爲逆. 『得效』 ❻ 靈樞曰, 凡脈急甚, 皆爲癲狂厥疾. ❼ 心中驚悸, 脈必結代. 飮食之悸, 沈伏動滑. 『脈訣』 ❽ 寸口脈動而弱, 動爲驚, 弱爲悸. 又曰, 肝脈動暴, 有所驚駭. 『正傳』 ❾ 人恐怖, 其脈何狀. 師曰, 脈形如循絲, 纍纍然, 其面白脫色也. 又曰, 人愧者, 其脈何類. 師曰, 脈浮而面色乍白乍赤也. 『脈經』

7 맥법(脈法) ❶ 칠정(七精)이 지나치면 맥(脈)을 상하게 한다. 너무 기뻐하면 맥이 산(散)②하고, 너무 성내면 맥이 촉(促)③ 어떤 곳에는 격(激)이라 했다. 하고, 너무 근심하면 맥이 삽(澁)④하고, 너무 생각하면 맥이 침(沈) 어떤 곳에는 결(結)이라 했다. 하고, 너무 슬퍼하면 맥이 결(結) 어떤 곳에는 긴(緊)이라 했다. 하고, 너무 놀라면 맥이 전(顫)⑤ 어떤 곳에는 동(動)이라 했다. 하고, 너무 무서워하면 맥이 침(沈)하다. 『득효』 ❷ 너무 기뻐하여 심(心)을 상하게 하면 맥이 허(虛)하고, 너무 생각하여 비(脾)를 상하게 하면 맥이 결(結)하고, 너무 근심하여 폐(肺)를 상하게 하면 맥이 삽(澁)하고, 너무 성내어 간(肝)을 상하게 하면 맥이 유(濡)⑥하고, 너무 무서워하여 신(腎)을 상하게 하면 맥이 침(沈)하고, 너무 놀라서 담(膽)을 상하게 하면 맥이 동(動)하고, 너무 슬퍼하여 심포(心包)를 상하게 하면 맥이 긴(緊)하다. 대개 칠정이 지나치면 기구맥(氣口脈)⑦이 긴(緊)하고 성(盛)할 뿐이지만 자세히 나누어 보면 이와 같다. 『입문』(「診脈·氣口人迎脈訣」) ❸ 전간(癲癎)에 맥이 대활(大滑)한 것은 오래 있으면 저절로 낫지만, 맥이 소(小)하면서 견(堅)하고 급(急)하면 죽는다. 또 전간에 맥이 허(虛)하면 치료할 수 있지만 실(實)⑧하면 죽는다. 『내경』(『素問·通評虛實論 28』) ❹ 전간의 맥이 부홍(浮洪)⑨·대장(大長)⑩·활대(滑大)·견실(堅實)하면 담(痰)이 심(心)에 쌓인 것으로 광(狂)⑪이다. 또 맥이 대(大)·견(堅)·질(疾)⑫한 것은 전광(癲狂)이다. 『맥결』 ❺ 황홀(恍惚)한 상태로 전광이 발작했을 때 맥이 실(實)하고 대(大)하면 순증(順證)이고, 침(沈)하고 세(細)하면 역증(逆證)이다. 『득효』 ❻ 『영추(靈樞)』(「邪氣藏府病形 04」)에서는 “대체로 맥이 몹시 급한 것은 다 전광과 궐병(厥病)⑬이다”라고 하였다. ❼ 심중에 경계(驚悸)⑭가 있을 때는 맥이 반드시 결(結)하고 대(代)하다. 음식으로 인한 계(悸)⑮는 맥이 침복(沈伏)하고 동활(動滑)하다. 『맥결』 ❽ 촌구맥(寸口脈)이 동(動)하고 약(弱)할 때 동한 것은 경(驚)⑯이고, 약한 것은 계(悸)이다. 또 간맥(肝脈)이 동(動)하고 폭(暴)한 것은 몹시 놀란 일이 있기 때문이다. 『정전』 ❾ “사람이 공포감을 느낄 때 그 맥상은 어떠합니까?” 하고 물으니, 스승이 말하기를, “맥의 형태는 여러 가닥으로 꼰 실을 훑는 것 같이 루루연(纍纍然)⑰하고 얼굴빛이 새하얗게 된다”라고 하였다. 또 묻기를, “사람이 부끄러워할 때 그 맥은 어떠합니까?” 스승이 말하기를, “맥은 부(浮)하고 얼굴빛은 잠깐 희어졌다 붉어졌다 한다”라고 하였다. 『맥경』

---

① 『醫說·卷九·養生修養調攝』에 ‘腎神’이라는 제목으로, “無錫游氏子, 少年耽于酒色, 旋得疾久而弗愈, 勢危甚. 忽語家人曰, 常見兩女子, 服飾華麗, 其長財三四寸, 每緣吾足而行冉冉至腰而沒. 家人以為妖祟, 他日名醫自遠而至, 諸游或以扣之. 醫曰, 此蓋腎神也. 腎氣絶則神不守舍, 故病者見之. 『癸志』”라고 쓰여 있다.*

② 산맥(散脈) : 뜨고 흩어져 뿌리가 없는 듯하고 뛰는 것이 가지런하지 않은 脈象.

③ 촉맥(促脈) : 빠르고 힘있게 뛰다가 때때로 한번씩 멎었다가 뛰는 脈象.

④ 삽맥(澁脈) : 원활하지 못하고 거칠게 짚이는 脈象.

⑤ 전맥(顫脈) : 맥이 한 번 뛰는 사이에 무수한 작은 波動이 손가락 끝에 느껴지는 脈象.

⑥ 유맥(濡脈) : 뜨고 微細하면서 無力한 것으로 가볍게 짚으면 느껴지지만 힘주어 짚으면 도리어 드러나지 않는 脈象.

⑦ 기구맥(氣口脈) : ① 팔목 요골동맥에서 보는 맥, 곧 寸口脈. ② 오른쪽 寸口脈을 氣口脈이라 하고, 왼쪽 寸口脈은 人迎脈이라 한 데도 있다.

⑧ 실맥(實脈) : 寸·關·尺 세 부위를 가볍게 짚거나 세게 짚거나 다 힘있게 뛰는 脈象.

⑨ 부맥(浮脈) : 손가락으로 가볍게 누르면 짚이고, 세게 누르면 좀 약해지는 脈象.

⑩ 장맥(長脈) : 긴 장대를 만지는 것처럼 길게 짚이는 脈象.

⑪ 광(狂) : 정신에 이상이 생긴 병증. 七情의 장애나 氣血不足, 痰火 등이 心에 작용하여 생긴다.

⑫ 질맥(疾脈) : 몹시 빨리 뛰는 脈象. 數脈보다 더 빠르며, 一息에 7~8번 뛴다.

⑬ 궐병(厥病) : 厥證. 갑자기 정신을 잃고 넘어지는 병증.

⑭ 경계(驚悸) : 놀라서 가슴이 두근거리거나 가슴이 두근거리면서 잘 놀라고 불안해하는 병증.

⑮ 계(悸) : 가슴이 두근거리는 것.

⑯ 경(驚) : 놀라서 가슴이 두근거리고 숨이 차고 불안해하는 병증.

⑰ 루루연(纍纍然) : 맥이 가늘고 폭이 작은 細脈을 형용한 것으로, 이시진의 『瀕湖脈學』에서 “細來纍纍, 細如絲”라고 하였다.

8 神統七情傷則爲病 ❶ 心藏神, 爲一身君主, 統攝七情, 酬酢萬機. 七情者, 喜怒憂思悲驚恐也. 又魂神意魄志, 以爲神主, 故亦皆名神也. 內經註 ❷ 靈樞曰, 心怵惕思慮則傷神, 神傷則恐懼自失, 破䐃脫肉, 毛悴色夭, 死于冬. 脾憂愁而不解則傷意, 意傷則悗亂, 四肢不擧, 毛悴色夭, 死于春. 肝悲哀動中則傷魂, 魂傷則狂忘不精, 不精則不正當人, 陰縮而攣筋, 兩脇骨不擧, 毛悴色夭, 死于秋. 肺喜樂無極則傷魄, 魄傷則狂, 狂者意不存人, 皮革焦, 毛悴色夭, 死于夏. 腎盛怒而不止則傷志, 志傷則喜忘其前言, 腰脊不可以俛仰屈伸, 毛悴色夭, 死于季夏. 恐懼而不解則傷精, 精傷則骨痠痿厥, 精時自下. 是故五藏主藏精者也, 不可傷, 傷則失守而陰虛, 陰虛則無氣, 無氣則死矣. ❸ 又曰, 怵惕思慮者, 恐懼流淫而不止. 悲哀動中者, 竭絶而失生. 喜樂無極者, 神蕩散而不藏. 愁憂不解者, 氣閉塞而不行. 盛怒者, 迷惑而不治. 恐懼者, 神蕩散而不收. ❹ 內經曰, 五精所幷. 精氣幷於心則喜, 幷於肺則悲, 幷於肝則憂, 幷於脾則畏, 幷於腎則恐. 註曰, 肺虛而心精幷之則爲喜, 肝虛而肺氣幷之則爲悲. 他藏倣此. 憂當作怒, 畏當作思. ❺ 喜傷心者, 不可疾行, 不可久立. 怒傷肝者, 上氣不可忍, 熱氣盪胸, 短氣欲絶, 不得息. 憂傷肺者, 心系急, 上焦閉, 榮衛不通, 夜臥不安. 思傷脾者, 氣留不行, 積聚中脘, 不得飮食, 腹脹滿, 四肢怠惰. 悲傷心包者, 善忘不識人, 置物在處, 還取不得, 筋攣四肢浮腫. 恐傷腎者, 上焦氣閉不行, 下焦回還不散, 猶豫不決, 嘔逆惡心. 驚傷膽者, 神無所歸, 慮無所定, 說物不意而迫. 『得效』 ❻ 靈樞曰, 志意者, 所以御精神, 收魂魄, 適寒溫, 和喜怒者也. 志意和則精神專直, 魂魄不散, 悔怒不起, 五藏不受邪矣.

8 신은 칠정을 거느리는데, 이것이 상하면 병이 된다[神統七情傷則爲病] ❶ 심(心)은 신(神)을 저장하여 일신의 군주가 되어 칠정(七情)을 통솔하고 온갖 일을 다 맡는다. 칠정이란 기뻐하는 것[喜], 성내는 것[怒], 근심하는 것[憂], 생각하는 것[思], 슬퍼하는 것[悲], 놀라는 것[驚], 무서워하는 것[恐]이다. 또한 혼(魂)·신(神)·의(意)·백(魄)·지(志)는 신(神)을 주인으로 삼기 때문에 모두 신(神)이라고 한다. 내경주 ❷ 『영추(靈樞)』(「本神 08」)에서는 "심(心)은 두려운 생각이 지나치면 신(神)을 상하게 되고, 신(神)이 상하게 되면 자기 스스로 두려움을 제어하지 못하는데, 오래되면 팔뚝이나 장딴지 같은 부위의 알통이 없어지고 살이 빠지며 모발이 건조해지고 안색이 초췌해진다. 이런 경우는 겨울에 죽는다. 비(脾)는 지나친 근심을 풀어주지 않으면 의(意)를 상하게 되고, 의(意)가 상하게 되면 가슴이 답답하고 수족에 힘이 빠져 움직이지 못하며, 더 나아가 모발이 건조해지고 안색이 초췌해진다. 이런 경우는 봄에 죽는다. 간(肝)은 슬픔이 지나쳐서 내부를 요동케 하면 혼(魂)을 상하게 되고, 혼(魂)이 상하게 되면 정신이 문란해져 간이 혈(血)을 저장하는 작용을 잃게 되어 성기가 위축되고 근맥(筋脈)에 경련이 일어나며 양쪽 갈비뼈가 아파서 움직이지 못하고, 더 나아가 모발이 건조해지고 안색이 초췌해진다. 이런 경우는 가을에 죽는다. 폐(肺)는 기쁨과 즐거움이 지나치면 백(魄)을 상하게 되고, 백(魄)이 상하게 되면 광병(狂病)이 되는데, 미친 사람은 방약무인하고 피부가 마르며, 더 나아가 모발이 건조해지고 안색이 초췌해진다. 이런 경우는 여름에 죽는다. 신(腎)은 지나친 노여움을 막지 못하면 지(志)를 상하게 되고, 지(志)가 상하게 되면 자신이 했던 말을 잊어버리고 등과 허리가 아파 뜻대로 굴신하질 못하며, 더 나아가 모발이 건조해지고 안색이 초췌해진다. 이런 경우는 늦여름에 죽는다. 지나친 두려움을 풀어주지 않으면 정(精)을 상하게 되고, 정(精)이 상하면 뼈가 시큰거리고 위궐(痿厥)을 앓게 되어 유정(遺精)의 증상을 보인다. 이로 볼 때 오장은 정기(精氣)의 저장을 주관하는 곳으로, 저장된 정기는 손상되어서는 안 되는데, 손상된다면 정기가 지켜질 수 없어 음이 허해지게 되고, 음이 허해지면 반드시 기(氣)가 없어지게 되는데, 이렇게 되면 죽는다"라고 하였다. ❸ 또한 『영추(靈樞)』(「本神 08」)에서는 "두려운 생각이 지나치면 두려운 정서가 겉으로 드러난다. 비애(悲哀)가 내부를 요동케 하면 기가 끊어져 죽는다. 희락(喜樂)이 지나치면 신(神)이 흩어져서 저장되지 못한다. 근심이 풀리지 않으면 기가 막혀서 운행하지 못한다. 지나치게 성내면 미혹되어 마음을 다스리지 못한다. 무서움이 지나치면 신(神)이 흩어져서 수렴되질 못한다"라고 하였다. ❹ 『내경(內經)』(『素問·宣明五氣 23』)에서는 "오장의 정기(精氣)가 한 곳으로 몰릴 경우, 정기(精氣)가 심(心)으로 몰리면 너무 기뻐하고, 폐(肺)로 몰리면 너무 슬퍼하고, 간(肝)으로 몰리면 너무 근심하고, 비(脾)로 몰리면 너무 두려워하고, 신(腎)으로 몰리면 너무 무서워한다"라고 하였다. 왕빙(王冰)의 주해에서는 "폐가 허하여 심의 정기가 그것을 아우르게 되면 너무 기뻐하고, 간이 허하여 폐의 정기가 그것을 아우르게 되면 너무 슬퍼하게 된다. 다른 장기도 이와 같다. 근심한다는 '우(憂)'는 노한다는 '노(怒)'로 고치고, 두려워한다는 '외(畏)'는 생각한다는 '사(思)'로 고쳐야 한다"라고 하였다. ❺ 너무 기뻐하여 심(心)을 상하게 되면 빨리 걷지 못하고 오래 서 있지 못한다. 너무 성내어 간(肝)을 상하게 되면 기가 치밀어 견디지 못하고, 열기가 가슴에 밀려오고 숨이 거칠고 짧아지면서 끊어지려 하여 숨을 잘 쉬지 못한다. 너무 근심하여 폐(肺)를 상하게 되면 심계(心系)가 땅기고 상초(上焦)가 막히며, 영·위기(榮衛氣)가 운행되지 못하므로 밤잠을 편히 못 잔다. 너무 생각하여 비(脾)를 상하게 되면 기가 머물러 운행되질 못하므로 중완(中脘)에 적취(積聚)가 생겨서 음식을 먹지 못하고, 배가 창만(脹滿)하며 사지가 나른해진다. 너무 슬퍼하여 심포락(心包絡)을 상하게 되면 잊어버리기를 잘하고, 사람을 잘 알아보지 못하며, 물건을 어디다 두었는지 찾지 못하고, 근육에 경련이 일며 사지가 붓는다. 너무 두려워하여 신(腎)을 상하게 되면 상초(上焦)의 기는 운행되지 못하고, 하초(下焦)의 기는 되돌아와 흩어지지 못하며, 머뭇거리고 결단을 못 내리며, 구역질이 나고 메스껍다. 너무 놀라서 담(膽)을 상하게 되면 신(神)이 돌아갈 곳이 없어 마음이 안정되지 못하여 허튼 말을 하면

서 덤빈다. 『득효』 ❻ 『영추(靈樞)』(「本藏 47」)에서는 "지(志)와 의(意)는 정신을 통제하고, 혼백(魂魄)을 수렴하며, 한열(寒熱)을 조절하고, 희로(喜怒)를 조절해 주는 것이다. 지(志)와 의(意)가 조절되면 정신이 온전하고 혼백이 흩어지지 않으며, 회한과 분노가 일어나지 않고 오장이 사기(邪氣)를 받지 않는다"라고 하였다.

8-1 喜 ❶ 內經曰, 心在志爲喜. 又曰, 心實則笑, 笑則喜. 又曰, 暴喜傷陽. 又曰, 喜怒傷氣. 又曰, 喜怒不節, 寒暑過度, 生乃不固. 又曰, 喜則氣緩. 蓋喜則氣和志達, 榮衛通利, 故氣緩矣. ❷ 皇甫謐曰, 喜發於心而成於肺, 故過節則二藏俱傷. ❸ 靈樞曰, 喜樂者, 神蕩散而不藏. 又曰, 喜樂無極則傷魄, 魄爲肺神也.

8-1 기뻐하는 것[喜] ❶ 『내경(內經)』(『素問·陰陽應象大論 05』)에서는 "심(心)은 지(志)에 있어서는 기쁨이 된다"라고 하였고, 또한 『내경』(『靈樞·本神 08』)에서는 "심기가 실하면 웃게 되고, 웃으면 기뻐진다"라고 하였으며, 또한 『내경』(『素問·陰陽應象大論 05』)에서는 "갑자기 너무 기뻐하면 양기를 상하게 한다." "기뻐하고 성내는 것은 기를 상하게 한다." "기뻐하고 성내는 것이 절제되지 않고 추위나 더위가 지나치면 생명이 위태롭다"라고 하였다. 또한 『내경』(『素問·擧痛論 39』)에서는 "기뻐하면 기가 완만해진다"라고 하였다. 대체로 기뻐하면 기(氣)가 고르고 지(志)가 통하며 영·위기(榮衛氣)가 잘 돌기 때문에 기가 완만해진다. ❷ 황보밀(皇甫謐)이 말하기를, "기쁨은 심(心)에서 생겨나 폐(肺)에서 이루어지기 때문에 절도를 벗어나면 두 장기가 함께 상하게 된다"라고 하였다. ❸ 『영추(靈樞)』(「本神 08」)에서는 "너무 기뻐하면 신(神)이 흩어져서 저장되지 못한다." "한없이 기뻐하면 백(魄)을 상하게 되는데, 백은 폐(肺)의 신(神)이기 때문이다"라고 하였다.

8-2 怒 ❶ 內經曰, 肝在志爲怒. 又曰, 暴怒傷陰. 又曰, 大怒則形氣絶, 而血菀於上, 使人薄厥. 菀, 鬱也. 薄厥, 謂氣絶也. 又曰, 血幷於上, 氣幷於下, 心煩惋善怒. 又曰, 怒則氣上. 又曰, 怒則氣逆, 甚則嘔血及飧泄矣. 註云, 怒則陽氣逆上, 而肝木乘脾, 故嘔血及飧泄也. 又曰, 膽爲怒. 肝膽之病, 實則爲怒. 又曰, 陰出之陽則怒. ❷ 綱目曰, 怒在陰, 陽爲陰閉遏而不得伸也. 東垣曰, 多怒者, 風熱陷下於地中是也. ❸ 先賢詩曰, 怒來劇炎火, 焚和徒自傷, 觸來勿與競, 事過心清凉.① 柳公度②善養生, 年八十餘, 步履輕健. 或求其術. 答曰, 吾無術, 但平生未嘗③以元氣佐喜怒, 使氣海常溫耳. 『延壽書』 ❹ 七情傷人, 惟怒爲甚, 蓋怒則肝木便克脾土, 脾傷則四藏俱傷矣. 『綱目』 ❺ 治怒方. 香附末·甘草末各一兩. 右和勻, 每三錢, 白湯調下. 『丹心』④

8-2 성내는 것[怒] ❶ 『내경(內經)』(『素問·陰陽應象大論 05』)에서는 "간(肝)은 지(志)에 있어서는 분노가 된다." "갑자기 너무 성내면 음(陰)을 상한다"라고 하였고, 또한 『내경』(『素問·生氣通天論 03』)에서는 "몹시 성내면 형기(形氣)가 끊어지고, 피가 상초(上焦)에 몰려서 기가 끊어지게 된다" 완(菀)은 맺히거나 울체된다는 뜻이고, 박궐(薄厥)은 기가 끊어진다[氣絶]는 뜻이다. 라고 하였으며, 또한 『내경』(『素問·調經論 62』)에서는 "혈(血)이 상초(上焦)에 몰리고 기(氣)가 하초(下焦)에 몰리면 가슴이 답답하고 놀라면서 성을 잘 낸다"라고 하였고, 또한 『내경』(『素問·擧痛論 39』)에서는 "성내면 기가 올라간다." "성내면 기가 치밀고 심하면 피를 토하며 소화가 안 된 음식물을 설사한다"라고 하였다. 왕빙(王冰)의 주해에서는 "성내면 양기(陽氣)가 치밀어 오르고, 간목(肝木)이 비(脾)를 타오르기 때문에 피를 토하고, 소화가 안 된 음식물을 설사하게 된다"라고 하였다. 또한 『내경』(『素問·宣明五氣 23』)에서는 "담병(膽病)이 있으면 성을 잘 낸다." 간담의 병이 실하면 성을 낸다. "음에서 나와 양으로 들어가면 성을 잘 낸다"라고 하였다. ❷ 『강목(綱目)』에서는 "성내는 것이 음에 있다는 것은 양이 음에 의해 막혀서 펴지지 못한다는 것이다"라고 하였다. 동원(東垣)이 말하기를, "성을 잘 내는 것은 풍열(風熱)이 땅속으로 빠져 들어가는 것과 같다"라고 하였다. ❸ 선현(先賢)의 시에서는 "노한 감정이 극하면 불꽃이 타오르고, 같이 성내서 응하면 한갓 몸만 상하네. 누가 건드려도 다투지 말게나. 그때만 지나면 마음은 청정해지리니"라고 하였다. 유공도(柳公度)가 양생(養生)을 잘하여서 나이 80이 넘었는데도 걸음걸이가 가뿐하고 튼튼하였다. 어떤 사람이 그 방법을 가르쳐 줄 것을 청하니, 대답하기를 "내게 별다른 방법은 없고, 단지 평생 기뻐하고 성내는 데 마음을 쓰지 않고 기해(氣海)를 늘 따뜻하게 하였을 뿐이오"라고 하였다. 『연수서』 ❹ 칠정(七情)이 사람을 상하게 하는데, 그 중에서도 성내는 것이 제일 심하다. 대체로 성을 내면 간목(肝木)이 갑자기 비토(脾土)를 억누르게 되니, 비(脾)가 상하게 되면 나머지 네 장기도 모두 상하게 된다. 『강목』 ❺ 잘 노하는 것을 치료하는 처방은 향부자 가루와 감초 가루를 각각 1냥씩 고루 섞어서 매번 3돈씩 끓인 물에 타 먹는 것이다. 『단심』

8-3 憂 ❶ 內經曰, 肺在志爲憂. 又

8-3 근심하는 것[憂] ❶ 『내경(內經)』(『素問·陰陽應象大論 05』)에서는 "폐(肺)는 지

① '先賢詩曰……清凉.'은 『三元參贊延壽書·卷二·忿怒』에 나오는 내용이다.*
② 柳公度 : 『三元參贊延壽書·卷二·喜樂』에 나오는 내용으로서, '唐·柳公度'로 되어 있다.*
③ 平生未嘗 : 『三元參贊延壽書』에는 '未常'이라 되어 있다.*
④ 『丹溪心法』에 위의 처방은 나오지 않는다. (『醫學綱目·肝膽部·怒·[丹]』 p.281)*

曰, 憂則氣沈. ❷ 靈樞曰, 愁憂不解則傷意, 意爲脾神也. 又曰, 愁憂者, 氣閉塞而不行. 盖憂則隔塞否閉, 氣脈斷絶而上下不通也. 氣固於內, 則大小便道偏,[1] 不得通泄也.

(志)에 있어서는 근심이 된다"라고 하였다. 또한 "근심하면 기가 가라앉는다"라고 하였다. ❷『영추(靈樞)』(「本神 08」)에서는 "근심이 풀리지 않으면 의(意)를 상하게 되는데, 의(意)는 비(脾)의 신(神)이다." "근심하면 기가 막혀서 운행되지 못한다"라고 하였다. 대개 근심하면 기가 가슴에 막히고, 기(氣)와 맥(脈)이 단절되어 위아래로 잘 통하지 못한다. 기가 속에서 단단히 막히면 대소변 길이 치우쳐서 잘 나가지 못한다.

8-4 思 ❶ 內經曰, 脾在志爲思. 又曰, 思則氣結. 註云, 繫心不散, 故氣亦停留而結也. ❷ 皇甫謐曰, 思發於脾, 而成於心, 過節則二藏俱傷. ❸ 靈樞曰, 因志而存變謂之思, 因思而遠慕謂之慮. 又曰, 怵惕思慮則傷神, 神傷則恐懼流淫而不止.

8-4 생각하는 것[思] ❶『내경(內經)』(『素問·陰陽應象大論 05』)에서는 "비(脾)는 지(志)에 있어서는 생각이 된다"라고 하였고, 또한『내경』(『素問·擧痛論 39』)에서는 "생각이 지나치면 기가 맺힌다"라고 하였다. 왕빙(王冰)의 주해에서는 "마음에 맺힌 것이 흩어지지 않기 때문에 기도 역시 머물러 있어서 맺히게 된다"라고 하였다. ❷ 황보밀(皇甫謐)이 말하기를, "생각하는 것은 비(脾)에서 나오지만 심(心)에서 이루어지므로 절도에 맞지 않으면 두 장기가 함께 상하게 된다"라고 하였다. ❸『영추(靈樞)』(「本神 08」)에서는 "지(志)에 근거하여 사물의 변화에 응하는 것을 '사(思)'라 하고, 사(思)에 의하여 멀리까지 추상(推想)하는 것을 '려(慮)'라고 한다." "지나치게 두려워하고 생각하면 신(神)을 상하게 되고, 신이 상하면 때때로 두려워하는 정서가 드러나서 그치지 않는다"라고 하였다.

8-5 悲 ❶ 內經曰, 肺之志爲悲. 又曰, 心虛則悲, 悲則憂. 又曰, 精氣幷於肺則悲, 肝虛而肺氣幷之則爲悲. 又曰, 悲則氣消. 又曰, 肺主殺, 故其志爲悲. ❷ 靈樞曰, 悲哀動中則傷魂. 又曰, 悲哀動中者, 竭絶而失生.

8-5 슬퍼하는 것[悲] ❶『내경(內經)』(『素問·陰陽應象大論 05』)에서는 "폐(肺)의 지(志)는 슬픔이 된다." 또『내경』(『靈樞·本神 08』)에서는 "심기(心氣)가 허하면 슬퍼지고, 슬퍼하면 근심스러워진다"라고 하였다. 또한『내경』(『素問·宣明五氣 23』)에서는 "정기(精氣)가 폐에 몰리면 슬퍼하고, 간(肝)이 허(虛)하여 폐기(肺氣)가 그것을 아우르면 슬퍼진다"라고 하였고, 또한『내경』(『素問·擧痛論 39』)에서는 "슬퍼하면 기(氣)가 소모된다"라고 하였다. 또한 "폐는 숙살(肅殺)[2]을 주관하기 때문에 그 지(志)는 슬픔이 된다"라고 하였다. ❷『영추(靈樞)』(「本神 08」)에서는 "비애가 내부를 요동케 하면 혼(魂)을 상하게 한다." "비애가 내부를 요동케 하면 기가 끊어져 생명을 잃게 된다"라고 하였다.

8-6 驚 ● 詳見驚悸類.

8-6 놀라는 것[驚] ● 자세한 것은 경계(驚悸) 조문을 보라.

8-7 恐 ❶ 內經曰, 腎在志爲恐. 又曰, 胃爲恐. 註曰, 胃熱則腎氣微弱, 故爲恐. 又曰, 精氣幷於腎則恐. 由心虛而腎氣幷之故爲恐. ❷ 靈樞曰, 足少陰之脈病, 善恐. 又曰, 恐懼而不解則傷精. 又曰, 恐懼者, 神蕩散而不收. 又曰, 恐則氣下. 註曰, 上焦固禁, 下焦氣還, 故氣不行矣. ❸ 子和曰, 肝藏血, 血不足則恐. 盖肝膽實則怒而勇敢, 虛則善恐而不敢也.[3] ❹ 綱目曰, 恐與驚相似, 然驚者爲自不知也, 恐者爲自知也. 盖驚者, 聞響乃驚. 恐者, 自知如人將捕之狀, 及不能獨自坐臥, 必須人爲伴侶方不恐懼. 或夜必用燈照, 無燈燭亦恐懼者是也.[4]

8-7 무서워하는 것[恐] ❶『내경(內經)』(『素問·陰陽應象大論 05』)에서는 "신(腎)은 지(志)에 있어서는 무서움이 된다" "위(胃)에서도 무서움이 생긴다"라고 하였다. 왕빙(王冰)의 주해에서는 "위(胃)에 열이 있으면 신기(腎氣)가 약해지기 때문에 무서움이 생긴다"라고 하였다. 또한『내경』(『素問·宣明五氣 23』)에서는 "정기(精氣)가 신(腎)에 몰리면 무서워한다. 이것은 심(心)이 허하여 신기(腎氣)가 그것을 아우르기 때문에 무서움이 생기는 것이다"라고 하였다. ❷『영추(靈樞)』(「經脈 10」)에서는 "족소음경맥(足少陰經脈)이 병들면 잘 무서워한다"라고 하였고, 또한『영추』(「本神 08」)에서는 "무서움이 풀리지 않으면 정(精)을 상하게 한다." "무서워하면 정신이 분산되어 수습하지 못한다"라고 하였다. 또한『내경』(『素問·擧痛論 39』)에서는 "무서워하면 기가 내려간다"라고 하였다. 왕빙(王冰)의 주해에서는 "상초(上焦)에서 기가 막히면 하초(下焦)로 기가 되돌아가기 때문에 기가 운행되지 못한다"라고 하였다. ❸ 자화(子和)가 말하기를, "간은 피를 저장하는데, 피가 부족하면 무서워한다. 대개 간담(肝膽)이 실(實)하면 성을 잘 내고 용감하며, 간담이 허(虛)하면 잘 무서워하고 용감하지 못하다"라고 하였다. ❹『강목(綱目)』(「腎膀胱部·恐」)에서는 "무서워하는 것[恐]과 놀라는 것[驚]은 서로 비슷하지만 놀라는 것은 스스로 알지 못하는 것이고, 무서워하는 것은 스스로가 아는 것이다. 대개 놀라는

---

① 大小便道偏 : 소변이 많이 나오면 변비가 생기고, 설사를 하면 소변이 잘 나오지 않는다.

② 숙살(肅殺) : 가을의 찬 기운이 초목을 시들게 한다는 뜻.

③『醫學綱目』에 나오는 것으로, '張子和云, 驚者爲自不知', '戴人曰, 膽者敢也, 驚怕則膽傷矣.'가 子和를 인용한 구절이다.『東醫寶鑑』에서는 그 뒤의 내용도 다 子和의 것으로 보았는데, 이는『醫學綱目』에서 樓英이 요약한 부분이다. 그래서,『東醫寶鑑』의 '子和曰'은 誤記이다. (『醫學綱目·腎膀胱部·恐』 p.799)*

것은 소리를 듣고 놀라게 되는 것이며, 무서워하는 것은 다른 사람이 잡으러 오는 것 같고, 혼자 있거나 잠을 자지 못하여 반드시 사람이 옆에 있어야 무서워하지 않게 되는 것이다. 혹은 밤에는 반드시 등불을 켜야 하는데, 등불이 없으면 또 무서워하는 것들이 그 예이다"라고 하였다.

9 驚悸 ❶ 內經曰, 血幷於陰, 氣幷於陽, 故爲驚狂. ❷ 內經註曰, 悸者, 心跳動也. ❸ 綱目曰, 驚者, 心卒動而不寧也, 悸者, 心跳動而怕驚也. ❹ 三因曰, 驚悸, 因事有所大驚而成者, 名曰心驚膽攝. 病在心膽經, 其脈大動, 宜朱砂安神丸·鎭心丹·加味溫膽湯. ❺ 仲景曰, 心悸者, 火懼水也. 惟腎欺心故爲悸. 傷寒飮水多, 必心下悸. ❻ 丹溪曰, 驚悸者, 有時而作, 血虛者, 宜朱砂安神丸. 有痰者, 宜加味定志丸. 大槪屬血虛與痰, 瘦人多是血虛, 肥人多是痰飮. 時覺心跳者, 亦是血虛. ❼ 仲景曰, 食少飮多, 水停心下, 甚者則悸, 微者短氣. ❽ 三因曰, 五飮停蓄, 閉於中脘, 最使人驚悸, 屬飮家. ❾ 入門曰, 驚悸因思慮過度, 及大驚恐而作, 甚則心跳欲厥. 宜淸心補血湯·辰砂妙香散. 氣血俱虛, 宜養心湯. 時作時止者, 痰因火動, 二陳湯加枳實·麥門冬·竹茹·黃連·梔子·人參·白朮·當歸·烏梅, 薑三片·棗一枚, 煎入竹瀝三匙, 朱砂末三分調服. 方見痰飮. ❿ 驚悸當補血安神, 宜靜神丹·寧志元·養血安神湯·朱砂膏. 若氣鬱驚悸, 宜交感丹 方見氣部 ·加味四七湯. 『諸方』

9 경계(驚悸) ❶ 『내경(內經)』(『素問·調經論 62』)에서는 "혈(血)이 음사(陰邪)와 섞이고, 기(氣)가 양사(陽邪)와 섞이면 경광(驚狂)①이 발생한다"라고 하였다. ❷ 『내경』(『素問·氣交變大論 69』)의 왕빙주(王冰註)에서는 "계(悸)란 가슴이 두근거리는 것이다"라고 하였다. ❸ 『강목(綱目)』(「肝膽部·驚悸怔忡」)에서는 "경(驚)이란 심(心)이 갑자기 놀라서 안정되지 않는 것이고, 계(悸)란 가슴이 두근거리고 두려워 놀라는 것이다"라고 하였다. ❹ 『삼인(三因)』에서는 "경계(驚悸)는 크게 놀란 일이 있어서 생기는 것인데, 이것을 심경담섭(心驚膽懾)이라고 한다. 병이 심경(心經)과 담경(膽經)에 있고 그 맥이 크게 뛰는 경우에는 주사안신환(朱砂安神丸)·진심단(鎭心丹)·가미온담탕(加味溫膽湯)(➡方藥合編·中91)을 쓴다"라고 하였다. ❺ 중경(仲景)이 말하기를, "심계(心悸)란 화(火)가 수(水)를 두려워하는 것으로, 오직 신(腎)만이 심(心)을 기만하기 때문에 두근거리게 된다. 상한병(傷寒病)에 물을 많이 마시면 반드시 명치 밑이 두근거린다"라고 하였다.(『傷寒論·太陽·中』) ❻ 단계(丹溪)가 말하기를, "경계(驚悸)는 때때로 발작하는데, 혈(血)이 허(虛)하면 주사안신환(朱砂安神丸)을 쓰고, 담(痰)이 있으면 가미정지환(加味定志丸)을 쓴다. 경계는 대체로 혈허(血虛)와 담(痰)에 속하는데, 여윈 사람은 대개 혈허(血虛)이고, 살찐 사람은 대개 담음(痰飮)이다. 때때로 가슴이 두근거리는 것을 느끼는 것도 혈허다"(『丹溪心法·驚悸怔忡六十一』)라고 하였다. ❼ 중경(仲景)이 말하기를, "밥은 적게 먹고 물을 많이 마셔서 물이 명치에 머물러 있을 때, 이것이 심하면 가슴이 두근거리고, 심하지 않으면 숨결이 가쁘다"라고 하였다.(『金匱要略·痰飮咳嗽』) ❽ 『삼인(三因)』에서는 "오음(五飮)②이 쌓여서 중완(中脘)③을 막는 것이 경계를 가장 잘 일으키는데, 이것은 음가(飮家)④에 속한다"라고 하였다. ❾ 『입문(入門)』(「雜病分類·痰類·驚悸怔忡健忘」)에서는 "경계는 사려(思慮)가 지나치거나 크게 놀라고 두려워하는 데서 생기는데, 이것이 심하면 가슴이 뛰고 정신을 잃어 넘어지려고 한다. 이때는 청심보혈탕(淸心補血湯)·진사묘향산(辰砂妙香散)을 쓴다. 기혈(氣血)이 다 허(虛)하면 양심탕(養心湯)을 쓴다. 때때로 발작했다 멎었다 하는 것은 담(痰)이 화(火)로 인해 동(動)하는 것이므로 이진탕(二陳湯)(처방은 痰飮門을 보라.)(➡方藥合編·中99)에 지실·맥문동·죽여·황련·치자·인삼·백출·당귀·오매와 생강 3쪽, 대추 1개를 더 넣고 달인 다음 죽력 3숟가락·주사가루 3푼을 타서 먹는다"라고 하였다. ❿ 경계에는 반드시 혈(血)을 보하고 정신을 안정시켜야 하는데, 정신단(靜神丹)·영지원(寧志元)·양혈안신탕(養血安神湯)·주사고(朱砂膏)를 쓴다. 만약 기울(氣鬱)로 생긴 경계라면 교감단(交感丹)(처방은 氣門을 보라.)(➡方藥合編·中89)과 가미사칠탕(加味四七湯)을 쓴다. 『제방』

• 朱砂安神丸 ● 東垣曰, 熱淫所勝, 以黃連之苦寒, 去心煩, 除濕熱爲君. 以甘草·生地黃之甘寒, 瀉火補氣, 滋生陰血爲臣. 當歸補血不足, 朱砂納浮溜之火而安神明也. 黃連六錢, 朱

주사안신환(朱砂安神丸) ● 동원(東垣)이 말하기를, "열음(熱淫)⑤이 심하게 올라오면 황련의 쓰고 찬 성질로 가슴이 답답한 것과 습열(濕熱)을 제거하는 군약(君藥)으로 삼는다. 또 감초와 생지황의 달고 찬 성질로 화(火)를 사(瀉)하고 기(氣)를 보하며 음혈(陰血)을 자양하는 신약(臣藥)⑥으로 삼는다. 당귀는 혈(血)이 부족한 것을 보하고, 주사는 떠도는 화(火)를 거두어 신명(神明)을 안정시켜

---

④ 이 부분은 樓英이 恐의 첫머리에 요약한 내용이다. (『醫學綱目·腎膀胱部·恐』 p.799)*

① 경광(驚狂) : 놀란 것으로 인해 狂疾이 된 것.

② 오음(五飮) : 痰飮·懸飮·溢飮·支飮·伏飮을 이른다. 飮이란 體液代謝 과정에서 생긴 노폐물이 배설되지 못하고 體腔이나 일정한 부위에 고여 있는 것 가운데서 연하고 묽은 부분을 말한다. 이에 비해 진하고 걸쭉한 부분을 痰이라 한다.

③ 중완(中脘) : 胃脘, 즉 胃의 內腔에서 제일 가운데 부분.

④ 음가(飮家) : 평소 水飮病이 있는 사람.

⑤ 열음(熱淫) : 熱邪나 熱이 지나치게 심하여 病因이 된 것.

⑥ 신약(臣藥) : 韓藥處方에서 主藥(君藥)을 도와서 主症을 치료하는 약.

砂五錢, 甘草·生乾地黃酒洗各三錢半, 當歸酒洗二錢半. 右爲末, 湯浸蒸餠和丸黍米大. 津唾嚥下二三十丸. 『入門』

준다"라고 하였다. ○ 황련 6돈, 주사 5돈, 감초·생건지황(술로 씻은 것) 각각 3돈 반, 당귀(술로 씻은 것) 2돈 반. ○ 위의 약들을 가루내어 끓인 물에 담갔다가 찐 떡으로 반죽한 다음 기장쌀만 하게 환을 만든다. 침으로 녹여 20~30환씩 먹는다. 『입문』(「雜病用藥賦·痰類」)

• 鎭心丹 ● 治心虛驚悸. 辰砂 用黃松節酒浸 ·龍齒. 用遠志苗同醋煮. 右只取砂·齒等分爲末, 猪心血和丸芡實大. 每一丸, 以麥門冬·菉豆·燈心·白蜜, 水煎豆熟爲度, 去滓, 臨臥調嚥下. 『三因』

진심단(鎭心丹) ● 심(心)이 허(虛)하여 나타나는 경계(驚悸)를 치료한다. ○ 진사 황송절(黃松節) 술에 담근 것을 쓴다. ·용치. 원지싹과 식초를 함께 넣어 달인 것을 쓴다. ○ 위의 약들을 같은 양으로 가루를 내어 돼지 염통피로 반죽한 다음 검실만 하게 환을 만든다. 매번 1환씩 맥문동·녹두·등심초·백밀 등을 물에 넣고 녹두가 익을 때까지 달여 찌꺼기를 제거한 다음 잠잘 무렵에 약물에 타서 먹는다. 『삼인』

• 加味溫膽湯 ● 治心膽虛怯, 觸事易驚, 涎與氣搏, 變生諸證. 香附子二錢四分, 橘紅一錢二分, 半夏·枳實·竹茹各八分, 人參·白茯苓·柴胡·麥門冬·桔梗各六分, 甘草四分. 右剉, 作一貼, 薑三片, 棗二枚, 水煎服. 『經驗方』 ● 入門名參胡溫膽湯.

가미온담탕(加味溫膽湯) ● 심(心)과 담(膽)이 허약하여 겁이 많고 자그마한 일에도 잘 놀라며, 담(痰)과 기(氣)가 서로 부딪쳐 나타나는 여러 가지 증상을 치료한다. ○ 향부자 2돈 4푼, 귤홍 1돈 2푼, 반하·지실·죽여 각각 8푼, 인삼·백복령·시호·맥문동·길경 각각 6푼, 감초 4푼. ○ 위의 약들을 썰어서 1첩으로 하여 생강 3쪽, 대추 2개와 함께 물에 달여 먹는다. 『경험방』 ● 『입문(入門)』(「傷寒用藥賦·壞證」)에서는 삼호온담탕(參胡溫膽湯)이라고 하였다.(➡方藥合編·中91)

• 加味定志丸 ● 治痰迷心膈, 驚悸怔忡. 白茯苓三兩, 遠志·石菖蒲各二兩, 人參一兩, 琥珀·鬱金各五錢. 右爲末, 蜜丸梧子大, 朱砂爲衣. 米飮下三十丸. 『心法』

가미정지환(加味定志丸)① ● 담(痰)이 심격(心膈)을 막아서 생기는 경계(驚悸)와 정충(怔忡)을 치료한다. ○ 백복령 3냥, 원지·석창포 각각 2냥, 인삼 1냥, 호박·울금 각각 5돈. ○ 위의 약들을 가루를 내어 꿀로 반죽한 다음 벽오동씨만 하게 환을 만들어 주사를 겉에 입힌다. 미음으로 30환씩 먹는다. 『심법』

• 淸心補血湯 ● 治勞心思慮損傷精神, 頭眩目昏, 心虛氣短, 驚悸煩熱. 人參一錢二分, 當歸·白芍藥炒·茯神·酸棗仁炒·麥門冬各一錢, 川芎·生地黃·陳皮·梔子炒·甘草炙各五分, 五味子十五粒. 右剉, 作一貼, 水煎服. ● 醫鑑名補血湯, 必用方名當歸飮.②

청심보혈탕(淸心補血湯)③ ● 지나친 심려나 사려로 정신을 손상함으로써 머리가 어지럽고 눈앞이 깜깜해지기도 하며, 심(心)이 허하여 숨결이 가쁘거나 경계(驚悸)·번열(煩熱)④이 나는 증상을 치료한다. ○ 인삼 1돈 2푼, 당귀·백작약(볶은 것)·복신·산조인(볶은 것)·맥문동 각각 1돈, 천궁·생지황·진피·치자(볶은 것)·감초(볶은 것) 각각 5푼, 오미자 15알. ○ 위의 약들을 썰어서 1첩으로 하여 물에 달여 먹는다. ● 『의감(醫鑑)』에서는 보혈탕(補血湯)이라 하였고, 『필용방(必用方)』에서는 당귀음(當歸飮)이라고 하였다.

• 辰砂妙香散 ● 治心氣不足, 驚悸怔忡, 恍惚恐怖, 悲憂慘戚, 喜怒不常, 虛煩少睡. 山藥·白茯苓·茯神·黃芪·遠志薑製各一兩, 人參·桔梗·甘草各五錢, 朱砂三錢, 木香二錢半, 麝香一錢. 右爲細末, 每二錢, 溫酒調下. 不飮酒人, 以蓮肉煎湯調下. 『得效』

진사묘향산(辰砂妙香散) ● 심기(心氣)가 부족하여 경계(驚悸)와 정충(怔忡)이 생기고, 정신을 못 차리고 두려워하며, 슬퍼하고 근심하며, 기뻐하고 성내는 것이 일정하지 않으며, 답답하고 불안하여 잠을 제대로 못 자는 증상을 치료한다. ○ 산약·백복령·복신·황기·원지(생강즙으로 법제한 것) 각각 1냥, 인삼·길경·감초 각각 5돈, 주사 3돈, 목향 2돈 반, 사향 1돈. ○ 위의 약들을 곱게 가루를 내어 매번 2돈씩 데운 술에 타 먹는다. 술을 마시지 않는 사람은 연육을 달인 물로 타 먹는다. 『득효』

• 養心湯 ● 治憂愁思慮傷心, 或勤政勞心, 以致心神不足, 驚悸少睡. 白茯苓·茯神·當歸·生地黃各一錢, 黃芪蜜炙·遠志薑汁炒各八分, 川芎·柏

양심탕(養心湯) ● 근심과 시름, 지나친 사려로 심(心)을 상하였거나 혹은 정사(政事)에 힘쓰느라 마음을 수고롭게 하여 심신(心神)이 부족해져서 놀란 것처럼 가슴이 두근거리며 잠을 잘 자지 못하는 증상을 치료한다. ○ 백복령·복신·당귀·생지황 각각 1돈, 황기(꿀물로 축여 볶은 것)·원지(생강즙으로 축여 볶은 것) 각각 8

---

① 가미정지환은 정지환에 호박·울금을 넣는다고만 하였으나, 용량은 『東醫寶鑑』에서 정하였다. (『金元四大家醫學全書(下)』 p.341)*

② 『醫家必用』 '當歸飮'의 처방 용량과 같다.*

③ 생맥산+사물탕+산조인·복신·진피·감초·치자로 구성되어 있다. 『醫林撮要·暑門』에 "消暑補血湯(俗用治心熱, 當歸飮也. 亦治用心, 帶下不止, 神効, 治勞心) 思慮損傷精神, 心虛, 氣短·驚悸·煩熱, 補血爲主. 人參 一錢二分, 五味子 十五箇, 當歸(酒浸)·茯神·麥門冬·白芍藥(炒)·酸棗仁(炒)各一錢, 山梔子(炒)·川芎·生地黃(酒洗)·甘草(炙)·陳皮各五分. 右作一服, 薑二片, 水一盞半, 煎至七分, 食前溫服. (雜著 ○必用方名當歸飮. ○又名淸心補血湯.)"이라고 쓰여 있는데, 『東醫寶鑑』에서 이를 인용한 것이다. (『對譯萬病回春』 p.229)*

④ 번열(煩熱) : 가슴이 답답하고 열이 나는 증.

子仁·酸棗仁炒各七分, 半夏麴六分, 人參五分, 甘草炙·辣桂各三分, 五味子十四箇. 右剉, 作一貼, 薑三片, 水煎服. 『醫鑑』 ◉ 停水怔忡, 加檳榔·赤茯苓.

푼, 천궁·백자인·산조인(볶은 것) 각각 7푼, 반하국 6푼, 인삼 5푼, 감초(볶은 것)·날계 각각 3푼, 오미자 14개. ○ 위의 약들을 썰어서 1첩으로 하여 생강 3쪽을 넣고 물에 달여 먹는다. 『의감』 ◉ 명치에 물이 고여 정충(怔忡)이 생긴 경우에는 빈랑과 적복령을 가하여 쓴다.

• 靜神丹 ◉ 治憂愁思慮傷心, 令人惕然心跳動, 驚悸不安. 當歸身酒洗·生乾地黃酒洗·遠志薑製·茯神各五錢, 石菖蒲·黃連各二錢半, 辰砂二錢, 牛黃一錢, 金箔十五片. 右爲末, 猪心血和丸黍米大, 金箔爲衣. 燈心煎湯下五十丸. ◉ 卽正傳祖傳經驗秘方也.

정신단(靜神丹) ◉ 지나친 우수나 사려로 심(心)을 상하여 두려운 듯 심장이 두근거리고, 놀란 것처럼 가슴이 두근거리면서 불안해하는 증상을 치료한다. ○ 당귀신(술로 씻은 것)·생건지황(술로 씻은 것)·원지(생강즙으로 법제한 것)·복신 각각 5돈, 석창포·황련 각각 2돈 반, 진사 2돈, 우황 1돈, 금박 15장. ○ 위의 약들을 가루를 내어 돼지 염통피로 반죽한 다음 기장쌀만 하게 환을 만들어 겉에 금박을 입힌다. 등심초를 달인 물로 50환씩 먹는다. ◉ 곧 『정전(正傳)』(「怔忡驚悸健忘證」)에 있는 조전경험비방(祖傳經驗秘方)이다.

• 寧志元 ◉ 治心血虛多驚. 人參·白茯苓·茯神·柏子仁·琥珀·當歸·酸棗仁炒·遠志酒浸半日取肉各五錢, 乳香·朱砂·石菖蒲各二錢半. 右爲末, 蜜丸梧子大, 棗湯下三十丸. 『直指』

영지원(寧志元) ◉ 심혈(心血)이 허(虛)하여 잘 놀라는 증상을 치료한다. ○ 인삼·백복령·복신·백자인·호박·당귀·산조인(볶은 것)·원지(술에 반나절 담갔다가 살만 쓴다) 각각 5돈, 유향·주사·석창포 각각 2돈 반. ○ 위의 약들을 가루를 내어 꿀로 반죽한 다음 벽오동씨만 하게 환을 만든다. 대추 달인 물로 30환씩 먹는다. 『직지』

• 養血安神湯 ◉ 治驚悸. 生苄[芐]·茯神各一錢, 白朮·酸棗仁炒各七分, 當歸身·川芎·白芍藥·陳皮·柏子仁·黃連酒炒各五分, 甘草炙三分. 右剉, 作一貼, 水煎服. 『回春』

양혈안신탕(養血安神湯) ◉ 경계(驚悸)를 치료한다. ○ 생지황[生芐]①·복신 각각 1돈, 백출·산조인(볶은 것) 각각 7푼, 당귀신·천궁·백작약·진피·백자인·황련(술로 축여 볶은 것) 각각 5푼, 감초(볶은 것) 3푼. ○ 위의 약들을 썰어서 1첩으로 하여 물에 달여 먹는다. 『회춘』(「驚悸」)

• 朱砂膏 ◉ 治驚熱至甚, 昏迷不省. 甘草七錢半, 寒水石煅·石膏煅各五錢, 朱砂·鵬砂·焰硝各二錢半, 龍腦一字, 金箔·銀箔各五片. 右末, 每二錢, 麥門冬湯調下. 『得效』

주사고(朱砂膏) ◉ 열이 나다가 놀라고 까무러쳐서 깨어나지 못하는 증상을 치료한다. ○ 감초 7돈 반, 한수석(달군 것)·석고(달군 것) 각각 5돈, 주사·붕사·염초 각각 2돈 반, 용뇌 1자[一字]②, 금박·은박 각각 5장. ○ 위의 약들을 가루를 내어 매번 2돈씩 맥문동을 달인 물에 타 먹는다. 『득효』

• 加味四七湯 ◉ 治心氣鬱滯, 豁痰散驚. 半夏製二錢, 赤茯苓·厚朴各一錢二分, 茯神·紫蘇葉各八分, 遠志薑製·甘草炙各五分. 右剉, 作一貼, 薑七片, 棗二枚, 石菖蒲半寸同煎服. 『得效』

가미사칠탕(加味四七湯) ◉ 심기(心氣)가 울체(鬱滯)된 증상을 치료하고, 담(痰)을 삭여주며, 놀라는 증을 없애준다. ○ 반하(법제한 것) 2돈, 적복령·후박 각각 1돈 2푼, 복신·자소엽 각각 8푼, 원지(생강즙으로 법제한 것)·감초(볶은 것) 각각 5푼. ○ 위의 약들을 썰어서 1첩으로 하여 생강 7쪽과 대추 2개, 석창포 반 치를 같이 넣고 달여 먹는다. 『득효』

• 常法治驚 ◉ 一婦人夜値盜劫, 大驚, 自後聞有響則驚倒不省. 醫作心病治, 不效. 戴人見之曰, 驚者爲陽從外入, 恐者爲陰從內出. 驚者爲自不知也, 恐者爲自知也. 膽者敢也, 驚怕則膽傷矣. 乃執兩手按於交椅上, 當前置一几, 謂之曰, 娘子當視此, 一木猛擊之, 其婦大驚. 誒少時又擊之, 驚少緩, 連擊四五次, 然後徐徐驚定而

일상적인 것으로 느끼게 해주어 놀라는 증을 치료한다[常法治驚] ◉ 한 부인이 밤에 도적에게 위협을 당하여 크게 놀란 후로 어떤 소리만 들어도 놀라 졸도하면서 깨어나질 못하곤 하였다. 의원이 심병(心病)으로 여겨 치료하였으나 효험이 없었다. 이에 대인(戴人)③이 보고 말하기를, "놀라는 것은 양증(陽證)으로 밖에서 들어오는 것이고, 무서워하는 것은 음증(陰證)으로 속에서 나오는 것입니다. 놀라는 것은 자기가 알지 못하는 사이에 생기는 것이고, 무서워하는 것은 자기가 알면서도 생기는 것입니다. 담(膽)이란 용감한 것을 나타내는 곳으로, 놀라면 담이 상합니다"라고 하였다. 그리고 환자의 두 손을 잡아 의자 위에 놓게 하고 바로 앞에 앉은뱅이책상을 하나 놓은 다음 "부인, 이것을 똑똑히 보시오"라고 하면서 나무막

---

① 생지황[生芐] : "芐, 地黃."(『爾雅·釋草』)

② 1자(一字) : 가루약을 다는 단위. 옛날에 가루약을 다는 단위로 錢을 썼는데, 엽전 한 닢에는 '常平通寶' 등과 같이 네 글자[四字]가 쓰여 있었기 때문에 一字는 곧 一錢의 1/4로서 약 1g이 된다.

③ 대인(戴人) : 金元四大家의 하나인 張從正의 號. 字는 子和이다. 劉完素의 학술사상을 계승하여 寒凉藥을 잘 썼으며, 아울러 汗·吐·下 三法을 잘 활용하였다.

嘆曰, 是何治法. 戴人曰, 驚者平之, 平者常也. 平常見之, 必無驚矣. 是夜擊門窓, 自昏達曙, 熟臥不聞. 夫驚者, 神上越也. 從下擊几, 使之下視, 所以收神也.① 張子和

대로 책상을 세게 내리치니, 그 부인이 몹시 놀랐다. 조금 있다가 또 치니 놀라는 것이 다소 줄어들고, 연거푸 너더댓 번을 친 다음에는 서서히 놀라던 것이 안정되었다. 그러자 숨을 크게 내쉬면서 묻기를, "이것이 무슨 치료법입니까"라고 하였다. 대인이 말하기를, "놀란 것은 평안하게 해주어야 하는데, 평안하게 해준다는 것은 일상적인 것으로 느끼게 해주는 것입니다. 곧, 평상적인 것으로 보게 되면 반드시 놀라는 것을 없앨 수 있습니다"라고 하였다. 그날 밤 창문을 두드려 보았는데, 초저녁부터 날이 밝을 때까지 깊이 잠들어서 듣질 못했다. 대체로 놀라는 것은 신(神)이 위로 날리는 것이다. 따라서 아래에서 책상을 쳐서 내려다보게 하는 것은 신(神)을 수습하게 하는 것이다. 장자화(『儒門事親·內傷形·驚一百三』)

10 怔忡 ❶ 戴氏曰, 怔忡者, 心中躁動不安, 惕惕然如人將捕者是也. 多因汲汲富貴, 戚戚貧賤, 不遂所願而成也. ❷ 綱目曰, 怔忡, 心動而不寧也. ❸ 心虛而痰鬱, 則耳聞大聲, 目擊異物, 遇險臨危, 觸事喪志, 使人有惕惕之狀, 是爲驚悸. 心虛而停水, 則胸中滲漉, 虛氣流動, 水旣上升, 心火惡之, 心不自安, 使人有怏怏之狀, 是爲怔忡. 『直指』 ❹ 怔忡者, 心中惕惕然動搖, 而不得安靜, 無時而作者是也. 『正傳』 ❺ 怔忡, 因驚悸久而成也. 痰在下, 火在上, 參胡溫膽湯加黃連·梔子·當歸·貝母. 氣鬱者, 加味四七湯加竹瀝·薑汁, 或金箔鎭心丸. 停飮者, 二陳湯 方見痰飮 加茯神·檳榔·麥門冬·沈香, 或朱雀丸. 『入門』 ❻ 心下有水氣怔忪, 宜五苓散 方見傷寒 ·芎夏湯. 方見痰飮. 水飮爲證, 頭眩心悸. 『直指』 ❼ 怔忡, 亦曰怔忪, 與驚悸同看. 宜益榮湯·茯苓飮子·安神補心湯·薑朮湯·朱雀丸·四物安神湯·辰砂寧志丸·加味寧神丸·天王補心丹. 三方見下.

10 정충(怔忡) ❶ 대씨(戴氏)가 말하기를, "정충(怔忡)이란 가슴속이 두근거리면서 불안해하는 것인데, 누가 잡으러 오는 것같이 두려워하는 것이 이것이다. 정충은 흔히 부귀에 매달리고 빈천한 것을 섭섭하게 생각하는 것처럼 소원을 이루지 못하여 생기는 것이다"라고 하였다. ❷ 『강목(綱目)』(「肝膽部·驚悸怔忡」)에서는 "정충이란 심(心)이 동(動)하여 편안하지 못한 것이다"라고 하였다. ❸ 심(心)이 허(虛)하여 담(痰)이 맺히면 귀로 큰소리를 듣거나 눈으로 이상한 것을 보거나 위험에 부딪치거나 무슨 일을 당하여 지(志)를 상하게 될 경우 두려운 증상이 생기게 되는데, 이것을 경계(驚悸)라 한다. 심이 허하여 수기(水氣)가 명치 밑에 머물러 있으면 흉중으로 스며들고, 허기(虛氣)가 유동(流動)하여 수기가 상승하면 심화(心火)가 싫어하므로 심(心)이 안정이 되지 않기 때문에 갑갑해 하는 증상이 생기게 되는데, 이것을 정충(怔忡)이라 한다. 『직지』 ❹ 정충이란 심중에 두려움이 있어 두근거리며 안정이 되지 않는 것으로 아무 때나 발작하는 것이다. 『정전』 ❺ 정충은 경계가 오래되어 생기는 것이다. 담(痰)이 아래에 있고 화(火)가 위에 있을 때는 삼호온담탕(參胡溫膽湯)에 황련·치자·당귀·패모를 가하여 쓴다. 기울(氣鬱)이 있으면 가미사칠탕(加味四七湯)에 죽력·생강즙을 가하여 쓰거나 금박진심환(金箔鎭心丸)을 쓴다. 담음(痰飮)②이 뭉친 경우에는 이진탕(二陳湯)(처방은 痰飮門을 보라.)(➡方藥合編·中99)에 복신·빈랑·맥문동·침향을 가하여 쓰거나 주작환(朱雀丸)을 쓴다. 『입문』(「雜病分類·痰類·驚悸怔忡健忘」) ❻ 명치 밑에 수기(水氣)가 있어 정종(怔忪)이 된 경우에는 오령산(五苓散)(처방은 傷寒門을 보라.)(➡方藥合編·下10)·궁하탕(芎夏湯)(처방은 痰飮門을 보라.)(➡方藥合編·中100)을 쓴다. 수음(水飮)③으로 병이 되었을 때는 머리가 어지러우면서 가슴이 두근거린다. 『직지』 ❼ 정충(怔忡)을 정종(怔忪)이라고도 하는데, 경계(驚悸)와 동일하게 본다. 익영탕(益榮湯)·복령음자(茯苓飮子)·안신보심탕(安神補心湯)·강출탕(薑朮湯)·주작환(朱雀丸)·사물안신탕(四物安神湯)(➡方藥合編·中92)·진사영지환(辰砂寧志丸)·가미영신환(加味寧神丸)·천왕보심단(天王補心丹)(세 가지 처방은 아래를 보라.)을 쓴다.

• 益榮湯 ◎ 治思慮過度, 耗傷心血, 怔忡恍惚. 黃芪·當歸·小草·酸棗仁·柏子仁·麥門冬·茯神·白芍藥·紫石英各一兩, 木香·人參·甘草各五錢. 右剉, 每七錢, 薑五片, 棗二枚, 水煎服. 『濟生』

익영탕(益榮湯) ◎ 사려가 지나쳐서 심혈(心血)을 손상시켜 생긴 정충(怔忡)과 황홀(恍惚)④을 치료한다. ○ 황기·당귀·소초·산조인·백자인·맥문동·복신·백작약·자석영 각각 1냥, 목향·인삼·감초 각각 5돈. ○ 위의 약들을 썰어서 매번 7돈씩 생강 5쪽, 대추 2개를 넣고 물에 달여 먹는다. 『제생』

• 茯苓飮子 ◎ 治痰飮蓄于心胃, 怔忡不已. 半夏製·赤茯苓·茯神·麥門冬·陳皮去白各一兩, 沈香屑·檳榔·甘草

복령음자(茯苓飮子) ◎ 담음(痰飮)이 심(心)과 위(胃)에 쌓여서 정충(怔忡)이 그치지 않는 증상을 치료한다. ○ 반하(법제한 것)·적복령·복신·맥문동·진피(흰 속을 제거한 것) 각각 1냥, 침향(가루낸 것)·빈랑·감초 각각 5돈. ○ 위의 약들을 썰어

---

① 『儒門事親』에 '驚也緩'이라고 한 것이 『醫學綱目』에서는 '驚少緩'으로, '徐徐驚定而笑曰'이 '徐徐驚定而嘆曰'로 바뀌는데, 이를 『東醫寶鑑』에서 인용한 것이다. (『金元四大家醫學全書(上)』 p.542) (『醫學綱目·肝膽部·驚悸怔忡·[子和]』 p.278)*

② 담음(痰飮) : 몸 안에 津液이 여러 원인으로 인해 제대로 순환하지 못하고 일정한 부위에 몰려서 생긴 병증. 일반적으로 걸쭉하고 탁한 것이 痰이고, 묽고 멀건 것이 飮이다.

③ 수음(水飮) : 몸 안에 水濕이 몰린 것.

④ 황홀(恍惚) : 神思가 안정되지 않아 어지러운 病症.

各五錢. 右剉, 每七錢, 薑五片, 水煎服. 『得效』

서 매번 7돈씩 생강 5쪽을 넣고 물에 달여 먹는다. 『득효』

• 薑朮湯 ● 治虛人停飮怔忡. 白薑·生白朮·赤茯苓·半夏麯各五錢, 桂皮·甘草各二錢半. 右剉, 每五錢, 薑三片, 棗二枚, 水煎服. 『得效』

강출탕(薑朮湯) ● 허(虛)한 사람에게 담음(痰飮)이 정체되어서 생긴 정충을 치료한다. ○ 백강·백출(생것)·적복령·반하국 각각 5돈, 계피·감초 각각 2돈 반. ○ 위의 약들을 썰어서 한 번에 5돈씩 생강 3쪽과 대추 2개를 넣고 물에 달여 먹는다. 『득효』

• 安神補心湯 ● 治怔忡驚悸. 當歸·生地黃·茯神·黃芩各一錢二分, 麥門冬二錢, 白芍藥·白朮各一錢, 遠志·酸棗仁炒各八分, 川芎七分, 玄參五分, 甘草三分. 右剉, 水煎服. 『醫鑑』

안신보심탕(安神補心湯) ● 정충(怔忡)·경계(驚悸)를 치료한다. ○ 당귀·생지황·복신·황금 각각 1돈 2푼, 맥문동 2돈, 백작약·백출 각각 1돈, 원지·산조인(볶은 것) 각각 8푼, 천궁 7푼, 현삼 5푼, 감초 3푼. ○ 위의 약들을 썰어서 물에 달여 먹는다. 『의감』

• 四物安神湯 ● 治心中無血, 如魚無水, 怔忡跳動. 當歸·白芍藥·生地黃·熟地黃·人參·白朮·茯神·酸棗仁炒·黃連炒·梔子炒·麥門冬·竹茹各七分, 辰砂另末五分. 右剉, 作一服, 棗二枚, 炒米一撮, 烏梅一箇, 煎水調辰砂末服. 『回春』

사물안신탕(四物安神湯)① ● 심중(心中)에 혈(血)이 없어져 마치 물고기가 물이 없을 때 파닥거리는 것처럼 정충(怔忡)으로 두근거리는 증상을 치료한다. ○ 당귀·백작약·생지황·숙지황·인삼·백출·복신·산조인(볶은 것)·황련(볶은 것)·치자(볶은 것)·맥문동·죽여 각각 7푼, 진사 5푼(따로 가루를 낸다). ○ 위의 약들을 썰어서 1첩으로 하여 대추 2개, 볶은 쌀 한 줌, 오매 1개를 넣어 달인 물에 진사가루를 풀어먹는다. 『회춘』(「怔忡」)(➡方藥合編·中92)

• 朱雀丸 ● 治心神不定, 恍惚健忘, 火不下降, 時復振跳. 白茯神二兩, 沈香五錢. 右爲末, 以湯浸蒸餠和丸梧子大, 以朱砂五錢水飛爲衣. 人參湯下五十丸. 『入門』·『正傳』

주작환(朱雀丸) ● 심신(心神)이 안정되지 않고 황홀(恍惚)한 데다 건망증이 있으며, 화(火)가 잘 내려가지 않아서 때때로 반복적으로 떨며 두근거리는 증상을 치료한다. ○ 백복신 2냥, 침향 5돈. ○ 위의 약들을 가루내어 끓인 물에 담갔던 찐 떡으로 반죽한 다음 벽오동씨만 하게 환을 만들어 주사 5돈(수비한 것)을 겉에 입힌다. 인삼을 달인 물로 50환씩 먹는다. 『입문』(「雜病用藥賦·痰類」)·『정전』(「怔忡驚悸健忘證」)

11 健忘 ❶ 靈樞曰, 黃帝問, 人之善忘者, 何氣使然. 岐伯對曰, 上氣不足, 下氣有餘, 腸胃實而心肺虛, 虛則榮衛留於下, 久之不以時上, 故善忘也. 又曰, 腎盛怒而不止則傷志, 志傷則喜忘其前言. ❷ 內經曰, 血幷於下, 氣幷於上, 亂而喜忘. ❸ 丹溪曰, 健忘之證, 精神短少者多, 亦有痰者. ❹ 戴氏曰, 健忘者, 爲事有始無終, 言談不知首尾, 此以爲病之名, 非生成之愚頑不知人事者. ❺ 健忘者, 陟然而忘其事, 盡心力思量不來也. 主心脾二經, 蓋心之官則思, 脾之官亦主思. 此由思慮過多, 心傷則血耗散, 神不守舍, 脾傷則胃氣衰憊, 而慮愈深, 二者皆令人事卒然而忘也. 治法, 必先養其心血, 理其脾土, 以凝神定智之劑調理之. 亦當以幽閑之處, 安樂之中, 使其絶於憂慮, 遠其六淫七情, 如此則日漸以安矣. 『醫鑑』 ❻ 怔忡, 久則健忘, 由心脾血少

11 건망(健忘) ❶ 『영추(靈樞)』(「大惑論 80」)에서는 "황제(黃帝)가 '어떤 사람이 건망증이 있다면 이것은 어떤 기(氣)가 그렇게 되도록 하는 것입니까?'라고 묻자, 기백(岐伯)이 '이것은 위에 있는 기(氣)가 부족하고 아래 있는 기가 지나쳐서 장위(腸胃)의 기가 충실해지고 심폐(心肺)의 기가 허약해진 것입니다. 심폐의 기가 허약하면 영·위기(榮衛氣)가 장위에만 머물러 오랫동안 있다가 때맞추어 머리로 올라가지 않기 때문에 기혈(氣血)이 모두 허해져 건망증이 생기는 것입니다'라고 대답하였다"고 하였다. 또한 『영추』(「本神 08」)에서는 "신(腎)은 크게 노하여 그치지 않으면 지(志)를 상하게 되고, 지가 상하게 되면 종종 자기가 했던 말을 잊어버린다"라고 하였다. ❷ 『내경(內經)』(『素問·調經論 62』)에서는 "만약 혈(血)이 하부로 몰리고, 기(氣)가 상부로 몰리면 정신이 혼란하여 건망증이 생긴다"라고 하였다. ❸ 단계(丹溪)가 말하기를, "건망증은 정신이 부족한 사람에게 많고, 또 담(痰)이 있는 경우에도 발생한다"(『金匱鉤玄·健忘』)라고 하였다. ❹ 대씨(戴氏)가 말하기를, "건망증이란 일을 하는데 시작은 해놓고 끝을 맺지 못하며, 말을 할 때도 처음과 마지막을 알지 못하는데, 이것은 병으로 그렇게 된 것이지 날 때부터 어리석고 둔하여 사리를 모르는 것은 아니다"라고 하였다. ❺ 건망증이란 갑자기 한 일을 잊어버리고, 아무리 애써 생각하여도 생각이 나지 않는 것이다. 이것은 주로 심(心)과 비(脾) 두 경(經)에서 생기는 것인데, 대개 심은 생각을 담당하고 비 또한 생각을 주로 담당하기 때문이다. 이것은 사려(思慮)를 과다하게 함으로써 심(心)이 상하게 되면 혈(血)이 소모되고 흩어지게 되어 신(神)이 제자리를 지키지 못하게 되고, 비(脾)가 상하게 되면 위기(胃氣)가 쇠약해지고 피곤해졌거늘 오히려 사려는 더욱 깊어지는 것이니, 두 가지는 모두 사람으로 하여금 하던 일을

① 『東醫寶鑑』에서는 각각 7푼으로 용량을 정하였다. (『對譯萬病回春』 p.521)*

神虧, 引神歸舍丹主之. 或所稟陰魄不足善忘者, 宜定志丸·開心散. 如年老善忘者, 宜加減固本丸. 『入門』 ❼ 健忘宜服加味茯苓湯·聰明湯·歸脾湯·加減補心湯·天王補心丹 方見下 ·降心丹·壯元丸·加味壽星元·朱子讀書丸. 『諸方』

갑자기 잊어버리게 한다. 치료하는 방법은, 반드시 먼저 심혈(心血)을 보양하고 비토(脾土)를 다스리며, 정신을 안정시키는 약제를 써서 잘 조리해준다. 또한 조용한 거처에서 안락하게 지내며 우려를 끊고, 육음(六淫)과 칠정(七情)을 멀리하는데, 이렇게 하면 나날이 안정된다. 『의감』 ❻ 정충(怔忡)이 오래되면 건망증이 되는데, 이것은 심(心)과 비(脾)에 혈(血)이 적어지고 정신이 약해진 데 따른 것으로, 이런 경우에는 인신귀사단(引神歸舍丹)을 주로 쓴다. 혹 타고난 음백(陰魄)이 부족하여 잘 잊어버리는 경우에는 정지환(定志丸)·개심산(開心散)을 쓴다. 만일 늙어서 잘 잊어버리는 경우에는 가감고본환(加減固本丸)을 쓴다. 『입문』(「雜病分類·痰類」) ❼ 건망증에는 가미복령탕(加味茯苓湯)·총명탕(聰明湯)·귀비탕(歸脾湯)(➡方藥合編·上66)·가감보심탕(加減補心湯)·천왕보심단(天王補心丹)(처방은 아래를 보라.)·강심단(降心丹)·장원환(壯元丸)·가미수성원(加味壽星元)·주자독서환(朱子讀書丸)을 쓴다. 『제방』

• 引神歸舍丹 ◉ 治心風健忘. 南星牛膽製二兩, 朱砂一兩, 附子童便浸炮七錢. 右爲末, 猪心血和糊作丸梧子大. 每五十丸, 萱草根煎湯下. 『入門』

인신귀사단(引神歸舍丹) ◉ 심풍(心風)①으로 인한 건망증을 치료한다. ○ 남성(우담으로 법제한 것) 2냥, 주사 1냥, 부자(동변에 담갔다가 싸서 구운 것) 7돈. ○ 위의 약들을 가루를 내어 돼지 염통피에 풀을 섞은 것으로 반죽한 다음 벽오동씨만 하게 환을 만든다. 매번 50환씩 훤초근을 달인 물로 먹는다. 『입문』(「雜病用藥賦·痰類」)

• 定志丸 ◉ 治心氣不足, 恕恕喜忘, 神魂不安, 驚悸恐怯, 夢寐不祥. 人參·白茯苓·茯神各三兩, 石菖蒲·遠志製各二兩, 朱砂一兩內半爲衣. 右爲末, 蜜丸梧子大. 米湯下五七十丸. 『得效』

정지환(定志丸) ◉ 심기(心氣)가 부족해서 깜박깜박 잘 잊어버리고, 신혼(神魂)이 불안하며, 놀란 것처럼 가슴이 두근거리면서 두려워하고, 꿈자리가 좋지 못한 증상을 치료한다. ○ 인삼·백복령·복신 각각 3냥, 석창포·원지(법제한 것) 각각 2냥, 주사 1냥(절반은 겉에 입힌다). ○ 위의 약들을 가루를 내어 꿀로 반죽한 다음 벽오동씨만 하게 환을 만든다. 미음으로 50~70환씩 먹는다. 『득효』

• 開心散 ◉ 治健忘. 以定志丸料去茯神爲末. 每二錢, 湯飮任下. 『得效』

개심산(開心散) ◉ 건망증을 치료한다. ○ 정지환(定志丸) 재료에서 복신을 빼고 가루를 낸다. 매번 2돈씩 끓인 물이나 미음으로 임의로 먹는다. 『득효』

• 加減固本丸 ◉ 治老人昏忘, 及中風後健忘. 卽風門二參丹也. 方見風門.

가감고본환(加減固本丸) ◉ 노인이 정신이 흐려져서 잊어버리는 것이나 중풍 후의 건망증을 치료한다. 이 약은 곧 풍문(風門)에 있는 이삼단(二參丹)(처방은 風門을 보라.)이다.

• 加味茯苓湯 ◉ 治痰迷心包, 健忘失事, 言語如痴. 人參·半夏製·陳皮各一錢半, 白茯苓·香附子·益智仁各一錢, 甘草五分. 右剉, 作一貼, 薑三片, 烏梅一箇, 同煎服. 『得效』

가미복령탕(加味茯苓湯) ◉ 담(痰)이 심포락(心包絡)을 막아 잘 잊어버리고 일에 실수를 하며, 말하는 것이 천치 같은 증상을 치료한다. ○ 인삼·반하(법제한 것)·진피 각각 1돈 반, 백복령·향부자·익지인 각각 1돈, 감초 5푼. ○ 위의 약들을 썰어서 1첩으로 하여 생강 3쪽, 오매 1개와 함께 달여 먹는다. 『득효』

• 聰明湯 ◉ 治多忘, 久服能日誦千言. 白茯神·遠志以甘草水泡去骨薑汁製·石菖蒲各等分. 右剉, 每三錢, 水煎服. 或爲末, 每二錢, 茶湯點服, 日三. 『種杏』

총명탕(聰明湯) ◉ 잘 잊어버리는 것을 치료하는데, 오랫동안 먹으면 하루에 천 마디 말을 외울 수 있다. ○ 백복신·원지(감초를 달인 물로 축여 심을 제거한 다음 생강즙으로 법제한 것)·석창포 각각 같은 양. ○ 위의 약들을 썰어서 매번 3돈씩 물에 달여 먹는다. 혹은 가루를 내어 매번 2돈씩 차를 끓인 물에 타서 하루 세 번 먹는다. 『종행』

• 歸脾湯 ◉ 治憂思勞傷心脾, 健忘怔忡. 當歸·龍眼肉·酸棗仁炒·遠志製·人參·黃芪·白朮·茯神各一錢, 木香五分, 甘草三分. 右剉, 作一貼, 薑五片, 棗二枚, 水煎服. 『入門』

귀비탕(歸脾湯) ◉ 근심과 사색이 지나쳐 심(心)과 비(脾)를 상한 데 따라 생기는 건망증과 정충(怔忡)을 치료한다. ○ 당귀·용안육·산조인(볶은 것)·원지(법제한 것)·인삼·황기·백출·복신 각각 1돈, 목향 5푼, 감초 3푼. ○ 위의 약들을 썰어서 1첩으로 하여 생강 5쪽, 대추 2개를 넣고 물에 달여 먹는다. 『입문』(「通用古方詩括」)(➡方藥合編·上66)

• 加減補心湯 ◉ 治諸虛健忘. 陳皮·

가감보심탕(加減補心湯) ◉ 여러 허증(虛證)으로 인한 건망증을 치료한다. ○ 진피·

---

① 심풍(心風) : ① 心이 風邪를 받아 이루어진 병증. ② 癲疾의 하나인데, 증상은 일반 癲疾보다 다소 가볍다.

白茯苓·當歸·白芍藥·生地黃·遠志製·麥門冬·酸棗仁炒·黃柏知母並酒炒各五錢, 人參·白朮·石菖蒲·甘草各三錢. 右剉, 分二貼, 水煎服.『醫鑑』

백복령·당귀·백작약·생지황·원지(법제한 것)·맥문동·산조인(볶은 것)·황백과 지모(둘 다 술로 축여 볶은 것) 각각 5돈, 인삼·백출·석창포·감초 각각 3돈. ○ 위의 약들을 썰어서 2첩으로 나누어 물에 달여 먹는다.『의감』

• 降心丹 ◉ 治心腎不足健忘. 熟地黃·當歸·天門冬·麥門冬各三兩, 白茯苓·人參·山藥·茯神·遠志薑製各二兩, 肉桂·朱砂各五錢. 右爲末, 蜜丸梧子大. 人參湯下三十丸.『局方』

강심단(降心丹) ◉ 심(心)과 신(腎)이 부족하여 생긴 건망증을 치료한다. ○ 숙지황·당귀·천문동·맥문동 각각 3냥, 백복령·인삼·산약·복신·원지(생강즙으로 법제한 것) 각각 2냥, 육계·주사 각각 5돈. ○ 위의 약들을 가루를 내어 꿀로 반죽한 다음 벽오동씨만 하게 환을 만든다. 인삼을 달인 물로 30환씩 먹는다.『국방』

• 壯元丸 ◉ 補心生血, 寧神定志. 且臺閣勤政勞心, 燈窓讀書辛苦, 幷健忘怔忡不寐, 及不善記而多忘者, 服之能日誦千言, 胸藏萬卷. 遠志薑製·龍眼肉·生乾地黃酒洗·玄參·朱砂·石菖蒲各三錢, 人參·白茯神·當歸酒洗·酸棗仁炒·麥門冬·柏子仁去油各二錢. 右爲末, 猜猪心血和丸菉豆大, 金箔爲衣. 糯米湯下二三十丸.『回春』

장원환(壯元丸) ◉ 심(心)을 보하여 혈(血)을 생하게 하고, 신지(神志)를 편안하게 안정시켜 준다. 또한 공무에 마음을 쏟고 불 밝혀 독서하는 노고로 인한 건망증(健忘症)·정충(怔忡)·불면증(不眠症)이 있거나 기억을 잘 못하고 잘 잊어버리는 사람이 이 약을 복용하면 하루에 천 마디 말을 외우고 흉중에는 만 권의 책을 저장할 수 있다. ○ 원지(생강즙으로 법제한 것)·용안육·생건지황(술로 씻은 것)·현삼·주사·석창포 각각 3돈, 인삼·백복신·당귀(술로 씻은 것)·산조인(볶은 것)·맥문동·백자인(기름을 뺀 것) 각각 2돈. ○ 위의 약들을 가루를 내어 거세한 돼지의 염통 피로 반죽한 다음 녹두알만 하게 환을 만들어 금박을 겉에 입힌다. 찹쌀미음으로 20~30환씩 먹는다.『회춘』(「健忘」)

• 加味壽星元 ◉ 治痰涎留于心包, 精神不守, 健忘恍惚, 或風涎潮作, 手足抽掣. 大半夏薑製六兩, 天南星炮三兩, 朱砂水飛一兩, 爲衣. 琥珀·白礬枯各五錢, 母眞珠一錢. 右爲末, 薑汁麪糊和丸梧子大, 朱砂爲衣. 薑湯下三五十丸.『得效』

가미수성원(加味壽星元) ◉ 담연(痰涎)①이 심포락(心包絡)에 머물러 막혀 있어 정신이 지켜지지를 않아 건망증과 황홀한 증상이 있든지 풍연(風涎)②이 주기적으로 발작하여 수족이 땅기는 증상을 치료한다. ○ 대반하(생강즙으로 법제한 것) 6냥, 천남성(싸서 구운 것) 3냥, 주사(수비한 것) 1냥, 환의 겉에 입힌다. 호박·백반(구운 것) 각각 5돈, 모진주 1돈. ○ 위의 약들을 가루를 내어 생강즙을 넣고 쑨 밀가루풀로 반죽한 다음 벽오동씨만 하게 환을 만들어 주사를 겉에 입힌다. 생강을 달인 물로 30~50환씩 먹는다.『득효』

• 朱子讀書丸 ◉ 治健忘. 茯神·遠志薑製各一兩, 人參·陳皮各七錢, 石菖蒲·當歸各五錢, 甘草二錢半. 右爲末, 麪糊和丸菉豆大, 朱砂爲衣. 臨臥以燈心煎湯, 下五七十丸.『入門』

주자독서환(朱子讀書丸) ◉ 건망증을 치료한다. ○ 복신·원지(생강즙으로 법제한 것) 각각 1냥, 인삼·진피 각각 7돈, 석창포·당귀 각각 5돈, 감초 2돈 반. ○ 위의 약들을 가루를 내어 밀가루풀로 반죽한 다음 녹두알만 하게 환을 만들어 주사를 겉에 입힌다. 잠잘 무렵에 등심초를 달인 물로 50~70환씩 먹는다.『입문』(「雜病用藥賦·虛類」)

• 孔子大聖枕中方 ◉ 服之令人聰明. 龜板·龍骨·遠志薑製·石菖蒲各等分. 右爲末, 酒調下二錢,③ 日三服.『回春』

공자대성침중방(孔子大聖枕中方) ◉ 이것을 복용하면 사람을 총명하게 해준다. ○ 귀판·용골·원지(생강즙으로 법제한 것)·석창포 각각 같은 양. ○ 위의 약들을 가루를 내어 술에 타서 2돈씩 하루 세 번 복용한다.『회춘』(「健忘」)

12 心澹澹大動 ❶ 綱目曰, 心澹澹動者, 因痰動也, 謂不怕驚而心自動也. 驚恐, 亦曰心中澹澹, 謂怕驚而心亦動也. ❷ 靈樞曰, 手厥陰之脈, 是動則心中澹澹大動. 又曰, 膽病者, 心中澹澹, 恐如人將捕. ❸ 內經曰, 太陽司天, 寒淫所勝, 則病心澹澹大動,

12 가슴이 울렁거리면서 몹시 뛰는 증상[心澹澹大動] ❶『강목(綱目)』(「肝膽部·心憺憺動」)에서는 "가슴이 울렁거리면서 뛰는 것은 담(痰)이 동(動)하기 때문으로, 이것은 놀란 일은 없으면서도 가슴이 저절로 뛰는 것을 이른다. 놀라고 두려워할 때도 역시 가슴이 울렁거린다고 하지만, 이것은 놀라서 가슴이 울렁거리는 것을 말한다"라고 하였다. ❷『영추(靈樞)』(「經脈 10」)에서는 "수궐음경맥(手厥陰經脈)의 시동병(是動病)④을 앓게 되면 가슴이 울렁거리면서 몹시 뛴다"라고 하였다. 또한『영추』(「邪氣藏府病形 04」)에서는 "담(膽)이 병들면 가슴이 울렁거리면서 누

---

① 담연(痰涎) : 痰飮과 같은 뜻으로도 쓰이고, 가래·침·痰 또는 거품이 섞인 침을 말하기도 한다.

② 풍연(風涎) : 六涎의 하나. 風氣가 痰涎을 요동하여 흉중을 가로막음에 따라 가슴이 답답하여 卒倒하거나 人事不省이 되는 병증.

③ 약수저 '方寸匕'의 용량을 대신하여 2돈을 타서 먹도록 하고 있다.「身形門·單方」에서 "○只取一味, 或作丸, 或作末, 或煎湯服. 或丸或末, 每服二錢. 煎湯則每五錢."이라 한 내용을 볼 때, 2돈은 方寸匕를 도량형으로 하여 정한 것으로 여겨진다. (『對譯萬病回春』 p.519)*

④ ① 是動病은 經脈의 병리현상, 병증을 가리키고, 이에 비해 所生病은 經脈의 주치작용을 가리킨다. ② 是動病은 外邪가 經脈을 침범하여 생긴 병증(經脈病)을 가리키고, 所生病은 本臟의 기능이상으로 생긴 병증(臟腑病)을 가리킨다.

是寒傷心主也. ❹ 釋曰, 澹澹, 水搖貌. 此屬飮病, 當用逐水消飮之劑, 二陳湯·芎夏湯皆是也. ❺ 心忪, 非心忪也. 內經曰, 胃之大絡, 名曰虛里. 貫膈絡肺, 出於左乳下, 其動應衣. 脈宗氣也. 虛而有痰則動, 更須臾發一陣熱者是也. 『資生』

가 잡으러 오는 것처럼 두려워한다"라고 하였다. ❸ 『내경(內經)』(『素問·至眞要大論 74』)에서는 "태양한수(太陽寒水)가 사천(司天)①한 해에 한기(寒氣)가 지나치게 승(勝)하면 심(心)이 울렁거리면서 몹시 뛰는데, 이것은 한기가 심을 손상시킨 것이다"라고 하였다. ❹ 주석에서는 "담담(澹澹)이란 것은 물이 출렁거리는 모양이다"라고 하였다. 이는 담음병(痰飮病)에 속하므로 물을 몰아내고 담음을 삭이는 약을 써야 하는데, 이진탕(二陳湯)(➡方藥合編·中99)과 궁하탕(芎夏湯)(➡方藥合編·中100)이 그 예이다. ❺ 심총(心忪)은 심장이 허둥대는 것이 아니다. 『내경』(『素問·平人氣象論 18』)에서는 "위경(胃經)의 대락(大絡)②을 허리(虛里)③라고 한다. 그 낙(絡)은 왼쪽 유방 아래에서 나와 횡격막을 뚫고 올라가 폐에 이어지는데 그 맥박은 옷에 감응되는 바, 이것이 맥의 종기(宗氣)④이다"라고 하였다. 허(虛)하면서 담(痰)이 있으면 뛰고, 문득 발작적으로 열이 나는 것이 심총이다. 『자생』

⑬ 癲癎 ❶ 黃帝問曰, 人生而有病巓疾者, 病名曰何, 安所得之. 岐伯對曰, 病名爲胎病. 此得之在母腹中時, 其母有所大驚, 氣上而不下, 精氣幷居, 故令子發爲巓疾也. 『內經』 ❷ 又曰, 厥成爲癲疾. 又曰, 邪搏陽則爲癲疾. ❸ 風眩之病, 起於心氣不足, 胸上蓄熱實, 痰熱相感而動風, 風心相亂, 則悶瞀, 故謂之風眩. 『資生』 ❹ 痰在膈間, 則眩微不仆. 痰溢膈上, 則眩甚仆倒於地而不知人, 名之曰癲癎. 大人曰癲, 小兒曰癎, 其實一也. 又曰, 仆倒不省, 皆由邪氣逆上陽分, 而亂於頭中也. 癲癎者, 痰邪逆上也, 痰邪逆上, 則頭中氣亂, 頭中氣亂, 則脈道閉塞, 孔竅不通, 故耳不聞聲, 目不識人而昏眩倒仆也. 以其病在頭巓, 故曰癲疾. 『綱目』 ❺ 癎有五, 肝曰雞癎, 心曰馬癎, 脾曰牛癎, 肺曰羊癎, 腎曰猪癎. 以病狀偶類, 故爲名, 其實痰火與驚三者而已. 『入門』 ❻ 大率多因痰結於心胸間, 宜開痰鎭心神. 若神不守舍, 狂言妄作, 經年不愈, 如心經蓄熱, 當淸心除熱. 如痰迷心竅, 當去痰寧心, 宜大吐大下而愈. 『正傳』 ❼ 凡癲癎仆時, 口中作聲, 將省時, 吐涎沫, 省後又復發, 時作時止而不休息. 中風中寒中暑尸

⑬ 전간(癲癎) ❶ 황제(黃帝)가 "사람이 태어나면서부터 전질(巓疾)을 앓는 것은 병명이 무엇이고 어째서 이런 병을 얻는 것입니까?"라고 묻자, 기백(岐伯)이 "병명은 태병(胎病)이라 합니다. 이것은 태아가 어머니의 뱃속에 있을 적에 그 어머니가 크게 놀란 데 말미암아 기가 위로 치밀어 오르고 내려오지 못한 데다가 정(精)과 기(氣)가 아울러 몰려 있기 때문에 아기가 전질을 앓는 것입니다"라고 대답하였다. 『내경』(『素問·奇病論 47』) ❷ 또한 『소문(素問)』(「脈要精微論 17」)에서는 "기가 거슬러 올라 전질이 된다"라고 하였고, 『소문』(「宣明五氣 23」)에서는 "사기(邪氣)가 양(陽)을 치받으면 전질이 된다"라고 하였다. ❸ 풍현(風眩)⑤은 심기(心氣)가 부족하고 가슴에 열이 쌓였을 때 생기는데, 담(痰)과 열(熱)이 서로 감촉되어 풍(風)을 동(動)하게 하고, 풍이 심(心)을 혼란하게 하면 가슴이 답답해지고 어지러워지기 때문에 '풍현(風眩)'이라고 한다. 『자생』 ❹ 담(痰)이 횡격막에 있으면 어지럼증이 경미하고 넘어지지 않는다. 그러나 담이 횡격막 위로 넘치면 어지럼증이 심해져서 땅에 넘어지고 사람을 알아보지 못하는데, 이것을 '전간(癲癎)'이라고 한다. 어른은 전(癲)이라고 하고, 어린이는 간(癎)이라고 하지만 실제는 매한가지이다. 또한 넘어져서 인사불성이 되는 것은 모두 사기(邪氣)가 양분(陽分)으로 치밀어 올라가 머릿속에서 난을 일으킨 까닭이다. 전간이란 담(痰)의 사기가 치밀어 오른 것인데, 담의 사기가 치밀어 오르면 머릿속의 기(氣)가 어지러워지고, 머릿속의 기가 어지러워지면 맥도(脈道)⑥가 막혀서 공규(孔竅)⑦가 통하지 못하기 때문에 귀로는 소리를 듣지 못하고, 눈으로는 사람을 알아보지 못하며, 어지러워서 넘어진다. 그 병이 머리[頭巓]에 있기 때문에 전질(癲疾)이라고 한다. 『강목』(「肝膽部·癲癎」) ❺ 전간(癲癎)에는 다섯 가지가 있다. 간(肝)에서 생기는 것을 계간(雞癎)이라 하고, 심(心)에서 생기는 것을 마간(馬癎)⑧이라 하며, 비(脾)에서 생기는 것을 우간(牛癎)이라 하고, 폐(肺)에서 생기는 것을 양간(羊癎)이라 하며, 신(腎)에서 생기는 것을 저간(猪癎)이라고 한다. 이것들은 병상(病狀)에 따라 분류하여 명칭을 붙인 것으로, 실제로는 담(痰)·화(火)·경(驚) 세 가지에 의해서 생길 따름이다. 『입문』(「雜病分類·痰類·癎」) ❻ 대체로, 주로 담(痰)이 가슴에 뭉쳐서 생긴 경우는 담을 삭이고 심신(心神)을 진정시켜 주는 것이 좋다. 만약 신(神)이 제자리를 지키지 못하여 미친 소리를 하고 허튼 짓을 하며, 여러 해가 지나도 낫지 않

---

① 사천(司天) : 在泉과 함께 일컬어지는 運氣用語인데, 司天은 上에 있는 것을 상징하여 上半年의 氣運狀況을 주로 나타내고, 在泉은 下에 있는 것을 상징하여 下半年의 氣運狀況을 주로 나타낸다.

② 대락(大絡) : 인체에서 가장 큰 絡脈. 이에는 14經의 絡脈에다 脾臟과 胃腑의 大絡이 포함된다.

③ 허리(虛里) : 심장이 박동하는 부분. 楊上善은 "虛里는 城邑이 자리한 곳으로, 胃의 大絡은 五臟六腑가 거처하는 곳이므로 虛里라 한다"고 했다.

④ 종기(宗氣) : 胃는 十二經이 모이는 곳이고, 虛里는 衆脈이 모이는 곳이므로 '宗氣'라 한다. '宗'은 '모인다'는 뜻이다.

⑤ 풍현(風眩) : ① 癲癎의 별칭. ② 頭眩. 風邪가 머리에 侵襲하여 생긴 眩暈.

⑥ 맥도(脈道) : 氣血이 통하는 길.

⑦ 공규(孔竅) : 空竅. 體表에 있는 九竅와 汗竅(땀구멍), 津竅(津液 곧 침이 분비되는 구멍), 精竅(정액이 통하는 구멍)을 말한다.

⑧ 마간(馬癎) : 馬癲. 癲疾이 발작했을 때 말울음소리 같은 것을 내므로 馬癎이라 한다. "馬癎·牛癎·猪癎·羊癎·鷄癎을 요즘 사람들은 羊癎·猪癎 등이라 부른다. 이러한 명칭은 단지 발작했을 때 지르는 소리가 비슷하다는 데 따라 붙인 것이다.(馬癎·牛癎·猪癎·羊癎·鷄癎者, 卽今人之謂羊癎·猪癎也. 此不過因其聲之相似, 遂立此名.)"(『景岳全書』 卷34)

厥之類, 則仆時無聲, 省時無涎, 後不再發.『綱目』❽ 癲者, 異常也. 平日能言, 癎則沈黙, 平日不言, 癲則呻吟, 甚則僵仆直視, 心常不樂, 言語無倫, 如醉如痴. 癎者卒然暈倒, 咬牙作聲, 吐涎沫, 不省人事, 隨後醒醒. ❾ 胎癎, 宜燒丹丸. 又身熱脈浮爲陽癎, 宜妙香丸. 方見火門. 身凉脈沈爲陰癎, 宜五生丸. 肥人多痰, 宜追風祛痰丸·加味壽星元·引神歸舍丹. 瘦人火盛, 宜清心滾痰丸·龍腦安神丸. 痰迷心竅, 宜金箔鎭心丸·控涎丸. 痰火俱盛者, 宜甘遂散吐下之. 因驚者, 宜驚氣元·抱膽丸. 因怒者, 宜寧神導痰湯 方見風門 ·當歸龍薈丸. 方見五藏. 心藏虛損, 氣血不足, 宜滋陰寧神湯·清心溫膽湯·歸神丹. 婦人宜加味逍遙散 方見婦人 ·朱砂膏. 見上. 五癎通治, 宜龍腦安神丸·五癎丸·六珍丹·錢氏五色丸·育魂丹·丑寶丸·鴟頭丸·活虎丹·蝙蝠散·礬丹丸. 癎愈復發, 宜斷癎丹.『諸方』

고, 심경(心經)에 열이 쌓여 있으면 심(心)을 맑게 해주고 열을 없애주어야 한다. 만약 담(痰)이 심규(心竅)를 막았다면 반드시 담을 삭이고 심을 편안하게 해주어야 하는데, 크게 토하게 하고 크게 설사시키면 낫는다.『정전』❼ 대체로 전간은 넘어질 때 소리를 지르고 깨어날 무렵에는 거품 같은 침을 토하며, 깨어난 뒤에 다시 발작하여 때때로 발작하고 깨어나기도 하면서 멎지 않는다. 그러나 중풍(中風)·중한(中寒)①·중서(中暑)②·시궐(尸厥)③ 같은 것은 넘어질 때 소리를 지르지 않고, 깨어날 무렵에도 침을 흘리지 않으며, 후에 재발하지도 않는다.『강목』❽ 전(癲)이란 평상시와 다르다는 것이다. 보통 때는 말을 잘 하다가도 간질(癎疾)이 발작하면 침묵하고, 평상시에는 말을 하지 않다가도 전질(癲疾)이 발작하면 신음소리를 내며, 심하면 넘어져서 눈을 곧추뜨고 마음은 늘 즐겁지를 못하며, 말은 조리가 없어 술에 취한 것 같기도 하고 천치 같기도 하다. 간질은 갑자기 정신을 잃고 넘어지면서 이를 악물고 소리를 지르며, 거품 같은 침을 토하고 인사불성이 되었다가도 조금 있으면 깨어난다.(『入門·雜病分類·痰類·癲狂』) ❾ 태간(胎癎)에는 소단환(燒丹丸)을 쓴다. 또 몸에 열이 나고 맥(脈)이 부(浮)하면 양간(陽癎)④인데, 묘향환(妙香丸)(처방은 火門을 보라.)을 쓴다. 몸이 차고 맥이 침(沈)하면 음간(陰癎)⑤인데, 오생환(五生丸)을 쓴다. 살찐 사람은 담(痰)이 많으므로 추풍거담환(追風祛痰丸)(➡方藥合編·下55)·가미수성원(加味壽星元)·인신귀사단(引神歸舍丹)을 쓴다. 여윈 사람은 화(火)가 성하므로 청심곤담환(淸心滾痰丸)(➡方藥合編·下56)·용뇌안신환(龍腦安神丸)(➡方藥合編·下57)을 쓴다. 담(痰)이 심규(心竅)를 막은 경우에는 금박진심환(金箔鎭心丸)·공연환(控涎丸)을 쓴다. 담화(痰火)가 모두 성한 경우는 감수산(甘遂散)으로 토하고 설사하게 해준다. 놀라서 생긴 경우에는 경기원(驚氣元)·포담환(抱膽丸)을 쓴다. 노해서 생긴 경우에는 영신도담탕(寧神導痰湯)(처방은 風門을 보라.)(➡方藥合編·下3)·당귀용회환(當歸龍薈丸)(처방은 五臟門을 보라.)을 쓴다. 심장이 허손(虛損)되고 기혈(氣血)이 부족한 경우에는 자음영신탕(滋陰寧神湯)·청심온담탕(淸心溫膽湯)·귀신단(歸神丹)을 쓴다. 부인에게는 가미소요산(加味逍遙散)(처방은 婦人門을 보라.)·주사고(朱砂膏)(처방은 위를 보라.)를 쓴다. 오간(五癎)을 두루 치료하는 경우에는 용뇌안신환(龍腦安神丸)(➡方藥合編·下57)·오간환(五癎丸)·육진단(六珍丹)·전씨오색환(錢氏五色丸)·육혼단(育魂丹)·축보환(丑寶丸)·치두환(鴟頭丸)·활호단(活虎丹)·편복산(蝙蝠散)·반단환(礬丹丸) 등을 쓴다. 전간이 나았다가 다시 재발할 때에는 단간단(斷癎丹)을 쓴다.『제방』

• 燒丹丸 ◍ 治胎驚發癎. 太陰玄精石·輕粉各一錢, 粉霜·鵬砂各五分. 研細, 入寒食麪一錢, 水丸成餠, 再用麪裹煨黃, 取出去麪再研細, 滴水和丸如米大. 一歲兒五丸, 二歲十丸, 溫水送下, 下惡物爲度. ◍ 一少女患癎, 遇陰雨及驚則作, 聲似羊鳴, 口吐涎沫, 知其胎受驚也. 其病深痼難治, 先

소단환(燒丹丸) ◍ 태 속에 있을 때 놀라서 발작하는 간질(癎疾)을 치료한다. ○ 태음현정석·경분 각각 1돈, 분상·붕사 각각 5푼. ○ 위의 약들을 곱게 가루낸 것에 한식면(寒食麪)⑥ 1돈을 넣고 물에 개어 떡을 만든 다음 밀가루떡으로 싸서 잿불에 묻어 구워 누렇게 되면 꺼내서 밀가루떡은 벗겨내고 다시 곱게 갈아서 물을 떨어뜨리며 반죽한 다음 쌀알만 하게 환을 만든다. 1살 된 어린이에게는 5환, 2살 된 어린이에게는 10환씩 따뜻한 물로 먹이는데, 오물이 나올 때까지 먹인다. ◍ 어떤 소녀가 간질을 앓았는데 음우(陰雨)⑦가 내릴 때나 놀라게 되면 발작하는데,

① 중한(中寒) : 陽氣가 부족한 데다가 寒邪에 感受되어 邪氣가 臟腑까지 직접 들어간 병증.

② 중서(中暑) : 暑邪에 感受되어 邪氣가 臟腑까지 깊숙이 들어가서 생긴 급성 병증.

③ 시궐(尸厥) : 厥證의 하나. 발작했을 때 시체와 같은 형상이라 하여 붙인 이름.

④ 양간(陽癎) : 陽證을 겸한 癲癎. "병이 나타나기 전에 먼저 몸이 뜨겁고, 근육이 뻣뻣해지고 오그라들며, 놀란 듯 울거나 소리를 지르다가 癎疾이 발작했을 때 脈이 浮한 것은 陽癎이다.(病先身熱, 瘛瘲, 驚啼喚而後發癎, 脈浮者爲陽癎.)"(『諸病源候論』卷45) "陽癎은 痰熱이 心胃에 침범한 데다가 놀라서 발작하는 것인데, 심하면 놀라지 않고도 발작한다. 寒凉한 藥을 쓴다.(陽癎必由痰熱客心胃, 聞驚而作, 甚則不聞驚亦作. 宜用寒凉藥.)"(『雜病源流犀燭·諸癎源流』)

⑤ 음간(陰癎) : 陰證을 겸한 癲癎. "병이 나타나기 전에 먼저 몸이 차고, 놀라거나 근육이 뻣뻣해지는 일도 없고, 울거나 소리를 지르는 일도 없으나 병이 발작했을 때 脈이 沈한 것은 陰癎이다.(病先身冷, 不驚瘛, 不啼喚, 而病發時脈沈者爲陰癎.)"(『諸病源候論』卷45) "陰癎 역시 痰熱에 本을 두지만 의원이 寒한 약을 너무 많이 써서 脾胃를 손상시켜 陰證으로 변화된 것이다. 溫補燥濕하는 藥을 쓴다.(陰癎亦本痰熱, 緣醫用寒藥太過, 損傷脾胃, 變而成陰. 宜用溫補燥濕藥.)"(『雜病源流犀燭·諸癎源流』)

⑥ 한식면(寒食麪) : 흔히 메밀로 만드는 것으로서 한식날에 먹는 국수.

⑦ 음우(陰雨) : ① 구름이 끼고 비가 오는 것. ② 음산하게 내리는 비. 추적추적 내리는 비. ③ 오랫동안 지속적으로 내리는 장맛비.

與燒丹丸, 繼以四物湯入黃連, 隨時令加減, 且令淡味以助藥功, 半年而愈. 丹溪

소리를 지르는 것이 마치 양이 우는 것 같고, 입으로는 거품 같은 침을 토하는 것을 보아 태아 때에 놀라서 생겼다는 것을 알 수 있었다. 그 병이 심하고 고질로 되어 치료하기 어렵게 되었으므로 먼저 소단환(燒丹丸)을 먹이고 이어서 사물탕(四物湯)(➡方藥合編·上68)에 황련을 더 넣어 수시로 가감해서 먹이는 동시에 담박한 음식으로 약효를 돕게 하였더니 반년이 지나 나았다. 단계(『丹溪纂要·第五十八癎』)

• 五生丸 ◉ 治陰癎, 身凉脈細緩. 天南星·半夏·川烏·白附子·黑豆各生用一兩. 爲末, 薑汁糊丸梧子大. 每三丸或五丸, 淡薑湯呑下. 海藏

오생환(五生丸) ◉ 음간(陰癎)으로 몸이 싸늘하고 맥이 세완(細緩)한 증상을 치료한다. ○ 천남성·반하·천오·백부자·흑두 각각 생것 1냥. ○ 위의 약들을 가루를 내어 생강즙을 넣고 쑨 풀로 반죽한 다음 벽오동씨만 하게 환을 만든다. 매번 3환 혹은 5환씩 생강을 담박하게 달인 물로 먹는다. 해장

• 追風祛痰丸 ◉ 治風痰發癎. 半夏湯洗爲末, 稱六兩, 分作二分, 以一分皂角汁浸作麴, 一分薑汁浸作麴. 天南星三兩剉, 一半白礬水浸一宿, 一半皂角水浸一宿. 防風·天麻·白殭蠶炒·白附子煨·皂角炒各一兩, 全蝎炒·白礬枯·木香各五錢. 右爲末, 薑汁糊和丸梧子大, 朱砂爲衣. 薑湯呑下七八十丸. 『回春』

추풍거담환(追風祛痰丸)① ◉ 풍담(風痰)으로 발작하는 간질을 치료한다. ○ 반하(끓인 물에 씻어 말린 다음 가루를 낸 것) 6냥(두 몫으로 나누어 한 몫은 조각즙에 담갔다가 누룩을 만들고, 다른 한 몫은 생강즙에 담갔다가 누룩을 만든다), 천남성(썬 것) 3냥(절반은 백반물에 하룻밤을 담그고, 절반은 조각을 달인 물에 하룻밤 담근다), 방풍·천마·백강잠(볶은 것)·백부자(잿불에 묻어 구운 것)·조각(볶은 것) 각각 1냥, 전갈(볶은 것)·백반(구운 것)·목향 각각 5돈. ○ 위의 약들을 가루를 내어 생강즙을 넣고 쑨 풀로 반죽한 다음 벽오동씨만 하게 환을 만들어 주사를 겉에 입힌다. 생강을 달인 물로 70~80환씩 먹는다. 『회춘』(「癎證」)(➡方藥合編·下55)

• 清心滾痰丸 ◉ 治癲癎驚狂, 一切怪證, 專治痰火. 大黃酒蒸·黃芩各四兩, 靑礞石同焰硝煅如金色·犀角·皂角·朱砂水飛各五錢, 沈香二錢半, 麝香五分. 右爲末, 水和作丸梧子大, 朱砂爲衣. 溫水下七十丸. 『回春』

청심곤담환(清心滾痰丸)② ◉ 전간(癲癎)과 경광(驚狂) 등 일체의 괴이한 증상을 치료하는데, 주로 담화(痰火)를 다스려준다. ○ 대황(술로 찐 것)·황금 각각 4냥, 청몽석(염초와 함께 금빛처럼 달군 것)·서각·조각·주사(수비한 것) 각각 5돈, 침향 2돈 반, 사향 5푼. ○ 위의 약들을 가루를 내어 물로 반죽한 다음 벽오동씨만 하게 환을 만들어 주사를 겉에 입힌다. 따뜻한 물로 70환씩 먹는다. 『회춘』(「癎證」)(➡方藥合編·下56)

• 龍腦安神丸 ◉ 治五種癲癎, 無問遠近. 白茯苓三兩, 人參·地骨皮·麥門冬·甘草各二兩, 桑白皮·犀角鎊各一兩, 牛黃五錢, 龍腦·麝香各三錢, 朱砂·馬牙硝各二錢, 金箔三十五片. 右爲末, 蜜丸彈子大, 金箔爲衣. 每一丸, 冬溫水·夏凉水化下. 河間 ○ 正傳用茯神.

용뇌안신환(龍腦安神丸) ◉ 다섯 가지 전간을 치료하는데, 갓 생긴 것이나 오래된 것이나 가리지 않는다. ○ 백복령 3냥, 인삼·지골피·맥문동·감초 각각 2냥, 상백피·서각(깎은 것) 각각 1냥, 우황 5돈, 용뇌·사향 각각 3돈, 주사·마아초 각각 2돈, 금박 35장. ○ 위의 약들을 가루를 내어 꿀로 반죽한 다음 탄알만 하게 환을 만들어 금박을 겉에 입힌다. 매번 1환씩 겨울에는 따뜻한 물, 여름에는 찬물에 풀어 먹는다. 하간 ○ 『정전(正傳)』에서는 복신을 썼다.(➡方藥合編·下57)

• 金箔鎭心丸 ◉ 治癲癎驚悸怔忡, 一切痰火之疾. 牛膽製南星一兩, 朱砂水飛·琥珀·天竺黃各五錢, 牛黃·雄黃·眞珠各二錢, 麝香半錢. 右爲末, 蜜和, 兩作三十丸, 金箔爲衣. 每一丸, 薄荷湯化下. 『回春』

금박진심환(金箔鎭心丸)③ ◉ 전간(癲癎)·경계(驚悸)·정충(怔忡) 등 일체의 담화(痰火)로 생긴 병을 치료한다. ○ 남성(우담으로 법제한 것) 1냥, 주사(수비한 것)·호박·천축황 각각 5돈, 우황·웅황·진주 각각 2돈, 사향 반 돈. ○ 위의 약들을 가루를 내어 꿀로 반죽한 다음 30환씩 나누어 만든 다음 금박을 겉에 입힌다. 매번 1환씩 박하를 달인 물에 풀어 먹는다. 『회춘』(「驚悸」)

• 控涎丸 ◉ 治諸癎久不愈, 頑涎散聚, 變生諸證. 白殭蠶薑汁浸一宿·川烏·生半夏各五錢, 全蝎七枚, 鐵粉三錢, 甘遂二錢半. 右爲末, 薑汁糊和丸菉豆大, 朱砂爲衣. 薑湯下十五丸.

공연환(控涎丸) ◉ 여러 가지 간질이 오랫동안 낫지 않고 완고한 담연(痰涎)이 흩어졌다 뭉쳤다 하면서 여러 가지 병증을 일으키는 것을 치료한다. ○ 백강잠(생강즙에 하룻밤 담근 것)·천오·반하(생것) 각각 5돈, 전갈 7마리, 철분 3돈, 감수 2돈 반. ○ 위의 약들을 가루를 내어 생강즙을 넣고 쑨 풀로 반죽한 다음 녹두알만 하게 환을 만들어 주사를 겉에 입힌다. 생강을 달인 물로 15환씩 먹는다. 『입문』(「雜病

---

① 『東醫寶鑑』에서는 가미법은 생략하였다. (『對譯萬病回春』 p.513)*
② 『회춘』에서는 풍담(風痰)·담화(痰火)로 구분하였는데, 『동의보감』에서는 비인(肥人)·수인(瘦人)으로 구분하였다. (『對譯萬病回春』 p.513)*
③ 『萬病回春』에서는 가슴이 두근거리는 데에 썼으나, 許浚은 전간에 쓴다는 것을 첨가하였다. (『對譯萬病回春』 p.525)*

『入門』

用藥賦·痰類」)

• 甘遂散 ◎ 治五種癲癎及婦人心風血迷，神效．甘遂末一錢，以猪心血和勻，將猪心批作兩片，入在內，再合，以線扎縛，皮紙包濕，慢火煨熟，取藥出硏細，入辰砂水飛末一錢，和勻，分作四丸．每一丸，將所煨猪心煎湯化下，如大便下惡物卽止．不效，再服一丸．『得效』

감수산(甘遂散) ◎ 다섯 가지 전간과 부인이 심풍(心風)으로 혈(血)이 막힌 증상을 치료하는 경우에 신기한 효험이 있다. ○ 감수(분말) 1돈을 돼지 염통피로 반죽한 다음 둘로 쪼갠 돼지 염통 속에 넣고 다시 합해서 실로 동여맨 후 두껍고 질긴 종이[皮紙]로 싸서 물에 적셔 누긋한 잿불에 묻어 익힌 다음 약을 꺼내어 곱게 가루를 낸 것에 진사(수비한 것) 1돈을 넣고 고루 섞어서 4환씩 나누어 만든다. 매번 1환씩 잿불에 구운 돼지 염통을 달인 물에 풀어 먹는데, 만약 대변으로 오물이 나오면 곧 끊는다. 효과가 나타나지 않으면 다시 1환을 먹는다. 『득효』

• 驚氣元 ◎ 治因驚失心，遂成癲疾，發則涎潮昏塞，醒則精神若痴．紫蘇子一兩，附子·木香·白殭蠶炒·白花蛇·橘紅·天麻·南星各五錢，全蝎二錢半，龍腦·麝香各五分，朱砂水飛二錢半．半爲衣．右爲末，蜜丸龍眼大，朱砂爲衣．每一丸，薄荷湯或溫酒化下．『局方』 ◎ 去附子加鐵粉尤妙．『局方』

경기원(驚氣元) ◎ 놀라서 정신을 잃은 것 때문에 전간(癲癎)이 된 것을 치료하는데, 이것은 발작할 때면 거품을 물고 혼절하며, 깨어나도 천치 같은 것이다. ○ 자소자 1냥, 부자·목향·백강잠(볶은 것)·백화사·귤홍·천마·남성 각각 5돈, 전갈 2돈 반, 용뇌·사향 각각 5푼, 주사(수비한 것) 2돈 반. 절반은 겉에 입힌다. ○ 위의 약들을 가루를 내어 꿀로 반죽한 다음 용안만 하게 환을 만들어 주사를 겉에 입힌다. 매번 1환씩 박하를 달인 물이나 데운 술에 풀어 먹는다. 『국방』 ◎ 부자를 빼고 철분을 넣어 쓰면 더욱 좋다. 『국방』

• 抱膽丸 ◎ 治一切癲癎風狂，或因驚怖所致．先將黑鉛二兩半入銚熔化，次下水銀二兩，候結成砂子，再下朱砂·乳香末各一兩，乘熱用柳木槌硏勻，丸如芡實大．每一丸，空心，井水呑下．病者得睡，切莫驚動，覺來卽安．再服一丸可除根．◎ 昔忠懿王之子得心疾，合此藥，偶有一風犬，飼之卽甦．因破犬腹視之，則其藥抱犬膽，故因名之．『經驗方』

포담환(抱膽丸) ◎ 일체의 전간(癲癎)과 풍광(風狂)①, 혹은 놀라고 무서워한 탓으로 생긴 병을 치료한다. ○ 먼저 흑연 2냥 반을 구리솥에 넣어 녹인 다음 수은 2냥을 넣고 모래알처럼 엉기기를 기다려 다시 주사와 유향가루를 각각 1냥씩 넣고 뜨거워졌을 때 버드나무 방망이로 고루 갈아서 검실만 하게 환을 만든다. 매번 1환씩 빈속에 우물물로 먹는다. 환자가 잠든 후 절대로 놀라게 하지 않는다면 깨어난 뒤에 곧 안정된다. 다시 1환을 먹으면 뿌리까지 뽑을 수 있다. ◎ 옛날 충의왕(忠懿王)의 아들이 심질(心疾)을 얻어 이 약을 쓰려고 하는데 마침 한 마리 미친개가 있었으므로 시험 삼아 먹여보았더니 곧 나았다. 그래서 그 개의 배를 갈라 보니 그 약이 개의 담(膽)을 둘러싸고 있었으므로 이름을 이렇게 붙인 것이다. 『경험방』

• 滋陰寧神湯 ◎ 治癲疾及不時暈倒，痰壅搐搦．當歸·川芎·白芍藥·熟地黃·人參·茯神·白朮·遠志·南星各一錢，酸棗仁炒·甘草各五分，黃連酒炒四分．右剉，作一貼，薑三片，水煎溫服．『入門』

자음영신탕(滋陰寧神湯) ◎ 전질(癲疾)과 불시에 정신이 아찔해지면서 넘어지는 것, 그리고 담(痰)이 막혀서 발생하는 축닉(搐搦)②을 치료한다. ○ 당귀·천궁·백작약·숙지황·인삼·복신·백출·원지·남성 각각 1돈, 산조인(볶은 것)·감초 각각 5푼, 황련(술에 축여 볶은 것) 4푼. ○ 위의 약들을 썰어서 1첩으로 하여 생강 3쪽을 넣고 물에 달여 따뜻하게 하여 먹는다. 『입문』(「雜病用藥賦·痰類·癲狂」)

• 淸心溫膽湯 ◎ 治諸癎，平肝解鬱，淸火化痰，益心血．陳皮·半夏·茯苓·枳實·竹茹·白朮·石菖蒲·黃連薑汁炒·香附子·當歸·白芍藥各一錢，麥門冬八分，川芎·遠志·人參各六分，甘草四分．右剉，分二貼，薑三片，水煎服．『醫鑑』 ◎ 回春，一名淸心抑膽湯．

청심온담탕(淸心溫膽湯)③ ◎ 여러 가지 간질(癎疾)을 치료하는데, 간기(肝氣)를 고르게 하고 울증(鬱證)을 풀어 주며, 화(火)를 내리고 담(痰)을 삭히며, 심혈(心血)을 보익해 준다. ○ 진피·반하·복령·지실·죽여·백출·석창포·황련(생강즙에 축여 볶은 것)·향부자·당귀·백작약 각각 1돈, 맥문동 8푼, 천궁·원지·인삼 각각 6푼, 감초 4푼. ○ 위의 약들을 썰어서 2첩으로 나누어 생강 3쪽을 넣고 물에 달여 먹는다. 『의감』 ◎ 『회춘(回春)』(「癎證」)에서는 일명 청심억담탕(淸心抑膽湯)이라고 하였다.

• 歸神丹 ◎ 治心氣不足，恍惚健忘，或癲癎狂亂，驚悸怔忡，神不守舍之

귀신단(歸神丹) ◎ 심기(心氣)가 부족하여 황홀하고 건망증이 있거나 전간(癲癎)·광란(狂亂)·경계(驚悸)·정충(怔忡)과 정신 이상증, 그리고 중병을 앓고 난 뒤에

① 풍광(風狂) : 瘋狂. 정신적으로 심한 충격을 받아 발생하는 정신병의 증상.
② 축닉(搐搦) : 瘛瘲의 별칭. 근육이 뻣뻣해지면서 손발이 오그라들었다 늘어났다 하면서 경련하는 병증.
③ 『古今醫鑑·五癎』을 보면, 雲林(龔廷賢)이 만든 처방이라고 쓰여 있다. 여기에 나온 용량은 『古今醫鑑』과 같지만, 2첩으로 나누고 생강 3쪽을 넣는 것은 『東醫寶鑑』에서 바뀌었다. (『對譯萬病回春』 p.511)*

證, 及大病後心虛, 能安神寧心, 固元氣長存. 大塊朱砂二兩, 入猪心內, 以燈心纏縛, 好酒蒸二炊久, 取出另研. 酸棗仁炒·白茯神·人參·大當歸各二兩, 深紅琥珀·大遠志薑汁製·龍齒各一兩, 金箔·銀箔各二十片. 右爲末, 酒煮稀糊和丸梧子大. 每服一九丸, 至三九丸, 麥門冬煎湯下. 癲癎甚者, 乳香·人參煎湯下. 多夢不睡, 酸棗仁煎湯下. 『臞仙活心』

심이 허해진 증상을 치료하는데, 심신(心神)을 안정시켜 주고 원기(元氣)를 든든히 하여 오래도록 보존케 한다. ○ 주사(크게 덩이진 것 2냥을 돼지 염통에 넣어 등심초로 묶은 다음 좋은 술로 밥 두어 솥 지을 동안 쪄서 주사만 꺼내어 따로 간다)·산조인(볶은 것)·백복신·인삼·당귀(큰 것) 각각 2냥, 호박(아주 붉은 것)·원지(큰 것을 생강즙으로 법제한 것)·용치 각각 1냥, 금박·은박 각각 20장. ○ 위의 약들을 가루를 내어 술을 넣고 묽게 쑨 풀로 반죽한 다음 벽오동씨만 하게 환을 만든다. 매번 9~27환씩 맥문동을 달인 물로 먹는다. 전간이 심한 경우는 유향과 인삼을 달인 물로 먹는다. 꿈이 많고 잠을 자지 못하는 경우는 산조인을 달인 물로 먹는다. 『구선활심』

• 五癎丸 ◉ 治癲癎, 不問新久. 半夏二兩酒洗焙, 白殭蠶炒一兩半, 南星炮·烏蛇肉·白礬各一兩. 白附子五錢, 麝香三錢另研, 朱砂二錢半水飛, 全蝎二錢炒, 雄黃一錢半另研, 蜈蚣半條去頭足炙, 皂角四兩槌碎水半升浸揉汁與白礬同熬乾研. 右爲末, 薑汁麵糊和丸梧子大. 每三十丸, 薑湯下. 『綱目』

오간환(五癎丸) ◉ 전간을 치료하는데, 갓 생긴 것이나 오래된 것이나 가리지 않는다. ○ 반하(술로 씻어서 약한 불기운에 말린 것) 2냥, 백강잠(볶은 것) 1냥 반, 남성(싸서 구운 것)·오사육·백반 각각 1냥, 백부자 5돈, 사향(따로 간 것) 3돈, 주사(수비한 것) 2돈 반, 전갈(볶은 것) 2돈, 웅황(따로 간 것) 1돈 반, 오공(머리와 발을 제거하고 구운 것) 반 마리, 조각(짓찧어 물 반 되에 담갔다가 즙을 짜서 백반과 같이 끓인 다음 말려서 간 것) 4냥. ○ 위의 약들을 가루를 내어 생강즙을 넣고 쑨 밀가루풀로 반죽한 다음 벽오동씨만 하게 환을 만든다. 매번 30환씩 생강을 달인 물로 먹는다. 『강목』(「肝膽部·癲癎」)

• 六珍丹 ◉ 治五癎鳴吼, 及風癎暈倒, 吐涎沫掣搐. 水銀一兩半·黑鉛一兩同熬成屑, 雄黃·雌黃·眞珠各一兩, 丹砂水飛五錢. 右爲末極細, 蜜和, 杵二三萬下, 丸如梧子大. 薑棗湯下五丸. 『三因』

육진단(六珍丹) ◉ 다섯 가지 간질로 부르짖는 것과 풍간(風癎)①으로 혼절하고 거품 같은 침을 토하며 손발이 오그라드는 증상을 치료한다. ○ 수은 1냥 반과 흑연 1냥(같이 볶아서 가루를 낸다), 웅황·자황·진주 각각 1냥, 단사(수비한 것) 5돈. ○ 위의 약들을 아주 곱게 가루를 내어 꿀로 반죽한 다음 2~3만 번 절구질하여 벽오동씨만 하게 환을 만든다. 생강과 대추를 달인 물로 5환씩 먹는다. 『삼인』

• 錢氏五色丸 ◉ 治諸癎. 雄黃熬·眞珠另研各一兩, 鉛三兩, 水銀二錢半同鉛熬結砂子, 朱砂水飛五錢. 右再研極細, 麵糊和丸麻子大. 薄荷湯下三四丸. 『正傳』

전씨오색환(錢氏五色丸) ◉ 여러 가지 간질을 치료한다. ○ 웅황(볶은 것)·진주(따로 간 것) 각각 1냥, 흑연 3냥, 수은 2돈 반(흑연과 같이 볶아서 모래알처럼 엉기게 한다), 주사(수비한 것) 5돈. ○ 위의 약들을 다시 아주 곱게 갈아서 밀가루풀로 반죽한 다음 삼씨만 하게 환을 만든다. 박하를 달인 물로 3~4환씩 먹는다. 『정전』

• 育魂丹 ◉ 治諸般癲癎, 怔忡驚怕, 恐懼之疾. 山藥一兩, 半夏·膽星·白茯神·白朮·黃連炒·遠志·酸棗仁炒·柏子仁各六錢, 竹茹·天麻·白附子煨·川芎各五錢, 犀角·羚羊角·白礬各三錢半, 陳皮三錢二分半, 全蝎三錢二分, 辰砂二錢二分, 牛黃一錢二分, 麝香一錢, 金箔二十四片. 右爲末, 竹瀝打甘草膏和丸雞頭大. 每一丸, 淡薑湯下, 空心. 『醫鑑』

육혼단(育魂丹) ◉ 여러 가지 전간과 정충(怔忡), 놀라거나 두려워하는 병들을 치료한다. ○ 산약 1냥, 반하·담성·백복신·백출·황련(볶은 것)·원지·산조인(볶은 것)·백자인 각각 6돈, 죽여·천마·백부자(잿불에 묻어 구운 것)·천궁 각각 5돈, 서각·영양각·백반 각각 3돈 반, 진피 3돈 2푼 반, 전갈 3돈 2푼, 진사 2돈 2푼, 우황 1돈 2푼, 사향 1돈, 금박 24장. ○ 위의 약들을 가루를 내어 죽력에 감초고를 탄 것으로 반죽한 다음 검실만 하게 환을 만든다. 매번 1환씩 담박하게 달인 생강물로 빈속에 먹는다. 『의감』

• 丑寶丸 ◉ 治一切癲癎, 怔忡搐搦, 難狀之疾. 祛風淸火, 豁痰調氣, 開心定志, 安神鎭驚. 大黃酒拌九蒸九晒·黃芩炒各二兩, 膽星·石菖蒲各一兩, 白殭蠶薑汁炒七錢, 辰砂六錢爲

축보환(丑寶丸) ◉ 일체의 전간(癲癎)과 정충(怔忡), 축닉(搐搦) 등 잘 낫지 않는 병을 치료한다. 그리고 풍(風)을 몰아내고 화(火)를 내리며, 담(痰)을 삭이고 기(氣)를 조화시키며, 심규(心竅)를 열어 주고 지(志)를 안정시키며, 신(神)을 편안히 해주어 놀라는 증상을 진정시켜 준다. ○ 대황(술에 버무려 아홉 번 찌고 아홉 번 햇볕에 말린 것)·황금(볶은 것) 각각 2냥, 담성·석창포 각각 1냥, 백강잠(생강

① 풍간(風癎) : ① 癎疾의 발작이 열이 쌓인 데다가 風邪가 타오른 데 기인한 것이거나 肝經에 熱이 있어 생긴 것을 이른다. ② 癎疾을 앓고 난 후 몸과 얼굴이 붓고 말을 하지 못하는 증.

衣, 靑礞石煅·天麻薑汁炒·蟬殼各五錢, 沈香·犀角各一錢半, 琥珀·雄黃各一錢, 牛黃五分, 猪心血二箇. 右爲末, 竹瀝打糊和丸菉豆大, 朱砂爲衣. 薄荷湯下六十丸. 『醫鑑』

즙에 축여 볶은 것) 7돈, 진사 6돈(환의 겉에 입힌다), 청몽석(달군 것)·천마(생강즙에 축여 볶은 것)·선각 각각 5돈, 침향·서각 각각 1돈 반, 호박·웅황 각각 1돈, 우황 5푼, 돼지염통(피가 들어있는 것) 2개. ○ 위의 약들을 가루를 내어 죽력을 넣고 쑨 풀로 반죽한 다음 녹두알만 하게 환을 만들어 주사를 겉에 입힌다. 박하를 달인 물로 60환씩 먹는다. 『의감』

• 鴟頭丸 ● 治癲癎惡病. 鴟頭一枚燒存性, 黃丹·皂莢酥炙各五錢. 右爲末, 糯米糊和丸菉豆大. 飮下二三十丸. 『濟生』

치두환(鴟頭丸) ● 악성 전간을 치료한다. ○ 소리개 머리 1개(약성이 남게 불에 태운다), 황단·조협(젖기름을 발라 구운 것) 각각 5돈. ○ 위의 약들을 가루를 내어 찹쌀풀로 반죽한 다음 녹두알만 하게 환을 만든다. 미음으로 20~30환씩 먹는다. 『제생』

• 活虎丹 ● 治久年癲癎, 氣血不足. 取蝎虎一箇剪取四足爪連血細硏, 入朱砂·片腦·麝香各少許, 硏勻. 先用礞石散控下痰涎, 次用薄荷湯調前藥, 作一服化下. 此藥能補心神, 心全則病差矣. 『入門』

활호단(活虎丹) ● 여러 해 동안 전간을 앓아 기혈(氣血)이 부족해진 증상을 치료한다. ○ 갈호 즉 도마뱀 1마리(네 발톱을 잘라버리고 피째로 곱게 간다)에 주사·편뇌·사향을 각각 조금씩 넣고 고루 섞이게 간다. 먼저 몽석산을 써서 담연(痰涎)을 내려보낸 다음에 박하를 달인 물로 앞의 약을 타서 한 번 복용한다. 이 약은 심신(心神)을 보하는데, 심신이 온전해지면 병이 차도를 보인다. 『입문』(「雜病用藥賦·痰類」)

• 蝙蝠散 ● 治癎. 取入蟄大蝙蝠一箇, 以朱砂三錢塡入腹內, 新瓦上火炙, 令酥爲度, 候冷爲末. 每一箇分作四服, 年幼者作五服. 空心, 白湯調下. 『入門』

편복산(蝙蝠散) ● 간질을 치료한다. ○ 동면에 들어간 큰 박쥐 1마리를 잡아 주사 3돈을 뱃속에 채워 넣고 새 기와 위에 올려 굽는데, 진이 날 때까지 하여 식기를 기다린 다음 가루를 낸다. 한 마리를 네 번으로 나누어 복용하는데, 나이가 어리면 다섯 번 먹는다. 빈속에 끓인 물에 타서 먹는다. 『입문』(「雜病用藥賦·痰類」)

• 礬丹丸 ● 治五癲百癎. 黃丹·白礬各一兩. 鑿塼一窠, 先安丹, 次安礬, 以炭五斤煅. 火盡取出, 細硏, 以猪心血和丸菉豆大. 每十丸至二十丸, 橘皮湯下. 『三因』 ● 一名黃白丹.

반단환(礬丹丸) ● 다섯 가지 전질(癲疾)과 온갖 간질(癎疾)을 치료한다. ○ 황단·백반 각각 1냥. ○ 벽돌을 파서 1개의 구멍을 내고, 먼저 황단을 넣은 다음에 백반을 넣고, 5근의 숯으로 달군다. 불이 다 사그라들면 꺼내어 곱게 갈아서 돼지 염통피로 반죽한 다음 녹두알만 하게 환을 만든다. 매번 10~20환씩 귤피를 달인 물로 먹는다. 『삼인』 ● 일명 황백단(黃白丹)이라고 한다.

• 斷癎丹 ● 治癲癎愈而復發, 作止無常. 黃芪·鉤鉤藤·細辛·甘草各五錢, 蛇退一條燒存性, 蟬退全者四枚, 牛黃一字. 右爲末, 棗肉爲丸梧子大, 小兒菉豆大. 每二十丸, 人參湯呑下. 『入門』

단간단(斷癎丹) ● 전간(癲癎)이 나았다가 다시 발작하여, 발작했다 멎었다 하는 증상이 일정치 않은 것을 치료한다. ○ 황기·조구등·세신·감초 각각 5돈, 사퇴(약성이 남게 태운 것) 1개, 선퇴(온전한 것) 4개, 우황 1자(字, ¼돈). ○ 위의 약들을 가루를 내어 대추살로 반죽한 다음 벽오동씨만 하게 환을 만들고, 어린이에게 쓸 것은 녹두알만 하게 만든다. 매번 20환씩 인삼을 달인 물로 먹는다. 『입문』(「雜病用藥賦·痰類」)

14 癲狂 ❶ 內經曰, 黃帝問曰, 有病怒狂者, 此病安生. 岐伯對曰, 生於陽也. 帝曰, 陽何以使人狂. 岐伯曰, 陽氣者, 因暴折而難決, 故善怒也, 病名曰陽厥. 帝曰, 治之奈何. 岐伯曰, 奪其食卽已. 夫食入於陰, 長氣於陽, 故奪其食卽已. 使之服以生鐵落爲飮. 夫生鐵落者, 下氣疾也. ❷ 又曰, 多喜曰癲, 多怒曰狂. 又曰, 陰不勝其陽, 則脈流薄疾, 幷乃狂. 又曰, 衣被不斂, 言語善惡不避親疎, 此神明之亂也. ❸ 又, 帝曰, 陽明病甚, 則棄衣而走, 登高而歌, 或至不食數日, 踰垣上屋, 所上之處, 皆非

14 전광(癲狂) ❶ 『내경(內經)』(『素問·病能①論 46』)에서는 "황제(黃帝)가 '노하고 미치는 병은 어떻게 해서 생기는 것입니까?'라고 물었다. 이에 기백(岐伯)이 '양기(陽氣)가 지나치게 성한 데서 발생하는 것입니다'라고 대답하였다. 황제가 다시 '양기가 어떻게 사람을 발광하게 합니까?'라고 물었다. 이에 기백이 '양기가 갑자기 막혀서 돌지 못하기 때문에 쉽게 성내는 것이고, 병명을 양궐(陽厥)이라고 하는 것입니다'라고 대답했다. 황제가 또 '이런 병은 어떻게 치료해야 합니까?'라고 물었다. 그러자 기백이 '음식을 줄이면 나을 것입니다. 왜냐하면 음식을 먹으면 음(陰)에 들어가서 양기를 도와주기 때문으로, 음식을 줄인다면 낫는 것입니다. 그리고 생철락(生鐵落)을 담근 물을 많이 먹이도록 하는데, 생철락은 기를 빨리 내려줍니다'라고 대답하였다"고 했다. ❷ 또한 "너무 기뻐하는 것은 전증(癲證)이고, 너무 성내는 것은 광증(狂證)이다"라고 하였다. 또한 『내경』(『素問·生氣通天論 03』)에서는 "음이 양을 제약하지 못하면 맥의 흐름이 빨라지고 힘이 있으며 발광하게 된다"라고 하였고, 『내경』(『素問·脈要精微論 17』)에서는 "옷을 입어도 가슴을 열어젖

---

① 病能 : 여기서의 '能'은 '態'와 같은 것으로서 '病能'이란 '病態', 즉 '병의 상태'를 나타내는 말이 되어 '能'은 '태'로 읽는 것이다.

其素所能也, 病反能者何也. 岐伯曰, 四肢者, 諸陽之本也, 陽盛則四肢實, 實則能登高也. 帝曰, 其棄衣而走者何也. 岐伯曰, 熱甚於身, 故棄衣欲走也. 帝曰, 其妄言罵詈不避親疎而歌者何也. 岐伯曰, 陽盛則使人妄言罵詈不避親疎而不欲食, 不欲食故妄走也. 又曰, 邪入於陽則狂. ❹ 難經曰, 重陽者狂, 重陰者癲. 又曰, 狂之始發, 少臥而多起, 自高賢也, 自辨智也, 自貴倨也. 妄笑, 好歌樂, 妄行不休是也. 癲疾始發, 意不樂, 直視僵仆, 其脈三部陰陽俱盛者是也. ❺ 癲者, 異常也, 精神痴呆, 言語失倫. 狂者, 凶狂也. 輕則自高自是, 好歌好舞, 甚則棄衣走而踰垣上屋, 又甚則披頭大叫, 不避水火, 且欲殺人. 此痰火壅盛而然. 『入門』 ❻ 陽虛陰實則癲, 陰虛陽實則狂. 又曰, 陽盛則狂, 狂者欲奔走叫呼. 陰盛則癲, 癲者眩倒不省.① 『百要』 ❼ 狂謂妄言妄走也. 癲謂僵仆不省也. 經有言狂癲疾者, 又言癲疾爲狂者, 是癲狂爲兼病也. 『綱目』 ❽ 火盛癲狂, 宜當歸承氣湯·三黃瀉心湯 方見寒門 ·黃連瀉心湯·牛黃瀉心湯. 痰火鬱塞癲狂, 宜牛黃淸心元 方見風門 ·淸心滾痰丸. 方見上. 風痰迷心癲狂, 宜鐵粉散·鬱金丸·通泄散. 因驚喪心亡魂失魄爲癲狂, 宜鎭心丹·抱膽丸·葉氏雄朱丸·一醉膏. 勞神過度甚至癲狂, 宜辰砂寧志丸·寧志化痰湯·養血淸心湯·牛車肉. 癲狂不得睡臥, 宜寧志膏 方見夢部 ·辰砂散. 『諸方』 ❾ 癲者, 顚倒錯亂, 於癎於狂, 皆兼病也.

히며 언어의 선악에 있어 친소를 가리지 못하는 것은 신기(神氣)가 문란한 것이다"라고 하였다. ❸ 또한 『내경』(『素問·陽明脈解 30』)에서는, 황제가 "양명병(陽明病)이 심하면 옷을 벗고 마구 달리며, 높은 곳에 올라가 노래를 하거나 혹은 수일 동안 먹지를 않고도 담장을 뛰어넘고 지붕으로 오르는데, 그 올라간 곳은 그가 평소에 오르지 못하던 곳으로, 병이 들어서 도리어 그렇게 할 수 있는 것은 어째서입니까?"라고 물었다. 이에 기백이 "사지는 모든 양의 근본으로서 양이 성하면 사지가 충실해지고, 사지가 충실해지면 높은 곳에 오를 수 있는 것입니다"라고 대답했다. 황제가 "그러면 옷을 벗고 뛰는 것은 왜 그런 것입니까?"라고 물었다. 이에 기백이 "몸에 열이 심해졌기 때문에 옷을 벗고 뛰려는 것입니다"라고 대답했다. 황제가 또 "그러면 친소를 가리지 못하고 헛소리를 하고 욕을 해대며 노래를 부르는 것은 왜 그런 것입니까?"라고 물었다. 이에 기백이 "양이 성하면 친소를 가리지 못하고 헛소리를 하고 욕을 하게 만들며 식욕이 없게 만듭니다. 이렇게 식욕이 없기 때문에 마구 뛰어 다닙니다"라고 대답했다. 또한 『내경』(『素問·宣明五氣 23』)에서는 "사기(邪氣)가 양에 침입하면 광증이 된다"라고 하였다. ❹ 『난경(難經)』(「20難」)에서는 "촌부(寸部)와 척부(尺部)에 모두 양맥(陽脈)이 나타나면 광증(狂證)이 되고, 촌부와 척부에 모두 음맥(陰脈)이 나타나면 전증(癲證)이 된다"라고 하였고, 『난경』(「59難」)에서는 "광증이 시작될 때에는 잘 자지 않고 늘 일어나 다니며, 자기가 제일 현명한 척하고 똑똑한 척하며, 벼슬이나 한 것처럼 거만해 한다. 마구 웃고 노래 부르기를 좋아하며, 함부로 돌아다니는 것이 그러한 예이다. 전증이 시작될 때에는 기분이 좋지 못하고, 눈을 곧추뜨며 넘어지는데, 그 맥은 촌(寸)·관(關)·척(尺) 삼부맥의 음양이 다 왕성한 것이 이것이다"라고 하였다. ❺ 전증(癲證)이란 보통 사람과 다른 것으로, 정신이 천치처럼 되고 말에 조리가 없다. 광증(狂證)이란 흉포하게 미친 것으로, 가벼우면 자기만 잘 나고 자기만 옳다고 여기며, 노래와 춤추기를 좋아한다. 무거우면 옷을 벗고 달리고 담장을 뛰어넘으며, 지붕에 올라가기도 한다. 더욱 심하면 머리를 풀어 헤치고 고함을 지르며, 물불을 가리지 못하고, 심지어는 사람을 죽이려고 하는데, 이것은 담화(痰火)가 몹시 맺혔기 때문이다. 『입문』(「雜病分類·痰類·癲狂」) ❻ 양이 허하고 음이 실하면 전증이고, 음이 허하고 양이 실하면 광증이다. 또 양이 성하면 광증이 되는데, 이때는 마구 달리고 큰소리로 외친다. 음이 성하면 전증이 되는데, 이때는 어지러워 넘어져서 정신을 못 차린다. 『백요』 ❼ 광증(狂證)은 함부로 말하고 이리저리 뛰어다니는 것을 이르고, 전증(癲證)은 넘어져서 정신을 못 차리는 것을 이른다. 『경(經)』에서 광증을 전질(癲疾)이라 하기도 하고, 또 전질을 광증이라 하기도 한 것은 전증과 광증이 겸해 나타나기 때문이다. 『강목』(「脾胃部·狂癲」) ❽ 화(火)가 성해서 전광증이 된 경우에는 당귀승기탕(當歸承氣湯)(➡方藥合編·下58)·삼황사심탕(三黃瀉心湯)(처방은 寒門을 보라.)·황련사심탕(黃連瀉心湯)·우황사심탕(牛黃瀉心湯)을 쓴다. 담화(痰火)가 몰리고 막혀서 생긴 전광증에는 우황청심원(牛黃淸心元)(처방은 風門을 보라.)(➡方藥合編·中7)·청심곤담환(淸心滾痰丸)(처방은 위를 보라.)(➡方藥合編·下56)을 쓴다. 풍담(風痰)이 심(心)을 침범해서 생긴 전광증에는 철분산(鐵粉散)·울금환(鬱金丸)·통설산(通泄散)을 쓴다. 놀라서 심을 상하고 혼백(魂魄)을 잃어 전광증이 생긴 경우에는 진심단(鎭心丹)·포담환(抱膽丸)·섭씨웅주환(葉氏雄朱丸)·일취고(一醉膏)를 쓴다. 정신을 과도하게 써서 전광이 된 경우에는 진사영지환(辰砂寧志丸)·영지화담탕(寧志化痰湯)·양혈청심탕(養血淸心湯)·우거육(牛車肉)을 쓴다. 전광증으로 잠을 자지 못하는 경우에는 영지고(寧志膏)(처방은 夢門을 보라.)·진사산(辰砂散)을 쓴다. 『제방』 ❾ 전증(癲證)이란 넘어지고 정신이 착란되는 것인데, 간증(癎證)이나 광증(狂證)에 다 겸하여 나타나는 병이다.

① '又曰'부터의 내용은 고려 『鄕藥救急方』, 下卷에 나오는 내용이다. 『百要』라고 쓰여진 것으로 보아, 『鄕藥救急方』보다 약간 전에 간행된 『備預百要方』을 지칭하는 것으로 잠정적인 추론을 할 수 있다. 『醫方類聚』에서 인용된 『備預百要方』에는 본 내용이 나오지 않아 확인할 수 없으나, 권50, '傷寒門'에 열이 나면서 狂言을 할 때 고삼을 쓴 처방이 『備預百要方』과 같다고 하였는데, 이는 『鄕藥救急方』에서 고삼을 술에 담가 먹는 내용과 비슷하므로, 이를 뒷받침한다.

• 當歸承氣湯 治陽狂, 奔走罵詈. 當歸·大黃各一兩, 芒硝七錢, 甘草五錢. 右剉, 每一兩, 薑五片, 棗十枚, 水一椀煎至半, 去渣溫服. 硝黃去胃中實熱, 當歸補血, 甘草緩中. 加薑棗者, 引入胃中也. 『保命』

당귀승기탕(當歸承氣湯) 양광증(陽狂證)①으로 아무 데나 뛰어다니고 욕하는 증상을 치료한다. ○ 당귀·대황 각각 1냥, 망초 7돈, 감초 5돈. ○ 위의 약들을 썰어서 매번 1냥씩 생강 5쪽, 대추 10개와 함께 물 한 사발에 넣고 절반이 될 때까지 달여 찌꺼기를 버리고 따뜻하게 해서 먹는다. 망초와 대황은 위(胃) 속의 실열(實熱)을 내리고, 당귀는 혈(血)을 보하며, 감초는 속을 완화시켜 준다. 생강과 대추를 넣는 것은 위경(胃經)으로 이끌고 들어가게 하려는 것이다. 『보명』(「熱論第十四」)(➡方藥合編·下58)

• 黃連瀉心湯 治狂疾. 黃芩二兩, 黃連·生地黃·知母各一兩, 甘草五錢. 右剉, 每五錢, 水煎服. 『脈訣』

황련사심탕(黃連瀉心湯) 광증(狂證)을 치료한다. ○ 황금 2냥, 황련·생지황·지모 각각 1냥, 감초 5돈. ○ 위의 약들을 썰어서 매번 5돈씩 물에 달여 먹는다. 『맥결』

• 牛黃瀉心湯 治癲癎及心經邪熱狂亂, 精神不爽. 大黃生一兩, 龍腦·朱砂水飛·牛黃各一錢. 右爲末, 每服三錢, 生薑汁和蜜水調下. 『丹心』 臞仙, 一名南極延生湯.

우황사심탕(牛黃瀉心湯) 전간(癲癎)과 심경(心經)에 사열(邪熱)이 침범하여 광란하고 정신이 맑지 못한 증상을 치료한다. ○ 대황(생것) 1냥, 용뇌·주사(수비한 것)·우황 각각 1돈. ○ 위의 약들을 가루를 내어 매번 3돈씩 생강즙을 넣은 꿀물에 타서 먹는다. 『단심』 구선(臞仙)은 남극연생탕(南極延生湯)이라고 하였다.

• 鐵粉散 治癲狂歌笑, 裸體不避水火. 圓白半夏·大南星·眞鐵粉·白附子·羌活各二兩, 大川烏生一兩半, 大朱砂·紅明琥珀·白殭蠶各一兩, 白礬煅五錢, 全蝎五十箇, 金箔三十片. 右爲末, 每服四錢, 生薑四兩取汁調服. 如惡辣加溫水少許. 『得效』 本事方曰, 鐵粉非但化痰鎭心, 至於摧抑肝邪特異. 若多恚怒, 肝邪太盛, 則鐵粉能制伏之. 內經曰, 陽厥怒狂, 治以生鐵落是也.

철분산(鐵粉散) 전광증으로 노래를 부르고 웃기도 하며, 벌거벗고 물불을 가리지 못하는 증상을 치료한다. ○ 반하(둥글고 흰 것)·남성(큰 것)·철분(좋은 것)·백부자·강활 각각 2냥, 천오(크고 생것) 1냥 반, 주사(큰 것)·호박(붉고 투명한 것)·백강잠 각각 1냥, 백반(달군 것) 5돈, 전갈 50마리, 금박 30장. ○ 위의 약들을 가루를 내어 매번 4돈씩 생강 4냥으로 낸 즙에 타먹는다. 만약 몹시 매우면 따뜻한 물을 조금 타서 쓴다. 『득효』 『본사방(本事方)』에서는 "철분은 담(痰)을 삭이고 마음을 진정시킬 뿐만 아니라 간(肝)의 사기(邪氣)를 억제하는 경우에도 특별한 효능이 있다. 만약 성을 몹시 내어 간의 사기가 매우 성하다면 철분으로 억제할 수 있다. 『내경(內經)』(『素問·病能論 46』)에서 '양궐(陽厥)이 되어 성내고 미친 증상은 생철락으로 치료한다'고 한 것이 바로 이것이다"라고 하였다.

• 鬱金丸 治癲狂久不愈, 因驚憂得之, 乃痰涎留於心竅也. 蟬肚鬱金七兩, 明礬三兩. 右爲末, 薄糊爲丸梧子大. 每五十丸, 湯水任下. 初服, 心胸間有物脫去, 神氣洒然, 久服卽安矣. 大能去痰. 『得效』

울금환(鬱金丸) 전광(癲狂)이 오랫동안 낫지 않는 증상을 치료하는데, 이것은 놀라고 근심해서 생기는 것으로 담연(痰涎)이 심규(心竅)에 머물러 있기 때문이다. ○ 선두울금(蟬肚鬱金)② 7냥, 명반 3냥. ○ 위의 약들을 가루를 내어 묽은 풀로 반죽한 다음 벽오동씨만 하게 환을 만든다. 매번 50환씩 끓인 물로 임의대로 먹는다. 처음 먹으면 가슴에 막힌 것이 없어지고 정신이 시원해지며, 오랫동안 복용하면 안정된다. 담(痰)을 아주 잘 삭여준다. 『득효』

• 通泄散 治忽患癲狂不止, 或風涎暴作, 氣塞倒仆. 瓜蔕爲末三錢, 加輕粉一字. 右水半合, 調勻灌之, 良久涎自出, 如未出, 含砂糖一塊, 下咽涎卽出. 『丹心』 經驗方曰, 江浙一婦人, 忽癲狂不止. 醫曰, 此得之驚憂之極, 痰氣上犯心包, 當伐其源. 眞瓜蔕五錢爲末, 每取一錢, 井華水調服, 隨得大吐, 吐後熟睡, 切莫驚覺, 自此無恙. 此與得效方苦丁香散同.

통설산(通泄散) 갑자기 전광증(癲狂證)이 생겨서 멎지 않거나 풍연(風涎)이 갑자기 일어 기(氣)가 막혀 정신을 잃고 넘어지는 증상을 치료한다. ○ 과체(분말) 3돈, 경분 1자(字). ○ 위의 약들을 물 반 홉에 고루 타서 떠 넣으면 한참 있다가 담연(痰涎)이 저절로 나오는데, 만약 나오지 않으면 사탕 한 덩어리를 입에 머금고 녹여 삼키면 담연이 곧 나온다. 『단심』(『丹溪摘玄·癎風門』) 『경험방(經驗方)』에서는 "강절(江浙, 江蘇省과 浙江省 일대) 지방의 어떤 부인이 갑자기 전광증이 생겨서 멎지 않았다. 의원이 말하기를, '이 병은 놀라고 근심한 것이 지나쳐서 담기(痰氣)가 치밀어 올라 심포락(心包絡)을 침범한 것이므로 반드시 그 근원을 쳐야 한다'고 하였다. 그리고 좋은 과체 5돈을 가루를 내어 매번 1돈씩 정화수(井華水)에 타 먹였더니 바로 크게 토하고, 토하고 나서는 깊이 잠들었는데 이때 절대로 놀라 깨지 않도록 하였다. 그러고 나니 그 병을 다시는 앓지 않았다. 이 약은 『득효방(得效方)』의 고정향산(苦丁香散)과 같다"라고 하였다.

---

① 양광증(陽狂證) : 熱邪가 陽經에 들어가서 陽氣가 지나치게 왕성하여 발작하는 狂證.
② 선두울금(蟬肚鬱金) : 울금의 뿌리가 매미의 배 모양처럼 둥근 것.

• 鎭心丹 治狂癲亡魂失魄, 狀若神靈所憑. 辰砂水飛·白礬煅各等分. 右爲末, 水丸芡仁大, 每一丸, 人參煎湯化下. 『三因』

진심단(鎭心丹) 광증(狂證)과 전증(癲證)으로 정신을 잃어 그 증상이 귀신이 붙은 것 같은 것을 치료한다. ○ 진사(수비한 것)·백반(달군 것) 각각 같은 양. ○ 위의 약들을 가루를 내어 물로 반죽한 다음 검인만 하게 환을 만들어 매번 1환씩 인삼을 달인 물에 타먹는다. 『삼인』

• 葉氏雄朱丸 治因驚憂失心, 或思慮過多, 積成痰涎, 留在心包, 以致狂言奔走. 顆塊朱砂一錢半, 白附子一錢, 雄黃一錢半. 右爲末, 以猪心血和丸梧子大, 別用朱砂爲衣. 每三粒, 人參·石菖蒲煎湯下. 能安魂定魄, 補益心氣. 『簡易』

섭씨웅주환(葉氏雄朱丸) 지나치게 놀라고 근심하여 정신을 잃었거나, 사려가 지나쳐서 쌓인 담연(痰涎)이 심포락(心包絡)에 머물러 미친 소리를 하고 마구 뛰어다니는 증상을 치료한다. ○ 덩이진 주사 1돈 반, 백부자 1돈, 웅황 1돈 반. ○ 위의 약들을 가루를 내어 돼지 염통피로 반죽한 다음 벽오동씨만 하게 환을 만들고, 주사를 겉에 입힌다. 매번 3환씩 인삼과 석창포를 달인 물로 먹는다. 이 약은 정신을 안정시키고 심기(心氣)를 보익해준다. 『간이』

• 一醉膏 治心恙癲狂. 無灰酒二椀, 眞麻油四兩. 右和勻, 以柳枝二十條, 逐條攪一二百下, 換遍柳條, 直候油酒相入如膏, 煎至七分椀, 强灌之, 令熟睡. 或吐或不吐, 覺來卽醒. 『得效』

일취고(一醉膏) 심병(心病)으로 생긴 전광(癲狂)을 치료한다. ○ 무회주(無灰酒)① 2사발, 마유(좋은 것) 4냥. ○ 위의 약들을 고루 타서 버드나무 가지 20개로 젓되, 한 가지로 100~200번을 젓고, 또 다른 가지로 저어서 마유와 무회주가 잘 섞여서 고약처럼 된 것을 졸여 10분의 7쯤 되었을 때 억지로 입에 떠넣어 먹이고 깊이 잠들게 한다. 토하기도 하고 토하지 않기도 하는데 깨어나면 곧 낫는다. 『득효』

• 辰砂寧志丸 治勞神過度, 致傷心血, 驚悸怔忡, 夢寐不寧, 若有人來捕, 漸成心疾, 甚至癲狂. 辰砂二兩, 用好酒二升煮酒將盡, 留二盞用之. 遠志薑製·石菖蒲·酸棗仁炒·乳香炙·當歸酒洗·白茯神·白茯苓各七錢, 人參五錢. 右爲末, 猪心一箇硏如泥, 入藥末, 幷煮辰砂酒攪勻, 丸如菉豆大. 臨臥棗湯下六七十丸. 『回春』

진사영지환(辰砂寧志丸)② 정신을 지나치게 피로하게 하여 심혈(心血)을 상하게 한 탓으로 경계(驚悸)·정충(怔忡)이 되고 꿈자리가 편안치 않으며, 누가 자기를 잡으러 오는 것 같고, 점차 심병(心病)이 되어 심지어는 전광(癲狂)이 된 것을 치료한다. ○ 진사 2냥(좋은 술 2되에 달여 2잔이 되었을 때 이것을 쓴다), 원지(생강즙으로 법제한 것)·석창포·산조인(볶은 것)·유향(구운 것)·당귀(술로 씻은 것)·백복신·백복령 각각 7돈, 인삼 5돈. ○ 위의 약들을 가루를 내어 돼지염통 1개를 진흙처럼 간 데다 섞고, 여기에 진사를 넣어 달인 술로 반죽한 다음 녹두알만 하게 환을 만든다. 잠잘 무렵에 대추를 달인 물로 60~70환씩 먹는다. 『회춘』(「驚悸」)

• 寧志化痰湯 治癲狂初起. 膽製南星·半夏·陳皮·茯苓·黃連薑汁炒·天麻·人參·酸棗仁炒·石菖蒲各一錢. 右剉, 作一貼, 薑五片, 水煎服. 再服養血淸心湯補養. 『醫鑑』

영지화담탕(寧志化痰湯) 전광증(癲狂證)이 처음 생긴 것을 치료한다. ○ 남성(쓸개에 넣고 법제한 것)·반하·진피·복령·황련(생강즙으로 법제한 것)·천마·인삼·산조인(볶은 것)·석창포 각각 1돈. ○ 위의 약들을 썰어서 1첩으로 하여, 생강 5쪽을 넣어 물에 달여 먹는다. 그리고 다시 양혈청심탕을 먹어 보양한다. 『의감』

• 養血淸心湯 當歸·生地黃各一錢半, 人參·白朮·茯神·遠志薑製·酸棗仁炒·川芎各一錢, 甘草五分. 右剉, 作一貼, 水煎服. 『醫鑑』

양혈청심탕(養血淸心湯)③ 당귀·생지황 각각 1돈 반, 인삼·백출·복신·원지(생강즙으로 법제한 것)·산조인(볶은 것)·천궁 각각 1돈, 감초 5푼. ○ 위의 약들을 썰어서 1첩으로 하여 물에 달여 먹는다. 『의감』

• 牛車肉 治失心癲狂. 紫河車洗淨煮爛, 同熟牛肚切碎, 和一處. 隨便食之, 最妙. 『入門』

우거육(牛車肉) 마음을 잃어 생긴 전광증(癲狂證)을 치료한다. ○ 자하거(깨끗이 씻은 것)를 푹 삶아서 삶은 소의 밥통과 같이 잘게 썰어서 잘 섞는다. 이것을 마음대로 먹는데 대단히 좋다. 『입문』(「本草·食治門·食治方」)

• 辰砂散 治諸癲狂, 狂言妄走, 魂魄不守, 不得睡臥. 辰砂須光明墻壁者一兩, 酸棗仁微炒·乳香光瑩者各五錢. 右爲細末, 先量病人飮酒幾何, 置

진사산(辰砂散) 여러 가지 전광증(癲狂證)으로 미친 소리를 하고 마구 뛰어다니며, 정신이 없고 잠을 자지 못하는 증상을 치료한다. ○ 진사(반드시 밝고 투명한 결정면을 띤 것) 1냥, 산조인(약간 볶은 것)·유향(광채가 나는 것) 각각 5돈. ○ 위의 약들을 가루를 내고, 먼저 환자가 술을 얼마나 마실 수 있는가를 알아본 다음

---

① 무회주(無灰酒) : 醇酒. 양조한 다음 물을 타지 않고 곧바로 걸러낸 술.
② 『東醫寶鑑』 및 조선판 『增補萬病回春』에서는 인삼 5푼을 5돈으로 교정하였다. 무회주는 '좋은 술'로 바꾸었다. (『對譯萬病回春』 p.528)*
③ 『古今醫鑑』에는 청심양혈탕(淸心養血湯)으로서 석창포가 없고, 『萬病回春』에는 석창포가 있다. 『東醫寶鑑』에서는 생지황 1돈을 1돈 반으로 증량하였다. (『對譯萬病回春』 p.507)*

病人靜室中, 以前藥都作一服. 調溫酒一盞, 令頓飮至沈醉, 但勿令吐. 若不能飮, 隨量取醉, 服藥訖, 便安置床枕令臥. 病淺者半日至一日, 病深者三兩日熟睡, 令家人潛伺之, 勿喚覺, 亦不可驚觸使覺, 待其自醒, 卽神魂定矣. 萬一驚悟, 不可復治.『綱目』 ◉ 一僧忽患癲疾, 不得眠臥, 諸藥不效. 孫兆曰, 今夜睡着, 明後日便愈也. 但有鹹物, 任與師吃, 待渴却來道. 至夜僧果渴, 孫以溫酒一角, 調藥一服與之, 有頃再索酒, 與之半角. 其僧兩晝夜乃覺, 人事如故. 人問其故, 孫曰, 衆人能安神矣, 而不能使神昏得睡. 此乃靈苑方中辰砂散也, 人不能用之耳.『綱目』

환자를 조용한 방에 앉히고 앞의 약을 한꺼번에 먹게 하는데, 데운 술 한 잔에 타서 단번에 마시게 하여 크게 취하게 하고, 이때 반드시 토하지 못하도록 해야 한다. 만약 술을 마시지 못하면 양을 조절하여 취할 정도로 하는데, 약을 다 먹었으면 편안히 잠자리에 누워 자도록 한다. 병이 가벼우면 한나절이나 하루 동안, 병이 무거우면 2~3일 동안 깊이 자게 하는데, 식구로 하여금 조용히 지켜보게 하고, 불러 깨우거나 놀랄 정도로 건드려서 깨어나게 하지 말고, 스스로 깨어나길 기다리면 곧 정신이 안정된다. 만일 놀라서 깨어나게 한다면 다시는 치료하지 못한다.『강목』(「脾胃部·狂」) ◉ 어떤 중이 갑자기 전질을 앓아 잠을 자지 못했는데, 온갖 약을 써도 듣질 않았다. 손조(孫兆)①가 말하기를, "오늘밤 잠을 자면 내일이나 모레는 나을 것입니다. 그런데 짠 것이 있으면 대사에게 주어 마음대로 먹게 하고, 목이 말라하거든 곧 와서 말해주시오"라고 하였다. 밤이 되어 중이 과연 목이 마르다고 했는데, 손조가 데운 술 한 잔에 약을 타서 한꺼번에 먹게 하고, 얼마 있다가 다시 술을 찾자 또 반 잔을 주었다. 그 중은 이틀 만에 깨어났는데 하는 일이 전과 같았다. 사람들이 그 사유를 물으니, 손조가 말하기를, "세상 사람들이 정신을 안정시킬 줄만 알았지 정신을 잃게 하여 잠들게 할 줄은 모릅니다"라고 하였다. 이것이『영원방(靈苑方)』에 있는 진사산(辰砂散)인데, 사람들이 쓸 줄을 모를 따름이다.『강목』(「脾胃部·狂」)

● 大下愈狂 ◉ 一人病陽厥, 狂怒罵詈, 或歌或哭, 六脈無力, 身表如氷石, 發則叫呼高聲. 易老曰, 奪食則已. 因不與食, 又以大承氣湯 方見寒門. 下之五七行, 瀉渣穢數斗, 身溫脈生而愈.『綱目』 ◉ 一叟値徭役煩擾, 而暴發狂, 口鼻覺如蟲行, 兩手爬搔, 數年不已, 脈皆洪大如絙. 戴人斷之曰, 肝主謀, 膽主決. 徭役迫遽, 財不能支, 則肝屢謀, 而膽屢不能決, 屈無所伸, 怒無所泄, 心火盤礴, 乘陽明金. 然胃本屬土, 而肝屬木, 膽屬相火, 火隨木氣而入胃, 故暴發狂. 乃置燠室中, 涌而汗出三次. 又以調胃承氣湯 方見寒門. 大下二十餘行, 血水與瘀血相雜而下數升, 來日乃康. 後以通聖散調其後.②『儒門事親』

크게 설사시켜 광증을 낫게 한다[大下愈狂] ◉ 어떤 사람이 양궐(陽厥)로 미쳐서 날뛰고 욕설을 해대며 혹 노래도 부르고 혹 울기도 하는데, 육맥(六脈)③이 힘이 없고, 몸의 겉면이 얼음장 같았으며, 발작할 때면 고함을 쳤다. 역로(易老)가 말하기를, "음식을 빼앗으면 낫는다"라고 하므로 음식을 주지 않고, 또 대승기탕(大承氣湯)(처방은 寒門을 보라.)(➡方藥合編·下8)으로 5~7차례 설사시켜서 더러운 물이 서너 말 나오게 하였더니 몸이 따뜻해지고 맥이 살아나자 나았다.『강목』(「脾胃部·狂」) ◉ 어떤 노인이 부역살이로 괴로워하다가 갑자기 발광하였는데, 입과 코에서 벌레가 기어다니는 것 같다고 하면서 두 손으로 긁어대는데 여러 해가 지나도록 낫지를 않고, 맥은 모두 홍대(洪大)하여 팽팽하였다. 대인(戴人)이 진단해보고 말하기를, "간은 모려(謀慮)를 주관하고, 담은 결단(決斷)을 주관합니다. 그런데 부역을 하라는 독촉은 심하고 그것을 감당할 수 없으니, 간은 여러 가지 궁리를 하게 되나 담은 결단을 못 내려 억눌린 마음이 펴지질 못하고 성낸 것이 풀리지 않아 심화(心火)가 얽히고 쌓여서 양명경(陽明經)을 타 누르게 되었다. 그러나 위(胃)는 본래 토(土)에 속하고 간(肝)은 목(木)에 속하며, 담(膽)은 상화(相火)에 속하여, 이 상화가 목 기운을 따라 위(胃)에 들어가기 때문에 갑자기 발광하는 것이다"라고 하면서 뜨거운 방에 누워서 땀을 세 번 푹 내게 하였다. 그 다음 조위승기탕(調胃承氣湯)(처방은 寒門을 보라.)(➡方藥合編·下8)으로 설사를 20여 번 크게 시켜 피 같은 물과 어혈이 섞여서 몇 됫박 나오더니 다음날에는 괜찮아졌다. 그 후에 통성산(通聖散)(➡方藥合編·下4)으로 조리시켰다.『유문사친』(「火形·狂二十七」)

⑮ 脫營失精證 ❶ 內經曰, 嘗貴後賤, 名曰脫營. 嘗富後貧, 名曰失精. 雖不中邪, 病從內生. 身體日減, 氣虛無精, 病深無氣, 洒洒然時驚. 病深者, 以其外耗於衛, 內奪於榮. 註云, 血爲憂煎, 氣隨悲滅, 故外耗於衛, 內奪於榮. ❷ 是證令人飮食無

⑮ 탈영증·실정증[脫營失精證] ❶『내경(內經)』(『素問·疏五過論 77』)에서는 "이전에는 고귀하다가 나중에 비천하게 되어 병이 들었다면 이를 '탈영(脫營)'이라 하고, 이전에는 부유하다가 나중에는 빈곤하게 되어 병이 발생했다면 이를 '실정(失精)'이라고 한다. 이런 경우는 비록 외사(外邪)에 감염되지 않았더라도 질병은 내부로부터 발생할 수 있는 것이다. 이때 환자의 신체는 날로 수척해지고 기(氣)는 허해지며 정(精)은 줄어들다가 병이 심해지면 기력이 없어지고 추위를 느끼며 잘 놀란다. 이렇게 병이 심해지는 것은 정지(情志)가 억눌려 밖으로 위기(衛氣)가 손상되

---

① 손조(孫兆) : 北宋의 醫家.『傷寒方』,『傷寒脈訣』등을 저술하였으며, 林億 등이 校正補注한『黃帝內經素問』을 다시 수정하여『重廣補注黃帝內經素問』이라 名하였다.

②『東醫寶鑑』에서 '脈皆洪大如絙'이라고 쓴 것을 보면『醫學綱目』을 인용한 것으로 보인다. (『金元四大家醫學全書(上)』 p.522) (『醫學綱目·脾胃部·狂·[子和]』 p.685)*

③ 육맥(六脈) : ① 三陰三陽經脈. ② 浮·沈·長·短·滑·澁 등 6종의 脈象. ③ 양쪽 寸·關·尺 三部脈의 합칭.

味，神倦肌瘦，內服交感丹，方見氣門. 外用香鹽散 方見牙齒 擦牙.『入門』❸ 宜服天王補心丹 方見下 ·加減鎭心丹·升陽順氣湯·淸心補血湯. 方見上.

고, 안으로는 영혈(榮血)이 소모된 까닭이다"라고 하였다. 왕빙(王冰)의 주해에서는 "혈(血)은 근심 때문에 졸아들고, 기(氣)는 슬픔 때문에 감소되므로 밖으로는 위기(衛氣)가 손상되고, 안으로는 영혈(榮血)이 소모된다"라고 하였다. ❷ 이와 같은 증상은 사람으로 하여금 음식 맛이 없게 하고, 정신이 나른하며 살이 빠지게 하는데, 이런 경우에는 교감단(交感丹)(처방은 氣門을 보라.)(➡方藥合編·中89)을 내복하고, 외용약으로는 향염산(香鹽散)①(처방은 牙齒門을 보라.)을 써서 이를 닦는다.『입문』(「雜病提綱·內傷·鬱」) ❸ 탈영증과 실정증에는 천왕보심단(天王補心丹)(처방은 아래를 보라.)·가감진심단(加減鎭心丹)·승양순기탕(升陽順氣湯)·청심보혈탕(淸心補血湯)(처방은 위를 보라.)을 쓴다.

• 加減鎭心丹 ◉ 治氣血不足，心神虛損. 天門冬·黃芪蜜炙·當歸身酒焙·熟地黃各一兩半，麥門冬·生乾地黃·山藥·白茯神各一兩，五味子·遠志薑汁製·人參各五錢. 右爲末，蜜丸菉豆大，朱砂爲衣. 溫酒或米飮下五七十丸. 北窓

가감진심단(加減鎭心丹) ◉ 기혈(氣血)이 부족한 것과 심신(心神)이 허손된 증상을 치료한다. ○ 천문동·황기(꿀에 축여 구운 것)·당귀(술로 축여 약한 불기운에 말린 것)·숙지황 각각 1냥 반, 맥문동·생건지황·산약·백복신 각각 1냥, 오미자·원지(생강즙으로 법제한 것)·인삼 각각 5돈. ○ 위의 약들을 가루를 내어 꿀로 반죽한 다음 녹두알만 하게 환을 만들어 주사를 겉에 입힌다. 데운 술이나 미음으로 50~70환씩 먹는다. 북창

• 升陽順氣湯 ◉ 治忿怒傷肝，思慮傷脾，悲哀傷肺，以致各經火動，有傷元氣，發熱不思飮食. 黃芪蜜炙二錢，人參·半夏薑製各一錢，神麴炒七分半，當歸·草豆蔲·陳皮·升麻·柴胡各五分，黃柏·甘草炙各二分半. 右剉，作一貼，薑三片，水煎服.『丹心』

승양순기탕(升陽順氣湯) ◉ 지나친 분노로 간(肝)을 상한 것, 지나친 사려로 비(脾)를 상한 것, 지나친 비애로 폐(肺)를 상한 것 때문에 각각 해당 경락(經絡)의 화(火)를 동하게 하여 원기(元氣)를 상하게 해서 열이 나고, 음식생각이 없는 증상을 치료한다. ○ 황기(꿀에 축여 구운 것) 2돈, 인삼·반하(생강즙으로 법제한 것) 각각 1돈, 신국(볶은 것) 7푼 반, 당귀·초두구·진피·승마·시호 각각 5푼, 황백·감초(볶은 것) 각각 2푼 반. ○ 위의 약들을 썰어서 1첩으로 하여 생강 3쪽을 넣고 물에 달여 먹는다.『단심』(『丹溪心法·破滯氣七十九』)

16 五志相勝爲治 ❶ 內經曰，肝在志爲怒，怒傷肝，悲勝怒. 心在志爲喜，喜傷心，恐勝喜. 脾在志爲思，思傷脾，怒勝思. 肺在志爲憂，憂傷肺，喜勝憂. 腎在志爲恐，恐傷腎，思勝恐. ❷ 丹溪曰，五志之火，鬱而成痰，爲癲狂，宜以人事制之. 如怒傷肝者，以憂 一作悲. 勝之，以恐解之. 喜傷心者，以恐勝之，以怒解之. 思傷脾者，以怒勝之，以喜解之. 憂傷肺者，以喜勝之，以思解之. 恐傷腎者，以思勝之，以憂解之. 驚傷膽者，以憂勝之，以恐解之. 悲傷心包者，以恐勝之，以怒解之. 此法惟賢者能之.② ❸ 一婦人，飢不欲食，常好怒罵，欲殺左右，惡言不輟，衆醫不效. 戴人視之曰，此難以藥治. 乃使二娼，各塗丹粉，作伶人狀，其婦大笑. 次日又作角觝，又大笑. 其傍常以兩箇能食

16 오지상승으로 치료한다[五志相勝爲治] ❶『내경(內經)』(『素問·陰陽應象大論 05』)에서는 "간(肝)은 지(志)에 있어서는 성내는 것이 되므로 너무 성내면 간을 상하게 하는데, 슬픔은 성내는 것을 억누른다. 심(心)은 지(志)에 있어서는 기쁨이 되므로 너무 기뻐하면 심을 상하게 하는데, 두려움은 기뻐하는 것을 억누른다. 비(脾)는 지에 있어서는 생각하는 것이 되므로 너무 생각하면 비를 상하게 하는데, 성내는 것은 생각하는 것을 억누른다. 폐(肺)는 지에 있어서는 근심이 되므로 너무 근심하면 폐를 상하게 하는데, 기쁨은 근심하는 것을 억누른다. 신(腎)은 지에 있어서는 두려움이 되므로 너무 두려워하면 신을 상하게 하는데, 생각은 두려워하는 것을 억누른다"라고 하였다. ❷ 단계(丹溪)가 말하기를, "오지(五志)의 화(火)가 몰려서 담(痰)이 되면 전광(癲狂)이 되므로 인위적으로 억제하는 것이 좋다. 만약 너무 성을 내어 간(肝)을 상했다면 근심하는 것 어떤 데는 슬퍼하는 것이라 했다. 으로써 억제하고, 두려워하는 것으로써 풀어준다. 너무 기뻐하여 심(心)을 상했다면 두려워하는 것으로써 억제하고, 성내는 것으로써 풀어준다. 너무 생각하여 비(脾)를 상했다면 성내는 것으로써 억제하고, 기뻐하는 것으로써 풀어준다. 너무 근심하여 폐(肺)를 상했다면 기뻐하는 것으로써 억제하고, 생각하는 것으로써 풀어준다. 너무 두려워하여 신(腎)을 상했다면 생각하는 것으로써 억제하고, 근심하는 것으로써 풀어준다. 너무 놀라서 담(膽)을 상했다면 근심하는 것으로써 억제하고, 두려워하는 것으로써 풀어준다. 너무 슬퍼하여 심포(心包)를 상했다면 두려워하

---

① 향염산(香鹽散)의 처방이「外形篇二·牙齒門」에 따로 수록된 것이 아니고, '치아가 흔들리는 것[牙齒動搖]'이란 조문 내에 "… 치아가 드러나고 흔들리는 경우에는 백아산(白牙散)·향염산(香鹽散)(처방은『入門』을 보라.)으로 양치한다."라는 내용이 있다.
『入門』의 '향염산(香鹽散)'
香鹽散 ○ 香附三兩，靑鹽五錢. ○ 爲末擦牙，去風熱. 治蟲牙及腎虛宣露，一切齒疾.
향염산(香鹽散) ○ 향부 3냥, 청염 5돈. ○ 위의 약들을 가루내어 치아를 비벼주면 풍열(風熱)을 없애준다. 따라서 충치와 신기(腎氣)가 허(虛)하여 치아가 드러나는 것 등 일체의 치아와 관련된 병을 치료해준다.(『醫學入門·雜病用藥賦·牙齒』)

② 본 내용은 丹溪의 책에는 전혀 나오지 않으며,『醫學正傳』의 '丹溪活套'에 나오는 내용이다. (『金元四大家醫學全書(下)』 p.434)*

之婦, 誇其食美, 病婦亦索食, 而爲一嘗之. 不數日, 怒減食增, 不藥而差, 後生一子. 夫醫貴有才, 無才則何以應變無窮.① 子和 ❹ 一女許婚後, 夫經商二年不歸. 其女因不食, 困臥如痴, 無他病, 多向裏床坐. 此思想氣結也, 藥獨難治. 得喜可解, 不然令其怒. 予自往激之, 大怒而哭, 至三時許, 令父母解之, 與藥一貼, 卽求食矣. 予曰, 病雖愈, 必得喜方已. 乃紿以夫回, 旣而果然, 病不擧矣. 盖脾主思, 過思則脾氣結而不食, 怒屬肝木, 怒則木氣升發而衝開脾氣矣. 丹溪

는 것으로써 억제하고, 성내는 것으로써 풀어준다. 이 방법은 오직 현명한 사람만이 할 수 있는 것이다"라고 하였다. ❸ 어떤 부인이 배는 고픈데 식욕이 없고, 늘 성내고 욕을 해대며, 곁에 있는 사람을 죽일 것처럼 하면서 악담을 멈추지 않았는데, 여러 가지로 치료하였으나 효험이 없었다. 대인(戴人)이 보고 말하기를, "이것은 약으로는 치료하기 어렵습니다"라고 하면서 두 창기에게 화장을 시켜 광대짓을 하게 하니 부인은 그것을 보고 크게 웃었다. 다음날 또 씨름을 하게 하였더니 또한 크게 웃었다. 그 곁에서는 늘 음식을 잘 먹는 두 부인이 음식이 맛있다고 자랑하게 하여 병든 부인이 그것을 보고 음식을 찾아 한번 맛보게 하였다. 이렇게 며칠 하지 않아 성내는 것이 점차 줄어들고 음식을 점차 더 먹게 됨으로써 약을 쓰지 않고도 병이 나아 그 후에 아들까지 하나 낳았다. 그러므로 의사란 재치가 있어야 하지 재치가 없다면 어떻게 무궁한 병변(病變)에 응하겠는가? 자화(『儒門事親·內傷形·病怒不食一百一』) ❹ 어떤 여자가 약혼한 후에 약혼자가 장사를 떠난 지 2년이 되어도 돌아오지 않았다. 이런 일로 그녀는 음식을 먹지 못하고, 넋을 잃고 맥없이 누워있는데, 그렇다고 다른 병이 있는 것도 아니지만 늘 침상 속으로만 들어가려고 하였다. 이것은 약혼자를 그리워하다 못해 기가 맺힌 것으로, 약만으로는 치료하기 어렵고 기쁘게 하든지 노하게 해주어야 한다. 그래서 내가 가서 충동질하여 몹시 성을 돋우어 울리고 서너 시각 정도가 된 다음, 그의 부모를 시켜 풀어주게 하고, 약 한 첩을 먹였더니 곧 밥을 찾았다. 내가 말하기를 "병은 비록 나았다고 하니 반드시 기쁜 일이 있어야 완치될 것입니다" 하고, 약혼자가 돌아온다고 속였더니 과연 병이 발작하지 않았다. 대개 비(脾)는 생각을 주관하므로 지나치게 생각하면 비기(脾氣)가 맺혀서 먹지 못하는데, 성내는 것은 간목(肝木)에 속하여 성을 내면 간기(肝氣)가 올라와서 맺혀 있는 비기(脾氣, 土)를 뚫어 헤쳐 주는 것이다. 단계(『丹溪纂要·第八鬱』)

17 神病不治證 ❶ 內經曰, 得神者昌, 失神者亡. 失神者, 謂失精神而昏亂者也. ❷ 靈樞曰, 癲疾嘔多沃沫, 氣下泄, 不治. ❸ 癲癎之病, 乍作乍醒者甦, 不食迷痴者死. 『得效』 ❹ 凡癲狂癎之病, 若神脫而目瞪如愚痴者, 不可治. 『正傳』 ❺ 靈樞曰, 癲疾者, 疾發如狂, 死不治.

17 신병의 불치증[神病不治證] ❶ 『내경(內經)』(『素問·移精變氣論 13』)에서는 "신(神)이 있으면 살고, 신(神)을 잃으면 죽는다"라고 하였는데, 실신(失神)이란 정신을 잃어서 혼란한 것을 말한다. ❷ 『영추(靈樞)』(「癲狂 22」)에서는 "전질(癲疾)로 많은 백말(白沫)을 토하고, 방귀가 많은 것은 치료하지 못한다"라고 하였다. ❸ 전간(癲癎)으로 잠깐 발작했다가 잠깐 깨어나는 것은 치료할 수 있지만, 식사를 하지 않고 정신을 차리지 못하는 것은 죽는다. 『득효』 ❹ 대체로 전광(癲狂)이나 간질병(癎疾病)에 만약 신기(神氣)가 허탈(虛脫)되어 눈동자가 움직이지 않아 천치와 같으면 치료하지 못한다. 『정전』 ❺ 『영추』(「癲狂 22」)에서는 "전질을 앓는 사람이 발작했을 때 광증(狂證)을 보이면 죽지 치료하지 못한다"라고 하였다.

18 神病用藥訣 ❶ 人之所主者心, 心之所養者血, 心血一虛, 神氣不守, 此驚悸之所肇端也. 驚者, 恐怖之謂, 悸者, 怔忪之謂. 驚者與之豁痰定驚之劑, 悸者與之逐水消飮之劑. 怔忪, 卽怔忡也. 『直指』 ❷ 健忘者, 心脾二藏血少神虧故也. 宜養血安神以調之. 『醫鑑』 ❸ 狂爲痰火實盛, 癲爲心血不足, 多爲求望高遠, 不得志者有之. 癎病獨主乎痰因火動之所作也. 治法, 癎宜乎吐, 狂宜乎下, 癲則宜乎安神養血, 兼降痰火. 『正傳』 ❹ 癲狂久不愈, 三聖散吐之, 方見吐門. 後用三承氣湯 方見寒門 大下之. 『保命』 ❺ 河間曰, 五志過極, 皆爲火也. 盖

18 신병에 약을 쓰는 비결[神病用藥訣] ❶ 사람의 몸을 주관하는 것은 심(心)이고, 심을 영양하는 것은 혈(血)인데, 심과 혈이 다 같이 허하고 신기(神氣)가 제자리를 떠나면 이것이 경계(驚悸)의 단초가 된다. 경(驚)이란 무서워하는 것을 말하고, 계(悸)란 가슴이 두근거리는 것[怔忪]을 말한다. 경(驚)에는 담(痰)을 삭이고 놀란 것을 진정시키는 약을 쓰며, 계(悸)에는 수기(水氣)를 몰아내고 담음(痰飮)을 삭이는 약을 써야 한다. 정충(怔忪)이란 곧 정충(怔忡)이다. 『직지』 ❷ 건망증은 심(心)과 비(脾)의 두 장에 혈(血)이 적고 신기(神氣)가 부족하기 때문에 생긴다. 이때는 혈(血)을 보충해 주고 신(神)을 안정시켜서 조리해 주어야 한다. 『의감』 ❸ 광증(狂證)은 담화(痰火)가 몹시 치성해서 생기고, 전증(癲證)은 심혈(心血)이 부족해서 생기는데, 흔히 바라는 것이 너무 높고 원대하여 자기의 뜻대로 되지 않을 때 생기는 것이다. 간병(癎病)은 주로 담(痰)이 화(火)로 인해 동해서 발작한다. 치료하는 방법은, 간증(癎證)은 토하게 하는 것이 좋고, 광증(狂證)은 설사시키는 것이 좋으며, 전증(癲證)은 정신을 안정시키고 혈(血)을 보양하는 동시에 담화를 내려주어야 한다. 『정전』 ❹ 전광증(癲狂證)이 오랫동안 낫지 않는 경우에는 삼성산(三聖散)(처방은 吐門을 보라.)으로 토하게 하고, 뒤에 삼승기탕(三承氣

① 『儒門事親』과 『醫學綱目』의 내용은 거의 같다. (『金元四大家醫學全書(上)』 p.541) (『醫學綱目·脾胃部·狂·[子和]』 p.687)

氣爲陽而主輕微, 諸所動亂勞傷皆爲陽化之火, 神狂氣亂而爲病熱者多矣. 子和曰, 河間治五志, 獨得言外之意. 凡見喜怒悲思恐之證, 皆以平心火爲主. 至於勞者傷於動, 動便屬陽, 驚者駭於心, 心便屬火. 二者亦皆以平心火爲主也. 『丹心』

湯)①(처방은 寒門을 보라.)(➡方藥合編·下8)을 써서 크게 설사시켜야 한다. 『보명』 ❺ 하간(河間)이 말하기를, "오지(五志)의 지나침이 심하면 모두 화(火)가 된다. 대개 기(氣)는 양(陽)으로서 경미한 것의 변화를 주관하는 바, 여러 가지 마음이 동요되어 어지럽고 과로하여 몸을 상하는 것 등은 다 양(陽)이 화(火)로 변한 것이니 정신이 미치고 기가 혼란하여 열병을 앓게 되는 경우가 많다"라고 하였다. 자화(子和)가 말하기를, "하간은 오지(五志)로 인한 병을 치료하는 데 있어 말로써 표현할 수 없는 경지를 이루었다. 대개 기뻐하는 것, 성내는 것, 슬퍼하는 것, 생각하는 것, 무서워하는 것을 치료한 것을 보면, 다 심화(心火)를 평안하게 해주는 것을 위주로 하였다. 심지어 피로한 것은 너무 움직인 데서 상한 것으로서 움직이는 것은 곧 양에 속한다. 놀라는 것은 심(心)을 놀라게 한 것으로서 심은 곧 화에 속한다. 그러므로 이 두 가지도 다 심화를 평안하게 하는 방법을 위주로 해야 한다"라고 하였다. 『단심』

⑲ 神病通治藥餌 ● 牛黃淸心元·八物定志元·十四友元·朱砂安神丸·平補鎭心丹·育魂丹·丑寶丸·安神丸·琥珀定智丸·天王補心丹·金箔鎭心丸·辰砂寧志丸·加味寧神丸·辰砂妙香散·加減溫膽湯·補心丸, 皆通治心神之病. 『諸方』

⑲ 신병에 두루 쓰는 약[神病通治藥餌] ● 우황청심원(牛黃淸心元)(➡方藥合編·中7)·팔물정지원(八物定志元)·십사우원(十四友元)·주사안신환(朱砂安神丸)·평보진심단(平補鎭心丹)·육혼단(育魂丹)·축보환(丑寶丸)·안신환(安神丸)·호박정지환(琥珀定智丸)·천왕보심단(天王補心丹)·금박진심환(金箔鎭心丸)·진사영지환(辰砂寧志丸)·가미영신환(加味寧神丸)·진사묘향산(辰砂妙香散)·가감온담탕(加減溫膽湯)·보심환(補心丸) 등은 다 심신(心神)의 병을 두루 치료한다. 『제방』

• 牛黃淸心元 ● 治心氣不足, 神志不定, 喜怒無時, 或發癲狂, 精神昏亂等證. 方見中風.

우황청심원(牛黃淸心元) ● 심기(心氣)가 부족하고 정신과 마음이 안정되지 못하여 기뻐하고 성내는 것을 종잡을 수 없고, 혹 전광증(癲狂證)이 발작하여 정신이 착란된 증상들을 치료한다.(처방은 風門을 보라.)(➡方藥合編·中7)

• 八物定志元 ● 補益心神, 安定魂魄, 治痰去熱, 止驚悸怔忡. 人參一兩半, 石菖蒲·遠志·茯神·白茯苓各一兩, 白朮·麥門冬各五錢, 牛黃三錢, 朱砂二錢. 右爲末, 蜜丸梧子大. 米飮呑下五十丸. 海藏

팔물정지원(八物定志元) ● 심신(心神)을 보익하고 혼백(魂魄)을 안정시키며, 담(痰)을 삭이고 열(熱)을 내리며, 경계(驚悸)와 정충(怔忡)을 멎게 한다. ○ 인삼 1냥 반, 석창포·원지·복신·백복령 각각 1냥, 백출·맥문동 각각 5돈, 우황 3돈, 주사 2돈. ○ 위의 약들을 가루를 내어 꿀로 반죽한 다음 벽오동씨만 하게 환을 만든다. 미음으로 50환씩 먹는다. 해장

• 十四友元 ● 補心肝虛, 神志不寧, 睡臥不安. 內經曰, 藏有所傷, 情有所倚, 人不能知其病, 則臥不安. 龍齒另研二兩, 熟地黃·白茯苓·白茯神·酸棗仁炒·人參·肉桂·阿膠珠·遠志酒洒蒸·當歸·黃芪·柏子仁·紫石英煅另研各一兩, 辰砂五錢. 右末, 蜜丸梧子大. 棗湯呑下三四十丸. 『局方』 ● 韓魏公舊患心疾, 怔忡健忘, 夢寐恍惚, 多不得睡, 異狀無不有, 心藥無不服, 未能收效. 盖此疾, 本憂愁思慮耗心血而得之. 今欲安心, 當用當歸·地黃等滋養心血, 始見功效. 若更服發散藥, 如菖蒲之類, 心氣愈散, 緣用心過而成此疾也. 服此大有神效. 『經驗方』

십사우원(十四友元) ● 심(心)과 간(肝)이 허한 것을 보하고, 정신이 안정되지 못하여 잠자리가 불안한 것을 치료한다. 『내경(內經)』(『素問·病能論 46』)에서는 "오장이 손상된 바가 있거나 정서상으로 치우친 바가 있을 때 이 두 가지 병의 원인을 제거할 줄 모르면 잠자리가 불안해진다"라고 하였다. ○ 용치(따로 간 것) 2냥, 숙지황·백복령·백복신·산조인(볶은 것)·인삼·육계·아교주·원지(술로 축여 찐 것)·당귀·황기·백자인·자석영(달구어 따로 간 것) 각각 1냥, 진사 5돈. ○ 위의 약들을 가루를 내어 꿀로 반죽한 다음 벽오동씨만 하게 환을 만든다. 대추를 달인 물로 30~40환씩 먹는다. 『국방』 ● 한(韓)나라의 위공(魏公)이 오랫동안 심병(心病)을 앓아 정충(怔忡)·건망증(健忘症)이 있었으며, 또 꿈자리가 황홀하여 흔히 잠을 이루지 못하고 이상한 증상이 많이 나타났으므로 심병에 먹는 약을 쓰지 않은 것이 없었으나 효과를 보지 못했다. 대개 이런 병은 본래 지나친 근심 걱정과 사려로 심혈(心血)을 소모시켜서 생긴다. 이제 심(心)을 안정시키려면 당귀·지황 등으로 심혈을 자양(滋養)해야 비로소 효과를 보게 된다. 만약 발산시키는 약, 곧 창포 같은 것을 더 복용하면 심기(心氣)가 더욱 발산되는데, 그것은 본래 심기를 지나치게 써서 이 병이 생겼기 때문이다. 이 약을 먹고 신기한 효험이 있었다. 『경험방』

---

① 삼승기탕(三承氣湯)은 '小承氣湯·大承氣湯·調胃承氣湯'을 가리킨다. 이들 처방은 「雜病篇二·寒門」의 '상한이증(傷寒裏證)'조문 하에 각각 실려 있다.

• 平補鎭心丹 ● 治思慮太過, 心血不足, 驚悸怔忡, 神精恍惚, 夜多異夢, 忪悸煩鬱, 及腎氣傷敗, 遺精白濁, 漸至羸弱. 龍齒二兩半, 熟地黃·天門冬·遠志薑製·山藥各一兩半, 白茯苓·白茯神·五味子·車前子·肉桂·麥門冬各一兩二錢半, 朱砂 水飛爲衣 · 人參各五錢, 酸棗仁炒二錢半. 右爲末, 蜜丸梧子大, 朱砂爲衣. 空心, 溫酒或米飮呑下三五十丸. 『入門』

평보진심단(平補鎭心丹) ● 사려를 지나치게 하여 심혈(心血)이 부족해져서 경계(驚悸)와 정충(怔忡)이 생긴 것, 정신이 황홀한 것, 밤에 이상한 꿈을 많이 꾸고 가슴이 두근거리고 답답한 것, 신기(腎氣)가 상해서 유정(遺精)과 백탁(白濁)이 있으면서 점차 몸이 쇠약해지는 것 등의 증상을 치료한다. ○ 용치 2냥 반, 숙지황·천문동·원지(생강즙으로 법제한 것)·산약 각각 1냥 반, 백복령·백복신·오미자·차전자·육계·맥문동 각각 1냥 2돈 반, 주사 수비하여 겉에 입힌다. ·인삼 각각 5돈, 산조인(볶은 것) 2돈 반. ○ 위의 약들을 가루를 내어 꿀로 반죽한 다음 벽오동씨만 하게 환을 만들어 주사를 겉에 입힌다. 빈속에 데운 술이나 미음으로 30~50환씩 먹는다. 『입문』(「婦人用藥賦·帶下」)

• 安神丸 ● 治癲癎驚狂, 痰火諸證, 能鎭心安神. 人參·白茯苓·酸棗仁炒·當歸·生地黃酒炒·黃連酒炒·陳皮去白·南星薑製各一兩, 朱砂 水飛爲衣 · 天竺黃各五錢, 雄黃·琥珀·眞珠·牛黃各二錢. 右爲末, 蜜丸梧子大, 朱砂爲衣. 米飮下五十丸. 忌動風辛熱之物. 『回春』

안신환(安神丸)① ● 전간(癲癎)과 경광(驚狂) 등 담화(痰火)로 생기는 여러 가지 증을 치료하는데, 심신(心神)을 진정시킨다. ○ 인삼·백복령·산조인(볶은 것)·당귀·생지황(술로 축여 볶은 것)·황련(술로 축여 볶은 것)·진피(흰 속을 제거한 것)·남성(생강즙으로 법제한 것) 각각 1냥, 주사 수비하여 겉에 입힌다. ·천축황 각각 5돈, 웅황·호박·진주·우황 각각 2돈. ○ 위의 약들을 가루를 내어 꿀로 반죽한 다음 벽오동씨만 하게 환을 만들어 주사를 겉에 입힌다. 미음으로 50환씩 먹는다. 풍(風)을 일으킬 수 있는 맵고 더운 성질의 음식물을 먹지 말아야 한다. 『회춘』(「癎證」)

• 琥珀定志丸 ● 補心生血, 安魂定魄, 扶肝壯膽. 管轄神魂驚戰, 虛弱氣乏之疾. 天南星八兩, 先掘地作坑, 置炭十八斤, 燒紅去灰淨, 好酒十餘斤傾坑內, 瓦盆盛南星安其中, 盖覆, 以炭火擁定, 勿令泄氣, 次日取出爲末. 乾人乳薑汁製·人參·白茯苓·白茯神各三兩, 大朱砂公猪心割開入內, 線縛, 懸胎, 酒二椀煮. 石菖蒲猪膽汁炒, 遠志取肉, 猪膽煮乾, 再用薑汁製各二兩. 眞琥珀一兩. 右爲末, 蜜丸梧子大. 夜臥時薑湯下五七十丸. 『回春』 ● 醫鑑, 一名琥珀定智丸.

호박정지환(琥珀定志丸)② ● 심(心)을 보(補)하여 혈(血)을 생기게 하고 혼백(魂魄)을 안정시키며, 간(肝)을 보하고 담기(膽氣)를 강하게 한다. 그리고 신혼(神魂)이 놀라 허약해지고 기가 부족해진 병들을 치료한다. ○ 천남성 8냥(먼저 땅을 파고 구덩이를 만들어 숯 18근을 넣고 빨갛게 구운 다음 재를 깨끗이 제거하고, 좋은 술 10근 정도를 그 구덩이 속에 붓고 천남성을 질그릇에 담아 그 구덩이 속에 놓고 뚜껑을 덮은 다음 숯불로 덮어 싸서 김이 빠져 나가지 못하게 한다. 다음 날 그것을 꺼내어 가루를 낸다), 말린 인유(人乳, 생강즙으로 법제한 것)·인삼·백복령·백복신 각각 3냥, 큰 주사(수퇘지염통을 갈라 그 속에 넣고 실로 동여매어 술 2사발 위에 매달아 놓고 달인다)·석창포(돼지담즙으로 축여 볶은 것)·원지(살만 발라내어 돼지담즙에 삶아 말린 다음 다시 생강즙으로 법제한 것) 각각 2냥, 호박(좋은 것) 1냥. ○ 위의 약들을 가루를 내어 꿀로 반죽한 다음 벽오동씨만 하게 환을 만든다. 잠잘 무렵에 생강을 달인 물로 50~70환씩 먹는다. 『회춘』(「驚悸」) ● 『의감(醫鑑)』에서는 호박정지환(琥珀定智丸)이라고 하였다.

• 天王補心丹 ● 寧心保神, 令人不忘, 除怔忡, 定驚悸, 養育心神. 生乾地黃酒洗四兩, 黃連酒炒二兩, 石菖蒲一兩, 人參·當歸酒洗·五味子·天門冬·麥門冬·柏子仁·酸棗仁炒·玄參·白茯神·丹參·桔梗·遠志各五錢. 右爲末, 蜜丸梧子大, 朱砂爲衣. 臨臥以燈心竹葉煎湯, 呑下三五十丸. 『回春』

천왕보심단(天王補心丹) ● 마음을 편안하게 하고 신기(神氣)를 보위하여 잊어버리지 않게 하며, 정충(怔忡)을 없애고 경계(驚悸)를 멎게 하며, 심신(心神)을 양육한다. ○ 생건지황(술로 씻은 것) 4냥, 황련(술에 축여 볶은 것) 2냥, 석창포 1냥, 인삼·당귀(술로 씻은 것)·오미자·천문동·맥문동·백자인·산조인(볶은 것)·현삼·백복신·단삼·길경·원지 각각 5돈. ○ 위의 약들을 가루를 내어 꿀로 반죽한 다음 벽오동씨만 하게 환을 만들어 주사를 겉에 입힌다. 잠잘 무렵에 등심초와 죽엽을 달인 물로 30~50환씩 먹는다. 『회춘』(「健忘」)

• 加味寧神丸 ● 治心血不足, 驚悸怔忡, 健忘恍惚, 一切痰火之證. 生乾地黃一兩半, 當歸·白芍藥·白茯神·麥門冬·陳皮·貝母炒各一兩, 遠志薑製·川芎各七錢, 酸棗仁炒·黃連·甘草各五錢. 右爲末, 蜜丸菉豆大, 朱砂

가미영신환(加味寧神丸) ● 심혈(心血)의 부족으로 오는 경계(驚悸)·정충(怔忡)·건망증·황홀(恍惚) 등 일체의 담화(痰火)로 인한 증상을 치료한다. ○ 생건지황 1냥 반, 당귀·백작약·백복신·맥문동·진피·패모(볶은 것) 각각 1냥, 원지(생강즙으로 법제한 것)·천궁 각각 7돈, 산조인(볶은 것)·황련·감초 각각 5돈. ○ 위의 약들을 가루를 내어 꿀로 반죽한 다음 녹두알만 하게 환을 만들어 주사를 겉에 입힌다. 대추를 달인 물로 50~70환씩 먹는다. 『집략』

---

① 금기는 체하기(動風) 쉽거나 맵고 뜨거운 것을 피하는 것으로 요약하였다. (『對譯萬病回春』 p.512)*

② 소금물로 먹는다는 것이 생강을 달인 물로 먹는 것으로 바뀌었다. (『對譯萬病回春』 p.527)*

爲衣. 棗湯下五七十丸.『集略』

• 加減溫膽湯 ● 治痰迷心竅, 神不守舍, 因憂思鬱結驚恐傷心, 心不自安, 神出舍空, 使人驚悸怔忡, 煩亂悲歌, 叫罵奔走不識人. 茯神·半夏製·陳皮·枳實·梔子炒·白朮·麥門冬·黃連各一錢, 當歸·酸棗仁炒·竹茹各八分, 人參六分, 辰砂末五分, 甘草三分. 右剉, 作一貼, 薑三片, 棗二枚, 烏梅一箇, 水煎調辰砂末五分, 竹瀝半盞服.『醫鑑』

가감온담탕(加減溫膽湯)① ● 담(痰)이 심규(心竅)를 막아서 신(神)이 제자리를 지키지 못하고, 지나친 근심과 생각으로 기가 울결(鬱結)되어 놀라고 심(心)을 상하며, 마음이 불안하고 정신이 나가서 경계(驚悸)·정충(怔忡)이 생기고 가슴이 몹시 답답하며 슬픈 노래를 부르고, 욕설을 하면서 마구 달리고, 사람을 알아보지 못하는 증상을 치료한다. ○ 복신·반하(법제한 것)·진피·지실·치자(볶은 것)·백출·맥문동·황련 각각 1돈, 당귀·산조인(볶은 것)·죽여 각각 8푼, 인삼 6푼, 진사(분말) 5푼, 감초 3푼. ○ 위의 약들을 썰어서 1첩으로 하여 생강 3쪽, 대추 2개, 오매 1개를 넣고 물에 달인 것에 진사 분말 5푼과 죽력 반 잔을 타서 먹는다.『의감』

• 補心丸 ● 治心虛手振. 酸棗仁炒·柏子仁各三兩, 遠志薑汁炒二兩半, 當歸·生乾地黃·甘草各一兩半, 人參一兩, 茯神七錢, 石菖蒲六錢, 牛膽南星·半夏麴各五錢, 琥珀三錢, 川芎·麝香各一錢, 金箔二十片. 右爲末, 蒸餠和丸菉豆大, 朱砂五錢爲衣. 津嚥下七八十丸, 或薑湯下. ● 卽經驗秘方也.『正傳』

보심환(補心丸) ● 심(心)이 허(虛)하여 손이 떨리는 증상을 치료한다. ○ 산조인(볶은 것)·백자인 각각 3냥, 원지(생강즙에 축여 볶은 것) 2냥 반, 당귀·생건지황·감초 각각 1냥 반, 인삼 1냥, 복신 7돈, 석창포 6돈, 우담남성·반하국 각각 5돈, 호박 3돈, 천궁·사향 각각 1돈, 금박 20장. ○ 위의 약들을 가루를 내어 찐 떡으로 반죽한 다음 녹두알만 하게 환을 만들어 주사 5돈을 겉에 입힌다. 침으로 70~80환씩 먹거나 생강을 달인 물로 먹기도 한다. ● 이것은 곧 경험비방(經驗秘方)이다.『정전』

20 單方 ● 凡二十三種.

20 단방(單方) ● 모두 23종이다.

• 朱砂 ● 養精神, 安魂魄, 久服通神明. 又云, 心熱心虛, 非此不除. 細末水飛, 取一錢, 蜜水調下.『本草』

주사(朱砂) ▸ 1316 ● 정신을 보양하고 혼백(魂魄)을 안정시키므로 오랫동안 먹으면 신명(神明)을 통하게 한다. 그리고 심열(心熱)과 심허(心虛)는 이 약이 아니면 없애지 못한다고 한다. 곱게 가루를 내어 수비한 다음 1돈을 꿀물에 타 먹는다.『본초』

• 紫石英 ● 定驚悸, 安魂魄. 取碎如米豆大, 水一斗煮取二升, 澄清細細飮之. 卽今之紫水晶也.『本草』

자석영(紫石英, 자수정) ▸ 1330 ● 경계(驚悸)를 진정시키고 혼백(魂魄)을 안정시킨다. 자석영을 쌀이나 콩알만 하게 부스러뜨려 물 1말에 달여 2되가 되면 맑은 웃물을 떠서 천천히 마신다. 곧 지금의 자수정(紫水晶)이다.『본초』

• 水銀 ● 安神. 又云, 定心藏之怔忡驚悸.『入門』○ 靈砂, 久服通神, 安魂魄, 令人心靈. 楊子度云, 靈砂飼猢猻, 輒會人語. 可見通心神. 水銀四兩, 硫黃一兩, 同入鐵銚內炒成砂子, 有烟焰起, 以醋灑之, 硏細入水火鼎, 赤石脂封口, 鹽泥固濟, 炭二十斤煆, 經宿取出細硏, 糯米糊和丸麻子大. 每五丸七丸, 至十五丸, 空心, 以人參大棗湯呑下.『局方』

수은(水銀) ▸ 1376② ● 정신을 안정시킨다. 또 심장의 정충(怔忡)과 경계(驚悸)를 진정시킨다고도 한다.『입문』(「本草分類·治瘡門·靈砂」) ○ 영사(靈砂)를 오랫동안 먹으면 신명(神明)을 통하게 하고 혼백(魂魄)을 안정시켜서 마음이 영활(靈滑)하게 된다. 양자도(楊子度)는 "영사를 원숭이에게 먹이면 사람의 말을 한다"라고 하였다. 이것으로써 심신(心神)을 통하게 한다는 것을 알 수 있다. 수은 4냥, 유황 1냥을 함께 무쇠냄비에 넣고 볶아서 모래처럼 되면서 연기와 함께 불길이 일어나면 식초를 뿌려서 아주 곱게 갈아 도가니에 넣은 다음 적석지로 입구를 봉하고 소금을 넣고 이긴 진흙을 겉에 발라 숯 20근으로 달구어 하룻밤 지난 후에 꺼낸 다음 이것을 곱게 가루를 내어 찹쌀풀로 반죽한 뒤 삼씨만 하게 환을 만든다. 매번 5~7환에서 15환까지 빈속에 인삼과 대추를 달인 물로 먹는다.『국방』

• 鐵漿 ● 治癲癎發熱狂走. 又治心氣狂甚走呼. 取生鐵置器中, 以水浸之, 經久取飮.『本草』

철장(鐵漿, 무쇠를 담가 우려낸 물) ▸ 1398 ● 전간(癲癎)으로 열이 나고 미쳐서 달리는 증상을 치료한다. 또한 심기(心氣)로 광증(狂證)이 심해져서 달리고 소리치는 증상을 치료한다. 생철을 그릇에 넣고 물을 채워 오랫동안 지난 다음 물을 떠서 마신다.『본초』

---

① 『古今醫鑑』에는 나오지 않는 처방이다. 『東醫寶鑑』에서는 이 처방에 생지황을 빼고 썼다. (『對譯萬病回春』 p.524)*

② 표제어가 水銀으로 되어 있고, 또한 「湯液篇」에서 水銀은 1373번이지만 위의 내용은 1376번인 '靈砂'에 해당하므로 1376으로 번호를 붙인 것이다.

• 黃丹 ● 治驚癎癲疾狂走, 鎭心安神, 收斂神氣以鎭驚. 作丸單服, 或入丸散用. 『本草』

황단(黃丹) ▸ 1377 ● 경간(驚癎)과 전질(癲疾)로 마구 달리는 증상을 치료하는데, 마음을 진정시키고 정신을 안정시키며 신기(神氣)를 수렴하여 놀란 것을 진정시켜 준다. 한 가지만으로 환을 만들어 먹거나 환(丸)이나 산(散)에 넣어 쓰기도 한다. 『본초』

• 人參 ● 安精神, 定魂魄, 止驚悸, 開心益智, 令人不忘. 人參末一兩, 猪肪十分, 酒拌和服百日, 則日誦千言, 肌膚悅澤. 『本草』

인삼(人參) ▸ 892 ● 정신을 안정시키고 혼백을 진정시키며, 경계(驚悸)를 멎게 하며, 심기를 잘 통하게 하고 지력(智力)을 좋게 하여 잊지 않게 한다. 인삼가루 1냥, 돼지기름 10푼을 술에 잘 섞어서 100일 동안 먹으면 하루에 천 마디의 말을 외우고 살결이 윤택해진다. 『본초』

• 天門冬 ● 安魂定魄, 治驚悸健忘癲狂. 取去心爲末, 每二錢, 酒飮任下, 久服佳. 『本草』

천문동(天門冬) ▸ 893 ● 혼백을 안정시키고 경계(驚悸)·건망증(健忘症)·전광(癲狂)을 치료한다. 심(心)을 제거하고 가루를 내어 2돈씩 술이나 미음에 타 먹는데, 오랫동안 먹으면 좋다. 『본초』

• 石菖蒲 ● 開心孔, 治多忘長智. 取菖蒲·遠志爲細末, 每服一錢, 酒飮任下, 日三. 令人耳目聰明, 從外見裏, 及千里外事. 『千金』 ○ 治癲癎, 取石菖蒲末二錢, 猪心煎湯調服, 空心. 『正傳』

석창포(石菖蒲) ▸ 888 ● 심규(心竅)를 열어주고 잘 잊어버리는 증상을 치료하며 지력(智力)을 길러준다. 석창포와 원지를 곱게 가루내어 매번 1돈씩 술이나 미음에 타서 하루 세 번 먹는다. 이것은 귀와 눈이 밝아지게 하여 밖에서 안을 보고, 천리 밖의 일도 볼 수 있게 한다. 『천금』 ○ 전간(癲癎)을 치료하는데, 석창포(분말) 2돈을 돼지 염통을 달인 물에 타서 빈속에 먹는다. 『정전』

• 遠志 ● 安魂魄, 益智慧, 治健忘, 令人不迷. 以甘草水浸煮, 去骨取肉, 爲末, 每二錢, 酒飮任下. 『本草』

원지(遠志, 애기풀 뿌리) ▸ 915 ● 혼백을 안정시키고 지혜를 늘어나게 하며, 건망증을 치료하고 미혹되지 않게 한다. 감초를 물에 담그고 달여서 심을 제거하고 살만 취하여 가루를 내어 매번 2돈씩 술이나 미음으로 먹는다. 『본초』

• 茯神 ● 安魂魄, 養精神, 主驚悸, 療善忘. 取爲末, 酒飮任下二錢. 或丸服亦佳. 與遠志同用尤佳. 『本草』

복신(茯神) ▸ 1178 ● 혼백(魂魄)을 안정시키고 정신(精神)을 보양하며, 경계(驚悸)를 주로 다스리고 잘 잊어버리는 증상을 치료한다. 복신을 가루를 내어 술이나 미음으로 2돈씩 먹는다. 혹은 환으로 복용해도 좋다. 원지와 같이 쓰면 더욱 좋다. 『본초』

• 黃連 ● 主驚悸煩躁, 淸心熱. 爲末, 蜜水點服一錢. 或作丸服之亦佳. 『本草』

황련(黃連) ▸ 933 ● 경계(驚悸)와 번조(煩燥)를 주로 치료하고 심열(心熱)을 내려준다. 가루를 내어 꿀물에 1돈씩 타 먹는다. 혹은 환으로 만들어 먹어도 좋다. 『본초』

• 商陸花 ● 主多忘喜誤. 取花陰乾爲末, 臨臥, 水服一錢. 思念所欲事, 卽於眼中自覺, 神效. 『本草』

상륙화(商陸花, 자리공꽃) ▸ 1092 ● 건망증으로 실수를 잘 하는 증상을 치료한다. 꽃을 따서 그늘에 말린 다음 가루를 내어 잠잘 무렵에 물로 1돈씩 먹는다. 하려고 하는 일을 생각하면 곧 눈앞에 떠오르게 하는데, 신기한 효험이 있다. 『본초』

• 萱草 ● 利心志, 令人好歡樂無憂. 種於庭中, 常玩之佳. 『本草』

훤초(萱草, 원추리) ▸ 1142 ● 심지(心志)를 편안하게 하여 사람을 기쁘게 하고 근심이 없게 만든다. 정원에 심어놓고 늘 구경하는 것이 좋다. 『본초』

• 合歡 ● 蠲忿, 令人歡樂無憂. 樹之庭除, 使人不忿. 『本草』

합환(合歡, 자귀나무) ▸ 1259 ● 분노를 제거하여 기쁘게 하고 근심이 없게 한다. 뜰에 심어놓으면 성을 내지 않게 만든다. 『본초』

• 蜘蛛絲 ● 療喜忘. 七月七日取, 着衣領中, 巧去健忘. 『本草』

지주사(蜘蛛絲, 거미줄) ▸ 647 ● 잘 잊어버리는 증상을 치료한다. 음력 7월 7일에 걷어서 옷깃에 붙이면 건망증이 묘하게 사라진다. 『본초』

• 蓮實 ● 養神, 多食止怒, 令人喜, 久服歡心. 作粥常餌之佳. ○ 石蓮子去黑皮取肉, 砂盆中乾, 擦去浮上赤皮, 留靑心爲末, 入龍腦少許, 湯點服, 寧志淸神. 『本草』

연실(蓮實, 연밥) ▸ 673 ● 정신을 보양하는데, 많이 먹으면 성내는 것을 멎게 하고 기쁘게 하며, 장복하면 마음이 즐거워진다. 죽을 쑤어 늘 먹으면 좋다. ○ 오래 묵은 연실의 검은 껍질을 제거하고 살만 취하여 사기로 된 동이 안에 넣고 말려 문질러서 위에 붙어 있는 붉은 껍질을 제거한 다음 푸른 심만을 남겨 가루낸 것에 용뇌를 조금 넣고 끓인 물에 타 먹는데, 마음을 편안하게 하고 정신을 맑게 해준다. 『본초』

• 鴟頭 ● 主癲癎. 取肉炙食之. 又鴟頭二枚, 燒黃丹一兩, 爲末, 作丸服之. 『本草』

치두(鴟頭, 소리개 머리) ▸ 246 ● 주로 전간(癲癎)을 치료한다. 고기를 구워 먹는다. 또 소리개 머리 2개와 태운 황단 1냥을 같이 가루를 내어 환을 만들어 먹는다. 『본초』

• 伏翼 ● 卽蝙蝠也. 久服令人喜樂, 媚好無憂. 久服解愁去憂. 燒煮食之. 入蟄者佳. 『本草』

복익(伏翼, 박쥐) ▸ 237 ● 곧 편복(蝙蝠)이다. 오랫동안 먹으면 기쁘고 즐거워지며, 예뻐지고 근심이 없어진다. 오랫동안 먹으면 수심이 풀리고 근심이 없어진다. 굽든가 삶아 먹는다. 동면에 들어간 것이 좋다. 『본초』

• 麝香 ● 主癎痓, 安神, 除驚怪恍惚. 取眞香爲末, 湯點一字服. 『本草』

사향(麝香, 궁노루 배꼽) ▸ 292 ● 주로 간질(癎疾)에 쓰며, 정신을 안정시키고 놀라는 증과 황홀한 증상을 없애 준다. 좋은 사향을 가루를 내어 끓인 물에 1자(字)씩 타 먹는다. 『본초』

• 牛黃 ● 安魂定魄, 療驚悸癲狂, 主健忘. 末服丸服並佳. 『本草』

우황(牛黃, 소의 담석) ▸ 295 ● 혼백(魂魄)을 안정시키고 경계(驚悸)와 전광(癲狂)을 치료하며, 건망증(健忘症)에 주로 쓴다. 가루를 내어 먹거나 환으로 만들어 먹거나 다 좋다. 『본초』

• 猪心 ● 補心血不足, 主驚悸健忘, 癲癎驚邪憂恚. 取血入藥用, 或蒸煮食之. 『本草』

저심(猪心, 돼지의 염통) ▸ 444 ● 심혈(心血)이 부족한 것을 보하고, 경계(驚悸)·건망증(健忘症)·전간(癲癎)과 놀라고 근심하며 성내는 것을 치료한다. 피를 받아 약에 넣어 쓰기도 하고 찌거나 삶아서 먹기도 한다. 『본초』

• 震肉 ● 主因驚失心. 作脯食之. 此六畜爲天雷所震死肉也. 『本草』

진육(震肉, 벼락 맞아 죽은 짐승의 고기) ▸ 524 ● 주로 놀라서 정신을 잃은 경우에 쓴다. 포로 만들어 먹는다. 이것은 육축(六畜)이 벼락을 맞아 죽은 고기다. 『본초』

• 紫河車 ● 卽人胎衣也. 主癲狂健忘, 怔忡失志, 及恍惚驚怖, 心神不守, 多言不定. 大能安心養血定神. 蒸熟入藥丸服, 或蒸熟單服之亦佳. 『本草』

자하거(紫河車, 자식 낳고 난 태) ▸ 170 ● 곧 사람의 태반이다. 주로 전광(癲狂)과 건망증(健忘症), 정충(怔忡)과 실신, 그리고 황홀해하고 무서워하는 것, 정신이 없고 허튼 말을 많이 하는 증상을 치료한다. 심(心)을 안정시키고 혈(血)을 보하며 정신을 안정시킨다. 푹 쪄서 약에 넣어 환을 만들어 복용하기도 하고, 푹 찐 것 한 가지만 먹어도 좋다. 『본초』

21 鍼灸法 ❶ 癲癎, 晝發治陽蹻, 申脈. 夜發治陰蹻, 照海. 各灸二七壯. 易老 ❷ 又, 灸百會·風池. 『資生』 ❸ 癎病, 取鳩尾·後谿·涌泉·心兪·陽交·三里·太衝·間使·上脘. 凡癎病, 必先下之, 乃可灸, 不然則氣不通, 能殺人. 針不拘此. 『綱目』 ❹ 癲狂, 取豐隆·期門·溫留·通谷·築賓·陽谷·後谿·陰谷. 『甲乙』 ❺ 又, 灸間使三十壯. 『得效』 ❻ 又, 灸天樞百壯. 『得效』 ❼ 健忘, 取列缺·心兪·神門·中脘·三里·少海. 又, 灸百會. 『綱目』 ❽ 失志痴騃, 取神門·中衝·鬼眼·鳩尾·百會·後谿·大鍾. 『綱目』 ❾ 善恐心惕惕, 取然谷·內關·陰陵泉·俠谿·行間. 『綱目』 ❿ 心澹澹大動, 取大陵·三里. 『綱目』

21 침구법(鍼灸法) ❶ 전간(癲癎)이 낮에 발작하는 경우에는 양교혈(陽蹻穴) 신맥혈(申脈穴) 에, 밤에 발작하는 경우에는 음교혈(陰蹻穴) 조해혈(照海穴) 에 각각 뜸을 14장 뜬다. 역로 ❷ 또 백회(百會)와 풍지혈(風池穴)에 뜸을 뜬다. 『자생』 ❸ 간병(癎病)에는 구미(鳩尾)·후계(後谿)·용천(涌泉)·심수(心兪)·양교(陽交)·삼리(三里)·태충(太衝)·간사(間使)·상완혈(上脘穴)을 취하여 침을 놓는다. 대체로 간병은 반드시 먼저 설사시키고 뜸을 떠야 한다. 그렇지 않으면 기가 잘 통하지 못해서 죽을 수도 있다. 침을 놓을 때는 구애받지 않는다. 『강목』 ❹ 전광(癲狂)에는 풍륭(豐隆)·기문(期門)·온류(溫留)·통곡(通谷)·축빈(築賓)·양곡(陽谷)·후계(後谿)·음곡혈(陰谷穴)을 취하여 침을 놓는다. 『갑을』 ❺ 또 간사혈(間使穴)에 뜸을 30장 뜬다. 『득효』 ❻ 또 천추혈(天樞穴)에 뜸을 100장 뜬다. 『득효』 ❼ 건망증(健忘症)에는 열결(列缺)·심수(心兪)·신문(神門)·중완(中脘)·삼리(三里)·소해혈(少海穴)을 취하여 침을 놓는다. 또 백회혈(百會穴)에 뜸을 뜬다. 『강목』 ❽ 정신을 잃고 바보처럼 된 경우에는 신문(神門)·중충(中衝)·귀안(鬼眼)·구미(鳩尾)·백회(百會)·후계(後谿)·대종혈(大鍾穴)을 취하여 침을 놓는다. 『강목』 ❾ 잘 무서워하고 가슴이 두근거리면 연곡(然谷)·내관(內關)·음릉천(陰陵泉)·협계(俠谿)·행간혈(行間穴)을 취하여 침을 놓는다. 『강목』 ❿ 가슴이 울렁거리면서 몹시 뛰는 경우에는 대릉(大陵)·삼리혈(三里穴)을 취하여 침을 놓는다. 『강목』

『신증보대역 동의보감』은 허준 선생이 400년 전 197종의 중국 저술을 섭렵하여 우리의 풍토와 체질에 따른 진단과 치료법을 개발하여 전해준 우수한 전통의학의 가치를 계승하고자 40,000여 항 이상의 문헌적 근거를 밝히고 현대적 가치를 부여한 최고의 임상도구서입니다. 주석, 도가, 향약명, 출전, 편집, 감수에서 『신증보대역 동의보감』만 한 장점을 지닌 『동의보감』 번역본은 없습니다.

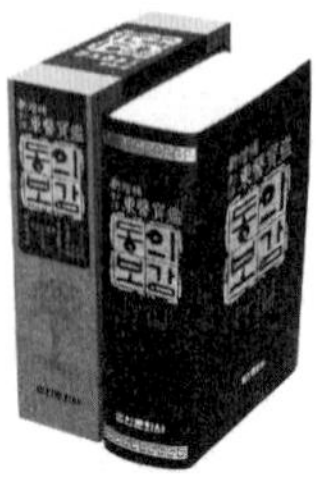

신증보대역 동의보감

허준 지음, 동의문헌연구실 옮김, 진주표 주석, 이남구 책임감수, 강창환 책임교정
4×6배판/ 총2352쪽/ 최고급중성지사용/ 고급표지사용/ 고급케이스입

『신증보대역 동의보감』은 법인문화사가 1993년부터 20년간 치밀한 계획을 세워 현직 한의대 교수와 한의사, 문학·사학·철학 등을 전공한 100여 명의 전문학자들이 직접 참여하여 번역·연구주석·수정·교정·검증·감수하여 완성한 최고의 『동의보감』 번역본입니다. 『신증보대역 동의보감』은 원저자의 의도를 십분 헤아리고 원저자의 기대치를 훨씬 능가하는 세밀한 연구번역과 3339항에 이르는 연구주석, 7146항의 출전표시 등 총 40,000여 항 이상의 근거를 밝혀줌으로써 『동의보감』의 가치를 절정의 상태로 끌어 올렸습니다.

『신증보대역 동의보감』의 특장점.

- 21세기형 좌우대역편집으로 원문과 번역문을 곧바로 대조하면서 읽도록 하여 이해도를 향상시키도록 하였다.
- 평이한 어휘를 선택하여 원문에 따른 철저한 번역을 해줌으로써 『동의보감』의 원뜻을 이해하는 데 부족함이 없도록 하였다.
- 한의사들이 임상활용도를 한껏 높일 수 있도록 해당 병증과 처방에 『방약합편』의 방 번호(2747곳)를 넣어주었다. 이는 『방약합편』 처방의 병증별 운용을 역추적할 수 있을 길잡이가 될 것이다.
- 『소문』 750곳, 『영추』 405곳, 『난경』 98곳, 『상한론』 139곳, 『금궤요략』 88곳, 『하간의집』 131곳, 『자화의집』 68곳, 『동원의집』 482곳, 『단계의집』 627곳, 『의학정전』 309곳, 『의학강목』 863곳, 『의학입문』 2737곳, 『만병회춘』 449곳 등 총7146항의 출전의 근거를 밝혀주어 깊은 이해를 원하는 독자에게 길잡이 역할을 할 수 있도록 하였다.
- 도가 관련 내용을 많이 실어 '양생'과 '내단술'에 대한 이해를 돕도록 하였다. 이는 기존 번역서에 비해 허준의 본래 취지를 잘 살릴 수 있도록 하기 위한 것으로, 도가 양생과 내단술의 내용을 부록으로 실어 설명하고, '신형 · 정 · 기 · 신'門에 집중적인 주석을 달았다.
- '단방'에 소개된 약물(1864개)과 「탕액편」에 실린 약물(1403개)에 번호를 부여하고, 해당 약재가 쓰인 『동의보감』 안의 처방을 예시하였다. 그리고 『향약구급방』(고려)과 『향약채취월령』(조선 · 세종)에 실린 향약명을 표기해주었다. 이렇게 상호 연계하여 봄으로써 약물의 활용도를 높이고, 향약에 대한 이해를 높일 수 있도록 하였다.
- 「탕액편」에 본초의 기원 · 학명 · 이명 · 채취 · 법제를 기입하여 현대적 연구에 보탬이 되고자 하였으며, 『증류본초』에 실린 일부 본초그림을 옮겨 실어주었다.
- 상세한 목차와 색인(목차가나다색인 2665개 항목, 병증색인 1535개 항목, 처방색인 4140개 항목, 본초색인 2149개 항목, 경혈색인 522개 항목)을 실어주어 해당 부분을 찾아보고 활용하기에 편리하도록 하였다.
- 3339개의 각주를 달아 아(痾) · 채(瘵) · 병(病)(201쪽), 탱당실(撐黨實)(859쪽) 등 사전으로도 해결되지 않는 여러 난제까지 명쾌하게 풀어놓았음은 물론, 도가의 양생과 내단술, 인용 원문에 대한 교감, 약량의 증감과 그 의미, 병증과 처방의 학술적 · 임상적 의미 등을 밝힌 연구주석을 실어줌으로써 『동의보감』을 심층적으로 이해하는 데 부족함이 없도록 하였다.

『동의보감』이 발간된 뒤 400년 동안 한민족 의학의 경전으로 추앙받았고 유네스코 세계기록유산으로 등재되었으며 또한 보물에서 국보로 승격된 이유는, 『동의보감』이 한국적 요소가 강하면서 대중이 쉽게 사용가능한 의학지식을 체계적으로 편집한 세계최초의 공중보건 의서로서 전대의 동양의학·동양철학의 진수를 온전히 담아낸 가치가 인정되었기 때문이다. 『동의보감』은 우리의 풍토와 체질에 맞는 치료법을 제시한 한의학 최고의 임상도구서이다.

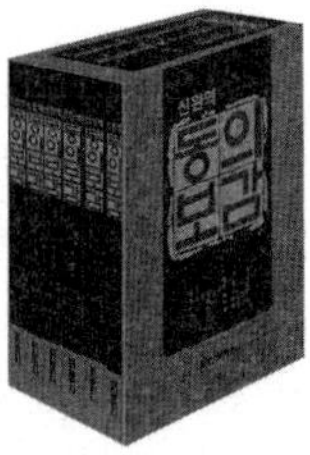

신완역 동의보감

허준 지음, 동의문헌연구실 옮김, 진주표 주석
4×6배판/ 총2504쪽/ 전6권 케이스입

『동의보감』에는 동양인의 우주관·자연관·인간관에 대한 해석이 녹아들어 있다. 또한 지구상의 생물종에 대한 깊은 천착이 담겨 있다. 크게는 우주에 대한 해석으로부터 작게는 생물종 하나하나에 대한 분석이 『동의보감』 한 권 안에 포함되어 있다. 따라서 우리는 지금도 우리가 섭생하는 식용·약용 자원에 대한 신뢰의 근거를 『동의보감』을 통해 얻고 있는 것이다.

『신완역 동의보감』은 그동안 법인문화사에서 고문헌의 근거와 현대 한의학 성과를 총망라하여 23년간 100여 명의 전문 학자들이 참여해 교정·검증을 거치면서 만들어 호평을 받아온 『대역 동의보감』, 『신편대역 동의보감』, 『신대역 동의보감』, 『신증보대역 동의보감』의 후속 결정판이다. 『신완역 동의보감』은 원문을 없애고 번역문에 한자를 적절히 병기하여 편집한 다음, 한글세대가 읽기 편한 문체로 재번역을 하고 교정·주석 작업을 거쳐서 완성한 역작으로, 한의학의 생리·병리·진단·치료·약물 등 고대 과학의 문헌적 근거와 현대 한의학의 선구적인 성과를 담은 연구번역서이다.

『신완역 동의보감』에서는 3천여 개의 각주를 달아 사전으로도 해결되지 않는 여러 난제까지 명쾌하게 풀어놓았음은 물론, 도가의 양생과 내단술, 인용 원문에 대한 교감, 약량의 증감과 그 의미, 병증과 처방의 학술적·임상적 의미 등을 밝힌 연구주석을 실어줌으로써 『동의보감』을 심층적으로 이해하는 데 부족함이 없도록 하였다.

그리고 해당 병증과 처방에 『방약합편』의 방 번호를 넣어주어 『방약합편』 처방의 병증별 운용을 역추적할 수 있는 길잡이가 되도록 하였다.

이외에도 도가 관련 내용을 많이 실어 '양생'과 '내단술'에 대한 이해를 돕도록 하였는데, 이는 허준의 본래 취지를 잘 살릴 수 있도록 하기 위한 것으로, 도가 양생과 내단술의 내용을 부록으로 실어 설명하고, '신형·정·기·신'門에 집중적인 주석을 달았다.

여기다 『식용약용 본초사전』을 거치면서 「탕액편」의 각종 약재와 먹거리들에 '기원', '이명', '성상', '성미', '채취·법제', '효능·주치' 항목을 부록으로 실어두어 그 본초에 대해 학명을 비롯한 현대적 실질을 파악하는 데 도움이 되도록 하였으며, 특히 '효능·주치' 항목에서는 '꽃', '종자', '열매', '줄기', '잎', '뿌리', '껍질' 및 가공품을 구분하여 설명함으로써, 그 본초의 총체적인 연계 운용을 살펴 총괄적인 약성(藥性)을 이해하는 데 기여하도록 하는 등, 심도 있는 정보가 추가되어 있어 독자들의 궁금증을 말끔히 해소해주리라 믿는다. 아울러 『중수정화경사증류비용본초(重修政和經史證類備用本草)』에 수록된 본초 그림을 세밀하게 다시 그린 다음 실어주어 참고가 되도록 하였다.

– 40,000**항목 이상의 근거를 밝혀 한국인의 먹거리와 치유의 문제에 답한 책이다.** –

– 신완역 동의보감은, 어떻게 보면 국가가 많은 비용을 들여서 해야 할 일을 한 출판인이 23년간 집념을 가지고 많은 전문 학자의 도움을 받아 이루어낸 역작이다. –

법인문화사가 간행하여 밝힌 『신증보대역 동의보감』의 40,000항목 이상의 근거와 『신대역 편주의학입문』의 24,300항목의 근거는 인문학적인 사고를 기저에 두고 서지문헌학적 고찰을 통해 이루어진 작업입니다. 이는 역대 의가들이 우주자연에 생명치료의 근원을 두고 치료의학의 기틀을 마련한 광범위한 사상을 밝혀낸 연구번역의 총결이며, 불멸의 세계기록문화유산을 남겨준 위대한 한의학의 전통을 계승·발전시킨 연구번역서의 모범이요 금자탑입니다.

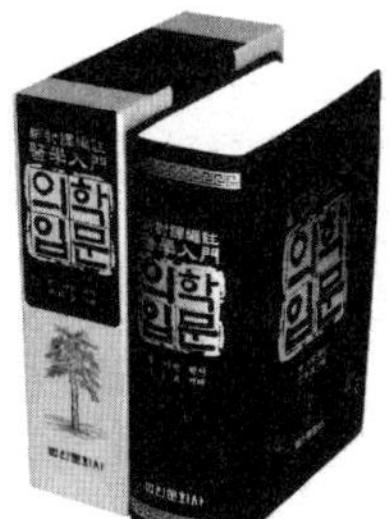

신대역 편주의학입문

2010년도 대한민국학술원 우수학술도서 선정

명 · 이천 편저, 진주표 역해

4×6배판/ 총2256쪽/ 최고급중성지사용/ 최고급가죽표지사용/ 고급케이스입

육기 중심의 서술 방식인 『의학입문』은 정·기·신 중심의 서술 방식인 『동의보감』과 서로 떨어질 수 없는 상보적인 관계의 필독 의서이다. 『신대역 편주의학입문』은 정밀한 번역과 1650여 자의 글자교감, 1413항목의 출전표시, 3137항목의 역자해설, 7267항의 처방수록 페이지 표시 등 총 24,300여 항 이상의 근거를 밝혀주어 40,000항목 이상의 근거를 밝혀준 『신증보대역 동의보감』과 쌍벽을 이루는 최고의 연구 번역서이다.

『신대역 의학입문』의 특장점

- 숭정 9년 간본을 저본으로 삼아 교정한 인쇄본과 이천이 인용한 책들을 직접 찾아 총 1650여 글자를 교감하였다. 이중 初刊本에 의거하여 고친 內局本의 글자가 661개이고, 나머지는 初刊本을 교정한 것으로 990여 개이다.
- 번역문 중에서 인용한 책들의 출전을 1413항목에 걸쳐 밝혀 주었다.
- 3137항목의 역자 해설 부분을 두어 문의를 풀기도 하고, 잘못된 곳을 지적하기도 하였으며, 다른 텍스트의 내용과 대조해본 결과를 밝히기도 하는 등 이해를 돕는 데 힘썼다. 특히, '보중익기탕'과 같은 중요 처방에는 원방을 찾아 그 의미와 전승관계를 밝혀두어 임상에서 크나큰 보탬이 될 것이다.
- 『의학입문』과 『동의보감』을 비교 · 분석한 198항목의 설명이 실려 있다.
- 좌우대역편집으로 원문과 번역문을 대조하면서 보기에 편리하게 되어 있을 뿐만 아니라, 가결의 독송에 편리하게 되어 있는 등 가독성을 극도로 높였다.
- 처방을 쉽게 찾아볼 수 있도록 처방이 수록된 쪽수(7267항목)가 표기되어 있는 점은 『의학입문』의 실용성을 높여주는 특기할 만한 편집상의 장점이다.
- 「본초분류」에는 총 1055개의 본초가 수록되어 있는데, 이는 『본초강목』에서 수록한 약물의 절반 수준으로서 굉장히 풍부한 설명을 접할 수 있는 바, 개개의 본초를 『중약대사전』의 학명에 따라 가능한 일일이 한글 명칭을 붙여 접근에 용이하게 하였다. 이로써 『의학입문』을 공부할 때 한결 편한 바가 있을 것이다.
- 『의학입문』은 『동의보감』에서 2737차례 인용될 만큼 그 임상적 가치가 후대 의가들에 의해 높이 평가되고 있는 의서이다. 이 책에서는 『동의보감』에서 인용된 해당 부분에 『동의보감』의 내용을 싣고 『신편대역 동의보감』(법인문화사, 2005년)과 『신대역 동의보감』(법인문화사, 2007년)의 쪽수를 '(신편p.880 /신p.570)'과 같은 형태로 밝혀주어 도움이 되도록 하였다.
- 상세한 목차(5445항목)와 색인 –의가색인(212항목), 병증색인(853항목), 처방색인(2512항목), 본초색인(1097항목), 경혈색인(375항목), 기타색인(129항목)– 을 붙여주어 활용성을 높였다.

주역과 중의학

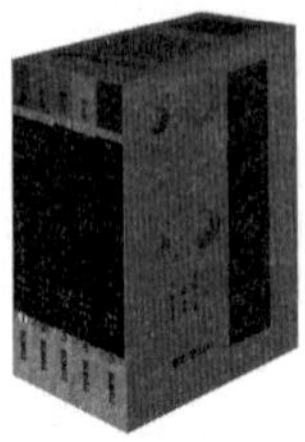

양리 지음, 강창환·김남일·문재곤 옮김
신국판/ 총2128쪽/ 전5권 케이스입

『주역과 중의학』은 우수한 과학 저술일 뿐만 아니라 걸출한 양생 전문서이기도 하다. 이 책은 역학·중국의학·우주과학에 대한 수준 높은 기술을 하였을 뿐만 아니라 또한 의역(醫易) 과학을 핵심으로 하여 생명과학·기공과학·양생과학·예측의학·영양의학·시간의학에 대해 모두 중대한 계시를 주어 의역학 연구에 새로운 이정표를 열어 주었다. 더욱이 생명과학의 새 영역을 열어 의학의 발전에 새 장을 열었다. 12세부터 『역경』을 연구하기 시작한 양리 교수의 수십 년 연구 결과로 선보인 『주역과 중의학』은 중국의역과학과 『주역』의 방법론 및 동양사유의 특색으로써 자연과학을 탐색해낸 집대성이라고 할 수 있다.

이 책은 1997년에 나온 제3판을 저본으로 하여 재번역과 수정을 하여 완성되었다. 1989년 제1판이 나온 이후로 생명과학·뇌과학 등 각종 응용과학 분야의 내용이 대폭적으로 확장된 형태를 띠며, 양에 있어서도 몇 배가 늘어났다. 동양의 전통과학에서 한 축으로 작용되어온 주역학이 의학에 어떻게 적용되는지를 구체적으로 보여주는 교과서라고 할 수 있는 것이다. 이 책에서 중국 전통의 생명과학은 현대 과학·철학 등과 자연스럽게 만나면서 전통의학의 영역은 융복합적 모습으로 진화되고 있는 양상을 보여준다.

이 책은 모두 10편으로 구성되어 있다. 제1편 『주역』의 역리와 중국의학, 제2편 『주역』의 상수와 중국의학, 제3편 『주역』과 생명과학, 제4편 『주역』과 뇌·사유 및 생명과학, 제5편 『주역』과 기공·수련, 제6편 『주역』과 여러 학문, 제7편 제자백가와 중국의학, 제8편 『주역』과 중국의학의 임상, 제9편 역서·의서와 중국의학, 제10편 『주역』 원문 해석 및 중국의학 등으로 이어지는 이 책의 구성은 화려하게 수놓은 비단으로 된 카펫 위를 지나가는 느낌을 준다.

최근 학문 간의 융복합이 학계의 이슈가 되고 있다. 어떤 동종의 학문이 인문학적 상상력과 결합되어 융합을 일으키면 큰 시너지 효과가 일어나게 될 것이라는 것이다. 융복합이라는 입장에서 본다면 이 책은 대표적인 성공작으로 꼽힐 것이다. 제1편에서 다룬 『주역』의 기초 이론과 제10편에서 다룬 『주역』 원문 해석 및 중국의학을 제외하고 나머지는 융복합이라는 목표를 실현하기 위해 설정되어져 있다. 그 영역은 상수학·제자백가·역서·의서뿐 아니라 생명과학·뇌과학·기공수련·임상의학 등 기초와 응용분야를 총망라한다. 이 책 한 권만 읽어보면 『주역』과 만난 동아시아 전통문화의 맥락을 충분히 이해할 수 있을 것이라 확신한다.

이 책은 단순히 『주역』의 점술적 측면에 관심 있는 독자들만을 대상으로 하지 않는다. 동아시아 문명의 과학적 저변을 구성하여 이어온 『주역』의 학리가 동아시아 학술계 전체에 어떤 영향을 미쳤고, 앞으로 어떤 새로운 흐름을 만들어나갈 것인가에 관심 있는 독자들에게 희망을 던져줄 것이다. 그러므로 동양철학·한의학 등의 학문에 관심 있는 독자들뿐 아니라 이로부터 응용된 각종 생명과학 분야 등에 관심이 깊은 문화인(文化人)들에게 이 책은 희망의 새 빛을 비춰줄 것이라고 확신한다.

– 이 책 『주역과 중의학』은 중국의 위대한 경전(經典) 『주역』을 통해서 인간의 삶, 즉 건강하게 사는 방법을 역대 문헌과 현대의 수많은 자료를 섭렵한 필자의 해박한 통찰력과 지식을 기반으로 하여 저술된 것으로, 지식인이라면 반드시 읽어보아야 할 필독 교양서적이라 하겠다. –

– 법인문화사는 이런 위대한 문명사적 가치를 지닌 책을 여러 전문학자의 도움을 받아 재차·삼차 번역하는 26년 작업의 과정을 거쳐 최대한 쉬운 문체로 정성을 담아 발행하였다. –

뜻으로 푼 황제내경

김기욱·문재곤·장재석 공역, 김은하·백유상·조학준 교열감수/ 4×6배판

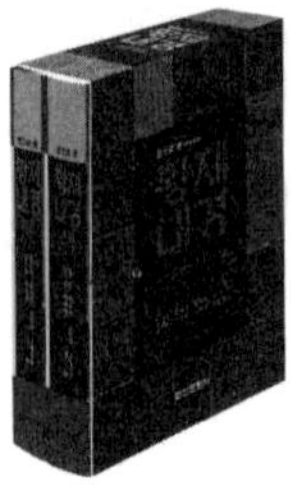

『황제내경』은 한의학 이론의 초석을 다진 의학경전으로 진(秦)·한(漢) 이전의 의학적 성취를 총결하여 한의학의 독특한 이론체계를 수립하였다. 『황제내경』이 세상에 나오게 됨으로써 의학적 지식을 단순히 축적해가던 단계에서 의학적 이론을 체계적으로 총결해낸 단계로 발전하게 되었다.

『황제내경』은 음양오행(陰陽五行)·오운육기(五運六氣)·장부경락(臟腑經絡)·병인병기(病因病機)·진단치법(診斷治法)·침구방약(鍼灸方藥)·섭생예방(攝生豫防) 등의 각 방면에 걸쳐 전면적이고 계통적으로 논술한 동시에 또한 의술을 습득하고 의업을 행하는 과정에서 요구되는 의덕(醫德), 심리학(心理學)·시간의학(時間醫學)·지리의학(地理醫學)·기상의학(氣象醫學) 등의 내용에 대하여서도 논하였다. 이런 점들은 한의학의 발전에 굳건한 초석을 놓은 것이다.

『황제내경』은 한의학 문헌 중에서 가장 중요한 전적의 하나로서, 후세에 끼친 영향이 대단히 크다. 『황제내경』은 역대 의가들이 대단히 중시하였을 뿐만 아니라 지금도 한의학에 종사하는 사람들이 반드시 읽어야 하는 경전으로 받아들여지고 있다. 역사적으로 한의학에서 영향력을 발휘하고 있는 학술적인 주장은 모두 『황제내경』을 기초로 하여 발전시킨 것이다.

한의학의 발전사에 있어 『황제내경』의 가치와 생명력은 재론의 여지가 없을 정도로 심대하였다. 역대로 한의학의 어떤 학술 이론이나 유파도 『내경』을 바탕으로 하지 않음이 없었고, 현재에도 역시 생명과학·의학 및 기타 관련 학과의 어떤 새로운 사상과 관념은 크든 작든 『내경』의 영향을 받아 새롭게 발현되고 있다. 이렇게 지난 2천 년 이상의 세월 동안 한의학에서 확고하게 그 위치를 점하고 있는 『황제내경』을 한의학을 공부하는 사람이 깊이 체득하지 않아서는 안 될 것이다.

『황제내경』은 담긴 뜻이 깊어서 배우기도 어렵고 이해하기도 어렵다. 또한 옮겨 새기는 과정에서 착오가 생기기도 하여 더욱 난삽하게 되었다. 따라서 이 책은 『내경』 원문에 집착한 상태로 직역하였을 때 앞뒤 문맥이 잘 연결되지 않는 폐단을 극복하기 위하여 최대한 역대 주석가의 주석을 참고하여 번역문에 반영하여 줌으로써 앞뒤 문맥이 분명하게 드러나도록 하였다.

임상활용 황제내경독송본

진주표 편주/ 4×6배판/ 880쪽

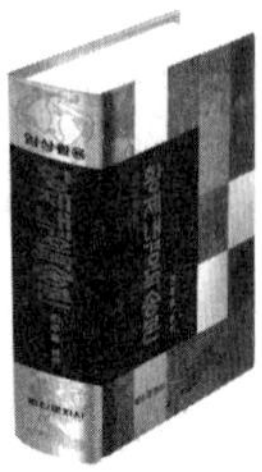

본 독송본의 특징은 다음과 같다.

- 편집상 글의 문맥에 맞게 문장을 배열하고, 篇·章·節로 구분하면서 『유경』의 주제별 분류 제목을 삽입하여 문맥을 이해하는 데에 도움이 되도록 하였다. 아울러 글자의 독음을 원문에 달아주어, 읽고 외우는 데에 편의를 도모하였다.
- 『내경』이 인용된 부분과 그에 연관된 처방명을 『신대역 동의보감』에서 골라 삽입함으로써, 『내경』에 대한 의가들의 해석을 통해 임상에 운용되는 방식을 이해하는 데 편의를 도모하였다.
- 주석에 있어서, 篇들 간에 참고가 되는 것들을 연결시켜주고, 의사학적으로 중요한 구절들을 언급하였으며, 그 외에 命門 관련 구절의 해설, 三陰三陽의 開闔樞 임·독맥상 배열, 顔面望診의 재해석에 중점을 두었다.

현토·주석 유경

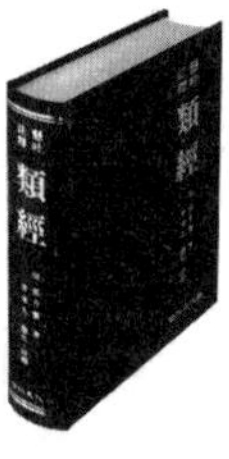

명·장개빈 저, 이남구 현토·주석/ 4×6배판

『유경』은 당대 왕빙이 편차한 『황제내경』이 잡란(雜亂)하여 체계를 세우기 어려운 데에 착안하여 『소문』과 『영추』를 재구성하여 만든 책이다.

『유경』은 『황제내경』의 『소문』과 『영추』를 내용별로 분류하여 12류(類)로 만든 서적으로, 그 구체적인 내용은 섭생(攝生)·음양(陰陽)·장상(藏象)·맥색(脈色)·경락(經絡)·표본(標本)·기미(氣味)·론치(論治)·질병(疾病)·침구(鍼灸)·운기(運氣)·회통류(會通類)의 순서로 되어 있다. 이러한 배열방식은 현시점의 수학순서에 비추어 보아도 대단히 합리적이어서 초보자가 원전에 입문하는 데 있어 지침서가 될 만하다.

금원사대가 의학전서(상·하)

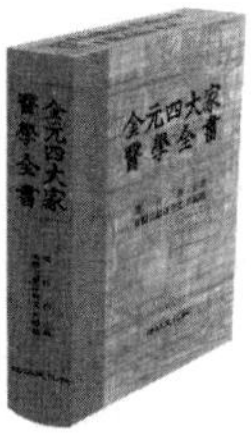

진주표 주석/ 4×6배판/ 상1112쪽, 하952쪽

금원사대가는 금원시기(1115~1386년)에 활동한 걸출한 의가 유완소(劉完素, 河間), 장종정(張從正, 子和), 이고(李杲, 東垣), 주진형(朱震亨, 丹溪)을 지칭한다.

이들 금원사대가의 학술사상은 후세의학의 발전에 심대한 영향을 끼쳤는데, 이들의 의학저작 38종을 모아 펴낸 『금원사대가 의학전서』는, 『동의보감』과 연계하여 볼 수 있도록 『동의보감』에 인용된 부분(1307곳)을 밝혀주고, 그에 따른 해석과 평가(699항목)를 덧붙였을 뿐만 아니라, 『동의보감』에 인용된 원방의 출전을 확인하여 그 변이과정을 밝힘으로써 이들 의서의 의미를 더욱 깊이 파악하는 데 도움이 되고 『동의보감』의 가치를 다시 확인하는 계기가 되도록 하였다.

주석 의학강목

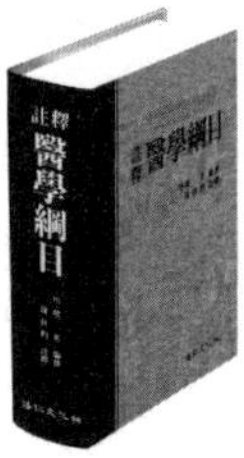

명·루영 편찬, 진주표 주석/ 4×6배판/ 1096쪽

금원사대가의 서적을 정리하여 주제별로 다시 편집한 책으로는 『의학강목』이 최초이며, 형식상 원문을 그대로 인용하고 있기 때문에, 지금의 희귀본과 실전본을 살필 수 있는 사료적 가치가 있다.

『의학강목』은 각 부마다 모두 병증으로 분류하고 다양한 병증과 치료법 및 처방들을 열거하였다. 대체로 『의학강목』은 금원사대가의 이론을 비교하며 공부하는 데 있어서 굉장히 좋은 서적이다. 같은 병증을 가지고도 각기 독특한 안목을 통해 병의 특징을 인식하고, 치료하는 것이 다르기 때문에 『동의보감』을 심화·학습하는 데에도 큰 도움이 될 것이다.

표점·색인 어찬의종금감

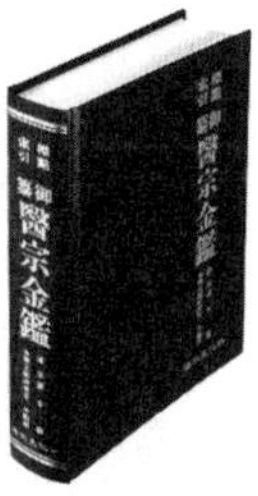

청·오겸 등 편, 동의문헌연구실 재편집/ 4×6배판/ 1200쪽

청나라 조정의 명에 따라 오겸 등이 편찬한 『어찬의종금감)』은 90권으로 된 종합의서로, 상한론·금궤요략·산보명의방론·사진심법요결·운기요결·상한심법요결·잡병심법요결·부과심법요결·유과잡병심법요결·두진심법요결 등을 포함한 교과서적인 최상의 임상주석서이다. 『표점색인 어찬의종금감』은 상세한 목차와 병증색인·처방색인을 붙여주어 『의종금감』을 임상서로서 이용하는 데 불편함이 없도록 하였다.

현토·주석 경악전서

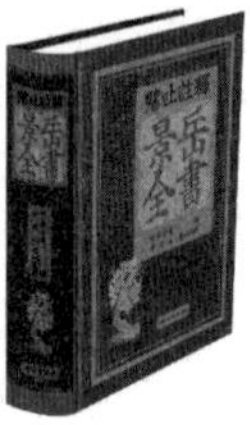

명·장개빈 저, 이남구 현토·주석/ 4×6배판/ 1408쪽

『경악전서』는 기초이론과 임상의학을 총괄하고 있는 24集, 64卷의 종합의서이다. 내용별로는 15편으로 되어 있다. 본서는 『황제내경』, 『난경』, 『상한잡병론』, 『화타중장경』 등을 기초로 하고, 여타 제가의 학설을 모두 섭렵하여 나름의 학설을 세워 책을 기술하였는데, 그 중에서도 원대 두사경(杜思敬)의 『제생발췌(濟生拔萃)』, 명대 설립재(薛立齋)의 『설씨의안』, 서동고(徐東皐)의 『고금의통대전』 등의 서적을 많이 참고하였다.

이 책은 1989년 인민위생출판사에서 간행한 것을 저본으로 사고전서와 비교하여 교감을 하고, 문의에 따라 현토하였으며, 난해한 문구에는 주석(6704항목)을 붙여 이해를 높이고자 하였다. 그리고 색인을 '일반색인·본초색인·처방색인'으로 구분하여 만들어 줌으로써 더욱 편리하게 이용될 수 있도록 하였다.

경악전서 처방집

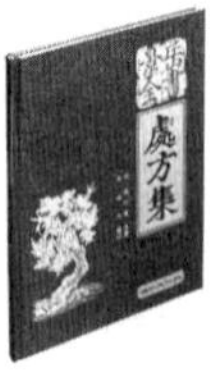

이남구 현토/ 4×6배판

이 책은 『현토·주석 경악전서』의 처방편인 「신방팔진」 「고방팔진」 「부인규고방」 「소아칙고방」 「두진전고방」 「외과검고방」에 수록되어 있는 2626처방을 따로 모아 '가나다순'으로 재배열하여 편집한 것으로서, 시각적인 효과를 위하여 원본에는 없는 부호 '○'와 '●'를 삽입하여 편집하였으며, 각 처방마다 출처를 밝혀 주었다.

경악전서 부인규

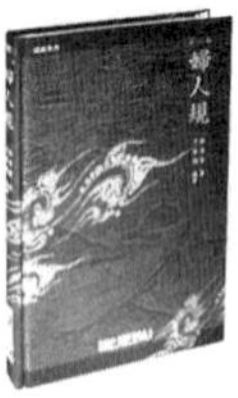

장개빈 저, 이태균 편역/ 4×6배판

이 책은 먼저 총론을 실어 저술하게 된 원인과 부인병을 치료의 난이를 설명하고, 이어서 경맥·태잉·산육 등 72편의 의론과 530여 처방을 실었다. 각 항목마다 『황제내경』 『금궤요략』 『부인대전양방』 『단계심법』 등이 인용되어 부인과학에서 중요한 학술적 내용이 충분히 기술됨과 동시에 장경악의 견해가 사실적으로 밝혀져 있다.

경악전서 신방팔진의 새로운 이해

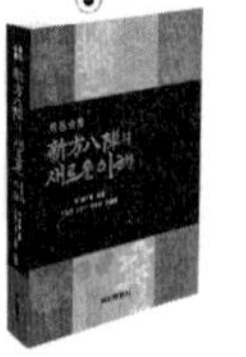

명·장개빈 원저, 최달영·김준기·염용하 공역/ 신국판

「신방팔진」은 경악이 창제한 신방 189수를 보(補)·화(和)·산(散)·공(攻)·한(寒)·열(熱)·고(固)·인(因)이라는 팔진의 분류에 따라 편집한 것이다. 이것은 그가 평생에 걸쳐 사용한 처방 가운데서 효과가 뛰어난 것들을 엄선한 것으로, 후학들에게 훌륭한 귀감이 되는 것들이다.

이 책은 「신방팔진」의 원문을 싣고 그에 따라 충실한 번역과 해설을 하면서 『의문보감』 『제중신편』 『마과회통』 『의종손익』 『방약합편』 『의감중마』 『동의수세보원』 등 의서와의 관련성을 밝힘과 동시에 전처방을 도표화함으로써 시각적인 효과를 높였다.

임상경락수혈학

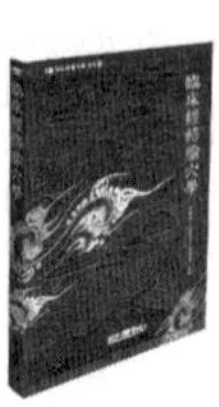

김양식·김연섭 공저/ 4×6배판

인체경락체계의 순행분포, 생리기능, 병리변화 및 경락과 장부의 상호관계를 밝히는 경락학설에 대한 이론적 설명과 임상에서의 응용 부분을 밝혔다.

중국침구학술사대강

▶ 대한민국학술원 선정 2007년도 우수학술도서

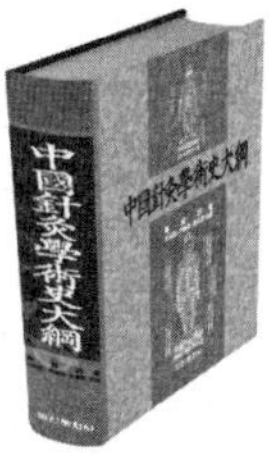

황룡상 저, 박현국·윤종화·김기욱 공역 /4×6배판/ 1144쪽

이 책은 중국침구학술사를 연구한 첫 번째의 전문서적으로서, 『소문』·『영추』·『태소』 등 수많은 전거를 바탕으로 개개 사료판본에 대한 집중적인 연구와 재해석을 통하여 침구임상치료학의 원리를 설명한 침구학의 바탕이 되는 책인데, 경락·경혈·침구법 등 임상적인 난제를 주제별 침구 학술사로 심도 있게 해설한 책으로서, 제1부 '인론(引論)', 제2부 '경락부(經絡部)', 제3부 '수혈부(腧穴部)', 제4부 '자구법부(刺灸法部)', 제5부 '치료부(治療部)' 등 다섯 분야로 나뉘어져 있다.

이 책에서 수집한 사료는 대단히 방대한데, 그 중 수많은 사료의 판본과 도판은 처음으로 공개되는 것들로서 이 책의 논리적 근거를 뒷받침해주고 있다.

더욱 주목할 것은 저자는 그의 다년간의 연구 경험과 다른 학자들의 연구 성과를 종합하여 계통적인 결론을 도출한 다음 사학연구의 일반적인 규율과 기본방법 및 연구모델을 제시하고 있다는 점이다.

– 이 책이 발행된 후 학계에서 큰 반향을 일으키고 있다. –

상한론용어사전

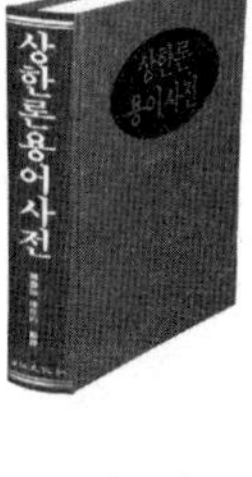

진주표 편역/ 4×6배판/ 1024쪽

본 사전은 『주해상한론(注解傷寒論)』의 왕제천본(汪濟川本)을 기준으로 나오는 표제자 1039개, 표제어 1246개를 채록하여, 본편·처방편(113개)·본초편(93개)으로 구분하여 각 의가들의 주석을 싣고 해석한 것이다.

- 본편은 가나다순으로 정리되어 있기 때문에 관련 항목을 찾아보기가 매우 쉽다. 그리고 항목별로 조문(진단·치료의안), 내용, 처방, 해설, 주석, 해석을 일목요연하게 정리하였다.
- 처방편은 『상한론』의 처방구성 및 가감법을 임상적으로 쉽게 체득할 수 있도록 되어 있다. 또한 한·중·일 처방의 용량을 실어 놓아 타당성을 따져가며 실질적인 운용에도 쉽도록 되어 있다.
- 본초편은 원론적인 『본초경』·『명의별록』의 내용이 실려 있으며, 일반적인 후세방의 약리적 해석뿐만이 아니라, 상한론 처방 내에서의 효능에 대한 해석이 실려 있는 것이 특색이다.

대역 만병회춘

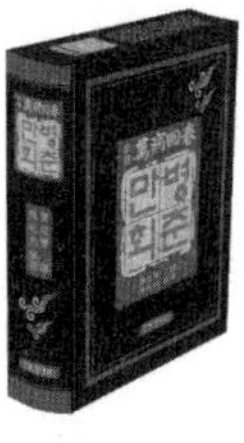

공정현 찬, 진주표 편역/ 4×6배판/ 1104쪽

『만병회춘』은 부친인 공신(龔信)의 의업을 이은 명나라 공정현(龔廷賢)이 1588년 펴낸 종합의서이다. 그래서 『만병회춘』은 가전방(家傳方), 곧 대대로 내려온 훌륭한 명방을 많이 수록하고 있다. 또한, 도가의 신선술·연단술이 많이 실린 책으로서 『동의보감』의 토대가 되는 책이며, 명·어의들이 만든 입문서를 참고하여 만들어진 책이다. 『대역 만병회춘』의 특징은,

- 『동의보감』에 인용되는 공신의 『고금의감』(664곳)과 공정현의 『만병회춘』(540곳)·『종행선방』(53곳)의 내용은 하나도 빠짐없이 모두 수록하였다.
- 원문과 번역문을 좌우로 배열하여 편집함으로써 원문, 번역문, 주석(506항목), 참고 및 편역자의 해설(437항목)이 명확히 드러나도록 하였다.
- 원서를 보면서 가장 부족하다고 느끼는 색인을 '병증·처방·본초'로 구분하여 만들었다.

식용약용 본초사전

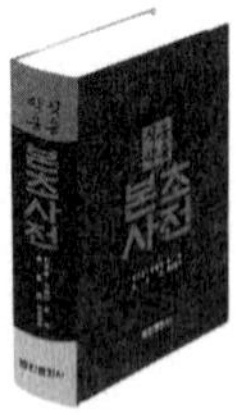

진주표·장재석 편역, 송호준 책임감수/ 4×6배판

이 책은 400년 전 허준이 이 땅에서 생산되는 식용·약용 자원을 이용하여 이 땅의 백성들이 건강한 삶을 누릴 수 있게 하고자 하였던『동의보감』편찬 정신을 이어받아『동의보감』에 실려 있는 1403종의 본초를 대상으로, 현대적 실질 규명과 한의학의 주요 문헌근거를 연계시켜 편집한 신개념의 본초사전이다.

각 본초마다 '기원', '이명', '성상', '성미', '채취·법제', '효능·주치' 항목을 두어, 그 본초에 대해 학명을 비롯한 현대적 실질을 파악하는 데 도움이 되도록 하였다. 또한, '문헌' 항목을 두어 한국에서 임상적으로 가장 널리 활용되고 있는『만병회춘』·『의학입문』·『동의보감』에서 그 본초의 구체적인 운용을 확인해 볼 수 있도록 하여, 삼천 년 이어온 한의학의 성과를 두루 살펴 '온고지신(溫故知新)'의 토대가 되기를 기대하였다. 특히 '효능·주치' 항목에서는 '꽃', '종자', '열매', '줄기', '잎', '뿌리', '껍질' 및 가공품을 구분하여 설명함으로써, 그 본초의 총체적인 연계 운용을 살펴 총괄적인 약성(藥性)을 이해하는 데 기여하고자 하였다. 그리고『만병회춘』·『의학입문』의 경우, 원문 가결(歌訣)을 실어두어 학습과 기억에 용이한 수단이 되도록 하였다.

부록으로 희대의 본초전문서인『본초강목』의 총론에 해당하는 부분(1~4권)을 해석하여 '본초총론'으로 실어줌으로써, 역대 본초서적 및 본초 운용에 기반이 되는 약성론(藥性論)에 대한 전반적인 이해를 돕도록 하고, 구체적인 개별 병증에 따라 쓰이는 본초를 따로 모아 일목요연하게 파악하는 데 도움이 되도록 하였다.

본초의 배열 순서를『동의보감』의 체제에 따라 '수부(水部), 토부(土部), 곡부(穀部), 인부(人部), 금부(禽部), 수부(獸部), 어부(魚部), 충부(蟲部), 과부(果部), 채부(菜部), 초부(草部), 목부(木部), 옥부(玉部), 석부(石部), 금부(金部)' 순으로 배열함으로써 분류별로 이해하는 데 장점이 있도록 하는 한편, 상세한 본초색인 및 학명색인을 붙여둠으로써 해당 본초를 찾아보는 데에도 불편함이 없도록 하였다.

맥학진요

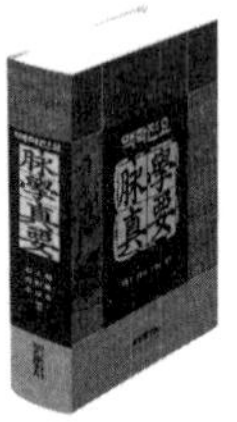

정동주·조현모·김정수 공역/ 4×6배판

이 책은『의학입문』의 '진맥(診脈), 촌관척정위(寸關尺定位), 장부정위(臟腑定位), 칠표팔리구도맥명(七表八裏九道脈名), 제맥체상(諸脈體狀), 제맥상류(諸脈相類), 제맥주병(諸脈主病), 제맥상겸주병(諸脈相兼主病), 장부육맥진법(臟腑六脈診法), 기구인영맥결(氣口人迎脈訣), 총간삼부맥법(總看三部脈法)을 정리한 것으로,『의학입문』의 대자와 소자에 모두 현토를 하고 번역을 하였으며, 그에 따라 역자의 주를 따로 달아 특히 '맥리'를 위주로 하여 처방을 도출해나가는 과정에 대해서 자세하게 언급하였다. 그리고 맥과 증상에 따라 처방을 배합하는 데에 가장 큰 목표를 두었다. 그래서 맥과 처방이 따로 가는 방식이 아니라, 임상에서 바로 적용하기에 편하도록 구성하였다.

또한 '용약편(用藥篇)'을 수록하여 '맥리편(脈理篇)'에 나오는 처방들을『의학입문』·『만병회춘』·『동의보감』·『방약합편』의 순서대로 기재하고, 그 처방에 따른 해설을 붙여 처방의 변천사와 오기 부분에 대한 설명을 하였기 때문에 임상 현장의 한의사들에게 도움이 될 것이다.

이 책은 처음 맥을 공부하는 입문서가 될 뿐만 아니라 맥을 공부하면서 그 증상에 대한 맥리를 어떻게 이해해야 할지 몰라서 혼란스러운 한의학도 및 한의사들에게 좋은 길잡이가 될 것이다. 또한 맥과 맥리, 그리고 증상을 이해하고도 어떤 처방을 선택해야 하는가에 대해 고민스러워하는 임상가들에게 도움이 될 것이다.

양생기공도인도 / 인체경맥도

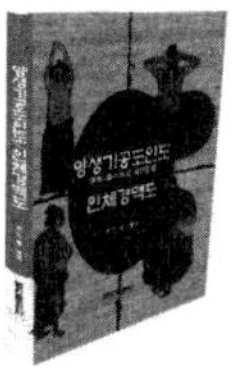

손인철 편역/ 4×6배판

본 『양생기공도인도』는 청대(淸代)에 저작된 양생서로서, 양생기공의 방법에 대해 24가지로 문답하고, 그 내용을 채색을 곁들인 그림으로 그려 설명한 것인데, 내용이 소상하고 표현도 명료하다.

부록으로 실어준 「풀어서 쓴 활인심법」은 건강한 심신을 염원하는 만인의 바람에 도움을 주고자 몸건강 마음건강의 관점에서 생활인의 건강관리법과 구선(臞僊)에 의해 저술된 양생의서인 『활인심법』을 새롭게 풀어쓴 것이다. 퇴계선생 역시 『활인심법』을 '활인심방'으로 편집하여 평생의 건강법으로 삼고 제자들에게도 널리 익히며 심신수양에 힘쓰게 하였다.

본 『인체경맥도』는 경락의 이해를 위해 십이경맥과 기경팔맥에 대해 비교적 소상하게 그림을 곁들여 설명하였다. 24폭의 그림은 상술한 모든 경맥의 '경맥순행도' 및 '흉복장부도(胸腹臟腑圖)' 등을 포함하는데, 경맥순행은 『황제내경』 등의 저서보다 취혈의 방법을 중시하여 더욱 상세하게 설명하였다.

『인체경맥도』는 고대 인체과학의 실제적 증거이며, 현대 침구의학의 생생한 치료교본이다.

중의질병예측학

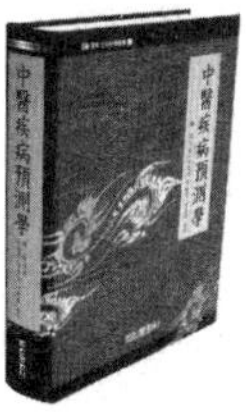

양리 저, 박경남·김남일·김정규 공역/ 4×6배판/ 962쪽

이 책은 내과에서 흔히 볼 수 있는 질병을 위주로 하여, 인류에게 가장 큰 위협을 가하는 질병(예를 들면 중풍·종양·관상동맥질환·당뇨병·심근염·간염·에이즈 등)의 전조증에 대한 이론적인 기초, 전조증의 특징·법칙, 전조증의 특이한 부위와 전조증의 표현방식 등 여러 방면에 걸쳐 논술하였으며, 그것에 대하여 광범위하게 이론과 임상경험을 결합해서 상세히 분석하고, 치료의 방안과 경험처방을 중점적으로 논술하였다.

의학심리학

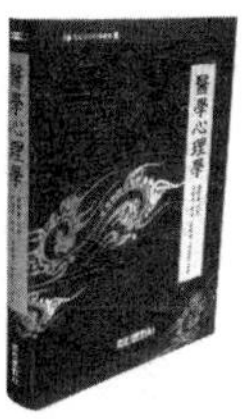

강건금 주편, 구병수·박경·류희영·이종진 공역/ 4×6배판/ 600쪽

이 책은 심리학개론, 의학심리학의 이론과 방법, 심리병인학, 심리진단학, 심리치료학, 의학심리학의 임상부분, 건강보건학, 예방의학 및 심리상담 등 9장 81절로 이루어졌다.

– 심리치료까지 요구하는 21세기 환자의 요구에 부응할 수 있는 심리치료의 주요 텍스트이자 참고서이다. –

일본의학사

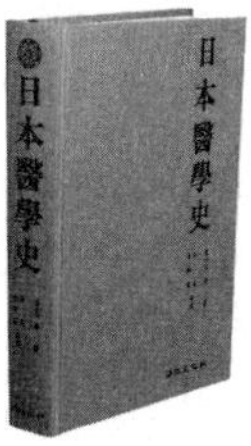

부사천유 저, 박경·이상권 공역/ 4×6배판

일본의 태고시대에서 메이지시대까지를 구분하여 각 시대별 의학적 지식뿐만 아니라 의가의 지위와 의학교육제도 등의 의사제도(醫事制度), 각종 전염병을 비롯한 질병의 역사, 각 시대 의가들의 학설과 전기 및 저술, 불교와 유교의 영향, 한국과 중국으로부터 전래된 한의학과 일본 고유의 의학, 유럽에서 들어온 서양 의학의 도입과 발전과정 등에 대하여 광범위하게 서술하였다.

동의임상내과학 Ⅰ·Ⅱ

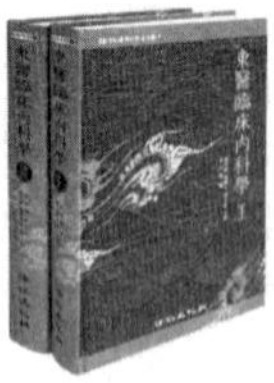

양사주·장수생·부경화 주편, 이장훈·안세영 역/ 4×6배판

이 책은 '발열' '풍온'에서 '신혼' '경계·정충'에 이르기까지 총 89개 항목으로 나누어 해당 병증에 대한 전체적인 내용을 체계적으로 논술한 이론서이자 임상서로서의 면모를 충실히 갖추고 있다. 이는 기존에 국내에 소개된 내과 관련 중의서들에 비해 분명히 내용과 형식적인 면에서 충실하게 되어 있을 뿐만 아니라 중서의(中西醫) 결합이라는 의료특성을 잘 살려서 각 병증에 대한 실험적·임상적 연구내용을 현대의 질환을 중심으로 자세히 해석하고 있다.

동의임상부인과학

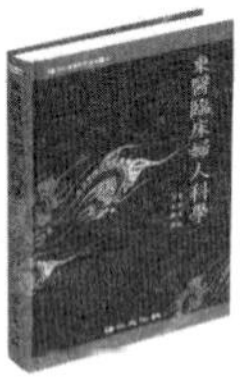

초숙춘 편, 홍희탁 역/ 4×6배판

'월경부조' '월경선기'에서부터 '열입혈실' '매핵기'에 이르는 58개 항목으로 된 부인과 병증을 체계적으로 설명하고, 산부인과학에 대한 '개설'을 실어 부인과학에 대한 전반적인 이해를 돕고 있다.

의역학사상

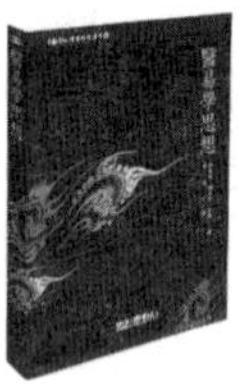

이준천 편, 장경선·권영규·김남일 공역/ 4×6배판

이 책은 『주역』의 내용을 의학적 차원에서 규명한 것으로서, ① 『주역』 체계의 구조특징 및 의역회통의 역사 원류와 그 규율성과 발전추세를 논술하고, ② 중의학의 역사적 진행과정에서 의역회통의 수직방향의 발전을 깊이 있게 설명하여 광범위하게 역대 의학저술과 의학대가들을 다루며, ③ 의역회통 가운데의 음양·오행·장상경락 및 침구·추나안마·양생 등과 같은 주요문제를 탐구하고 있다.

– 의학과 역학이 회통해온 역사가 담긴 책이다. –

구안와사와 안면경련치료법

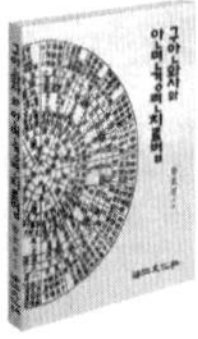

황효정 저/ 신국판

한방의 8강(八綱)이론인 음양·표리·한열·허실에 그 근본을 두되, 특히 표리이론에 근거하여 오행의 이치, 오운육기의 이치, 오장육부의 이치를 하나로 연결하여 구안와사와 안면경련을 치료해온 저자의 임상경험과 그 이론이 담겨 있다.

논문으로 보는 중의학 총론(1~4)

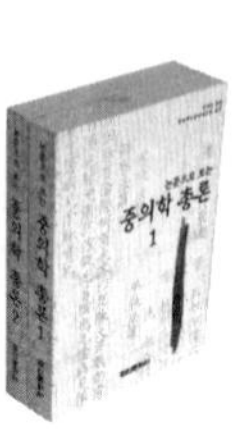

권영규 총편/ 신국판

이 책은 각각 '의사문헌학·원전학, 생리학·양생기공학, 병리학·진단학, 중경학(상한론·금궤요략), 본초학, 경혈학·침구학, 임상의학, 해외의학'으로 구성되어 있다. 각 편마다 수록된 논문은 한의학을 공부하면서 부딪치게 되는 쟁점 사항들이라 입문자에게는 한의학의 쟁점 사항에 대한 윤곽을 잡을 수 있는 기회를 제공할 것이며, 전문 연구자에게는 각 쟁점 사항들이 현재 중국에서 어떻게 정리되어 가는지를 가늠해볼 기회를 제공하게 될 것이다.